Autorenverzeichnis

Prof. Dr. med. M. Anlauf, Medizinische Klinik II des Zentralkrankenhauses Reinkenheide, Postbrookstraße 18, 27574 Bremerhaven

Prof. Dr. med. J. Ch. Bode, Robert-Bosch-Krankenhaus, Auerbachstraße 110, 70376 Stuttgart

Prof. Dr. rer. nat. V. Dinnendahl, Deutsches Apothekerhaus, Ginnheimer Straße 26, 65760 Eschborn, e-mail: v.dinnendahl@abda.aponet.de

Prof. Dr. rer. nat. U. Fricke, Institut für Pharmakologie der Universität zu Köln, Gleueler Straße 24, 50931 Köln, e-mail: Uwe.Fricke@medizin.uni-koeln.de

Prof. Dr. med. K.-F. Hamann, Hals-Nasen-Ohrenklinik und Poliklinik der Technischen Universität München, Ismaninger Straße 22, 81675 München

Prof. Dr. med. K.-O. Haustein, Klinikum der Friedrich-Schiller-Universität Jena, Klinische Pharmakologie Erfurt, Nordhäuser Straße 78, 99089 Erfurt, e-mail: haustein@zmkh.ef.uni-jena.de

Prof. Dr. med. K. H. Holtermüller, St. Markus-Krankenhaus, 1. Medizinische Klinik, Wilhelm-Epstein-Straße 2, 60431 Frankfurt am Main, e-mail: med1.mk@diakonie-kliniken.de

Prof. Dr. med. A. Keseberg, Am Hahnacker 36, 50374 Erftstadt-Liblar

Prof. Dr. med. G. Klose, Medizinische Klinik, Zentralkrankenhaus links der Weser, Senator-Weßling-Straße 1, 28277 Bremen, e-mail: postmaster@zkhldw.de

Prof. Dr. med. B. Lemmer, Institut für Pharmakologie und Toxikologie, Fakultät für Klinische Medizin Mannheim der Universität Heidelberg, Maybachstraße 14–16, 68169 Mannheim, e-mail: blemmer@rumms.uni-mannheim.de

Prof. Dr. med. M. J. Lohse, Institut für Pharmakologie und Toxikologie der Universität Würzburg, Versbacher Straße 9, 97078 Würzburg, e-mail: lohse@toxi.uni-wuerzburg.de

Dr. med. K. Mengel, Institut für Pharmakologie und Toxikologie, Fakultät für Klinische Medizin Mannheim der Universität Heidelberg, Maybachstraße 14–16, 68169 Mannheim, e-mail: kmengel@rumms.uni-mannheim.de

Privatdozent Dr. med. B. Mühlbauer, Pharmakologisches Institut der Universität, Wilhelmstraße 56, 72074 Tübingen, e-mail: muehlbauer@uni-tuebingen.de

Prof. Dr. med. B. Müller-Oerlinghausen, Psychiatrische Klinik und Poliklinik (WE 12), Freie Universität Berlin, Eschenallee 3, 14050 Berlin, e-mail: bmoe@zedat.fu-berlin.de

Prof. Dr. med. H. Oßwald, Pharmakologisches Institut der Universität, Wilhelmstraße 56, 72074 Tübingen, e-mail: osswald@uni-tuebingen.de

Prof. Dr. med. T. Rabe, Universitäts-Frauenklinik, Voßstraße 9, 69115 Heidelberg, e-mail: thomas–rabe@med.uni-heidelberg.de

Prof. Dr. med. G. Schmidt, Institut für Pharmakologie und Toxikologie der Universität, Robert-Koch-Straße 40, 37075 Göttingen, e-mail: fvetterl@med.uni-goettingen.de

Prof. Dr. med. W. Schmitz, Institut für Pharmakologie und Toxikologie der Westfälischen Wilhelms-Universität, Domagkstraße 12, 48149 Münster, e-mail: schmitw@uni-muenster.de

Prof. Dr. med. H. Scholz, Institut für Experimentelle und Klinische Pharmakologie und Toxikologie, Universitäts-Krankenhaus Eppendorf, Martinistraße 52, 20246 Hamburg, e-mail: h.scholz@uke.uni-hamburg.de

H. Schröder, Marienforster Weg 11, 53343 Wachtberg-Ließem

Prof. Dr. med. U. Schwabe, Pharmakologisches Institut der Universität Heidelberg, Im Neuenheimer Feld 366, 69120 Heidelberg, e-mail: Ulrich.Schwabe@urz.uni-heidelberg.de

G. W. Selke, Ermekeilstraße 28, 53113 Bonn

Frau S. Wittkewitz-Richter, Gottesgabe 16, 22955 Hoisdorf

Autorenverzeichnis

Prof. Dr. med. M. Anlauf, Medizinische Klinik II des Zentralkrankenhauses Reinkenheide, Postbrookstraße 18, 27574 Bremerhaven

Prof. Dr. med. J. Ch. Bode, Robert-Bosch-Krankenhaus, Auerbachstraße 110, 70376 Stuttgart

Prof. Dr. rer. nat. V. Dinnendahl, Deutsches Apothekerhaus, Ginnheimer Straße 26, 65760 Eschborn, e-mail: v.dinnendahl@abda.aponet.de

Prof. Dr. rer. nat. U. Fricke, Institut für Pharmakologie der Universität zu Köln, Gleueler Straße 24, 50931 Köln, e-mail: Uwe.Fricke@medizin.uni-koeln.de

Prof. Dr. med. K.-F. Hamann, Hals-Nasen-Ohrenklinik und Poliklinik der Technischen Universität München, Ismaninger Straße 22, 81675 München

Prof. Dr. med. K.-O. Haustein, Klinikum der Friedrich-Schiller-Universität Jena, Klinische Pharmakologie Erfurt, Nordhäuser Straße 78, 99089 Erfurt, e-mail: haustein@zmkh.ef.uni-jena.de

Prof. Dr. med. K. H. Holtermüller, St. Markus-Krankenhaus, 1. Medizinische Klinik, Wilhelm-Epstein-Straße 2, 60431 Frankfurt am Main, e-mail: med1.mk@diakonie-kliniken.de

Prof. Dr. med. A. Keseberg, Am Hahnacker 36, 50374 Erftstadt-Liblar

Prof. Dr. med. G. Klose, Medizinische Klinik, Zentralkrankenhaus links der Weser, Senator-Weßling-Straße 1, 28277 Bremen, e-mail: postmaster@zkhldw.de

Prof. Dr. med. B. Lemmer, Institut für Pharmakologie und Toxikologie, Fakultät für Klinische Medizin Mannheim der Universität Heidelberg, Maybachstraße 14–16, 68169 Mannheim, e-mail: blemmer@rumms.uni-mannheim.de

Prof. Dr. med. M. J. Lohse, Institut für Pharmakologie und Toxikologie der Universität Würzburg, Versbacher Straße 9, 97078 Würzburg, e-mail: lohse@toxi.uni-wuerzburg.de

Dr. med. K. Mengel, Institut für Pharmakologie und Toxikologie, Fakultät für Klinische Medizin Mannheim der Universität Heidelberg, Maybachstraße 14–16, 68169 Mannheim, e-mail: kmengel@rumms.uni-mannheim.de

Privatdozent Dr. med. B. Mühlbauer, Pharmakologisches Institut der Universität, Wilhelmstraße 56, 72074 Tübingen, e-mail: muehlbauer@uni-tuebingen.de

Prof. Dr. med. B. Müller-Oerlinghausen, Psychiatrische Klinik und Poliklinik (WE 12), Freie Universität Berlin, Eschenallee 3, 14050 Berlin, e-mail: bmoe@zedat.fu-berlin.de

Prof. Dr. med. H. Oßwald, Pharmakologisches Institut der Universität, Wilhelmstraße 56, 72074 Tübingen, e-mail: osswald@uni-tuebingen.de

Prof. Dr. med. T. Rabe, Universitäts-Frauenklinik, Voßstraße 9, 69115 Heidelberg, e-mail: thomas–rabe@med.uni-heidelberg.de

Prof. Dr. med. G. Schmidt, Institut für Pharmakologie und Toxikologie der Universität, Robert-Koch-Straße 40, 37075 Göttingen, e-mail: fvetterl@med.uni-goettingen.de

Prof. Dr. med. W. Schmitz, Institut für Pharmakologie und Toxikologie der Westfälischen Wilhelms-Universität, Domagkstraße 12, 48149 Münster, e-mail: schmitw@uni-muenster.de

Prof. Dr. med. H. Scholz, Institut für Experimentelle und Klinische Pharmakologie und Toxikologie, Universitäts-Krankenhaus Eppendorf, Martinistraße 52, 20246 Hamburg, e-mail: h.scholz@uke.uni-hamburg.de

H. Schröder, Marienforster Weg 11, 53343 Wachtberg-Ließem

Prof. Dr. med. U. Schwabe, Pharmakologisches Institut der Universität Heidelberg, Im Neuenheimer Feld 366, 69120 Heidelberg, e-mail: Ulrich.Schwabe@urz.uni-heidelberg.de

G. W. Selke, Ermekeilstraße 28, 53113 Bonn

Frau S. Wittkewitz-Richter, Gottesgabe 16, 22955 Hoisdorf

J. Schwabe/D. Paffrath (Hrsg.)

Arzneiverordnungs-Report 1999

Springer-Verlag Berlin Heidelberg GmbH

Ulrich Schwabe Dieter Paffrath (Hrsg.)

Arzneiverordnungs-Report 1999

Aktuelle Daten, Kosten, Trends und Kommentare

Mit Beiträgen von

Manfred Anlauf

J. Christian Bode

Volker Dinnendahl

Uwe Fricke

Karl-Friedrich Hamann

Knut-Olaf Haustein

Karl Hans Holtermüller

Adalbert Keseberg

Gerald Klose

Björn Lemmer

Martin J. Lohse

Klaus Mengel

Bernd Mühlbauer

Bruno Müller-Oerlinghausen

Hartmut Oßwald

Thomas Rabe

Gerhard Schmidt

Wilhelm Schmitz

Hasso Scholz

Helmut Schröder

Ulrich Schwabe

Gisbert W. Selke

Sabine Wittkewitz-Richter

Reinhard Ziegler

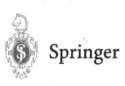 Springer

Prof. Dr. med. Ulrich Schwabe
Pharmakologisches Institut der Universität Heidelberg
Im Neuenheimer Feld 366
69120 Heidelberg

Dr. rer. soc. Dieter Paffrath
Bachstraße 29
50858 Köln

ISBN 978-3-540-66376-8   ISBN 978-3-642-57215-9 (eBook)
DOI 10.1007/978-3-642-57215-9

© Springer-Verlag Berlin Heidelberg 2000
Ursprünglich erschienen bei Springer-Verlag Berlin Heidelberg New York 2000

Wichtiger Hinweis

Die Erkenntnisse in der Medizin unterliegen laufendem Wandel durch Forschung
und klinische Erfahrungen. Sie sind darüber hinaus vom wissenschaftlichen
Standpunkt der Beteiligten als Ausdruck wertenden Dafürhaltens geprägt. Wegen
der großen Datenfülle sind Unrichtigkeiten gleichwohl nicht immer auszuschließen. Alle Angaben erfolgen insoweit nach bestem Wissen.

Die Wiedergabe von Gebrauchsnamen, Handelsnamen, Warenbezeichnungen usw.
in diesem Werk berechtigt auch ohne besondere Kennzeichnung nicht zu der
Annahme, daß solche Namen im Sinne der Warenzeichen- und Markenschutz-
Gesetzgebung als frei zu betrachten wären und daher von jedermann benutzt werden dürften.

Produkthaftung: Für Angaben über Dosierungsanweisungen und Applikationsformen können Autoren, Herausgeber und Verlag keine Gewähr übernehmn. Derartige Angaben müssen vom jeweiligen Anwender im Einzelfall anhand anderer Literaturstellen und anhand der Beipackzettel der verwendeten Präparate in eigener
Verantwortung auf ihre Richtigkeit überprüft werden.

Herstellung: PRO EDIT GmbH, D-69126 Heidelberg
Einbandgestaltung: design & production, D-69121 Heidelberg
Satz: Mitterweger & Partner Kommunikationsgesellschaft mbH, D-68723 Plankstadt
SPIN 10732510   14/3133-5 4 3 2 1 0 –

Vorwort der Herausgeber

Mit dem Arzneiverordnungs-Report 1999 setzen wir die Information der Öffentlichkeit über aktuelle Daten, Trends und Kosten der kassenärztlichen Arzneiverordnungen fort. Besonderen Wert haben wir wiederum darauf gelegt, daß neben der Markttransparenz auch die Wirksamkeit der verordneten Arzneimittel im Sinne der evidenzbasierten Medizin bei der Darstellung des Verordnungsgeschehens erläutert wird. Wie in den vorangehenden Ausgaben des Arzneiverordnungs-Reports stützt sich die Auswertung in der Regel auf die 2000 verordnungshäufigsten Arzneimittel und erfaßt damit ca. 90 % der Arzneiverordnungen für die Patienten der gesetzlichen Krankenversicherung. Die Verordnungsdaten des Jahres 1998 werden in 50 arzneitherapeutischen und vier marktbezogenen Kapiteln dargestellt. Das diesjährige Schwerpunktthema bildet eine Sonderauswertung von Arzneimitteln der besonderen Therapierichtungen der Phytotherapie, Homöopathie und anthroposophischen Medizin. Alle Daten stammen aus dem GKV-Arzneimittelindex, der vom Wissenschaftlichen Institut der AOK (WIdO) seit Beginn des Projektes durch anonymisierte Sammlung und statistische Aufbereitung der Daten erstellt wird. Dankenswerterweise wurden uns die Verordnungsdaten aus dem Bereich der gesetzlichen Krankenversicherung auch in diesem Jahr von den Projektträgern des GKV-Arzneimittelindex zur Verfügung gestellt.

Dieses Buch erscheint weiterhin ungekürzt, obwohl eine stattliche Anzahl juristischer Interventionen von pharmazeutischen Unternehmen darauf abzielten, die Verbreitung unserer Erkenntnisse und Bewertungen zu verhindern. Allen, die geholfen haben, diese Angriffe abzuwehren, sei an dieser Stelle gedankt.

Allen Autoren, die trotz knapper Termine am Arzneiverordnungs-Report 1999 mitgewirkt haben, gilt unser herzlicher Dank. Zu besonderem Dank sind wir allen Beratern der Herausgeber verpflichtet, die sich wiederum an der Durchsicht der Manuskripte beteiligt haben und uns wertvolle Anregungen zukommen ließen. Weiterhin danken wir Frau Rosemarie LeFaucheur, die in bewährter Weise alle Manuskripte des Buches vorbildlich für den Druck vorbereitet hat. Schließlich gilt unser Dank Herrn Dr. Mager vom Springer-Verlag für die kompetente Planung und Betreuung der diesjährigen Ausgabe und Frau G. Wiegel von der Pro Edit GmbH für die Herstellung des Buches in schnellstmöglicher Zeit.

Heidelberg und Köln, 2. Juli 1999   Ulrich Schwabe
                                                               Dieter Paffrath

Prof. Dr. med. R. Ziegler, Medizinische Universitätsklinik, Abteilung Innere Medizin I, Bergheimer Straße 58, 69115 Heidelberg, e-mail: sekretariat–ziegler@krzmail.krz.uni-heidelberg.de

Berater der Herausgeber

Prof. Dr. med. J. Bauer, Universitätsklinik für Psychiatrie und Psychosomatik, Hauptstraße 5, 79104 Freiburg

Dr. med. J. Bausch, Bad Sodener Straße 19, 63628 Bad Soden-Salmünster

Prof. Dr. med. W. Brech, Werastraße 33, 88045 Friedrichshafen

Dr. med. F. Buettner, Wulfsteert, 24340 Eckernförde

Prof. Dr. med. F. Daschner, Institut für Umweltmedizin und Krankenhaushygiene, Hugstetter Str. 55, 79106 Freiburg

Prof. Dr. med. H.C. Diener, Neurologische Universitäts-Klinik, Hufelandstr. 55, 45147 Essen

Frau Dr. rer. nat. U. Galle-Hoffmann, Heisterbacher Straße 162, 53332 Bornheim

Prof. Dr. med. R. Gugler, I. Medizinische Klinik, Städtisches Klinikum Karlsruhe, Moltkestraße 90, 76133 Karlsruhe

Dr. med. H. Harjung, Wessunger Straße 111, 64347 Griesheim

W. Hartmann-Besche, Volksgartenstraße 36, 50677 Köln

Prof. Dr. med. H. Holzgreve, Medizinische Poliklinik der Universität München, Pettenkoferstraße 8a, 80336 München

Prof. Dr. med. H. Huland, Urologische Klinik und Poliklinik, Universitätskrankenhaus Eppendorf, Martinistraße 52, 20246 Hamburg

W. Kaesbach, Saturnstr. 2 b, 45277 Essen

Prof. Dr. med. K.-M. Koch, Medizinische Hochschule Hannover, Abteilung Nephrologie, Zentrum Innere Medizin und Dermatologie, Carl-Neuberg-Straße 1, 30625 Hannover

Inhaltsverzeichnis

Überblick über die Arzneiverordnungen im Jahre 1998

U. Schwabe

Trotz begrenzter Ressourcen ist das Profil der kassenärztlichen Arzneiverordnungen des Jahres 1998 durch eine weitere Modernisierung in wichtigen Bereichen gekennzeichnet. Therapeutische Akzente sind durch den verstärkten Einsatz neuer hochwirksamer Arzneimittel gegen koronare Herzkrankheit, Bluthochdruck, Magengeschwüre und Depression gesetzt worden. Parallel dazu sind abermals die Verordnungen umstrittener Arzneimittel vor allem aus dem Bereich der Expektorantien, durchblutungsfördernden Mittel und Venenmittel zurückgegangen. Insgesamt ist dadurch das Spektrum der Arzneiverordnungen in Deutschland moderner und effektiver geworden.

Diese Modernisierungsarbeit ist unter weiterhin schwierigen Rahmenbedingungen geleistet worden, weil die Steuerungssysteme des Arzneimittelmarktes viele Defizite aufweisen. Trotzdem ist es der Ärzteschaft gelungen, innovative Behandlungsprinzipien auszubauen, aber dennoch die neuen Zugpferde der Arzneitherapie einigermaßen am Zügel zu führen. Ein Blick auf die Arzneimittel mit echten Innovationen zeigt, welche Verbesserungen den Patienten bei indikationsgerechtem Einsatz zuteil geworden sind. Allein für AT_1-Rezeptorantagonisten, cholesterinsenkende Statine, Protonenpumpenhemmer und selektive Antidepressiva betrugen die Mehrkosten 1998 1,0 Mrd. DM. Allerdings ist die therapeutische Notwendigkeit des erneuten Anstiegs der Protonenpumpenhemmer weniger gut erkennbar, die seit der Einführung im Jahre 1989 noch nie so stark wie 1998 zugenommen haben. Auch bei den AT_1-Rezeptorantagonisten wird das Marketing der Herstellerfirmen so intensiv betrieben, daß der hier eingetretene Anstieg (+198 %) wohl über das Maß hinausgeht, das wir den heutigen Ressourcen des Gesundheitssystems zumuten können.

In dieser Situation dürfte allen Beteiligten klar sein, daß derart hohe Zuwächse bei innovativen Arzneimitteln auf Dauer nur dann ohne zusätzliche Belastungen für das Gesundheitswesen finanzierbar sind, wenn in gleicher Weise bei Generika, Analogpräparaten und umstrittenen Arzneimitteln gespart wird. Nach den Verordnungsdaten des Jahres 1998 betragen die zusätzlichen Rationalisierungspotentiale bei den Generika 2,5 Mrd. DM, bei pharmakologisch-therapeutisch vergleichbaren Wirkstoffen 1,6 Mrd. DM und bei umstrittenen Arzneimitteln 2,8 Mrd. DM, d.h. insgesamt 6,9 Mrd. DM. Da sich diese Substitutionsprozesse nicht übers Knie brechen lassen und sicher einen längeren Zeitraum in Anspruch nehmen, stünde über die nächsten 5–7 Jahre eine ausreichende Manövriermasse für die Modernisierung der Arzneitherapie zur Verfügung, zumal jedes Jahr nach Ablauf des Patentschutzes wichtiger Wirkstoffe weitere Sparpotentiale entstehen, z. B. seit April 1999 bei Omeprazol 300 Mio. DM pro Jahr. Voraussetzung für die tatsächliche Umsetzung einer solchen Umstrukturierung sind flankierende Maßnahmen, die Ärzte und Patienten zu einem kostensparenden Umgang mit Arzneimitteln motivieren.

Bei der Vorbereitung solcher Maßnahmen bleibt die Selbstverwaltung der Ärzte und Krankenkassen im wahrsten Sinne des Wortes sich selbst überlassen, wenn es darum geht, durch eine Fortschreibung der Arzneimittelrichtlinien den rationalen Umgang mit Arzneimitteln zu fördern. Das Inkrafttreten der neuen Arzneimittelrichtlinien wurde durch eine von einigen pharmazeutischen Firmen beantragte einstweilige Anordnung verhindert, obwohl das Bundesgesundheitsministerium nach einer Überprüfung keine Einwände gegen die Neufassung der Richtlinien erhoben hatte. Innovative Arzneitherapie bedeutet neben der Einführung neuer Wirkstoffe natürlich genauso, daß man sich von veralteten Mitteln trennt, die weniger wirksam sind, mehr Nebenwirkungen haben oder sogar nie richtig geprüft worden sind. Wenn der Bundesausschuß der Ärzte und Krankenkassen die Prinzipien einer wirtschaftlichen Arzneiverordnung umsetzen möchte, dann sollte er daran nicht von einer kleinen Gruppe von Pharmafirmen mit obsoleten Arzneimitteln gehindert werden können. Trotz der Schwierigkeiten mit einer Renovierung der Arzneimittelrichtlinien hat es die Ärzteschaft auch 1998 wieder geschafft, den Anteil von Arzneimitteln ohne gesicherte Wirksamkeit weiter zu reduzieren. Die Einsparungen in diesem Sektor sind auch 1998 beträchtlich, aber mit 275 Mio. DM deutlich geringer als im Vorjahr (1431 Mio. DM), so daß auch hier zusätzliche Instrumente erforderlich sind, um das bisher Erreichte zu sichern.

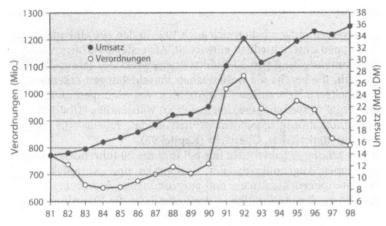

Abbildung 1: Entwicklung von Verordnungen und Umsatz 1981 bis 1998 auf dem GKV-Fertigarzneimittelmarkt (ab 1991 mit neuen Bundesländern)

Das Resultat dieser Steuerungsdefizite ist 1998 ein weiterer Anstieg des Arzneimittelumsatzes um 1642,3 Mio. DM auf 35,7 Mrd. DM (+4,8 %) im Vergleich zum Vorjahr. Nur ein kleiner Teil der Mehrausgaben ist auf geringfügige Zunahmen des Preisindex (+0,2 %) und des Warenkorbindex (+0,1 %) zurückzuführen. Die Zahl der verordneten definierten Tagesdosen (DDD) ist trotz eines Rückgangs der Versichertenzahlen (−0,4 %) um 311 Mio. auf 27,1 Mrd. DDD (+1,2 %) angestiegen, während die Zahl der Verordnungen (verordnete Packungen) auf 806,6 Mio. (−3,2 %) zurückgegangen ist.

Damit setzt sich die seit vielen Jahren zu beobachtende gegenläufige Entwicklung von Verordnungen und Umsatz fort (Abbildung 1). Der Umsatzanstieg bewegt sich 1998 etwa im gleichen Bereich wie in den Jahren von 1994 und 1996. Er ist damit nicht außergewöhnlich, sprengt aber deutlich die angestrebten Budgetvorgaben. Die Verordnungen sind rückläufig. Das kann möglicherweise als Ausdruck ärztlicher Sparbemühungen verstanden werden. Vielleicht verbirgt sich dahinter auch die nicht beabsichtigte Folge einer verfehlten Zuzahlungsregelung, die seit Jahren die Verordnung von Großpackungen fördert und damit fast die Hälfte des Kostenanstiegs von 1998 (Packungsgrößeneffekt +2 %) erklärt.

Verordnungsschwerpunkte

Die Arzneiverordnungen haben sich auch 1998 in den einzelnen Indikationsgruppen unterschiedlich entwickelt. Als erster Überblick wird eine Zusammenstellung von 20 Indikationsgruppen des Jahres 1998 vorangestellt, die bereits die wesentlichen Verschiebungen erkennen lassen (Tabelle 1). Sie umfassen mit 610 Mio. Verordnungen ca. 75 % des gesamten Verordnungsvolumens. Eine vollständige Übersicht über alle Indikationsgruppen findet sich in der Tabelle 53.3 der ergänzenden statistischen Übersicht (Kapitel 53).

Die Verordnungen haben 1998 nur bei fünf der 20 führenden Indikationsgruppen zugenommen. Bei Antibiotika und Antiinfektiva (+0,3 %) ist zu berücksichtigen, daß aufgrund einer Zuordnung der Sulfonamide zu den Antibiotika in der Roten Liste die Verordnungszahlen nicht direkt mit den Zahlen in der entsprechenden Vorjahrestabelle vergleichbar sind. Die größte Verordnungszunahme zei-

Tabelle 1: Die verordnungsstärksten Indikationsgruppen 1998

Rang 98 (97)	Indikationsgruppe	Verordnungen Mio.	Änd. %	Umsatz Mio. DM	Änd. %
1 (1)	Analgetika/Antirheumatika	93,4	−3,1	1826,6	0,8
2 (2)	Antitussiva/Expektorantien	57,7	−4,7	760,0	−6,5
3 (3)	Betarezeptorenbl., Ca-Ant., ACE-Hemmer	49,5	−7,1	3041,7	−3,5
4 (4)	Antibiotika/Antiinfektiva	45,8	0,3	2060,0	6,1
5 (5)	Magen-Darm-Mittel	43,9	−3,7	2325,6	10,4
6 (6)	Psychopharmaka	40,1	−4,0	1784,0	10,0
7 (7)	Dermatika	34,7	−2,7	887,9	2,8
8 (8)	Ophthalmika	29,2	−5,6	582,6	6,3
9 (9)	Broncholytika/Antiasthmatika	28,3	−2,4	1873,4	3,6
10 (10)	Rhinologika	25,4	4,5	250,0	7,7
11 (11)	Sexualhormone	22,1	3,6	1155,7	5,1
12 (12)	Antidiabetika	20,3	−0,4	1612,5	9,7
13 (14)	Antihypertonika	19,0	7,1	2208,0	12,3
14 (13)	Koronarmittel	17,4	−10,4	837,6	−10,4
15 (16)	Schilddrüsentherapeutika	16,4	0,3	304,1	3,7
16 (15)	Diuretika	15,0	−9,0	527,9	−2,0
17 (17)	Hypnotika/Sedativa	14,5	−4,7	287,9	0,5
18 (18)	Mineralstoffpräparate	14,0	−2,7	394,6	6,8
19 (20)	Antimykotika	11,6	−2,5	507,4	2,7
20 (19)	Kardiaka	11,3	−15,4	217,6	−11,2
Summe der Ränge 1 bis 20		609,6	−3,2	23445,2	3,7
Gesamtmarkt GKV-Rezepte mit Fertigarzneimitteln		806,6	−3,2	35723,3	4,8

Tabelle 2: Änderungen bei verordnungsstarken Indikationsgruppen nach Verordnungen 1998

Indikationsgruppe	Verordnungsänderung		Umsatz-änderung
	in %	Tsd.	Mio. DM
Aufsteiger			
Lipidsenker	9,8	801,6	289,9
Antihypertonika	7,1	1264,6	242,7
Rhinologika	4,5	1103,0	18,0
Sexualhormone	3,6	769,1	55,6
Mund- und Rachentherapeutika	2,8	232,6	5,6
Laxantia	0,7	27,5	−1,3
Antianämika	0,6	31,1	41,1
Antibiotika/Antiinfektiva	0,3	151,9	117,5
Parkinsonmittel	0,3	13,1	50,4
Schilddrüsentherapeutika	0,3	46,9	10,9
Summe der Aufsteiger	2,9	4441,3	830,3
Absteiger			
Antidiabetika	−0,4	−75,1	141,9
Muskelrelaxantia	−0,5	−21,1	−2,3
Antiallergika	−0,5	−55,9	69,3
Immuntherapeutika	−1,3	−57,6	95,5
Gichtmittel	−2,4	−133,1	−0,7
Broncholytika/Antiasthmatika	−2,4	−695,9	64,5
Antimykotika	−2,5	−298,7	13,2
Gynäkologika	−2,6	−279,1	3,5
Mineralstoffpräparate	−2,7	−385,1	25,2
Dermatika	−2,7	−961,5	24,1
Analgetika/Antirheumatika	−3,1	−2955,5	13,7
Antiphlogistika	−3,2	−153,0	3,4
Urologika	−3,5	−386,9	47,4
Magen-Darm-Mittel	−3,7	−1675,3	219,6
Psychopharmaka	−4,0	−1677,3	162,0
Vitamine	−4,1	−299,4	1,6
Corticoide	−4,4	−336,0	−3,4
Antiemetika/Antivertiginosa	−4,4	−283,7	4,3
Antitussiva/Expektorantia	−4,7	−2816,9	−52,7
Hypnotika/Sedativa	−4,7	−720,1	1,5
Antiepileptika	−4,8	−243,7	8,4
Antidementiva	−5,6	−514,8	−9,1
Ophthalmika	−5,6	−1726,4	34,6
Wundbehandlungsmittel	−5,9	−459,0	−5,5
Beta-Rezeptorenbl., Ca-Ant., ACE-Hemmer	−7,1	−3769,9	−109,3
Spasmolytika	−7,2	−389,0	−0,2
Diuretika	−9,0	−1488,9	−10,8
Koronarmittel	−10,4	−2018,4	−97,7
Venentherapeutika	−11,9	−1121,6	−17,8
Durchblutungsfördernde Mittel	−12,2	−777,7	−18,5
Kardiaka	−15,4	−2060,8	−27,3
Summe der Absteiger	−4,6	−28837,6	578,3

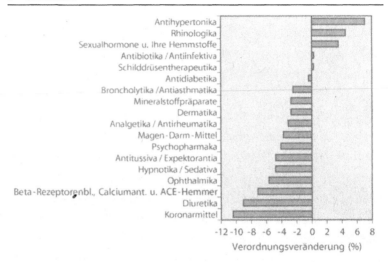

Abbildung 2: Verordnungsentwicklung verordnungsstarker Indikationsgruppen 1998

gen die Antihypertonika (+7,1 %), die infolge des starken Zuwachses der AT_1-Rezeptorantagonisten um einen Platz auf Rang 13 vorgerückt sind und damit jetzt vor den Koronarmitteln stehen. Den stärksten Verordnungsrückgang unter den 20 führenden Indikationsgruppen weisen die Kardiaka (–15,4 %) auf, wodurch sie abermals um einen Verordnungsrang zurückgefallen sind. Verordnungen und Umsatz dieser früher bedeutsamen Indikationsgruppe haben sich im Laufe der letzten 10 Jahre ungefähr halbiert.

Das gestiegene Verordnungsvolumen konzentriert sich auf zehn Indikationsgruppen mit mindestens vier Mio. Verordnungen, bei denen ein Zuwachs gegenüber dem Vorjahr eingetreten ist (Tabelle 2, Abbildung 2). An der Spitze stehen Lipidsenker und Antihypertonika, die vor allem bei Herzkreislaufkrankheiten eingesetzt werden. Der Umsatzzuwachs der Aufsteiger beträgt insgesamt 830 Mio. DM. Aber auch die Indikationsgruppen mit Verordnungsabnahmen tragen zu dem diesjährigen Umsatzzuwachs mit 578 Mio. DM bei, weil die Umsatzabnahmen (355 Mio. DM) durch die Umsatzanstiege der Absteiger weit übertroffen werden. In der Gesamtbilanz ergibt sich bei den hier betrachteten verordnungsstarken Indikationsgruppen eine Mehrausgabe von 1409 Mio. DM, womit ca. 85 % des diesjährigen Umsatzzuwachses von 1642 Mio. DM erfaßt sind.

Neue Arzneimittel

Im Jahre 1998 sind 2153 Fertigarzneimittel (ohne Tierarzneimittel) vom Bundesinstitut für Arzneimittel und Medizinprodukte neu zugelassen worden (Vorjahr 2301), darunter befanden sich 389 Fertigarzneimittel mit neuen Wirkstoffen (Vorjahr 447). Insgesamt wurden 1998 35 neue Wirkstoffe neu in den Markt eingeführt (Tabelle 3), davon etwa die Hälfte mit einer Zulassung durch die European Medicines Evaluation Agency (EMEA). Die therapeutische Bewertung der neuen Wirkstoffe zeigt, daß zwölf Wirkstoffe als wirklich neuartige Substanzen oder Wirkprinzipien bezeichnet werden können (Fricke 1998). Bei neun weiteren Wirkstoffen sind die pharmakologischen Eigenschaften bereits bekannter Wirkprinzipien erheblich verbessert worden. Bei dem Rest handelt es sich um Analogpräparate, die zu bereits eingeführten Wirkstoffen nur marginale Unterschiede aufweisen, davon zwei mit nicht ausreichend gesichertem klinischem Nutzen.

Als erfolgreiche Neueinführungen mit mindestens 50000 Verordnungen haben sich nur neun von diesen neuen Wirkstoffen unter den häufig verordneten Arzneimitteln etablieren können (Tabelle 4). Die meisten Verordnungen erreichte der wenig sedierende H_1-Rezeptorantagonist Mizolastin mit zwei Präparaten (*Mizollen, Zolim*), der ähnlich wirkt wie die bisher verwendeten Vertreter dieser Gruppe. Als zweiter Wirkstoff folgt Levofloxacin (*Tavanic*) aus der Gruppe der Fluorchinolone. Levofloxacin ist das linksdrehende Enantiomer des racemischen Ofloxacins und verfügt als die wirksame Substanz von Ofloxacin über das gleiche antibakterielle Spektrum und die gleiche Pharmakokinetik wie das Razemat. Seine Anwendung ist damit bis auf die geringere Substanzbelastung identisch wie für Ofloxacin. Mit Montelukast (*Singulair*) ist erstmals ein Leukotrienrezeptorantagonist vertreten, der eine zusätzliche Therapiemöglichkeit des Asthma bronchiale mit einem neuen pharmakologischen Wirkprinzip ermöglicht. Verbesserte therapeutische Effekte gegenüber bisher verfügbaren Wirkstoffen bieten der Gyrasehemmer Trovafloxacin (*Trovan*) und der Thrombozytenaggregationshemmer Clopidogrel (*Iscover, Plavix*). Trovafloxacin ist allerdings aufgrund mehrerer Fälle von akutem Leberversagen bereits wieder aus dem Handel gezogen worden (s. unten). Bei weiteren häufig verordneten Arzneimitteln mit neuen Wirkstoffen handelt es sich um Analogpräparate bekannter pharmakologischer Wirkstoffe. Sie gehören zur Gruppe der Antihy-

Tabelle 3: Arzneimittel mit neuen Wirkstoffen 1998
Die Bewertung wurde von Fricke (1998) übernommen. A: Neuartiger Wirkstoff/
Wirkprinzip, B: Verbesserung pharmakologischer Qualitäten bereits bekannter
Wirkprinzipien, C: Analogpräparat mit marginalen Unterschieden zu eingeführten
Wirkstoffen, D: Nicht ausreichend gesichertes Therapieprinzip.

Wirkstoff	Handelsname (Einführungsdatum)	Indikation	Bewertung
Basiliximab	Simulect (11.11.98)	Transplantatabstoßung	A
Brimonidin	Alphagan (9.2.98)	Offenwinkelglaukom	C
Clopidogrel	Iscover (15.7.98)	Thrombozytenaggr.Hemmer	B
	Plavix (15.7.98)	Thrombozytenaggr.Hemmer	
Danaparoid	Orgaran (1.10.98)	Thromboseprophylaxe (HIT II)	B
Desirudin	Revasc (15.10.98)	Thromboseprophylaxe	B
Entacapon	Comtess (26.10.98)	Morbus Parkinson	C
Gadobenat Dimeglumin	MultiHance (15.10.98)	MRT-Kontrastmittel	B
Imiglucerase	Cerezyme (1.2.98)	Morbus Gaucher	B
Imiquimod	Aldara (1.10.98)	Feigwarzen	A
Interferon-beta-1a	Rebif (4.5.98)	Multiple Sklerose	C
Irinotecan	Campto (13.8.98)	Kolorektales Karzinom	B
Lacidipin	Motens (2.6.98)	Hypertonie	C
Levacetyl-methadol	Orlaam (1.5.98)	Opiatsubstitution	B
Levofloxacin	Tavanic (16.3.98)	Fluorchinolon	C
Mercaptamin-bitartrat	Cystagon (1.4.98)	Nephropathische Zystinose	A
Miglitol	Diastabol (15.5.98)	Typ-II-Diabetes	C
Mizolastin	Mizollen (15.1.98)	Allerg. Rhinokonjunktivitis	C
	Zolim (1.5.98)	Allerg. Rhinokonjunktivitis	
Modafinil	Vigil (1.11.98)	Narkolepsie	A
Montelukast	Singulair (15.4.98)	Asthma bronchiale	A
Nelfinavir	Viracept (1.5.98)	HIV-Infektion	C
Nevirapin	Viramune (16.3.98)	HIV-Infektion	A
Orlistat	Xenical (10.09.98)	Fettleibigkeit	A/D
Pramipexol	Sifrol (2.6.98)	Morbus Parkinson	C
Rabeprazol	Pariet (1.12.98)	Peptisches Ulkus	C
Raloxifen	Evista (5.8.98)	Osteoporoseprävention	B
Reboxetin	Edronax (1.7.98)	Depression	C
Repaglinid	NovoNorm (15.10.98)	Typ-II-Diabetes	A
Rituximab	Mabthera (3.6.98)	Follikuläres Lymphom	A
Rivastigmin	Exelon (25.5.98)	Morbus Alzheimer	C/D
Rizatriptan	Maxalt (15.10.98)	Migräne	C
Sildenafil	Viagra (1.10.98)	Erektile Dysfunktion	A
Tirofiban	Aggrastat (3.8.98)	Thrombozytenaggr.Hemmer	A
Tolterodin	Detrusitol (3.3.98)	Harninkontinenz	C/D
Topiramat	Topamax (17.8.98)	Epilepsie	A
Trovafloxacin	Trovan (10.8.98)	Gyrasehemmer	B

Tabelle 4: Verordnungen von Arzneimitteln mit neuen Wirkstoffen 1998
Angegeben sind nur Verordnungen und Umsatz von Präparaten, die im Jahre 1998
mindestens 50.000 Verordnungen erreicht haben.

Präparat	Wirkstoff	Verordnungen in Tsd.	% Änd.	Umsatz Mio. DM	% Änd.
Antibiotika und Chemotherapeutika					
Tavanic	Levofloxacin	262,4	(neu)	16,8	(neu)
Trovan	Trovafloxacin	58,4	(neu)	4,0	(neu)
		320,8		20,8	
Antiallergika					
Mizollen	Mizolastin	236,8	(neu)	11,3	(neu)
Zolim	Mizolastin	79,2	(neu)	3,9	(neu)
		316,0		15,2	
Antiasthmatika					
Singulair	Montelukast	136,1	(neu)	26,3	(neu)
Antidiabetika					
Diastabol	Miglitol	69,7	(neu)	4,5	(neu)
Antihypertonika					
Motens	Lacidipin	57,3	(neu)	5,8	(neu)
Ophthalmika					
Alphagan	Brimonidin	134,2	(neu)	9,9	(neu)
Thrombozytenaggregationshemmer					
Iscover	Clopidogrel	55,5	(neu)	15,9	(neu)
Urologika					
Detrusitol	Tolterodin	169,8	(neu)	19,5	(neu)
Summe		1.259,4	(neu)	118,0	(neu)
Anteil Gesamtmarkt (%)		0,2		0,3	
Summe aller Neueinführungen		75.501,9	9,4	8.430,7	22,1
Anteil aller Neueinführungen (%)		9,4		23,6	

pertonika (Lacidipin), der oralen Antidiabetika (Miglitol), der Ophthalmika für die Glaukomtherapie (Brimonidin) und der urologischen Spasmolytika (Tolterodin).

Die neuen Wirkstoffe, die seit 1988 zugelassen wurden und sich erfolgreich am Markt etabliert haben, nahmen im Durchschnitt kräftig zu. Die erfolgreichsten Neueinführungen dieses Zeitraums sind in der Tabelle 5 zusammengefaßt. Hier sind alle Wirkstoffe mit einem Umsatz von mehr als 100 Mio. DM im Jahre 1998 aufgelistet worden. Die vollständige Übersicht über alle seit 1985 neu eingeführten Wirkstoffe ist in der Tabelle 53.7 der ergänzenden statistischen Übersicht dargestellt.

Der erfolgreichste Wirkstoff seit 1988 ist weiterhin der Protonen-pumpenhemmer Omeprazol (*Antra*), der mit einem Umsatz von 542 Mio. DM auch den größten Umsatzzuwachs seit 1992 erreichte. Der Erfolg des Omeprazols beruht vor allem auf seiner überragenden Wirksamkeit bei der Ulkustherapie, insbesondere als Bestandteil der Tripeltherapie zur Eradikation des Helicobacter pylori (s. auch Kapitel 33). An diesem Erfolg partizipiert zweifellos auch das 1991 einge-führte Makrolidantibiotikum Clarithromycin (z. B. *Klacid*), das als weiterer Kombinationspartner Bestandteil der Tripeltherapie ist, aber bei weitem nicht so stark zunahm wie Omeprazol.

Die zweite erfolgreiche Substanz ist der HMG-CoA-Reduktase-hemmer Simvastatin (*Zocor, Denan*) mit einem Gesamtumsatz von 404 Mio. DM. Dieses Beispiel zeigt das überraschende Phänomen, daß sich auch ein Analogpräparat der Klasse C erfolgreich am Markt durchsetzen kann. Denn der erste innovative HMG-CoA-Reduktase-hemmer Lovastatin (*Mevinacor*), der ein Jahr vor Simvastatin einge-führt wurde, ist 1998 erneut weniger verordnet worden (Tabelle 5). Der Erfolg des Simvastatin beruht sicher auf der viel beachteten Scandinavian Simvastatin Survival Study (4S-Studie), in der erstmals bei Patienten mit koronarer Herzkrankheit ein Rückgang der Gesamt-mortalität durch Cholesterinsenkung nachgewiesen wurde (Scandi-navian Simvastatin Survival Study Group 1994) (s. Kapitel 32).

Die seit 1988 neueingeführten Wirkstoffe haben 1997 einen Umsatzanteil von 23,6 % am Gesamtmarkt erreicht (Tabelle 5). Die Steigerungsrate dieses Marktsegments (+22,1 %) liegt deutlich höher als im Gesamtmarkt (+4,8 %). Allein durch die vermehrte Verord-nung von Neueinführungen sind die Arzneimittelkosten 1998 um 1526 Mio. DM gestiegen. Dieser Betrag entspricht in etwa dem Umsatzzuwachs des Gesamtmarktes in Höhe von 1642 Mio. DM (Tabelle 1). Dagegen haben die Spezialpräparate 1998 weniger als der Gesamtmarkt zugenommen, während sie in den beiden vorangehen-den Jahren den Hauptteil des Umsatzzuwaches ausmachten. Diese Arzneimittel sind aufgrund geringer Verordnungszahlen meistens nicht in dem Marktsegment der 2000 verordnungshäufigsten Arznei-mittel und vielfach auch nicht unter den 40 verordnungsstärksten Indikationsgruppen vertreten, so daß sie bisher nicht in den Stan-dardanalysen des Arzneiverordnungs-Reports erscheinen. Wegen der erheblichen Bedeutung dieser Spezialpräparate für die Entwicklung der kassenärztlichen Arzneiverordnungen wurde diese Sonderaus-wertung auch für 1998 fortgeführt (siehe Kapitel 48). Die Spezialprä-

Tabelle 5: Erfolgreiche Neueinführungen 1988 bis 1998
Angegeben sind nur Verordnungen und Umsatz von Präparaten, die seit 1988 neu
eingeführt wurden und einen Umsatz von 100 Mio. DM erreicht haben.

Jahr	Präparat	Wirkstoff	Verordnungen in Tsd.	% Änd.	Umsatz Mio. DM	% Änd.
1988	Erythropoietin	Erypo	307,4	5,9	193,5	8,5
	Goserelin	Zoladex	112,9	−18,4	102,2	−15,8
1989	Omeprazol	Antra	3.169,3	22,9	542,0	31,8
	Lovastatin	Mevinacor	733,5	−15,2	147,7	−11,3
1990	Roxithromycin	Rulid	2.476,5	−1,6	122,3	0,0
	Acarbose	Glucobay	2.217,3	−7,4	168,9	−1,6
	Cetirizin	Zyrtec	2.134,1	−4,8	108,3	0,1
	Simvastatin	Zocor	1.199,3	4,1	269,6	12,6
	Simvastatin	Denan	619,9	−8,4	134,5	−0,5
1991	Clarithromycin	Klacid	2.287,4	3,3	141,3	2,0
	Pravastatin	Pravasin	489,7	6,1	100,4	13,5
	Itraconazol	Sempera	438,0	10,5	109,7	19,9
1993	Lansoprazol	Agopton	1.039,0	15,9	132,2	27,7
1994	Amlodipin	Norvasc	2.219,1	8,4	318,2	14,3
	Pantoprazol	Pantozol	950,3	27,1	136,7	43,4
	Fluticason	Flutide	937,3	2,0	111,2	13,2
	Pantoprazol	Rifun	812,9	33,2	114,8	48,4
1995	Losartan	Lorzaar	634,8	9,8	102,2	18,4
1997	Atorvastatin	Sortis	1.634,5	127,4	336,0	167,8
	Cerivastatin	Lipobay	665,5	593,6	109,2	735,6
Summe			25.078,5	11,3	3.500,9	22,8
Summe aller Neueinführungen			75.501,9	9,4	8.430,7	22,1
Anteil aller Neueinführungen (%)			9,4		23,6	

parate haben 1998 ein Umsatzvolumen von 3,6 Mrd. DM mit einem
geringen Zuwachs (+3,5 %) von nur 122 Mio. DM erreicht (s. Tabelle
48.1).

Mehrere neue Arzneimittel sind wegen besonderer Risiken in den
letzten Jahren vom Markt genommen worden. Es handelt sich um das
1985 eingeführte Vaginaltherapeutikum *Tercospor* (1990 außer Handel), das Gangliosidpräparat *Cronassial* (Zulassung 1986, Rücknahme
1992), das urologische Spasmolytikum *Miktrol* (Zulassung 1990,
Rücknahme 1991), das Neuroleptikum *Roxiam* (Zulassung 1991,
Rücknahme 1993), das Analgetikum *Toratex* (Zulassung 1992, Rücknahme 1993), den Gyrasehemmer *Teflox* (Markteinführung März
1992, Rücknahme Juni 1992), den Calciumantagonisten *Posicor*
(Markteinführung September 1997, Rücknahme Juni 1998), den
ersten COMT-Hemmer Tolcapon (*Tasmar*) aus der Gruppe der Par-

kinsonmittel (Markteinführung August 1997, Marktrücknahme November 1998) und den Gyrasehemmer Trofloxacin (*Trovan*) (Markteinführung August 1998, Marktrücknahme Juni 1999).

Generika

Der langjährige Trend zur Verordnung preiswerter Generika im generikafähigen Markt hat sich auch 1998 fortgesetzt. Diese Entwicklung dürfte mit dadurch bedingt sein, daß hier weiterhin Anstrengungen unternommen wurden, den vorgegebenen Kostenrahmen der Arzneimittelbudgets einzuhalten. Tabelle 6 zeigt die Situation für die 20 ver-

Tabelle 6: Anteile der Generikapräparate an Verordnungen und Umsatz von verordnungsstarken Wirkstoffen 1998

Wirkstoff	Gesamtverordnungen		Gesamtumsatz	
	Tsd.	% Generika	Mio. DM	% Generika
Diclofenac	26452,0	59,9	317,2	60,7
Acetylcystein	15337,7	100,0	215,4	100,0
Paracetamol	15245,6	78,2	54,7	73,2
Xylometazolin	12268,0	83,6	54,8	84,0
Acetylsalicylsäure	10474,7	90,8	70,7	85,4
Ambroxol	9570,9	52,8	94,6	49,9
Levothyroxin-Natrium	9074,8	74,0	154,0	73,5
Captopril	7890,6	84,4	310,5	65,2
Nifedipin	7598,2	83,4	330,9	82,3
Ibuprofen	7288,5	99,8	142,5	99,6
Metoclopramid	7070,9	70,9	66,4	71,3
Glibenclamid	6338,9	67,4	123,1	59,3
Phenoxymethylpenicillin	6273,1	82,6	103,4	82,4
Metoprolol	6158,3	39,1	344,3	25,4
Verapamil	5812,6	64,4	212,5	58,7
Furosemid	5697,1	79,5	154,1	75,9
Theophyllin	5661,7	97,8	268,7	97,8
Metamizol	5431,4	72,8	48,3	67,9
Isosorbiddinitrat	5321,0	41,7	196,9	34,9
Ranitidin	5168,4	90,9	239,5	76,3
Weitere Wirkstoffe	280996,6	64,2	11809,4	62,3
Alle generikafähigen Wirkstoffe	461130,9	68,7	15312,0	63,8
Gesamtmarkt GKV-Rezepte mit Fertigarzneimitteln	806644,8	39,3	35723,3	27,3

Tabelle 53.8 enthält eine vollständigere Aufstellung von Wirkstoffen.

ordnungsstärksten Wirkstoffe. Einen weitgehend vollständigen Überblick gibt die Tabelle 53.8 im statistischen Teil. Die Auswertung erstreckt sich auf 334 (Vorjahr 338) generikafähige Wirkstoffe des Gesamtmarktes mit jeweils mindestens 50000 Verordnungen. Danach haben die Zweitanmelderpräparate 1998 mittlerweile 63,8 % des Umsatzes (Vorjahr 61,6 %) und 68,7 % der Verordnungen (Vorjahr 68,0 %) von generikafähigen Wirkstoffen erreicht. Bezogen auf den Gesamtmarkt haben die Zweitanmelderpräparate ihren Anteil an den Verordnungen seit 1981 von 9,9 % auf 40,2 % im Jahre 1997 gesteigert, sind aber durch das starke Wachstum der neu eingeführten Arzneimittel 1998 im Umsatz auf 39,3 % leicht zurückgefallen (Abbildung 3). Noch deutlicher ist der Einfluß der Neueinführungen im zeitlichen Verlauf des Umsatzanteils zu erkennen. Hier stieg der Generikaanteil seit 1981 von 11,2 % auf 30,1 % im Jahre 1993 an, hat sich bis 1997 in diesem Bereich gehalten und ist 1998 deutlich auf 27,3 % zurückgegangen.

Durch die Verordnung von Zweitanmelderpräparaten haben die bundesdeutschen Vertragsärzte 1998 insgesamt 2,4 Mrd. DM für die gesetzlichen Krankenkassen eingespart, wenn die derzeitigen Durchschnittskosten einer Generikaverordnung von 30,83 DM im Vergleich zu 38,43 DM für eine Originalpräparatverordnung zugrunde gelegt werden. Für den generikafähigen Teilmarkt mit einem Umsatzvolu-

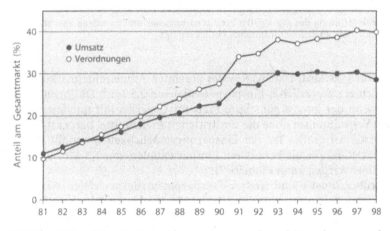

Abbildung 3: Anteil der Zweitanmelder am Gesamtmarkt nach Verordnungen und Umsatz (ab 1991 mit neuen Bundesländern)

Tabelle 7: Einsparpotentiale von Generika 1998

Wirkstoff	Tatsächlicher Umsatz (Mio. DM)	Umsatz bei günst. Preis (Mio. DM)	Mögliche Einsparung (Mio. DM)	Einsparung (kumuliert) (Mio. DM)
Metoprolol	335,0	161,1	174,0	174,0
Captopril	296,8	148,9	147,9	321,9
Theophyllin	265,6	122,2	143,3	465,2
Budesonid	298,7	172,1	126,6	591,8
Isosorbidmononitrat	311,7	194,2	117,5	709,3
Nifedipin	327,1	233,7	93,3	802,7
Isosorbiddinitrat	195,3	129,8	65,5	868,2
Nitrendipin	87,0	25,0	62,0	930,1
Estradiol	130,9	70,7	60,2	990,4
Tramadol	189,7	131,6	58,1	1048,4
Verapamil	204,7	146,7	57,9	1106,4
Ranitidin	228,2	172,0	56,2	1162,6
Diclofenac	208,8	152,6	56,2	1218,8
Salbutamol	121,5	67,3	54,2	1273,0
Glibenclamid	122,0	72,2	49,7	1322,8
Furosemid	151,9	108,6	43,3	1366,0
Molsidomin	126,8	84,5	42,4	1408,4
Phenoxymethylpenicillin	103,0	62,1	41,0	1449,4
Sotalol	125,0	87,0	38,0	1487,3
Insulin	989,3	956,8	32,5	1519,8
Summe dieser 20 Wirkstoffe	4818,9	3299,1	1519,8	
Summe aller Generika-Wirkstoffe	11765,5	9274,0	2491,5	

Bei der Berechnung des günstigsten Preises wurden nur unumstrittene Präparate mit mindestens 75 Tsd. Verordnungen berücksichtigt.

men von 15,3 Mrd. DM (63,8 % des gesamten Arzneimittelmarktes) läßt sich ein zusätzliches Einsparpotential von 2,5 Mrd. DM berechnen, wenn der jeweils günstigste Preis für Generika mit mindestens 75000 Verordnungen ohne die umstrittenen Arzneimittel berücksichtigt wird. Der größte Teil der Einsparungsmöglichkeiten entfällt auf 20 Wirkstoffe, für die bereits ein Einsparvolumen von 1,5 Mrd. DM berechnet werden kann (Tabelle 7).

Darüber hinaus sind weitere Einsparpotentiale bei vielen Wirkstoffen möglich, wenn eine Substitution durch pharmakologisch-therapeutisch vergleichbare Wirkstoffe vorgenommen werden kann, die sowohl pharmakodynamisch wie auch pharmakokinetisch gleichwertige Eigenschaften haben (Tabelle 8). Insgesamt ergibt sich neben der

Tabelle 8: Einsparpotentiale durch pharmakologisch-therapeutisch vergleichbare Wirkstoffe
Das Einsparpotential wurde mit den jeweils günstigsten Kosten der definierten Tagesdosis (DDD) von Generika mit mindestens 75 Tsd. Verordnungen berechnet.

Wirkstoff (Substitutions- vorschlag	DDD (Mio.)	Tatsächlicher DDD- Preis (DM)	Umsatz (Mio. DM)	Generische Substitution DDD- Preis (DM)	Umsatz (Mio. DM)	Wirkstoff- substitution Umsatz (Mio. DM
Antirheumatika						
(Diclofenac, DDD-Preis: 0,40)						
Ibuprofen	106,5	1,21	129,0	0,91	96,6	42,4
Indometacin	34,4	0,79	27,1	0,67	23,2	13,7
Piroxicam	27,8	1,19	33,3	1,05	29,2	11,1
Meloxicam	21,2	2,05	43,4	2,05	43,4	8,4
Acemetacin	15,0	2,05	30,8	1,41	21,2	6,0
Naproxen	7,3	1,87	13,7	1,77	12,9	2,9
Proglumetacin	4,7	2,38	11,1	2,38	11,1	1,9
Phenylbutazon	1,4	2,65	3,7	2,95	4,1	0,6
	218,1		292,0		241,6	86,8
Betarezeptorenblocker						
(Atenolol, DDD-Preis: 0,51)						
Metoprolol	264,8	1,27	335,0	0,61	161,1	135,5
Bisoprolol	114,9	1,12	128,3	0,98	112,7	58,8
Propranolol	34,2	1,38	47,1	1,27	43,6	17,5
Celiprolol	33,0	0,83	27,3	0,83	27,3	16,9
Talinolol	21,4	1,15	24,5	1,15	24,5	10,9
Nebivolol	20,6	1,60	32,9	1,60	32,9	10,5
Betaxolol	20,1	1,04	20,9	1,04	20,9	10,3
Pindolol	4,1	1,67	6,9	1,74	7,2	2,1
	513,1		623,0		430,3	262,6
Calciumantagonisten						
(Nitrendipin, DDD-Preis: 0,24)						
Nifedipin	419,9	0,78	327,1	0,56	233,7	101,5
Amlodipin	198,3	1,60	318,2	1,60	318,2	47,9
Felodipin	79,2	1,47	116,0	1,47	116,0	19,1
Isradipin	22,8	1,74	39,6	1,74	39,6	5,5
Nisoldipin	16,6	2,71	45,2	2,71	45,2	4,0
Nilvadipin	12,7	1,45	18,4	1,45	18,4	3,1
Nicardipin	2,5	3,80	9,3	3,80	9,3	0,6
	751,9		873,8		780,4	181,7

Tabelle 8: Einsparpotentiale durch pharmakologisch-therapeutisch vergleichbare Wirkstoffe (Fortsetzung)
Das Einsparpotential wurde mit den jeweils günstigsten Kosten der definierten Tagesdosis (DDD) von Generika mit mindestens 75 Tsd. Verordnungen berechnet.

Wirkstoff (Substitutions-vorschlag)	DDD (Mio.)	Tatsächlicher DDD-Preis (DM)	Tatsächlicher Umsatz (Mio. DM)	Generische Substitution DDD-Preis (DM)	Generische Substitution Umsatz (Mio. DM)	Wirkstoff-substitution Umsatz (Mio. DM
Corticosteroide						
(Prednisolon, DDD-Preis: 0,28)						
Prednison	56,8	0,60	34,1	0,53	30,1	15,8
Methylprednisolon	39,5	1,63	64,2	1,52	60,0	11,0
	96,2		98,3		90,2	26,9
Inhalative Glucocorticoide						
(Budesonid, DDD-Preis: 1,19)						
Beclometason	59,7	1,90	113,6	1,59	94,7	71,3
Fluticason	41,6	3,54	147,3	3,54	147,3	49,7
Flunisolid	16,4	2,44	39,9	2,44	39,9	19,5
	117,7		300,8		281,8	140,5
Nitrate						
(Isosorbiddinitrat, DDD-Preis: 0,37)						
Isosorbidmononitrat	391,6	0,80	311,7	0,50	194,2	144,8
Pentaerythrityl-tetranitrat	75,7	1,14	86,1	1,14	86,2	28,0
	467,3		397,8		280,4	172,8
Schleifendiuretika						
(Furosemid, DDD-Preis: 0,18)						
Piretanid	71,2	0,82	58,3	0,82	58,3	12,8
Torasemid	62,8	1,31	82,4	1,31	82,4	11,3
	134,1		140,8		140,8	24,1
Sulfonylharnstoffe						
(Glibenclamid, DDD-Preis: 0,21)						
Glimepirid	131,9	0,73	96,3	0,73	96,3	27,7
Thiaziddiuretika						
(Hydrochlorothiazid, DDD-Preis: 0,21)						
Xipamid	92,3	0,72	66,8	0,72	66,8	19,1
Indapamid	14,4	0,99	14,3	0,99	14,3	3,0
	106,7		81,0		81,0	22,1

Tabelle 8: Einsparpotentiale durch pharmakologisch-therapeutisch vergleichbare Wirkstoffe (Fortsetzung)
Das Einsparpotential wurde mit den jeweils günstigsten Kosten der definierten Tagesdosis (DDD) von Generika mit mindestens 75 Tsd. Verordnungen berechnet.

Wirkstoff (Substitutionsvorschlag	DDD (Mio.)	Tatsächlicher DDD-Preis (DM)	Umsatz (Mio. DM)	Generische Substitution DDD-Preis (DM)	Umsatz (Mio. DM)	Wirkstoffsubstitution Umsatz (Mio. DM
Tranquillantien						
(Diazepam, DDD-Preis: 0,12)						
Bromazepam	46,6	0,65	30,1	0,53	24,5	5,4
Oxazepam	31,2	0,83	26,0	0,63	19,5	3,6
Lorazepam	28,4	0,89	25,2	0,60	17,0	3,3
Alprazolam	11,3	0,97	10,9	0,97	10,9	1,3
Medazepam	10,7	1,07	11,5	1,07	11,5	1,2
Dikaliumclorazepat	10,6	1,16	12,2	1,16	12,2	1,2
Clobazam	4,4	0,99	4,4	0,99	4,4	0,5
Chlordiazepoxid	4,2	1,41	5,9	1,63	6,8	0,5
Prazepam	2,2	1,52	3,3	1,52	3,3	0,2
	149,6		129,5		110,1	17,4
Summe	2686,8		3033,2		2533,0	962,6
Einsparpotential gegenüber tatsächlichem Umsatz					500,2	2070,6
Zusätzliches Einsparpotential durch Wirkstoffsubstitution						1570,4

generischen Substitution durch die Wirkstoffsubstitution ein zusätzliches Einsparpotential von 1,6 Mrd. DM. Eindrucksvolle Beispiele liefert innerhalb der Betarezeptorenblocker das Beta$_1$-selektive Atenolol, das deutlich preisgünstiger als Metoprolol, Bisoprolol und andere Beta$_1$-selektive Substanzen ist. Innerhalb der Gruppe der Calciumantagonisten ist das langwirkende Nitrendipin durch neuerliche Preissenkungen bei den Generikapräparaten besonders preiswert geworden und kann bei gleicher Effektivität nicht nur langwirkende, sondern auch kurzwirkende Calciumantagonisten aus der Gruppe der Dihydropyridine ersetzen, die aufgrund der besonderen Risiken durch eine reflektorische Tachykardie sowieso nur noch in langsam freisetzender retardierter Form therapeutisch eingesetzt werden können (s. Kapitel 19, Calciumantagonisten).

Ein neueingeführter Wirkstoff, bei dem sich ein hohes Einsparpotential ergibt, ist Glimepirid, das sich in seinen therapeutischen Eigenschaften nicht von dem seit 30 Jahren eingeführten Glibenclamid unterscheidet, aber erheblich teurer ist (s. Kapitel 8, Antidiabetika). Außerdem gibt es noch weitere Wirkstoffe, für die die pharmakologisch-therapeutischen Begründungen für eine Substitution in den einzelnen Kapiteln der jeweiligen Indikationsgruppen erläutert ist. Bisher nicht aufgenommen in die Liste pharmakologisch-therapeutisch vergleichbarer Wirkstoffe wurden die HMG-CoA-Reduktasehemmer, obwohl hier durch die beiden neueingeführten Wirkstoffe Atorvastatin und Cerivastatin Einsparungen in Höhe von ca. 250 Mio. DM möglich wären. Diese beiden neuen Statine sind pharmakologisch mit den bisher eingeführten Substanzen vergleichbar. Die therapeutische Gleichwertigkeit ist aber noch nicht gesichert, da bisher noch keine Langzeitdaten über die therapeutische Evidenz zur Senkung der kardiovaskulären Letalität vorliegen, die mit Simvastatin und Pravastatin erhoben wurden (s. Kapitel 32, Lipidsenkende Mittel).

Umstrittene Arzneimittelgruppen

Arzneimittelgruppen mit umstrittener Wirksamkeit sind seit 1986 im Arzneiverordnungs-Report dargestellt worden. Die erste Aufstellung umfaßte elf Arzneimittelgruppen, auf die 1985 ein Verordnungsvolu-

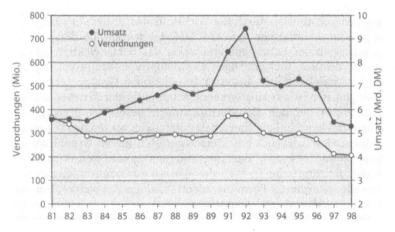

Abbildung 4: Entwicklung von Verordnungen und Umsatz umstrittener Arzneimittel 1981 bis 1998 (ab 1991 mit neuen Bundesländern)

men von 3,4 Mrd. DM entfiel. Mit der Ausdehnung der pharmako-
gisch-therapeutischen Analyse auf weitere Indikationsgebiete, die in
den ersten Ausgaben des Arzneiverordnungs-Reports noch nicht evaluiert worden waren, kamen in den nachfolgenden Jahren weitere
Indikationen hinzu, so daß im Arzneiverordnungs-Report 1998 42
Arzneimittelgruppen dargestellt wurden, die überwiegend oder ausschließlich Arzneimittel mit umstrittener Wirksamkeit enthielten.
Für die diesjährige Ausgabe ist die Strukturierung der Arzneimittelgruppen mit umstrittener Wirksamkeit aus der vorjährigen Ausgabe
unverändert übernommen worden und nach dieser Struktur für die
vorangehenden Jahre dargestellt worden (Abbildung 4).

Bemerkenswerterweise sind die Verordnungen umstrittener Arzneimittel trotz des Publikationsverbots einer Aufstellung über diese Arzneimittel im Arzneiverordnungs-Report '97 auch 1998 weiter zurückgegangen. Die Verordnungen nahmen 1998 um 6,7 % und damit wieder doppelt so stark wie der Gesamtmarkt (3,2 %) ab. Die Umsätze gingen um 5,0 % zurück, woraus sich Minderausgaben von 275 Mio. DM
errechnen (Tabelle 9). Der zeitliche Verlauf der Verordnungen zeigt
über die letzten 15 Jahre eine nahezu kontinuierliche Zunahme bis zu
einem Gipfelpunkt mit 9,4 Mrd. DM im Jahre 1992, der zum Teil durch
das Hinzukommen der neuen Bundesländer bedingt war (Abbildung
4). Seitdem sind die Verordnungen umstrittener Arzneimittel mit Ausnahme eines erneuten kleinen Anstieges im Jahre 1995 deutlich
zurückgegangen, so daß in den letzten vier Jahren insgesamt Einsparungen von ca. 4,2 Mrd. DM in diesem Bereich erzielt worden sind. Das
noch verbleibende Umsatzvolumen der umstrittenen Arzneimittel in
Höhe von 5,2 Mrd. DM ist nicht in vollem Umfang für Einsparungen
verfügbar, weil ein großer Teil durch wirksame Arzneimittel ersetzt
werden kann. Wie bereits im Arzneiverordnungs-Report 1998 ausgeführt wurde, ergeben die Substitutionsvorschläge einen Gesamtbetrag
von ca. 2,4 Mrd. DM, woraus insgesamt ein verbleibendes Einsparvolumen von ca. 2,8 Mrd. DM resultiert.

Zu den besonders häufig verordneten Gruppen der umstrittenen
Arzneimittel gehören auch 1998 Expektorantien (659 Mio. DM), Antidementiva (498 Mio. DM), Neuropathiepräparate (303 Mio. DM),
durchblutungsfördernde Mittel (288 Mio. DM) und Venenmittel
(274 Mio. DM) (Tabelle 9). Da viele von diesen Arzneimittelgruppen
in den USA, Großbritannien und den skandinavischen Ländern nicht
erhältlich sind, wurde schon vor zwölf Jahren gefolgert, daß wir ohne
Nachteil für unsere Patienten auf diese umstrittenen Arzneimittel

Tabelle 9: Arzneimittelgruppen mit umstrittener Wirksamkeit 1998

Arzneimittelgruppen	Verordnungen		Umsatz	
	in Tsd.	Änd. %	Mio. DM	Änd. %
Antacida-Kombinationen	857	−9,0	30,8	−2,8
Antiarrhythmika-Kombinationen	159	−26,9	19,8	−19,3
Antiarthrotika u. Antiphlogistika	3.275	−4,4	144,9	−1,7
Antidementiva	8.174	−5,5	497,6	−5,7
Antiemetika-Kombinationen	1.763	−7,4	46,1	−3,6
Antihypotonika	3.748	−13,2	131,2	−12,2
Antitussiva-Kombinationen	2.941	−10,0 ·	40,8	−7,3
Carminativa	3.016	−16,2	65,8	−12,8
Cholagoga	1.188	−13,6	42,8	−6,9
Clofibrinsäureester	168	−23,2	19,0	−24,2
Darmfloramittel	3.623	−1,7	81,6	1,5
Dermatika (sonstige)	6.420	−9,1	148,7	−4,5
Durchblutungsfördernde Mittel	5.647	−13,9	288,3	−13,1
Enzym-Kombinationen (oral)	1.173	−11,3	55,5	−4,3
Expektorantien	48.126	−4,6	659,1	−7,0
Grippemittel	2.711	4,6	36,5	8,0
Hämorrhoidenmittel	3.047	−3,8	67,1	2,2
Hypnotika (pflanzliche)	3.003	−4,3	68,2	−0,2
Immunstimulantien	3.974	−4,3	158,7	4,2
Kardiaka (pflanzliche)	3.147	−13,3	104,9	−8,1
Klimakteriumstherapeutika	1.389	−4,8	41,9	0,3
Laxantien	4.071	0,8	96,7	−3,2
Lebertherapeutika	608	−10,6	63,1	−4,3
Magnesiumpräparate	7.204	−4,5	178,5	−0,8
Migränemittel-Kombinationen	1.612	−20,1	45,0	−11,8
Motilitätssteigernde Mittel (pflanzl.)	1.115	2,5	22,0	10,5
Mund- und Rachentherapeutika	7.304	2,0	84,5	5,3
Neuropathiepräparate	3.761	−7,4	303,4	−1,6
Nitrofurantoin-Präparate	730	−9,4	19,9	−0,8
Ophthalmika (sonstige)	7.461	−9,3	115,4	−3,8
Opipramol	1.510	0,2	54,2	−0,2
Prostatamittel (pflanzliche)	2.742	−11,1	175,6	−9,5
Psychopharmaka (pflanzliche)	5.079	5,6	189,4	11,7
Rheumamittel (Externa)	19.215	−8,4	247,1	−11,0
Rhinologika-Kombinationen	5.955	0,2	78,5	4,1
Spasmolytika (oral, rektal)	3.740	−7,3	113,2	0,1
Urologika (pflanzliche)	2.158	−9,4	77,9	−3,0
Urologika (Spasmolytika)	1.767	−10,7	143,4	−5,1
Venentherapeutika	8.064	−12,4	273,9	−6,2
Vitamin-Kombinationen	1.412	8,2	43,7	9,6
Weitere Einzelpräparate	7.263	−16,5	154,2	−15,6
Summe	200.322	−6,7	5.229,1	−5,0

verzichten können (Gysling und Kochen 1987). Die Bewertungskriterien umstrittener Arzneimittel sind unter Berücksichtigung der Wirksamkeit und der gesetzlich festgelegten Verordnungseinschränkungen im Arzneiverordnungs-Report 1998 in einem eigenen Kapitel dargestellt worden. Im diesjährigen Arzneiverordnungs-Report werden Arzneimittel der besonderen Therapierichtungen ausführlicher dargestellt, unter denen sich besonders viele Arzneimittel ohne ausreichende Belege für den Nachweis der therapeutischen Wirksamkeit finden (s. Kapitel 49).

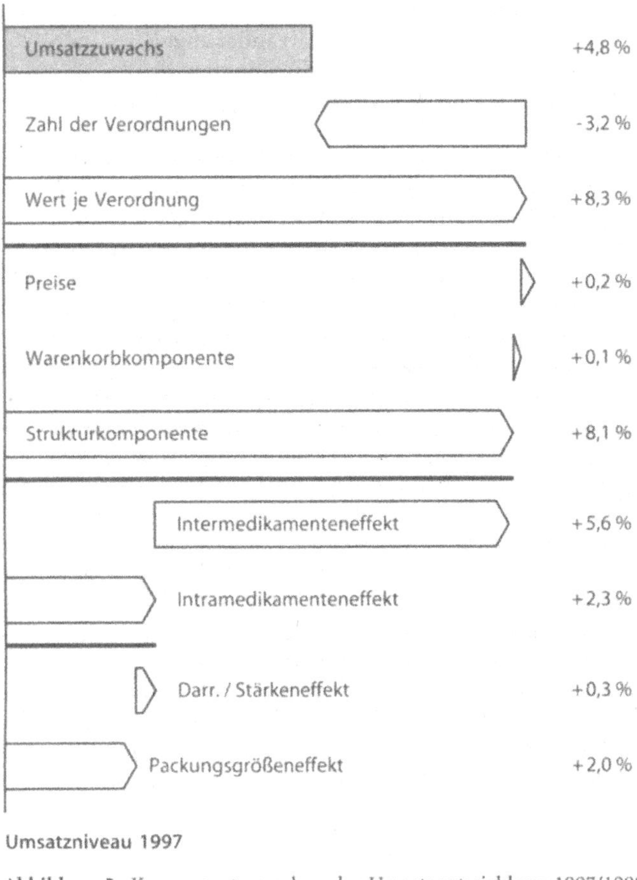

Umsatzzuwachs	+4,8 %
Zahl der Verordnungen	- 3,2 %
Wert je Verordnung	+ 8,3 %
Preise	+ 0,2 %
Warenkorbkomponente	+ 0,1 %
Strukturkomponente	+ 8,1 %
Intermedikamenteneffekt	+ 5,6 %
Intramedikamenteneffekt	+ 2,3 %
Darr. / Stärkeneffekt	+ 0,3 %
Packungsgrößeneffekt	+ 2,0 %

Umsatzniveau 1997

Abbildung 5: Komponentenanalyse der Umsatzentwicklung 1997/1998

Wirtschaftliche Aspekte

Der Anstieg des Arzneimittelumsatzes im Gesamtmarkt um 4,8 % auf 35,7 Mrd. DM beruht 1998 auf einer abermals hohen Strukturkomponente (+8,1 %), während die Verordnungen (−3,2 %) erneut abnahmen. Leichte Anstiege des Preisindex (+0,2 %) und der Warenkorbkomponente (+0,1 %) waren von untergeordneter Bedeutung. Eine Aufgliederung der umsatzrelevanten Faktoren zeigt die Komponentenzerlegung des GKV-Arzneimittelindex (Abbildung 5).

Umschichtungen im Verordnungsspektrum werden bei der Umsatzanalyse als „Strukturkomponente" bezeichnet. Die Strukturkomponente gibt an, welcher Teil der Umsatzänderungen auf den Wechsel zu anderen Arzneimitteln („Intermedikamenteneffekt") oder bei identischen Arzneimitteln auf den Wechsel zu anderen Packungsgrößen, Darreichungsformen und Wirkstärken („Intramedikamenteneffekt") zurückzuführen ist (Einzelheiten siehe Kapitel 53). Die hohe Strukturkomponente des Jahres 1998 (+8,1 %) entspricht einem Umsatzanstieg von 2704 Mio. DM. Die Aufgliederung der Strukturkomponente zeigt, daß von der Marktverschiebung hin zu anderen Arzneimitteln der größte Teil der Umsatzzunahme ausgeht (+5,6 %), während auf den Intramedikamenteneffekt ein geringerer Anteil (+2,3 %) entfällt. Beteiligt am Intramedikamenteneffekt sind sowohl der Wechsel zu größeren Packungen (+2,0 %) als auch die Verschiebung zu teureren Darreichungsformen und Wirkstärken (+0,3 %).

Weitere Einzelheiten der statistischen Analyse und eine ausführliche Erläuterung für die angewendeten Berechnungsmethoden sind gesondert dargestellt (siehe Kapitel 53).

Literatur

Fricke U. (1998): Neue Arzneimittel – Ein Überblick. Therapiesymposium '98. Arzneimittelkommission der deutschen Ärzteschaft, Köln.

Gysling E., Kochen M. (1987): Beschränkung als Prinzip rationaler Pharmakotherapie. Pharma-Kritik 9: 1–4.

Scandinavian Simvastatin Survival Study Group (1994): Randomized trial of cholesterol lowering in 4444 patients with coronary heart disease. The Scandinavian Simvastatin Survival Study (4S). Lancet 344: 1383–1389.

1 ACE-Hemmer und Angiotensin-rezeptorantagonisten

M. Anlauf

Die Wirkung einer medikamentösen ACE-Hemmung besteht in einer verminderten Bildung von Angiotensin II aus Angiotensin I. Ebenfalls gehemmt wird der Abbau von Bradykinin. Angiotensin II wirkt stark vasokonstringierend im arteriellen, aber auch im venösen System. Es führt zu einer vermehrten Freisetzung von Aldosteron und Catecholaminen. Nachgewiesen wurden außerdem trophische Effekte in Zellkulturen, die Bedeutung für die vaskulären und kardialen Veränderungen bei Hochdruck- und Nierenkrankheiten haben könnten. Nachdem oral wirksame Angiotensinrezeptorantagonisten entwickelt wurden, von denen sieben Monopräparate mit fünf unterschiedlichen Wirkstoffen in dieser Liste erscheinen, hatte sich gezeigt, daß die Rezeptoren für Angiotensin II in mindestens zwei

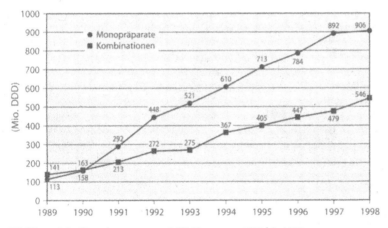

Abbildung 1.1: Verordnungen von ACE-Hemmern 1989 bis 1998
Gesamtverordnungen nach definierten Tagesdosen (ab 1991 mit neuen Bundesländern)

1

Tabelle 1.1: Verordnungen von ACE-Hemmern und Angiotensin-Rezeptorantago-
nisten 1998
Angegeben sind die verordnungshäufigsten Präparate mit Verordnungsrang, Verordnungen und Umsatz 1998 im Vergleich zu 1997.

Rang	Präparat	Verordnungen		Umsatz	
		in Tsd.	Änd. %	Mio. DM	Änd. %
56	Xanef	1573,8	−2,3	161,6	−2,9
61	Captohexal	1542,8	−3,4	37,5	+3,2
124	ACE-Hemmer-ratiopharm	1076,0	+4,9	25,1	+11,9
176	Acerbon	835,2	−6,7	83,0	−6,9
177	Delix	827,9	+5,9	97,2	+13,6
181	Lopirin	820,7	−22,9	71,4	−29,8
251	Lorzaar	634,8	+9,8	102,2	+18,4
288	Delix plus	575,1	+10,9	82,7	+18,1
321	Acercomp	527,0	−1,7	79,1	+4,4
327	Enalapril Berlin-Chemie	518,5	+28,8	25,9	+33,9
328	Accuzide	514,9	−3,8	65,9	+2,6
333	Acenorm	510,1	−12,8	31,5	−8,3
364	Renacor	483,3	−7,6	71,5	−1,9
376	Captobeta	472,8	+0,4	10,9	+12,1
391	Cibacen	465,6	−5,2	47,3	+0,1
398	Accupro	457,7	−16,5	43,3	−17,0
403	Cibadrex	449,2	−2,3	53,5	+10,3
408	Vesdil plus	444,9	+2,2	68,1	+13,0
431	Lorzaar plus	429,9	+274,7	68,2	+320,6
441	Captogamma	421,8	−10,0	10,3	−5,1
451	tensobon	413,7	−29,8	36,6	−36,2
458	Captohexal comp.	406,2	+775,1	14,0	+677,4
477	Vesdil	397,0	−11,9	46,6	−6,4
500	Capozide	380,9	−32,9	56,3	−28,1
511	Diovan	376,1	+6,8	62,2	+19,4
523	Atacand	366,4	(>1000)	57,7	(>1000)
554	Fosinorm	345,7	+2,5	35,1	+5,9
588	Pres	323,5	−5,7	34,2	−6,2
650	Capto-Isis	298,6	−21,8	20,6	−16,7
664	Arelix ACE	292,6	+5,3	46,3	+10,4
694	Pres plus	281,8	−1,1	41,8	+2,4
706	Teveten	274,2	+331,9	24,6	+424,4
764	Codiovan	251,9	(>1000)	39,6	(>1000)
766	Blopress	251,6	(>1000)	39,5	(>1000)
772	tensobon comp	248,6	−32,3	37,8	−28,0
779	Aprovel	244,2	+553,1	40,3	+789,1
800	Captopril Heumann	240,4	+2,1	5,5	+9,3
870	Dynacil	221,3	+4,4	22,0	+4,7
901	Karvea	212,9	+417,3	34,3	+573,4
903	Dynorm	212,1	−17,6	23,3	−12,6
949	Capto von ct	199,6	+8,3	4,3	+10,2
952	Acenorm HCT	199,2	+343,9	6,7	+156,5
1015	Tensiomin	184,8	−12,9	4,8	−6,5
1066	Coversum	171,0	+7,8	17,8	+9,7

Tabelle 1.1: Verordnungen von ACE-Hemmern und Angiotensin-Rezeptorantago-
nisten 1998 (Fortsetzung)
Angegeben sind die verordnungshäufigsten Präparate mit Verordnungsrang, Verordnungen und Umsatz 1998 im Vergleich zu 1997.

Rang	Präparat	Verordnungen		Umsatz	
		in Tsd.	Änd. %	Mio. DM	Änd. %
1080	CORIC	168,8	−22,8	17,7	−22,2
1131	Adocor	160,8	−10,6	7,0	−6,3
1145	Quadropril	159,3	+31,3	14,3	+74,6
1171	Captopril AL	153,8	+27,9	3,2	+34,6
1173	Dynorm Plus	153,5	+6,9	46,3	+165,8
1176	Capto Puren	152,6	−19,3	4,9	+2,1
1263	Tensostad	140,8	−22,7	3,8	−19,5
1350	Captopril Pfleger	130,5	−10,8	3,2	−6,2
1386	Tarka	126,4	+40,1	19,4	+59,1
1430	Capto-ISIS plus	120,6	+634,7	4,3	+530,7
1543	Udrik	108,7	−22,9	11,2	−23,7
1563	Udramil	106,3	+10,2	16,0	+30,8
1604	Capto-dura	102,2	−28,9	3,1	−17,5
1636	CORIC plus	99,5	−9,7	14,8	−4,1
1639	Sigacap	99,2	−17,0	2,7	−14,7
1839	Captoflux	83,6	+19,7	2,1	+37,6
	Summe	22443,0	+5,8	2162,0	+15,5
	Anteil an der Indikationsgruppe	45,3 %		71,1 %	
	Gesamte Indikationsgruppe	49496,0	−7,1	3041,7	−3,5

Gruppen, AT_1- und AT_2-Rezeptoren, mit teilweise gegensätzlichen
Effekten gegliedert werden müssen. Die antihypertensive Wirkung
erfolgt über AT_1-Rezeptorblockade.

1998 befanden sich auf dem deutschen Markt zwölf oral anwendbare ACE-Hemmer und fünf Angiotensinrezeptorantagonisten. Unterschiede zwischen den ACE-Hemmern liegen vor allem in der Kinetik. Während Captopril und Lisinopril keine „Prodrugs" sind, müssen Benazepril, Cilazapril, Enalapril, Fosinopril, Perindopril, Spirapril, Quinapril, Ramipril und Trandolapril in der Leber in die aktive
Substanz umgewandelt werden. Die Plasmahalbwertszeiten der Wirk-
substanzen liegen zwischen 2 (Captopril) und 24 Stunden. Für die
Dosierung bei Dauertherapie haben sie jedoch nur eine untergeordnete Bedeutung, eine ein- oder zweimal tägliche Gabe ist in der Regel
ausreichend, für Captopril wird eine 2–3mal tägliche Gabe empfohlen.

Fosinopril, in geringerem Maße auch Benazepril, Moexipril, Quinapril, Ramipril und Trandolapril haben neben einem renalen auch

1

einen hepatischen Ausscheidungsweg. Die Unterschiede der ACE-Hemmer in Wirkungen und Nebenwirkungen sind gering. Für die Behandlung der Hypertonie sind alle Präparate, für die Herzinsuffizienz (Fachinformationen I/99) alle Monopräparate außer Cilazapril, Spirapril und Trandolapril, für die diabetische Nephropathie aber nur Captopril zugelassen.

Unterschiede zwischen den in dieser Liste vertretenen Angiotensinrezeptorantagonisten bestehen vor allem in der Pharmakokinetik. Trotz etwas unterschiedlicher Halbwertszeiten wird in der Regel eine einmal tägliche Gabe empfohlen. Losartan (*Lorzaar*) erhielt auf der Grundlage der ELITE-Studie (Pitt et al. 1997) auch die Indikation „chronische Herzinsuffizienz", und zwar in Kombination mit „Diuretika und in der Regel auch Digitalis".

Verordnungsspektrum

ACE-Hemmer und Angiotensinrezeptorantagonisten zeigen eine weitere Steigerung der Verordnungen. Da der Verordnungszuwachs mit 162 Mio. DDD (Abbildung 11.2) vor allem die kostenintensiveren Angiotensinrezeptorantagonisten betrifft, ist die Umsatzsteigerung der Gesamtgruppe 1998 besonders groß. Auffällig ist bei der Marktentwicklung der ACE-Hemmer, daß 1998 die Captoprilpräparate mit 17 Generika in dieser Liste stagnieren nach einem kräftigen Anstieg 1997 (Tabelle 1.2).

Nach verordneten DDD wurden 1998 etwa 4,6 Millionen Patienten mit einem der hier genannten ACE-Hemmer-Monopräparate oder einer ACE-Hemmer-Diuretika-Kombination behandelt. Mit Ausnahme von Moexipril (*Fempress*) befanden sich alle ACE-hemmenden Substanzen zumindest mit einem Monopräparat in der Gruppe der meistverordneten Arzneimittel. Die mittleren Tagesbehandlungskosten für ACE-Hemmer sind im Vergleich zum Vorjahr um 0,10 DM auf 1,08 DM gefallen und zwar durch Abnahme der Kosten für Captoprilpräparate um 0,14 DM und der Kosten für die übrigen ACE-Hemmer um 0,07 DM.

ACE-Hemmer-Kombinationen haben 1998 im Gegensatz zu der Tendenz der vorangegangenen Jahre stärker zugenommen als die Monopräparate (Abbildung 1.1). Ein Grund hierfür sind drei in dieser Liste erstmals erscheinende und im Markt sehr erfolgreiche Captopril-Diuretika-Kombinationen. Fixe Kombinationen von ACE-Hem-

Tabelle 1.2: Verordnungen von ACE-Hemmern 1998 (Monopräparate)
Angegeben sind die 1998 verordneten Tagesdosen, die Änderungen gegenüber
1997 und die mittleren Kosten je DDD 1998.

Präparat	Bestandteile	DDD 1998 in Mio.	Änderung in %	DDD-Kosten in DM
Captopril				
Captohexal	Captopril	86,1	(+6,9)	0,44
ACE-Hemmer-ratiopharm	Captopril	55,3	(+15,0)	0,45
Lopirin	Captopril	35,0	(−20,7)	2,04
Captobeta	Captopril	27,6	(+17,3)	0,40
Acenorm	Captopril	26,3	(−6,2)	1,20
Captogamma	Captopril	23,6	(−2,0)	0,44
tensobon	Captopril	18,1	(−27,9)	2,03
Capto-Isis	Captopril	14,7	(−15,6)	1,40
Captopril Heumann	Captopril	11,7	(+12,8)	0,47
Capto von ct	Captopril	9,6	(+14,1)	0,45
Tensiomin	Captopril	9,6	(−1,1)	0,50
Captopril AL	Captopril	8,2	(+41,8)	0,39
Adocor	Captopril	8,1	(−3,9)	0,86
Capto Puren	Captopril	8,0	(−12,5)	0,61
Tensostad	Captopril	7,9	(−9,3)	0,48
Captopril Pfleger	Captopril	6,7	(−3,7)	0,47
Capto-dura	Captopril	5,0	(−14,1)	0,62
Sigacap	Captopril	4,8	(−15,7)	0,55
Captoflux	Captopril	4,7	(+49,3)	0,45
		371,0	**(−0,6)**	**0,78**
Langwirkende ACE-Hemmer				
Xanef	Enalapril	113,2	(+4,4)	1,43
Delix	Ramipril	88,8	(+14,7)	1,10
Acerbon	Lisinopril	56,8	(+0,1)	1,46
Cibacen	Benazepril	46,4	(+2,5)	1,02
Vesdil	Ramipril	41,1	(−4,1)	1,13
Accupro	Quinapril	26,4	(−9,3)	1,64
Fosinorm	Fosinopril	25,2	(+12,1)	1,39
Pres	Enalapril	24,5	(−1,3)	1,39
Enalapril Berlin-Chemie	Enalapril	21,8	(+34,7)	1,19
Dynorm	Cilazapril	19,5	(−7,6)	1,20
Dynacil	Fosinopril	15,2	(+8,9)	1,44
Quadropril	Spirapril	12,6	(+61,1)	1,13
CORIC	Lisinopril	12,4	(−17,2)	1,42
Coversum	Perindopril	12,3	(+12,4)	1,45
Udrik	Trandolapril	7,7	(−20,9)	1,46
		524,0	**(+4,4)**	**1,30**
Summe		**895,0**	**(+2,3)**	**1,08**

1

Tabelle 1.3: Verordnungen von ACE-Hemmer-Kombinationen 1998
Angegeben sind die 1998 verordneten Tagesdosen, die Änderungen gegenüber
1997 und die mittleren Kosten je DDD 1998.

Präparat	Bestandteile	DDD 1998 in Mio.	Änderung in %	DDD-Kosten in DM
Captopril plus Diuretika				
Capozide	Captopril Hydrochlorothiazid	50,5	(−27,5)	1,11
Captohexal comp.	Captopril Hydrochlorothiazid	40,0	(+876,0)	0,35
tensobon comp	Captopril Hydrochlorothiazid	39,4	(−27,6)	0,96
Acenorm HCT	Captopril Hydrochlorothiazid	18,8	(+373,3)	0,36
Capto-ISIS plus	Captopril Hydrochlorothiazid	12,2	(+925,5)	0,35
		161,0	(+20,8)	0,74
Weitere ACE-Hemmer plus Diuretika				
Delix plus	Ramipril Hydrochlorothiazid	71,8	(+19,2)	1,15
Vesdil plus	Ramipril Hydrochlorothiazid	58,6	(+13,1)	1,16
Acercomp	Lisinopril Hydrochlorothiazid	43,3	(+4,9)	1,83
Accuzide	Quinapril Hydrochlorothiazid	42,8	(+2,4)	1,54
Renacor	Enalapril Hydrochlorothiazid	40,8	(−1,6)	1,75
Cibadrex	Benazepril Hydrochlorothiazid	35,3	(+7,0)	1,51
Pres plus	Enalapril Hydrochlorothiazid	23,8	(+2,4)	1,75
Arelix ACE	Ramipril Piretanid	22,7	(+10,2)	2,05
Dynorm Plus	Cilazapril Hydrochlorothiazid	12,1	(+14,3)	3,82
CORIC plus	Lisinopril Hydrochlorothiazid	8,1	(−4,1)	1,82
		359,5	(+8,1)	1,59
Mit Calciumantagonisten				
Tarka	Verapamil Trandolapril	10,1	(+59,7)	1,93
Udramil	Verapamil Trandolapril	8,3	(+31,8)	1,93
		18,3	(+45,8)	1,93
Summe		538,8	(+12,6)	1,34

Tabelle 1.4: Verordnungen von Angiotensinrezeptorantagonisten 1998
Angegeben sind die 1998 verordneten Tagesdosen, die Änderungen gegenüber
1997 und die mittleren Kosten je DDD 1998.

Präparat	Bestandteile	DDD 1998 in Mio.	Änderung in %	DDD-Kosten in DM
Monopräparate				
Lorzaar	Losartan	48,6	(+18,6)	2,10
Atacand	Candesartancilexetil	36,7	(>1000)	1,57
Diovan	Valsartan	29,7	(+20,3)	2,09
Blopress	Candesartancilexetil	25,5	(>1000)	1,55
Aprovel	Irbesartan	22,3	(+935,9)	1,80
Karvea	Irbesartan	18,4	(+678,4)	1,87
Teveten	Eprosartan	11,4	(+454,1)	2,16
		192,6	(+164,1)	1,87
Kombinationspräparate				
Lorzaar plus	Losartan Hydrochlorothiazid	32,3	(+323,2)	2,11
Codiovan	Valsartan Hydrochlorothiazid	18,7	(>1000)	2,11
		51,1	(+481,4)	2,11
Summe		243,6	(+198,2)	1,92

mern mit Diuretika verstärken die Blutdrucksenkung und sind – wie
andere antihypertensive Zweierkombinationen – in der Regel preisgünstiger als freie Kombinationen in der gleichen Dosierung. Als
Kombinationspartner für den ACE-Hemmer wurde mit einer Ausnahme (*Arelix ACE*) Hydrochlorothiazid verwendet. Bei Kombination
mit kaliumsparenden Diuretika besteht die Gefahr der Hyperkaliämie. Die fixe Kombination aus einem ACE-Hemmer (2 mg Trandolapril) und einem Calciumantagonisten (180 mg Verapamil) wurde
erheblich häufiger verordnet als im Vorjahr. Die Kombination ist
prinzipiell sinnvoll (s. Kapitel 11, Antihypertonika). Die Anmerkung
in der Roten Liste „...bei Patienten, deren Blutdruck mit den beiden
Einzelkomponenten im selben Dosisverhältnis normalisiert ist" wäre
auch bei anderen antihypertensiven Fixkombinationen zu begrüßen.

Bei der Herzinsuffizienz wurden wegen der Gefahr schwerer Hypotonie niedrige Dosisstärken als «cor»- oder «card»-Varianten der
Captopril, Enalapril, Lisinopril und Perindopril enthaltenden Arzneimittel hergestellt. Wegen ihres Preises ist deren Verordnung bei
Hypertonie wenig sinnvoll und bei Herzinsuffizienz durch Teilung

1

von Tabletten mit höherem Wirkstoffgehalt häufig vermeidbar. Aus Gründen der Konsistenz wurden alle mit einem Basiswarenzeichen bezeichneten Präparate in einem Standardaggregat zusammengeführt. Die Konsequenz ist, daß die gemittelten DDD-Kosten bei Präparaten mit einem wesentlichen Umsatz an Niedrigdosispräparaten auffällig hoch sind.

Obgleich für Angiotensinrezeptorantagonisten die Tagesbehandlungskosten bei Monopräparaten um 73 % und bei Diuretikakombinationen um 57 % höher liegen als bei ACE-Hemmern, haben sich ihre Verordnungen fast verdreifacht (Tabelle 1.4). Dies spricht dafür, daß sie schon lange nicht mehr nur zur Substitution bei ACE-Hemmernebenwirkungen (z. B. Husten) eingesetzt werden.

Therapeutische Aspekte

Zur Behandlung der Herzinsuffizienz mit ACE-Hemmern liegen seit der ersten Studie (CONSENSUS Trial Study Group 1987) inzwischen eine Reihe weiterer Studien vor, in denen Enalapril, Captopril oder Ramipril bei verschiedenen Schweregraden eingesetzt wurden. Überwiegend handelte es sich um Patienten mittleren Alters mit koronarer Herzkrankheit oder dilatativer Kardiomyopathie. Dabei wurden ACE-Hemmer in der Regel als Zusatz zu einer Basistherapie mit Saluretika, Digitalisglykosiden oder Koronarmitteln verwendet. Überwiegend konnte bei guter Verträglichkeit und Zunahme der Leistungsfähigkeit eine Senkung der Morbidität erreicht werden. In einzelnen Studien wurde eine signifikante Senkung der Letalität beobachtet. Die in der AIRE-Studie (1993) nachgewiesene Erhöhung der Überlebenswahrscheinlichkeit durch Ramipril bei herzinsuffizienten Patienten nach akutem Myokardinfarkt war auch fünf Jahre nach Therapiebeginn noch nachweisbar (Hall et al. 1997). Obgleich optimale Dosierung, sinnvolle Begleitmedikation und Behandlungsdauer noch diskutiert werden, hat als Folge der genannten Studien die ACE-Hemmergabe zu Recht einen festen Platz in der Behandlung der Herzinsuffizienz. Erfahrungen in der routinemäßigen oralen Anwendung von Captopril bei Verdacht auf einen akuten Myokardinfarkt haben zu einer Reduktion der Todesrate um 5 pro 1000 Patienten im ersten Monat geführt (ISIS-4 1995). Gefürchtete Nebenwirkung bei akutem Myokardinfarkt und schwerer Herzinsuffizienz ist eine ausgeprägte und anhaltende Senkung des ohnehin meist niedrigen Blutdrucks.

Vorsichtsmaßnahmen sind: Vermeiden eines starken Natriumverlustes vor Therapiebeginn (Saluretika!), Beginn mit sehr niedriger Dosierung und mehrstündige ärztliche Beobachtung nach Behandlungsbeginn. Durch eine Verbesserung der Myokardfunktion wird nicht selten eine Normalisierung zuvor erniedrigt gemessener Blutdruckwerte beobachtet.

Die Attraktivität der ACE-Hemmer für die Behandlung der Hypertonie besteht in der guten subjektiven Verträglichkeit, sieht man von dem häufig (ca. 10 %) auftretenden Reizhusten und anderen, sehr seltenen, aber teils lebensbedrohlichen Nebenwirkungen (s. unten) ab. Das weitgehende Fehlen des Hustens nach Gabe von AT_1-Rezeptorantagonisten (s. oben) beweist, daß, wie vermutet, die Wirkung der ACE-Hemmer auf den Bradykininstoffwechsel für diese Nebenwirkung verantwortlich ist. Dies scheint für das angioneurotische Ödem nicht zuzutreffen, das auch unter Losartan beobachtet wurde, allerdings seltener als unter ACE-Hemmern.

Zusätzliche Faszination ist entstanden, nachdem gezeigt wurde, daß die Insulinresistenz, möglicherweise eine gemeinsame pathophysiologische Ursache verschiedener kardiovaskulärer Risiken, durch ACE-Hemmer vermindert werden kann. In einer Langzeitstudie an Typ-2-Diabetikern (UK Prospective Diabetes Study Group 1998) wurde allerdings keine Überlegenheit von Captopril im Vergleich zu Atenolol bei der Vermeidung diabetischer Komplikationen nachgewiesen, lediglich die Therapietreue war unter dem ACE-Hemmer besser.

Von klinischer Bedeutung ist, daß nach einigen Studien ACE-Hemmer bei Nephropathie infolge Diabetes mellitus Typ 1 (Lewis et al. 1993 mit Captopril), aber auch bei anderen Nierenerkrankungen (Maschio et al. 1996 mit Benazepril, The GISEN Group 1997 mit Ramipril) besser als andere Antihypertensiva in der Lage sind, die Progression, vielleicht sogar die Entwicklung (The EUCLID Study Group 1997) einer Niereninsuffizienz aufzuhalten. Statistisch tritt dieser Effekt auch unabhängig von der Blutdrucksenkung auf (Kasiske et al. 1993). In der EUCLID Study wurde auch die Progression der diabetischen Retinopathie durch ACE-Hemmer vermindert.

Bei der weit überwiegenden Zahl der Hypertoniepatienten, die lediglich eine primäre Hypertonie unterschiedlicher Schweregrade aufweisen, lagen lange jedoch keine, nur in kontrollierten Studien zu erbringende Belege vor, daß eine Behandlung mit ACE-Hemmern

1

einer Therapie mit Betarezeptorenblockern oder Saluretika in der Senkung von kardiovaskulärer Morbidität und Letalität gleichwertig oder sogar überlegen ist. Kürzlich ergab das Captopril Prevention Project (CAPPP) in einer Studie mit 10985 Patienten über 6,1 Jahre, daß Captopril im Vergleich zu einer konventionellen Hochdrucktherapie mit Diuretika und Betarezeptorenblockern keine Unterschiede in der Morbidität und Letalität zeigte (Hansson et al. 1999). Eine nicht signifikante geringere kardiovaskuläre Letalität durch Captopril wurde durch eine schwach signifikante höhere Rate tödlicher und nicht tödlicher Schlaganfälle ausgeglichen. Als Erklärung für den Unterschied werden höhere Blutdruckwerte zu Behandlungsbeginn diskutiert.

Seltene schwere Nebenwirkungen der ACE-Hemmer sind Leukopenie (auch als Wechselwirkung mit Allopurinol), Erythema multiforme, exfoliative Dermatitis, Angioödem im Schlundbereich, dialysepflichtige Niereninsuffizienz (z.B. bei Stenosen der Nierenarterien) und kindliche Mißbildungen bei Nichtbeachtung der Kontraindikation Schwangerschaft. Diese Kontraindikation gilt auch für AT_1-Rezeptorantagonisten.

Mit der Entwicklung und Vermarktung der Angiotensinrezeptorantagonisten zeigt sich eine Tendenz, Wirksamkeitsbelege für eine Morbiditäts- und Letalitätssenkung früher zu erarbeiten, als dies bei den ACE-Hemmern der Fall war. Eine erste Vergleichsstudie zwischen Captopril und Losartan bei älteren Patienten zur Frage der Beeinflussung der Nierenfunktion ergab überraschenderweise eine Überlegenheit für Losartan bei der Behandlung der Herzinsuffizienz (Pitt et al. 1997). Wahrscheinlich werden aussagekräftige vergleichende klinische Studien bereits in ein bis drei Jahren klären, ob die Angiotensinrezeptorantagonisten den ACE-Hemmern in der Behandlung der Herzinsuffizienz, aber auch der diabetischen und nichtdiabetischen Nephropathie und der Prophylaxe nach Myokardinfarkt überlegen, gleichwertig oder unterlegen sind.

Literatur

The Acute Infarction Ramipril Efficacy (AIRE) Study Investigators (1993): Effect of ramipril on mortality and morbidity of survivors of acute myocardial infarction with clinical evidence of heart failure. Lancet 342: 821–828.
CONSENSUS Trial Study Group (1987): Effects of enalapril on mortality in severe congestive heart failure: Results of the Cooperative North Scandinavian Enalapril Survival Study (CONSENSUS). New Engl. J. Med. 316: 1429–1435.

The EUCLID Study Group (1997): Randomised placebo-controlled trial of lisinopril in normotensive patients with insulin-dependent diabetes and normoalbu-
minuria or microalbuminuria. Lancet 349: 1787–1792.
The GISEN Group (1997): Randomised placebo-controlled trial of effect of ramipril on decline in glomerular filtration rate and risk of terminal renal failure in
proteinuric, non-diabetic nephropathy. Lancet 349: 1857–1863.
Hall A.S., Murray G.D., Ball S.G. (AIREX Study Group Investigators) (1997): Follow-up study of patients randomly allocated ramipril or placebo for heart failure
after myocardial infarction: AIRE extension (AIREX) study. Lancet 349:
1493–1497.
Hansson L., Lindholm L.H., Niskanen L., Lanke J., Hedner T., Niklason A.,Luoman-
maki K., Dahlof B., de Faire U., Morlin C., Karlberg B.E., Wester P.O., Bjorck J.E.
(1999): Effect of angiotensin-converting-enzyme inhibition compared with conventional therapy on cardiovascular morbidity and mortality in hypertension:
the Captopril Prevention Project (CAPPP) randomised trial. Lancet 353:
611–616.
ISIS-4 Collaborative Group (1995): ISIS-4: a randomised factorial trial assessing
early oral Captopril, oral mononitrate and intravenous magnesium sulphate in
58050 patients with suspected acute myocardial infarction. Lancet 345: 669– 685.
Kasiske B.L., Kalili R.S.N., Ma J.Z., Liao M., Keane W.F. (1993): Effect of antihypertensive therapy on the kidney in patients with diabetes: a meta-regression analysis. Ann. Intern. Med. 118: 129–138.
Lewis E.J., Hunsicker L.G., Bain R.P., Rohde R.D. for the Collaborative Study Group
(1993): The effect of angiotensin-converting-enzyme inhibition on diabetic
nephropathy. N. Engl. J. Med. 329: 1456–1462.
Maschio G., Albert D., Ganin G., Locatelli F., Mann J.F.E. et al. (1996): Effect of the
angiotensin-converting-enzyme inhibitor benazepril on the progression of
chronic renal insufficiency. N. Engl. J. Med. 334: 939–945.
Pitt B., Segal R., Martinez F.A., Meurers G., Cowley A..J. et al. (Elite study investigators) (1997): Randomized trial of losartan versus captopril in patients over 65
with heart failure (Evaluation of the losartan in the elderly study, ELITE). Lancet
349: 747–752.
UK Prospective Diabetes Study Group. (1998): Efficacy of atenolol and captopril in
reducing risk of macrovascular and microvascular complications in type 2 diabetes: UKPDS 39. Br. Med. J. 317: 713–720.

2 Analgetika

G. Schmidt

Für die Schmerzbehandlung werden in erster Linie Opioide und nichtopioide Analgetika eingesetzt. Die nichtopioiden Analgetika wirken zusätzlich antipyretisch, einige auch entzündungshemmend. In manchen Fällen bereitet es Schwierigkeiten, eine eindeutige Trennung von Analgetika gegenüber den Antirheumatika und Antiphlogistika vorzunehmen. So wird die Acetylsalicylsäure besonders in Deutschland vorzugsweise zur Behandlung von Schmerzen eingesetzt. Sie wirkt aber in höheren Dosen auch antiphlogistisch. Seit mehreren Jahren wird das nichtsteroidale Antiphlogistikum Ibuprofen in geringerer Dosis als rezeptfreies Schmerzmittel verwendet.

Verordnungsspektrum

Die Analgetika sind mit 63 Präparaten weiterhin eine bedeutende Arzneimittelgruppe unter den 2000 verordnungshäufigsten Präparaten (Tabelle 2.1). Die Abbildung 2.1 zeigt, daß bei den opioiden Analgetika die Verordnungen 1998 gegenüber dem Vorjahr erneut angestiegen sind. Es handelt sich um eine Tendenz, die bereits in den zurückliegenden Jahren zu beobachten war. Gründe für diese Entwicklung sind vor allem die abermals stark angestiegenen Verordnungen von Tramadol, die nach Auslaufen des Patentschutzes für *Tramal* durch zahlreiche Generika zu beobachten sind. Die stark wirksamen Opioide (Morphin, Levomethadon) sind in der Verordnung nicht so umfangreich angestiegen, wie es aufgrund der zum 1. Februar 1998 erfolgten Vereinfachung der betäubungsmittelrechtlichen Verordnungsvorschriften zu erwarten war. Von seiten der Schmerztherapeuten ist wiederholt an die übrigen Bereiche der praktischen Medizin appelliert worden, Patienten mit schweren Schmerzen nicht aufgrund einer unbegründeten Angst vor einer Opioidab-

Tabelle 2.1: Verordnungen von Analgetika 1998
Angegeben sind die verordnungshäufigsten Präparate mit Verordnungsrang, Verordnungen und Umsatz 1998 im Vergleich zu 1997.

Rang	Präparat	Verordnungen		Umsatz	
		in Tsd.	Änd. %	Mio. DM	Änd. %
2	Paracetamol-ratiopharm	5780,8	+3,8	20,7	+1,3
4	ASS-ratiopharm	5556,9	−1,1	35,5	−2,0
13	ben-u-ron	3329,4	−5,1	14,6	−0,6
45	Paracetamol Stada	1754,2	+6,9	5,2	+8,5
52	Gelonida Schmerz	1617,0	−19,9	14,3	−15,9
53	Tramal	1604,8	−5,9	91,4	+1,5
62	Berlosin	1526,0	+0,7	8,4	+1,2
69	Novalgin	1479,6	+5,7	15,5	+6,8
76	Valoron N	1380,7	−7,6	149,8	−6,4
101	Novaminsulfon-ratiopharm	1211,2	−0,2	12,9	+11,8
148	PCM Paracetamol Lichtenstein	928,2	+1,0	3,1	+1,0
171	paracetamol von ct	848,6	−2,3	2,6	−5,2
172	Paracetamol BC	848,1	−2,9	2,3	−4,7
174	dolomo TN	842,1	−11,7	6,5	−4,3
238	Tramadolor	663,7	−4,4	22,1	+18,5
283	Tramadol-ratiopharm	580,3	+0,3	19,2	+5,9
284	Analgin	578,8	+7,8	3,1	+10,0
287	Novaminsulfon Lichtenstein	575,4	+22,7	7,7	+22,0
310	talvosilen	542,9	−10,4	4,3	−3,4
335	ASS von ct	508,9	+23,3	2,8	+15,6
354	ASS-Hexal	493,4	+58,0	2,6	+58,1
409	Katadolon	443,5	+15,7	16,2	+23,3
435	Paracetamol Hexal	426,4	+86,3	1,5	+89,4
436	Tramundin	425,4	+5,3	26,8	+29,9
479	MST Mundipharma	397,0	−17,3	83,2	−5,2
485	Paracetamol comp. Stada	392,6	+7,1	2,5	+16,1
486	Tilidin-ratiopharm plus	391,2	+160,0	27,2	+100,1
490	Nedolon P	387,0	−26,4	3,1	−27,8
501	Paracetamol AL	380,5	+26,7	1,2	+30,5
518	Titretta S/T	372,4	−15,7	7,5	−10,8
551	Trancopal Dolo	348,0	−5,0	10,0	+4,2
569	ASS Stada	336,7	+11,2	1,3	+16,5
739	Azur compositum	259,7	−3,6	1,9	+3,9
842	Durogesic	229,5	+53,5	55,6	+67,1
855	Tilidalor	226,6	+121,6	15,7	+65,4
874	Dolviran N	219,5	−15,3	3,1	−11,5
953	Tramadol Stada	199,0	+7,7	7,9	+21,8
955	Aspisol	198,6	−6,5	9,4	+4,9
967	Gelonida NA Saft	196,2	−10,3	2,9	−7,8
1010	Combaren	186,4	+7,2	10,3	+10,8
1127	L-Polamidon	161,5	−19,7	10,2	−16,0
1130	Tramagit	160,9	−19,0	6,3	−8,8
1150	Captin	158,7	−2,6	0,6	−0,2
1159	Doloreduct	156,7	−1,7	0,6	−5,1

2

Tabelle 2.1: Verordnungen von Analgetika 1998 (Fortsetzung)
Angegeben sind die verordnungshäufigsten Präparate mit Verordnungsrang, Verordnungen und Umsatz 1998 im Vergleich zu 1997.

Rang	Präparat	Verordnungen in Tsd.	Änd. %	Umsatz Mio. DM	Änd. %
1180	Thomapyrin	151,9	−4,9	1,1	+0,0
1188	Temgesic	150,3	−3,4	10,3	−8,3
1219	Morphin Merck Amp.	146,2	+7,3	7,4	+65,9
1229	Treupel comp.	145,3	−11,8	0,8	−11,0
1240	DHC Mundipharma	144,2	−19,8	15,3	−18,3
1268	Optalidon N	140,5	−20,6	1,3	−19,3
1295	Lonarid NR/Codein	137,2	−28,8	1,2	−29,5
1341	Acesal-Calcium	131,4	−41,8	0,7	−41,4
1395	Neuralgin	124,6	−16,1	0,9	−15,2
1405	Tramadura	123,5	−21,1	4,1	−14,9
1417	Paracetamol Heumann	122,1	+52,0	0,4	+47,0
1441	Tramagetic	119,6	+0,6	3,7	+7,5
1588	Paedisup K/S	103,6	−1,6	0,7	+11,4
1723	Aspirin	92,5	−70,6	0,6	−70,5
1759	ParacetaCod-ratiopharm	89,1	+39,0	0,5	+28,5
1768	Amadol TAD	88,6	+9,1	2,0	+24,5
1778	Mono Praecimed	88,0	−16,9	0,3	−24,5
1825	Delgesic	84,4	−14,6	1,0	−9,1
1899	Tramabeta	78,9	+3,6	1,7	+27,7
	Summe	41566,9	−0,8	803,4	+5,2
	Anteil an der Indikationsgruppe	44,5 %		44,0 %	
	Gesamte Indikationsgruppe	93418,0	−3,1	1826,6	+0,8

hängigkeit eine effektive Schmerztherapie vorzuenthalten. Der Verbrauch an Opioiden in Deutschland, insbesondere von Morphin, liegt immer noch sehr viel niedriger als in anderen europäischen Ländern (Angarola 1990).

Bei den nichtopioiden Analgetika fällt auf, daß die Verordnungszahlen nach einem massiven Rückgang 1994 in den Folgejahren deutlich angestiegen sind (Abbildung 2.3). Der starke Abfall 1994 war kein realer Verordnungsrückgang, sondern Folge der im Januar 1994 eingeführten Zuzahlungsregelung, die seit dieser Zeit auf die jeweilige Normpackungsgröße bezogen ist. Dadurch lag bei vielen Acetylsalicylsäure- und Paracetamolpräparaten die Zuzahlung höher als der jeweilige Packungspreis, was in der Regel dazu führt, daß der Patient den geringeren Packungspreis bezahlt und das Rezept nicht zu Lasten der gesetzlichen Krankenversicherung abgerechnet wird. Vermutlich hat die Erhöhung der Zuzahlungsbeträge am 1. Juli 1997 erneut zu

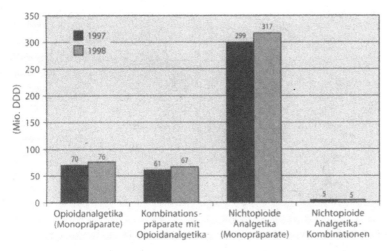

Abbildung 2.1: Verordnungen von Analgetika 1998
DDD der 2000 meistverordneten Arzneimittel

einem Rückgang der zu Lasten der gesetzlichen Krankenversicherung erfolgten Verordnungen nichtopioider Analgetika geführt. 1998 ist wieder ein Zuwachs gegenüber 1997 erkennbar (Abbildung 2.3 und Tabelle 2.5).

Opioidanalgetika

Bei der Verordnung von Opioiden als Monopräparate (Tabelle 2.2) hat das nicht dem Betäubungsmittelgesetz unterstellte Arzneimittel Tramadol weiter zugenommen. Die Substanz ist durch die steigende Verordnung von Generika mit großem Abstand das am meisten verordnete Opioid. Das Erstanbieterpräparat *Tramal* führt die Verordnungsliste zwar weiter an, hat aber einen geringeren Verordnungszuwachs als die meisten Tramadolpräparate gegenüber dem Vorjahr. Nach wie vor wird die Mehrzahl der Tagesdosen in Tropfenform verordnet, obwohl für die Therapie chronischer Schmerzen grundsätzlich langwirkende Arzneiformen in Retardform gegeben werden sollten. Dagegen wird Morphin in oraler Form fast nur als Retardpräparat (*MST Mundipharma*) verschrieben. Es wird vorzugsweise in der Behandlung von Tumorschmerzen eingesetzt. Im Gegensatz zu der

2

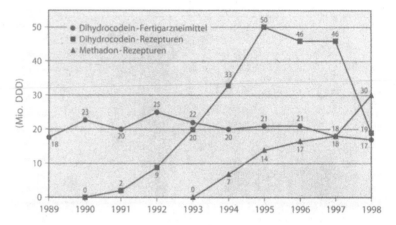

Abbildung 2.2: Verordnungen von Dihydrocodein-Präparaten 1989 bis 1998 Gesamtverordnungen nach definierten Tagesdosen (ab 1991 mit neuen Bundesländern)

längerzeitigen Entwicklung in den zurückliegenden Jahren weisen die Verordnungszahlen von *MST-Mundipharma* 1998 gegenüber dem Vorjahr erstmals einen Rückgang auf.

Besonders auffällig ist der starke Zuwachs des Opioids Fentanyl (*Durogesic*) als Membranpflaster zur transdermalen Opioidzufuhr. Das besonders gut an Haut und Blut-Hirnschranke penetrierende Opioid Fentanyl eignet sich zur Dauertherapie schwerer chronischer Schmerzen. Die unerwünschten Wirkungen von Fentanyl am Gastrointestinaltrakt (spastische Obstipation) sind geringer als bei anderen Opioiden. Das liegt daran, daß aufgrund der guten Lipidlöslichkeit von Fentanyl der Anteil, welcher in das Gehirn eindringt, größer ist als bei anderen therapeutisch verwendeten Opioiden.

Bei Levomethadon (*L-Polamidon*) ist 1998 ein Rückgang gegenüber 1997 eingetreten. Wesentlich höher liegen die Verordnungsmengen von racemischem D,L-Methadon in Form von Rezepturen aus Apotheken. Mit der Verwendung von Methadon zur oralen Substitutionsbehandlung von Opioidabhängigen, die 1993 durch eine Änderung der Betäubungsmittel-Verschreibungsverordnung (BtmVV) eingeführt wurde, haben die Methadonrezepturen in den letzten vier Jahren stark zugenommen und 1998 758 kg (1995 353 kg) erreicht. Von Levomethadon wurden dagegen in Form des Fertigarzneimittels *L-Polamidon* nur 152 kg (1995 129 kg) in Apotheken abgegeben (Lan-

Tabelle 2.2: Verordnungen von Opioidanalgetika 1998 (Monopräparate) Angegeben sind die 1998 verordneten Tagesdosen, die Änderungen gegenüber 1997 und die mittleren Kosten je DDD 1998.

Präparat	Bestandteile	DDD 1998 in Mio.	Änderung in %	DDD-Kosten in DM
Tramadol				
Tramal	Tramadol	22,2	(+6,9)	4,13
Tramadolor	Tramadol	6,8	(+18,7)	3,22
Tramundin	Tramadol	6,3	(+25,0)	4,29
Tramadol-ratiopharm	Tramadol	6,1	(+8,6)	3,13
Tramadol Stada	Tramadol	2,7	(+22,8)	2,86
Tramagit	Tramadol	2,2	(−7,5)	2,88
Tramadura	Tramadol	1,3	(−13,8)	3,24
Tramagetic	Tramadol	1,2	(+10,1)	3,14
Amadol TAD	Tramadol	0,8	(+39,8)	2,55
Tramabeta	Tramadol	0,7	(+40,8)	2,64
		50,2	(+10,8)	3,69
Morphin				
MST Mundipharma	Morphin	7,8	(−6,1)	10,70
Morphin Merck Amp.	Morphin	1,0	(+21,5)	7,72
		8,7	(−3,7)	10,37
Andere Opioide				
Durogesic	Fentanyl	8,1	(+46,6)	6,86
L-Polamidon	Levomethadon	4,9	(−13,8)	2,08
DHC Mundipharma	Dihydrocodein	2,8	(−18,4)	5,55
Temgesic	Buprenorphin	0,9	(−14,3)	11,52
		16,7	(+6,4)	5,48
Summe		75,6	(+8,0)	4,86

der 1998). Wenn man diese Mengenangaben unter Zugrundelegung der definierten Tagesdosen der WHO von 25 mg für Methadon und 12,5 mg für Levomethadon umrechnet, wurden 1998 30,3 Mio. DDD von Methadon als Rezeptur (Abbildung 2.2) und 12,2 Mio. DDD von Levomethadon verordnet, von letzterem 4,9 Mio. DDD für GKV-Versicherte (Tabelle 2.2).

Auffällig ist der weiterhin umfangreiche Einsatz von *DHC-Mundipharma* (Dihydrocodein) mit 2,8 Mio. Tagesdosen (Tabelle 2.2). Die Verordnungszahlen sind gegenüber dem Vorjahr deutlich rückläufig. Dieses Präparat erschien erstmals 1991 unter den 2000 verordnungshäufigsten Arzneimitteln und hat seitdem auf das Vierfache zugenommen. Wesentlich mehr Tagesdosen (12,4 Mio.) entfallen auf die

2

beiden als Antitussiva im Handel befindlichen Dihydrocodeinpräparate *Paracodin* und *Remedacen*. Die Verordnungsmengen sind allerdings nur bedingt vergleichbar, da die nach Herstellerangaben berechnete DDD für DHC-Mundipharma mindestens 120 mg Dihydrocodein (als Hydrogentartrat) entspricht, während die Antitussivapräparate im Mittel nur halb so hoch dosiert sind. Am höchsten liegen die Verordnungsmengen von Dihydrocodeinrezepturen, die von 38 kg im Jahre 1990 auf 6020 kg im Jahr 1995 angestiegen sind und 1998 mit 2259 kg stark rückläufig waren (Goedecke et al. 1994, Lander 1999). Die Relation zu den verordneten Fertigarzneimitteln wird auch hier deutlicher, wenn die Dihydrocodeinrezepturen auf eine definierte Tagesdosis von 120 mg Dihydrocodein (als Hydrogentartrat) umgerechnet werden, wie es in Abbildung 2.2 geschehen ist. Die enormen Verbrauchsmengen von Dihydrocodeinrezepturen resultieren fast ausschließlich aus der nicht sachgerechten Substitutionsbehandlung von Drogenabhängigen, die mit wesentlich höheren Tagesdosen durchgeführt werden und zu einer alarmierenden Zunahme von Dihydrocodein-assoziierten Todesfällen geführt haben (Penning et al. 1993). Aus diesem Grunde ist die Betäubungsmittel-Verschreibungsverordnung zum 1. Februar 1998 geändert worden. Es ist dort festgelegt, daß zur Substitution opioidabhängiger Patienten „nur Zubereitungen von Levomethadon, Methadon oder ein zur Substitution zugelassenes Arzneimittel oder in anders nicht behandelbaren Ausnahmefällen Codein oder Dihydrocodein" verschrieben werden dürfen. Die Landesbehörden können für diese nicht anders zu behandelnden Ausnahmefälle nähere Festlegungen treffen. Damit soll die häufige unkritische Substitutionsbehandlung mit Dihydrocodein unterbunden werden. Für andere Indikationen sollen die beiden Wirkstoffe weiterhin wie bisher von der BtmVV ausgenommen bleiben.

Unter den Kombinationspräparaten mit Opioiden nehmen Tilidin-Kombinationen eine Sonderstellung insofern ein, als sie für die Bekämpfung schwerer Schmerzen in ähnlicher Weise verwendet werden können wie stark wirkende Opioide, die unter der BtmVV stehen. Durch den Zusatz von Naloxon sind diese Tilidin-Kombinationen aus der Bestimmung der BtmVV ausgenommen. Das Originalpräparat *Valoron N* weist 1998 gegenüber dem Vorjahr erneut einen Rückgang der Verordnungen auf. Dafür ist die Verordnung der 1997 erstmals verfügbaren Generika, die erheblich preisgünstiger sind, stark angestiegen, so daß für die Tilidin-Verordnungen insgesamt ein deutlicher Zuwachs gegenüber dem Vorjahr eingetreten ist (Tabelle 2.3).

Tabelle 2.3: Verordnungen von Tilidinkombinationen 1998
Angegeben sind die 1998 verordneten Tagesdosen, die Änderungen gegenüber 1997 und die mittleren Kosten je DDD 1998.

Präparat	Bestandteile	DDD 1998 in Mio.	Änderung in %	DDD-Kosten in DM
Valoron N	Tilidin Naloxon	28,5	(−2,0)	5,26
Tilidin-ratiopharm plus	Tilidin Naloxon	8,4	(+170,3)	3,22
Tilidalor	Tilidin Naloxon	4,9	(+128,4)	3,19
Summe		41,8	(+21,9)	4,61

Bei den Kombinationspräparaten mit Codein und nichtopioiden Analgetika ist die Verordnungshäufigkeit erneut rückläufig (Tabelle 2.4). Nach neueren Metaanalysen hat Codein keine zusätzlichen, klinisch relevanten Effekte auf die analgetische Wirkung von Acetylsalicylsäure (Zhang und Po 1997), während es den analgetischen Effekt von Paracetamol zumindest teilweise verstärkt (Zhang und Po 1996).

Nichtopioide Analgetika

Bei den nichtopioiden Analgetika hat sich die Tendenz zum Einsatz von Monopräparaten weiter stabilisiert. Die Verordnung der Monopräparate ist bei allen drei Standardanalgetika gegenüber 1997 etwas angestiegen (Abbildung 2.3).

Monopräparate

Bei den Monopräparaten der Acetylsalicylsäure ist 1998 gegenüber dem Vorjahr ein Zuwachs bei den Verordnungszahlen eingetreten (Tabelle 2.5). In einem sehr auffälligen Gegensatz dazu ist bei *Aspirin* erneut ein hoher Rückgang aufgeführt. Das hängt vornehmlich damit zusammen, daß die niedrig dosierten Arzneiformen unter einer gesonderten Bezeichnung (*Aspirin protect*) ausschließlich zur Thrombozytenaggregationshemmung angeboten werden und daher in der Roten Liste in die entsprechende Indikationsgruppe umgruppiert

2

Tabelle 2.4: Verordnungen von Codeinkombinationen 1998
Angegeben sind die 1998 verordneten Tagesdosen, die Änderungen gegenüber
1997 und die mittleren Kosten je DDD 1998.

Präparat	Bestandteile	DDD 1998 in Mio.	Änderung in %	DDD-Kosten in DM
Codein mit Paracetamol				
Gelonida Schmerz	Paracetamol Codein	5,6	(−12,6)	2,56
talvosilen	Paracetamol Codein	2,0	(+0,2)	2,13
Paracetamol comp. Stada	Paracetamol Codein	1,4	(+24,7)	1,82
Nedolon P	Paracetamol Codein	1,1	(−26,5)	2,72
ParacetaCod-ratiopharm	Paracetamol Codeinphosphat	0,5	(+34,9)	0,95
Lonarid NR/Codein	Paracetamol Codein	0,4	(−28,4)	2,69
Treupel comp.	Paracetamol Codein	0,4	(−13,0)	1,87
		11,4	(−8,4)	2,33
Andere Codeinkombinationen				
dolomo TN	Acetylsalicylsäure Paracetamol Coffein/Codein	3,6	(−9,6)	1,82
Titretta S/T	Propyphenazon Codein	2,8	(−8,1)	2,70
Dolviran N	Acetylsalicylsäure Codein	2,7	(−15,5)	1,14
Combaren	Diclofenac Codein	1,9	(+10,7)	5,41
Gelonida NA Saft	Paracetamol Codein Natriumsalicylat	1,3	(−7,9)	2,14
Azur compositum	Paracetamol Codein Coffein	1,1	(−3,7)	1,76
		13,4	(−7,6)	2,40
Summe		24,8	(−8,0)	2,36

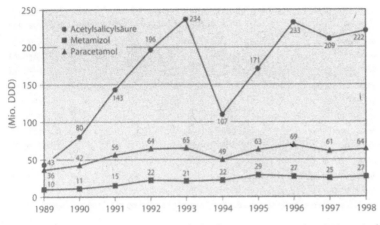

Abbildung 2.3: Verordnungen von Acetylsalicylsäure, Paracetamol und Metamizol 1989 bis 1998
Gesamtverordnungen nach definierten Tagesdosen (ab 1991 mit neuen Bundesländern)

worden sind (siehe Kapitel 13). Auch bei anderen Acetylsalicylsäure-präparaten (*ASS-ratiopharm, ASS von ct, ASS-Hexal*) entfällt der weitaus größte Anteil der Verordnungen auf die 100 mg-Tabletten, die wohl überwiegend zur Prophylaxe des Myokardinfarkts und bei zerebralen Ischämien eingesetzt werden.

Die zweite wichtige Monosubstanz, das vorzugsweise zentral analgetisch wirksame Paracetamol, hat ebenfalls zugenommen (Tabelle 2.5). Einige Generikapräparate von Paracetamol weisen besonders große Zuwächse auf, während das teurere *ben-u-ron* geringer angestiegen ist als die Gesamtheit der Paracetamolpräparate.

Bei dem verschreibungspflichtigen Metamizol ist ebenfalls eine auffällige Zunahme bei den Verschreibungen eingetreten (Tabelle 2.5). Es ist immer wieder darauf hingewiesen worden, daß die Gefahr der Sensibilisierung und Auslösung von Agranulozytosen und Schockreaktionen (nach i. v. Gabe) zu einer Einschränkung der Indikation für die Verwendung von Metamizol führen muß. Die zuverlässige schmerzstillende Wirkung von Metamizol durch intravenöse Anwendung z. B. bei Steinkoliken wäre sicherer, wenn nicht durch Einsatz bei leichten Schmerz- und Fieberzuständen die Sensibilisierungsrate gegenüber Pyrazolanalgetika kritiklos gesteigert würde. Aus diesem Grunde wurde das Anwendungsgebiet von Metamizol

2

Tabelle 2.5: Verordnungen von nichtopioiden Analgetika 1998 (Monopräparate)
Angegeben sind die 1998 verordneten Tagesdosen, die Änderungen gegenüber
1997 und die mittleren Kosten je DDD 1998.

Präparat	Bestandteile	DDD 1998 in Mio.	Änderung in %	DDD-Kosten in DM
Salicylate				
ASS-ratiopharm	Acetylsalicylsäure	185,2	(+5,4)	0,19
ASS von ct	Acetylsalicylsäure	14,8	(+22,7)	0,19
ASS-Hexal	Acetylsalicylsäure	13,1	(+68,0)	0,20
ASS Stada	Acetylsalicylsäure	5,2	(+41,7)	0,26
Aspirin	Acetylsalicylsäure	0,8	(−88,6)	0,77
Delgesic	Lysin-Acetylsalicylat	0,7	(−5,8)	1,50
Aspisol	Lysin-Acetylsalicylat	0,6	(−0,8)	15,79
Acesal-Calcium	Acetylsalicylsäure	0,4	(−43,7)	1,75
		220,8	(+5,8)	0,24
Paracetamol				
Paracetamol-ratiopharm	Paracetamol	27,2	(+3,9)	0,76
ben-u-ron	Paracetamol	14,7	(+1,5)	0,99
Paracetamol Stada	Paracetamol	6,2	(+9,1)	0,84
PCM Paracetamol Lichtenstein	Paracetamol	3,8	(+1,1)	0,81
paracetamol von ct	Paracetamol	3,0	(−4,8)	0,86
Paracetamol BC	Paracetamol	2,2	(−12,0)	1,05
Paracetamol Hexal	Paracetamol	2,0	(+81,8)	0,73
Paracetamol Al	Paracetamol	1,8	(+27,2)	0,67
Doloreduct	Paracetamol	0,8	(−1,3)	0,73
Captin	Paracetamol	0,6	(−0,2)	0,99
Paracetamol Heumann	Paracetamol	0,4	(+50,4)	0,84
Mono Praecimed	Paracetamol	0,4	(−20,6)	0,88
		63,3	(+4,4)	0,84
Pyrazolderivate				
Novalgin	Metamizol	8,2	(+6,8)	1,88
Novaminsulfon-ratiopharm	Metamizol	7,9	(+15,1)	1,63
Novaminsulfon Lichtenstein	Metamizol	5,1	(+22,0)	1,52
Berlosin	Metamizol	4,2	(+1,5)	1,99
Analgin	Metamizol	1,6	(+10,4)	1,96
		27,0	(+11,0)	1,76
Andere Analgetika				
Katadolon	Flupirtin	3,6	(+20,1)	4,54
Trancopal Dolo	Flupirtin	2,0	(+3,1)	4,90
		5,6	(+13,3)	4,67
Summe		316,7	(+6,1)	0,57

erheblich eingeschränkt und die Rezeptpflicht angeordnet (Arznei-mittelkommission 1986). Weiterhin hat das Bundesgesundheitsamt 1987 für alle metamizolhaltigen Kombinationspräparate die Zulas-sung widerrufen.

Katadolon und Trancopal Dolo enthalten den Wirkstoff Flupirtin mit einem vermutlich spinal bedingten analgetischen Effekt, der allerdings unabhängig von Opioidrezeptoren vermittelt wird. Die Wirkungsstärke liegt zwischen der von Codein und Morphin. Die Verordnungszahlen von Flupirtin haben 1998 gegenüber dem Vorjahr weiter zugenommen.

Kombinationspräparate

Auf die Kombinationen von nichtopioiden Analgetika entfällt nur noch ein kleiner Teil der Verordnungen. Ihre Anwendung ist gegen-über 1997 noch einmal stark zurückgegangen (Tabelle 2.6). Nach pharmakologisch-therapeutischen Kriterien gibt es keine wissen-schaftliche Begründung für die hier verwendeten Kombinationspart-ner. Nach neueren Metaanalysen wird die analgetische Wirkung von Paracetamol oder Acetylsalicylsäure durch Coffein wenig oder gar nicht verstärkt (Zhang und Po 1996, Zhang und Po 1997). Weiterhin ist festgestellt worden, daß eine Analgetikanephropathie nach Ein-nahme analgetischer Monopräparate nur selten beschrieben wurde, während nach mehrjährigem Gebrauch von Kombinationsanalgetika auch nach dem Verbot von Phenacetin ein 6–8fach höheres Risiko für die Entwicklung eines Nierenversagens besteht (De Broe und Else-viers 1998).

Um dem Analgetikamißbrauch vorzubeugen, sind schon vor 25 Jahren die Grundsätze einer rationalen Analgetikatherapie formuliert worden (Kuschinsky 1974):

- Wenn irgend möglich, Einzelsubstanzen verwenden.
- Nur kurze Perioden, höchstens einige Wochen die gleiche Substanz zuführen.
- Wenn nach Ablauf dieser Periode noch Analgesie erforderlich, das Präparat einer anderen Gruppe nehmen.
- Paracetamol und Acetylsalicylsäure sind die besten einfachen Analgetika, Acetylsalicylsäure besonders dann, wenn eine anti-phlogistische Wirkung erwünscht ist.

2

Tabelle 2.6: Verordnungen von nichtopioiden Analgetikakombinationen 1998
Angegeben sind die 1998 verordneten Tagesdosen, die Änderungen gegenüber
1997 und die mittleren Kosten je DDD 1998.

Präparat	Bestandteile	DDD 1998 in Mio.	Änderung in %	DDD-Kosten in DM
Optalidon N	Propyphenazon Coffein	2,3	(−18,8)	0,56
Neuralgin	Acetylsalicylsäure Paracetamol Coffein	1,0	(−16,1)	0,87
Thomapyrin	Acetylsalicylsäure Paracetamol Coffein	0,8	(−3,1)	1,33
Paedisup K/S	Paracetamol Doxylaminsuccinat	0,5	(−1,6)	1,29
Summe		4,6	(−14,0)	0,84

Mit diesen therapeutischen Grundsätzen läßt sich die Schmerztherapie effektiver, risikoärmer und kostengünstiger gestalten. Die diesjährigen Verordnungsdaten zeigen, daß diese Therapieempfehlungen
in der Praxis weitgehend umgesetzt worden sind, da nur noch 1 % der
Verordnungen auf die nicht sinnvollen Kombinationspräparate entfallen. Vor 13 Jahren wurden noch mehr als die Hälfte der Analgetika
als Kombinationspräparate verordnet.

Literatur

American Medical Association (1986): Drug evaluations, 6th edition. Saunders
   Company Philadelphia, p. 77.
Angarola R.T. (1990): National and international regulation of opioid drugs: Purpose, structures, benefits and risks. J. Pain Symptom Manage. 5 Suppl. S6.
Arzneimittelkommission der deutschen Ärzteschaft (1986): Bundesgesundheitsamt schränkt Anwendungsgebiet von Metamizol-haltigen Monopräparaten ein.
   Dtsch. Ärztebl. 83: 3267.
Bundesausschuß der Ärzte und Krankenkassen (1991): Erweiterungen der NUB-
   Richtlinien. Dtsch. Ärztebl. 88: C-1832–1833.
De Broe M.E., Elseviers M.M. (1998): Analgesic nephropathy. N. Engl. J. Med. 338:
   446–452.
Goedecke H., Lander C., Menges K. (1994): Dihydrocodein/Codein – keine Mittel
   zur Substitution bei Drogenabhängigen. Bundesgesundheitsblatt 37: 207–212.
Kuschinsky G. (1974): Analgetika und Antiphlogistika. Dtsch. Ärztebl. 71:
   1400–1403.
Lander C. (1998): Persönliche Mitteilung.

Penning R., Fromm E., Betz P., Kauert G., Drasch G., von Meyer L. (1993): Drogen-
todesfälle durch dihydrocodeinhaltige Ersatzmittel. Dtsch. Ärztebl. 90: C-
345–346.
Sorge J., Zenz M. (1990): Analyse des Verschreibungsverhaltens niedergelassener
Ärzte für Btm-Analgetika. Schmerz 4: 151–156.
Zhang W.Y., Po A.L. (1996): Analgesic efficacy of paracetamol and its combination
with codeine and caffeine in surgical pain – a metaanalysis. J. Clin. Pharm. Ther.
21: 261–282.
Zhang W.Y., Po A.L. (1997): Do codeine and caffeine enhance the analgesic effect
of aspirin? A systematic overview. J. Clin. Pharm. Ther. 22: 79–97.

2

3 Antiallergika

U. Schwabe

Nach einer kurzen Konsolidierungsphase haben die Antiallergika das Wachstum der vorangehenden Jahre durch erfolgreiche Neueinführungen fortgesetzt (Abbildung 3.1, Tabelle 3.1). Die größte Gruppe bilden weiterhin die H_1-Antihistaminika, die bei allergischer Rhinitis und allergischen Hautreaktionen eingesetzt werden. Andere Arzneimittel für diese Indikationen werden in den Kapiteln über Rhinologika (z.B. Cromoglicinsäure), Corticosteroide und Dermatika besprochen. Der Verordnungsanteil der wenig sedierenden H_1-Antihistaminika hat erneut deutlich zugenommen, während das Verordnungsvolumen der sedierenden Antihistaminika seit 1992 kontinuierlich abgenommen hat. Gleiches gilt für die topischen Antiallergika (Abbildung 3.1).

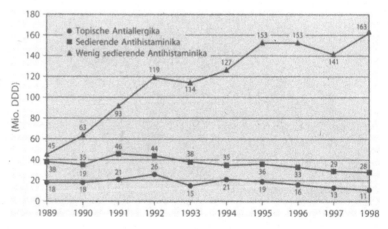

Abbildung 3.1: Verordnungen von Antiallergika 1989–1998
Gesamtverordnungen nach definierten Tagesdosen (ab 1991 mit neuen Bundesländern)

Tabelle 3.1: Verordnungen von Antiallergika 1998
Angegeben sind die verordnungshäufigsten Präparate mit Verordnungsrang, Verordnungen und Umsatz 1998 im Vergleich zu 1997.

Rang	Präparat	Verordnungen in Tsd.	Änd. %	Umsatz Mio. DM	Änd. %
29	Zyrtec	2134,1	−4,8	108,3	+0,1
40	Lisino	1870,8	+6,2	81,1	+4,7
60	Fenistil/-retard	1552,7	−4,1	32,2	+10,1
173	Fenistil Gel	845,1	−13,7	9,6	−11,3
370	Telfast	476,3	(1000)	21,6	(1000)
434	Tavegil	427,0	−12,6	8,4	−11,9
808	Mizollen	236,8	(neu)	11,3	(neu)
1059	Systral Gel/Creme	172,9	−16,2	1,7	−14,0
1169	Hismanal	154,2	−30,8	7,2	−22,0
1190	Atarax	150,0	−0,2	4,7	+14,7
1377	Teldane	127,1	−58,5	4,3	−65,4
1504	Soventol Gel	113,7	−15,7	1,1	−17,5
1569	Terfenadin-ratiopharm	105,8	−40,0	2,6	−37,7
1593	Tavegil Gel	103,3	−11,5	1,1	−8,5
1609	Alk/Depot	101,9	+7,2	54,2	+8,7
1667	Corto-Tavegil Gel	96,3	−7,4	1,7	+2,7
1772	Allergodil	88,3	+7,2	2,3	−7,8
1798	Allergovit	86,5	+7,7	35,9	+16,2
1865	Heuschnupfenmittel DHU	81,7	−0,1	2,3	+6,6
1892	Zolim	79,2	(neu)	3,9	(neu)
1933	Hisfedin	76,9	−29,9	1,3	−21,7
Summe		9080,7	+1,3	396,7	+10,6
Anteil an der Indikationsgruppe		85,2 %		70,1 %	
Gesamte Indikationsgruppe		10657,0	−0,5	566,0	+14,0

H_1-Antihistaminika

Systemisch anwendbare Antihistaminika sind zur Linderung leichter Symptome der allergischen Rhinitis geeignet. Bei infektiöser Rhinitis sind sie dagegen nur von begrenztem Wert. Hauptsächlich werden die wenig sedierenden H_1-Antihistaminika verwendet, die deutlich geringere zentrale Effekte als die traditionellen Antihistaminika haben (Tabelle 3.2). Die beiden führenden Vertreter sind seit mehreren Jahren Cetirizin (*Zyrtec*) und Loratadin (*Lisino*). Loratadin ist chemisch mit den beiden sedierenden H_1-Antihistaminika Ketotifen und Azatidin verwandt, hat aber nur wenig diesbezügliche Nebenwirkungen, weil es kaum in das Gehirn eindringt. Cetirizin ist der Hauptmetabolit des Tranquilizers Hydroxyzin und scheint nach einigen klinischen

3

Tabelle 3.2: Verordnungen von oralen und intranasalen Antiallergika 1998
Angegeben sind die 1998 verordneten Tagesdosen, die Änderungen gegenüber
1997 und die mittleren Kosten je DDD 1998.

Präparat	Bestandteile	DDD 1998 in Mio.	Änderung in %	DDD-Kosten in DM
Terfenadin				
Terfenadin-ratiopharm	Terfenadin	3,0	(−32,1)	0,87
Teldane	Terfenadin	2,7	(−65,0)	1,58
Hisfedin	Terfenadin	1,3	(−24,3)	0,97
		7,1	(−49,5)	1,16
Weitere wenig sedierende Antihistaminika				
Zyrtec	Cetirizin	69,7	(+3,7)	1,55
Lisino	Loratadin	51,6	(+7,6)	1,57
Telfast	Fexofenadin	16,1	(>1000)	1,34
Mizollen	Mizolastin	7,1	(neu)	1,60
Hismanal	Astemizol	4,7	(−18,5)	1,53
Zolim	Mizolastin	2,5	(neu)	1,59
Allergodil	Azelastin	1,6	(+7,1)	1,42
		153,3	(+25,0)	1,54
Sedierende Antihistaminika				
Fenistil/-retard	Dimetinden	17,6	(+9,4)	1,83
Tavegil	Clemastin	5,8	(−12,5)	1,44
Atarax	Hydroxyzin	2,3	(+15,7)	1,99
		25,8	(+4,0)	1,76
Homöopathika				
Heuschnupfenmittel DHU	Luffa operculata D4 Galphimia glauca D3 Cardiospermum D3	8,7	(−1,3)	0,26
Summe		194,8	(+14,4)	1,50

Studien in der üblichen therapeutischen Dosis stärker sedierend zu
wirken als Loratadin oder Terfenadin, aber weniger als die traditionellen Antihistaminika (Spencer et al. 1993).

Die Wirkungen und Nebenwirkungen der beiden führenden H_1-
Antihistaminika sind in der Folgezeit mehrfach vergleichend unter-
sucht worden. Danach bestätigt sich, daß Loratadin bezüglich Seda-
tion mit Placebo vergleichbar ist und Cetirizin in einigen Studien
Sedation oder psychomotorische Hemmung zeigte (Adelsberg 1997).
Deshalb wird Loratadin insbesondere für Patienten empfohlen, die
Auto fahren, Maschinen bedienen oder Flugzeugpiloten sind. Ande-

rerseits wurde in mehreren Studien zur Wirksamkeit gezeigt, daß die Symptome der allergischen Rhinitis durch Cetirizin schneller und stärker als durch Loratadin gebessert werden (Meltzer et al. 1996, Frossard et al. 1997, Day et al. 1998).

Unter den wenig sedierenden H_1-Antihistaminika ist erstmals auch Fexofenadin (*Telfast*) vertreten, das im Dezember 1997 als Nachfolgepräparat von Terfenadin eingeführt wurde. Fexofenadin wurde als aktiver Metabolit von Terfenadin identifiziert, der die klinische Antihistaminwirkung vermittelt, aber anders als Terfenadin nicht arrhythmogen wirkt. Im Januar 1998 wurde außerdem der Wirkstoff Mizolastin (*Mizollen, Zolim*) neu eingeführt, der ähnliche Wirkungen wie Cetirizin und Loratadin hat.

Stark rückläufig waren dagegen die Verordnungen der beiden wenig sedierenden H_1-Antihistaminika Terfenadin (z. B. *Teldane*) und Astemizol (*Hismanal*) (Tabelle 3.2). Beide Substanzen induzieren in seltenen Fällen polytope Kammertachykardien (Torsade des pointes) infolge Repolarisationsstörungen durch Kaliumkanalblockade mit Verlängerung der QT-Zeit. Die lebensbedrohlichen proarrhythmischen Wirkungen von Terfenadin können nach zu hoher Dosierung oder nach gleichzeitiger Gabe von Arzneimitteln, die den hepatischen Metabolismus dieser Substanz hemmen (Honig et al. 1993), auftreten. Daher sind die höher dosierten Arzneiformen von Terfenadin (120 mg/Tbl.) nach einer Entscheidung der European Medicines Evalua-

3

Tabelle 3.3: Verordnungen topischer Antiallergika 1998
Angegeben sind die 1998 verordneten Tagesdosen, die Änderungen gegenüber 1997 und die mittleren Kosten je DDD 1998.

Präparat	Bestandteile	DDD 1998 in Mio.	Änderung in %	DDD-Kosten in DM
Antihistaminika				
Fenistil Gel	Dimetinden	7,9	(−9,1)	1,21
Systral Gel/Creme	Chlorphenoxamin	1,4	(−13,7)	1,26
Tavegil Gel	Clemastin	0,9	(−10,7)	1,25
Soventol Gel	Bamipin	0,8	(−17,0)	1,27
		11,0	(−10,4)	1,23
Antihistaminika und Corticosteroide				
Corto-Tavegil Gel	Clemastin	0,7	(−4,2)	2,47
	Clocortolon			
Summe		11,7	(−10,1)	1,30

tion Agency (EMEA) wegen ihres arrhythmogenen Potentials im September 1998 aus dem Handel genommen worden.

Abermals abgenommen haben auch die Verordnungen topischer Antiallergika (Tabelle 3.3). Die lokale Anwendung von Antihistaminika auf der Haut ist aus dermatologischer Sicht problematisch. Sie sind wenig wirksam und können bei längerer Anwendung Sensibilisierungen auslösen (O'Neill und Forsyth 1988).

Hyposensibilisierungsmittel

Die Verordnung der Präparate zur Hyposensibilisierung hat 1998 weiter zugenommen (Tabelle 3.4). Hohe Zuwachsraten erreichten 1998 *Novo Helisen, Stalmed* und *BU-Pangramin*, die bisher noch nicht unter den 2000 meistverordneten Arzneimitteln vertreten sind. Die relativ teuren Hyposensibilisierungsmittel haben 1998 insgesamt Verordnungskosten von 187 Mio. DM erreicht.

Die Hyposensibilisierung mit Allergenextrakten erfreut sich großer Beliebtheit, obwohl es nur wenige kontrollierte Studien gibt, die zudem keine hohe Wirksamkeit gezeigt haben (McFadden 1998). Unumstritten ist eine spezifische Hyposensibilisierung bei IgE-vermittelten Insektengiftallergien (Suttorp 1999). Bei asthmatischen Kindern hatte die Immuntherapie mit Aeroallergenextrakten in einer kontrollierten Studie über 30 Monate im Vergleich zu einer adäquat durchgeführten Arzneitherapie keinen erkennbaren Nutzen (Adkin-

Tabelle 3.4: Verordnungen von Hyposensibilisierungsmitteln 1998
Angegeben sind die 1998 verordneten Tagesdosen, die Änderungen gegenüber 1997 und die mittleren Kosten je DDD 1998.

Präparat	Bestandteile	DDD 1998 in Mio.	Änderung in %	DDD-Kosten in DM
Alk/Depot	Adsorbierte Allergene	21,2	(−4,6)	2,55
Novo Helisen	Allergenextrakte	13,2	(+48,4)	1,71
Allergovit	Allergoid-Depot	7,3	(+4,4)	4,94
Stalmed	Allergenextrakte	3,5	(+53,4)	7,37
Bencard	Allergenextrakte	3,0	(+6,2)	3,19
Stallergenes	Allergenextrakte	2,9	(−20,0)	6,26
Purethal	Allergoid-Depot	2,6	(−5,3)	4,94
BU-Pangramin	Allergen-Extrakte	2,0	(+23,4)	3,92
Summe		55,7	(+8,8)	3,36

son et al. 1997). Bei Tierhaarallergien sind Effekte nachweisbar, aber gering (Hedlin et al. 1995). Bei allergischer Rhinitis ist eine partielle symptomatische Besserung nach Immuntherapie beobachtet worden. Eine Behandlung mit Allergenextrakten ist jedoch nur bei Versagen der Allergenkarenz und der Arzneitherapie zu erwägen (Austen 1998).

Wegen der noch bestehenden Unsicherheitsfaktoren in der Erfolgsbeurteilung und der schweren, teilweise tödlichen Zwischenfälle soll eine Hyposensibilisierung nur in speziellen Zentren durchgeführt werden, die unmittelbaren Zugang zu Adrenalin, Sauerstoff und intravenösen Infusionslösungen haben (WHO/International Union of Immunological Societies 1989). In Deutschland wurden in sechs Jahren 22 tödliche Zwischenfälle anläßlich einer Hyposensibilisierungsbehandlung gemeldet (Seifert 1989).

Literatur

Adelsberg B.R. (1997): Sedation and performance issues in the treatment of allergic conditions. Arch. Intern. Med. 157: 494–500.

Adkinson N.F., Eggleston P.A., Eney D., Goldstein E.O., Schuberth K.C. et al. (1997): A controlled trial of immunotherapy for asthma in allergic children. N. Engl. J. Med. 336: 324–331.

Austen K.F. (1998): Diseases of immediate type hypersensitivity. In: Fauci A.S. et al. (eds.): Harrison's principles of internal medicine. McGraw-Hill Companies Inc., New York, pp. 1860–1869.

Day J.H., Briscoe M., Widlitz M.D. (1998): Cetirizine, loratadine, or placebo in subjects with seasonal allergic rhinitis: effects after controlled ragweed pollen challenge in an environmental exposure unit. J. Allergy Clin. Immunol. 101: 638–645.

Frossard N., Lacronique J., Melac M., Benabdesselam O., Bran J.J. et al. (1997): Onset of action in the nasal antihistaminic effect of cetirizine and loratadine in patients with allergic rhinitis. Allergy 52: 205–209.

Hedlin G., Heilborn H., Lilja G., Norrlind K., Pegelow K.O. et al. (1995): Long-term follow-up of patients treated with a three-year course of cat or dog immunotherapy. J. Allergy Clin. Immunol. 96: 879–885.

Honig P.K., Wortham D.C., Zamani K., Conner D.P., Mullin J.C., Cantilena L.R. (1993): Terfenadine-ketoconazole interaction: pharmacokinetic and electrocardiographic consequences. JAMA 269: 1513–1518.

McFadden E.R. Jr. (1998): Asthma. In: Fauci A.S. et al. (eds.): Harrison's principles of internal medicine. McGraw-Hill Companies Inc., New York, pp. 1419–1426.

Meltzer E.O., Weiler J.M., Widlitz M.D. (1996): Comparative outdoor study of the efficacy, onset and duration of action, and safety of cetirizine, loratadine, and placebo for seasonal allergic rhinitis. J. Allergy Clin. Immunol. 97: 617–626.

O'Neill S.M., Forsyth A. (1988): Urticaria. Prescribers J. 28: 14–20.

Seifert G. (1989): Die Risiken der Hyposensibilisierungs-Therapie. Dtsch. Ärztebl. 86: C-123–124.

Spencer C.M., Faulds D., Peters D.H. (1993): Cetirizine: a reappraisal of its pharmacological properties and therapeutic use in selected allergic disorders. Drugs 46: 1055–80.

Suttorp N. (1999): Asthma bronchiale. In: Paumgartner G. und Riecker G. (Hrsg.): Therapie innerer Krankheiten. 9. Aufl., Springer-Verlag, Berlin Heidelberg New York London Paris Tokyo Hong Kong Barcelona Budapest, S. 297–309.

WHO/International Union of Immunological Societies Working Group Report (1989): Current status of allergen immunotherapy. Lancet i: 259–261.

3

4 Antianämika

K. MENGEL

Eine Anämie liegt vor, wenn das Hämoglobin unter definierte Normwerte abfällt. Sie kann zahlreiche Ursachen haben, die vor Beginn der Therapie mit Antianämika geklärt werden sollten. Am häufigsten ist die Eisenmangelanämie, die überwiegend durch Blutverlust infolge gastrointestinaler Blutungen oder gesteigerter Mensesblutungen, aber auch durch nutritiven Eisenmangel (Kinder, Schwangere) bedingt ist. Hinzu kommen Störungen der Eisenresorption bei älteren Patienten. Daneben gibt es sekundäre Anämien bei Leber- oder Nierenerkrankungen, Tumoren und Infektionen sowie weitere Anämieformen mit gestörter Erythrozytenbildung (z.B. aplastische Anämie) und mit gesteigertem Erythrozytenabbau (hämolytische Anämien verschiedener Art). Da es sich bei den sekundären Anämien nicht um Eisenmangelanämien handelt, ist eine klare diagnostische Abgrenzung erforderlich und eine Eisentherapie in der Regel nicht indiziert.

Verordnungsspektrum

Unter den 2000 Präparaten, die 1998 am häufigsten verordnet wurden, befinden sich in der Gruppe der Antianämika 14 Eisenpräparate, zwei Folsäurepräparate und zwei Erythropoetinpräparate. Im Vergleich zum Vorjahr haben sich die Verordnungen insgesamt nur wenig verändert, während die Umsätze bedingt durch die massive Zunahme bei Erythropoetin sehr stark anstiegen (Tabelle 4.1). Die Verordnungszahlen sind im Grunde genommen etwas größer als hier angegeben, weil die Vitamin-B_{12}-Präparate von den Herstellern der Gruppe der Vitamine zugeordnet werden und daher hier nicht mit erfaßt sind, obwohl Vitamin B_{12} nur bei perniziöser Anämie und ihren neurologischen Begleitsymptomen indiziert ist (American

4

Tabelle 4.1: Verordnungen von Antianämika 1998
Angegeben sind die verordnungshäufigsten Präparate mit Verordnungsrang, Verordnungen und Umsatz 1998 im Vergleich zu 1997.

Rang	Präparat	Verordnungen in Tsd.	Änd. %	Umsatz Mio. DM	Änd. %
107	ferro sanol/duodenal	1173,3	+10,8	35,0	+12,9
246	Plastulen N	646,4	+1,9	19,7	+4,7
628	Erypo	307,4	+5,9	193,5	+8,5
988	Lösferron	190,5	−11,2	4,4	−5,9
1037	Vitaferro Kaps.	180,1	−11,8	4,8	−8,3
1038	Eryfer 100	179,9	+7,7	6,2	+13,4
1091	Ferrlecit Amp.	167,3	−47,8	5,4	−28,6
1152	Ferro-Folsan Drag.	157,6	+24,8	2,8	+24,5
1224	Lafol	145,8	+24,2	2,6	+29,3
1255	Hämatopan F	142,8	−14,2	2,1	−12,7
1299	Folsan	136,9	+19,1	5,1	+24,4
1306	Neorecormon	135,6	(>1000)	106,2	(>1000)
1348	Eisendragees-ratiopharm	130,7	−1,9	2,0	−1,0
1357	Ferrum Hausmann Sirup/Tr.	129,4	+1,2	2,3	+2,6
1616	Plastufer	101,3	−24,7	3,3	−22,0
1811	Tardyferon-Fol Drag.	85,5	+15,7	2,3	+19,5
1916	Dreisafer	77,8	+3,8	2,1	+6,4
1930	Haematopan	77,1	+7,3	2,0	+14,5
	Summe	4165,4	+3,3	402,0	+43,4
	Anteil an der Indikationsgruppe	82,3 %		93,9 %	
	Gesamte Indikationsgruppe	5063,2	+0,6	428,1	+10,6

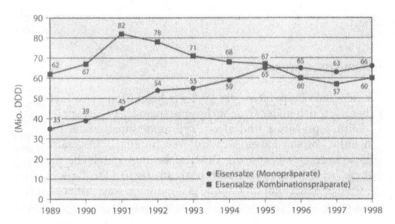

Abbildung 4.1: Verordnungen von Antianämika 1989 bis 1998
Gesamtverordnungen nach definierten Tagesdosen (ab 1991 mit neuen Bundesländern)

Medical Association 1986). Die seit 1992 rückläufigen Verordnungen der Kombinationspräparate zeigten 1998 erstmals wieder eine leichte Zunahme, blieben aber weiterhin unter dem Verordnungsvolumen der Monopräparate (Abbildung 4.1).

Eisenpräparate

4

Die Behandlung einer Eisenmangelanämie sollte möglichst auf oralem Wege und mit zweiwertigen Eisenverbindungen erfolgen. Zweiwertiges Eisen wird wesentlich besser als dreiwertiges resorbiert. Nüchterneinnahme erhöht die Bioverfügbarkeit, aber auch die Nebenwirkungen. Wenn Nebenwirkungen auftreten, kann das Präparat auch nach dem Frühstück eingenommen werden. Da die Kapazität der Erythrozytopoese begrenzt ist, ist es unter Normalbedingungen zwecklos, das tägliche orale Eisenangebot von 50–100 mg zu überschreiten (Begemann und Rastetter 1993). Mit höherer Dosierung steigt meist nur noch die Unverträglichkeitsrate. Oft besteht keine ausgesprochene Eile, d.h. die Dauer der oralen Behandlung kann sich bis zur Normalisierung des Blutbildes etwa zwei Monate oder länger hinziehen. Zur Aufsättigung des Speichereisens sollte nochmals über dieselbe Zeit therapiert werden.

Die einfachste und billigste Art der Eisentherapie ist die Anwendung von anorganischem Eisen(II)-sulfat (Forth und Rummel 1996). Andere Ferrosalze wie Gluconat, Fumarat, Ascorbat, Succinat werden therapeutisch als gleichwertig angesehen (Büchner 1999). Die unterschiedlichen Verbindungen bedingen keine wesentlichen Resorptionsunterschiede im Vergleich zu dem gut resorbierbaren Sulfat. Da der Eisengehalt der einzelnen Eisensalze unterschiedlich ist, wurde die definierte Tagesdosis der Monopräparate für Erwachsene früher nach den Angaben der Preisvergleichsliste einheitlich mit 100 mg Eisen berechnet, seit 1997 jedoch auf die WHO-DDD von 200 mg umgestellt. Dies ist beim Vergleich mit den Zahlenangaben in den vorangehenden Ausgaben des Arzneiverordnungs-Reports zu berücksichtigen.

Ferro sanol/duodenal wird unter den Monopräparaten weitaus am häufigsten verordnet (Tabelle 4.2). Die Duodenalform setzt das Eisen erst im Duodenum frei, wodurch lokale Reizerscheinungen im Magen umgangen werden. Einige andere Präparate zeigen auch noch im Dünndarm eine verzögerte Freigabe und erreichen dadurch Darmabschnitte, die Eisen schlechter resorbieren. *Ferro sanol/duodenal* hat jedoch eine genügend hohe Resorptionsquote (Heinrich 1986). Es ist allerdings teurer als reine Eisensulfatpräparate.

Lösferron enthält Eisen(II)-gluconat, das genauso gut wirksam ist wie das Sulfat. Es soll weniger irritierend als Sulfat sein, weil es sich

4

Tabelle 4.2: Verordnungen von Antianämika 1998
Angegeben sind die 1998 verordneten Tagesdosen, die Änderungen gegenüber 1997 und die mittleren Kosten je DDD 1998.

Präparat	Bestandteile	DDD 1998 in Mio.	Änderung in %	DDD-Kosten in DM
Eisensalze				
ferro sanol/duodenal	Eisen(II)-glycinsulfat	32,0	(+13,1)	1,09
Eryfer 100	Eisen(II)-sulfat	5,9	(+14,2)	1,05
Vitaferro Kaps.	Eisen(II)-sulfat	5,1	(−9,0)	0,94
Lösferron	Eisen(II)-gluconat	3,7	(−5,3)	1,19
Plastufer	Eisen(II)-sulfat	3,1	(−21,7)	1,07
Ferrum Hausmann Sirup/Tr.	Eisen(III)-hydroxid-Polymaltose-Komplex	2,7	(+1,2)	0,85
Dreisafer	Eisen(II)-sulfat	2,5	(+2,1)	0,84
Eisendragees-ratiopharm	Eisen(II)-sulfat	2,2	(−1,2)	0,89
Haematopan	Eisen(II)-sulfat	2,0	(+16,2)	1,05
Ferrlecit Amp.	Natrium-Eisen(III)-gluconat	0,5	(−37,4)	10,26
		59,7	(+5,1)	1,13
Eisensalze und Folsäure				
Plastulen N	Eisen(II)-sulfat Folsäure	35,9	(+5,3)	0,55
Tardyferon-Fol Drag.	Eisen(II)-sulfat Folsäure	4,9	(+19,6)	0,47
Hämatopan F	Eisen(II)-sulfat Folsäure	3,7	(−13,3)	0,58
Ferro-Folsan Drag.	Eisen(II)-sulfat Folsäure	2,5	(+25,1)	1,12
		47,0	(+5,7)	0,57
Folsäure				
Lafol	Folsäure	10,7	(+28,5)	0,24
Folsan	Folsäure	4,6	(+24,0)	1,11
		15,3	(+27,1)	0,50
Erythropoetin				
Erypo	Epoetin alfa	2,4	(+10,1)	79,43
Neorecormon	Epoetin beta	1,4	(>1000)	77,97
		3,8	(+67,7)	78,91
Summe		125,8	(+8,9)	3,20

langsamer auflöst. Wegen der geringen Löslichkeit kann es bei anaziden Patienten allerdings auch unwirksam sein. *Ferrum Hausmann* (Sirup und Lösung/Tropfen) bietet den Vorteil der individuellen Dosierung bei Kindern, enthält andererseits dreiwertiges Eisen, das prinzipiell als schlecht resorbierbar gilt. Die Darreichung als Polymaltosekomplex soll eine etwas günstigere Resorption während der Nahrungsaufnahme gewährleisten, dennoch ist sie gering (Kaltwasser et al. 1987). Es gibt mehrere Eisenpräparate mit zweiwertigem Eisen in flüssigen Darreichungsformen für die Anwendung bei Kindern (z.B. *ferro sanol Tropfen, Vitaferro Tropfen*).

4

Ferrlecit Amp. sind das einzige Monopräparat zur parenteralen Anwendung unter den meistverordneten Präparaten. Es enthält dreiwertiges Eisen als Gluconat. Die Verordnungen sind gegenüber dem Vorjahr stark zurückgegangen, möglicherweise bedingt durch die erheblich höheren Therapiekosten. Parenterales Eisen führt nicht zu einem besseren Therapieeffekt, sondern ist der oralen Applikation gleichwertig (Kaltwasser 1998). Die einzige Ausnahme bildet die Epoetintherapie der renalen Anämie. Darüber hinaus ist die parenterale Eisentherapie wegen zahlreicher Risiken nur selten indiziert, nämlich dann, wenn die orale Therapie nicht wirksam oder wegen zusätzlicher irritierender Wirkungen nicht möglich ist, z.B. bei chronisch entzündlichen Darmerkrankungen.

Bei den Kombinationspräparaten werden seit 1994 nur noch Zweierkombinationen aus Eisensulfat und Folsäure häufig verordnet, die grundsätzlich für die Anämieprophylaxe in der Schwangerschaft in Frage kommen. Für die tägliche Aufnahme in der Schwangerschaft werden 30 mg Eisen und 400 µg Folsäure empfohlen (Marcus und Coulston 1996). Mit den in Tabelle 4.2 vertretenen Präparaten wird mehr Eisen (60–100 mg/Tag) als notwendig zugeführt und damit die gastrointestinale Verträglichkeit der Prophylaxe unnötig beeinträchtigt. Richtig dosiert und damit sogar wesentlich billiger ist das bisher nicht vertretene Präparat *Folicombin*.

Folsäure

Die zunehmende Verordnung von Folsäurepräparaten hat sich 1998 fortgesetzt. Der größte Teil der verordneten Tagesdosen entfällt auf das niedrig dosierte *Lafol* (0,4 mg/Kaps.), das vor allem zur Prophylaxe bei erhöhtem Bedarf in der Schwangerschaft empfohlen wird.

Folsan (5 mg/Tbl.) ist zur Behandlung klinischer Folsäuremangelzustände mehr als zehnfach höher dosiert.

Die vermehrte Verordnung von Folsäure steht vermutlich im Zusammenhang mit der Empfehlung einer präkonzeptionellen Folsäuregabe zur Prävention von Neuralrohrdefekten (Schneider und Sterzik 1992, Rinke und Koletzko 1994). Folsäuremangel oder ein genetisch bedingter Folsäurestoffwechseldefekt können eine Störung der fetalen Neuralrohrentwicklung auslösen und zu Anenzephalie, Spina bifida cystica, Enzephalozele oder Myelomeningozele führen. Bei einer Inzidenz von 1–1,5 pro 1000 Geburten ist in Deutschland mit ca. 1000 Neuralrohrdefekten pro Jahr zu rechnen. Bisher wird eine Folsäuresupplementierung bei Frauen mit anamnestischer Belastung durch eine vorausgegangene Schwangerschaft mit Neuralrohrdefekt mit einer Dosis von 4 mg/Tag praktiziert. In einer kontrollierten Studie an 4156 Frauen ist in Ungarn jedoch gezeigt worden, daß durch eine allgemeine Folsäureprophylaxe mit täglich 0,8 mg über 4 Monate, beginnend einen Monat präkonzeptionell, das Auftreten von Neuralrohrdefekten verhindert worden ist (Czeizel und Dudas 1992). Daraus leitet sich die Empfehlung ab, alle Patientinnen, die eine Schwangerschaft planen, mit 0,4 mg Folsäure oral täglich zu supplementieren.

Erythropoetin

Das Glykoprotein Erythropoetin (Epoetin) wird bei Erwachsenen vorwiegend in den Nieren gebildet und von dort ins Blut sezerniert. Eine Anämie ist der stärkste Anreiz für eine vermehrte Synthese und damit für eine Stimulation der Erythropoese im Knochenmark. Seit einigen Jahren steht rekombinantes humanes Erythropoetin (*Erypo, Neorecormom*) zur parenteralen Applikation zur Verfügung. Es wird zunehmend bei Dialysepatienten mit renaler Anämie verwendet (Dunn und Markham 1996). Das Präparat *Erypo* gelangte 1994 erstmals unter die meistverordneten Arzneimittel, *Recormon* (identisch mit *Neorecormon*) folgte 1997. Beide Präparate werden in großem Umfang durch die Dialysezentren direkt von den Herstellern bezogen.

Die DDD-Verordnungen von Erythropoetin haben 1998 weiter zugenommen, allerdings nur von 3,3 auf 3,8 Mio. DDD (+15 %), da der in Tabelle 4.2 ausgewiesene Anstieg lediglich durch die Umstellung auf *NeoRecormon* bedingt ist, das 1997 noch als *Recormon* im

Handel war und 1998 nicht mehr vertreten war. Insgesamt entfallen jetzt 70% der Verordnungskosten für Antianämika auf diese beiden Epoetinpräparate (Tabelle 4.1). Eine wesentliche Ursache der erhöhten Verordnung von Erythropoetin ist vermutlich auf eine intensive Diskussion über das optimale Hämoglobin bei Patienten mit chronischer Niereninsuffizienz zurückzuführen. Noch vor wenigen Jahren wurde nach einem internationalen Konsens ein Zielhämoglobin von 10–12 g/dl angestrebt. Anlaß für die Empfehlung einer Anhebung des Therapieziels der Epoetintherapie war die Beobachtung, daß Hämoglobinwerte unter 11 g/dl entsprechend einem Hämatokrit von 30% mit einem um 18–40% erhöhten Letalitätsrisiko assoziiert waren (Collins et al. 1998). Andererseits wird eine Normalisierung des Hämatokrits weiterhin nicht empfohlen, da die Letalität herzkranker Patienten mit dialysepflichtiger Niereninsuffizienz durch Erhöhung des Hämatokrits von 30% auf 42% nicht signifikant vermindert wurde (Besarab et al. 1998). Von der National Kidney Foundation in den USA werden derzeit Hämatokritwerte von 33–36% empfohlen, die Hinweise auf eine verminderte Letalität ergaben (Collins et al. 1998). Besonders sorgfältig muß der Blutdruck überwacht und eine Flüssigkeitsüberladung verhindert werden. Bei entsprechender Disposition des Patienten werden gehäuft thromboembolische Komplikationen (tiefe Beinvenenthrombosen, arterielle Komplikationen wie Koronarthrombosen) beobachtet. Sie sind sehr wahrscheinlich Folge der reaktiven Thrombozytose. Als Folge eines erwünschten therapeutischen Effektes kann es zum sekundären Eisen- und Folatmangel mit Hypokaliämie kommen, falls nicht rechtzeitig mit Gabe von Eisen bzw. Folat dem zu erwartenden erhöhten Bedarf vorgebeugt wird.

Ein weiterer Grund für die gestiegenen Verordnungen ist die Anwendung bei neuen Indikationen (Eckardt 1998). Dazu gehört seit 1995 die Steigerung der Eigenblutmenge zur Gewinnung von autologen Blutkonserven, falls die Zeitspanne zu kurz ist, um die benötigte Eigenblutmenge zu gewinnen. Bei diesem Verfahren sind allerdings zusätzliche Epoetininjektionen erforderlich, die mit Kosten von 2000–5000 DM pro Blutkonserve verbunden sind (Glück und Kubanek 1993). Weiterhin wurde Erythropoetin 1996 zur Behandlung der Cisplatin-induzierten Anämie und zur Vorbeugung der Frühgeborenenanämie zugelassen. Schwierig zu kontrollieren ist der Mißbrauch von Erythropoetin als Dopingmittel bei Sportlern, der mit Todesfällen bei Radrennfahrern in Zusammenhang gebracht worden ist (Gareau et al. 1996).

Literatur

American Medical Association (1986): Drug evaluations (6th Edition). Saunders Company Philadelphia, London, p. 589–601.

Begemann H., Rastetter J. (Hrsg.) (1993): Klinische Hämatologie, Kapitel „Anämien". Georg-Thieme-Verlag Stuttgart, New York, S. 237–418.

Besarab A., Bolton W.K., Browne J.K., Egrie, J.C., Nissenson A.R. et al. (1998): The effects of normal as compared with low hematocrit values in patients with cardiac disease who are receiving hemodialysis and epoetin. N. Engl. J. Med. 339: 584–590.

Büchner T. (1999): Therapie der Anämien. In: Therapie Innerer Krankheiten (Hrsg. Paumgartner G.). Springer-Verlag Berlin, Heidelberg, New York, 9. Aufl., S. 926–927.

Collins A.J., Ma J.Z., Xia A., Ebben J. (1998): Trends in anemia treatment with erythropoietin usage and patient outcomes. Am. J. Kidney Dis. 32 (Suppl. 4): S133–S141.

Czeizel A.E., Dudas I. (1992): Prevention of the first occurrence of neural-tube defects by periconceptional vitamin supplementation. N. Engl. J. Med. 327: 1832–1835.

Dunn C.J., Markham A. (1996): Epoetin Beta. A review of its pharmacological properties and clinical use in the management of anaemia associated with chronic renal failure. Drugs 51 (2): 299–318.

Eckardt K.U. (1998): Erythropoietin, Karriere eines Hormons. Dtsch. Ärztebl. 95: A-285–290

Forth W., Rummel W. (1996): Pharmakotherapie des Eisenmangels. In: Allgemeine und spezielle Pharmakologie und Toxikologie (Hrsg. Forth W., Henschler D., Rummel W., Starke K.). Spektrum Akademischer Verlag Heidelberg, Berlin, Oxford, 7. Aufl., S. 503–512.

Gareau R., Audran M., Baynes R.D., Flowers C.H., Duvallet A. et al. (1996): Erythropoietin abuse in athletes. Nature 380: 113.

Glück D., Kubanek B. (1993): Autologe Bluttransfusion. Dtsch. Med. Wochenschr. 118: 1828–1829.

Heinrich H.C. (1986): Bioverfügbarkeit und therapeutischer Wert oraler Eisen(II)- und Eisen(III)-Präparate. Dtsch. Apoth. Ztg. 126: 681–690.

Kaltwasser J.P. (1998): Eisenstoffwechselstörungen. In: Classen M. et al. (Hrsg.): Innere Medizin. 4. Auflage, Urban & Schwarzenberg, München Wien Baltimore, S. 237–246.

Kaltwasser J.P., Werner E., Niechzial M. (1987): Bioavailability and therapeutic efficacy of bivalent and trivalent iron preparations. Arzneim. Forsch. 37: 122–129.

Marcus R., Coulston A.M. (1996): The Vitamins. In: Goodman & Gilman's The Pharmacological Basis of Therapeutics, 9th edition. McGraw-Hill, New York, pp. 1547–1553.

Rinke U., Koletzko B. (1994): Prävention von Neuralrohrdefekten durch Folsäurezufuhr in der Frühschwangerschaft. Dtsch. Ärztebl. 1/2: 30–37.

Schneider A., Sterzik K. (1992): Präkonzeptionelle Folsäuregabe zur Prävention von Neuralrohrdefekten. Dtsch. Ärztebl. 92: A-1771.

5 Antiarrhythmika

H. Scholz

Antiarrhythmika sind Substanzen, die zur Behandlung von bradykarden und tachykarden Rhythmusstörungen verwendet werden. Die Behandlung von Bradyarrhythmien erfolgt vorwiegend nichtmedikamentös, als Arzneimittel sind Betasympathomimetika oder Parasympatholytika geeignet. Substanzen zur Behandlung supraventrikulärer und ventrikulärer Tachyarrhythmien werden in Anlehnung an E. M. Vaughan Williams (1975) nach ihren elektrophysiologischen Wirkungen in vier Klassen eingeteilt:

I. *Membranstabilisierende Substanzen* oder *Antifibrillantien* bewirken eine Hemmung des schnellen Na^+-Einstroms. Die einzelnen Substanzen unterscheiden sich vor allem in der Beeinflussung der Aktionspotentialdauer. *Chinidinartig wirkende Antifibrillantien* (Klasse I A) verbreitern das Aktionspotential, während *Antifibrillantien vom Lidocaintyp* (Klasse I B) das Aktionspotential verkürzen. *Flecainid* und *Propafenon* (Klasse I C) beeinflussen die Aktionspotentialdauer nicht wesentlich und weisen chinidin- und lidocainähnliche Eigenschaften auf. Bei Propafenon kommen noch Betarezeptor-blockierende Eigenschaften hinzu.
II. *Betarezeptorenblocker* hemmen vor allem die durch Ca^{++} vermittelten arrhythmogenen und herzfrequenzsteigernden Wirkungen von Catecholaminen.
III. *Repolarisationshemmende Substanzen* verbreitern das Aktionspotential und führen dadurch zu einer Verlängerung der Refraktärzeit. In diese Gruppe gehören Amiodaron und der Betarezeptorenblocker Sotalol.
IV. *Calciumantagonisten* blockieren den langsamen Ca^{++}-Einstrom. Prototypen dieser Gruppe sind Verapamil und Diltiazem.

Mit ähnlicher Indikation wie Calciumantagonisten werden Herzglykoside, Adenosin und eventuell Parasympathomimetika wegen ihrer

Tabelle 5.1: Verordnungen von Antiarrhythmika 1998
Angegeben sind die verordnungshäufigsten Präparate mit Verordnungsrang, Verordnungen und Umsatz 1998 im Vergleich zu 1997.

Rang	Präparat	Verordnungen in Tsd.	Änd. %	Umsatz Mio. DM	Änd. %
468	Rytmonorm	400,8	−21,1	39,5	−25,5
912	Cordarex	210,5	+12,3	60,2	+17,5
1148	Cordichin	159,0	−26,9	19,8	−19,3
1238	Tachmalcor	144,3	−13,9	15,4	−5,4
1249	Tambocor	143,3	+4,9	24,4	+11,8
1981	Itrop	73,2	−2,0	12,0	+6,3
Summe		1131,1	−12,4	171,4	−3,9
Anteil an der Indikationsgruppe		28,8 %		49,2 %	
Gesamte Indikationsgruppe		3934,3	−4,2	348,6	−3,4

negativ dromotropen Wirkung am AV-Knoten eingesetzt. Sie bilden eine eigene Antiarrhythmika-Klasse V.

Die heute übliche Einteilung der Antiarrhythmika zur Behandlung tachykarder Rhythmusstörungen darf in ihrer Bedeutung für die klinische Differentialtherapie nicht überschätzt werden, da sich die klinische Wirksamkeit einer bestimmten Substanz bei einer bestimmten Arrhythmieform nicht vorhersagen läßt. Eine Vorbedingung jeder antiarrhythmischen Medikation ist eine eindeutige kardiologische Diagnose und Klassifikation der Rhythmusstörung. Aufgrund der allen Antiarrhythmika eigenen proarrhythmischen Wirkungen muß die Indikationsstellung streng erfolgen.

Wie bei der Therapie mit Herzglykosiden gilt auch beim Einsatz von Antiarrhythmika, daß eine Kombinationstherapie grundsätzlich nicht mit fixen Kombinationen durchgeführt werden soll, die eine individuelle Dosierung nicht zulassen und die Beurteilung etwaiger unerwünschter Wirkungen erschweren (Sloman 1976, Nies 1978). Für den Fall einer Kombinationstherapie in freier Form sollen nur Substanzen mit unterschiedlichen Wirkungsmechanismen aus verschiedenen Klassen kombiniert werden.

Verordnungsspektrum

Unter den 2000 am häufigsten verordneten Präparaten des Jahres 1998 befinden sich in der Gruppe der Antiarrhythmika nur noch fünf Monopräparate. Die verordneten Präparate stammen weiterhin überwiegend aus der Gruppe der Natriumkanalblocker (Klasse I A, I C), obwohl Chinidin (I A) und Mexiletin (I B) erstmals nicht mehr unter den 2000 verordnungshäufigsten Präparaten erscheinen. Die übrigen Antiarrhythmika sind mit dem Klasse-III-Antiarrhythmikum *Cordarex* und dem Parasympatholytikum *Itrop* vertreten. Weiterhin am Markt ist die fixe Antiarrhythmikakombination *Cordichin* aus dem Natriumkanalblocker Chinidin und dem Calciumantagonisten Verapamil (Tabelle 5.2).

Die Verordnungshäufigkeit der Antiarrhythmika im Segment der 2000 meistverordneten Präparate hat gegenüber 1997 erneut deutlich abgenommen (Tabelle 5.1), was angesichts der zur Zeit sehr kritischen Einstellung gegenüber der medikamentösen Arrhythmietherapie verständlich ist. Nur *Tambocor* und *Cordarex* haben wieder zugenommen.

Das Verordnungsvolumen der chinidinartigen Antiarrhythmika ist mit dem Ausscheiden des letzten Chinidinpräparates (*Chinidin Duriles*) abermals kleiner geworden, so daß diese Gruppe nur noch mit dem Wirkstoff Detajmiumbitartrat vertreten ist (Tabelle 5.2).

5

Tabelle 5.2: Verordnungen von Antiarrhythmika 1998
Angegeben sind die 1998 verordneten Tagesdosen, die Änderungen gegenüber 1997 und die mittleren Kosten je DDD 1998.

Präparat	Bestandteile	DDD 1998 in Mio.	Änderung in %	DDD-Kosten in DM
Klasse I A (Chinidintyp)				
Tachmalcor	Detajmiumbitartrat	2,6	(−13,7)	5,99
Klasse I C				
Rytmonorm	Propafenon	23,7	(−19,5)	1,67
Tambocor	Flecainid	6,0	(+3,9)	4,09
		29,7	(−15,7)	2,16
Klasse III				
Cordarex	Amiodaron	16,7	(+17,0)	3,61
Parasympatholytika				
Itrop	Ipratropiumbromid	1,9	(−0,6)	6,18
Kombinationen				
Cordichin	Verapamil Chinidin	7,6	(−25,8)	2,61
Summe		58,5	(−9,5)	2,93

Die Klasse-IC-Antiarrhythmika *Rytmonorm* und *Tambocor* machen 1998 zusammen immer noch über 50 % des Marktsegments aus. Insgesamt gesehen ist die Verordnungshäufigkeit von Klasse I-Antiarrhythmika angesichts der Ergebnisse der CAST-Studie weiterhin erstaunlich groß. Sie werden vermutlich überwiegend bei supraventrikulären Arrhythmien eingesetzt.

Cordarex erschien 1994 erstmals unter den 2000 meistverordneten Arzneimitteln und hat seitdem jedes Jahr weitere große Zuwächse erzielt. Nach einer erneuten Zunahme entfallen jetzt 29 % (Vorjahr 21 %) aller Antiarrhythmikaverordnungen auf dieses Klasse-III-Antiarrhythmikum.

Die fixe Kombination *Cordichin* weist von allen Antiarrhythmika die stärkste Abnahme der Verordnungen auf, steht aber immer noch auf dem dritten Rang der Verordnungstabelle (Tabelle 5.1).

Therapeutische Gesichtspunkte

Die Gruppe der Antiarrhythmika bietet seit 1989 besondere Auffälligkeiten, weil die Zulassung zunächst für *Tambocor* erheblich eingeschränkt wurde, nachdem in den USA in der CAST-Studie (Cardiac Arrhythmia Suppression Trial 1989) bei Patienten nach Myokardinfarkt nach zehn Monaten für Flecainid und Encainid eine höhere Rate von Herzstillstand und Todesfällen als bei der Placebogruppe beobachtet worden war. Die Arzneimittelkommission der deutschen Ärzteschaft (1984) hatte schon früher auf schwere Erregungsleitungsstörungen nach Gabe von Tambocor hingewiesen. Das ähnlich wie Flecainid wirkende Propafenon ist in der CAST-Studie nicht untersucht worden.

Zur Zeit ist Flecainid für folgende Indikationen zugelassen: Symptomatische und behandlungsbedürftige tachykarde supraventrikuläre Herzrhythmusstörungen wie z.B. AV-junktionale Tachykardien oder supraventrikuläre Tachykardien bei WPW-Syndrom oder paroxysmales Vorhofflimmern; schwerwiegend symptomatische ventrikuläre tachykarde Herzrhythmusstörungen, wenn diese nach Beurteilung des Arztes lebensbedrohend sind. Außerdem wurde folgender Hinweis in die Gebrauchsinformation aufgenommen: «Für die Dauerbehandlung von Herzrhythmusstörungen mit Klasse-I-Antiarrhythmika ist ein lebensverlängernder Effekt nicht erwiesen.»

Seit 1993 gelten die gleichen Indikationsbeschränkungen auch für alle anderen Antiarrhythmika der Klassen I A und I C. Auch für die

Substanzen der Klassen I B und III wurden die Anwendungsgebiete eingeengt. Das wird möglicherweise dazu führen, daß die medikamentöse Arrhythmiebehandlung vermehrt mit Betarezeptorenblockern, insbesondere mit Sotalol durchgeführt wird, das zusätzlich auch Klasse-III-Eigenschaften besitzt.

Das arrhythmogene Potential von *Cordarex* ist deutlich geringer als das der Klasse-I-Antiarrhythmika. Trotz seiner unerwünschten Wirkungen auf die Schilddrüsenfunktion wegen des hohen Iodgehalts von etwa 35 % und seiner Einlagerung in zahlreiche Gewebe wird dieses Mittel häufiger als früher zur Behandlung supraventrikulärer und ventrikulärer Rhythmusstörungen eingesetzt. Dies geschieht zu Recht, denn die Nebenwirkungen von *Cordarex* sind dosisabhängig und bei den zur Zeit verwendeten niedrigen Dosen relativ selten. Außerdem hat *Cordarex* keine klinisch relevante negativ inotrope Wirkung.

5

Das Kombinationspräparat *Cordichin* wird weiterhin unter der Vorstellung angeboten, daß sich Chinidin (Klasse I) und Verapamil (Klasse IV) in ihrem Wirkungsspektrum ergänzen und daß Verapamil der bei Chinidin möglichen unerwünschten Beschleunigung der AV-Überleitung entgegenwirken kann. Es ist jedoch zu bedenken, daß beide Substanzen auch negativ inotrope, negativ chronotrope und hypotensive Wirkungen haben, die sich addieren können (Young 1984). Außerdem kann Verapamil die Chinidin-Plasmakonzentration erhöhen, so daß bei Verwendung dieser Kombinationen insbesondere Chinidin-Nebenwirkungen häufiger sein können (N. N. 1987). Die weiterhin relativ häufige Verordnung dieses Präparates entspricht also nicht den üblichen Therapieempfehlungen. Bei freier Kombination beider Wirkstoffe sind additive Nebenwirkungen und störende Interaktionen einfacher zu kontrollieren als mit der fixen Kombination (Arzneimittelkommission der deutschen Ärzteschaft 1996).

Das Bundesinstitut für Arzneimittel und Medizinprodukte (BfArM) hat im Dezember 1994 ein Stufenplanverfahren eingeleitet, weil ein Widerruf der Zulassung für erforderlich gehalten wurde (Arzneimittelkommission der Deutschen Apotheker 1995). Eine entsprechende wissenschaftliche Stellungnahme der Arzneimittelkommission der deutschen Ärzteschaft über die antiarrhythmische Therapie mit *Cordichin* im Deutschen Ärzteblatt konnte aufgrund einer vom Hersteller erwirkten einstweiligen Anordnung erst 1996 in veränderter Form erscheinen (Arzneimittelkommission der deutschen Ärzteschaft 1996). Mit Wirkung vom 1. August 1996 hat das BfArM

die Anwendungsgebiete von *Cordichin* folgendermaßen eingeschränkt: „Zur Kardioversion von Vorhofflimmern und -flattern,
wenn eine Elektrokonversion nicht anwendbar ist. Zur Rezidivprophylaxe von chronischem Vorhofflimmern nach erfolgreicher Kon-
version mittels Cordichin bei Patienten, bei denen die Wiederherstel-
lung des Sinusrhythmus zu einer Besserung schwerwiegender Symptome geführt hat." Diese Indikationseinschränkung ist so eng, daß
eine Verordnung von *Cordichin* nur noch in seltenen Fällen gerechtfertigt ist. Wirksamkeit und Sicherheit von Cordichin bei diesen Indikationen werden derzeit in prospektiven kontrollierten Untersuchungen geprüft (PAFAC und SOPAT-Studie).

Literatur

Arzneimittelkommission der deutschen Ärzteschaft (1984): Flecainid (Tambocor)
– Dosierung kritisch. Dtsch. Ärztebl. 81: 835.
Arzneimittelkommission der deutschen Ärzteschaft (1996): Risiken der antiarrhythmischen Therapie mit Chinidin/Verapamil. Dtsch. Ärztebl. 93: A-561.
Arzneimittelkommission der Deutschen Apotheker (1995): Cordichin Filmtablet-
ten. Pharm. Ztg. 140: 6–7, 90–92.
The Cardiac Arrhythmia Suppression Trial (CAST) Investigators (1989): Prelimi-
nary report: Effect of encainide and flecainide on mortality in a randomized
trial of arrhythmia suppression after myocardial infarction. New Engl. J. Med.
321: 406–412.
Nies A.A. (1978): Cardiovascular disorders. In: Clinical Pharmacology (Melmon
K.L., Morelli H.F., eds.), Macmillan New York, pp. 155–300.
N.N. (1987): Noch einmal: Verapamil und Chinidin. Arzneimittelbrief 21: 8.
Sloman J.G. (1976): Cardiovascular diseases. In: Drug Treatment (Avery G. S., ed.),
adis Press Sydney, pp. 425–481.
Vaughan Williams E.M. (1975): Classification of antidysrhythmic drugs. Pharmac.
Ther. B 1: 115–138.
Young G.P. (1984): Calcium channel blockers in emergency medicine. Ann. Emerg.
Med. 13: 712–722.

6   Antibiotika und Chemotherapeutika

W. Schmitz und U. Schwabe

Antibiotika und antiinfektive Chemotherapeutika werden zur Behandlung von Infektionskrankheiten eingesetzt. Schwerpunkt der Anwendung dieser Arzneimittel sind die bakteriellen Infektionen. Einzelne Substanzen werden gleichzeitig auch bei Protozoenerkrankungen eingesetzt. Daneben gewinnt seit einigen Jahren die Bekämpfung von Virusinfektionen an praktischer Bedeutung, vor allem seitdem antiretrovirale Arzneimittel für die Behandlung der HIV-Infektion zur Verfügung stehen.

Im Gesamtgebiet der Antiinfektiva bilden die Antibiotika neben den antibakteriellen Chemotherapeutika aus dem Bereich der Sulfonamide, Chinolone (Gyrasehemmer) und Nitroimidazole sowie den Virostatika weiterhin die praktisch bedeutsamste Gruppe. Bei den einzelnen Infektionskrankheiten ist die Indikation für eine antibiotische Therapie sehr unterschiedlich zu stellen. Während bei Harnwegsinfektionen die Gabe von Antibiotika oder Chemotherapeutika unabhängig von der Lokalisation der Infektion fast immer obligat ist, werden akute Atemwegsinfektionen, vor allem die akute Bronchitis, in mehr als 90 % der Fälle durch Viren ausgelöst und sind daher keine primäre Indikation für Antibiotika. Atemwegsinfektionen sind in der Praxis besonders häufig (65,7 %), gefolgt von Harnwegsinfektionen (18,6 %), während gastroenterologische Infektionen (6,4 %), Haut- und Weichteilinfektionen (6,3 %) und gynäkologische Infektionen (3,0 %) eine geringere Rolle spielen (Kemmerich et al. 1983). Sehr häufig sind Atemwegsinfektionen auch in der kinderärztlichen Praxis (Wagner et al. 1993).

Bei der Auswahl eines Antibiotikums sind neben den pharmakologischen Eigenschaften des Wirkstoffs die Art der Infektion und die klinische Situation des Patienten maßgebend. Grundsätzlich sollen daher folgende Punkte beachtet werden (Archer und Polk 1998):

- Material mit infektiösen Erregern sollte vor Beginn einer Antibioti-
katherapie zur bakteriologischen Untersuchung oder zur Erstel-
lung des Antibiogramms gewonnen werden.
- Nach Erregeridentifizierung soll für eine gezielte Therapie das
Antibiotikum mit dem schmalsten Spektrum ausgewählt werden.
- Danach wird das pharmakokinetische Profil, das Nebenwirkungs-
profil und die klinische Wirksamkeit aus kontrollierten Studien
berücksichtigt.
- Schließlich sollte bei Gleichheit aller Faktoren das kostengünstigste
Präparat ausgewählt werden.

Für die große Zahl der häufigen Atemwegs- und Harnwegsinfektionen bieten viele neuere Wirkstoffe keine wesentlichen Vorteile gegenüber den älteren, weniger kostspieligen Antibiotika (Archer und Polk
1998, Daschner 1998).

In den vergangenen zehn Jahren haben sich die klassischen Beta-
Lactamantibiotika (Penicilline, Aminopenicilline, Cephalosporine)
zur stärksten Gruppe mit nur geringen Schwankungen entwickelt
(Abbildung 6.1). Die Gründe dafür sind neben der Vielfalt der Substanzen ihre starke bakterizide Wirkung, ihrer geringe Toxizität und
ihre große therapeutische Breite. Die Tetracycline sind als ursprünglich führende Antibiotikagruppe 1991 erstmals von den Beta-Lactam-

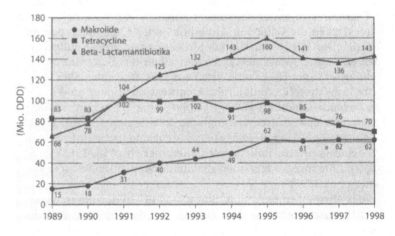

Abbildung 6.1: Verordnungen von Antibiotika 1989 bis 1998
Gesamtverordnungen nach definierten Tagesdosen ab 1991 mit den neuen Bundesländern

Tabelle 6.1: Verordnungen von Antibiotika und Chemotherapeutika 1998
Angegeben sind die verordnungshäufigsten Präparate mit Verordnungsrang, Verordnungen und Umsatz 1998 im Vergleich zu 1997.

Rang	Präparat	Verordnungen in Tsd.	Änd. %	Umsatz Mio. DM	Änd. %
20	Rulid	2476,5	−1,6	122,3	+0,0
24	Klacid	2287,4	+3,3	141,3	+2,0
38	Zithromax	2001,6	+7,1	94,1	+7,5
50	Ciprobay	1650,0	+12,2	132,4	+16,2
78	Cotrim-ratiopharm	1357,1	−4,7	8,8	−7,6
104	Amoxicillin-ratiopharm	1192,0	+12,0	32,0	+11,7
119	Isocillin	1094,3	−0,8	18,2	−8,0
127	Tarivid	1062,5	−10,4	73,8	−8,6
142	Penicillin V-ratiopharm	959,9	−2,5	15,3	−3,0
150	Kepinol	920,0	−12,9	7,3	−12,1
153	Megacillin oral	910,1	+18,3	14,5	+10,3
182	Amoxypen	820,2	+15,2	20,2	+13,0
188	Locabiosol	791,2	−2,6	21,4	−1,9
220	Doxy Wolff	704,6	−13,4	6,5	−18,0
293	Keimax	567,2	+23,8	38,3	+24,0
307	PenHexal	545,3	−6,7	8,6	−7,1
309	Amoxihexal	543,5	+6,1	14,4	+5,5
313	Erythromycin-ratiopharm	538,0	+2,1	10,6	−5,3
322	Elobact	526,8	−5,3	52,7	+1,8
331	Grüncef	512,9	+12,8	25,2	+14,1
332	Amoxi-Wolff	511,9	−2,7	12,0	−2,0
340	Uro-Tarivid	502,6	−2,4	11,2	+29,9
350	Eryhexal	494,8	−4,2	10,9	−4,0
387	Doxy-ratiopharm	469,2	+6,0	3,8	+8,2
406	Penicillat	446,0	−13,7	6,8	−9,3
407	Orelox	445,9	+3,1	28,6	+2,7
421	Doxyhexal	432,6	−12,1	4,3	−6,0
450	Cefaclor-ratiopharm	415,2	+22,0	16,7	+20,3
454	Barazan	412,2	−12,5	19,2	−11,9
455	Augmentan	411,1	+12,8	36,1	+17,5
456	Suprax	409,5	+76,2	28,5	+74,4
462	Sobelin	403,9	−3,6	27,8	−11,5
470	Doxycyclin-ratiopharm	399,3	−14,0	2,9	−12,8
492	Arcasin	386,3	−3,1	6,2	−5,5
502	CEC	380,2	+8,0	15,8	+9,8
514	doxy von ct	374,8	−12,4	4,2	−9,9
549	cotrim forte von ct	349,8	−9,3	1,6	−20,7
563	Infectocillin	339,2	+31,3	6,1	+17,3
594	Lorafem	322,4	−31,1	23,3	−24,0
645	Doxycyclin Heumann	300,8	−2,6	2,6	−7,6
659	Cephoral	294,6	+13,2	21,8	+13,4
687	Penicillin V Stada	285,6	+2,3	4,8	+1,5
709	Baycillin	272,3	−3,4	13,3	+4,8
711	Bactoreduct	270,7	−9,1	1,5	−37,8

6

Tabelle 6.1: Verordnungen von Antibiotika und Chemotherapeutika 1998
(Fortsetzung)
Angegeben sind die verordnungshäufigsten Präparate mit Verordnungsrang, Verordnungen und Umsatz 1998 im Vergleich zu 1997.

Rang	Präparat	Verordnungen in Tsd.	Änd. %	Umsatz Mio. DM	Änd. %
717	Umckaloabo	269,2	+37,8	6,8	+39,3
731	Tavanic	262,4	(neu)	16,8	(neu)
755	Azudoxat	253,4	−17,8	2,6	−29,4
758	Amoxibeta	252,9	−0,1	6,1	−6,0
759	Doxycyclin Stada	252,8	−11,8	2,7	−10,2
783	Doxymono	242,6	−15,7	1,7	−13,0
786	Erythromycin Wolff	241,8	−16,0	4,3	−14,6
803	Infectomycin	239,4	+18,4	9,9	+13,2
811	amoxi von ct	236,1	+3,1	7,0	+3,6
813	Vaxar	235,0	+285,3	16,8	+291,6
821	Penicillin V Heumann	232,7	−3,8	3,5	−3,0
826	Paediathrocin	232,0	−12,0	5,5	−13,9
827	Enoxor	231,8	+28,6	5,5	+36,6
835	Amoxicillin Heumann	230,3	+1,6	6,5	−3,6
865	Supracyclin	222,7	−23,9	2,5	−31,6
867	Podomexef	222,3	+48,5	13,9	+64,8
886	Penbeta Mega	216,5	+13,7	2,6	+17,2
904	Amoxicillin AL	211,9	+11,5	4,9	+13,0
972	Monomycin	195,6	−9,0	3,7	−14,4
983	Berlocombin	191,8	−24,3	1,8	−23,9
991	Clindahexal	189,5	+8,7	9,4	+7,4
1031	InfectoBicillin	181,4	+15,8	7,7	+21,0
1047	Skid	177,2	+19,5	6,1	+18,9
1051	Zinnat	175,9	−6,0	18,6	+1,0
1054	Globocef	175,0	−39,9	12,0	−38,5
1057	Biaxin HP	173,7	+17,5	25,9	+17,2
1093	Amoxi Lichtenstein	166,9	−5,4	4,1	−9,9
1102	Penicillin V Wolff	165,2	−10,5	2,4	−9,8
1117	Penicillin V AL	162,3	−2,4	1,8	+6,3
1161	TMS Tabletten/Kindersaft	156,3	−19,6	1,2	−25,9
1167	Panoral	155,1	−13,4	8,3	−18,4
1185	Clont i. v./-400	151,1	−16,6	3,9	−18,2
1239	Sanasepton	144,3	−9,0	3,5	−10,2
1292	Clin-Sanorania	137,6	−0,1	6,9	+0,7
1327	Doxycyclin AL	133,4	+0,8	0,9	−3,0
1330	Eusaprim	132,4	−24,1	1,1	−22,1
1360	Amoxi-Diolan	129,1	+15,4	2,9	+12,7
1365	Doxy Komb	128,6	−15,3	1,1	−25,5
1411	Cotrim Hexal	122,6	+21,8	0,6	+13,8
1463	Unacid PD oral	117,5	+30,6	7,4	+32,1
1533	BYK Metronidazol	109,9	+83,8	2,1	+84,9
1559	Lederderm	107,3	−16,1	5,3	−14,5
1583	Supracombin	104,2	−14,1	0,8	−17,6

Tabelle 6.1: Verordnungen von Antibiotika und Chemotherapeutika 1998
(Fortsetzung)
Angegeben sind die verordnungshäufigsten Präparate mit Verordnungsrang, Verordnungen und Umsatz 1998 im Vergleich zu 1997.

Rang	Präparat	Verordnungen in Tsd.	Änd. %	Umsatz Mio. DM	Änd. %
1590	Monuril	103,4	+13,8	2,0	+13,5
1607	Cotrimoxazol AL	102,0	−12,6	0,5	−25,6
1633	Zerit	99,7	+40,0	58,5	+41,7
1650	Amoxillat	97,6	−4,4	2,7	−26,0
1702	Epivir	93,6	−24,4	50,7	−24,5
1704	Erysec	93,5	+9,1	5,1	+6,0
1741	Cefallone	90,4	+7,9	3,8	+9,3
1753	Staphylex	89,6	−1,7	5,8	+2,7
1758	Doxy-Tablinen	89,2	−17,7	0,6	−31,9
1760	Erythromycin Stada	89,1	+0,3	1,8	+11,8
1767	Clindastad	88,6	+37,8	4,3	+30,0
1788	Cefa Wolff	87,3	+8,7	3,2	+11,2
1815	P-Mega-Tablinen	85,3	−11,1	1,0	−16,9
1819	Infectomox	84,7	+15,6	1,9	+22,5
1824	Erybeta	84,5	−11,5	1,5	−6,7
1831	Cotrimstada	84,0	−6,5	0,6	−7,8
1838	Amoxicillin Stada	83,7	−3,5	2,4	−4,1
1844	Aciclovir-ratioph.Tabl./p.i.	83,5	+41,2	6,3	+36,6
1851	Cotrimox-Wolff	82,7	−24,8	0,7	−20,2
1860	Acic Hexal Tbl.	82,1	+59,9	6,4	+51,7
1878	Byk Amoxicillin	80,8	+58,1	2,3	+59,2
1881	Cephalexin-ratiopharm	80,6	−3,8	3,7	−5,2
1890	Ampicillin-ratiopharm	79,3	−9,7	2,2	−7,0
1942	Aciclostad	76,2	+14,3	6,2	+9,8
1948	Retacillin comp.	75,5	−13,7	1,4	−0,6
1970	Bactrim Roche	74,0	−5,2	0,9	−6,7
1991	Cef Diolan	72,5	+24,9	2,7	+25,7
1996	Retrovir	72,0	−48,3	35,9	−48,9
Summe		41267,1	+1,1	1642,1	+3,0
Anteil an der Indikationsgruppe		90,1 %		79,7 %	
Gesamte Indikationsgruppe		45826,1	+0,3	2060,0	+6,1

antibiotika überflügelt worden und sind seitdem überwiegend rückläufig. Im Gegensatz dazu haben sich die Makrolidantibiotika durch die Einführung neuer Vertreter mit teilweise höherer Wirksamkeit, besserer Verträglichkeit und günstigeren pharmakokinetischen Eigenschaften zu einer erfolgreichen Antibiotikagruppe entwickelt.

Unter den 2000 meistverordneten Arzneimitteln sind 1998 insgesamt 115 Präparate aus der Gruppe der Antibiotika und Antiinfektiva vertreten (Tabelle 6.1). Bisher waren Antibiotika und Sulfonamide in

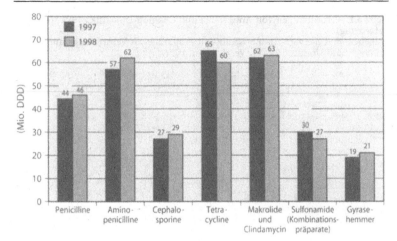

Abbildung 6.2: Verordnungen von Antibiotika und Chemotherapeutika 1998 DDD der 2000 meistverordneten Arzneimittel

zwei verschiedene Hauptgruppen der Roten Liste klassifiziert worden, aber in diesem Kapitel des Arzneiverordnungs-Reports schon immer zusammen dargestellt worden. In der gesamten Indikationsgruppe haben sich die Verordnungen kaum verändert, der Gesamtumsatz ist dagegen wie in den beiden Vorjahren angestiegen, was im wesentlichen darauf zurückzuführen ist, daß die preiswerten und nach wie vor gut wirksamen Tetracycline und Sulfonamidkombinationen weniger und die teuren Cephalosporine und Gyrasehemmer mehr verordnet worden sind (Abbildung 6.2), wofür es allerdings keine infektiologische Notwendigkeit gibt.

Hinzu kommt ein lebhafter Wechsel der Präparate im Segment der 2000 führenden Arzneimittel. Erstmals vertreten sind elf Präparate, darunter zwei neue Gyrasehemmer (*Tavanic, Vaxar*), zwei Amoxicillingenerika (*Amoxi Lichtenstein, Byk Amoxicillin*), ein Cefaclorgenerikum (*Cef Diolan*), ein Clindamycingenerikum (*Clindastad*), ein Nitroimidazolgenerikum (*Byk Metronidazol*), ein neues Nukleosidanalogon zur antiretroviralen Therapie (*Zerit*) und drei Aciclovirgenerika (*Aclovir-ratiopharm Tabl./p.i., Acic Hexal, Aclostad*) (Tabelle 6.1). Nicht mehr vertreten sind fünf Antibiotika (*Amoxi-Tablinen, Sigadoxin, Amoxi Hefa, Rocephin, Erythromycin Heumann*), drei Sulfonamidpräparate (*Sigaprim, Cotrimstada, Cotrim Diolan*) und drei weitere Chemotherapeutika (*Ulcolind Metro, Arilin 500, Zovirax*).

Beta-Lactamantibiotika

Benzylpenicillin (Penicillin G)

Das aus den neuen Bundesländern stammende Depotpräparat *Retacillin compositum* ist abermals weniger verordnet worden (Tabelle 6.2). Es ist deutlich niedriger dosiert als vergleichbare Depotpenicilline. Depotpenicilline erreichen nur niedrige Serumspiegel und eignen sich daher nur für Infektionen mit hochempfindlichen Keimen (z.B. Prophylaxe des rheumatischen Fiebers).

6

Tabelle 6.2: Verordnungen von Penicillinen 1998
Angegeben sind die 1998 verordneten Tagesdosen, die Änderungen gegenüber 1997 und die mittleren Kosten je DDD 1998.

Präparat	Bestandteile	DDD 1998 in Mio.	Änderung in %	DDD-Kosten in DM
Benzylpenicillin				
Retacillin comp.	Benzylpenicillin-Natrium Benzylpenicillin-Procain Benzylpenicillin-Benzathin	0,6	(−3,2)	2,45
Phenoxymethylpenicillin				
Penicillin V-ratiopharm	Phenoxymethylpenicillin	7,0	(+0,9)	2,18
Megacillin oral	Phenoxymethylpenicillin	6,4	(+22,1)	2,27
Isocillin	Phenoxymethylpenicillin	6,1	(+3,5)	3,00
PenHexal	Phenoxymethylpenicillin	4,3	(−5,2)	2,01
Penicillat	Phenoxymethylpenicillin	3,4	(−8,8)	1,99
Arcasin	Phenoxymethylpenicillin	2,5	(+2,7)	2,46
Infectocillin	Phenoxymethylpenicillin	2,4	(+36,3)	2,54
Penicillin V Stada	Phenoxymethylpenicillin	2,2	(+7,5)	2,19
Penicillin V Heumann	Phenoxymethylpenicillin	1,8	(−1,7)	1,93
Penbeta Mega	Phenoxymethylpenicillin	1,4	(+15,5)	1,84
Penicillin V AL	Phenoxymethylpenicillin	1,4	(+5,3)	1,29
Penicillin V Wolff	Phenoxymethylpenicillin	1,0	(−10,9)	2,51
P-Mega-Tablinen	Phenoxymethylpenicillin	0,6	(−8,6)	1,71
		40,5	**(+4,6)**	**2,27**
Weitere Oralpenicilline				
Baycillin	Propicillin	3,2	(−0,8)	4,12
InfectoBicillin	Phenoxymethylpenicillin-Benzathin	1,6	(+16,3)	4,78
Staphylex	Flucloxacillin	0,4	(−3,4)	14,76
		5,2	**(+3,6)**	**5,12**
Summe		**46,3**	**(+4,4)**	**2,59**

Oralpenicilline und Isoxazolylpenicilline

In der Gruppe der Oralpenicilline dominieren 13 Präparate mit Phenoxymethylpenicillin (Penicillin V). Zusätzlich ist noch Propicillin (*Baycillin*) und ein orales Benzathinpenicillinpräparat (*InfectoBicillin*) vertreten, die beide etwa doppelt so teuer wie Phenoxymethylpenicillinpräparate sind, aber in therapeutischer Hinsicht als gleichwertig gelten. Der Gesamtverbrauch der Oralpenicilline ist 1998 leicht gestiegen. Dagegen hat die Verordnung des penicillinasefesten Flucloxacillin aus der Gruppe der Isoxazolylpenicilline leicht abgenommen.

6

Aminopenicilline

Bei den Aminopenicillinen entfällt der größte Teil der Verordnungen auf Amoxicillin. Im Vergleich zu den Penicillinen haben die Aminopenicilline ein breiteres Wirkungsspektrum im gramnegativen Bereich und sind vor allem für Bronchial- und Harnwegsinfektionen anwendbar, wenn auch zunehmend Resistenzen zu beachten sind. Die meisten Präparate sind 1998 mehr verordnet worden, so daß für die ganze Gruppe eine sichtbare Zunahme resultiert (Tabelle 6.3). Der Durchschnittspreis der definierten Tagesdosen ist gegenüber dem Vorjahr noch einmal leicht zuückgegangen. Die Verordnung von Ampicillin (*Ampicillin-ratiopharm*) ist im Vergleich zu dem deutlich besser resorbierbaren Amoxicillin weiter zurückgegangen. Die beiden Kombinationspräparate mit einem Beta-Lactamasehemmer (*Augmentan, Unacid PD oral*) sind 1998 mehr verordnet worden. Besonders deutlich ist der Zuwachs bei Sultamicillin (*Unacid PD oral*) ausgefallen. Es handelt sich um einen Ester aus Ampicillin und dem Betalactamaseinhibitor Sulbactam, der das Spektrum von Ampicillin auf betalactamasebildende Erreger verbreitert (Ausnahme Typ-I-Betalactamasen). Mit beiden Präparaten kann bestenfalls die Wirkung eines Basiscephalosporins (z. B. Cefazolin) erreicht werden.

Cephalosporine

Oralcephalosporine entsprechen in ihrem Wirkungsspektrum weitgehend den Aminopenicillinen und werden daher üblicherweise nur bei unzureichender Wirksamkeit der Penicilline oder bei Penicillinaller-

Tabelle 6.3: Verordnungen von Aminopenicillinen 1998
Angegeben sind die 1998 verordneten Tagesdosen, die Änderungen gegenüber 1997 und die mittleren Kosten je DDD 1998.

Präparat	Bestandteile	DDD 1998 in Mio.	Änderung in %	DDD-Kosten in DM
Amoxicillin				
Amoxicillin-ratiopharm	Amoxicillin	15,7	(+13,9)	2,03
Amoxypen	Amoxicillin	9,4	(+19,8)	2,17
Amoxihexal	Amoxicillin	7,1	(+6,9)	2,04
Amoxi-Wolff	Amoxicillin	5,6	(−0,5)	2,16
amoxi von ct	Amoxicillin	3,6	(+5,5)	1,95
Amoxibeta	Amoxicillin	3,4	(+0,7)	1,77
Amoxicillin Heumann	Amoxicillin	3,3	(−1,7)	1,96
Amoxicillin AL	Amoxicillin	2,8	(+14,2)	1,74
Amoxi Lichtenstein	Amoxicillin	2,3	(−5,4)	1,75
Amoxi-Diolan	Amoxicillin	1,4	(+14,1)	2,06
Amoxillat	Amoxicillin	1,4	(−10,9)	1,95
Amoxicillin Stada	Amoxicillin	1,1	(−1,1)	2,14
Byk Amoxicillin	Amoxicillin	1,1	(+58,1)	2,05
Infectomox	Amoxicillin	0,9	(+19,5)	2,14
		59,2	(+8,9)	2,02
Andere Aminopenicilline				
Augmentan	Amoxicillin Clavulansäure	1,5	(+11,9)	23,50
Ampicillin-ratiopharm	Ampicillin	0,6	(−7,3)	3,54
Unacid PD oral	Sultamicillin	0,5	(+31,3)	16,01
		2,6	(+9,4)	17,46
Summe		61,8	(+8,9)	2,67

6

gie eingesetzt. Seit 1989 sind sechs neue Oralcephalosporine eingeführt worden, die eine kräftige Expansion dieser Antibiotikagruppe eingeleitet haben. Seit mehreren Jahren haben sie die älteren Oralcephalosporine (Cefaclor, Cefadroxil, Cefalexin) nach Verordnungsvolumen und der Zahl der Präparate weit überflügelt. Im Jahre 1998 haben aber Cefaclor und Cefadroxil stärker als die Gruppe der neuen Oralcephalosporine zugenommen, eine Entwicklung, die sich auch schon 1997 abzeichnete.

Oralcephalosporine sind wegen ihrer guten Wirkung auf grampositive Keime eine Alternative zu den penicillinasefesten Penicillinen. Aus dieser Gruppe hat sich als älterer Vertreter Cefaclor durch mehrere preisgünstige Generika und erneute Preissenkungen weitere Marktanteile verschaffen können, während das früher führende Originalpräparat (*Panoral*) wieder abnahm (Tabelle 6.4).

Tabelle 6.4: Verordnungen von Cephalosporinen 1998
Angegeben sind die 1998 verordneten Tagesdosen, die Änderungen gegenüber 1997 und die mittleren Kosten je DDD 1998.

Präparat	Bestandteile	DDD 1998 in Mio.	Änderung in %	DDD-Kosten in DM
Cefaclor				
Cefaclor-ratiopharm	Cefaclor	2,1	(+27,3)	7,99
CEC	Cefaclor	2,0	(+8,4)	8,09
Panoral	Cefaclor	0,8	(−10,0)	10,42
Cefallone	Cefaclor	0,5	(+8,0)	8,40
Cefa Wolff	Cefaclor	0,4	(+8,5)	7,74
Cef Diolan	Cefaclor	0,4	(+30,1)	7,43
		6,1	**(+12,2)**	**8,32**
Weitere Cephalosporine				
Elobact	Cefuroximaxetil	4,8	(−0,5)	11,04
Keimax	Ceftibuten	3,1	(+22,1)	12,18
Grüncef	Cefadroxil	2,7	(+15,1)	9,46
Suprax	Cefixim	2,3	(+79,2)	12,41
Orelox	Cefpodoxim	2,2	(+4,5)	12,86
Zinnat	Cefuroximaxetil	1,7	(−0,7)	10,64
Cephoral	Cefixim	1,6	(+0,6)	13,95
Lorafem	Loracarbef	1,5	(−28,9)	15,09
Globocef	Cefetamet	1,2	(−38,8)	10,03
Podomexef	Cefpodoxim	1,0	(+64,5)	13,69
Cephalexin-ratiopharm	Cefalexin	0,5	(−0,5)	8,02
		22,6	**(+4,7)**	**11,78**
Summe		**28,7**	**(+6,2)**	**11,05**

Die neuen Oralcephalosporine mit erweitertem Spektrum zeigen eine stärkere Aktivität gegen gramnegative Keime bei eingeschränkter Wirkung gegen Staphylokokken. Daraus leiten sich ihre Vorteile gegenüber der Cefalexingruppe bei bakteriellen Atemwegsinfektionen ab. Hauptsächlich verwendet wird das Cefuroximderivat Cefuroximaxetil (*Elobact, Zinnat*) mit einer relativ kurzen Halbwertszeit von 1,2 Stunden. Die beiden Cefotaximderivate Cefixim (*Cephoral, Suprax*) und Cefpodoximproxetil (*Orelox, Podomexef*) wirken ähnlich, aber länger als Cefuroximaxetil. Cefixim (Halbwertszeit 3–4 Std.) kann einmal täglich gegeben werden. Ceftibuten (*Keimax*) und Cefetamet (*Globocef*) sind weitere neue Oralcephalosporine, die ähnlich dem Cefotaxim der dritten Generation der Cephalosporine zuzurechnen sind.

Das 1997 erstmals vertretene Parenteralcephalosporin Ceftriaxon (*Rocephin*) ist 1998 nicht mehr in die Gruppe der meistverordneten Arzneimittel gelangt. Aufgrund seiner langen Halbwertszeit von 8 Stunden, die eine einmalige Gabe pro Tag ermöglicht, ist es in der Klinik heute das bevorzugte Mittel aus der Gruppe der Cefotaximderivate. Im Vergleich zu den in der ambulanten Therapie vorzugsweise eingesetzten Oralcephalosporinen erfordert der Einsatz wegen der zehnfach höheren Kosten besonders eingehende Prüfung der Indikation.

6

Tetracycline

Tetracycline haben ein breites Spektrum gegen grampositive und gramnegative Keime und werden daher vielfach bei ambulant erworbenen Infektionen eingesetzt. Bei weitgehend ähnlichem Wirkungsspektrum der einzelnen Vertreter konzentriert sich die praktische Anwendung der Tetracycline seit einigen Jahren auf Doxycyclin und in geringerem Maße auch auf Minocyclin. Beide Wirkstoffe haben sich aufgrund ihrer pharmakokinetischen Vorteile bei der Resorption und der Wirkungsdauer durchgesetzt. Aufgrund ihrer häufigen Anwendung ist jedoch die Resistenzentwicklung bei grampositiven und gramnegativen Bakterien zu berücksichtigen. Nach wie vor sind die Resistenzquoten bei Haemophilus influenzae und Pneumokokken relativ gering, so daß sie weiterhin zu den bevorzugten Mitteln zur Behandlung der chronischen Bronchitis in der Praxis gehören.

Trotzdem geht ihre praktische Bedeutung seit einigen Jahren zurück, erkennbar an einem seit 1993 rückläufigen Verordnungstrend (Abbildung 6.1). Über 90 % der verordneten Tagesdosen entfallen auf die Doxycyclinpräparate (Tabelle 6.5), die auch wegen ihrer günstigen Therapiekosten bevorzugt werden. Entgegen der insgesamt rückläufigen Tendenz der Doxycyclinverordnungen haben die besonders preisgünstigen Präparate (*Doxycyclin AL, Doxymono, Doxyratiopharm, Doxycyclin Heumann*) weiter an Boden gewonnen. Bei unproblematischer Bioäquivalenz von Doxycyclin haben die Preisunterschiede der Generika dazu geführt, daß sich die Tagestherapiekosten in den letzten zehn Jahren halbiert haben (siehe Arzneiverordnungs-Report '90).

Minocyclin hat ein identisches Wirkungsspektrum wie Doxycyclin, muß aber aus pharmakokinetischen Gründen doppelt so hoch

Tabelle 6.5: Verordnungen von Tetracyclinen 1998
Angegeben sind die 1998 verordneten Tagesdosen, die Änderungen gegenüber 1997 und die mittleren Kosten je DDD 1998.

Präparat	Bestandteile	DDD 1998 in Mio.	Änderung in %	DDD-Kosten in DM
Doxycyclin				
Doxy Wolff	Doxycyclin	9,8	(−12,9)	0,67
Doxy-ratiopharm	Doxycyclin	7,1	(+8,6)	0,53
Doxyhexal	Doxycyclin	6,7	(−5,8)	0,65
doxy von ct	Doxycyclin	5,3	(−10,2)	0,79
Doxycyclin Heumann	Doxycyclin	5,0	(+5,6)	0,52
Doxycyclin-ratiopharm	Doxycyclin	4,6	(−11,8)	0,62
Doxycyclin Stada	Doxycyclin	3,7	(−10,1)	0,74
Doxymono	Doxycyclin	3,6	(−11,1)	0,48
Azudoxat	Doxycyclin	3,6	(−12,0)	0,74
Supracyclin	Doxycyclin	3,0	(−21,9)	0,84
Doxycyclin AL	Doxycyclin	2,1	(+5,3)	0,44
Doxy Komb	Doxycyclin	1,2	(−12,3)	0,94
Doxy-Tablinen	Doxycyclin	1,1	(−11,3)	0,49
		56,8	(−7,6)	0,64
Minocyclin				
Skid	Minocyclin	2,1	(+19,7)	2,94
Lederderm	Minocyclin	1,6	(−15,6)	3,28
		3,7	(+1,3)	3,09
Summe		60,5	(−7,1)	0,79

wie Doxycyclin dosiert werden und ist daher teurer. Minocyclin ist besonders lipophil, was als Vorteil bei der Aknebehandlung angesehen wird. Andererseits ist damit eine erhöhte Liquorgängigkeit verbunden, die zu Schwindel und Übelkeit führen kann.

Makrolidantibiotika und Clindamycin

Makrolidantibiotika haben eine breite antibakterielle Aktivität gegen grampositive Bakterien mit zusätzlichen Wirkungen gegen Legionellen, Mykoplasmen, Campylobacter und einige Chlamydienarten. Erythromycin gilt als eines der Mittel der Wahl bei Legionellose und bei Keuchhusten. Makrolidantibiotika sind außerdem wirksam bei Mykoplasmen- und Chlamydien-Pneumonie.

Tabelle 6.6: Verordnungen von Makrolidantibiotika und Clindamycin 1998
Angegeben sind die 1998 verordneten Tagesdosen, die Änderungen gegenüber 1997 und die mittleren Kosten je DDD 1998.

Präparat	Bestandteile	DDD 1998 in Mio.	Änderung in %	DDD-Kosten in DM
Erythromycin				
Eryhexal	Erythromycin	3,8	(−3,0)	2,90
Erythromycin-ratiopharm	Erythromycin	3,3	(−2,0)	3,24
Erythromycin Wolff	Erythromycin	1,5	(−13,9)	2,91
Infectomycin	Erythromycin	1,3	(+11,5)	7,76
Paediathrocin	Erythromycin	1,2	(−8,4)	4,45
Sanasepton	Erythromycin	0,9	(−10,9)	3,72
Erysec	Erythromycin	0,9	(+7,8)	5,88
Monomycin	Erythromycin	0,8	(−8,9)	4,41
Erythromycin Stada	Erythromycin	0,8	(+10,3)	2,40
Erybeta	Erythromycin	0,6	(−3,0)	2,45
		15,0	(−3,1)	3,78
Andere Makrolidantibiotika				
Rulid	Roxithromycin	17,2	(−0,1)	7,11
Klacid	Clarithromycin	15,9	(+3,2)	8,90
Zithromax	Azithromycin	9,3	(+6,7)	10,09
Biaxin HP	Clarithromycin	2,5	(+16,4)	10,38
		44,9	(+3,3)	8,54
Clindamycin				
Sobelin	Clindamycin	1,7	(−0,5)	16,04
Clindahexal	Clindamycin	0,8	(+9,6)	11,86
Clin-Sanorania	Clindamycin	0,6	(+6,4)	11,76
Clindastad	Clindamycin	0,4	(+31,9)	12,06
		3,5	(+5,5)	13,95
Summe		63,4	(+1,8)	7,71

6

Der Hauptteil der Makrolidverordnungen entfällt seit mehreren Jahren auf die neueren Wirkstoffe, von denen Clarithromycin und Azithromycin auch 1998 weitere Zuwächse aufweisen (Tabelle 6.6). Die überwiegende Zahl der vielen Erythromycinpräparate ist dagegen weiter rückläufig.

Roxithromycin (*Rulid*) hat ein ähnliches Wirkungsspektrum wie Erythromycin. Auch die klinische Wirksamkeit bei Infektionen des Respirationstraktes sowie bei HNO- und Hautinfektionen ist vergleichbar. Pharmakokinetische Vorteile in Form höherer Bioverfügbarkeit und längerer Halbwertszeit sind weitgehend in eine fünffach geringere Tagesdosis umgesetzt worden. Trotzdem liegen die DDD-Kosten im Durchschnitt fast doppelt so hoch wie bei Erythromycin.

Clarithromycin hat ebenfalls ein Erythromycin-ähnliches Wirkungsspektrum. Vorteilhaft sind eine höhere Bioverfügbarkeit von 50–55 % sowie 2–4fach geringere Hemmkonzentrationen bei mehreren grampositiven Erregern. Clarithromycin wird zunehmend auch als antibiotische Komponente der Tripeltherapie für die Eradikation von Helicobacter pylori bei der Therapie peptischer Ulzera eingesetzt, auch erkennbar an dem neuen Präparat *Biaxin HP*, das speziell in einer therapiegerechten Packungsgröße für die siebentägige Behandlung angeboten wird.

Azithromycin (*Zithromax*) ist ein weiteres neues Makrolidantibiotikum und der erste Vertreter der Azalide. Es ist seit 1994 unter den 2000 meistverordneten Arzneimitteln vertreten und wurde auch 1998 mehr verordnet. Die Säurestabilität und damit die orale Bioverfügbarkeit wurden durch die Einführung eines methylsubstituierten Stickstoffs erheblich verbessert. Außerdem ist das antibakterielle Spektrum im gramnegativen Bereich erweitert worden. Die Substanz hat eine ungewöhnlich hohe Gewebsaffinität und eine lange terminale Halbwertszeit (2–4 Tage), so daß sie noch bis zur vierten Woche nach der letzten Gabe im Urin ausgeschieden wird. Deshalb wirkt eine 3–5tägige Therapie genauso gut wie eine zehntägige Erythromycintherapie. Es bleibt trotz dieser Vorteile abzuwarten, ob mit der hohen Gewebspenetration auch besondere Risiken verbunden sind, da bei Langzeitgaben im Tierversuch Phospholipidosen infolge Aufnahme in Gewebslysosomen beobachtet wurden. Eine längere Therapiedauer wird daher als problematisch angesehen (Simon und Stille 1997).

Clindamycin hat ein ähnliches Wirkungsspektrum wie die Makrolidantibiotika, ist jedoch erheblich teurer als Erythromycin und die neueren Makrolidantibiotika und führt zu überdurchschnittlich häufigen gastrointestinalen Nebenwirkungen (z.B. pseudomembranöse Colitis). Anwendung findet Clindamycin häufig bei Anaerobierinfektionen und Osteomyelitis. Während das Originalpräparat *Sobelin* stagniert, steigen die Verordnungsanteile der Clindamycingenerika (Tabelle 6.6).

Sulfonamid-Kombinationen

Sulfonamide und Trimethoprim bewirken nach dem Prinzip der Sequentialblockade eine synergistische Hemmung der bakteriellen Folsäuresynthese und stellen ein wirksames Kombinationsprinzip mit einem breiten antibakteriellen Wirkungsspektrum dar. Auch aus pharmakokinetischen Gründen ist die Kombination sinnvoll, weil beide Komponenten nahezu gleiche Eliminationshalbwertszeiten haben und zusammen renal eliminiert werden. Sie sind Mittel der Wahl bei Harnwegsinfektionen, Salmonellosen und Pneumocystis-carinii-Pneumonien. Sie können außerdem als therapeutische Alternative bei chronischer Bronchitis und verschiedenen Enteritiden eingesetzt werden.

Die Verordnungen der Sulfonamid-Trimethoprim-Kombinationen sind in den letzten fünf Jahren um fast 50 % zurückgegangen (s. Arzneiverordnungs-Report 1994). Auch 1998 hat nicht nur die Zahl der häufig verordneten Präparate gegenüber dem Vorjahr um drei abgenommen, sondern auch das Verordnungsvolumen der verbliebenen Präparate (Tabelle 6.7). Neben zwölf Co-trimoxazolpräparaten mit der Kombination aus Trimethoprim und Sulfamethoxazol ist noch *Berlocombin* mit einer anderen Sulfonamidkomponente (Sulfamerazin) vertreten.

6

Chinolone

Chinolone hemmen eine bakterielle Gyrase, die bei der Bakterienvermehrung von entscheidender Bedeutung für eine schnelle DNS-Replikation ist. Eine Hemmung dieses Enzyms führt zum raschen bakteriellen Zelltod. Die ersten Gyrasehemmer vom Typ der Nalidixinsäure waren als Hohlraumchemotherapeutika ausschließlich bei Harnwegsinfektionen einsetzbar. Wegen ihrer ungünstigen Pharmakokinetik, geringen Aktivität und Tendenz zur schnellen Resistenzbildung sind sie weitgehend verlassen worden.

Dagegen haben die neuen Gyrasehemmer aus der Gruppe der Fluorchinolone eine gute antibakterielle Aktivität, ein breites Wirkungsspektrum und eine günstigere Pharmakokinetik. Während Norfloxacin nur für Harnwegsinfektionen zugelassen ist, sind Ofloxacin, Enoxacin und Ciprofloxacin wegen ihrer stärkeren Wirkung auch systemisch bei Infektionen der Atemwege, des Bauchraumes und der Haut

Tabelle 6.7: Verordnungen von Sulfonamiden 1998 (Kombinationspräparate)
Angegeben sind die 1998 verordneten Tagesdosen, die Änderungen gegenüber
1997 und die mittleren Kosten je DDD 1998.

Präparat	Bestandteile	DDD 1998 in Mio.	Änderung in %	DDD-Kosten in DM
Cotrim-ratiopharm	Trimethoprim Sulfamethoxazol	9,0	(−3,5)	0,98
Kepinol	Trimethoprim Sulfamethoxazol	6,3	(−12,7)	1,16
cotrim forte von ct	Trimethoprim Sulfamethoxazol	2,1	(−8,4)	0,77
Bactoreduct	Trimethoprim Sulfamethoxazol	1,8	(−9,3)	0,82
Berlocombin	Trimethoprim Sulfamerazin	1,6	(−24,5)	1,15
TMS Tabletten/Kindersaft	Trimethoprim Sulfamethoxazol	1,0	(−19,5)	1,17
Eusaprim	Trimethoprim Sulfamethoxazol	0,9	(−24,0)	1,21
Supracombin	Trimethoprim Sulfamethoxazol	0,8	(−12,7)	0,98
Cotrim Hexal	Trimethoprim Sulfamethoxazol	0,8	(+29,6)	0,78
Cotrimoxazol AL	Trimethoprim Sulfamethoxazol	0,7	(−13,5)	0,70
Cotrimstada	Trimethoprim Sulfamethoxazol	0,6	(−0,2)	1,03
Bactrim Roche	Trimethoprim Sulfamethoxazol	0,6	(−4,0)	1,51
Cotrimox-Wolff	Trimethoprim Sulfamethoxazol	0,6	(−28,3)	1,30
Summe		26,7	(−10,0)	1,02

anwendbar. Abweichend davon wird *Uro-Tarivid* in einer niedrig
dosierten Form für die unkomplizierte Zystitis und gonorrhoische
Urethritis angeboten, eine nicht gerechtfertigte Indikation einer Substanz, die ihre Stärke bei komplizierten Infektionen mit Erregerresistenz hat. Enoxacin (*Enoxor*) hat ein ähnliches Wirkungsspektrum
wie Ofloxacin und Ciprofloxacin, jedoch mit einer schwächeren antibakteriellen Wirkungsstärke und wird deshalb vor allem für Harnwegsinfekte und Gonorrhö empfohlen.

Erstmals vertreten ist das 1997 neu eingeführte Grepafloxacin
(*Vaxar*) aus der Gruppe der neuen Fluorchinolone mit verbesserter
Aktivität. Grepafloxacin wirkt im Vergleich zu Ciprofloxacin besser

auf grampositive Keime, insbesondere vierfach stärker gegen Pneumokokken einschließlich Penicillin-resistenter Stämme (Wagstaff und Balfour 1997). Weitere Vorteile sind eine höhere Wirkungsstärke und eine längere Wirkungsdauer mit einmal täglicher Dosierung.

Ebenfalls neu hinzugekommen ist Levofloxacin (*Tavanic*), das als linksdrehende Form des als Razemat vorliegenden Ofloxacin in der Hälfte der Dosis wirksam ist und daher in Zukunft Ofloxacin ersetzen soll. Darüber hinaus bietet es jedoch keine weiteren Vorteile.

Als weiterer Vertreter der neuen Fluorchinolone kam Trofloxacin (*Trovan*) im August 1998 auf den Markt und erreichte in knapp fünf Monaten bereits 58400 Verordnungen. Die Substanz verfügt über eine verbesserte antibakterielle Aktivität im grampositiven Bereich mit zusätzlicher Wirkung auf Anaerobier (Haria und Lamb 1997). Nach dem Auftreten von über 100 schwerwiegenden Leberschädigungen, darunter 14 Fälle von Leberversagen (davon mehrere tödlich), hat das Committee for Proprietary Medicinal Products (CPMP) als europäische Zulassungskommission das vorläufige Ruhen der Zulassung empfohlen, woraufhin die Firma Pfizer am 14. Juni 1999 den Vertrieb des Mittels eingestellt hat (Arzneimittelkommission der Deutschen Apothekerschaft 1999).

6

Virostatika

Die Verordnungsentwicklung der Virostatika ist von der starken Zunahme der antiretroviralen Therapie mit Nukleosidanaloga und HIV-Proteasehemmern geprägt. Zidovudin (*Retrovir*) ist 1987 eingeführt worden und erschien 1996 erstmals unter den verordnungshäufigsten Arzneimitteln. Es hemmt als Thymidinanalogon die reverse Transkriptase und dadurch die Replikation von Retroviren. Die Monotherapie mit Zidovudin hat zwar die Lebenserwartung von HIV-Patienten verlängert, war aber aufgrund von Resistenzbildung nur relativ kurz wirksam.

Mit der weiteren Entwicklung antiretroviraler Substanzen wurde die Kombinationstherapie mit neuen Nukleosidanaloga (Didanosin, Zalcitabin, Lamivudin), nichtnukleosidischen Reverse-Transkriptase-Inhibitoren (NNRTI) (z.B. Nevirapin) oder Proteaseinhibitoren (z.B. Saquinavir, Ritonavir) eingeführt und als derzeitige Standardtherapie mit jeweils aktualisierten Empfehlungen definiert (Carpenter et al. 1998). Durch eine derartige Kombinationstherapie wird die HIV-

Tabelle 6.8: Verordnungen sonstiger Chemotherapeutika 1998
Angegeben sind die 1998 verordneten Tagesdosen, die Änderungen gegenüber
1997 und die mittleren Kosten je DDD 1998.

Präparat	Bestandteile	DDD 1998 in Mio.	Änderung in %	DDD-Kosten in DM
Gyrasehemmer				
Tarivid	Ofloxacin	7,0	(−10,7)	10,50
Ciprobay	Ciprofloxacin	6,4	(+10,0)	20,76
Barazan	Norfloxacin	2,8	(−12,4)	6,89
Vaxar	Grepafloxacin	1,5	(+289,2)	11,14
Tavanic	Levofloxacin	1,4	(neu)	12,25
Enoxor	Enoxacin	0,8	(+32,2)	7,17
Uro-Tarivid	Ofloxacin	0,8	(−2,4)	14,86
		20,6	(+10,7)	13,39
Virostatika				
Epivir	Lamivudin	2,8	(−25,3)	18,33
Zerit	Stavudin	2,6	(+46,3)	22,14
Retrovir	Zidovudin	0,5	(−48,2)	74,38
Acic Hexal Tbl.	Aciclovir	0,4	(+62,1)	15,55
Aciclostad	Aciclovir	0,4	(+21,0)	15,10
Aciclovir-ratioph. Tabl./p.i.	Aciclovir	0,4	(+46,2)	15,53
		7,1	(−2,6)	23,04
Nitroimidazole				
Clont i. v./-400	Metronidazol	1,2	(−16,3)	3,28
BYK Metronidazol	Metronidazol	0,6	(+59,5)	3,39
		1,8	(−0,3)	3,32
Andere Mittel				
Locabiosol	Fusafungin	13,2	(−2,7)	1,62
Umckaloabo	Pelargonium reniforme /sidoides	5,3	(+38,6)	1,28
Monuril	Fosfomycin	0,1	(+13,8)	18,92
		18,6	(+6,5)	1,62
Summe		48,1	(+6,5)	9,89

RNS-Menge im Plasma bereits nach kurzer Zeit auf 1 % der Ausgangsmenge gesenkt, gefolgt von einer zweiten, langsameren Phase (Chun et al. 1997). Die Erfolge der antiretroviralen Kombinationstherapie sind beeindruckend. Während die Letalitätsrate von HIV-infizierten Patienten 1995 noch 23 % betrug, sank sie in dem Zeitraum vom September 1997 bis März 1998 auf 4,1 % (Mocroft et al. 1998).

Entsprechend den neuen Therapieempfehlungen ist 1998 mit *Zerit* (Stavudin) ein weiteres Nukleosidanalogon unter den verordnungshäufigsten Präparaten vertreten, während *Epivir* (Lamivudin) und insbesondere *Retrovir* (Zidovudin) stark abgenommen haben (Tabelle 6.8). Auch die HIV-Proteasehemmer, die Ende 1996 eingeführt wurden, werden in steigendem Umfang eingesetzt (siehe Spezialpräparate, Kapitel 48). Leider kommt es auch unter der Kombinationstherapie zu Resistenzentwicklungen, die vor allem bei nebenwirkungsbedingten Therapieunterbrechungen problematisch werden.

Aciclovir ist ein Virostatikum zur Behandlung von Herpes-simplex- und Varicella-zoster-Virusinfektionen, das nach Phosphorylierung zu Aciclovirtriphosphat die DNS-Polymerase und damit die Virus-DNS-Replikation hemmt. Die Verordnung von Aciclovir hat 1998 stark zugenommen, erkennbar an drei neuen Generika, die erstmals unter den häufig verordneten Arzneimitteln vertreten sind, während das erheblich teurere Originalpräparat *Zovirax* nicht mehr erscheint (Tabelle 6.8).

6

Nitroimidazole

Hauptvertreter der Nitroimidazole ist Metronidazol, das speziell bei Trichomoniasis, Amöbenruhr und Anaerobierinfektionen wirksam ist. Weiterhin bedeutsam ist sein Einsatz bei der Tripeltherapie zur Eradikation des Helicobacter pylori bei der Therapie des Ulcus ventriculi et duodeni (siehe Kapitel 33). Die Verordnungen von Metronidazol haben sich 1998 gegenüber dem Vorjahr kaum verändert, obwohl zwei Präparate (*Arilin 500, Ulculind Metro*) nicht mehr vertreten sind und *Byk Metronidazol* neu hinzugekommen ist (Tabelle 6.8).

Andere Mittel

Locabiosol (Tabelle 6.8) enthält das Staphylokokkenantibiotikum Fusafungin, das als oberflächlich wirkende Substanz nur sehr begrenzt wirksam ist und deshalb im Rahmen der Aufbereitung negativ bewertet wurde. In der vorliegenden Form handelt es sich um ein Dosieraerosol, das zur Behandlung von Atemwegsinfektionen wie Rhinitis, Pharyngitis und Laryngitis empfohlen wird. Da diese

Erkrankungen in der Mehrzahl der Fälle durch Viren ausgelöst werden, ist ein Staphylokokkenantibiotikum nicht indiziert. Die Verordnungen dieses Mittels sind nach jahrelanger Kritik 1998 weiter zurückgegangen.

Umckaloabo besteht aus einem Pelargoniumwurzelextrakt südafrikanischer Geranienarten, der Cumarine und Gerbsäuren enthält und schwache antibakterielle Wirkungen in Konzentrationen von 5–10 g/l hat (Kayser und Kolodziej 1997). In der Roten Liste wird das Mittel als pflanzliches Antibiotikum bezeichnet und vom Hersteller für die Behandlung von Atemwegsinfektionen in tropfenweiser Dosis empfohlen. Da *Umckaloabo* nur 8,2 mg Extrakt pro ml Lösung enthält, ist das Präparat mindestens 1000fach unterdosiert, um selbst unter optimalen Resorptionsbedingungen wirksam zu sein. Zur Wirksamkeit und Verträglichkeit des Präparates gibt es lediglich Pseudobelege aus unkontrollierten, offenen Beobachtungsstudien, die nur den üblichen Spontanverlauf der akuten Bronchitis bei Kindern mit Abklingen der Symptome nach 7–14 Tagen bestätigten (Haidvogl et al. 1996).

Monuril (Fosfomycin) gilt als Mittel zweiter Wahl bei Staphylokokkeninfektionen. Es ist in der Regel nur indiziert, wenn eine Penicillinallergie oder Resistenz gegen andere Antibiotika vorliegt oder der Infektionsherd pharmakokinetisch schwer erreichbar ist.

Literatur

Archer G.L., Polk R.E. (1998): Treatment and prophylaxis of bacterial infections. In: Fauci A.S. et al. (eds.): Harrison's principles of internal medicine McGraw-Hill Inc., New York, pp. 856–869.

Arzneimittelkommission der Deutschen Apotheker (1999): Rückruf: Trovan Tabletten. Trovan i. v. Pharm. Ztg. 144: 1922.

Carpenter C.J., Fischl M.A., Hammer S.M., Hirsch M.S., Jacobsen D.M. et al. (1998): Antiretroviral therapy for HIV infection in 1998. Updated recommendations of the International AIDS Society-USA panel. JAMA 280: 78–86.

Chun T.W., Carruth L., Finzi D., Shen X., DiGiuseppe J.A. et al. (1997): Quantification of latent tissue reservoirs and total body viral load in HIV1-infection. Nature 387: 183–188.

Daschner F. (Hrsg.) (1998): Antibiotika am Krankenbett. 9. Aufl., Springer-Verlag, Berlin, Heidelberg, New York.

Haidvogl M., Schuster R., Heger M. (1996): Akute Bronchitis im Kindesalter. Multizenter-Studie zur Wirksamkeit und Verträglichkeit des Phytotherapeutikums Umckaloabo. Z. Phytother. 17: 300–313.

Haria M., Lamb H.M. (1997): Trovafloxacin. Drugs 54: 435–445.

Kayser O., Kolodziej H. (1997): Antibacterial activity of extracts and constituents of Pelargonium sidoides and Pelargonium reniforme. Planta Med. 63: 508–510.

Kemmerich B., Lode H., Brückner O. (1983): Diagnostik und Antibiotikatherapie von Infektionskrankheiten in der Praxis. Ergebnisse einer Umfrage. Dtsch. Med. Wochenschr. 108: 1943–1947.

Mocroft A., Vella S., Benfield T.L., Chiesi A., Miller V. et al. (1998): Changing patterns of mortality across Europe in patients infected with HIV-1. Lancet 352: 1725–1730.

Simon C., Stille W. (1997): Antibiotika-Therapie in Klinik und Praxis. 9. Auflage, Schattauer, Stuttgart, New York, S. 164–165.

Wagner S., Jung H., Nau F., Schmitt H.J. (1993): Relevanz von Infektionskrankheiten in einer Kinderarztpraxis. Klin. Pädiatr. 205: 14–17.

Wagstaff A.J., Balfour J.A. (1997): Grepafloxacin. Drugs 53: 817–824. Commentary 825–827.

6

7 Antidementiva

U. Schwabe

Demenzen sind Krankheiten des höheren Lebensalters, aber keine unausweichliche Folge des Alterns. Ab dem 60. Lebensjahr steigt die Prävalenz sowohl der primär degenerativen wie auch der vaskulären Demenzerkrankungen rasch an. Sie beginnt mit 2% bei den 65–69jährigen und erreicht 30% bei den über 90jährigen. Am häufigsten sind die Alzheimersche Krankheit und vaskuläre Demenzen. Bei 10–15% der Demenzkranken liegen potentiell reversible Grundkrankheiten vor, bei denen eine partielle oder vollständige Rückbildung durch spezifische Therapie erzielbar ist.

Die Alzheimer-Demenz ist eine neurodegenerative Krankheit mit einem charakteristischen Verlust des Gedächtnisses und anderer kognitiver Fähigkeiten. Ursachen der Alzheimer-Demenz sind Störungen der synaptischen Neurotransmission, degenerative Veränderungen kortikaler und subkortikaler Neurone, kortikale Ablagerungen von Amyloid sowie ein diskreter intrakortikaler entzündlicher Prozeß. Von Störungen der Neurotransmission betroffen sind sowohl cholinerge als auch verschiedene aminerge, zum Cortex führende Nervenbahnen.

Zu den am besten untersuchten Aspekten der gestörten Neurotransmission gehören degenerative Veränderungen der cholinergen, zum Cortex aszendierenden Nervenbahnen des Nucleus basalis Meynert. Auf der Basis dieser Beobachtungen wurde die Hypothese des cholinergen Defizits der Alzheimerschen Krankheit entwickelt (Perry 1986). Danach steht die kognitive Verschlechterung im Zusammenhang mit der Abnahme zentraler cholinerger Funktionen. Die Behandlungsstrategien zur Behebung des cholinergen Defizits bestehen in Stimulation der zentralen cholinergen Aktivität über eine Substitution von Acetylcholinvorstufen, Hemmung des Acetylcholinabbaus durch Cholinesterasehemmstoffe und Gabe von Acetylcholinagonisten zur postsynaptischen Rezeptorstimulation. Die Acetylcholinvorstufen Cholin und Phosphatidylcholin (Lecithin) hatten jedoch keine Effekte auf die Gedächtnisleistungen von Alzheimer-Patienten. Bessere Ergebnisse wurden nach der Entwicklung mehrerer Acetylcholinesterasehemmstoffe erzielt (siehe unten).

Ein grundsätzliches Problem bei der Beurteilung von Arzneimitteln zur Behandlung der Alzheimerschen Krankheit sind allgemein akzeptierte Kriterien für den Nachweis der therapeutischen Wirksamkeit. In der Richtlinie der Europäischen Gemeinschaft werden als Hauptziele der Behandlung der Alzheimerschen Krankheit eine symptomatische Besserung, eine Progressionsverzögerung der Symptome und eine Primärprävention der Krankheit im präsymptomatischen Stadium genannt (Committee for Proprietary Medicinal Products 1998). Eine symptomatische Besserung soll in den folgenden drei Beobachtungsebenen nachgewiesen werden:

7

- Neuropsychologischer Status, gemessen durch objektive Tests (kognitive Endpunkte),
- Aktivitäten des täglichen Lebens (funktioneller Endpunkt),
- klinische Gesamtwirksamkeit, erfaßt durch globale ärztliche Beurteilung (globaler Endpunkt).

Für alle drei Ebenen sollen Wirksamkeitsvariablen spezifiziert werden. Klinische Studien sollen signifikante Unterschiede in mindestens zwei primären Variablen zeigen. Die amerikanische Food and Drug Administration (FDA) trifft ihre Zulassungsentscheidungen derzeit nach einem Richtlinienentwurf, in dem eine Überlegenheit nach globaler klinischer Beurteilung und nach objektiver Messung kognitiver Funktionen für den Nachweis der Wirksamkeit gefordert wird (Leber 1990). An der Harmonisierung der Richtlinien verschiedener Länder wird gearbeitet (Reisberg et al. 1997).

In Deutschland konzentriert sich die praktische Arzneitherapie auf Präparate mit unspezifischen Effekten auf Hirnstoffwechsel oder Durchblutung, die im Rahmen der Aufbereitung positiv monographiert und nach dem Arzneimittelgesetz zugelassen wurden. Dazu gehören Sekalealkaloidderivate, Piracetam und Ginkgoextrakt. Nach wissenschaftlichen Kriterien und den derzeit verbindlichen Empfehlungen ist jedoch die Wirksamkeit dieser Präparate auf den seit längerem diskutierten Beobachtungsebenen nicht belegt (Poremba 1993, Bauer 1994, Benkert und Hippius 1996). In der internationalen Standardliteratur werden diese Mittel gar nicht erwähnt oder bezüglich der Wirksamkeitsbelege als wenig überzeugend bewertet (Marin und Davis 1995, Reynolds 1996, Standaert und Young 1996, Small 1998).

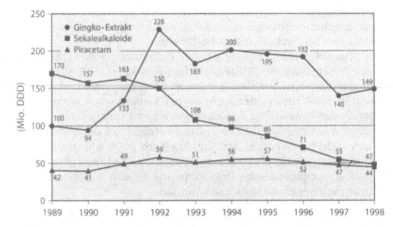

Abbildung 7.1: Verordnungen von Antidementiva 1989 bis 1998
Gesamtverordnungen nach definierten Tagesdosen (ab 1991 mit neuen Bundesländern)

Verordnungsspektrum

Die Verordnungsentwicklung der Antidementiva hat sich 1998 wieder
stabilisiert und zeigt im Gegensatz zu den starken Rückgängen im
Jahre 1997 nur noch geringfügige Abnahmen bei Verordnungen und
Umsatz (Tabelle 7.1). Insgesamt setzt sich jedoch bei dieser Indikationsgruppe ein Trend fort, der bereits vor zehn Jahren begann und
nur 1991 und 1992 durch das Hinzukommen der neuen Bundesländer
unterbrochen wurde (Abbildung 7.1).

Ginkgoextrakt

Ginkgoextrakt ist ein pflanzliches Mittel, das einen Trockenextrakt
aus den Blättern des Ginkgo-biloba-Baumes enthält und auf Flavinglykoside und Terpenlactone standardisiert ist. Dem Extraktgemisch
werden durchblutungssteigernde, viskositätssenkende und thrombozytenaggregationshemmende Wirkungen zugeschrieben. Ginkgoextrakte sind für die symptomatische Behandlung dementieller Syndrome und der Claudicatio intermittens zugelassen. Bis 1994 wurden
Ginkgoextrakte bei den durchblutungsfördernden Mitteln eingeord-

Tabelle 7.1: Verordnungen von Antidementiva 1998
Angegeben sind die verordnungshäufigsten Präparate mit Verordnungsrang, Verordnungen und Umsatz 1998 im Vergleich zu 1997.

Rang	Präparat	Verordnungen in Tsd.	Änd. %	Umsatz Mio. DM	Änd. %
71	Tebonin	1461,5	+2,4	103,9	+7,5
137	Gingium	1010,6	−1,4	49,9	+0,3
166	Ginkobil	865,8	−3,1	47,1	+4,4
260	rökan	620,3	−15,7	46,3	−11,7
528	Kaveri	362,2	+11,1	19,7	+9,1
558	Natil	343,1	−6,8	29,8	−3,7
592	Piracetam-ratiopharm	322,7	−1,9	11,7	−17,8
612	Normabrain	313,2	−13,4	19,6	−18,0
675	Nootrop	289,9	−13,4	20,6	−19,0
1071	Hydergin	169,9	−19,8	9,5	−17,1
1272	Orphol	140,3	−18,6	7,5	−11,4
1367	Ginkgo Stada	128,4	+12,1	6,0	+11,4
1424	Cinnarizin-ratiopharm	121,6	−27,9	2,2	−27,2
1471	Ginkopur	116,9	+6,7	5,6	+7,2
1508	Sermion	113,4	−26,3	19,2	−30,5
1530	Ginkodilat	110,5	−5,0	5,1	−4,7
1541	Complamin	108,8	−29,7	4,4	−26,1
1551	DCCK	107,9	−11,4	6,2	−3,7
1656	Piracetam-neuraxpharm	97,1	+18,9	5,7	+22,5
1711	Ginkgo Syxyl	93,0	−8,5	2,2	−3,7
1755	Piracetam von ct	89,4	+18,8	3,7	+23,4
1761	Gingopret	89,1	+109,9	3,8	+109,1
1799	Piracebral	86,4	−22,7	3,5	−18,9
1903	Gingobeta	78,7	+35,0	3,5	+37,4
1946	cinna von ct	75,6	+11,0	1,0	+15,4
	Summe	7316,5	−4,5	437,7	−3,8
	Anteil an der Indikationsgruppe	84,1 %		76,5 %	
	Gesamte Indikationsgruppe	8703,8	−5,6	572,3	−1,6

7

net, ab 1995 als pflanzliche Neurotropika bei den Psychopharmaka und seit 1996 als pflanzliche Antidementiva.

Die verordnungsstärkste Gruppe der Antidementiva sind weiterhin die Ginkgopräparate. Als einzige Gruppe haben sie einen Verordnungszuwachs erzielt, so daß jetzt fast 60 % der verordneten Tagesdosen auf diese Mittel entfallen (Tabelle 7.2). Allerdings werden die Ginkgopräparate trotz der amtlichen Zulassung, auf die sich die Hersteller verständlicherweise berufen, auch in Deutschland für die psychiatrische Pharmakotherapie als entbehrlich angesehen (Benkert und Hippius 1996) oder gar nicht erwähnt (Ackermann 1998).

Bis 1992 waren 40 kontrollierte Studien publiziert worden, die überwiegend in Deutschland und Frankreich durchgeführt wurden. Von zehn Studien, darunter acht Studien bei zerebraler Insuffizienz, wurde die methodische Qualität in einer Metaanalyse als akzeptabel

Tabelle 7.2: Verordnungen von Antidementiva 1998
Angegeben sind die 1998 verordneten Tagesdosen, die Änderungen gegenüber 1997 und die mittleren Kosten je DDD 1998.

Präparat	Bestandteile	DDD 1998 in Mio.	Änderung in %	DDD-Kosten in DM
Ginkgo-biloba-Extrakt				
Tebonin	Ginkgoblätterextrakt	50,2	(+13,1)	2,07
Gingium	Ginkgoblätterextrakt	25,1	(−0,0)	1,99
Ginkobil	Ginkgoblätterextrakt	24,2	(+5,3)	1,95
rökan	Ginkgoblätterextrakt	22,4	(−7,2)	2,07
Kaveri	Ginkgoblätterextrakt	10,7	(+9,6)	1,84
Ginkopur	Ginkgoblätterextrakt	3,4	(+32,1)	1,62
Ginkgo Stada	Ginkgoblätterextrakt	3,0	(+11,4)	2,01
Ginkodilat	Ginkgoblätterextrakt	2,5	(−4,6)	2,01
Ginkgo Syxyl	Ginkgoblätterextrakt	1,9	(−4,2)	1,14
Gingopret	Ginkgoblätterextrakt	1,8	(+114,7)	2,13
Gingobeta	Ginkgoblätterextrakt	1,8	(+36,8)	1,99
		147,0	**(+6,2)**	**1,99**
Sekalealkaloide				
Hydergin	Dihydroergotoxin	9,2	(−16,9)	1,03
Sermion	Nicergolin	9,2	(−24,2)	2,08
Orphol	Dihydroergotoxin	7,1	(−8,2)	1,05
DCCK	Dihydroergotoxin	6,1	(−1,9)	1,01
		31,7	**(−15,0)**	**1,34**
Piracetam				
Normabrain	Piracetam	11,2	(−9,7)	1,75
Piracetam-ratiopharm	Piracetam	10,1	(−0,3)	1,16
Nootrop	Piracetam	8,7	(−10,6)	2,37
Piracetam-neuraxpharm	Piracetam	3,6	(+20,6)	1,60
Piracetam von ct	Piracetam	3,6	(+22,9)	1,04
Piracebral	Piracetam	3,3	(−19,9)	1,06
		40,5	**(−4,3)**	**1,60**
Andere Antidementiva				
Natil	Cyclandelat	20,3	(−4,1)	1,47
Cinnarizin-ratiopharm	Cinnarizin	5,3	(−27,6)	0,41
cinna von ct	Cinnarizin	3,2	(+15,4)	0,31
Complamin	Xantinolnicotinat	2,7	(−23,1)	1,62
		31,6	**(−9,4)**	**1,18**
Summe		**250,7**	**(−0,8)**	**1,75**

7

bewertet (Kleijnen und Knipschild 1992). Allerdings waren die Effekte ausgesprochen marginal. So fanden Taillandier et al. (1986) nach zwölf Monaten nur bei einem Vorher-Nachher-Vergleich Unterschiede zwischen Ginkgoextrakt (17 %) und Placebo (8 %). Ungeachtet dieser Einschränkungen erfüllen alle diese älteren Studien nicht die 1991 erarbeiteten Kriterien zum Nachweis der therapeutischen Wirksamkeit bei Demenzpatienten auf drei Beobachtungsebenen (Bundesgesundheitsamt 1991).

In einer neueren Ginkgostudie, die 1992 in 41 ärztlichen Praxen durchgeführt wurde, sind drei primäre Wirksamkeitsparameter gemessen worden (Kanowski et al. 1996). Die Responderanalyse erfaßte zwei von drei Primärparametern und ergab nach 24wöchiger Behandlung einen Arzneimitteleffekt bei 18 % der Patienten (Ginkgogruppe 28 %, Placebogruppe 10 %). Wurden alle drei Primärparameter nach den derzeitigen Prüfleitlinien ausgewertet, resultierte nur ein marginaler Arzneimitteleffekt von 8 %. Weitere Mängel der Studie sind fehlende Effekte auf die Alltagsaktivität, unvollständige Subgruppenanalyse für Alzheimer- und Multiinfarktdemenz sowie fehlende Zuordnung unabhängiger Beobachter für die drei Merkmalsgruppen.

Auch eine in den USA durchgeführte Ginkgostudie erreichte die Vorgaben der derzeitigen Prüfleitlinien nicht. So ergaben sich zwischen Ginkgo- und Placebogruppen keine Unterschiede bei der klinischen Globalbeurteilung (CIGC Rating) (Le Bars et al. 1997). Die kognitiven Leistungen zeigten nach 52 Wochen nur bescheidene Änderungen (1,4 Punkte Zunahme gegenüber Placebo im ADAS-Cog Score) und damit deutlich weniger als die Cholinesterasehemmer (Tabelle 7.3). Die relativ gute Verträglichkeit von Ginkgo hatte nicht den erwarteten Vorteil, da die Abbruchquote (56 %) in der einjährigen Studie ebenfalls ungewöhnlich hoch lag.

Piracetam

Piracetam ist ein zyklisches Derivat der γ-Aminobuttersäure (GABA), hat jedoch in klinisch erreichbaren Konzentrationen von 70 μM keine spezifischen Effekte auf GABA-Systeme oder andere Neurotransmitterrezeptoren (Gouliaev und Senning 1994). Auf der Basis tierexperimenteller Befunde wird Piracetam seit 25 Jahren bei Hirnleistungsstörungen älterer Patienten zur Steigerung von Lernen und

Tabelle 7.3: Klinische Studien zur Wirkung von Antidementiva
Ergebnisse randomisierter, doppelblinder, Placebo-kontrollierter Studien. Als Maßparameter sind angegeben kognitive Endpunkte gemessen mit Alzheimer's Disease Assessment Scale Cognitive Subscale (ADAS-Cog, 0–70 Punkte), klinische Gesamtwirksamkeit (globaler Effekt) erfaßt durch Clinical Global Impression of Change (CGIC, 1–7 Punkte), Clinician's Interview-Based Impression of Change plus Caregiver Information (CIBIC plus) und als funktioneller Endpunkt die Alltagsaktivität gemessen durch Instrumental Activities of Daily Living (IADL), Progressive Deterioration Scale (PDS) oder Geriatric Evaluation by Relatives Rating Instrument (GERRI, 1–5 Punkte). Die Daten und Veränderungswerte gegenüber Placebokontrollen mit Angabe der Ausgangswerte, soweit angegeben, beziehen sich jeweils auf die Intent-to-treat-Analyse (ITT). Abbruchquote (Abbr.) bezieht sich auf die Zahl der vor Studienende ausgeschiedenen Patienten. Alle Werte sind signifikant ausgenommen ns-markierte.

7

Studie	Kognitiv (ADAS-Cog)	Globaler Effekt	Alltags-aktivität
Tacrin (*Cognex*) 160 mg/d 663 Pat., 30 Wo., Abbr. 69 %, ITT Knapp et al. (1994)	2,2 von 28,0	0,2 CGIC	4,6 PDS
Donepezil (*Aricept*) 10 mg/d 473 Pat., 24 Wo. Abbr. 32 %, ITT Rogers et al. (1998)	2,88 von 27,4	0,4 von 3,8 CIBIC plus	
Rivastigmin (*Exelon*) 6–12 mg/d 699 Pat., 26 Wo. Abbr. 35 %, ITT Corey-Bloom et al. (1998)	3,78 von 22,3	0,29 CIBIC plus	3,38 PDS
Metrifonat 30–60 mg/d 408 Pat., 26 Wo. Abbr. 21 %, ITT Morris et al. (1998)	2,86 von 20,4	0,28 CIBIC plus	
Physostigmin 36 mg/d 475 Pat., 24 Wo. Abbr. 68 %, ITT Thal et al. (1999)	2,90 von 24,1	0,26 CIBIC plus	0,14 (ns) von 44,0 IADL
Ginkgoextrakt 120 mg/d 309 Pat., 52 Wo. Abbr. 53 %, ITT Le Bars et al. (1997)	1,40 von 20,2	0,0 (ns) von 4,2 CGIC	0,14 GERRI

Gedächtnis in Tagesdosen von 2,4–4,8 g/Tag eingesetzt. Die älteren Studien wurden an unterschiedlichen Patientengruppen durchgeführt und hatten widersprüchliche Ergebnisse (Vernon und Sorkin 1991). Eine neuere Langzeitstudie, die nach den heutigen Empfehlungen in mehreren Beobachtungsebenen über einen Zeitraum von 12 Monaten durchgeführt wurde, zeigte trotz sehr hoher Dosierung (8 g/Tag) keine Effekte auf den globalen psychopathologischen Status sowie auf Verhalten und Alltagsaktivität (Croisile et al. 1993). Lediglich im Bereich kognitiver Leistungen ergab sich bei drei Einzel-Gedächtnistests eine Verlangsamung der Progression gegenüber Placebo. Eine häufige unerwünschte Nebenwirkung von Piracetam ist vermehrte, vor allem nächtliche Unruhe. Trotz der amtlichen Zulassung wird daher Piracetam bei der Behandlung von Demenzpatienten weiterhin als entbehrlich angesehen (Bauer 1994, Benkert und Hippius 1996, Hollister und Gruber 1996).

Sekalealkaloidderivate

Bei den Sekalealkaloidderivaten ist 1998 erneut ein deutlicher Verordnungsrückgang eingetreten (Tabelle 7.2). Hauptsächlich betroffen ist das relativ teure Nicergolin (*Sermion*), während die Verordnungen der Dihydroergotoxin-Präparate weniger abnahmen.

Dihydroergotoxin (z. B. *Hydergin*) ist in zahlreichen Placebo-kontrollierten Studien an Patienten mit seniler zerebraler Insuffizienz untersucht worden. Mehrfach wurden statistisch signifikante Ergebnisse beobachtet (Gaitz et al. 1977, Kugler et al. 1978). Nach wie vor ist aber umstritten, ob das Ausmaß der beobachteten Verbesserungen eine klinisch relevante therapeutische Wirksamkeit belegen kann. Das vormalige Bundesgesundheitsamt hatte Dihydroergotoxin nur noch als unterstützende Maßnahme bei hirnorganischem Psychosyndrom mit den Leitsymptomen Niedergeschlagenheit, Schwindel, Verwirrtheit und Verhaltensstörungen zugelassen. Bei Alzheimerpatienten wurden mit Dihydroergotoxin keine signifikanten Effekte erzielt (Thompson et al. 1990).

Nicergolin (z. B. *Sermion*) wurde ebenfalls aus der Gruppe der durchblutungsfördernden Mittel zunächst zu den „Neurotropika" und seit 1996 zu den Antidementiva umgruppiert. Es enthält das Bromnicotinat eines Ergolinderivates, das als $Alpha_1$-Rezeptorenblocker vasodilatierend wirkt. Später wurden metabolische Effekte und neuroprotektive Eigenschaften aufgrund einer Verbesserung der Glukoseutilisation unter Hypoxie als bedeutsamer angesehen. Seit einigen Jahren wird für Nicergolin die Indikation dementielle Syndrome in den Vordergrund gestellt. Als Beleg dienen mehrere kontrollierte Untersuchungen bei Demenzpatienten. Gefunden wurden geringfügige, aber signifikante Besserungen im psychopathologischen Bereich (11–15 %) sowie bei der kognitiven Leistungsfähigkeit. Daten zur Alltagsaktivität fehlen (Battaglia et al. 1989, Saletu et al.

7

1995). Im Vergleich zu Tacrin (Lebertoxizität) und Piracetam (Unruhe) ist Nicergolin jedoch frei von relevanten unerwünschten Nebenwirkungen.

Calciumantagonisten und Cinnarizin

Für Calciumantagonisten (wie z. B. Nimodipin) konnten die vielver-sprechenden präklinischen Befunde in Therapiestudien bei der Alz-heimer-Demenz nicht reproduziert werden (Benkert und Hippius 1996). Diese Substanzgruppe hat lediglich bei der Behandlung der Hypertonie, welche ein Risikofaktor vaskulärer Demenzen ist, eine Bedeutung.

In diesem Bereich entfällt auch auf Cyclandelat (*Natil*) eine grö-ßere Zahl von Verordnungen (Tabelle 7.2). Dieses Mittel wird als vasoaktiver oder atypischer Calciumantagonist bezeichnet und bei verschiedenen Formen zerebraler Durchblutungsstörungen angewen-det, ohne daß Studien vorliegen, die den heutigen Anforderungen zum Nachweis einer klinischen Wirkung bei dieser Indikation genü-gen.

Cinnarizin wurde ursprünglich als Antihistaminikum entwickelt und für die Behandlung von vestibulären Störungen empfohlen. Seine Bedeutung hat in den letzten Jahren stark abgenommen, nach-dem es in der Indikation Hirnleistungsstörungen von der Aufberei-tungskommission beim vormaligen Bundesgesundheitsamt negativ bewertet und deshalb auf die Negativliste gesetzt wurde. Trotzdem sind nach der erneuten Zunahme von *cinnaricin von ct* jetzt wieder zwei Cinnarizinpräparate unter den meistverordneten Arzneimitteln vertreten (Tabelle 7.2).

Ausblick

Die Verordnungen der als Antidementiva klassifizierten Arzneimittel sind seit Jahren rückläufig. Die Verordnungskosten hatten im Jahre 1992 einen Höhepunkt mit ca. 1,0 Mrd. DM erreicht und sind seitdem bis 1998 kontinuierlich auf 572 Mio. DM zurückgegangen. Darin kommt eine deutlicher Attentismus in der Akzeptanz des therapeuti-schen Potentials dieser Präparate zum Ausdruck, der in zunehmen-dem Maße die realen Einsatzmöglichkeiten in der Praxis berücksichtigt. Die seit einigen Jahren verfügbaren Cholinesterasehemmer gehören bisher nicht zu den häufig verordneten Arzneimitteln.

Trotz zunehmender Kenntnisse über die Pathogenese der Alzheimerschen Krankheit ist es wenig wahrscheinlich, daß in naher Zukunft neuen Therapieformen entstehen, die den Prozeß der Demenzentwicklung aufhalten können. Trotzdem besteht jedoch kein Anlaß zu therapeutischem Nihilismus, da eine Reihe von nichtmedikamentösen und medikamentösen Maßnahmen zur symptomatischen Therapie zur Verfügung stehen. Mit der Demenz assoziierte Verhaltensstörungen, wie z. B. Depression, Unruhe und Angst, können mit spezifischen Psychopharmaka aus dem Bereich der Antidepressiva, Neuroleptika und Anxiolytika gelindert werden, die wegen ihrer Nebenwirkungen aber problematisch sein können (orthostatische Dysregulation, Verschlechterung der kognitiven Funktionen, extrapyramidale Symptome). Darüber hinaus werden seit einigen Jahren eine Reihe von neuen pharmakologischen Prinzipien untersucht und stehen teilweise schon als Neueinführungen zur Verfügung. Viele dieser neuen Wirkstoffe haben zunächst eine symptomatische Besserung bestimmter Symptome zum Ziel, wie z.B. den typischen Verlust kognitiver Fähigkeiten der Alzheimer-Patienten. Andere Therapieansätze basieren auf dem seit längerem bekannten Neurotransmitterverlust oder theoretischen Überlegungen zur Entzündungshemmung und zur Antioxidation. Einige dieser Entwicklungen werden im folgenden kurz skizziert.

7

Cholinesterasehemmer

Ausgehend von der bereits erwähnten Hypothese des cholinergen Defizits sind bisher die meisten Pharmaka zur Verbesserung kognitiver Leistungen im Bereich der Cholinesterasehemmer entwickelt worden. Als erster Vertreter wurde das Acridinderivat Tacrin (*Cognex*) 1993 in den USA nach einer über zehnjährigen Diskussion über Nutzen und Risiken zugelassen. Tacrin war damit die erste Substanz, bei der die Wirksamkeit nach den FDA-Richtlinien (Leber 1990) auf mehreren Beobachtungsebenen nachgewiesen wurde. Die deutsche Zulassung folgte zwei Jahre danach. Die therapeutischen Erfolge sind begrenzt, da 50–70 % der mit Tagesdosen im effektiven Bereich behandelten Alzheimer-Patienten die Behandlung wegen Nebenwirkungen abbrechen mußten und im Restkollektiv nur 25 % der Patienten eine Verlangsamung der Progredienz zeigten (Knapp et al. 1994). Bei den Respondern wurde die Progression des kognitiven Abbaus um etwa 6 Monate aufgehalten. Erhebliche Probleme entstehen bei etwa einem Drittel der Patienten durch die hepatische Toxizität, die eine engmaschige Kontrolle der Leberenzymwerte erfordert.

Als zweiter Cholinesteraseinhibitor wurde 1997 Donepezil (*Aricept*) zugelassen. Eine erste zwölfwöchige Studie zeigte eine Verzögerung der Progression bei 50 % der Patienten, ohne daß Hinweise für eine Hepatotoxizität erhoben wurden, die von den Cholinesterasehemmern aus der Acridingruppe bekannt sind (Rogers und Friedhoff 1996). In einer weiteren 24wöchigen Studie besserte Donepezil (10 mg/Tag) den globalen klinischen Effekt (CIBIC plus) um 0,44 Punkte und die kognitiven Leistungen (ADAS-Cog) um 2,88 Punkte im Vergleich zu Placebo (Rogers et al. 1998) (Tabelle 7.3). Damit wurde allerdings nicht die Besserung um vier Punkte erreicht, die von einer Expertengruppe als klinisch bedeutsam angesehen wurde (Food and Drug Administration 1989).

Als dritter Cholinesterasehemmer wurde im Juni 1998 Rivastigmin (*Exelon*) neu eingeführt, der ähnlich wie Donepezil eine Progessionsverzögerung um etwa 6 Monate zu ermöglicht (Corey-Bloom et al. 1998). Dieser Wirkstoff erreichte von allen bisher untersuchten Antidementiva die größte Besserung kognitiver Leistungen, blieb aber in der Intent-to-Treat-Analyse ebenfalls unter dem Zielwert der FDA-Experten (Tabelle 7.3). Zwei weitere Cholinesterasehemmer, darunter auch ein Retardpräparat des klassischen Physostigmin, waren in klinischen Studien ähnlich wirksam wie Donepezil (Tabelle 7.3).

Insgesamt fällt bei allen bisher geprüften Cholinesterasehemmern auf, daß die statistisch signifikanten Besserungen kognitiver und globaler Endpunkte nur selten mehr als 9–14 % der Ausgangswerte erreichen, womit sich wie bei vielen marginal wirksamen Pharmaka die Frage nach der klinischen Relevanz stellt. In einer deutschen Sachverständigengruppe ist vor einigen Jahren eine durchschnittliche Besserung um 20 % andiskutiert wurden, eine Festlegung auf klinisch bedeutsame Unterschiede ist jedoch damals und auch in der aktuellen europäischen Richtlinie nicht erfolgt (Bundesgesundheitsamt 1991, Committee for Proprietary Medicinal Products 1998). Eine breitere Anwendung werden sich diese neuen Substanzen nur erschließen können, wenn Studienergebnisse mit praktisch bedeutsamen und nicht nur berechneten Daten über eine Progressionsverzögerung oder über eine Senkung des Pflegeaufwandes zur Verfügung stehen.

Nichtsteroidale Antiphlogistika

Da in den Gehirnen von Alzheimer-Patienten Hinweise auf einen dis-
kreten entzündlichen Prozeß gefunden wurden (Interleukin-6, Akut-
phaseproteine, aktiviertes Komplement), und da früherer Gebrauch
nichtsteroidaler Antiphlogistika das Risiko einer späteren Alzheimer-
Krankheit vermindert, werden Cyclooxygenasehemmer als mögliche
neue Behandlungsstrategie der Alzheimer-Krankheit diskutiert. Eine
erste kleine Studie fand über sechs Monate einen positiven therapeutischen Effekt von Indometacin in einer Tagesdosis von 100–150 mg
(Rogers et al. 1993). In eine neueren Untersuchung hatten Patienten,
die zwei Jahre nichtsteroidale Antiphlogistika erhalten hatten, ein
40 % geringeres Risiko einer Alzheimerschen Krankheit (Stewart et
al. 1997). Große Folgestudien mit entzündungshemmenden Arzneimitteln bei Alzheimer-Krankheit werden derzeit durchgeführt.
Besonderes Interesse kommt hier den neuen COX-2-spezifischen
Cyclooxygenasehemmern zu.

7

Monoaminoxidasehemmer und Antioxidantien

Potentiell interessant für die Alzheimertherapie ist der selektive
Monoaminoxidase-B-Inhibitor Selegilin (*Movergan*), der bisher in
Kombination mit Levodopa beim Morbus Parkinson eingesetzt wird.
In mehreren Kurzzeitstudien wurden kognitive Verbesserungen bei
Alzheimer-Patienten beobachtet. Eine zweijährige Langzeitstudie mit
Selegilin und Tocopherol (Vitamin E) lieferte kürzlich erste Hinweise
für eine Letalitätssenkung bei schweren Verlaufsformen des Morbus
Alzheimer. Signifikante Unterschiede wurden allerdings erst nach
Adjustierung der Placebogruppe sichtbar (Sano et al. 1997). Das
Resultat ist ermutigend, der Einsatz von Selegilin und Vitamin E
wurde jedoch in einem begleitenden Editorial sehr zurückhaltend
diskutiert (Drachman und Leber 1997).

Östrogene

Möglicherweise hat die postmenopausale Östrogensubstitution einen
prophylaktischen Effekt auf die Entstehung der Alzheimer-Krankheit.
In einer Beobachtungsstudie an 1124 Frauen wurde bei Östrogenan-

wenderinnen ein geringeres relatives Erkrankungsrisiko (9 von 156; 5,8 %) als bei Nichtanwenderinnen (158 von 968; 16,3 %) gefunden (Tang et al. 1996). Nach einer Metaanalyse von zehn randomisierten Studien nimmt das Erkrankungsrisiko zwar insgesamt um 29 % ab, die Ergebnisse sind aber so heterogen, daß derzeit Östrogene wegen der bekannten Risiken der Östrogentherapie nicht zur Prophylaxe der Alzheimerschen Krankheit empfohlen werden (Yaffe et al. 1998).

NMDA-Rezeptorantagonisten

Auf der Basis experimenteller Befunde zur long-term potentation (LTP) sowie zur glutamatergen Exzitotoxizität wird auch das glutamaterge System als Ansatzpunkt für Arzneimittel zur Beeinflussung von Lernen und Gedächtnis diskutiert (Marin und Davis 1995). Erste Hinweise auf kognitive Verbesserungen bei Alzheimer-Patienten durch die NMDA-Rezeptorantagonisten Memantin und Cycloserin als potentielle neuroprotektive Substanzen bedürfen einer Bestätigung durch weitere Studien (Pathy 1993, Bauer und Berger 1993, Winblad und Poritis 1999).

Literatur

Ackermann H. (1998): Demenz. In: Brandt T. et al. (Hrsg.): Therapie und Verlauf neurologischer Erkrankungen. 3. Aufl., Kohlhammer, Stuttgart, Berlin, Köln, S. 253–268.

Battaglia A., Bruni G., Ardia A., Sacchetti G. (1989): Nicergoline in mild to moderate dementia. A multicenter, double-blind, placebo-controlled study. J. Am. Geriatr. Soc. 37: 295–302.

Bauer J. (1994): Klinische Diagnostik und Therapiemöglichkeiten der Demenz vom Alzheimer-Typ. Fortschr. Neurol. Psychiat. 62: 417–432.

Bauer J., Berger M. (1993): Neuropathologische, immunologische und psychobiologische Aspekte der Alzheimer-Demenz. Fortschr. Neurol. Psychiat. 61: 225–240.

Benkert O., Hippius H. (1996): Psychiatrische Pharmakotherapie, 6. Aufl. Springer, Berlin Heidelberg New York.

Bundesgesundheitsamt (1991): Empfehlungen zum Wirksamkeitsnachweis von Nootropika im Indikationsbereich „Demenz" (Phase III). Bundesgesundheitsblatt 7/91: 342–350.

Committee for Proprietary Medicinal Products (CPMP) (1998): Note for guidance on medicinal products in the treatment of Alzheimer's disease.

Corey-Bloom J., Anand R., Veach J. for the ENA 713 B352 Study Group (1998): A randomized trial evaluating the efficacy and safety of ENA 713 (rivastigmine tartrate), a new acetylcholinesterase inhibitor, in patients with mild to moderately severe Alzheimer's disease. Int. J. Geriatr. Psychopharmacol. 1: 55–65.

Croisile B., Trillet M., Fondarai J., Laurent B., Mauguière F., Billardon M. (1993): Long-term and high-dose piracetam treatment of Alzheimer's disease. Neurology 43: 301–305.

Drachman D.A, Leber P. (1997): Treatment of Alzheimer's disease – searching for a breakthrough, settling for less. N. Engl. J. Med. 336: 1245–1247.

Food and Drug Administration (1989): Peripheral and Central Nervous System Drugs Advisory Committee Meeting, July 7, 1989. Rockville MD: Dept. of Health and Human Services, Public Health service 1989: 227.

Gaitz C.M., Varner R.V., Overall J. E. (1977): Pharmacotherapy for organic brain syndrome in late life. Evaluation of an ergot derivative vs placebo. Arch. Gen. Psychiatry 34: 839–845.

Gouliaev A.H., Senning A. (1994): Piracetam and other structurally related nootropics. Brain Res. Rev. 19: 180–222.

Hollister L., Gruber N. (1996): Drug treatment of Alzheimer's disease. Effects on caregiver burden and patient quality of life. Drugs Aging 8: 47–55.

Kanowski S., Herrmann W.M., Stephan K., Wierich W., Hörr R. (1996): Proof of efficacy of the Ginkgo biloba special extract Egb 761 in outpatients suffering from mild to moderate primary degenerative dementia of the Alzheimer type or multi-infarct dementia. Pharmacopsychiatry 29: 47–56.

Kleijnen J., Knipschild P. (1992): Ginkgo biloba. Lancet 340: 1136–1139.

Knapp M.J., Knopman D.S., Solomon P.R., Pendlebury W.W., Davis C.S., Gracon S.I. (1994): A 30-week randomized controlled trial of high-dose tacrine in patients with Alzheimer's disease. JAMA 271: 985–991.

Kugler J., Oswald W.D., Herzfeld U., Seus R., Pingel J., Welzel D. (1978): Langzeittherapie altersbedingter Insuffizienzerscheinungen des Gehirns. Dtsch. Med. Wochenschr. 103: 456–462.

Le Bars P.L., Katz M.M., Berman N., Itil T.M., Freedman A.M., Schatzberg A.F. (1997): A placebo-controlled, double-blind, randomized trial of an extract of Ginkgo biloba for dementia. JAMA 278: 1327–1332.

Leber P. (1990): Guidelines for the clinical evaluation of antidementia drugs. Food and Drug Administration. Rockville, MD, USA.

Marin D.B., Davis K.L. (1995): Experimental therapeutics. In: Bloom F.E., Kupfer D.J. (eds.): Psychopharmacology: The fourth generation of progress. Raven Press Ltd., New York, pp. 1417–1426.

Morris J.C., Cyrus P.A., Orazem J., Mas J., Bieber F. et al. (1998): Metrifonate benefits cognitive, behavioral, and global function in patients with Alzheimer's disease. Neurology 50: 1222–1230.

Pathy M.S.J. (1993): The pharmacological management of cognitive impairment in the demented patient. Prog. Neuro-Psychopharmacol. Biol. Psychiatry 17: 515–524.

Perry E.K. (1986): The cholinergic hypothesis – ten years on. Brit. Med. Bull. 42: 63–69.

Poremba M. (1993): Demenzen. In: Brandt T., Dichgans J., Diener H.C. (Hrsg.): Therapie und Verlauf neurologischer Erkrankungen, 2. Aufl., Kohlhammer Stuttgart, Berlin, Köln, S. 890–911.

Reisberg B., Schneider L., Doody R., Anand R., Feldman H. et al. (1997): Clinical global measures of dementia. Alz. Dis. Assoc. Dis. 11 (Suppl. 3): 8–18.

Reynolds J.E.F. (ed.) (1996): Martindale the extra pharmacopoeia. Royal Pharmaceutical Society, London, pp. 1413–1414.

Rogers J., Hempelmann S.R., Berry D.L., McGeer P.L., Kaszniak A.W., Zalinski J., Cofield M., Masukhani L., Willson P., Kogan F. (1993): Clinical trial of indomethacin in Alzheimer's disease. Neurology 43: 1609–1611.

7

Rogers S.L., Friedhoff L.T. (1996): The efficacy and safety of donepezil in patients with Alzheimer's disease: results of a US multicenter, randomized, double-blind, placebo-controlled trial. The donepezil study group. Dementia 7: 293–303.

Rogers S.L., Farlow M.R., Doody R.S., Mohs R., Friedhoff L.T. and the Donepezil Study Group (1998): A 24-week, double-blind, placebo-controlled trial of donepezil in patients with Alzheimer's disease. Neurology 50: 136–145.

Saletu B., Paulus E., Linzmayer L., Anderer P., Semlitsch H.V., Grünberger J., Wicke L., Neuhold A., Podreka I. (1995): Nicergoline in senile dementia of Alzheimer type and multi-infarct dementia: a double-blind, placebo-controlled, clinical and EEG/ERP mapping study. Psychopharmacology 117: 385–395.

Sano M., Ernesto C., Thomas R.G., Klauber M.R., Schafer K., Grundman M., Woodbury P., Growdon J., Cotman C.W., Pfeiffer E., Schneider L.S., Thal L.J. (1997): A controlled trial of selegiline, alpha-tocopherol, or both as treatment for Alzheimer's disease. N. Engl. J. Med. 336: 1216–1222.

Small G.W. (1998): Treatment of Alzheimer's disease: current approaches and promising developments. Am. J. Med. 104 (4A): 32S–38S.

Standaert D.G., Young A.B. (1996): Treatment of central nervous system degenerative disorders. In: Hardman J.G. et al. (eds.): Goodman & Gilman's The pharmacological basis of therapeutics, 9th ed., New York, pp. 503–519.

Steward W.F., Kawas C., Corrada M., Metter E.J. (1997): Risk of Alzheimer's disease and duration of NSAID use. Neurology 48: 626–632.

Taillandier J., Ammar A., Rabourdin J.P., Ribeyre J.P., Pichon J., Niddam S., Pierart H. (1986): Traitement des troubles du vieillissement cérébral par l'extrait de Ginkgo biloba. Presse Med. 15: 1583–1587.

Tang M.-X., Jacobs D., Stern Y., Marder K., Schofield P., Gurland B., Andrews H. (1996): Effect of oestrogen during menopause on risk and age at onset of Alzheimer's disease. Lancet 348: 429–432.

Thal L.J., Ferguson J.M., Mintzer J., Raskin A., Targum S.D. (1999): A 24-week randomized trial of controlled-release physostigmine in patients with Alzheimer's disease. Neurology 52: 1146–1152.

Thompson T.L. II, Filley C.M., Mitchell W.D., Culig K.M., LoVerde M., Byyny R.L. (1990): Lack of efficacy of hydergine in patients with Alzheimer's disease. N. Engl. J. Med. 323: 445–448.

Vernon M.W., Sorkin E.M. (1991): Piracetam. An overview of its pharmacological properties and a review of its therapeutic use in senile cognitive disorders. Drugs Aging 1: 17–35.

Winblad B., Poritis N. (1999): Memantine in severe dementia. Int. J. Geriat. Psychiatry 13: im Druck.

Yaffe K., Sawaya G., Lieberburg I., Grady D. (1998): Estrogen therapy in postmenopausal women. Effects on cognitive function and dementia. JAMA 279: 688–695.

7

8 Antidiabetika

K. Mengel

Ziele der Diabetestherapie sind Symptomfreiheit, Vermeidung von Spätkomplikationen und Verminderung der Letalität. Dieses wird in der Regel durch eine möglichst optimale Blutzuckereinstellung erreicht. Die kürzlich veröffentlichten Ergebnisse der UKPDS-Studie haben gezeigt, daß eine intensivierte Diabetestherapie mit einem HbA_{1c}-Wert unter 7 % über die ersten 10 Jahre nach der Diagnose die mikrovaskulären Komplikationen senkt (UK Prospective Diabetes Study Group 1998a).

Grundlage jeder Diabetestherapie ist zunächst die Diätbehandlung des Patienten. Darüber hinaus müssen oft Antidiabetika angewendet werden. Die Gabe von Insulin ist beim Typ-1-Diabetes erforderlich sowie bei solchen Patienten vom Typ 2, bei denen auch orale Antidiabetika keine befriedigende Einstellung des Stoffwechsels ergeben. Beim übergewichtigen Typ-2b-Diabetes kann der Blutzucker häufig allein durch Diät und Normalisierung des Körpergewichts eingestellt werden. Erst bei unzureichendem Erfolg der diätetischen Maßnahmen ist die Gabe oraler Antidiabetika angezeigt.

In den letzten zehn Jahren hat die Arzneitherapie des Diabetes mit unterschiedlichen Akzenten weiter zugenommen. Die Insulinverordnungen haben sich mehr als verdoppelt, wobei ein kleinerer Teil durch das Hinzukommen der neuen Bundesländer bedingt ist (Abbildung 8.1). Das Verordnungsvolumen der Biguanidpräparate ist mehr als zehnfach angestiegen, während die Sulfonylharnstoffe seit 1992 praktisch konstant geblieben sind. Die DDD-Werte sind durch die 1998 erfolgte Umstellung auf die WHO-DDD für Glibenclamid (7 mg) und Metformin (2000 mg) nicht mehr direkt mit den Angaben in den früheren Ausgaben des Arzneiverordnungs-Reports vergleichbar. In den Abbildungen mit Zeitreihen sind die DDD-Werte insgesamt auf die WHO-Werte umgerechnet worden, so daß die zeitliche Entwicklung korrekt erkennbar ist. Die Verordnungshäufigkeit der gesamten

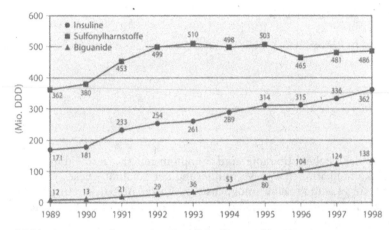

Abbildung 8.1: Verordnungen von Antidiabetika 1989 bis 1998
Gesamtverordnungen nach definierten Tagesdosen ab 1991 mit den neuen Bundesländern

Indikationsgruppe blieb 1998 im Vergleich zum Vorjahr etwa unverändert, während der Umsatz deutlich anstieg (Tabelle 8.1).

Insuline

Insulinpräparate werden bezüglich des Eintritts und der Dauer der Wirkung in drei Gruppen eingeteilt: Kurzwirkende Normalinsuline (früher Altinsulin), Verzögerungsinsuline mit mittellanger oder langer Wirkungsdauer und Mischinsuline, die aus kurzwirkenden und verzögert wirkenden Insulinzubereitungen zusammengesetzt sind. Bei den Humaninsulinen wird bevorzugt Protamin als Depotfaktor im Sinne des NPH-Prinzips verwendet, um eine problemlose Mischung mit Normalinsulin zu ermöglichen. Als Depotfaktor bei extrem lang wirkenden Insulinen werden auch Zinksalze eingesetzt.

In den letzten 15 Jahren sind zwei grundsätzliche Neuerungen in die Insulinbehandlung des Diabetes mellitus eingeführt worden. Seit 1982 stand Humaninsulin als semisynthetisches oder gentechnisch hergestelltes Produkt zur Verfügung (Karam und Etzwiler 1983). Die gentechnische Insulinproduktion war in Deutschland aufgrund der langen Genehmigungsverfahren allerdings erst seit 1998 möglich.

Entscheidender Vorteil des Humaninsulin ist die geringere Immunogenität und damit eine deutliche Rückbildung allergischer Reaktionen auf tierische Insuline. Seitdem wurde die Insulintherapie in einem kontinuierlichen Anpassungsprozeß über viele Jahre von Rinder- und Schweineinsulin auf Humaninsulin umgestellt (Abbildung 8.2). In der Anfangsphase wurde die Indikation für Humaninsuline

Tabelle 8.1: Verordnungen von Antidiabetika 1998
Angegeben sind die verordnungshäufigsten Präparate mit Verordnungsrang, Verordnungen und Umsatz 1998 im Vergleich zu 1997.

Rang	Präparat	Verordnungen		Umsatz	
		in Tsd.	Änd. %	Mio. DM	Änd. %
27	Glucobay	2217,3	−7,4	168,9	−1,6
32	Euglucon	2069,6	−19,4	50,1	−25,5
49	Depot-H-Insulin Hoechst	1663,6	−5,6	256,0	−1,7
63	Insulin Actraphane HM	1525,9	+5,8	264,6	+10,8
79	Amaryl	1337,9	+66,9	96,3	+101,2
80	Glucophage	1337,5	−3,9	57,9	−3,8
96	Maninil	1245,3	−10,2	28,3	−11,9
113	Glibenclamid-ratiopharm	1125,0	−11,4	15,0	−10,4
198	Glibenhexal	755,3	−10,8	9,4	−4,3
227	Insulin Actrapid HM	686,3	+11,3	113,9	+19,3
305	Insulin Protaphan HM	550,8	+5,7	86,0	+8,9
339	Siofor	503,6	+29,8	21,0	+32,3
356	Mediabet	491,3	−1,5	16,2	+0,7
496	H-Insulin Hoechst	383,2	+16,0	60,4	+23,5
527	Mescorit	363,2	+0,5	15,3	+0,6
595	Basal-H-Insulin Hoechst	322,3	+10,0	50,2	+18,3
722	Diabetase	267,6	+41,8	9,5	+43,8
792	Humalog	241,1	+56,2	52,3	+89,7
816	Huminsulin Profil	234,2	−12,1	30,9	−7,5
836	Meglucon	230,2	+48,8	8,5	+50,8
852	Duraglucon	227,1	−17,4	5,1	−16,1
1107	Glukovital	164,1	−14,2	2,1	−14,8
1222	Glibenclamid Heumann	146,0	−13,2	2,2	−11,9
1258	Huminsulin Basal	141,1	+12,9	19,9	+27,4
1340	Berlinsulin H	131,7	+28,3	21,2	+41,1
1390	H-Tronin	125,8	+7,4	20,7	+12,5
1446	Komb-H-Insulin Hoechst	119,1	−3,3	18,2	+2,5
1528	Metformin-Basics	110,8	+74,9	3,1	+101,0
1645	Azuglucon	98,2	−11,4	1,6	−11,2
1698	Huminsulin Normal	94,0	+7,4	12,1	+15,5
1990	Gliben von ct	72,5	+4,8	0,7	+1,2
Summe		18981,6	−0,5	1517,6	+9,7
Anteil an der Indikationsgruppe		93,6 %		94,1 %	
Gesamte Indikationsgruppe		20278,3	−0,4	1612,5	+9,7

8

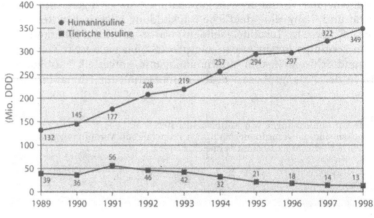

Abbildung 8.2: Verordnungen von Insulinen 1989 bis 1998
Gesamtverordnungen nach definierten Tagesdosen ab 1991 mit den neuen Bundesländern

vorsichtig gestellt und beschränkte sich im wesentlichen auf Erstein-
stellungen und Patienten mit allergischen Reaktionen gegen tierische
Insuline. Zeitweise wurden auch Befürchtungen über eine geänderte
Hypoglykämiesymptomatik unter Humaninsulin geäußert, die sich
in späteren Untersuchungen nicht bestätigten (Everett und Kerr
1994). Die Umstellung auf Humaninsulin ist inzwischen weitgehend
abgeschlossen.

Die zweite wichtige Neuerung war die Einführung der intensivierten Insulintherapie nach dem Basis-Bolus-Prinzip (Holman et al.
1983). Dabei wird für den Basalbedarf ein langwirkendes Verzöge-
rungsinsulin einmal täglich gegeben und der nahrungsbedingte Insu-
linbedarf durch 3–4 zusätzliche Einzelinjektionen eines kurzwirkenden Normalinsulins gedeckt. Es ist besonders indiziert bei ungenügender Blutzuckerkontrolle unter konventioneller Therapie und bei
diabetischen Spätkomplikationen. Injektionshilfen (z.B. Novopen,
Optipen) erleichtern die praktische Handhabung dieses Verfahrens.
Als Zeichen der praktischen Umsetzung dieses Therapieprinzips hat
die Verordnung der kurzwirkenden Normalinsuline seit über zehn
Jahren einen ungewöhnlich starken Aufschwung erfahren. So
gelangte 1987 mit *Insulin Actrapid HM* erstmals ein kurzwirkendes
Insulin unter die 2000 meistverordneten Arzneimittel. Seitdem ist der

Tabelle 8.2: Verordnungen von Insulinpräparaten 1998
Angegeben sind die 1998 verordneten Tagesdosen, die Änderungen gegenüber
1997 und die mittleren Kosten je DDD 1998.

Präparat	Bestandteile	DDD 1998 in Mio.	Änderung in %	DDD-Kosten in DM
Kurzwirkende Insuline				
Insulin Actrapid HM	Humaninsulin	40,0	(+18,9)	2,84
H-Insulin Hoechst	Humaninsulin	21,9	(+23,2)	2,76
Humalog	Insulin lispro	13,9	(+78,1)	3,76
H-Tronin	Humaninsulin	5,0	(+8,3)	4,10
Huminsulin Normal	Humaninsulin	4,3	(+15,4)	2,80
		85,2	(+26,0)	3,04
Verzögerungsinsuline				
Insulin Protaphan HM	Humaninsulin	30,3	(+8,5)	2,84
Basal-H-Insulin Hoechst	Humaninsulin	18,2	(+17,6)	2,75
Huminsulin Basal	Humaninsulin	7,2	(+27,6)	2,78
		55,7	(+13,6)	2,81
Mischinsuline				
Depot-H-Insulin Hoechst	Humaninsulin	93,4	(−2,4)	2,74
Insulin Actraphane HM	Humaninsulin	91,3	(+10,4)	2,90
Huminsulin Profil	Humaninsulin	11,2	(−8,8)	2,76
Berlinsulin H	Humaninsulin	7,6	(+41,0)	2,79
Komb-H-Insulin Hoechst	Humaninsulin	6,6	(+1,6)	2,75
		210,1	(+3,7)	2,81
Summe		351,0	(+9,9)	2,87

8

Anteil der Normalinsuline kontinuierlich gewachsen und hat auch 1998 weiter stark zugenommen (Tabelle 8.2). Von den genannten Normalinsulinen ist *H-Tronin* insbesondere für die Insulinpumpentherapie (Typ H-Tron) vorgesehen. Dies stellt eine weitere Möglichkeit der bedarfsgerechten Insulintherapie dar.

Den stärksten Verordnungszuwachs unter allen Insulinpräparaten erzielte wiederum Insulin lispro (*Humalog*), das sich seit 1996 im Handel befindet. Als Analogon des Humaninsulins wird es nach s.c. Injektion schneller resorbiert, d.h. die Wirkung setzt bereits nach 15 min ein, hält aber nur 2–3 Stunden an. Der Vorteil wird darin gesehen, daß der übliche Spritz/Eß-Abstand für Normalinsuline weitgehend entfällt, die postprandialen Hyperglykämien gedämpft werden und Zwischenmahlzeiten zur Vermeidung von Hypoglykämien unnötig sind (Wilde and McTavish 1997). Auf die Langzeitkontrolle des Diabetes hat Insulin lispro nach bisher durchgeführten kontrollierten

Studien keinen Effekt, da die HbA_{1c}-Werte nach Umstellung von Normalinsulin auf Insulin lispro unverändert waren (Koivisto 1998).

Die reinen Verzögerungsinsuline zeigten 1998 ebenfalls einen deutlichen Anstieg, während die Verordnung der Mischinsuline nur wenig zunahm. Sie bilden aber nach wie vor die Hauptgruppe unter den Humaninsulinen und werden vor allem bei der Insulintherapie des Typ-2-Diabetes angewendet.

Orale Antidiabetika

Sulfonylharnstoffe

8

Als orale Antidiabetika werden vorwiegend Sulfonylharnstoffderivate eingesetzt. Sie steigern die Sekretion von Insulin aus den B-Zellen der Pankreasinseln. Voraussetzung für die Anwendung dieser Arzneimittel ist daher eine noch vorhandene Reaktionsfähigkeit des Inselorgans. Die Wirkung wird durch Glukose begünstigt, tritt aber auch bei niedrigen Blutglukose-Konzentrationen auf, d.h. Hypoglykämien können ausgelöst werden. Neben der Wirkung an den Inselzellen werden seit Einführung der Sulfonylharnstoffderivate auch extrapankreatische Wirkungen diskutiert, die jedoch wahrscheinlich therapeutisch ohne Bedeutung sind.

Glibenclamid ist auch 30 Jahre nach seiner Einführung in die Diabetestherapie die dominierende Substanz unter allen oralen Antidiabetika. Es sind aber deutliche Änderungen erkennbar. Die Glibenclamidverordnungen haben erneut abgenommen, besonders ausgeprägt das Originalpräparat *Euglucon* (Tabelle 8.3). Auch die Glibenclamidgenerika sind bis auf eine Ausnahme, das besonders preisgünstige *Gliben von ct*, weniger verordnet worden.

Hauptgrund für diese Entwicklung dürfte der Markterfolg des 1996 neu eingeführten Sulfonylharnstoffs Glimepirid (*Amaryl*) sein, der von vielen Diabetologen nicht erwartet worden war. Denn die von der Herstellerfirma behaupteten Vorteile von Glimepirid sind entweder nicht belegt oder haben keine klinisch-therapeutische Bedeutung. Glimepirid verbessert die Stoffwechselkontrolle von Typ-2-Diabetikern vergleichbar wie andere Sulfonylharnstoffe, hat aber keine überlegene Wirkung. So wurden in einer einjährigen Vergleichsstudie von Glimepirid und Glibenclamid an 577 Patienten ähnliche Abnahmen der Nüchternplasmaglukose und der HbA_{1c}-Werte gefunden (Dills

Tabelle 8.3: Verordnungen oraler Antidiabetika 1998
Angegeben sind die 1998 verordneten Tagesdosen, die Änderungen gegenüber 1997 und die mittleren Kosten je DDD 1998.

Präparat	Bestandteile	DDD 1998 in Mio.	Änderung in %	DDD-Kosten in DM
Glibenclamid				
Euglucon	Glibenclamid	117,6	(−18,7)	0,43
Glibenclamid-ratiopharm	Glibenclamid	61,5	(−10,2)	0,24
Maninil	Glibenclamid	60,9	(−8,2)	0,46
Glibenhexal	Glibenclamid	44,6	(−11,0)	0,21
Duraglucon	Glibenclamid	13,2	(−16,4)	0,38
Glukovital	Glibenclamid	9,1	(−15,5)	0,23
Glibenclamid Heumann	Glibenclamid	8,6	(−12,2)	0,25
Azuglucon	Glibenclamid	5,5	(−10,4)	0,29
Gliben von ct	Glibenclamid	3,8	(+6,7)	0,20
		324,8	(−13,5)	0,35
Glimepirid				
Amaryl	Glimepirid	131,9	(+95,6)	0,73
Biguanide				
Glucophage	Metformin	61,1	(−2,6)	0,95
Siofor	Metformin	21,7	(+36,8)	0,97
Mescorit .	Metformin	15,2	(+2,3)	1,01
Mediabet	Metformin	14,4	(+0,1)	1,13
Diabetase	Metformin	11,2	(+54,5)	0,85
Meglucon	Metformin	11,0	(+55,3)	0,77
Metformin-Basics	Metformin	3,4	(+111,3)	0,92
		137,9	(+11,5)	0,95
α-Glucosidasehemmer				
Glucobay	Acarbose	68,0	(−6,1)	2,48
Summe		662,6	(+3,7)	0,77

8

und Schneider 1996). In einer weiteren Vergleichsstudie lagen die Nüchternglukosewerte in der Glimepirid-Gruppe nach einem Jahr sogar signifikant höher (174 mg/dl) als in der Glibenclamid-Gruppe (168 mg/dl) (Draeger et al. 1996). Auch die behauptete Abnahme der Hypoglykämieinzidenz ist nicht wissenschaftlich gesichert, denn die Zahl der Patienten mit Hypoglykämien war in der Glimepirid-Gruppe (60 Patienten) und in der Glibenclamid-Gruppe (74 Patienten) ohne statistisch signifikanten Unterschied (Draeger et al. 1996). Weiterhin steht auch der behauptete Vorteil der einmal täglichen Gabe von *Amaryl* auf relativ wackligen Füßen, da die Gleichwirksamkeit einer Einmalgabe der Tagesdosis im Vergleich zu einer zweimaligen Gabe nur mit supratherapeutischen Tagesdosen von 8 mg und 16 mg nachgewiesen wurde (Rosenstock et al. 1996), während der Hersteller in seiner Fachinformation festlegt, daß 6 mg Glimepirid als tägliche Maximaldosis nicht überschritten werden sollten und Tagesdosen über 4 mg nur in Einzelfällen die Wirkung verbessern. Schließlich wird als besonderer Vorteil von *Amaryl* betont, daß es in geringerer Dosis als andere Sulfonylharnstoffe wirke. Diese Feststellung ist richtig, aber in der therapeutischen Praxis ohne Bedeutung. Die definierte Tagesdosis von Glimepirid (2 mg) ist sogar zwei- bis vierfach teurer als die von Glibenclamidpräparaten (7 mg). Eine niederländische Autorengruppe faßt ihre kritische Beurteilung zu dem neu entwickelten Glimepirid in einem denkbar kurzen Kommentar zusammen: „Ein neuer Stoff, ein altes Rezept" (Veneman et al. 1998).

8
Glimepirid hat damit alle Kennzeichen eines besonders erfolgreichen Me-too-Präparates, da es ohne wissenschaftlich belegte Vorteile innerhalb von zwei Jahren fast schon 30 % des deutschen Sulfonylharnstoffmarktes erobert hat. Die Mehrkosten von *Amaryl* gegenüber preiswerten Glibenclamidgenerika (z.B. *Glibenhexal, Gliben von ct*) betrugen 1998 ca. 70 Mio. DM. *Amaryl* ist vermutlich auf dem besten Wege, sich zu einer besonders teuren Pseudoinnovation unter den Me-too-Präparaten des deutschen Arzneimittelmarktes zu entwikkeln.

Biguanide

Aus der Gruppe der Biguanide wird seit langer Zeit nur noch Metformin angewendet. Es senkt die hepatische Glukoneogenese und steigert die periphere Glukoseutilisation bei erhöhter Insulinempfindlichkeit (Stumvoll et al. 1995). Im Gegensatz zu Sulfonylharnstoffen löst Metformin keine Hypoglykämien und keine Gewichtszunahme aus und wird daher vor allem für übergewichtige Typ-2b-Diabetiker empfohlen (Dunn und Peters 1995, Bailey et al. 1996). Diese Entwicklung ist zweifellos durch erfolgreiche klinische Prüfungen von Metformin in den USA gefördert worden, die dazu beigetragen haben, daß dieses Biguanid erstmals Ende 1994 von der amerikanischen Food and Drug Administration für die Diabetestherapie zugelassen wurde. Metformin senkte bei Typ-2-Diabetikern mit ungenügender Diätkontrolle in einer 29wöchigen Studie Blutglukose- und HbA_{1c}-Werte gegenüber Placebo, aber auch als Zusatztherapie zu Glibenclamid (DeFronzo und Goodman 1995). Die Laktatspiegel änderten sich nicht. Damit ist ein wichtiges Risiko der Biguanidtherapie berücksichtigt worden. Auch die neuen Studien heben hervor, daß eine Beachtung der Kontraindikationen (z. B. Niereninsuffizienz, Leberfunktionsstörungen, schwere Herzinsuffizienz, respiratorische Insuffizienz) dringend geboten ist.

Die therapeutische Aufwertung von Metformin ist durch die Ergebnisse der UKPDS-Studie zumindest teilweise bestätigt worden. In einem Zeitraum von 10 Jahren senkte die intensivierte Blutglukosekontrolle mit Metformin die Gesamtletalität von übergewichtigen Typ-2-Diabetikern um 36 % im Vergleich zu Patienten, die mit Sulfonylharnstoffen (Glibenclamid, Chlorpropamid) oder Insulin behandelt wurden (UK Prospective Diabetes Study Group 1998b). Die Metformin-behandelten Patienten zeigten außerdem eine geringere Gewichtszunahme und seltener Hypoglykämien. Die Autoren schließen daraus, daß Metformin zukünftig die Therapie der ersten Wahl bei übergewichtigen Typ-2-Diabetikern werden könnte. Die Metformin-Ergebnisse der UKPDS-Studie haben allerdings auch viele Fragen aufgeworfen, weil bei dieser Gruppe von Typ-2-Diabetikern Insulin und Sulfonylharnstoffe nicht besser als eine reine Diätbehandlung waren (Nathan 1998). Unerwartet ist auch das Resultat, daß bei Sulfonylharnstoff-behandelten Patienten eine Zusatztherapie mit Metformin eine fast 100 %ige Zunahme von Diabetes-assoziierten Todesfällen bewirkte (UK Prospective Diabetes Group 1998b). Dieses Ergebnis steht im Widerspruch zu der verbesserten Einstellung von Blutglukose und HbA_{1c}-Werten durch eine Kombinationstherapie von Glibenclamid und Metformin (De Fronzo und Goodman 1995).

Die Verordnung von Metformin ist seit 1989 kontinuierlich angestiegen und hat 1998 inzwischen das 12fache des Ausgangswertes erreicht (Abbildung 8.1). Die Verordnungen des Marktführers *Glucophage* sind im Vergleich zum Vorjahr leicht zurückgegangen, während die weiter gestiegene Zahl von Genèrikapräparaten größtenteils überdurchschnittlich zugenommen hat. Allerdings haben nur *Meglucon* und *Diabetase* deutlich niedrigere Verordnungskosten als *Glucophage*.

8

α-Glukosidasehemmer

Als weiteres orales Antidiabetikum steht seit 1990 der α-Glukosidase-inhibitor Acarbose zur Verfügung. Diese Substanz verzögert den Abbau von Di- und Polysacchariden im Darm und hemmt damit die Resorption von Glukose. Das Mittel vermindert postprandiale Hyperglykämien sowie langfristig auch die Werte für das glykosylierte Hämoglobin (Chiasson et al. 1994). Nachteilig sind die häufig auftretenden Nebenwirkungen in Form von Meteorismus, Flatulenz und Diarrhö, die durch eine einschleichende Dosierung vermindert werden können. Auch die in Einzelfällen beobachteten Störungen der Leberfunktion mahnen zur Vorsicht.

Der Einsatz von Acarbose in der Diabetestherapie wird nach den Ergebnissen der UKPDS-Studie weiterhin unterschiedlich bewertet. Während viele Vertreter der deutschen Diabetologen das Mittel bereits für die Erstbehandlung von diätetisch nicht mehr einstellbaren Typ-2-Diabetikern empfehlen (Sachse 1994), wird von anderen Diabetologen die Meinung vertreten, daß man ohne Acarbose auskommen kann (Berger et al. 1996). Trotz der 1995 in den USA erfolgten Zulassung hat die Verordnung von *Glucobay* 1997 und 1998 abgenommen (Tabelle 8.3). Vermutlich spielen die überdurchschnittlich hohen Therapiekosten eine zusätzliche Rolle.

Literatur

Bailey C.J., Path M.R.C., Turner R.C. (1996): Metformin. New Engl. J. Med. 334: 574–579.

Berger M., Köbberling J., Windeler J. (1996): Wirksamkeit und Wertigkeit der Acarbose. Dtsch. Ärztebl. 93: B-443–444.

Chiasson J.L., Josse R.G., Hunt J.A., Palmason C., Rodger N.W. et al. (1994): The efficacy of acarbose in the treatment of patients with non-insulin-dependent diabetes mellitus. Ann. Intern. Med. 121: 928–935.

De Fronzo R.A., Goodman M. (1995): Efficacy of metformin in patients with non-insulin-dependent diabetes mellitus. New Engl. J. Med. 333: 541–549.

Dills D.G., Schneider J. (1996): Clinical evaluation of glimepiride versus glyburide in NIDDM in a double-blind comparative study. Glimepiride/Glyburide Research Group. Horm. Metab. Res. 28: 426–429.

Draeger K.E., Wernicke-Panten K., Lomp H.-J., Schüler E., Roßkamp R. (1996): Long-term treatment of type 2 diabetic patients with the new oral antidiabetic agent glimepiride (Amaryl[*]): a double-blind comparison with glibenclamide. Horm. Metab. Res. 28: 419–425.

Dunn C.J., Peters D.H. (1995): Metformin – A review of its pharmacological properties and therapeutic use in non-insulin-dependent diabetes mellitus. Drugs 49: 721–749.

Everett J., Kerr D. (1994): Changing from porcine to human insulin. Drugs 47: 286–296.

Holman R.R., Mayon White V., Orde-Peckar C., Steemson J., Smith B. et al. (1983): Prevention of deterioration of renal and sensory-nerve function by more intensive management of insulin-dependent diabetic patients: a two-year randomised prospective study. Lancet: 204–208.

Karam J.H., Etzwiler D.D. (eds.) (1983): International symposium on human insulin. Diabetes Care 6: 1–68.

Koivisto V.A. (1998): The human insulin analogue insulin lispro. Ann. Med. 30: 260–266.

Langtry H.D., Balfour J.A. (1998): Glimepiride. A review of its use in the management of Type 2 diabetes mellitus. Drugs 55: 563–584.

Nathan D.M. (1998): Some answers, more controversy, from UKPDS. (Commentary). Lancet 352: 832–833.

Rosenstock J., Samols E., Muchmore D.B., Schneider J. (1996): Glimepiride, a new once-daily sulfonylurea. A double-blind placebo-controlled study of NIDDM patients. Glimepiride Study Group. Diabetes Care 19: 1194–1199.

Sachse G. (1994): Acarbose-Behandlung als neues Therapieprinzip. Dtsch. Ärztebl. 91, Suppl. 15–17.

Stumvoll M., Nurjhan N., Perriello G., Dailey G., Gerich J.E. (1995): Metabolic effects of metformin in non-insulin-dependent diabetes mellitus. New Engl. J. Med. 333: 550–554.

UK Prospective Diabetes Study (UKPDS) Group (1998a): Intensive blood-glucose control with sulphonylureas or insulin compared with conventional treatment and risk of complications in patients with type 2 diabetes (UKPDS 33). Lancet 352: 837–853.

UK Prospective Diabetes Study (UKPDS) Group (1998b): Effect of intensive blood-glucose control with metformin on complications in overweight patients with type 2 diabetes (UKPDS 34). Lancet 352: 854–865.

Veneman T.F., Tack C.J., van Haeften T.W. (1998): The newly developed sulfonylurea glimepiride: a new ingredient, an old recipe. Neth. J. Med. 52: 179–186.

Wilde M.I., McTavish D. (1997): Insulin Lispro. A review of its pharmacological properties and therapeutic use in the management of diabetes mellitus. Drugs 54: 597–614.

8

9 Antiemetika und Antivertiginosa

U. Schwabe

Für die Behandlung des Erbrechens stehen mehrere Arzneimittelgruppen zur Verfügung, die in der Regel zerebrale Rezeptoren für Neurotransmitter blockieren. Die weitaus größte Gruppe bilden traditionell die klassischen H_1-Antihistaminika, die neben ihren antiallergischen Wirkungen (siehe Kapitel 3) als Antiemetika bei Reisekrankheiten und Schwindelzuständen eingesetzt werden. Therapeutisch bedeutsam sind weiterhin Dopaminantagonisten, von denen das Phenothiazinderivat Triflupromazin (*Psyquil*) allerdings nicht mehr unter den verordnungshäufigsten Präparaten vertreten ist. Weiterhin gehört zu dieser Gruppe Metoclopramid, das im Kapitel Magen-Darm-Mittel ausführlich besprochen wird. Besonders wirksame Antiemetika sind $5\text{-}HT_3$-Antagonisten, die speziell bei der Behandlung des Zytostatika-induzierten Erbrechens eingesetzt werden und seit 1996 mit Ondansetron (*Zofran*) unter den 2000 meistverordneten Arzneimitteln vertreten sind. Die Verordnungen der Antiemetika sind gegenüber dem Vorjahr erneut rückläufig, während der Gesamtumsatz leicht angestiegen ist (Tabelle 9.1).

Antihistaminika

Hauptvertreter ist der Wirkstoff Dimenhydrinat, ein salzartiges Addukt des H_1-Antihistaminikums Diphenhydramin mit dem Xanthinderivat 8-Chlortheophyllin. Diphenhydramin und andere klassische Antihistaminika mit stark sedierenden Nebenwirkungen wie Chlorphenoxamin oder Promethazin wurden früher oft zur Kompensation ihres sedativen Effektes mit 8-Chlortheophyllin kombiniert. Nach oraler oder rektaler Gabe dissoziiert Dimenhydrinat im Blut vollständig in Diphenhydramin und 8-Chlortheophyllin. Vermutlich haben Einzeldosen von 23–46 mg 8-Chlortheophyllin, die in 50–100

Tabelle 9.1: Verordnungen von Antiemetika 1998
Angegeben sind die verordnungshäufigsten Präparate mit Verordnungsrang, Verordnungen und Umsatz 1998 im Vergleich zu 1997.

Rang	Präoarat	Verordnungen		Umsatz	
		in Tsd.	Änd. %	Mio. DM	Änd. %
68	Vomex A/N	1482,7	−2,4	20,1	−1,2
123	Vertigoheel	1081,4	−10,1	20,9	−9,0
228	Aequamen	684,7	−19,7	22,9	−14,5
300	Arlevert	556,3	−1,5	20,0	+1,5
348	Vertigo-Vomex S	496,4	−8,7	22,8	−3,3
476	Vomacur	397,1	+7,2	2,8	+9,5
505	Vasomotal	377,9	−9,6	14,8	−8,2
774	Emesan	247,1	−2,8	2,2	−2,9
1396	Diligan	124,5	−5,9	5,2	+2,1
1712	Zofran	93,0	+11,4	34,9	+14,3
1808	Vertigo-Neogama	85,9	+199,4	3,3	+290,9
Summe		5627,1	−5,8	169,9	−0,5
Anteil an der Indikationsgruppe		91,8 %		87,6 %	
Gesamte Indikationsgruppe		6131,0	−4,4	194,0	+2,3

9

mg Dimenhydrinat enthalten sind, keine signifikante antisedative Wirkung, zumal die pharmakologische Potenz von 8-Chlortheophyllin weitgehend unbekannt ist. Diese Überlegungen werden auch durch die unverändert starken sedativen Nebenwirkungen von Dimenhydrinat bestätigt. Es wäre also an der Zeit zu überprüfen, ob der 8-Chlortheophyllinzusatz noch gerechtfertigt ist, zumal es zu dieser Frage bis auf eine pharmakokinetische Studie keine kontrollierten Untersuchungen gibt (Gielsdorf et al. 1986). Bei einem Präparat (*Emesan*) ist die Herausnahme schon erfolgt. Die Dimenhydrinatpräparate wurden gegenüber dem Vorjahr auf eine mittlere Herstellerdosis von 200 mg berechnet, so daß die DDD-Werte nicht direkt mit den Vorjahreswerten vergleichbar sind.

5-HT₃-Antagonisten

Ondansetron (*Zofran*) wurde 1991 als erster selektiver 5-HT₃-Antagonist in die Therapie eingeführt. Es wirkt hervorragend gegen das akute Zytostatika-induzierte Erbrechen, weniger gut gegen das verzögerte Erbrechen. Üblicherweise wird es bei ungenügender Wirkung von Metoclopramid plus Dexamethason eingesetzt. Im Vergleich zu

Tabelle 9.2: Verordnungen von Antiemetika und Antivertiginosa 1998
Angegeben sind die 1998 verordneten Tagesdosen, die Änderungen gegenüber
1997 und die mittleren Kosten je DDD 1998.

Präparat	Bestandteile	DDD 1998 in Mio.	Änderung in %	DDD-Kosten in DM
H₁-Antihistaminika				
Vertigo-Vomex S	Dimenhydrinat	13,4	(−6,0)	1,71
Vomex A/N	Dimenhydrinat	8,6	(−5,0)	2,34
Vomacur	Dimenhydrinat	1,0	(+7,4)	2,65
Emesan	Diphenhydramin	1,0	(−2,4)	2,18
		24,0	(−5,0)	1,99
Histaminanaloga				
Aequamen	Betahistin	19,0	(−13,1)	1,21
Vasomotal	Betahistin	13,8	(−8,1)	1,08
		32,7	(−11,1)	1,15
H₁-Antihistaminika-Kombinationen				
Arlevert	Dimenhydrinat Cinnarizin	13,4	(+1,3)	1,49
Diligan	Meclozin Hydroxyzin	3,3	(+0,9)	1,61
		16,7	(+1,2)	1,51
Neuroleptika				
Vertigo-Neogama	Sulpirid	1,3	(+329,9)	2,56
5-HT₃-Antagonisten				
Zofran	Ondansetron	0,3	(+6,6)	105,47
Homöopathika				
Vertigoheel	Cocculus D4 Conium D3 Ambra D6 Petroleum D8	25,3	(−9,5)	0,82
Summe		100,4	(−6,3)	1,69

Metoclopramid ist Ondansetron stärker wirksam und besser verträglich, da es keine extrapyramidalmotorischen Störungen auslöst. Nachteilig sind die sehr hohen Behandlungskosten (Tabelle 9.2).

Histaminanaloga

Betahistin ist ein H₁-Rezeptoragonist mit ähnlichen Wirkungen wie Histamin. Es wirkt gefäßerweiternd und soll die Durchblutung im Bereich der vertebrobasilären Strombahn und des Innenohres verbessern. Betahistin ist wiederholt in kontrollierten Studien bei Morbus Ménière und bei paroxysmalem Schwindel geprüft worden (Meyer 1985, Oosterveld et al. 1989). Die Erfolgsquoten sind schwierig zu beurteilen, da beim Morbus Ménière spontane Remissionen bei 60 % der Patienten eintreten und die Attacken nach fünf Jahren in 80–90 % der Fälle sistieren.

Neuroleptika

Sulpirid ist ein D_2-Dopaminrezeptorantagonist aus der Gruppe der Benzamide, der üblicherweise als Neuroleptikum in der psychiatrischen Pharmakotherapie zur Behandlung wahnhafter Psychosen und chronisch verlaufender Schizophrenien eingesetzt wird (Benkert und Hippius 1996). Für das Präparat *vertigo-neogamma* werden akute und chronische Schwindelzustände (z. B. Morbus Meniere) angegeben. Bisher wurde Sulpirid nach einer Medline-Recherche nur bei vestibulärem spontanen Nystagmus in einer Placebo-kontrollierten Studie geprüft (Mulch 1976), die jedoch keine Daten zur Beeinflussung des Schwindels enthält. Auch aus neurologischer Sicht gehört daher Sulpirid zu den Arzneimitteln, die bei Schwindelzuständen den Beweis einer signifikanten Wirkung schuldig geblieben sind (Brandt 1998 et al.).

9

Kombinationspräparate

Arlevert und *Diligan* enthalten jeweils zwei Antihistaminika, die bei Schwindel und Morbus Ménière eingesetzt werden sollen. In der akuten Phase der Neuritis vestibularis, bei der akuten Ménière-Attacke und beim physiologischen Reizschwindel (Bewegungskrankheit) werden Antihistaminika als Monopräparate zur symptomatischen Unterdrückung von Übelkeit und Erbrechen empfohlen (Brandt et al. 1998, Reynolds 1996). Kombinationen werden dagegen nicht erwähnt. Die Kombination von zwei gleichartig wirkenden Antihistaminika ist pharmakologisch nicht begründbar und damit entbehrlich.

Das homöopathische Komplexmittel *Vertigoheel* wird weiterhin von allen Antivertiginosa am häufigsten verordnet. Derartige homöopathische Mischpräparate sind nicht mit der Hahnemannschen Homöopathie zu vereinbaren und werden daher auch von den Vertretern der klassischen Homöopathie abgelehnt. Dieses Komplexmittel wird sicher häufig in guter Absicht als Placebo verordnet. Dabei wird aber nicht immer realisiert, daß *Vertigoheel* eine bizarre Mischung von normalerweise toxischen Pharmaka enthält, die allerdings in den angegebenen D-Potenzen zum Glück völlig unwirksam sind. Dazu gehören Kockelskörner (Cocculus), die das strychninähnliche Krampfgift Picrotoxin enthalten. Der gefleckte Schierling (Conium) bildet ein curareartiges Gift mit lähmender Wirkung auf die Skelettmuskulatur und tierexperimentell teratogenen Wirkungen. Weiterhin sind in *Vertigoheel* grauer Amber (Ambra), ein teigartiges Ausscheidungsprodukt aus den Eingeweiden des Pottwales, und schließlich Petroleum enthalten, das kaum jemand freiwillig bei Schwindelanfällen schlucken würde.

9

Literatur

Benkert O., Hippius H. (1996): Psychiatrische Pharmakotherapie, 6. Aufl. Springer-Verlag, Berlin Heidelberg New York, S. 231.

Brandt T. et al. (1998): Therapie und Verlauf neurologischer Erkrankungen. 3. Aufl., Verlag Kohlhammer, Stuttgart Berlin Köln S. 127–156.

Gielsdorf W., Pabst G., Lutz D., Graf F. (1986): Pharmakokinetik und Bioverfügbarkeit von Diphenhydramin beim Menschen. Arzneimittelforschung 36: 752–756.

Meyer E.D. (1985): Zur Behandlung des Morbus Ménière mit Betahistindimesilat (Aequamen) – Doppelblindstudie gegen Placebo (Crossover). Laryngol. Rhinol. Otol. 64: 269–272.

Mulch G. (1976): Wirkungsvergleich von Antivertiginosa im Doppelblindverfahren. Zum Einfluß von Diazepam, Dimenhydrinat und Sulpirid auf den vestibulären Spontannystagmus des Menschen. Laryngol. Rhinol. Otol. Stuttg. 55: 392–399.

Oosterveld W.J., Blijleven W., Van Elferen L.W.M. (1989): Betahistine versus placebo in paroxysmal vertigo; a double blind trial. J. Drugtherapy Res. 14: 122–126.

Reynolds J.E.F. (ed.) (1996): Martindale: The Extra Pharmacopoeia. Royal Pharmaceut. Soc., London, p. 432.

10. Antiepileptika

U. Schwabe

Die Arzneitherapie ist das wichtigste Verfahren zur Behandlung von Epilepsien. Maßgebend für die Auswahl von Antiepileptika sind Anfallstyp und individuelle Faktoren der Patienten (Alter, neurologische Störungen, familiäre Disposition), während die Krankheitsursache oder die pharmakologischen Eigenschaften der verwendeten Arzneimittel von geringerer Bedeutung sind.

Bei der Klassifikation epileptischer Syndrome werden vor allem aus therapeutischen Gründen die idiopathisch generalisierten Epilepsien und die Epilepsien fokalen Ursprungs unterschieden. Durch die antikonvulsive Dauertherapie wird bei 60 % der idiopathisch generalisierten Epilepsien, aber nur bei knapp 50 % der fokalen Epilepsien eine dauerhafte Anfallsfreiheit erreicht (Hufnagel und Noachtar 1998). Mittel der Wahl für die Einleitung einer Langzeittherapie sind Carbamazepin oder Valproinsäure, die initial als Monotherapie gegeben werden.

Verordnungsspektrum

Entsprechend den derzeitigen Therapieempfehlungen konzentrieren sich die Verordnungen der Antiepileptika auf Carbamazepin, Valproinsäure und Phenytoin (Abbildung 10.1), während Barbiturate und Benzodiazepine eine geringere Rolle spielen. Die Gesamtzahl der verordneten Tagesdosen (DDD) betrug 1998 bei den 18 verordnungshäufigsten Antiepileptika 143,8 Mio. und ca. 170 Mio. für die gesamte Indikationsgruppe. Für die Berechnung der verordneten Tagesdosen wurden wie im Vorjahr die DDD-Werte der WHO für Carbamazepin (1000 mg), Valproinsäure (1500 mg), Primidon (1250 mg) und Lamotrigin (300 mg) verwendet. Daraus errechnet sich eine Zahl von ca. 470000 Patienten in Deutschland, die eine Dauertherapie mit Anti-

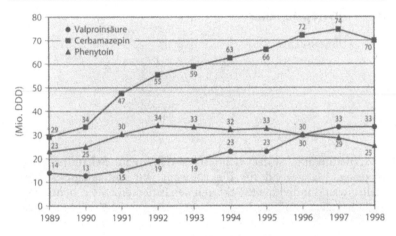

Abbildung 10.1: Verordnungen von Antiepileptika 1989 bis 1998
Gesamtverordnungen nach definierten Tagesdosen (ab 1991 mit neuen Bundesländern)

10

epileptika erhalten. Das entspricht 0,7 % der 71,6 Mio. GKV-Versicherten und stimmt ungefähr mit der Prävalenz der Epilepsien bei
0,5–1 % der Bevölkerung überein.

Die Gesamtzahl der Verordnungen von Antiepileptika hat 1998
leicht abgenommen, während beim Umsatz ein weiterer Zuwachs eingetreten ist (Tabelle 10.1).

Carbamazepin

Fast die Hälfte der verordneten Tagesdosen aller Antiepileptika entfällt auf Carbamazepin (Tabelle 10.2). Seine dominierende Stellung
resultiert aus der sehr guten antiepileptischen Wirkung gegen fokale
Anfälle und der zusätzlich möglichen Anwendung bei generalisierten
tonisch-klonischen Anfällen (Feely 1999). Carbamazepin leitet sich
von den trizyklischen Antidepressiva ab und verfügt daher über
stimmungsaufhellende und antriebssteigernde Effekte, die bei
depressiven epileptischen Patienten als Begleitwirkung positiv zur
Geltung kommen. Darüber hinaus ist Carbamazepin das Mittel der
Wahl bei Trigeminusneuralgien und kann außerdem beim Alkohol-
entzugssyndrom eingesetzt werden. Die verordneten Tagesdosen der

Tabelle 10.1: Verordnungen von Antiepileptika 1998
Angegeben sind die verordnungshäufigsten Präparate mit Verordnungsrang, Verordnungen und Umsatz 1998 im Vergleich zu 1997.

Rang	Präparat	Verordnungen in Tsd.	Änd. %	Umsatz Mio. DM	Änd. %
158	Tegretal	889,5	−8,8	75,7	−8,2
330	Timonil	514,4	−3,9	46,3	−1,9
535	Ergenyl	358,0	−1,9	32,0	+4,5
559	Orfiril	342,5	+6,9	27,7	+14,8
830	Zentropil	231,4	−19,5	4,8	−17,1
951	Rivotril	199,3	−4,5	8,4	+4,0
976	Lamictal	194,5	−0,3	63,7	+18,0
993	Phenhydan	189,2	−7,3	3,6	−4,3
1076	Finlepsin	169,2	−14,4	12,3	−17,0
1132	Mylepsinum	160,7	−14,6	8,4	−11,2
1449	Ospolot	118,9	+19,4	3,7	+54,0
1501	Maliasin	114,0	−14,7	5,2	−2,4
1556	Liskantin	107,6	−6,3	4,7	−1,0
1574	Convulex	105,3	−21,8	8,4	−18,4
1757	Lepinal/Lepinaletten	89,2	+0,3	0,7	+16,4
1873	Carbium	81,1	+68,0	5,7	+81,1
1966	Phenytoin AWD	74,1	−22,2	1,6	−21,6
1997	Sirtal	71,9	−19,8	7,6	−13,4
Summe		4010,8	−6,3	320,4	+0,9
Anteil an der Indikationsgruppe		83,8 %		82,7 %	
Gesamte Indikationsgruppe		4786,1	−4,8	387,6	+2,2

10

Carbamazepinpräparate sind insgesamt leicht rückläufig. Die einzige Ausnahme ist *Carbium*, das als preisgünstiges Generikum nach einem hohen Zuwachs erstmals unter den häufig verordneten Arzneimitteln vertreten ist (Tabelle 10.2).

Valproinsäure

Valproinsäure ist ein Antiepileptikum mit breitem Indikationsspektrum gegen generalisierte tonisch-klonische Anfälle und fokale Anfälle. Sie hat sich vor allem als Mittel der Wahl bei Absencen und myoklonischen Krämpfen erwiesen. Bei mehreren gleichzeitig bestehenden Anfallsarten kann es daher als wirksames Monotherapeutikum eingesetzt werden. Ein weiterer Vorteil besteht darin, daß Valproinsäure keine Enzyminduktion auslöst. Bei Kleinkindern wird sie wegen seltener, potentiell tödlicher Leberschäden mit Vorsicht und nur noch als Monotherapeutikum angewendet. Die verordneten Tagesdosen haben eneut leicht zugenommen, obwohl das Präparat *Leptilan* nicht mehr vertreten ist. Das besonders preisgünstige *Convulex* ist 1998 wie schon im Vorjahr deutlich weniger verordnet worden, ohne daß dafür Gründe bekannt sind (Tabelle 10.2).

Tabelle 10.2: Verordnungen von Antiepileptika 1998
Angegeben sind die 1998 verordneten Tagesdosen, die Änderungen gegenüber 1997 und die mittleren Kosten je DDD 1998.

Präparat	Bestandteile	DDD 1997 in Mio.	Änderung in %	DDD-Kosten in DM
Carbamazepin				
Tegretal	Carbamazepin	33,7	(−8,2)	2,25
Timonil	Carbamazepin	20,7	(−1,7)	2,24
Finlepsin	Carbamazepin	5,3	(−17,2)	2,31
Sirtal	Carbamazepin	3,5	(−12,2)	2,17
Carbium	Carbamazepin	3,3	(+84,0)	1,73
		66,5	(−4,9)	2,22
Valproinsäure				
Ergenyl	Valproinsäure	13,3	(+3,5)	2,40
Orfiril	Valproinsäure	10,9	(+14,8)	2,54
Convulex	Valproinsäure	5,9	(−18,1)	1,42
		30,2	(+1,9)	2,26
Phenytoin				
Zentropil	Phenytoin	12,0	(−17,4)	0,40
Phenhydan	Phenytoin	8,8	(−4,5)	0,41
Phenytoin AWD	Phenytoin	3,9	(−22,2)	0,40
		24,8	(−14,1)	0,40
Barbiturate				
Mylepsinum	Primidon	4,8	(−11,4)	1,73
Maliasin	Barbexaclon	2,7	(−12,0)	1,94
Liskantin	Primidon	2,4	(+0,9)	2,00
Lepinal/Lepinaletten	Phenobarbital	1,9	(+7,2)	0,35
		11,8	(−6,6)	1,60
Benzodiazepine				
Rivotril	Clonazepam	3,8	(−0,8)	2,21
Andere Antiepileptika				
Lamictal	Lamotrigin	5,5	(+21,2)	11,48
Ospolot	Sultiam	1,2	(+16,3)	3,10
		6,7	(+20,3)	10,00
Summe		143,8	(−4,5)	2,23

Phenytoin

Phenytoin wirkt ohne eine generelle Hemmung zerebraler Funktionen und kann für alle Epilepsieformen mit Ausnahme von Absencen eingesetzt werden. Seit einigen Jahren geht die Anwendung zurück, weil die Nebenwirkungen problematischer als mit Carbamazepin oder Valproinsäure sind (Abbildung 10.1). Bei der Langzeittherapie sind vor allem reversible Veränderungen an Haut und Schleimhäuten störend, wie z. B. Gingivahyperplasie, Hypertrichose, Hirsutismus und Hautverdickung mit vergröberten Gesichtszügen.

Barbiturate

Barbiturate haben vor fast 100 Jahren wichtige Grundlagen der antiepileptischen Therapie gelegt, spielen aber schon seit längerer Zeit nur noch eine untergeordnete Rolle. Hauptvertreter der Barbiturate ist Primidon (Desoxyphenobarbital). Der Hauptteil seiner Wirkung beruht auf dem aktiven Metaboliten Phenobarbital, das auch direkt in Form des Präparates *Lepinal/Lepinaletten* eingesetzt wird. Die beiden Barbiturate werden heute trotz geringer systemischer Toxizität nur noch selten für die initiale Therapie verwendet, weil die sedativen Nebenwirkungen die kognitiven Fähigkeiten schon bei therapeutischen Plasmaspiegeln einschränken können, die sonst keine weiteren Unverträglichkeitserscheinungen erkennen lassen.

Barbexaclon (*Maliasin*) enthält eine molekulare Verbindung aus Phenobarbital und Levopropylhexedrin, einem amphetaminartigen Sympathomimetikum. Nach der enteralen Resorption wird das Molekül bereits bei der ersten Leberpassage zum größten Teil in die beiden Einzelbestandteile aufgespalten. Durch die Kombination sollen die sedativen Barbituratwirkungen abgeschwächt werden. Levopropylhexedrin kann Abhängigkeit vom Amphetamintyp erzeugen. Bei der Risikobeurteilung der Kombination ist auch die potentiell epileptogene Wirkung zentral stimulierender Sympathomimetika zu berücksichtigen. Primidon und Barbexaclon sind auch 1998 wieder weniger verordnet worden.

10

Benzodiazepine

Clonazepam (*Rivotril*), ein Benzodiazepin mit stärker ausgeprägten krampfhemmenden Eigenschaften, ist in erster Linie bei myoklonischen und atonischen Anfällen indiziert. Bei ungenügender Wirkung von Diazepam und Phenytoin wird es auch beim Status epilepticus eingesetzt.

Lamotrigin

Lamotrigin (*Lamictal*) gehört zu den neuen Antiepileptika, die in den letzten Jahren zur Zusatzbehandlung bei partiellen Anfällen eingeführt wurden. Seit 1997 ist es auch zur Monotherapie fokaler und sekundär generalisierter Anfälle zugelassen, woraus vermutlich die weitere Zunahme resultiert (Tabelle 10.2). Als Phenyltriazinderivat zeigt es strukturelle Verwandtschaft zu den Folatreduktasehemmstoffen Pyrimethamin und Trimethoprim und ist ebenfalls ein schwacher Hemmstoff dieses Enzyms. Seine Hauptwirkung besteht in der Blockade spannungsabhängiger Natriumkanäle und einer daraus resultierenden Hemmwirkung auf die Freisetzung exzitatorischer Neurotransmitter vom Typ des Glutamat. Die Zusatztherapie mit Lamotrigin senkte die Anfallsfrequenz bei 13–67 % von sonst therapierefraktären Patienten um mindestens 50 % (Goa et al. 1993). Als Monotherapie hat Lamotrigin eine ähnliche Wirksamkeit wie Carbamazepin oder Phenytoin, ist aber auch unter Berücksichtigung von Verträglichkeit und Nebenwirkungen deutlich teurer (Beydoun 1997, Heaney et al. 1998).

Sultiam

Sultiam (*Ospolot*) ist ein älteres Antiepileptikum aus der Gruppe der Carboanhydrasehemmer, das bereits 1960 in die Therapie eingeführt wurde, aber nur eine geringe Bedeutung hatte. Neuere Studien haben gezeigt, daß es vor allem bei benignen fokalen Epilepsien des Kindesalters (z. B. Rolando-Epilepsie) gut wirksam ist (Groß-Selbeck 1995). Daraus erklärt sich vermutlich die Tatsache, daß dieses bisher wenig beachtete Antiepileptikum 1997 erstmals unter den häufig verordneten Arzneimitteln erschienen ist und auch 1998 eine weitere Zunahme aufweist.

Literatur

Beydoun A. (1997): Monotherapy trials of new antiepileptic drugs. Epilepsia 38 (Suppl. 9): S21–S31.

Feely M. (1999): Drug treatment of epilepsy. Brit. Med. J. 318: 106–109.

Goa K.L., Ross S.R., Chrisp P. (1993): Lamotrigine. A review of its pharmacological properties and clinical efficacy in epilepsy. Drugs 46: 152–176.

Groß-Selbeck G. (1995): Treatment of „benign" partial epilepsies of childhood, including atypical forms. Neuropediatrics 26: 45–50.

Heaney D.C., Shorvon S.D., Sander J.W. (1998): An economic appraisal of carbamazepine, lamotrigine, phenytoin and valproate as initial treatment in adults with newly diagnosed epilepsy. Epilepsia 39 (Suppl. 3): S19–S25.

Hufnagel A., Noachtar S. (1998): Epilepsien und ihre medikamentöse Behandlung. In: Brandt T., Dichgans J., Diener H.C. (Hrsg.): Therapie und Verlauf neurologischer Erkrankungen. 3. Aufl., Kohlhammer, Stuttgart, Berlin, Köln, S. 179–203.

10

11. Antihypertonika

M. ANLAUF

Die arterielle Hypertonie (Blutdruckwerte von $\geq$140/$\geq$90 mm Hg bei wiederholten Messungen) kommt bei etwa 30 % der Erwachsenen mittleren Alters vor und begünstigt das Auftreten von Apoplexie, Herzinfarkt, Herzinsuffizienz und Nierenversagen. Bei mittelschwerer und schwerer Hypertonie ist der günstige Effekt einer konsequenten Arzneitherapie auf die Lebenserwartung des Hochdruckpatienten durch zahlreiche Studien belegt. Bei leichter (milder) Hypertonie mit diastolischem Blutdruck zwischen 90 und 105 mm Hg, die in 85 % aller Fälle mit Hypertonie vorliegt, ist der Nutzen einer antihypertensiven Therapie zwar ebenfalls nachgewiesen, er ist aber deutlich geringer. Bei 65–70jährigen übersteigt die Prävalenz der Hypertonie 50 %, wenn die häufig vorkommende isolierte systolische Hypertonie mit berücksichtigt wird. Kontrollierte Studien haben gezeigt, daß eine antihypertensive Therapie auch im Alter die kardiovaskuläre Morbidität und Mortalität senkt. Selbst bei isolierter systolischer Hypertonie (systolisch über 160, diastolisch unter 90 mm Hg) wird im Alter vor allem die Rate von Schlaganfällen vermindert (Übersicht bei Thijs et al. 1992, Anlauf 1994, Staessen et al. 1997).

Therapeutisch werden bei leichter Hypertonie ohne wesentliche Begleit- und Folgeerkrankungen vor allem nicht-medikamentöse Maßnahmen empfohlen. Hierzu gehören eine Einschränkung der Kochsalzzufuhr (4–6 g/Tag), eine Reduktion des Körpergewichts bei übergewichtigen Patienten, eine Beschränkung des Alkoholkonsums auf unter 30 g/Tag und eine Steigerung der körperlichen Aktivität insbesondere bei sonst sitzender Lebensweise. Mit einer zusätzlichen Arzneitherapie sollte begonnen werden, wenn der diastolische Blutdruck bei wiederholten Messungen über 100 mm Hg liegt und z. B. durch ambulante Blutdruck-Langzeitmessung eine „Praxishypertonie" ausgeschlossen wurde (Middeke et al. 1998). Für eine frühzeitige medikamentöse Therapie auch bei geringen Blutdrucksteigerungen sprechen systolische Drucksteigerungen, eine erbliche Belastung mit Herz-Kreislauf-Krankheiten, bereits eingetretene kardiovaskuläre Komplikationen, eine Nierenerkrankung oder andere zusätzliche Risikofaktoren wie Diabetes mellitus und Hypercholesterinämie. Differenziertere Angaben finden sich in den Empfehlungen der Deutschen Liga zur Bekämpfung des hohen Blutdrucks (1998) und dem Bericht des Joint National Committee (1997). Sie stimmen jedoch nicht in allen Punkten überein.

Niedrigere als die oben genannten Interventionsgrenzen und neue Zielwerte des Blutdrucks werden zur Zeit intensiv diskutiert. Die Kombination einer Arzneitherapie mit nicht-medikamentösen Allgemeinmaßnahmen bereits bei Ausgangsblutdruckwerten von 141/91 mm Hg war weitgehend nebenwirkungsarm und einer bloßen Änderung des Lebensstiles überlegen (Neaton et al. 1993). In einer Interventionsstudie zur optimalen Hochdrucktherapie (HOT-Studie) mit unterschiedlichen, den Patienten randomisiert zugeordneten Zielblutdruckwerten war die Rate größerer kardiovaskulärer Ereignisse am niedrigsten bei diastolischen Drucken unter 85 mm Hg (Hansson et al. 1998). Gegen die neue WHO-Empfehlung (WHO/IHS 1999), bei unkomplizierter Hypertonie durch antihypertensive Therapie Werte von unter 130/85 mm Hg („normal") oder sogar von unter 120/80 mm Hg („optimal") anzustreben, haben sich mit guten Argumenten u.a. 800 Ärzte und Wissenschaftler aus 60 Ländern gewandt (http://www.uib.no/isf/letter; updated May 6, 1999). Auf der Grundlage vorhandener Studien ist dagegen bei Patienten mit Diabetes mellitus eine möglichst niedrige Blutdruckeinstellung anzustreben.

Für die medikamentöse Hochdruckbehandlung steht heute eine große Zahl von Arzneistoffen mit vielfältigen Angriffspunkten zur Verfügung. Faktisch erfolgt die Auswahl überwiegend empirisch, wobei das individuelle Ansprechen des Patienten, sein Alter und sein Befinden unter der Therapie („Lebensqualität") ausschlaggebend sind. Zunehmend betont wird die Differenzierung der Therapie unter dem Gesichtspunkt bereits eingetretener Hochdruckkomplikationen sowie zusätzlich bestehender Krankheiten und Gesundheitsrisiken. Vor allem bei zusätzlicher koronarer Herzkrankheit, Herzinsuffizienz und Nephropathie können belegte Zusatzwirkungen, z.B. der Betarezeptorenblocker und ACE-Hemmer, genutzt werden. Bei unzureichend wirkender Monotherapie sollte vor dem Einsatz einer Kombination versuchsweise auf Antihypertensiva mit differentem Angriffspunkt gewechselt werden. Die Prinzipien der Kombinationsbehand-

11

lung sind eine Verstärkung der Blutdrucksenkung und eine Abschwächung unerwünschter Wirkungen (z. B. Stimulation des Renin-Angio-
tensin-Aldosteron-Systems durch Diuretika und dessen Blockade
durch ACE-Hemmer). Abbildung 11.1 faßt die medikamentösen
Behandlungsempfehlungen der Deutschen Liga zur Bekämpfung des
hohen Blutdrucks (1998) in leicht modifizierter Form zusammen.
Immer wieder stellt sich die bereits vor Jahren diskutierte Frage, ob
in der Monotherapie, wenn sie bei leichteren Hochdruckformen
angewendet wird, alle zur Zeit genannten Substanzgruppen mit ihren
zahlreichen Vertretern als gleichwertig zu betrachten sind (Bock und
Anlauf 1984). Zumindest unter dem Gesichtspunkt der unerwünschten Wirkungen mußte dies wiederholt verneint werden. Bleibt man in
Therapieempfehlungen aus didaktischen Gründen bei pharmakologischen Gruppenbezeichnungen, so muß der für Diuretika und Betarezeptorenblocker eindeutig bewiesene Nutzen hervorgehoben werden.
Auch eine amerikanische Expertenkommission (Joint National Committee on Prevention, Detection, Evaluation, and Treatment of High
Blood Pressure 1997) hat sich dafür ausgesprochen, Diuretika und
Betarezeptorenblockern in der Monotherapie der unkomplizierten
Hypertonie den Vorzug zu geben, da für sie eine Senkung der Morbidität und Mortalität bewiesen wurde. Dem hat sich die Arzneimittelkommission der Deutschen Ärzteschaft angeschlossen (1998). Bei
isolierter systolischer Hypertonie im Alter trifft dies auch für langwirkende Calciumantagonisten zu (Staessen et al. 1997). Im Vergleich
zu Diuretika und Betarezeptorenblocker ergab Captopril inzwischen
im Captopril Prevention Project (CAPPP) eine etwa gleich starke
Wirksamkeit bei der Vermeidung kardiovaskulärer Komplikationen
(Hansson et al. 1999, siehe Kapitel 1). Zunehmend werden „Surrogat-
parameter", d.h. die Wirksamkeit von Antihypertensiva auf interme-
diäre Hochdruckfolgen (z. B. linksventrikuläre Hypertrophie, vaskuläre Hypertrophie bzw. sonografisch bestimmbare Intima-Media-
Dicke der großen Arterien, Nierenfunktion), als Kriterium für ihren
Einsatz herangezogen. Die Beziehung dieser Wirkungen zu Morbidität und Mortalität ist vielfach ungeklärt.

Ungefähr 80 % der Hypertoniker können mit einer Monotherapie
oder einer Zweierkombination eingestellt werden. Kombinationen
aus drei unterschiedlichen Antihypertensiva sind daher nur bei wenigen Patienten erforderlich. Vor der Verordnung einer fixen Kombination sollten die einzelnen Komponenten, soweit möglich durch freie
Kombination, ausgetestet werden.

Monotherapie

- Betarezeptorenblocker *oder*
- Diuretikum *oder*
- Calciumantagonist *oder*
- ACE-Hemmer *oder*
- Alpha$_1$-Rezeptorenblocker

Bei unbefriedigender Blutdrucksenkung und nach erfolglosem Wechsel der Antihypertensivagruppe:

Zweierkombination

Diuretikum plus
- Betarezeptorenblocker *oder*
- Calciumantagonist *oder*
- ACE-Hemmer *oder*
- Alpha$_1$-Rezeptorenblocker *oder*
- Antisympathotonikum* *oder*
- Reserpin*

Calciumantagonist plus
- Betarezeptorenblocker** *oder*
- ACE-Hemmer

Bei unbefriedigender Blutdrucksenkung und nach erfolglosem Wechsel der Antihypertensivakombination:

Dreierkombination

Diuretikum plus
- Betarezeptorenblocker   plus   Vasodilatator*** *oder*
- ACE-Hemmer   plus   Calciumantagonist *oder*
- Antisympathotonikum   plus   Vasodilatator***

Variante der genannten Dreierkombinationen bei therapierefraktärer Hypertonie:

Schleifendiuretikum plus Betarezeptorenblocker plus Minoxidil

*   Im Schema der Hochdruckliga nicht mehr enthaltene Zweierkombination
**   Kombination nur mit Dihydropyridinderivat
*** Calciumantagonist, ACE-Hemmer, Alpha$_1$-Rezeptorenblocker oder Dihydralazin

Abbildung 11.1: Medikamentöse Hochdrucktherapie
Nach den Empfehlungen der Deutschen Liga zur Bekämpfung des hohen Blutdrucks (1998).

Die in Tabelle 11.1 aufgeführten Antihypertonika gehören mit einem Umsatz von 2,2 Mrd. DM zu den umsatzstärksten Arzneimittelgruppen. Hinzu kommen ACE-Hemmer und Angiotensinrezeptorantagonisten, Betarezeptorenblocker und Calciumantagonisten, die zum überwiegenden Teil für die antihypertensive Therapie eingesetzt werden. Unter den 2000 verordnungshäufigsten Arzneimitteln befinden sich 25 Antihypertonika, 60 ACE-Hemmer und Angiotensinrezeptorantagonisten sowie zusätzlich 51 Monopräparate von Calciumantagonisten und 42 von Betarezeptorenblockern.

Tabelle 11.1: Verordnungen von Antihypertonika 1998
Angegeben sind die verordnungshäufigsten Präparate mit Verordnungsrang, Verordnungen und Umsatz 1998 im Vergleich zu 1997.

Rang	Präparat	Verordnungen		Umsatz	
		in Tsd.	Änd. %	Mio. DM	Änd. %
160	Briserin N	879,1	−23,8	51,0	−20,4
303	Cynt	553,8	+12,8	64,6	+16,4
311	Diblocin	542,5	−9,1	76,7	−8,8
320	Cardular	531,4	−10,6	75,5	−10,4
446	Catapresan	417,4	−7,7	18,8	−5,5
507	Beloc comp	377,3	−2,9	40,2	+1,3
630	Mobloc	306,8	+27,0	44,9	+50,3
719	Physiotens	268,2	+9,7	32,6	+15,5
777	Nif-Ten	245,0	−21,6	29,5	−19,3
838	Ebrantil	230,1	+5,9	34,0	+7,4
843	Andante	229,2	−10,9	29,2	−3,1
894	Triniton	214,2	−18,9	10,2	−16,0
986	Concor plus	190,6	+25,0	18,0	+49,2
1110	TRI-Normin	163,8	−12,9	24,7	−10,5
1243	Depressan	144,0	−17,2	7,9	−18,2
1370	Obsilazin	128,0	−9,4	3,2	−3,4
1428	Treloc	120,7	−15,5	18,4	−12,0
1459	Modenol	117,7	−33,2	7,0	−32,0
1520	Clonidin-ratiopharm	112,5	−14,4	4,2	−10,6
1606	Haemiton Tabl.	102,1	−14,3	4,0	−12,4
1713	Betasemid	92,9	−19,2	12,3	−10,8
1725	Teneretic	92,4	−20,2	10,1	−15,4
1774	Metohexal comp.	88,3	+4,9	4,1	+10,2
1909	Nepresol	78,4	−6,1	4,2	−6,3
1969	Isoptin RR plus	74,1	+31,0	8,5	+44,0
Summe		6300,3	−8,6	633,8	−2,3
Anteil an der Indikationsgruppe		33,1 %		28,7 %	
Gesamte Indikationsgruppe		19038,5	+7,1	2208,0	+12,3

11

Die Verordnungen von Antihypertonika sind 1998 in der gesamten Indikationsgruppe gestiegen (Tabelle 11.1). Die Abbildung 11.2, in der alle bei der Hochdrucktherapie eingesetzten Arzneimittelgruppen zusammengefaßt sind, zeigt die gleichen Trends wie im Vorjahr d.h. eine leichte Abnahme von Calciumantagonisten, Diuretika und Antisympathotonika. Alle anderen haben zugenommen, am stärksten die Angiotensinrezeptorantagonisten.

Betarezeptorenblockerkombinationen

Die Verordnung von Betarezeptorenblockerkombinationen war auch 1998 leicht rückläufig (Tabelle 11.2). Betrachtet man einzelne Dosierungen, so zeigt sich, daß einige Hersteller offenbar davon ausgehen, daß auch Patienten mit leichter Hypertonie mit niedrig dosierten Kombinationen eingestellt werden. Originalpräparate mit Atenolol-Diuretika-Kombinationen haben deutlich abgenommen zugunsten eines Metoprololgenerikums und der Bisoprololkombination *Concor plus*, während *Beloc comp* den Stellenwert des letzten Jahres behaupten konnte. In den am häufigsten verordneten Kombinationen finden sich unterschiedliche Gruppen von Betarezeptorenblockern und

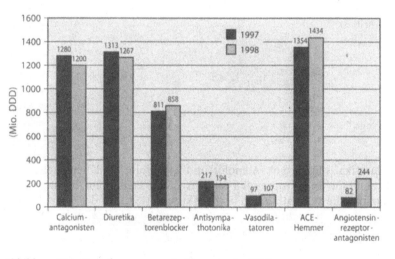

Abbildung 11.2: Verordnungen von Antihypertonika 1998
DDD der 2000 meistverordneten Arzneimittel

Tabelle 11.2: Verordnungen von Betarezeptorenblockerkombinationen 1998
Angegeben sind die 1998 verordneten Tagesdosen, die Änderungen gegenüber
1997 und die mittleren Kosten je DDD 1998.

Präparat	Bestandteile	DDD in Mio.	Änderung in %	DDD-Kosten in DM
Beta₁-selektiv				
Beloc comp	Metoprolol Hydrochlorothiazid	33,0	(+1,0)	1,22
Concor plus	Bisoprolol Hydrochlorothiazid	15,2	(+32,3)	1,18
TRI-Normin	Atenolol Chlortalidon Hydralazin	14,4	(−11,3)	1,72
Treloc	Metoprolol Hydrochlorothiazid Hydralazin	11,3	(−13,6)	1,64
Teneretic	Atenolol Chlortalidon	8,5	(−15,9)	1,19
Metohexal comp.	Metoprolol Hydrochlorothiazid	7,5	(+11,0)	0,54
		89,9	(−0,5)	1,29
Nichtselektiv				
Betasemid	Penbutolol Furosemid	8,3	(−16,3)	1,49
Obsilazin	Propranolol Dihydralazin	3,3	(−10,1)	0,95
		11,6	(−14,6)	1,33
Summe		101,5	(−2,3)	1,29

Diuretika. Metoprolol, Atenolol und Bisoprolol sind beta₁-selektiv, Penbutolol und Propranolol sind es nicht. Penbutolol besitzt eine intrinsische sympathomimetische Aktivität (ISA). In der Regel kann man davon ausgehen, daß bei äquivalent betablockierender Dosierung die Wirkung der verschiedenen Betarezeptorenblocker auf den Ruheblutdruck gleich ist. Unterschiede bestehen dagegen in den Nebenwirkungen. Unter beta₁-selektiver Blockade werden unerwünschte Effekte auf die Bronchialmuskulatur, die peripheren Gefäße und den Glukosestoffwechsel seltener beobachtet. Diese Kombinationen wurden wesentlich häufiger verordnet als Kombinationen mit nicht-selektiven Blockern (Tabelle 11.2). Eine unerwünschte Senkung der Ruheherzfrequenz kann durch Gabe eines Blockers mit sympathomimetischer Eigenwirkung verhindert werden. Der Anteil der Kombinationen mit nichtselektiven Betarezeptorenblockern hat sich vor allem durch das Ausscheiden von *Trepress* fast halbiert.

Als Diuretikakomponenten der Kombinationen finden sich Thiazide oder Analoga. Ein Präparat (*Betasemid*) enthält das Schleifendiuretikum Furosemid. Schleifendiuretika sind im Gegensatz zu den oben genannten Diuretika auch geeignet für die Verordnung bei niereninsuffizienten Patienten, die Dosierung dürfte in diesen Fällen jedoch nicht selten unzureichend sein. Der Einsatz von Furosemid in der Hochdrucktherapie nierengesunder Patienten ist nur selten indiziert.

In den Dreifachkombinationen (*Treloc, TRI-Normin*) werden Betarezeptorenblocker und Diuretikum sinnvollerweise durch einen Vasodilatator ergänzt, und zwar Hydralazin. Die Kombination von Propranolol und Dihydralazin in *Obsilazin* ist in dem Schema der Hochdruckliga nicht vorgesehen. Prinzipielle Einwände bestehen gegen das Dosierungsverhältnis. Als Nebenwirkung werden unter anderem Ödeme genannt.

11

Vasodilatatoren

In dieser Gruppe sind Arzneimittel zusammengefaßt, die unabhängig von ihrem molekularen Angriffspunkt den Blutdruck durch eine Dilatation der Arteriolen senken (Tabelle 11.3). Der direkte Vasodilatator Dihydralazin und die Alpha$_1$-Rezeptorenblocker wie Prazosin, Doxazosin und Urapidil haben nicht selten Nebenwirkungen, die der Drucksenkung entgegenwirken (Salz- und Wasserretention, Steigerung des Herzzeitvolumens).

Alpha$_1$-Rezeptorenblocker

In dieser weiterhin expandierenden Gruppe haben die beiden Doxazosinpräparate *Diblocin* und *Cardular* erneut zugenommen, im Berichtsjahr im Gegensatz zum Vorjahr auch wieder *Ebrantil*, wäh-

Tabelle 11.3: Verordnungen von Vasodilatatoren 1998
Angegeben sind die 1998 verordneten Tagesdosen, die Änderungen gegenüber
1997 und die mittleren Kosten je DDD 1998.

Präparat	Bestandteile	DDD in Mio.	Änderung in %	DDD-Kosten in DM
Alpha$_1$-Rezeptorenblocker				
Diblocin	Doxazosin	37,4	(+19,7)	2,05
Cardular	Doxazosin	36,6	(+18,2)	2,06
Andante	Bunazosin	15,7	(−2,4)	1,86
Ebrantil	Urapidil	10,2	(+6,3)	3,32
		99,9	(+13,6)	2,15
Direkte Vasodilatatoren				
Depressan	Dihydralazin	4,8	(−17,2)	1,64
Nepresol	Dihydralazin	2,6	(−5,1)	1,60
		7,4	(−13,3)	1,63
Summe		107,4	(+11,3)	2,12

11

rend Bunazosin (*Andante*) abgenommen hat. Urapidil wirkt nicht nur
alpha$_1$-blockierend, sondern auch geringfügig alpha$_2$-stimulierend
und serotoninagonistisch. Die mittleren DDD-Kosten der genannten
Alpha$_1$-Rezeptorenblocker liegen deutlich über denen der ACE-Hemmer und sogar der Angiotensinrezeptorantagonisten. Als günstige
Zusatzwirkung der Alpha$_1$-Rezeptorblocker wird eine Erleichterung
der Blasenentleerung bei benigner Prostatahyperplasie genutzt.

Direkte Vasodilatatoren

Dihydralazin sollte ausschließlich in der Kombinationstherapie verwendet werden. Die zahlreichen Alternativen unter den Vasodilatatoren führten auch in diesem Jahr zu einem deutlichen Verordnungsrückgang in dieser Gruppe.

Calciumantagonisten-Kombinationen

1998 nahm die Verordnung dieser Gruppe im Durchschnitt zu. Die
Präparate *Bresben* und *Tredalat* verschwanden aus der Liste, *Isoptin*

RR plus kam hinzu (Tabelle 11.4). Bei zwei der drei Präparate handelt es sich um Kombinationen aus Calciumantagonisten und Betarezeptorenblockern. Da Betarezeptorenblocker das Herzzeitvolumen senken, ist die Kombination mit vasodilatierenden Dihydropyridinen hämodynamisch gut begründet, zumal hierdurch Nifedipin-bedingte Tachykardien verhindert werden können. Verapamil, das in der Regel nicht zur Frequenzsteigerung führt, wurde in der Fixkombination *Isoptin RR plus* mit einem Diuretikum kombiniert.

Antisympathotonika

Die Verordnung der Antisympathotonika ist in den letzten Jahren durch gegenläufige Entwicklungen bei den Alpha$_2$-Agonisten und den weiter rückläufigen Reserpinkombinationen geprägt.

Alpha$_2$-Agonisten

Deutliche Gewinne verzeichneten erneut die Moxonidinpräparate **11** *Cynt* und *Physiotens*, die neben den agonistischen Wirkungen auf

Tabelle 11.4: Calciumantagonisten-Kombinationen
Angegeben sind die 1998 verordneten Tagesdosen, die Änderungen gegenüber 1997 und die mittleren Kosten je DDD 1998.

Präparat	Bestandteile	DDD in Mio.	Änderung in %	DDD-Kosten in DM
Mit Betarezeptorenblockern				
Mobloc	Felodipin Metoprolol	24,3	(+53,2)	1,85
Nif-Ten	Nifedipin Atenolol	22,7	(−18,5)	1,30
		47,0	(+7,5)	1,58
Mit Diuretika				
Isoptin RR plus	Verapamil Hydrochlorothiazid	6,4	(+44,2)	1,32
Summe		53,4	(+10,9)	1,55

zentrale Alpha$_2$-Rezeptoren eine hohe Affinität zu den nicht unumstrittenen zerebralen Imidazolinbindungsstellen aufweisen sollen. Wirkungen und Dosisbereich von Moxonidin sind denen von Clonidin ähnlich. Die Wirkdauer ist jedoch länger, und die Häufigkeit von Nebenwirkungen scheint bei leichter bis mittelschwerer Hypertonie niedriger zu sein. Der klassische Alpha$_2$-Agonist Clonidin ist dagegen weiter rückläufig (Tabelle 11.5). Methyldopa ist aus der Liste verschwunden.

Tabelle 11.5: Verordnungen von Antisympathotonika 1998
Angegeben sind die 1998 verordneten Tagesdosen, die Änderungen gegenüber 1997 und die mittleren Kosten je DDD 1998.

Präparat	Bestandteile	DDD in Mio.	Änderung in %	DDD-Kosten in DM
Clonidin				
Catapresan	Clonidin	15,1	(−3,0)	1,24
Clonidin-ratiopharm	Clonidin	3,7	(−10,7)	1,14
Haemiton Tabl.	Clonidin	2,7	(−9,8)	1,49
		21,5	(−5,3)	1,26
Moxonidin				
Cynt	Moxonidin	44,9	(+16,1)	1,44
Physiotens	Moxonidin	22,2	(+14,4)	1,47
		67,1	(+15,6)	1,45
Reserpinkombinationen				
Briserin N	Clopamid Reserpin	80,7	(−21,6)	0,63
Triniton	Reserpin Dihydralazin Hydrochlorothiazid	13,8	(−16,0)	0,74
Modenol	Butizid Reserpin	11,0	(−33,1)	0,64
		105,5	(−22,4)	0,65
Summe		194,1	(−10,4)	0,99

11

Reserpinkombinationen

Bei den Reserpinkombinationen (Tabelle 11.5) sind 1998 nach dem begründeten Ausscheiden eines reserpinhaltigen Homöopathikums nur noch drei Präparate im Segment der 2000 verordnungshäufigen Präparate zu finden. Bei Bewertung der gesamten Arzneimittelgruppe ergibt sich kein hinreichender Grund, eine Hochdruckbehandlung mit einer niedrig dosierten Reserpin-Diuretika-Kombination (Reserpin unter 0,25 mg/Tag) völlig zu meiden. Wegen der heute verfügbaren alternativen Behandlungsmöglichkeiten dürften kaum noch Patienten neu auf diese Präparate eingestellt werden. Keineswegs sollten Reserpin-bedingte zentralnervöse Nebenwirkungen, z. B. Depressionen, die bei älteren Patienten als Hirnleistungsstörungen verkannt werden können, hingenommen werden.

Schlußbemerkung

Legt man die in Abbildung 11.2 dargestellten DDD zugrunde, so wurden 1998 etwa 3 % mehr Patienten antihypertensiv behandelt als 1997. Die Zuwächse bei Angiotensinrezeptorenantagonisten und Alpharezeptorenblockern zeigen, daß von einem Ausweichen auf preisgünstige alte Präparate auch in diesem Jahr nicht gesprochen werden kann.

Entscheidend für die Wahl eines Antihypertensivums sollte die Wahrscheinlichkeit sein, mit der Morbidität und Mortalität der Behandelten gesenkt werden. Sie ist in befriedigendem Umfang bisher für Vertreter der älteren Antihypertensivagruppen (Betarezeptorenblocker, Diuretika, Antisympathotonika) in prospektiven, kontrollierten Therapiestudien erforscht worden. Für die ACE-Hemmer ist ein erster Hinweis auf die Gleichwertigkeit mit einer konventionellen Hochdrucktherapie in dem Captopril Prevention Project (CAPPP) erbracht worden, wenn auch die Rate tödlicher und nichttödlicher Schlaganfälle geringfügig höher lag (Hansson et al. 1999, s. Kapitel 1). Für ACE-Hemmer ist weiterhin nachgewiesen worden, daß die Mortalität an Herzinsuffizienz gesenkt und die Progression einer Nephropathie gehemmt wird. Mit den Calciumantagonisten und Alpha$_1$-Rezeptorenblockern verbinden sich weitgehend über Analogieschlüsse weitere Hoffnungen. In einer Placebo-kontrollierten Studie mit einem Calciumantagonisten (Nitrendipin) allein oder in Kombination wurde bei isolierter systolischer Hypertonie im Alter die Morbidität ohne signifikante Abnahme der Mortalität gesenkt (Staessen et al. 1997). Dabei war der Nutzen für die Diabetiker besonders groß. Bei ihnen sank die Rate aller kardiovaskulären Ereignisse um 69 %, bei Nichtdiabetikern dagegen nur um 26 % (Tuomilehto et al. 1999). Danach knüpfen sich große Erwartungen an Studien, in denen die zahlreichen zur Verfügung stehenden antihypertensiven Wirkprinzipien miteinander verglichen werden, und zwar nicht nur in Bezug auf ihre Blutdrucksenkung und Verträglichkeit (Philipp et al. 1997), sondern auch auf ihre Fähigkeit, Hochdruckkomplikationen zu verhindern. Die Palette der jetzt zur Verfügung stehenden Antihypertensiva kann allerdings so genutzt werden, daß die Therapie nebenwirkungsarm ist und begleitende Erkrankungen möglichst günstig beeinflußt werden.

Literatur

11

Anlauf M. (1994): Hypertonie im Alter. MMV Medizin Verlag, München.

Arzneimittelkommission der Deutschen Ärzteschaft (1998): Empfehlungen zur Therapie der arteriellen Hypertonie. Arzneiverordnungen in der Praxis. Sonderheft 9. Köln.

Bock K.D., Anlauf M. (1984): Die Qual der Wahl – das Dilemma der Hochdrucktherapie. Münch. Med. Wochenschr. 16: 477–479.

Deutsche Liga zur Bekämpfung des hohen Blutdrucks (1998): Empfehlungen zur Hochdruckbehandlung in der Praxis und zur Behandlung hypertensiver Notfälle. 14. Aufl.

Hansson L., Zanchetti A., Carruthers S.G., Dahlöf B., Elmfeldt D. et al. (1998): Effects of intensive blood-pressure lowering and low-dose aspirin in patients with hypertension: principal results of the Hypertension Optimal Treatment (HOT) randomised trial. Lancet 351: 1755–62.

Joint National Committee on Prevention, Detection, Evaluation, and Treatment of High Blood Pressure (1997): The Sixth Report. NIH Publication No 98 – 4080

Middeke M., Anlauf M., Baumgart P., Franz A., Krönig B., et al. (1998): Ambulante 24 h-Blutdruckmessung. (ABDM). Dtsch. Med. Wschr. 123: 1426–1430.

Neaton J.D., Grimm R.H., Prineas R.J., Stamler J., Grandits G.A., for the Treatment of Mild Hypertension Study Research Group (1993): Treatment of Mild Hypertension Study Final Results. JAMA 270: 713–724.

Philipp T., Anlauf M., Distler A., Holzgreve H., Michaelis J., Wellek S. (1997): Randomised, double blind, multicentre comparison of hydrochlorothiazide, atenolol, nitrendipine, and enalapril in antihypertensive treatment: results of the HANE study. Brit. Med. J. 315: 154–159.

Staessen J.A., Fagard R., Thijs L., Celis H., Arabidze G.G. et al. (1997): Randomised double-blind comparison of placebo and active treatment for older patients with isolated systolic hypertension. The Systolic Hypertension in Europe (Syst-Eur) Trial Investigators. Lancet 350: 757–764

Thijs L., Fagard R., Lijnen P., Staessen J.A., Van Hoof R., Amery A. (1992): A meta-analysis of outcome trials in elderly hypertensives. J. Hypertension 10: 1103–1109.

Tuomilehto J., Rastenyte D., Birkenhäger W.H., Thjs L., Antikainen R., et al. (1999): Effects of calcium-channel blockade in older patients with diabetes and systolic hypertension. N. Engl. J. Med. 340: 677–684.

WHO/ISH (1999): Guidelines for the Management of Hypertension. J. Hypertension 17: 151–183.

11

12. Antihypotonika

K.-O. HAUSTEIN

Erniedrigte Blutdruckwerte haben nur dann Krankheitswert, wenn sie mit Symptomen wie Müdigkeit, Abgeschlagenheit, Tachykardie, Schwindel und Benommenheit einhergehen. Sie können auch zu einer verminderten Leistungsfähigkeit führen. Zahlreiche Menschen weisen gehäuft erniedrigte Blutdruckwerte auf, ohne daß Krankheitssymptome auftreten. Daher ist eine hypotone Kreislaufsituation zunächst ohne Krankheitswert und demzufolge auch nicht medikamentös zu beeinflussen. Die orthostatische Hypotonie kann andererseits einen Risikofaktor für transitorische ischämische Attacken (TIA), ischämische Hirninsulte und Hörstörungen darstellen.

Nach Thulesius (1975) werden mehrere Formen hypotoner Kreislaufregulationsstörungen unterschieden, die mit verschiedenen Arzneimitteln behandelt werden, insofern sie überhaupt medikamentös wirksam zu beeinflussen sind. Eine hypertone Form (Typ I) wird von einer sympathotonen (Typ II), einer asympathotonen (Typ IIa) sowie einer vasovagalen Form (Typ III) unterschieden, wobei das Verhalten des systolischen und diastolischen Blutdrucks, der Herzfrequenz und des Schlagvolumens als Beurteilungskriterien gelten. Treten gehäuft orthostatische Beschwerden und Befindlichkeitsstörungen auf, werden zuerst immer physikalisch-therapeutische Maßnahmen, eine vermehrte Flüssigkeits- und gegebenenfalls NaCl-Zufuhr (10–15 g) empfohlen. Durch eine vorschnell eingeleitete medikamentöse Therapie werden nicht-medikamentöse Maßnahmen oft in den Hintergrund gedrängt.

Die am häufigsten vorkommenden hypotonen Dysregulationen vom Typ II werden insbesondere mit Dihydroergotamin behandelt, während Sympathomimetika bei der Dysregulation vom Typ IIa eingesetzt werden sollten. Bei der selten vorkommenden familiären Dysautonomie werden auch Betarezeptorenblocker genutzt. Zur Erhöhung des körpereigenen Natriumbestandes werden Mineralo-

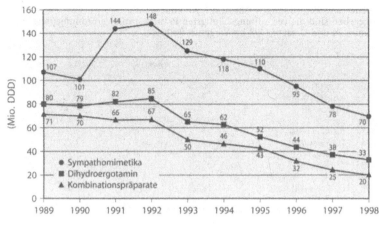

Abbildung 12.1: Verordnungen von Antihypotonika 1989 bis 1998
Gesamtverordnungen nach definierten Tagesdosen (ab 1991 mit neuen Bundesländern)

corticoide wie Fludrocortison angewandt. Über die Natriumretention kommt es zu einer Volumenvergrößerung.

In der Indikationsgruppe steht neben den seit Jahrzehnten bekannten Sympathomimetika vor allem Dihydroergotamin zur Verfügung. Verordnungen und Umsatz der Antihypotonika sind 1998 weiter gesunken (Tabelle 12.1). Seit Jahren sind die Kombinationspräparate und Dihydroergotamin von der allgemeinen Abnahme mehr betroffen als die Sympathomimetika, die seit 1991 durch die Verordnungen in den neuen Bundesländern einen deutlichen Zuwachs erfahren hatten. Im Vergleich zu 1997 ist die Anzahl der verordneten DDD in allen drei Gruppen weiter abgesunken, sie liegt nunmehr deutlich unter den Werten vor zehn Jahren (Abbildung 12.1). Nach der Umstellung der Berechnungen auf die WHO-DDD für mehrere Wirkstoffe (Norfenefrin, Etilefrin, Midodrin) sind die Werte nicht direkt mit den bisher publizierten Daten vergleichbar.

Sympathomimetika

Sympathomimetika werden bei der asympathotonen Form einer hypotonen Dysregulation angewandt. Ihre seit Jahrzehnten bekannte

Tabelle 12.1: Verordnungen von Antihypotonika 1998
Angegeben sind die verordnungshäufigsten Präparate mit Verordnungsrang, Verordnungen und Umsatz 1998 im Vergleich zu 1997.

Rang	Präparat	Verordnungen		Umsatz	
		in Tsd.	Änd. %	Mio. DM	Änd. %
237	Carnigen/Mono	664,5	−10,9	23,2	−9,8
243	Effortil/Depot	656,3	−13,1	13,4	−12,8
515	Novadral	374,7	−11,7	15,2	−8,7
567	DET MS	337,1	−12,2	11,0	−11,4
815	Effortil plus	234,2	−13,8	9,8	−12,6
1033	Dihydergot	181,3	−14,4	6,0	−10,6
1068	Gutron	170,0	−12,9	10,8	−15,7
1307	Thomasin	135,5	−2,4	4,4	−5,0
1320	Pholedrin-longo-Isis	133,9	−11,5	5,6	−1,0
1451	Pholedrin liquid. Meuselbach	118,3	−19,5	3,0	−12,2
1924	Dihydergot plus	77,4	−21,4	3,8	−19,6
1984	DHE-ratiopharm	73,0	+14,9	2,1	+9,7
	Summe	3156,3	−12,0	108,2	−10,7
	Anteil an der Indikationsgruppe	79,3 %		78,7 %	
	Gesamte Indikationsgruppe	3979,7	−12,4	137,6	−11,3

12

tachyphylaktische Wirkung erlaubt jedoch nur einen kurzfristigen Einsatz.

Norfenefrin (*Novadral*), das über α-adrenerge Wirkungen verfügt, aber nur zu 20 % bioverfügbar ist, wird nach DDD am häufigsten verordnet (Tabelle 12.2). Oxilofrin (*Carnigen mono*), ein p-Hydroxyephedrinderivat, wirkt α-, β_1- und β_2-mimetisch und steht an zweiter Stelle. Das α- und β_1-mimetisch wirkende Etilefrin (*Effortil, Thomasin*) entfaltet seine Effekte weniger über die Steigerung von Herzfrequenz und peripherem Widerstand als über eine Steigerung des Schlag- und Minutenvolumens. Seine Bioverfügbarkeit liegt bei 70 % (Haustein und Hüller 1985). Es steht an dritter Stelle aller Verordnungen. Das bevorzugt α-mimetisch wirkende Pholedrin wird in den neuen Bundesländern seit über 30 Jahren genutzt, hat aber 1998 eine weitere Abnahme seiner Verordnungen erfahren. Midodrin (*Gutron*) wird als Prodrug nahezu vollständig resorbiert und sehr schnell zu dem eigentlich wirksamen Deglymidodrin metabolisiert. Letzteres wird mit einer Halbwertszeit von 3 Stunden eliminiert, besitzt aber keine Vorteile gegenüber Etilefrin und Norfenefrin. In einer placebokontrollierten Studie wurde Midodrin an Patienten mit neurogener orthostatischer Hypotension untersucht (Wright et al., 1998). Die

Tabelle 12.2: Verordnungen von Antihypotonika 1998
Angegeben sind die 1998 verordneten Tagesdosen, die Änderungen gegenüber 1997 und die mittleren Kosten je DDD 1998.

Präparat	Bestandteile	DDD in Mio.	Änderung in %	DDD-Kosten in DM
Sympathomimetika				
Novadral	Norfenefrin	27,4	(−6,6)	0,56
Carnigen/Mono	Oxilofrin	13,8	(−10,4)	1,69
Effortil/Depot	Etilefrin	8,6	(−12,5)	1,55
Pholedrin-longo-Isis	Pholedrin	5,5	(−7,4)	1,01
Pholedrin liquid. Meuselbach	Pholedrin	4,0	(−9,5)	0,75
Thomasin	Etilefrin	3,5	(−7,8)	1,26
Gutron	Midodrin	1,1	(−11,6)	10,14
		63,8	(−8,7)	1,18
Dihydroergotamin				
DET MS	Dihydroergotamin	12,1	(−12,5)	0,91
Dihydergot	Dihydroergotamin	6,4	(−9,8)	0,93
DHE-ratiopharm	Dihydroergotamin	3,2	(+7,3)	0,67
		21,7	(−9,2)	0,88
Kombinationen				
Effortil plus	Dihydroergotamin Etilefrin	9,0	(−13,6)	1,09
Dihydergot plus	Dihydroergotamin Etilefrin	2,1	(−20,1)	1,85
		11,1	(−14,9)	1,24
Summe		96,6	(−9,6)	1,12

12

tägliche Gabe von 2–3mal 10 mg erwies sich als wirksam für die Verbesserung der Blutdruckwerte unter der Orthostase. In die gleiche Richtung weisen Befunde über die Dauer des Stehvermögens bei Patienten mit Orthostase (Hoeldtke et al., 1998), wobei die zusätzliche Gabe von Octreotid einen wirksamkeitssteigernden Effekt aufwies. Midodrin ist das teuerste Präparat dieser Gruppe und wird selten eingesetzt (Tabelle 12.2).

Dihydroergotamin

Dihydroergotamin steigert den Tonus der venösen Kapazitätsgefäße in der Haut und Muskulatur mehr als den Tonus der arteriellen

Gefäße, so daß es bei der hypotonen Dysregulation insgesamt zu einer Verschiebung von 400–500 ml Blut in den großen Kreislauf kommt. Die pharmakokinetischen Eigenschaften sind infolge eines hohen First-Pass-Effekts mit der daraus resultierenden geringeren Bioverfügbarkeit (ca. 2 %) ungünstig. Nur die Tatsache, daß der 8'-Hydroxymetabolit in 5–7fach höheren Konzentrationen als die Ausgangssubstanz im Plasma vorkommt, läßt die längere Wirkung erklären (Maurer und Frick 1984). Bei koronarer Herzkrankheit und im ersten Trimenon der Schwangerschaft ist Dihydroergotamin kontraindiziert. Im Vergleich zu 1997 ist die Abnahme der Verordnungen durch ein erstmals vertretenes Generikum (*DHE-ratiopharm*) etwas gebremst worden (Tabelle 12.2).

Kombinationspräparate

Die Kombination von Etilefrin plus Dihydroergotamin (*Effortil plus*, *Dihydergot plus*) wurde propagiert, weil die venentonisierende Wirkung des Dihydroergotamin an den Kapazitätsgefäßen zusammen mit der positiv inotropen Wirkung der Sympathomimetika zu einer deutlichen Zunahme des zirkulierenden Blutvolumens führt (Inoue et al. 1980). Dihydroergotamin erhöht die Bioverfügbarkeit von oral appliziertem Etilefrin (Hengstmann et al. 1983). Die fixen Kombinationen werden in der therapeutischen Standardliteratur allerdings nicht empfohlen (Trenkwalder und von Scheidt 1999). 1998 ist eine weitere Abnahme zu verzeichnen, wobei die Verordnungen innerhalb von zehn Jahren um über 70 % zurückgegangen sind (Abbildung 12.1).

Schlußbemerkungen

Antihypotonika haben keine verläßlichen Langzeiteffekte wegen ihrer tachyphylaktischen Eigenschaften und der kurzen Eliminationshalbwertszeiten. Die unerwünschten Effekte von Dihydroergotamin sind besonders zu beachten. Die Häufigkeit ihrer Verordnung ist auch aus diesen Gründen weiter rückläufig. Die geringe Wirksamkeit der Antihypotonika bei einer Langzeitanwendung wird zunehmend erkannt. Demgegenüber ist eine Anwendung dieser Stoffe bei einer kleinen Gruppe von Patienten mit speziellen neurologischen Krankheiten

(Stammhirn- und Rückenmarksverletzungen, Myelopathien) sowie den progressiv autonomen Dysregulationen (Shy-Drager-Syndrom) vertretbar. Bei einem kürzlich publizierten Fallbericht eines 68jährigen Patienten mit Shy-Drager-Syndrom war Yohimbin neben dem Tragen von Kompressionsstrümpfen wirksamer als die Gabe von Norfenefrin oder Amezinium (Oldenburg et al. 1999).

Literatur

Haustein K.-O., Hüller G. (1985): Zur Bioverfügbarkeit von Etilefrin aus Thomasin® und Thomasin retard®-Tabletten. Pharmazie 40: 776–778.

Hengstmann J.H., Hengstmann R., Schwonzen S., Dengler H.J. (1983): Dihydroergotamine increases the bioavailability of orally administered etilefrin in man. Eur. J. Clin. Pharmacol. 22: 463–467.

Hoeldtke R.D., Horvath G.G., Bryner K.D., Hobbs G.R. (1998): Treatment of orthostatic hypotension with midodrine and octreotide. J. Clin. Endocrin. Metab. 83: 339–343.

Inoue H., Inoue K., Arndt J. O. (1980): Interaction of dihydroergotamine and etilefrine-hydrochloride at capacitance vessels of the calf in man. Z. Kardiol. 69: 280–286.

Maurer G., Frick W. (1984): Elucidation of the structure and receptor binding studies of the major primary metabolite of dihydroergotamine in man. Eur. J. Clin. Pharmacol. 26: 463–470.

Oldenburg O., Karliova M., Koeppen S., Weber F., Erbel R., Philipp T., Kribben A. (1999): Shy-Drager-Syndrom: ein seltener Fall von orthostatischer Hypotonie. Dtsch. Med. Wschr. 124: 8–12.

Thulesius O. (1975): Die Therapie der arteriellen Hypotonie. Med. Welt 26: 588–591.

Trenkwalder P., von Scheidt, W. (1999): Chronische arterielle Hypotonie. In: Paumgartner G., Riecker G. (Hrsg.): Therapie innerer Krankheiten. Springer Heidelberg Berlin New York, S. 227–234.

Wright R.A., Kaufmann H.C., Perera R., Opfer-Gehrking T.L., McElligott M.A., Sheng K.N., Low P.A. (1998): A double-blind, dose-response study of midodrine in neurogenic orthostatic hypotension. Neurology 51: 120–124.

12

13. Antikoagulantien und Thrombozytenaggregationshemmer

Antikoagulantien und Thrombozytenaggregationshemmer werden in steigendem Umfang bei Thrombosen, Embolien und arteriellen Gefäßkrankheiten mit unterschiedlichen therapeutischen Schwerpunkten eingesetzt. Die akute Antikoagulation mit Heparin und die nachfolgende Gabe oraler Vitamin-K-Antagonisten ist die Standardtherapie für akute Venenthrombosen und Lungenembolien. Daneben werden orale Antikoagulantien zur Prophylaxe kardiogener Hirnembolien bei atrialen Thromben und bei arteriosklerotisch bedingten Karotisstenosen angewendet. Auch niedermolekulare Heparine werden zunehmend für die Therapie tiefer Venenthrombosen bei ambulanten Patienten sowie für die ambulante Thromboseprophylaxe bei immobilisierten Patienten eingesetzt.

13

Thrombozytenaggregationshemmer sind zur Primär- und Sekundärprophylaxe des Herzinfarkts und transienter ischämischer Attakken (TIA) bei Patienten mit zerebrovaskulären Durchblutungsstörungen indiziert. Wichtigster Vertreter dieser Gruppe ist Acetylsalicylsäure, die bereits in Dosen von 50–100 mg täglich eine irreversible Acetylierung der thrombozytären Cyclooxygenase auslöst und dadurch eine über Tage anhaltende Hemmung der Plättchenaggregation bewirkt. Unter speziellen Bedingungen wird Ticlopidin (*Tiklyd*) eingesetzt, das den thrombozytären ADP-Rezeptor irreversibel inaktiviert und damit die ADP-vermittelte Aggregation hemmt. Als weiterer ADP-abhängiger Thrombozytenaggregationshemmer wurde kürzlich Clopidogrel (*Iscover, Plavix*) zugelassen, das besser verträglich als Ticlopidin ist, aber im Vergleich zu Acetylsalicylsäure nur eine geringe Überlegenheit zeigte. In einer großen Studie zur Sekundärprävention ischämischer Ereignisse an 19185 Patienten betrug das jährliche Risiko für Schlaganfall, Myokardinfarkt oder vaskulär bedingte Todesfälle mit Clopidoprel 5,32 % und mit Acetylsalicylsäure 5,82 % (CAPRIE Steering Committee 1996).

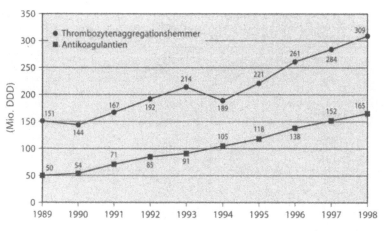

Abbildung 13.1: Verordnungen von Thrombozytenaggregationshemmern und Antikoagulantien 1988 bis 1997
Gesamtverordnungen nach definierten Tagesdosen (ab 1991 mit neuen Bundesländern)

Die Verordnungen der Antikoagulantien und Thrombozytenaggregationshemmer haben 1998 erneut deutlich zugenommen (Tabellen 13.1 und 13.2). Besonders auffällig ist die überproportionale Zunahme des Umsatzvolumens. Bei beiden Arzneimittelgruppen hat sich der seit 1990 erkennbare Aufwärtstrend bei den verordneten Tagesdosen (DDD) weiter fortgesetzt (Abbildung 13.1). Dem Hausarzt wird insbesondere nach interventioneller Angioplastie in der Kardiologie häufig empfohlen, Antikoagulantien und Aggregationshemmer gleichzeitig zur Weiterbehandlung zu verordnen. Dies bedeutet ein erheblich erhöhtes Blutungsrisiko auch abhängig von der Grundkrankheit des Patienten (Hypertonie) und erfordert eine intensive ambulante Überwachung.

Antikoagulantien

Vitamin-K-Antagonisten

Vitamin-K-Antagonisten bilden traditionell die Hauptgruppe der ambulant angewendeten Antikoagulantien. Als einziger Wirkstoff wird in Deutschland Phenprocoumon (*Marcumar, Falithrom*) häufig

Tabelle 13.1: Verordnungen von Antikoagulantien 1998
Angegeben sind die verordnungshäufigsten Präparate mit Verordnungsrang, Verordnungen und Umsatz 1998 im Vergleich zu 1997.

Rang	Präparat	Verordnungen in Tsd.	Änd. %	Umsatz Mio. DM	Änd. %
100	Marcumar	1216,6	+4,2	44,9	+3,0
393	Mono Embolex	464,5	+2,2	67,2	+7,9
445	Fraxiparin	419,3	+14,5	64,0	+27,6
539	Clexane	356,5	+4,3	68,8	+14,0
584	Falithrom	325,6	+11,3	11,7	+15,9
869	Fragmin	221,6	+15,5	38,9	+60,9
1448	Clivarin	118,9	−11,2	11,1	−1,1
Summe		3123,0	+5,9	306,6	+17,1
Anteil an der Indikationsgruppe		92,9 %		93,9 %	
Gesamte Indikationsgruppe		3363,2	+6,0	326,5	+,19,1

verordnet (Tabelle 13.3). Es hemmt die Vitamin-K-abhängige Synthese von Gerinnungsfaktoren (z.B. Prothrombin) in der Leber und führt damit zu einer verminderten Gerinnungsfähigkeit des Blutes als Thromboseschutz. Das Ausmaß der Wirkung wird durch individuelle Faktoren und durch zahlreiche Arzneimittelinteraktionen beeinflußt. Aus diesem Grunde und aufgrund der geringen therapeutischen Breite ist eine kontinuierliche Therapieüberwachung durch Messung der Thromboplastinzeit (Quick-Wert) erforderlich.

13

Der gemessene „Quick"-Wert (Thromboplastinzeit) soll in „INR" (International normalized ratio) umgerechnet werden, um einen all-

Tabelle 13.2: Verordnungen von Thrombozytenaggregationshemmern 1998
Angegeben sind die verordnungshäufigsten Präparate mit Verordnungsrang, Verordnungen und Umsatz 1998 im Vergleich zu 1997.

Rang	Präparat	Verordnungen in Tsd.	Änd. %	Umsatz Mio. DM	Änd. %
138	Godamed	1008,0	+3,6	6,9	−0,3
163	Aspirin protect	872,2	+44,2	9,6	+48,0
165	HerzASS-ratiopharm	870,4	−1,8	5,8	−5,8
222	Tiklyd	702,0	+7,3	126,3	+13,9
1098	Miniasal	166,0	−7,5	0,9	−8,3
1785	Asasantin	87,3	−18,1	5,7	−17,4
Summe		3706,0	+8,9	155,2	+12,2
Anteil an der Indikationsgruppe		93,0 %		84,6 %	
Gesamte Indikationsgruppe		3983,3	+7,5	183,4	+29,3

Tabelle 13.3: Verordnungen von Antikoagulantien 1998
Angegeben sind die 1998 verordneten Tagesdosen, die Änderungen gegenüber
1997 und die mittleren Kosten je DDD 1998.

Präparat	Bestandteile	DDD 1997 in Mio.	Änderung in %	DDD-Kosten in DM
Vitamin-K-Antagonisten				
Marcumar	Phenprocoumon	111,4	(+6,3)	0,40
Falithrom	Phenprocoumon	31,2	(+13,6)	0,38
		142,6	(+7,8)	0,40
Niedermolekulare Heparine				
Mono Embolex	Certoparin	6,4	(+4,5)	10,46
Fraxiparin	Nadroparin	5,9	(+25,3)	10,88
Clexane	Enoxaparin	4,6	(+11,7)	14,87
Fragmin	Dalteparin	3,5	(+49,7)	11,14
Clivarin	Reviparin	0,7	(−1,3)	16,28
		21,1	(+17,2)	11,85
Summe		163,7	(+9,0)	1,87

gemein gültigen Laborwert zu erhalten. Entsprechend der zu behandelnden Risikosituation wird der Patient möglichst konstant auf
einen bestimmten Ziel-INR-Wertbereich nach den Leitlinien verschiedener Fachgesellschaften eingestellt. Diese Forderungen werden
in der Bundesrepublik zunehmend eingehalten. Dies hat zu einem
erheblichen Rückgang gefährlicher Blutungskomplikationen (insbesondere der zerebralen Einblutungen bei Hypertonie-Patienten)
geführt. Auch die heute eingeführte Selbstkontrolle der Antikoagu-
lantientherapie durch den Patienten hat das Ergebnis der oralen Anti-
koagulantientherapie optimiert, da er entsprechend eingeschult wird
und häufig dann ebensogut wie der behandelnde Arzt über die
Gefahren der Therapie informiert ist.

13

Niedermolekulare Heparine

Niedermolekulare Heparine sind Heparinfragmente mit gerinnungs-
hemmender Wirkung, die durch Fraktionierung oder Depolymerisie-
rung aus nativem Heparin gewonnen werden. Das mittlere Moleku-
largewicht beträgt 4000–6000 Dalton im Vergleich zu 12000–15000
Dalton des unfraktionierten Standardheparins. Als erster Vertreter

wurde 1985 Dalteparin (*Fragmin*) zur Antikoagulation bei der Hämodialyse zugelassen. Später folgten fünf weitere niedermolekulare Heparine, die alle bis auf eine Ausnahme zu den 2000 verordnungshäufigsten Arzneimitteln gehören (Tabelle 13.3). Für alle Präparate wurde bei der DDD-Berechnung die WHO-DDD von 3000 I.E. Anti-Xa-Wirksamkeit zugrundegelegt. Wegen der unterschiedlichen Herstellungsverfahren und der dadurch bedingten Aktivitätsunterschiede sind die mit einzelnen Substanzen erzielten Ergebnisse nicht ohne weiteres auf alle niedermolekularen Heparine übertragbar.

Niedermolekulare Heparine sind für die Thromboseprophylaxe bei Hochrisikopatienten mindestens genauso wirksam wie Standardheparine (Hirsh und Levine 1992). Gleiches gilt auch für die Initialbehandlung der tiefen Venenthrombose (Leizorovicz et al. 1992, Lensing et al. 1995). Bezüglich des Blutungsrisikos als wichtigster Nebenwirkung bestehen ebenfalls keine Unterschiede. Auch bezüglich der gefährlichen Heparin-induzierten Thrombozytopenie Typ II (HIT II) bestehen keine wesentlichen Unterschiede zwischen unfraktionierten und niedermolekularen Heparinen. Letztere scheinen zwar primär seltener die HIT II auszulösen, bei eingetretener Symptomatik bestehen allerdings häufig „Kreuzreaktionen" gegenüber den meisten niedermolekularen Heparinen außer gegenüber dem Heparinoid Danaparoid. Dagegen haben niedermolekulare Heparine mehrere Vorteile gegenüber den Standardheparinen. Ihre Bioverfügbarkeit beträgt 87–98 % und ist damit 3–6fach höher und wesentlich konstanter als bei Standardheparin, weshalb die gerinnungshemmende Wirkung besser voraussehbar ist. Die längere Halbwertszeit (2–3 Stunden) ermöglicht die einmal tägliche Gabe. Standarddosen zur Thromboseprophylaxe können im allgemeinen ohne Laborkontrollen angewendet werden.

Mit der einfacheren Handhabung sind die niedermolekularen Heparine auch für die Behandlung ambulanter Patienten einsetzbar. Für ausgewählte Patienten mit tiefen Venenthrombosen ist in zwei kontrollierten Studien gezeigt worden, daß die häusliche Behandlung mit niedermolekularen Heparinen genauso sicher und effektiv ist wie die stationäre Heparintherapie (Levine et al. 1996, Koopman et al. 1996). Bei dieser Indikation ist damit eine erhebliche Kostenreduktion trotz der 2–4fach höheren Kosten der niedermolekularen Heparine möglich. Mit einer geschätzten jährlichen Inzidenz der tiefen Venenthrombosen von 1 auf 1000 Einwohner benötigen in Deutschland etwa 80000 Patienten einen 5–10tägigen Krankenhausaufenthalt mit Kosten, die um ein Vielfaches höher liegen als die Kosten einer ambulanten Heparintherapie mit schätzungsweise 6 Mio. DM pro Jahr für diese Indikation.

Die Verordnungsdaten der niedermolekularen Heparine zeigen, daß 1998 in Deutschland 21 Mio. Tagesdosen verordnet wurden, was Verordnungskosten von 250 Mio. DM entspricht (Tabelle 13.3). Daraus geht zugleich hervor, daß nur ein relativ kleiner Prozentsatz auf die akute Therapie tiefer Venenthrombosen entfallen kann, während der Großteil dieser Verordnungen andere Indikationen der Heparintherapie betrifft. Eine zunehmende Rolle scheint dabei die ambulante Thromboseprophylaxe bei immobilisierten chirurgischen Patienten zu spielen. Bei Patienten mit Gipsverbänden an den Beinen traten nach Prophylaxe mit einem niedermolekularen Heparin keine tiefen Venenthrombosen im Vergleich zu 4 % in der Kontrollgruppe auf (Kock et al. 1995).

Damit liefert diese Arzneimittelgruppe ein weiteres Beispiel für den weltweit zu beobachtenden Trend von der stationären Therapie zur ambulanten Betreuung der Patienten. Aufgrund der mehrfachen Warnungen und Mitteilungen der Arzneimittelkommission der Deutschen Ärzteschaft hat sich die anfänglich hohe Letalität der gefährlichen Heparin-induzierten Thrombozytopenie Typ II (etwa 30 %) deutlich vermindert (5–8 %), da nunmehr die Symptomatik thromboembolischer Komplikationen mit Thrombozytenabfall unter Heparin frühzeitig erkannt, Heparin rechtzeitig abgesetzt und eine entsprechende Ersatzantikoagulation mit Hirudin bzw. Danaparoid eingeleitet wird. Die Patienten erhalten einen entsprechenden Warnhinweis (Risikopaß) ausgehändigt.

13

Thrombozytenaggregationshemmer

Der Hauptteil der Verordnungen entfällt traditionell auf die Acetylsalicylsäure (Tabelle 13.4). Hier erscheinen allerdings nur solche Präparate, die als Indikation ausschließlich die Thrombozytenaggregationshemmung angeben. Daneben gibt es weitere Acetylsalicylsäurepräparate (*ASS-ratiopharm, ASS von ct, ASS-Hexal, ASS Stada*), die als Analgetika klassifiziert sind (siehe Kapitel 2), aber zu einem großen Teil als niedrig dosierte Arzneiformen von 100 mg verordnet werden. Diese niedrige Dosis wird vermutlich primär zur Hemmung der Thrombozytenaggregation eingesetzt, da sie für die Schmerz- und

Tabelle 13.4: Verordnungen von Thrombozytenaggregationshemmern 1998
Angegeben sind die 1998 verordneten Tagesdosen, die Änderungen gegenüber
1997 und die mittleren Kosten je DDD 1998.

Präparat	Bestandteile	DDD in Mio.	Änderung in %	DDD-Kosten in DM
Acetylsalicylsäure				
HerzASS-ratiopharm	Acetylsalicylsäure	84,7	(−0,6)	0,07
Godamed	Acetylsalicylsäure	83,1	(+4,3)	0,08
Aspirin protect	Acetylsalicylsäure	80,3	(+44,7)	0,12
Miniasal	Acetylsalicylsäure	16,6	(−0,2)	0,05
		264,6	(+11,7)	0,09
Ticlopidin				
Tiklyd	Ticlopidin	26,2	(+10,2)	4,82
Kombinationspräparate				
Asasantin	Acetylsalicylsäure Dipyridamol	2,8	(−17,9)	2,05
Summe		293,6	(+11,2)	0,53

Fiebertherapie bei Erwachsenen nicht ausreicht. Die 100 mg Tabletten dieser Präparate ergeben ca. weitere 500 Mio. Tagesdosen, so daß 1998 insgesamt etwa 800 Mio. DDD Acetylsalicylsäure zur Thrombozytenaggregationshemmung verordnet wurden. Das bedeutet, daß 1997 etwa 2 Millionen Patienten zur Herzinfarkt- und Schlaganfallprophylaxe mit niedrig dosierter Acetylsalicylsäure behandelt wurden. Für beide Indikationen ist der therapeutische Nutzen in zahlreichen Studien belegt und in Metaanalysen evaluiert worden (Antiplatelet Trialists' Collaboration 1994).

Ticlopidin (*Tiklyd*) wurde bereits 1980 als Thrombozytenaggregationshemmer zugelassen. Die Indikation war jedoch auf die Behandlung von Hämodialysepatienten mit Shuntkomplikationen bei Unverträglichkeit von Acetylsalicylsäure begrenzt. Erst 1993 wurde die Indikation auf die Sekundärprophylaxe von Schlaganfällen bei Acetylsalicylsäureunverträglichkeit erweitert, nachdem in kontrollierten Studien nachgewiesen war, daß Ticlopidin die Letalität bei dieser Indikation senkt und Acetylsalicylsäure überlegen ist (Gent et al. 1989, Hass et al. 1989). Die Ticlopidinprophylaxe ist jedoch mit dem Risiko schwerer Neutropenien belastet und muß daher regelmäßig durch Blutbildkontrollen überwacht werden. Bei rechtzeitigem Absetzen von Ticlopidin ist die Neutropenie reversibel und somit kann die häufig letal endende Agranulozytose vermieden werden. Die Verordnungen sind 1998 weiter angestiegen (Tabelle 13.4).

Asasantin ist eine Kombination aus Acetylsalicylsäure (330 mg/Tbl.) und Dipyridamol (75 mg/Tbl.). Die beiden Substanzen hemmen die Thrombozytenaggregation über unterschiedliche Mechanismen und sind damit grundsätzlich für eine Kombination geeignet. Trotz zahlreicher klinischer Studien sind die Belege für einen zusätzlichen antithrombotischen Effekt von Dipyridamol begrenzt. In zwei Myokardreinfarktstudien (PARIS I und PARIS II) hatte Dipyridamol keinen gesicherten zusätzlichen Effekt auf die bekannte Wirkung der Acetylsalicylsäure (The Persantine-Aspirin Reinfarction Study Research Group 1980, Klimt et al. 1986). Auch in einer Studie zur Sekundärprävention von transitorischen ischämischen Attacken war die Kombination der Acetylsalicylsäure nicht überlegen (Bousser et al. 1983). In einer neueren Studie wurde dagegen ein additiver Effekt der beiden Kombinationspartner auf die Sekundärprävention des Schlaganfalls beobachtet (Diener et al. 1996). Allerdings gab es Fragen zur Aufbereitung der Patientendaten (Enserink 1996). Die Verordnungen von *Asasantin* sind weiter zurückgegangen (Tabelle 13.4) und betragen nur noch etwa 10 % der DDD-Werte vor 10 Jahren.

In letzter Zeit wurden in der interventionellen Kardiologie zur Rethromboseprophylaxe von Stents zunehmend Glykoprotein-Rezeptorantagonisten in die Therapie eingeführt. Sie vermindern die Bindung von Fibrinogen mit den in der Plättchenmembran lokalisierten Glykoproteidrezeptoren (überwiegend IIb/IIIa) der aktivierten Plättchen und verhüten damit thromboembolische Komplikationen, z.B. im Bereich der Koronararterien. Neben dem monoklonalen Antikörper Abciximab (*Reo-Pro*) werden auch kleinmolekulare Peptide angewendet (z.B. Tirofiban). Die Rezeptorantagonisten haben eine geringe therapeutische Breite und führen zu erhöhtem Blutungsrisiko, insbesondere da gleichzeitig Heparin und andere Aggregationshemmer (Acetylsalicylsäure oder Ticlopidin) verabreicht werden. Diese Patienten bedürfen einer besonders sorgfältigen Überwachung in der Praxis nach Entlassung aus der Klinik wegen der erheblichen Blutungsneigung.

13

Literatur

Antiplatelet Trialists' Collaboration (1994): Collaborative overview of randomised trials of antiplatelet therapy–I: Prevention of death, myocardial infarction, and stroke by prolonged antiplatelet therapy in various categories of patients. Brit. Med. J. 308: 81–106.

Bousser M.G., Eschwege E., Haguenau M., Lefauconnier J.M., Thibult N. et al. (1983): „AICLA" controlled trial of aspirin and dipyridamole in the secondary prevention of athero-thrombotic cerebral ischemia. Stroke 14: 5–14.

CAPRIE Steering Committee (1996): A randomised, blinded, trial of clopidogrel versus aspirin in patients at risk of ischaemic events (CAPRIE). Lancet 348: 1329–1339.

Diener H.C., Cunha L., Forbes C., Sivenius J., Smets P., Lowenthal A. (1996): European Stroke Prevention Study. 2. Dipyridamole and acetylsalicylic acid in the secondary prevention of stroke. J. Neurol. Sci. 143: 1–13.

Enserink M. (1996): Fraud and ethics charges hit stroke drug trial. Science 274: 2004–2005.

Gent M., Blakely J.A., Easton J.D., Ellis D.J., Hachinski V.C. et al. (1989): The Canadian American Ticlopidine Study (CATS) in thromboembolic stroke. Lancet I: 1215–1220.

Hass W.K., Easton J.D., Adams H.P. Jr., Pryse-Phillips W., Molony B.A. et al. (1989): A randomized trial comparing ticlopidine hydrochloride with aspirin for the prevention of stroke in high-risk patients. Ticlopidine Aspirin Stroke Study Group. N. Engl. J. Med. 321: 501–507.

Hirsh J., Levine M.N. (1992): Low molecular weight heparin. Blood 79: 1–17.

Klimt C.R., Knatterud G.L., Stamler J., Meier P. (1986): Persantine-aspirin reinfarction study. Part II. Secondary coronary prevention with persantine and aspirin. J. Am. Coll. Cardiol. 7: 251–269.

Kock H.-J., Schmit-Neuerburg K.P., Hanke J., Rudofsky G., Hirche H. (1995): Thromboprophylaxis with low-molecular-weight heparin in outpatients with plaster-cast immobilisation of the leg. Lance 346: 459–461.

Koopman M.M.W., Prandoni P., Piovella F., Ockelford P.A., Brandjes D.P.M. et al. (1996): Treatment of venous thrombosis with intravenous unfractionated heparin administered in the hospital as compared with subcutaneous low-molecular-weight heparin administered at home. N. Engl. J. Med. 334: 682–687.

Leizorovicz A., Haugh M.C., Chapuis F.-R., Samama M.M., Boissel J.-P. (1992): Low molecular weight heparin in prevention of perioperative thrombosis. Brit. Med. J. 305: 913–920.

Lensing A.W.A., Prins M.H., Davidson B.L., Hirsh J. (1995): Treatment of deep venous thrombosis with low-molecular-weight heparins: a meta-analysis. Arch. Intern. Med. 155: 601–607.

Levine M., Gent M., Hirsh J., Leclerc J., Anderson D. et al. (1996): A comparison of low-molecular-weight heparin administered primarily at home with unfractionated heparin administered in the hospital for proximal deep-vein thrombosis. N. Engl. J. Med. 334: 677–681.

The Persantine-Aspirin Reinfaction Study Research Group (1980): Persantine and aspirin in coronary heart disease. Circulation 62: 449–461.

14. Antimykotika

U. FRICKE

Pilzinfektionen werden klinisch-diagnostisch und therapeutisch nach ihrer Lokalisation und der Art der Erreger unterschieden. Am häufigsten sind oberflächliche Mykosen der Haut und Hautanhangsorgane sowie der Schleimhäute. Organmykosen sind in unseren Breiten deutlich seltener, gewinnen aber bei Patienten mit erworbener Immunschwäche (AIDS) zunehmend an Bedeutung und sind auch im Rahmen einer immunsuppressiven Therapie zu beachten. Für Risikopatienten kann ferner auch die kommensale intestinale Mykoflora eine potentielle Gefahrenquelle sein. Ohne therapeutische Konsequenz ist sie jedoch – wie auch die übrige kommensale Mikroflora – bei immunkompetenten Patienten. Weder läßt sich eine Eradikation von Hefepilzen, z.B. Candida albicans, beim Gesunden erreichen, noch läßt sich ein Zusammenhang zwischen ihrem Vorkommen im Darm und Störungen wie Blähungen, Verdauungsbeschwerden, Roemheld-Syndrom, Herzbeschwerden, körperliche Schwäche, Ermüdbarkeit, Kopfschmerzen, Gelenkschmerzen, depressive Verstimmung etc. (in den 80er Jahren auch als „Candidiasis hypersensitivity Syndrome" beschrieben und heute als „Mykophobie" bezeichnet) wissenschaftlich belegen (Müller 1993, Seebacher 1996, Knoke 1998, Bernhardt 1998).

Dermatomykosen werden durch Dermatophyten, Hefen oder Sproßpilze sowie durch Schimmelpilze ausgelöst. Eine herabgesetzte Immunabwehr oder ein Diabetes mellitus können begünstigend wirken. Auch eine Schädigung des Hautmilieus oder begleitend gegebene Arzneimittel wie Antibiotika, Glucocorticoide oder Immunsuppressiva können die Infektion fördern. Glucocorticoide verschleiern darüber hinaus das klinische Bild (Steigleder 1993).

Entsprechend der Bedeutung von Pilzinfektionen der Haut und Schleimhäute werden fast 90 % der Antimykotika als Lokaltherapeutika verordnet. Nystatin und Miconazol werden darüber hinaus auch bei orointestinalen Candidainfektionen eingesetzt. Zur Behandlung von Organmykosen wie Aspergillose, Candidose, Kryptokokkose, Sporotrichose, Histoblastose oder Blastomykose steht mit Amphotericin B, Flucytosin, Ketoconazol, Fluconazol und Itraconazol nur ein begrenztes medikamentöses Arsenal zur Verfügung. Die Azolantimykotika Ketoconazol, Fluconazol und Itraconazol sind in oraler Darreichungsform – sofern eine lokale Therapie nicht anspricht – auch bei Pilzinfektionen der Haut und Hautanhangsgebilde (Haare, Nägel) sowie bei chronisch-rezidivierenden Vaginalmykosen indiziert. Darüber hinaus können zur oralen Behandlung von Pilzinfektionen der Haut und Hautanhangsgebilde auch Griseofulvin und Terbinafin eingesetzt werden. Orale Antimykotika werden dann insbesondere bei großflächigen bzw. häufig rezidivierenden Pilzinfektionen sowie bei immundefizienten Patienten empfohlen. Zusätzlich können ggfs. topische Antimykotika nützlich sein. Nachteilig sind die z.T. gravierenden unerwünschten Wirkungen der oralen Antimykotika. Bei den neueren Substanzen fehlen noch ausreichende Langzeiterfahrungen. Günstiger ist das therapeutische Spektrum dagegen bei den topischen Arzneimitteln, vor allem durch die Entwicklung sogenannter Breitbandantimykotika (Gupta et al. 1994, Korting 1995, Majstorovic 1995, Ritzmann und Majstorovic 1996, Kauffman und Carver 1997, Gupta et al. 1998).

14

Verordnungsspektrum

Antimykotika wurden auch 1998 insgesamt seltener verordnet als im Vorjahr (Tabelle 14.1). Nicht mehr unter den 2000 meistverordneten Fertigarzneimitteln ist *Mykontral*. Es enthält Tioconazol und zählt innerhalb der Gruppe der Azolantimykotika eher zu den teuren Präparaten. Erstmals vertreten ist *Cloderm*, ein Clotrimazol-haltiges Lokaltherapeutikum mit ähnlichen Indikationen wie *Terzolin* (siehe „Lokale Antimykotika"). Auch *Mykosert* und *Zalain* gehören zu den Azolantimykotika, sind jedoch vergleichsweise teuer. Unter den Nystatin-haltigen Antimykotika neu ist *Mykoderm*. Es ist derzeit das teuerste Präparat dieses Marktsegments. Insgesamt dominieren – wie in den Vorjahren – die topischen Antimykotika (Abbildung 14.1).

Tabelle 14.1: Verordnungen von Antimykotika 1998
Angegeben sind die verordnungshäufigsten Präparate mit Verordnungsrang, Verordnungen und Umsatz 1998 im Vergleich zu 1997.

Rang	Präparat	Verordnungen in Tsd.	Änd. %	Umsatz Mio. DM	Änd. %
126	Batrafen Creme etc.	1064,1	+0,8	39,0	+4,2
245	Baycuten	647,6	−9,2	21,1	−3,3
265	Fungizid-ratiopharm Creme	615,2	−6,5	5,9	−4,3
268	Terzolin Creme/Lösung	612,9	−7,6	19,6	−7,4
334	Lotricomb Creme/Salbe	509,7	−0,4	19,4	+3,9
337	Decoderm tri Creme	506,4	+1,5	14,4	+3,3
385	Multilind Heilpaste	470,2	−1,5	12,5	+3,2
414	Sempera	438,0	+10,5	109,7	+19,9
419	Mykundex Heilsalbe	433,6	−6,0	8,1	−4,5
575	Lamisil Tabletten	332,6	−2,6	69,5	+5,1
637	Epi-Pevaryl Creme etc.	303,8	−8,7	8,1	−7,5
692	Fungata	282,8	+1,2	8,2	+1,9
723	Canifug Creme/Lösung	267,0	−8,7	3,0	−13,1
807	Epipevisone	236,8	+4,5	5,7	+15,4
824	Canesten Creme etc.	232,2	−1,1	2,8	−8,5
832	Nystatin Lederle	231,0	−10,5	9,2	−17,3
844	Mycospor Creme etc.	229,1	−12,6	5,1	−8,8
921	Candio-Hermal Creme etc.	207,1	−10,1	3,8	−10,1
1025	Loceryl Creme/Nagellack	182,0	−8,1	17,7	−6,7
1060	Mykundex Drag./Susp.	172,9	+0,4	5,2	+0,9
1067	Nystaderm Mundgel etc.	170,8	−7,4	5,7	−6,6
1105	Lederlind Heilpaste	164,9	−19,1	3,5	−18,7
1108	Daktar Tabl./Mundgel	164,1	−20,8	3,0	−26,8
1281	Antifungol Creme etc.	138,9	−18,4	1,4	−17,9
1310	Biofanal Drag./Susp.	135,2	−1,1	6,8	−11,5
1414	Nystaderm Creme/Paste	122,4	+0,8	2,0	+4,3
1421	Diflucan/-Derm	121,7	−18,5	42,7	−11,0
1473	Mykohaug C Creme	116,8	−16,5	0,8	−15,7
1475	Cloderm	116,6	+255,9	2,4	+249,7
1480	clotrimazol v. ct Creme etc.	115,3	−7,7	1,1	−6,2
1536	Lamisil Creme	109,4	−23,7	2,3	−23,1
1567	Travocort Creme	106,2	+18,4	2,8	+21,5
1577	Clotrimazol AL	104,9	+7,4	0,7	+14,3
1580	Siros	104,7	−9,9	4,1	−3,3
1581	Candio-Hermal Drag./Susp.	104,5	−6,0	2,6	−10,0
1632	Exoderil Creme etc.	99,8	−3,5	2,6	−3,5
1634	Nystatin Lederle Creme etc.	99,7	−3,2	2,1	−6,3
1647	Nystalocal	98,2	−14,0	3,1	−13,9
1652	Mycospor Nagelset	97,5	−1,5	4,9	+4,5
1688	Mykosert	94,8	(neu)	1,9	(neu)
1721	Fungisan Creme	92,6	+25,7	1,5	+27,9
1729	Micotar Mundgel	91,8	−16,9	1,2	−17,9
1765	Mykoderm	88,8	+468,9	1,1	+250,8
1823	Myko Cordes Creme/Lösung	84,6	−21,0	1,1	−21,6
1858	Azutrimazol Creme	82,3	−22,8	0,8	−21,5

14

Tabelle 14.1: Verordnungen von Antimykotika 1998 (Fortsetzung)
Angegeben sind die verordnungshäufigsten Präparate mit Verordnungsrang, Verordnungen und Umsatz 1998 im Vergleich zu 1997.

Rang	Präparat	Verordnungen in Tsd.	Änd. %	Umsatz Mio. DM	Änd. %
1859	Nizoral Creme	82,3	−9,2	1,2	−8,2
1937	Zalain	76,5	+6,1	1,6	+7,4
1979	Daktar Creme etc.	73,4	−14,7	1,9	−9,5
Summe		11033,3	−3,0	495,0	+2,3
Anteil an der Indikationsgruppe		95,3 %		97,6 %	
Gesamte Indikationsgruppe		11580,3	−2,5	507,4	+2,7

Orale Antimykotika

Nach definierten Tagesdosen (DDD) werden Azolantimykotika innerhalb dieses Marktsegments am häufigsten verordnet (Tabelle 14.2). Meistverordnetes Präparat dieser Stoffklasse ist *Sempera*. Als eins der wenigen Arzneimittel weist es bei insgesamt leichtem Rückgang der Verordnungen einen deutlichen Zuwachs auf. Hintergrund ist wahr-

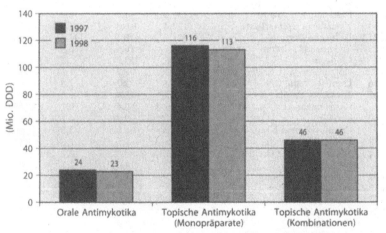

Abbildung 14.1: Verordnungen von Antimykotika 1998
DDD der 2000 meistverordneten Arzneimittel

Tabelle 14.2: Verordnungen oraler Antimykotika 1998
Angegeben sind die 1998 verordneten Tagesdosen, die Änderungen gegenüber
1997 und die mittleren Kosten je DDD 1998.

Präparat	Bestandteile	DDD in Mio.	Änderung in %	DDD-Kosten in DM
Azolantimykotika				
Sempera	Itraconazol	5,4	(+11,6)	20,13
Diflucan/-Derm	Fluconazol	2,4	(−14,1)	18,11
Daktar Tabl./Mundgel	Miconazol	0,4	(−28,0)	6,83
Fungata	Fluconazol	0,2	(+1,2)	38,47
Micotar Mundgel	Miconazol	0,2	(−18,7)	5,66
Siros	Itraconazol	0,2	(−9,9)	19,50
		8,9	(−0,7)	19,01
Nystatin				
Nystatin Lederle	Nystatin	1,9	(−16,8)	4,71
Nystaderm Mundgel etc.	Nystatin	1,5	(−8,5)	3,70
Biofanal Drag./Susp.	Nystatin	1,4	(−8,5)	4,87
Mykundex Drag./Susp.	Nystatin	1,3	(+0,3)	4,07
Candio-Hermal Drag./Susp.	Nystatin	0,4	(−13,1)	5,71
		6,6	(−9,9)	4,45
Andere orale Antimykotika				
Lamisil Tabletten	Terbinafin	8,0	(−0,9)	8,74
Summe		23,4	(−3,6)	11,43

14

scheinlich die zunehmende Bedeutung oraler Azolantimykotika für
die Behandlung opportunistischer Pilzinfektionen bei AIDS-Patienten. Meistverordnetes Einzelpräparat innerhalb der oralen Antimykotika ist jedoch *Lamisil* (siehe unten). Nystatin-haltige Präparate
waren abermals deutlich rückläufig und haben innerhalb dieses
Marktsegments nur noch einen Anteil von knapp 30 %. Eine leichte
Steigerung gegenüber dem Vorjahr weist hier lediglich *Mykundex* auf.
  Die Azolantimykotika haben ein breites Wirkungsspektrum, das
nahezu alle menschen- und tierpathogenen Pilze umfaßt. Fluconazol
und Itraconazol werden hauptsächlich bei Systemmykosen, z.B. Candidosen oder Kryptokokken-Meningitis, eingesetzt, Fluconazol bei
AIDS-Patienten zur Vermeidung von Rezidiven auch prophylaktisch.
Beide Azolantimykotika können aber auch – sofern eine topische
Behandlung nicht wirksam ist – bei vulvovaginaler Candidose sowie
bei Dermatomykosen angewandt werden. Itraconazol ist darüber hin-

aus bei Onychomykosen indiziert. Es ist dann wirksamer als Griseofulvin und hat dieses als Mittel der Wahl abgelöst. Als äquipotent gilt auch das Allylaminderivat Terbinafin (siehe unten). Unter Nutzen-Risiko-Aspekten besonders günstig wird die sog. intermittierende Pulstherapie eingeschätzt. Dabei führt die Gabe von 2mal 200 mg/d Itraconazol jeweils über eine Woche pro Monat bei einer Behandlungsdauer von insgesamt 2–3 Monaten (ausschließlicher Befall der Fingernägel) bzw. 3–4 Monaten (Zehennagelbefall) zu vergleichbaren klinischen Ergebnissen wie die kontinuierliche Gabe des Antimykotikums. Ähnliche Erfolge wurden bei gleichem Therapieschema mit der intermittierenden Gabe von Terbinafin (500 mg/d) erzielt. Eine systemische Behandlung von Onychomykosen ist erforderlich bei Pilzbefall der Nagelmatrix sowie einem Nagelbefall von mehr als 30–50 % (Grant und Clissold 1989, Grant und Clissold 1990, Goa und Barradell 1995, Abeck et al. 1996, Haria et al. 1996, Pierard et al. 1996, Dinnendahl und Fricke 1999).

Aufgrund ihrer günstigeren Nutzen-Risiko-Relation haben die neueren oralen Azolantimykotika das potentiell hepatotoxische Ketoconazol – als Ursache wird eine Überempfindlichkeit (Idiosynkrasie) diskutiert – inzwischen weitgehend verdrängt. Leberschäden wurden nach der Markteinführung vereinzelt auch unter Fluconazol und Itraconazol beobachtet. In seltenen Fällen wurde auch über schwere Hautreaktionen (Lyell-Syndrom, Stevens-Johnson-Syndrom) sowie Interaktionen mit Astemizol, Terfenadin und Cisaprid und damit verbundene schwerwiegende ventrikuläre Rhythmusstörungen berichtet. Endokrine Störungen fehlen dagegen unter Fluconazol und Itraconazol oder sind zumindest deutlich seltener als unter Ketoconazol. Auch das Risiko von Arzneimittelwechselwirkungen scheint geringer zu sein (Grant und Clissold 1989, Grant und Clissold 1990, Arzneimittelkommission der deutschen Ärzteschaft 1992, Gupta et al. 1994, Goa und Barradell 1995, Korting 1995, Haria et al. 1996, Pierard et al. 1996, Scholz und Schwabe 1997, Kauffman und Carver 1997, Dinnendahl und Fricke 1999).

Miconazol (*Daktar, Micotar*) ist aufgrund seiner geringen Bioverfügbarkeit (ca. 25 %) in oraler Darreichungsform nur zur Behandlung von Mund- und Darmsoor geeignet. Ging man aufgrund der geringen Resorption bisher von weitgehend fehlenden systemischen Nebenwirkungen aus, deutet ein kürzlich publizierter Fallbericht auch in dieser Darreichungsform auf eine bei systemischer Applikation bereits bekannte Interaktion mit oralen Antikoagulantien und eine damit verbundene erhöhte Blutungsneigung hin (Ariyaratnam et al. 1997). Als Mittel der Wahl bei Mund- und Darmsoor gilt allerdings Nystatin (Wegmann 1985, Steigleder 1993, Scholz und Schwabe 1997).

Terbinafin (*Lamisil*) gehört wie Naftifin (siehe *Lokale Antimykotika*) zur Gruppe der Allylamine, ist im Gegensatz zu diesem aber lokal und oral einsetzbar. Allylamine besitzen ein ähnlich breites Wirkungsspektrum wie die Azolantimykotika. Leichte Vorteile ergeben sich bei Infektionen mit Dermatophyten und Schimmelpilzen. Hefen sind weniger empfindlich, daher ist Terbinafin bei Candidosen oral nicht wirksam und in dieser Darreichungsform nur zugelassen zur Behandlung von Dermatophyteninfektionen der Füße und des Körpers sowie der Finger- und Zehennägel. In topischer Darreichungsform kann Terbinafin auch bei Candidosen und Pityriasis versicolor eingesetzt werden (siehe *Lokale Antimykotika*). Bei Dermatophyten-Infektionen ist Terbinafin anderen Antimykotika wie Ketoconazol, Itraconazol und Griseofulvin klinisch zumindest äquivalent. Bei Onychomykosen ist es Griseofulvin dagegen deutlich überlegen und Itraconazol klinisch etwa gleichwertig (siehe oben). Auffällig sind insbesondere die relativ schnelle Abheilung unter Terbinafin und eine vergleichsweise geringe Rezidivrate. Letztere beruht möglicherweise auf der hohen Konzentration im Nagelkeratin und der langsamen Rückverteilung aus dem Gewebe. Dies würde auch die nach Absetzen von Terbinafin weiter zunehmende Heilungsrate erklären. Relativ häufig sind gastrointestinale Beschwerden wie Völlegefühl, Übelkeit, Bauchschmerzen und Durchfall. Auch Hautreaktionen mit Exanthemen und Urtikaria sowie selten Erythema exsudativum multiforme, Stevens-Johnson-Syndrom und toxische epidermale Nekrolyse bzw. Lyell-Syndrom sind beschrieben. Ferner wurden Transaminasenanstiege, Hepatitis und Leberschäden beobachtet. Besonders störend sind lange anhaltende, wenngleich reversible Geschmacksveränderungen bis hin zu vollständigem Geschmacksverlust sowie ebenfalls reversible Störungen des Farbsinns (Fricke und Klaus 1994, Gupta et al. 1994, N. N. 1994, Roberts 1994, Haneke et al. 1995, Haria et al. 1996, Gupta et al. 1996, Arzneimittelkommission der deutschen Ärzteschaft 1997, Dinnendahl und Fricke 1999).

Nystatin-haltige Präparate (Tabelle 14.2) werden kaum resorbiert und wirken daher ausschließlich lokal. Hauptanwendungsgebiete sind oro-intestinale Candidainfektionen (Mahrle und Ippen 1985, Gupta et al. 1994, Dinnendahl und Fricke 1999).

14

Lokale Antimykotika

Lokalantimykotika wurden auch 1998 seltener verordnet als im Vorjahr, wobei die Monopräparate nach definierten Tagesdosen (DDD) erneut stärker rückläufig waren als die Kombinationspräparate.

Monopräparate

Unter den Monopräparaten sind lediglich Clotrimazol-haltige Fertigarzneimittel etwas häufiger verordnet worden als im Vorjahr (Tabelle 14.3). Einen überdurchschnittlichen Zuwachs hat hier insbesondere *Cloderm* erfahren, das damit erstmals unter den 2000 meistverordneten Fertigarzneimitteln erscheint. Es wird wie *Terzolin* z. B. bei Pityriasis versicolor und seborrhoischer Dermatitis als Waschlösung eingesetzt und stellt in dieser Darreichungsform ein vergleichsweise preisgünstiges Präparat dar. Die in Tabelle 14.3 angegebenen DDD-Kosten beruhen auf einer mittleren DDD für Clotrimazol von 20 mg und sind daher höher, als sich aus den individuellen Dosierungsempfehlungen des Herstellers errechnet. Gegenüber dem Vorjahr ebenfalls leicht zugenommen haben die Verordnungen von *Clotrimazol AL*, das derzeit unter den meistverordneten Fertigarzneimitteln der preiswerteste Vertreter dieses Marktsegments ist. Unter den anderen Azolantimykotika sind ferner das besonders preisgünstige *Fungisan* sowie *Zalain* häufiger verordnet worden als im Vorjahr. Neu ist in diesem Marktsegment *Mykosert*. Es enthält wie *Zalain* das 1995 erstmals in den Markt eingeführte Azolantimykotikum Sertaconazol. Erkennbare Vorteile gegenüber anderen Vertretern dieser Stoffklasse ergeben sich nicht, preislich liegt es allerdings deutlich über dem Durchschnitt der Gruppe. Unter den Nystatin-haltigen Lokaltherapeutika hat *Nystaderm* als derzeit preiswertester Vertreter eine erneute leichte Verordnungssteigerung erfahren. Überdurchschnittlich stark hat allerdings auch *Mykoderm*, das teuerste Präparat dieses Marktsegments, zugenommen. Unter den anderen topischen Antimykotika wurde schließlich Batrafen etwas häufiger verordnet als im Vorjahr. Es liegt preislich in der Mitte dieser Stoffgruppe.

Prinzipiell können alle Lokalantimykotika bei Pilzerkrankungen der Haut eingesetzt werden, wenn auch – je nach Wirkungsspektrum der Substanzen – die individuellen Anwendungsgebiete graduell voneinander abweichen und die möglicherweise unterschiedliche Verträg-

Tabelle 14.3: Verordnungen topischer Antimykotika 1998 (Monopräparate)
Angegeben sind die 1998 verordneten Tagesdosen, die Änderungen gegenüber
1997 und die mittleren Kosten je DDD 1998.

Präparat	Bestandteile	DDD in Mio.	Änderung in %	DDD-Kosten in DM
Clotrimazol				
Fungizid-ratiopharm Creme	Clotrimazol	10,7	(−4,5)	0,55
Canifug Creme/Lösung	Clotrimazol	4,9	(−6,6)	0,61
Cloderm	Clotrimazol	4,1	(+249,0)	0,59
Canesten Creme etc.	Clotrimazol	3,6	(−3,2)	0,76
Antifungol Creme etc.	Clotrimazol	2,4	(−18,4)	0,60
clotrimazol v. ct Creme etc.	Clotrimazol	2,0	(−6,2)	0,53
Mykohaug C Creme	Clotrimazol	2,0	(−16,4)	0,41
Myko Cordes Creme/Lösung	Clotrimazol	1,8	(−17,9)	0,64
Clotrimazol AL	Clotrimazol	1,8	(+4,7)	0,37
Azutrimazol Creme	Clotrimazol	1,5	(−21,6)	0,56
		34,7	(+0,4)	0,58
Andere Azolantimykotika				
Terzolin Creme/Lösung	Ketoconazol	26,0	(−8,1)	0,75
Mycospor Creme etc.	Bifonazol	6,9	(−8,6)	0,74
Epi-Pevaryl Creme etc.	Econazol	4,3	(−11,9)	1,90
Fungisan Creme	Omoconazol	3,7	(+30,2)	0,40
Daktar Creme etc.	Miconazol	1,4	(−7,0)	1,41
Mykosert	Sertaconazol	1,4	(neu)	1,43
Zalain	Sertaconazol	1,2	(+6,0)	1,41
Nizoral Creme	Ketoconazol	1,1	(−8,8)	1,16
		45,8	(−3,1)	0,90
Nystatin				
Candio-Hermal Creme etc.	Nystatin	2,5	(−10,1)	1,50
Lederlind Heilpaste	Nystatin	2,5	(−18,4)	1,39
Nystaderm Creme/Paste	Nystatin	1,6	(+3,9)	1,29
Nystatin Lederle Creme etc.	Nystatin	1,5	(−8,2)	1,41
Mykoderm	Nystatin	0,7	(+179,4)	1,60
		8,7	(−5,3)	1,43
Andere topische Antimykotika				
Batrafen Creme etc.	Ciclopirox	15,8	(+2,4)	2,47
Loceryl Creme/Nagellack	Amorolfin	4,2	(−7,9)	4,18
Exoderil Creme etc.	Naftifin	3,0	(−4,3)	0,88
Lamisil Creme	Terbinafin	1,1	(−23,7)	2,13
		24,1	(−1,9)	2,56
Summe		113,4	(−2,0)	1,19

14

lichkeit des jeweiligen Trägers zu berücksichtigen ist. So ist das Polyenantibiotikum Nystatin primär nur bei Candidamykosen indiziert, während die Azolantimykotika Clotrimazol, Bifonazol, Econazol, Miconazol, Ketoconazol, Omoconazol und Sertaconazol aufgrund ihres breiten Wirkungsspektrums bei Infektionen durch Dermatophyten, Hefen und Schimmelpilze eingesetzt werden können. Das gleiche breite Wirkungsspektrum zeigen auch Ciclopirox sowie die Allylamine Naftifin und – in topischer Darreichungsform – Terbinafin. Ferner ist eine antiphlogistische Zusatzwirkung beschrieben, die bei entzündlich ekzematisierten Dermatomykosen ausgenutzt werden kann (Hornstein und Nürnberg 1985, Ring und Fröhlich 1985, Steigleder 1993, Korting 1995, Fricke und Klaus 1997, Dinnendahl und Fricke 1999, Fricke und Klaus 1999).

Auch Amorolfin (*Loceryl*) weist ein breites antimyzetisches Wirkungsspektrum auf und erfaßt in vitro Dermatophyten und Hefen, während Schimmelpilze wie Aspergillus-Arten, Zygomyceten und Fusarium-Arten weitgehend resistent sind. Indiziert ist Amorolfin bei Hautmykosen und Nagelmykosen, die durch Dermatophyten und Hefen verursacht sind. Klinische Vergleichsstudien gegen das Azolantimykotikum Bifonazol (*Mycospor*) bei Patienten mit Pilzinfektionen der Haut zeigen keinen signifikanten Unterschied zwischen den beiden Antimykotika. Bei Onychomykosen wird Amorolfin als 5 %iger Nagellack eingesetzt. Bei ein- bis zweimal wöchentlicher Applikation werden nach sechsmonatiger Behandlung klinische Heilungsraten (einschl. deutlicher Besserung) von etwa 70 % angegeben. Ähnliche Ergebnisse werden auch mit Ciclopirox (*Nagel Batrafen*) oder Bifonazol in einer 40 %igen Harnstoffzubereitung (*Mycospor Nagelset*, siehe „Antimykotika-Kombinationen") erzielt, wenn auch die topische Behandlung von Onychomykosen insgesamt als wenig effektiv angesehen wird und daher nur eingeschränkt bzw. vorwiegend zur Prophylaxe nach erfolgreicher Behandlung der Onychomykose empfohlen wird (Hornstein und Nürnberg 1985, Ring und Fröhlich 1985, Hay 1992, Merk 1993, Haria und Bryson 1995, Abeck et al. 1996, Pierard et al. 1996, Dinnendahl und Fricke 1999).

14

Antimykotika-Kombinationen

Auch die Antimykotika-Kombinationen sind gegenüber dem Vorjahr insgesamt etwas seltener verordnet worden (Tabelle 14.4). Verordnungsrückgängen (*Baycuten, Nystalocal, Mykundex, Mycospor*) ste-

Tabelle 14.4: Verordnungen topischer Antimykotika 1998 (Kombinationen)
Angegeben sind die 1998 verordneten Tagesdosen, die Änderungen gegenüber
1997 und die mittleren Kosten je DDD 1998.

Präparat	Bestandteile	DDD in Mio.	Änderung in %	DDD-Kosten in DM
Corticosteroidhaltige Kombinationen				
Baycuten	Clotrimazol Dexamethason	8,2	(−8,4)	2,58
Lotricomb Creme/Salbe	Clotrimazol Betamethason	7,4	(+0,3)	2,62
Decoderm tri Creme	Miconazol Flupredniden	7,0	(+2,6)	2,05
Epipevisone	Econazolnitrat Triamcinolon	3,7	(+7,0)	1,56
Travocort Creme	Isoconazol Diflucortolon	1,1	(+17,5)	2,67
Nystalocal	Nystatin Chlorhexidin Dexamethason	0,9	(−14,6)	3,40
		28,2	(−1,1)	2,36
Sonstige Kombinationen				
Multilind Heilpaste	Nystatin Zinkoxid	10,7	(+4,7)	1,16
Mykundex Heilsalbe	Nystatin Zinkoxid	6,3	(−4,6)	1,29
Mycospor Nagelset	Bifonazol Harnstoff	1,0	(−1,5)	5,07
		18,0	(+0,9)	1,42
Summe		46,2	(−0,3)	1,99

14

hen etwa vergleichbare Steigerungen in den Verordnungen von *Lotricomb, Decoderm tri, Epipevisone, Travocort* und *Multilind* gegenüber, die weitgehend vom Preis des jeweiligen Fertigarzneimittels gesteuert zu sein scheinen.

In der Fachliteratur werden Antimykotika-Kombinationen zunehmend kritisch beurteilt. Dies gilt insbesondere für die Corticosteroidhaltigen Kombinationspräparate. In der Regel sind die bei Pilzerkrankungen der Haut auftretenden Reizerscheinungen irritativ-toxischer

Natur und somit als normale Abwehrmaßnahmen des Organismus anzusehen. Da die Entzündungsreaktionen meist nur geringgradig sind und zudem nach Vernichtung der Erreger ohnehin abklingen, steht in unkomplizierten Fällen der Vorteil ihrer etwas rascheren Unterdrückung in keinem Verhältnis zu den Nachteilen, die aus der Blockierung der lokalen Abwehrreaktionen resultieren können (Male 1981, Ring und Fröhlich 1985, Pierard et al. 1996, Gupta et al. 1998).

Die übrigen Kombinationen der Tabelle 14.4 sind dagegen eher positiv einzuschätzen. So werden Nystatin-haltige Externa aus fachtherapeutischer Sicht als Mittel der Wahl bei Candidainfektionen der Haut und im Ano-Genitalbereich (z. B. bei Windeldermatitis) angesehen (Ring und Fröhlich 1985), wobei Additiva wie Zinkoxid (in *Multilind Heilpaste* und *Mykundex Heilsalbe*) durch ihren abdeckenden und trocknenden Effekt die Abheilung durchaus begünstigen können. Auch *Mycospor Nagelset*, eine Kombination aus dem Azolantimykotikum Bifonazol und Harnstoff, wird primär positiv bewertet. Harnstoff erhöht die Hydratation der Hornschicht und steigert damit die Diffusion anderer Stoffe (z. B. von Bifonazol), zum anderen lassen sich nach Anwendung unter Okklusivverband erkrankte Nagelpartien ablösen, ohne die gesunden Bezirke zu schädigen (Hornstein und Nürnberg 1985). Dennoch gelten auch für dieses Präparat die oben angeführten Einschränkungen hinsichtlich der topischen Behandlung von Onychomykosen.

14

Literatur

Abeck D., Gruseck E., Korting H.C., Ring J. (1996): Onychomykose: Epidemiologie, Pathogenese, Klinik, Mikrobiologie und Therapie. Dtsch. Ärztebl. 93: A-2027–2032.

Ariyaratnam S., Thakker N.S., Sloan P., Thornhill M.H. (1997): Potentiation of warfarin anticoagulant activity by miconazole oral gel. Brit. Med. J. 314: 349.

Arzneimittelkommission der deutschen Ärzteschaft (1992): Lebensbedrohliche Arrhythmien nach Gabe von Terfenadin- bzw. Astemizol-haltigen Antihistaminika. Dtsch. Ärztebl. 89: A-3251.

Arzneimittelkommission der deutschen Ärzteschaft (1997): Nagelpilzbehandlung mit Terbinafin – Risiko schwerer Hautreaktionen. Dtsch. Ärztebl. 94: A-2086.

Bernhardt H. (1998) Pilze im Darm – Normalflora oder Erreger? Z. ärztl. Fortbild. Qual.sich. (ZaeFQ) 92: 154–156.

Dinnendahl V., Fricke U. (Hrsg.) (1999): Arzneistoff-Profile. Basisinformation über arzneiliche Wirkstoffe. Stammlieferung 1982 mit 1. bis 14. Ergänzungslieferung 1999, Govi-Verlag, Eschborn.

Fricke U., Klaus W. (1994): Neue Arzneimittel 1993. Fortschritte für die Arzneimitteltherapie? Wissenschaftliche Verlagsgesellschaft mbH, Stuttgart.

Fricke U., Klaus W. (1997): Neue Arzneimittel 1995. Fortschritte für die Arzneimitteltherapie? Wissenschaftliche Verlagsgesellschaft mbH, Stuttgart.

Fricke U., Klaus W. (1999): Neue Arzneimittel 1996. Fortschritte für die Arzneimitteltherapie? Wissenschaftliche Verlagsgesellschaft mbH, Stuttgart.

Goa K.L., Barradell L.B. (1995): Fluconazole. An update of its pharmacodynamic
and pharmacokinetic properties and therapeutic use in major superficial and
systemic mycoses in immunocompromised patients. Drugs 50: 658–690.

Grant S.M., Clissold S.P. (1989): Itraconazole. A review of its pharmacodynamic
and pharmacokinetic properties, and therapeutic use in superficial and systemic mycoses. Drugs 37: 310–344.

Grant S.M., Clissold S.P. (1990): Fluconazole. A review of its pharmacodynamic
and pharmacokinetic properties, and therapeutic potential in superficial and
systemic mycoses. Drugs 39: 877–916.

Gupta A.K., Sauder D.N., Sehar N.H. (1994): Antifungal agents: An overview. Part
I+II. J. Am. Acad. Dermatol. 30: 677–698 und 911–933.

Gupta A.K., Gonder J.R., Shear N.H., Dilworth G.R. (1996): The development of
green vision in association with terbinafine therapy. Arch. Dermatol. 132:
845–846.

Gupta A.K., Einarson T.R., Summerbell R.C., Shear N.H. (1998): An overview of
topical antifungal therapy in dermatomycoses. A North American perspective.
Drugs 55: 645–674.

Haneke E., Tausch I., Bräutigam M., Weidinger G., Welzel D. (1995): Short-duration
treatment of fingernail dermatophytosis: a randomized, double-blind study with
terbinafine and griseofulvin. J. Am. Acad. Dermatol. 32: 72–77.

Haria M., Bryson H.M. (1995): Amorolfine. A review of its pharmacological properties and therapeutic potential in the treatment of onychomycosis and other
superficial fungal infections. Drugs 49: 103–120.

Haria M., Bryson H.M., Goa K.L. (1996): Itraconazole. A reappraisal of its pharmacological properties and therapeutic use in the management of superficial fungal infections. Drugs 51: 585–620.

Hay R.J. (1992): Treatment of dermatomycoses and onychomycoses – state of the
art. Clin. Exp. Dermatol. 17 (Suppl. 1): 2–5.

Hornstein O.P., Nürnberg E. (Hrsg.) (1985): Externe Therapie von Hautkrankheiten: Pharmazeutische und medizinische Praxis. Georg Thieme Verlag, Stuttgart,
New York.

Kauffman C.A., Carver P.L. (1997): Antifungal agents in the 1990s. Current status
und future development. Drugs 53: 539–549.

Knoke M. (1998) Pilze im Orointestinaltrakt und ihre wissenschaftlich begründete
Stellung. Z. ärztl. Fortbild. Qual.sich. (ZaeFQ) 92: 157–162.

Korting H.C. (1995): Dermatotherapie. Springer-Verlag, Berlin, Heidelberg, New
York.

Majstorovic R. (1995): Therapie von Hautmykosen. Pharma-Kritik 17: 73–76.

Male O. (1981): Medizinische Mykologie für die Praxis. Georg Thieme Verlag,
Stuttgart, New York.

Mahrle G., Ippen H. (Hrsg.) (1985): Dermatologische Therapie. Perimed Fachbuch-Verlagsgesellschaft mbH, Erlangen, S. 159–161.

Merk H.F. (1993): Antimykotika. Teil I und II. Hautarzt 44: 191–199 und 257–267.

Müller J. (1993): Besonderheiten von Pilz-Keimträgern als Dauerausscheider. Zbl.
Hyg. 194: 162–172.

N.N. (1994): Schweden: Indikationseinschränkung für Antimykotikum Terbinafin
(Lamisil). Arzneitelegramm 4/94: 40.

Pierard G.E., Arrese J.E., Pierard-Franchimont C. (1996): Treatment and prophylaxis of tinea infections. Drugs 52: 209–224.

14

Ring J., Fröhlich H.H. (1985): Wirkstoffe in der dermatologischen Therapie, 2. Aufl. Springer-Verlag, Berlin, Heidelberg, New York, Tokyo.

Ritzmann P., Majstorovic R. (1996): Behandlung systemischer Mykosen. Pharma-Kritik 18: 49–55.

Roberts D.T. (1994): Oral therapeutic agents in fungal nail disease. J. Am. Acad. Dermatol. 31: S78-S81.

Scholz H., Schwabe U. (Hrsg.) (1997): Taschenbuch der Arzneibehandlung. Angewandte Pharmakologie, 11. Aufl. Gustav Fischer Verlag, Lübeck, Stuttgart, Jena, Ulm.

Seebacher C. (1996): Mykophobie – eine neue Krankheit? Mycoses 39 (Suppl. 1): 30–32.

Steigleder G.K. (1993): Therapie der Hautkrankheiten, 4. Aufl. Georg Thieme Verlag, Stuttgart, New York.

Wegmann T. (1985): Mykosen. In: Innere Medizin in Praxis und Klinik, Bd. III, Georg Thieme Verlag, Stuttgart, New York, S. 13.317–13.336.

14

15. Antirheumatika und Antiphlogistika

G. SCHMIDT

In der Therapie rheumatischer Erkrankungen einschließlich degenerativer Veränderungen werden vorzugsweise nichtsteroidale Antiphlogistika eingesetzt. Mit ihnen gelingt es, den entzündlichen Prozeß zurückzudrängen, die Beweglichkeit zu verbessern und den entzündlichen Schmerz zu vermindern. Für Glucocorticoide (vgl. Kapitel 20) sind in der Therapie der rheumatoiden Arthritis in den letzten Jahren die Indikationen für eine niedrig dosierte Therapie ausgeweitet worden. Die remissionsinduzierenden antirheumatischen Arzneimittel (langfristig wirkende Antirheumatika, auch als „Basistherapeutika" bezeichnet) haben wegen ihrer seltenen Indikation mengenmäßig nur einen geringen Anteil an den Verordnungen der Antirheumatika und Antiphlogistika. Eine kritische Beachtung verdienen die hierzulande

15

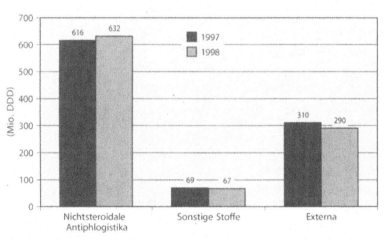

Abbildung 15.1: Verordnungen von Antirheumatika und Antiphlogistika 1998
DDD der 2000 meistverordneten Arzneimittel

Tabelle 15.1: Verordnungen von Antirheumatika und Antiphlogistika 1998
Angegeben sind die verordnungshäufigsten Präparate mit Verordnungsrang, Verordnungen und Umsatz 1998 im Vergleich zu 1997.

Rang	Präparat	Verordnungen in Tsd.	Änd. %	Umsatz Mio. DM	Änd. %
1	Voltaren Emulgel	6507,9	+11,5	71,8	+6,6
9	Voltaren	4093,4	+15,2	52,7	+3,5
16	Diclofenac-ratiopharm	3041,3	−0,6	36,1	−5,5
66	Diclac	1502,7	−1,4	16,9	+1,5
94	Diclophlogont	1255,5	−18,1	16,2	−22,2
139	Diclo KD	993,8	−10,3	8,2	−7,9
141	Mobec	961,2	−24,4	43,4	−0,8
161	Effekton Creme	878,8	−8,5	9,9	−10,1
168	diclo von ct	857,1	−14,9	8,2	−13,9
175	Rewodina	838,7	−21,2	15,1	−25,1
180	Arthotec	825,0	+35,1	32,8	+40,1
229	Indomet-ratiopharm	683,3	−21,9	15,2	−15,9
232	Mobilat Gel/Salbe	675,0	−11,3	13,3	−5,6
269	Ibuhexal	608,6	+10,7	13,4	+11,4
278	Allvoran	592,8	−23,6	8,5	−20,6
280	Ibuprofen Stada	586,9	+3,2	11,9	+5,2
291	Diclo-ratiopharm Gel	572,9	+55,4	5,5	+56,9
302	Diclo-Divido	554,3	−7,8	8,2	−11,9
308	ibuprof von ct	544,5	+3,2	10,8	+5,6
349	IbuTAD	496,1	−9,5	12,5	−8,7
389	Diclac-Gel	467,7	−3,2	6,1	−3,2
396	arthrex Cellugel	461,9	−22,2	4,7	−24,3
401	Ibuprofen Klinge	452,6	−11,0	11,9	−13,7
433	Dolgit Creme/Gel	427,8	+3,2	6,9	+1,3
481	Ibuflam Lichtenstein	396,7	+26,9	5,4	+26,2
483	Lumbinon 10/Softgel	394,5	−5,8	2,5	−1,7
509	Rantudil	376,8	−23,3	28,0	−20,2
531	Dona 200-S Drag.	359,8	−4,9	21,3	−4,2
533	Imbun	359,1	−12,1	8,2	−9,3
553	ZUK Rheumagel/Salbe	345,8	−39,2	2,8	−30,9
564	Phlogont Salbe/Gel	337,7	−10,8	2,2	−11,0
580	Ibu KD	328,9	+86,3	4,5	+99,8
582	Rheuma-Salbe Lichtenstein	327,8	−1,6	2,4	+2,6
593	Monoflam	322,6	−4,5	2,9	+6,8
598	arthrex	321,9	−15,7	4,8	−21,7
606	Ibuprofen Heumann	315,6	+10,6	5,8	+19,8
638	Phardol Rheuma-Balsam	303,3	−17,1	3,3	−16,3
641	Diclofenbeta	301,8	−6,8	3,1	−2,6
643	Sigafenac Gel	301,3	−29,3	3,3	−26,7
657	Anco	295,7	−12,4	8,0	−15,5
690	Phlogont Thermalsalbe	283,4	−9,3	4,2	−8,4
702	Diclofenac AL	277,1	+0,6	2,2	−5,8
704	Urem/-forte	275,9	−6,4	3,4	−7,5
748	Piroxicam-ratiopharm	255,9	−2,4	6,9	+0,0

15

Tabelle 15.1: Verordnungen von Antirheumatika und Antiphlogistika 1998 (Fortsetzung)
Angegeben sind die verordnungshäufigsten Präparate mit Verordnungsrang, Verordnungen und Umsatz 1998 im Vergleich zu 1997.

Rang	Präparat	Verordnungen in Tsd.	Änd. %	Umsatz Mio. DM	Änd. %
799	Kytta-Gel	240,7	−25,3	1,6	−23,3
829	Beofenac	231,5	(>1000)	6,3	(>1000)
854	Indometacin Berlin-Ch.	227,0	−16,4	4,8	−12,1
868	Rheuma-Hek	222,0	+30,9	8,2	+37,7
878	Diclofenac Stada	218,8	−18,3	2,6	−19,6
880	Zeel Tabl./Amp.	218,5	−22,7	6,9	−18,2
933	Diclo-Puren	205,2	−19,9	3,2	−10,0
944	Lindofluid N	201,9	−21,1	3,5	−22,5
946	Elmetacin	201,6	−16,9	2,1	−15,2
948	AHP 200	200,5	−20,6	13,2	−17,8
960	Ibuprofen AL	197,3	+7,3	3,0	+7,8
973	Rheumon	195,6	−21,8	3,6	−20,2
979	Dolgit Drag.	193,2	−23,5	5,6	−26,8
992	Effekton	189,2	+2,2	3,1	−10,7
995	Schmerz-Dolgit	188,9	+0,6	2,4	+8,6
1007	Ibuphlogont	186,6	−11,5	4,1	−11,7
1017	Hot Thermo	184,7	−1,0	1,4	−0,4
1040	Ibutop Creme/Gel	179,3	−11,0	3,4	−9,2
1042	Azulfidine RA	178,9	−7,2	27,5	−0,4
1044	Finalgon-Salbe	178,7	−12,9	2,0	−4,4
1055	Felden	174,1	−19,8	8,4	−33,2
1064	Felden Top	171,5	−15,0	2,7	−13,4
1069	Dolo Arthrosenex N	170,0	−25,4	1,4	−24,3
1070	Ibubeta	169,9	+90,3	3,3	+70,2
1099	Kytta Balsam f	165,8	−6,0	3,1	−3,4
1120	Diclofenac Heumann Gel	162,2	−14,3	1,6	−15,3
1147	Diclo Dispers	159,0	+46,4	1,5	+53,1
1164	Amuno/Retard	156,0	−16,0	3,8	−18,1
1178	Traumon	152,3	−12,4	2,2	−10,5
1203	Diclofenac Heumann	148,4	−20,2	1,6	−21,6
1221	Protaxon	146,1	−2,9	11,1	+0,0
1246	Piroxicam Stada	144,0	−11,7	3,8	−17,2
1248	Pirorheum	143,6	−2,4	3,8	−2,8
1261	Diclo-Puren Gel	140,8	−19,9	1,5	−22,4
1264	Ambene	140,7	−18,2	3,5	−13,1
1291	Dysmenalgit N	137,6	−7,7	3,3	−8,8
1317	duravolten	134,1	−24,7	2,3	−25,0
1326	Indo Top-ratiopharm	133,5	−13,5	1,2	−13,2
1347	Dolgit Diclo	131,0	−22,8	1,1	−19,1
1413	Ostochont Gel/Salbe	122,5	−14,4	2,8	−10,3
1447	Gabrilen	118,9	+4,4	1,7	+6,5
1452	Rewodina Schmerzgel	118,1	+45,7	1,2	+42,9
1454	Ibu-ratiopharm	117,8	(>1000)	1,9	(>1000)
1482	Dolo-Puren	115,1	+6,3	2,5	+2,4

15

Tabelle 15.1: Verordnungen von Antirheumatika und Antiphlogistika 1998
(Fortsetzung)
Angegeben sind die verordnungshäufigsten Präparate mit Verordnungsrang, Verordnungen und Umsatz 1998 im Vergleich zu 1997.

Rang	Präparat	Verordnungen in Tsd.	Änd. %	Umsatz Mio. DM	Änd. %
1494	Zeel comp.	114,4	+8,5	3,5	+12,6
1496	Flexase	114,3	−13,6	2,5	−13,5
1509	Thermo Rheumon	113,3	−3,6	2,3	−3,0
1516	Lantarel	112,7	+28,6	16,1	+45,7
1525	Phardol mono	111,4	−15,5	0,8	−13,9
1579	Diclophlogont Gel	104,7	+23,0	1,0	+25,4
1602	ZUK Thermocreme	102,5	−18,5	1,1	−3,7
1625	Esprenit	100,4	+10,3	2,8	+15,8
1651	Surgam	97,5	−19,2	5,5	−17,6
1715	Diclofenac-Wolff	92,8	−19,5	1,3	−9,5
1736	Indo-Phlogont	90,8	−23,5	1,9	−20,3
1805	Proxen	86,1	−29,7	7,1	−18,6
1910	Acemetacin Stada	78,3	−8,8	2,8	+4,7
1973	Gabrilen Gel	73,8	+13,6	0,9	+6,0
Summe		44267,5	−3,2	794,9	−3,2
Anteil an der Indikationsgruppe	47,4 %			43,5 %	
Gesamte Indikationsgruppe	93418,0	−3,1		1826,6	+0,8

besonders vielverwendeten Externa (Rheumasalben und Einreibungen), für die allerdings die abgerechneten Verordnungen 1998 gegenüber dem Vorjahr weiter zurückgegangen sind (Abbildung 15.1).

15 Die Antirheumatika haben unter den 2000 führenden Präparaten mit 103 Präparaten einen großen Anteil. Eine weitere Gruppe von Antiphlogistika, die ebenfalls in der Rheumatherapie Verwendung findet, ist in der Tabelle 15.2 zu finden. Sie sind aus pharmakologischen Gründen und auch von den Anwendungsgebieten her nicht von den Antirheumatika in Tabelle 15.1 zu trennen, werden aber in der Roten Liste gesondert geführt. Die Mehrzahl der Präparate ist für eine äußerliche Anwendung vorgesehen.

Nichtsteroidale Antiphlogistika

Bei den nichtsteroidalen Antiphlogistika dominiert weiterhin die Substanz Diclofenac mit über 60 % der Verordnungen aller nichtsteroidalen Antiphlogistika (Tabelle 15.3). Möglicherweise beruht der

Tabelle 15.2: Verordnungen von Antiphlogistika 1998
Angegeben sind die verordnungshäufigsten Präparate mit Verordnungsrang, Verordnungen und Umsatz 1998 im Vergleich zu 1997.

Rang	Präparat	Verordnungen in Tsd.	Änd. %	Umsatz Mio. DM	Änd. %
179	Dolobene Gel	825,1	−2,5	14,3	−1,0
358	Phlogenzym	490,6	+5,6	35,3	+9,2
534	Traumeel S	358,9	−7,5	5,6	−5,6
585	Bromelain-POS	325,4	+3,1	12,6	+5,5
667	Kamillosan Lösung	291,7	−11,7	6,2	−6,5
676	Phytodolor/N	289,7	−7,7	7,8	−6,2
718	Enelbin-Paste N	268,9	+3,8	4,3	+5,0
732	Kytta Plasma F/Salbe F	262,2	−15,4	5,6	−14,3
785	Traumeel Salbe	241,9	+0,7	3,4	+1,9
1058	Kamillan plus	173,0	−12,0	2,0	−7,3
1382	Reparil-Gel N	126,8	+7,1	2,4	+9,5
1425	traumanase/-forte Drag.	121,6	−7,4	6,9	+17,1
1596	Aniflazym	103,0	−4,7	3,7	−4,0
1627	Reparil-Amp./Drag.	100,3	−6,8	2,9	−8,4
Summe		3979,1	−3,7	113,0	+2,0
Anteil an der Indikationsgruppe		86,9 %		89,4 %	
Gesamte Indikationsgruppe		4577,4	−3,2	126,5	+2,7

bevorzugte Einsatz von Diclofenac auf der besseren Verträglichkeit, die in einer britischen Fallkontrollstudie beobachtet wurde (Langman et al. 1994). Das niedrigste Ulkusblutungsrisiko im Vergleich zu Kontrollen zeigten Ibuprofen (2fach) und Diclofenac (4fach). Höhere Risiken wurden für Indometacin (11fach), Piroxicam (14fach) und insbesondere Azapropazon (32fach) beobachtet.

Außerdem wurde Diclofenac als präferentieller Inhibitor der Cyclooxygenase-2 (COX-2) identifiziert, der bevorzugt die Zytokin-induzierte COX-2 in Entzündungszellen und in geringerem Maße die konstitutive Cyclooxygenase-1 (COX-1) in vielen anderen Körperzellen hemmt (Mitchell et al. 1993). Daraus läßt sich ein geringeres Risiko von Gastropathien, Magenulzera, gastrointestinalen Blutungen und Nierenfunktionsstörungen ableiten, die als typische unerwünschte Wirkungen nichtsteroidaler Antiphlogistika über eine Hemmung der konstitutiven COX-1 entstehen. Allerdings hat Diclofenac immer noch eine erhebliche COX-1-Aktivität, so daß bei üblichen therapeutischen Plasmakonzentrationen die Prostaglandinbildung im Magen deutlich gehemmt wird (Cryer und Feldman 1998).

15

Tabelle 15.3: Verordnungen von nichtsteroidalen Antiphlogistika und Remissionsinduktoren 1998 (Monopräparate)
Angegeben sind die 1998 verordneten Tagesdosen, die Änderungen gegenüber 1997 und die mittleren Kosten je DDD 1998.

Präparat	Bestandteile	DDD in Mio.	Änderung in %	DDD-Kosten in DM
Diclofenac				
Voltaren	Diclofenac	84,6	(+18,1)	0,62
Diclofenac-ratiopharm	Diclofenac	70,8	(+4,3)	0,51
Diclac	Diclofenac	33,8	(+9,7)	0,50
Diclophlogont	Diclofenac	30,0	(−11,3)	0,54
Rewodina	Diclofenac	25,4	(−15,0)	0,60
Diclo KD	Diclofenac	17,7	(−5,6)	0,46
diclo von ct	Diclofenac	14,9	(−10,2)	0,55
Diclo-Divido	Diclofenac	14,7	(+1,5)	0,56
Allvoran	Diclofenac	13,6	(−13,1)	0,63
arthrex	Diclofenac	8,5	(−12,3)	0,56
Diclofenbeta	Diclofenac	7,3	(+2,3)	0,43
Monoflam	Diclofenac	6,9	(+11,2)	0,43
Effekton	Diclofenac	5,8	(+1,9)	0,55
Diclofenac AL	Diclofenac	5,6	(−0,4)	0,40
Diclo-Puren	Diclofenac	5,1	(−7,5)	0,62
Diclofenac Stada	Diclofenac	4,6	(−11,6)	0,57
duravolten	Diclofenac	3,8	(−21,3)	0,61
Diclofenac Heumann	Diclofenac	3,1	(−14,7)	0,51
Dolgit Diclo	Diclofenac	2,4	(−19,1)	0,46
Diclofenac-Wolff	Diclofenac	2,3	(−7,6)	0,57
Diclo Dispers	Diclofenac	2,2	(+58,3)	0,65
		363,0	(+0,9)	0,55
Indometacin				
Indomet-ratiopharm	Indometacin	19,0	(−14,3)	0,80
Amuno/Retard	Indometacin	5,6	(−12,8)	0,67
Indometacin Berlin-Ch.	Indometacin	5,5	(−10,1)	0,88
Indo-Phlogont	Indometacin	2,3	(−18,6)	0,81
		32,5	(−13,7)	0,79
Ibuprofen				
Ibuhexal	Ibuprofen	11,6	(+14,3)	1,16
IbuTAD	Ibuprofen	10,6	(−6,5)	1,18
Ibuprofen Stada	Ibuprofen	9,7	(+7,2)	1,23
Ibuprofen Klinge	Ibuprofen	9,2	(−9,7)	1,29
ibuprof von ct	Ibuprofen	8,5	(+7,8)	1,27
Anco	Ibuprofen	6,5	(−10,4)	1,23
Imbun	Ibuprofen	5,9	(−3,9)	1,38
Ibuflam Lichtenstein	Ibuprofen	5,8	(+30,9)	0,93
Ibuprofen Heumann	Ibuprofen	4,8	(+25,7)	1,22
Ibu KD	Ibuprofen	4,7	(+97,4)	0,96
Dolgit Drag.	Ibuprofen	4,6	(−22,1)	1,23

15

Tabelle 15.3: Verordnungen von nichtsteroidalen Antiphlogistika und Remissionsinduktoren 1998 (Monopräparate) (Fortsetzung)
Angegeben sind die 1998 verordneten Tagesdosen, die Änderungen gegenüber
1997 und die mittleren Kosten je DDD 1998.

Präparat	Bestandteile	DDD in Mio.	Änderung in %	DDD-Kosten in DM
Ibubeta	Ibuprofen	3,5	(+71,2)	0,93
Ibuphlogont	Ibuprofen	3,4	(−10,1)	1,20
Ibuprofen AL	Ibuprofen	3,4	(+10,5)	0,91
Esprenit	Ibuprofen	2,3	(+19,0)	1,24
Dolo-Puren	Ibuprofen	2,1	(+3,6)	1,20
Urem/-forte	Ibuprofen	2,0	(−4,7)	1,71
Ibu-ratiopharm	Ibuprofen	1,5	(>1000)	1,20
Schmerz-Dolgit	Ibuprofen	1,5	(+14,8)	1,60
		101,6	**(+7,1)**	**1,20**
Piroxicam				
Piroxicam-ratiopharm	Piroxicam	6,3	(+0,9)	1,10
Felden	Piroxicam	6,2	(−18,6)	1,37
Pirorheum	Piroxicam	3,6	(+0,1)	1,05
Piroxicam Stada	Piroxicam	3,0	(−14,3)	1,27
Flexase	Piroxicam	2,1	(−13,3)	1,23
		21,2	**(−9,3)**	**1,20**
Andere nichtsteroidale Antiphlogistika				
Mobec	Meloxicam	21,2	(+3,5)	2,05
Rantudil	Acemetacin	13,0	(−21,5)	2,15
Protaxon	Proglumetacin	4,7	(−0,9)	2,38
Proxen	Naproxen	4,0	(−17,5)	1,77
Beofenac	Aceclofenac	3,9	(>1000)	1,61
Gabrilen	Ketoprofen	2,7	(+0,8)	0,62
Surgam	Tiaprofensäure	2,7	(−17,5)	2,07
Acemetacin Stada	Acemetacin	2,0	(+6,0)	1,41
Dysmenalgit N	Naproxen	1,4	(−7,7)	2,37
Ambene	Phenylbutazon	1,2	(−9,4)	2,95
		56,6	**(−1,0)**	**1,99**
Remissionsinduktoren				
Lantarel	Methotrexat	13,0	(+36,6)	1,24
Azulfidine RA	Sulfasalazin	8,8	(+0,1)	3,13
		21,8	**(+19,1)**	**2,00**
Kombinationen				
Arthotec	Diclofenac Misoprostol	17,8	(+41,3)	1,84
Summe		**614,5**	**(+1,8)**	**0,91**

15

Als weiterer präferentieller COX-2-Inhibitor wurde 1996 Meloxicam (*Mobec*) in Deutschland zugelassen. Es gelangte schnell in die Gruppe der 2000 meistverordneten Arzneimittel, hat aber 1998 nur noch einen geringfügigen DDD-Zuwachs erreicht (Tabelle 15.3). Beim Bundesinstitut für Arzneimittel und Medizinprodukte (BfArM) sind zahlreiche Meldungen über gastrointestinale Nebenwirkungen (Ulkusbildung, Magen-Darmblutungen), schwere Hautreaktionen und anaphylaktische Reaktionen eingegangen. In zwei großen kontrollierten Studien wurde eine geringere Häufigkeit gastrointestinaler Störungen nach vierwöchiger Gabe von Meloxicam (7,5 mg/Tag) im Vergleich zu Diclofenac (100 mg/Tag) oder Piroxicam (20 mg/Tag) festgestellt (Hawkey et al. 1998, Dequeker et al. 1998). Bisher ist nicht geklärt, ob die bessere Verträglichkeit auch für höhere Dosen von Meloxicam zutrifft.

Weitere Fortschritte werden von der Einführung COX-2-spezifischer Inhibitoren (Celecoxib, Rofecoxib) erwartet, die bereits durch die Food and Drug Administration (FDA) in den USA zugelassen wurden. Diese neue Gruppe von Antiphlogistika könnten die ersten Cyclooxygenasehemmer sein, welche die Prostaglandin-bedingte Verknüpfung zwischen Entzündungshemmung und Gastrotoxizität überzeugend durchbrechen. Tatsächlich haben erste Studien über die Verträglichkeit von Celecoxib (*Celebrex*) nach 3–6 Monaten eine ähnliche Ulkusinzidenz wie bei Placebomedikation gezeigt (Hawkey 1999). Allerdings wurde COX-2 als konstitutives Enzym auch in Zentralnervensystem, Niere und Magen nachgewiesen. Weiterhin sind experimentelle Befunde dazu vorgelegt worden, daß offenbar eine Inhibition beider Cyclooxygenaseformen (COX-1 und COX-2) für eine effektive Entzündungsunterdrückung erforderlich ist (Wallace et al. 1998). Neuere Untersuchungen zeigen auch, daß zwar die Schleimsekretion und der mukosale Blutfluß im Magen von COX-1 gebildeten Prostaglandinen gefördert wird, daß aber die Abheilung von Läsionen in der Magenwand vornehmlich über COX-2 erzeugte Prostaglandine erfolgt (Gretzer et al 1998). Eine ungeklärte Frage ist daher in diesem Zusammenhang, ob spezifische COX-2-Hemmer die Ulkusheilung beim Menschen verzögern (Hawkey 1999). Nach Mitteilung der FDA entspricht das Sicherheitsprofil den Erwartungen, nachdem in den ersten drei Monaten seit der Einführung in den USA 10 Todesfälle bei Patienten berichtet wurden, die mit Celecoxib behandelt wurden. Die Erfahrungen breiter klinischer Anwendung werden erweisen müssen, ob die neuen selektiven COX-2 Hemmstoffe tat-

15

sächlich eine Verbesserung des Nutzen/Risiko Verhältnisses bei den nichtsteroidalen Antiphlogistika eröffnen.

Die Gruppe der Ibuprofenpräparate steht an zweiter Stelle der Verordnungshäufigkeit nichtsteroidaler Antiphlogistika. Einen großen Anteil haben die niedrig dosierten, nicht verschreibungspflichtigen Präparate, die auch zur analgetischen Behandlung von Dysmenorrhö, Migräne und Kopfschmerzen zugelassen sind. Im Durchschnitt sind sie jedoch fünfmal so teuer wie entsprechende Acetylsalicylsäure-Analgetika.

Die Indometacin-Verordnungen sind gegenüber dem Vorjahr erneut deutlich zurückgegangen. Indometacin zeichnet sich unter den nichtsteroidalen Antiphlogistika durch einen besonders schnellen und zuverlässigen Wirkungseintritt aus, weist aber gleichzeitig auch eine besonders intensive unerwünschte Wirkung am ZNS auf.

Piroxicam bildet zusammen mit Meloxicam die viertgrößte Gruppe bei den Verordnungen der nichtsteroidalen Antiphlogistika. Es hat ein wesentlich höheres Risiko von Ulkusblutungen als das COX-neutrale Diclofenac (Langman et al. 1994). Möglicherweise beruht darauf der erneute Verordnungsrückgang der Piroxicampräparate (Tabelle 15.3). Darüber hinaus hat Piroxicam eine besonders lange Wirkungsdauer (Halbwertszeit 40 Stunden). Die lange Verweildauer im Organismus birgt die Gefahr, daß sich der Wirkstoff im Körper anreichert und kumulative Überdosierungserscheinungen entstehen. Für viele rheumatische Erkrankungen sind Antiphlogistika mit kurzer Wirkungsdauer besser steuerbar, weil man damit die tageszeitlich stark schwankende Schmerzsymptomatik gezielter unterdrücken kann als mit einem lang wirkenden Therapeutikum.

15

Die Verordnung von Phenylbutazon (*Ambene*) scheint angesichts der Indikationseinschränkung und der Begrenzung der Behandlungsdauer auf eine Woche immer noch relativ hoch zu sein. Die Menge von 1,2 Mio. Tagesdosen bedeutet, daß 1998 etwa 23000 Patienten sieben Tage lang mit 300 mg Phenylbutazon täglich behandelt worden sind, sofern man sich an die Anwendungsbeschränkung von einer Woche gehalten hat.

Kombinationspräparate haben nur einen kleinen Anteil an den Verordnungen der nichtsteroidalen Antiphlogistika in der Rheumatherapie (Tabelle 15.3). Kräftiges Wachstum zeigt erneut die Arzneimittelkombination aus Diclofenac und Misoprostol (*Arthotec*). Mit der Verwendung von Misoprostol, einem Prostaglandin-E-Analogon, kann die durch nichtsteroidale Antiphlogistika induzierte Gastropathie zuverlässig beeinflußt werden. Es sollte allerdings nur gezielt eingesetzt werden, weil Misoprostol seinerseits unerwünschte Wirkungen (z. B. Durchfall) erzeugt. Mit Omeprazol läßt sich die Gastropathie nach nichtsteroidalen Antiphlogistika ebenso zuverlässig, aber mit geringeren Nebenwirkungen unterdrücken.

Remissionsinduzierende Mittel

Die Indikationen für die Anwendung der remissionsinduzierenden antirheumatischen Arzneimittel in der Therapie der rheumatoiden Arthritis (Goldsalze, Chloroquin, Sulfasalazin, Methotrexat) werden vornehmlich von den rheumatologischen Fachärzten gestellt. Für diese Mittel sind zur Risikominderung regelmäßige Kontrolluntersuchungen notwendig. Sie machen daher mengenmäßig nur einen sehr geringen Anteil aus und sind nur mit einem Methotrexatpräparat (*Lantarel*) und einem Sulfasalazinpräparat (*Azulfidine*) unter den 2000 verordnungshäufigsten Präparaten vertreten (Tabelle 15.3). Die gleichen Substanzen (z. B. Sulfasalazin, Methotrexat, Chloroquin) werden auch für andere Indikationen verwendet und sind daher auch bei den Mitteln für chronisch entzündliche Darmkrankheiten (s. Tabelle 33.9) bzw. Immunsuppressiva (s. Kapitel 28) aufgelistet.

Antiarthrotika und sonstige Antiphlogistika

15

Die beiden Hauptvertreter der Antiarthrotika weisen 1998 erneut einen Verordnungsrückgang gegenüber dem Vorjahr auf (Tabelle 15.4). *AHP 200* wird vor allem bei Arthrosen, *Dona 200-S Dragees* ausschließlich bei Gonarthrose eingesetzt. Daher dürfen diese Mittel gemäß Ziffer 17.2 der geltenden Arzneimittelrichtlinien bei diesen Indikationen nur eingesetzt werden, wenn nichtmedikamentöse Maßnahmen nicht erfolgreich waren und eine Arzneitherapie zusätzlich erforderlich ist.

D-Glucosaminsulfat (*Dona 200-S-Dragees*) ist für die orale Behandlung der Gonarthrose zugelassen und wird unter der Vorstellung eingesetzt, daß die Biosynthese von Glucosaminglykanen erhöht und degenerative Prozesse im Gelenkknorpel gehemmt werden. Nach sechswöchiger intramuskulärer Gabe lag die Responderquote bei Glucosaminsulfat (55 %) etwas höher als bei Placebo (33 %) (Reichelt

Tabelle 15.4: Verordnungen von Antiarthrotika und Antiphlogistika 1998
Angegeben sind die 1998 verordneten Tagesdosen, die Änderungen gegenüber
1997 und die mittleren Kosten je DDD 1998.

Präparat	Bestandteile	DDD in Mio.	Änderung in %	DDD-Kosten in DM
Antiarthrotika				
AHP 200	Oxaceprol	6,7	(−20,0)	· 1,95
Dona 200-S Drag.	D-Glucosaminsulfat	6,0	(−4,9)	3,55
		12,7	(−13,5)	2,70
Sonstige Antiphlogistika				
Bromelain-POS	Bromelain	8,1	(+5,1)	1,56
Rheuma-Hek	Brennesselblätter-extrakt	5,1	(+37,7)	1,61
Kamillosan Lösung	Kamillenblüten-extrakt	1,8	(−5,6)	3,49
Reparil-Amp./Drag.	Aescin	1,5	(−5,8)	1,88
Aniflazym	Serrapeptase	0,7	(−6,4)	5,39
traumanase/-forte Drag.	Bromelain	0,7	(+11,7)	10,58
		17,8	(+9,9)	2,27
Summe		30,5	(−1,2)	2,45

et al. 1994). Allerdings wurde die Zulassung der *Dona S-Injektionslö-sung* bereits 1989 durch das vormalige Bundesgesundheitsamt aufgrund des Risikos von Infektionen, Hautausschlägen und Blutbildungsstörungen widerrufen. Nach oraler Gabe wird Glucosaminsulfat bis zu 90 % resorbiert, wobei kein freies Glucosamin im Plasma zu finden ist (Setnikar et al. 1993). Nach pharmakologischen Kriterien ist daher schwer beurteilbar, wie die klinischen Effekte zustande kommen, die nach oraler Gabe in einigen älteren Placebo-kontrollierten Studien beobachtet wurden (Drovanti et al. 1980, Pujalte et al. 1980, Rovati et al 1992).

Mit dem Hydroxyprolinderivat Oxaceprol (*AHP 200*) wurden positive Effekte auf die Symptomatik bei degenerativen Gelenkerkrankungen gefunden (Schubotz und Hausmann 1978, Vagt et al. 1990, Bauer et al. 1999). Diese Vergleichsstudien mit nichtsteroidalen Antiphlogistika wurden allerdings ohne adäquate Placebogruppen durchgeführt und entsprechen deshalb nicht den heutigen Anforderungen an den Nachweis der Wirksamkeit für den beanspruchten Indikationsbereich.

15

Als Adjuvans bei rheumatischen Beschwerden ist ein Präparat mit Brennesselkrautextrakt (*Rheuma-Hek*) vertreten. Es ist 1998 gegenüber dem Vorjahr deutlich häufiger verordnet worden (Tabelle 15.4). Dieses Phytotherapeutikum wird traditionell zur Durchspülung bei entzündlichen Harnwegsinfektionen angewendet, ist aber von der Kommission E beim vormaligen Bundesgesundheitsamt auch zur unterstützenden Behandlung rheumatischer Beschwerden positiv bewertet worden (Bundesgesundheitsamt 1987). In der Phytotherapie ist die äußerliche Anwendung von Brennesselmitteln vorherrschend, wobei das Schlagen mit frischen Brennesseln als eine viel zu wenig geübte Behandlung des Rheumatismus hervorgehoben wird (Weiss und Fintelmann 1997). Über die klinisch-therapeutischen Effekte der Extrakte gibt es bisher bestenfalls fragmentarische Daten (Obertreis et al. 1996).

Die insgesamt verordneten Tagesdosen waren 1998 im Vergleich zum Vorjahr leicht rückläufig (Tabelle 15.5). Bei einigen Präparaten wurden die DDD-Werte an die aktuellen Volumen- und Dosierungsangaben der Hersteller angepaßt und sind daher nicht direkt mit den in den Vorjahren publizierten Werten vergleichbar. Die meisten DDD-Verordnungen entfielen auf die Enzymkombination *Phlogenzym*, die zugleich auch die höchsten Verordnungskosten hat. Die beanspruchten Anwendungsgebiete dieses Präparates sind breit gestreut und reichen von Ödemen und Thrombophlebitis bis hin zu Durchblutungsstörungen, Entzündungen des Urogenitaltrakts und rheumatischen Krankheiten, obwohl eine Medline-Recherche über die letzten 30 Jahre ergeben hat, daß keine der vielen Indikationen durch Wirksamkeitsnachweise aus klinischen Studien belegt ist. Für die hier mehrfach vertretenen homöopathischen Komplexpräparate ist ein Wirksamkeitsnachweis laut Arzneimittelgesetz nicht erforderlich. Trotzdem fällt auf, daß *Zeel Tabl./Amp.* zahlreiche negativ monografierte Bestandteile enthalten (Tabelle 15.5).

15

Topische Antirheumatika

In großer Zahl werden äußerlich anzuwendende Antirheumatika in Form von Salben, Cremes, Gelen, Linimenten, Ölen und alkoholischen Lösungen angeboten. Sie machen einen großen Anteil der Tagesdosen der meistverordneten Arzneimittel im Gesamtgebiet der Antirheumatika und Antiphlogistika aus.

Tabelle 15.5: Verordnungen sonstiger antiphlogistischer Kombinationspräparate 1998
Angegeben sind die 1998 verordneten Tagesdosen, die Änderungen gegenüber
1997 und die mittleren Kosten je DDD 1998.

Präparat	Bestandteile	DDD in Mio.	Änderung in %	DDD-Kosten in DM
Phlogenzym	Bromelaine Trypsin Rutosid	9,7	(+8,8)	3,64
Traumeel S	Arnica D2 Calendula D2 Chamomilla D3 Symphytum D8 Millefolium D3 Belladonna D4 Aconitum D3 Bellis perennis D2 Hypericum D2 Echinacea ang. D2 Echinacea purp. D2 Hamamelis D2 Mercurius solub. D8 Hepar sulfuris D8	8,6	(−4,1)	0,65
Zeel Tabl./Amp.	Auszug Cartilago suis Auszug Funiculus umbilicalis suis Auszug Embryo suis Auszug Placenta suis Rhus toxicodendron ∅ Arnica ∅ Dulcamara ∅ Symphytum ∅ Sanguinaria ∅ Sulfur ∅ Coenzym A Nadid Natriumoxalacetat α-Liponsäure	7,3	(−16,7)	0,94
Phytodolor/N	Zitterpappelextrakt Goldrutenkrautextrakt Eschenrindenextrakt	6,6	(−6,8)	1,18
Zeel comp.	Toxicodendron D2 Arnica D2 Solanum dulc. D2 Sanguinaria D2 Sulfur D6	3,3	(+16,1)	1,08
Kamillan plus	Kamillenextrakt Schafgarbenextrakt	1,4	(−15,2)	1,45
Summe		36,9	(−3,5)	1,66

15

Ihre Beliebtheit bei Ärzten und vor allem bei Patienten hat mehrere Gründe. Ärzte wenden die Lokaltherapeutika unter der Vorstellung an, daß die potentiell gefährlichen Nebenwirkungen der nichtsteroidalen Antiphlogistika auf Magen, Bronchien und Nieren durch die lokale Applikation vermindert werden können. Patienten finden es viel einleuchtender, eine Rheumasalbe direkt auf die Haut in unmittelbarer Nähe des schmerzenden Gelenks aufzutragen, als mit einer Tablette den Umweg über den Mund und den Magen bis zum fernen Gelenk zu nehmen.

Gastrointestinale Blutungen wurden aber nicht nur nach oraler, sondern auch nach kutaner Gabe von Rheumasalben beobachtet, die teilweise sogar Bluttransfusionen erforderten (Newberry et al. 1992, Zimmermann et al. 1995). Das Risiko betrifft insbesondere auch ältere Patienten (Evans und MacDonald 1996). Nicht bestätigt wurde die Vorstellung, daß die topische Applikation von Diclofenac auf ein entzündetes Gelenk synoviale Konzentrationen erreicht, die höher als im Plasma liegen und damit eine direkte Penetration des Wirkstoffs in das Gelenk nahelegen (Riess et al. 1986). Bei Patienten mit bilateralen Kniegelenksergüssen, die doppelblind an einem Knie mit Diclofenacgel und am anderen mit Placebogel behandelt wurden, lagen die synovialen Diclofenacspiegel in beiden¹Gelenken im gleichen Bereich (26 bzw. 22 ng/ml), aber niedriger als im Plasma (41 ng/ml). Daraus folgt, daß Diclofenac nur wenig direkt, sondern überwiegend über das Blut in das behandelte wie auch das nicht behandelte Kniegelenk gelangte (Radermacher et al. 1991). In periartikulären Geweben sind bei topischer Anwendung nichtsteroidaler Antiphlogistika höhere Konzentrationen als im Plasma gefunden worden.

Die in Tabelle 15.6 aufgelisteten Monopräparate enthalten überwiegend nichtsteroidale Antiphlogistika. Sie sind 1998 insgesamt in der Verordnungshäufigkeit gegenüber dem Vorjahr zurückgegangen. Die Diclofenacpräparate bilden auch bei den Externa die größte Gruppe. Für einen Teil dieser Substanzen ist eine perkutane Resorption nachgewiesen worden. Bei dem besonders häufig verwendeten Präparat *Voltaren Emulgel* betragen die Plasmakonzentrationen ein Hundertstel der nach oraler Applikation von Diclofenac erreichten Plasmaspiegel (Riess et al. 1986). Nach neueren Mikrodialysestudien ist die transdermale Penetration von Diclofenac nicht voraussagbar und stark von den individuellen Hauteigenschaften abhängig (Müller et al. 1997).

Die Ergebnisse kontrollierter Studien zum Wirksamkeitsnachweis von Rheumasalben sind seit langem widersprüchlich (Sandholzer

Tabelle 15.6: Verordnungen von Externa 1998 (Monopräparate)
Angegeben sind die 1998 verordneten Tagesdosen, die Änderungen gegenüber
1997 und die mittleren Kosten je DDD 1998.

Präparat	Bestandteile	DDD in Mio.	Änderung in %	DDD-Kosten in DM
Diclofenac				
Voltaren Emulgel	Diclofenac	59,8	(+12,4)	1,20
Diclac-Gel	Diclofenac	18,3	(−6,9)	0,33
Effekton Creme	Diclofenac	8,6	(−6,4)	1,14
Diclo-ratiopharm Gel	Diclofenac	5,1	(+60,7)	1,07
arthrex Cellugel	Diclofenac	4,2	(−21,3)	1,13
Sigafenac Gel	Diclofenac	2,8	(−25,7)	1,16
Diclofenac Heumann Gel	Diclofenac	1,4	(−12,1)	1,13
Diclo-Puren Gel	Diclofenac	1,3	(−19,5)	1,15
Rewodina Schmerzgel	Diclofenac	1,0	(+49,5)	1,16
Diclophlogont Gel	Diclofenac	0,9	(+29,8)	1,13
		103,5	(+4,6)	1,03
Hydroxyethylsalicylat				
ZUK Rheumagel/Salbe	Hydroxyethylsalicylat	8,6	(−38,9)	0,33
Lumbinon 10/Softgel	Hydroxyethylsalicylat	8,0	(−7,1)	0,32
Phlogont Salbe/Gel	Hydroxyethylsalicylat	7,6	(−13,1)	0,29
Kytta-Gel	Hydroxyethylsalicylat	5,8	(−21,9)	0,27
Dolo Arthrosenex N	Hydroxyethylsalicylat	5,0	(−25,2)	0,28
Phardol mono	Hydroxyethylsalicylat	2,8	(−15,5)	0,28
		37,7	(−22,7)	0,30
Etofenamat				
Rheumon	Etofenamat	2,0	(−19,9)	1,78
Traumon	Etofenamat	1,5	(−10,7)	1,43
		3,5	(−16,2)	1,63
Indometacin				
Elmetacin	Indometacin	1,2	(−15,1)	1,77
Indo Top-ratiopharm	Indometacin	0,7	(−13,8)	1,69
		1,9	(−14,6)	1,74
Andere nichtsteroidale Antiphlogistika				
Felden Top	Piroxicam	4,2	(−13,4)	0,65
Dolgit Creme/Gel	Ibuprofen	3,4	(−1,2)	2,01
Ibutop Creme/Gel	Ibuprofen	1,7	(−10,9)	1,94
Gabrilen Gel	Ketoprofen	0,7	(+13,6)	1,32
		10,1	(−7,6)	1,38
Andere Externa				
Kytta Plasma F/Salbe F	Beinwellwurzelextrakt	4,7	(−14,3)	1,21
Summe		161,4	(−5,4)	0,91

15

Tabelle 15.7: Studien zur Wirkung von topisch appliziertem Diclofenac
Ergebnisse randomisierter, doppelblinder, Placebo-kontrollierter Studien mit Diclofenac als topisch appliziertem Gel oder Pflaster. Die Schmerzsymptomatik
wurde teilweise mit visueller Analogskala (VAS) ermittelt.

Studie	Patienten (Dauer)	Placebo	Diclofenac	Signifikanz
Diebschlag (1986) Knöchelkontusion, Volumenreduktion	20 (8 Tage)	150 ml	63 ml	keine
El-Hadidi & El-Garf (1991) Gelenkschmerzen, VAS	120 (28 Tage)	18/60 Patienten	26/60 Patienten	keine
Schapira et al. (1991) Epikondylitis, Dorsalflexion Dorsalflexion bei 30 % VAS	32 (14 Tage)	37 mm 52 mm	55 mm 68 mm	p <0,05 keine
Dreiser & Tisne-Camus (1993) Gonarthrose, Schmerzfreiheit	155 (15 Tage)	21/77 Patienten	55/78 Patienten	p <0,05
Galeazzi & Marcolongo (1993) Periarthritis, VAS	60 (14 Tage)	2/30 Patienten	26/30 Patienten	p <0,05
Roth (1995) Arthrose	119 (14 Tage)	12/59 Patienten	26/60 Patienten	keine
Sandelin et al. (1997) Gonarthrose, VAS	290 (28 Tage)	32 mm	28 mm	keine

15

und Kochen 1991). Kürzlich wurde aus einer quantitativen Auswertung der Ergebnisse randomisierter klinischer kontrollierter Studien
in der internationalen Literatur geschlossen, daß sowohl bei akuter
Schmerzsymptomatik (z.B. nach Traumen) als auch bei chronischen
Schmerzen im Bewegungsapparat (z.B. Osteoarthritis, Tendinitis) die
topische Anwendung nichtsteroidaler Antiphlogistika eine nachweisbare Reduktion der Schmerzsymptomatik ergibt (Moore et al. 1998).
Eine genauere Betrachtung der Originaldaten kann Zweifel an der
zuverlässigen Wirkung topisch angewendeter nichtsteroidaler Antiphlogistika nicht beseitigen.

Eine exemplarische Auswertung für das bei uns besonders häufig
eingesetzte Diclofenac bestätigt die uneinheitliche Beleglage der topischen Antirheumatika (Tabelle 15.8). Die Mehrzahl der Studien zeigte

Tabelle 15.8: Verordnungen von Externa 1998 (Kombinationspräparate)
Angegeben sind die 1998 verordneten Tagesdosen, die Änderungen gegenüber
1997 und die mittleren Kosten je DDD 1998.

Präparat	Bestandteile	DDD in Mio.	Änderung in %	DDD-Kosten in DM
Mit Salicylsäurederivaten				
Mobilat Gel/Salbe	Extr. suprarenalis Mucopolysaccharid-schwefelsäureester Salicylsäure	23,6	(−10,5)	0,56
Rheuma-Salbe Lichtenstein	Hydroxyethylsalicylat Benzylnicotinat Campher	13,1	(−1,6)	0,18
Hot Thermo	Hydroxyethylsalicylat Benzylnicotinat	7,4	(−1,0)	0,19
Phardol Rheuma-Balsam	Hydroxyethylsalicylat Kiefernnadelöl Benzylnicotinat	5,8	(−17,1)	0,58
ZUK Thermocreme	Hydroxyethylsalicylat Benzylnicotinat	5,1	(−18,4)	0,21
Phlogont Thermalsalbe	Hydroxyethylsalicylat Benzylnicotinat	4,2	(−7,9)	1,01
Reparil-Gel N	Aescin Diethylaminsalicylat	4,2	(+9,3)	0,59
Ostochont Gel/Salbe	Heparin Hydroxyethylsalicylat Benzylnicotinat	3,1	(−14,4)	0,93
Thermo Rheumon	Etofenamat Benzylnicotinat	2,1	(−3,6)	1,10
Enelbin-Paste N	Zinkoxid Salicylsäure Aluminium-Silikate	1,6	(+3,8)	2,67
		70,1	(−7,8)	0,54

15

Tabelle 15.8: Verordnungen von Externa 1998 (Kombinationspräparate) (Fortsetzung)
Angegeben sind die 1998 verordneten Tagesdosen, die Änderungen gegenüber 1997 und die mittleren Kosten je DDD 1998.

Präparat	Bestandteile	DDD in Mio.	Änderung in %	DDD-Kosten in DM
Sonstige Kombinationspräparate				
Dolobene Gel	Dimethylsulfoxid Heparin Dexpanthenol	21,5	(−1,8)	0,66
Lindofluid N	Bornylacetat α-Pinen Arnikablütenextrakt Melissenblätterextrakt	17,7	(−18,5)	0,20
Traumeel Salbe	Arnika D3 Calendula ∅ Hamamelis ∅ Echinacea ang. ∅ Echinacea purp. ∅ Chamomilla ∅ Symphytum D4 Bellis perennis ∅ Hypericum D6 Millefolium ∅ Aconitum D1 Belladonna D1 Mercurius sol. D6 Hepar sulfuris D6	8,9	(+0,9)	0,38
Finalgon-Salbe	Nonivamid Nicoboxil	6,7	(−3,5)	0,29
Kytta Balsam f	Beinwellwurzelextrakt Methylnicotinat	3,7	(−3,4)	0,85
		58,4	(−7,5)	0,45
Summe		128,5	(−7,7)	0,50

15

keine signifikante Überlegenheit von topischem Diclofenac gegenüber Placebo. Es kam sogar vor, daß in der Studie signifikante Effekte von Diclofenac auf Knöchelkontusionen dargestellt wurde, während die Nachrechnung der aufgelisteten Daten das Gegenteil ergab (Diebschlag 1986). Damit bestehen weiterhin begründete Zweifel, ob topische Antirheumatika pharmakologisch zweckmäßige Arzneimittel sind. Trotz dieser Sachlage wird von einigen Rheumatologen die Auffassung vertreten, daß es sinnvoll ist zu versuchen, mit topisch angewendeten nichtsteroidalen Antiphlogistika die systemische Gabe dieser Substanzklasse zu reduzieren und das Risiko unerwünschter Wirkungen zu senken (Arzneimittelkommission 1997, Zeidler 1996). Eine kürzlich erschienene englische Richtlinie zur Therapie degenerativer Arthritiden kommt zu dem Ergebnis, daß die topische Anwendung nichtsteroidaler Antiphlogistika nicht als eine Evidenz-basierte Behandlung empfohlen werden kann (Eccles et al. 1998).

Die Kombinationspräparate (Tabelle 15.8) enthalten neben zahlreichen anderen Bestandteilen überwiegend Salicylsäurederivate und gefäßerweiternde Stoffe wie Nikotinsäureester und Nonivamid. Ihre Wirkung wird vorwiegend auf eine lokale Gefäßerweiterung zurückgeführt. Ähnlich wie bei physikalischer Wärmeanwendung soll dadurch die immer wieder beobachtete analgetische Wirkung zustande kommen. Die Verordnungen bei den Externa als Kombinationspräparaten sind ähnlich wie bei den Monopräparaten deutlich rückläufig (vgl. Tabellen 15.6 und 15.8). Allerdings dürfte bei dem Rückgang der zu Lasten der gesetzlichen Krankenkassen abgerechneten Verordnungen von Rheumaexterna auch eine wichtige Rolle gespielt haben, daß die Kosten für viele Zubereitungen inzwischen unter den Zuzahlungsbeträgen für die Standardpackungen liegen.

15

Literatur

Arzneimittelkommission der deutschen Ärzteschaft (1997): Empfehlungen zur Therapie von degenerativen Gelenkerkrankungen. Arzneiverordnung in der Praxis. Sonderheft 5, 8.
Bauer H.W., Klasser M., von Hanstein K.L., Rolinger H., Schladitz G. et al. (1999): Oxaceprol is as effective as diclofenac in the therapy of osteoarthritis of the knee and hip. Clin. Rheumatol. 18: 4–9.
Bundesgesundheitsamt (1987): Monographie der Kommission E über Brennesselkrautextrakt. Bundesanzeiger Nr. 76 vom 23. April 1987.
Cryer B., Feldman M. (1998): Cyclooxygenase-1 and cyclooxygenase-2 selectivity of widely used nonsteroidal anti-inflammatory drugs. Am. J. Med. 104: 413–421.
Dequeker J., Hawkey C., Kahan A. et al. (1998): Improvement in gastrointestinal tolerability of the selective cyclooxygenase (COX)-2 inhibitor, meloxicam, compared with piroxicam: results of the safety and efficacy large-scale evaluation of COX-inhibiting therapies (SELECT) trial in osteoarthritis. Br. J. Rheumatol. 37: 946–951.

Diebschlag W. (1986): Diclofenac bei stumpf-traumatischen Sprunggelenkschwellungen. Fortschr. Med. 21: 437–440.

Dreiser R.L., Tisne-Camus M. (1993): DHEP plasters as a topical treatment of knee osteoarthritis – a double-blind placebo-controlled study. Drugs Exp. Clin. Res. 19: 117–123.

Drovanti A., Bignamini A.A., Rovati A.L. (1980): Therapeutic activity of oral glucosamine sulfate in osteoarthrosis: a placebo-controlled double-blind investigation. Clin. Ther. 3: 260–272.

Eccles M., Freemantle N., Mason J. (1998): North of England evidence based guideline development project: summary guideline for non steroidal anti-inflammatory drugs versus basic analgesia in treating the pain of degenerative arthritis. Brit. Med. J. 317: 526–530.

Evans J.M.M., MacDonald T.M. (1996): Tolerability of topical NSAIDs in the elderly. Drugs Aging 9: 101–108.

Galeazzi M., Marcolongo R. (1993): A placebo-controlled study of the efficacy and tolerability of a nonsteroidal anti-inflammatory drug, DHEP plaster, in inflammatory peri- and extra-articular rheumatological diseases. Drugs Exp. Clin. Res. 19: 107–115.

Gretzer B., Ehrlich K., Maricic N., Lambrecht N., Respondek M., Peskar B.M. (1998): Selective cyclo-oxygenase 2 inhibitors and their influence on the protective effect of a mild irritant in the rat stomach. Brit. J. Pharmacol. 123: 927–935.

El Hadidi T., El Garf A. (1991): Double-blind study comparing the use of Voltaren Emulgel versus regular gel during ultrasonic sessions in the treatment of localized traumatic and rheumatic painful conditions. J. Int. Med. Res. 19: 219–227.

Hawkey C.J. (1999): COX-2 inhibitors. Lancet 353: 307–314.

Hawkey C., Kahan A., Steinbrück K., Alegre C., Baumelou E. et al. (1998): Gastrointestinal tolerability of meloxicam compared to diclofenac in osteoarthritis patients. Br. J. Rheumatol. 37: 937–945.

Langman M.J.S., Weil J., Wainwright P., Lawson D.H., Rawlins M.D. et al. (1994): Risks of bleeding peptic ulcer associated with individual non-steroidal anti-inflammatory drugs. Lancet 323: 1075–1052.

Mitchell J.A., Akarasereenont P., Thiemermann C., Flower R.J., Vane J.R. (1993): Selectivity of nonsteroidal antiinflammatory drugs as inhibitors of constitutive and inducible cyclooxygenase. Proc. Natl. Acad. Sci. USA 90, 11693–11697.

Moore R.A., Tramèr M.R., Caroll D., Wiffen P.J., McQuay H.J. (1998): Quantitative systematic review of topically applied non-steroidal anti-inflammatory drugs. Brit. Med. J. 316: 333–338.

Müller M., Mascher H., Kikuta C., Schäfer S., Brunner M. et al. (1997): Diclofenac concentrations in defined tissue layers after topical administration. Clin. Pharmacol. Ther. 62: 293–299.

Newberry R., Shuttleworth P., Rapier C. (1992): A multicentre postmarketing surveillance study to evaluate the safety and efficacy of felbinac 3 % gel in the treatment of musculoskeletal disorders in general practice. Eur. J. Clin. Res. 3: 139–150.

Obertreis B., Giller K., Teucher T., Behnke B., Schmitz H. (1996): Antiphlogistische Effekte von Extractum Urticae dioicae foliorum im Vergleich zu Kaffeoyläpfelsäure. Arzneim. Forsch. 46:52–56.

Pujalte J.M., Llavore E.P., Ylescupidez F.R. (1980): Double-blind clinical evaluation of oral glucosamine sulphate in the basic treatment of osteoarthrosis. Curr. Med. Res. Op. 7: 110–114.

Radermacher J., Jentsch D., Scholl M.A., Lustinetz T., Frölich J.C. (1991): Diclofenac concentrations in synovial fluid and plasma after cutaneous application in inflammatory and degenerative joint disease. Br. J. Clin. Pharmac. 31: 537–541.

15

Reichelt A., Förster K.K., Fischer M., Rovati L.C., Setnikar I. (1994): Efficacy and safety of intramuscular glucosamine sulfate in osteoarthritis of the knee. Arzneim. Forsch. 44: 75–80.

Riess W., Schmid K., Botta L., Kobayashi K., Moppert J. et al. (1986): Die perkutane Resorption von Diclofenac. Arzneim. Forsch. 36: 1092–1096.

Roth S.H. (1995): A controlled clinical investigation of 3 % diclofenac/2.5 % sodium hyaluronate topical gel in the treatment of uncontrolled pain in chronic oral NSAID users with osteoarthritis. Int. J. Tissue React. 17: 129–132.

Rovati L.C. (1992): Clinical research in osteoarthritis: design and results of short-term and long-term trials with disease-modifying drugs. Int. J. Tiss. Reac. 14: 243–251.

Sandelin J., Harilainen A., Crone H., Hamberg P., Forsskåhl B., Tamelander G. (1997): Local NSAID gel (Eltenac) in the treatment of osteoarthritis of the knee. Scand. J. Rheumatol. 26: 287–292.

Sandholzer H., Kochen M.M. (1991): Perkutane Rheumatherapie. Pharma-Kritik 13: 13–16.

Schapira D., Linn S., Scharf Y. (1991): A placebo-controlled evaluation of diclofenac diethylamine salt in the treatment of lateral epicondylitis of the elbow. Curr. Ther. Res. 49: 162–168.

Schubotz R., Hausmann L. (1977): Behandlung degenerativer Gelenkerkrankungen mit N-Azetyl-hydroxyprolin. Therapiewoche 27: 4248–4252.

Setnikar I., Palumbo R., Canali S., Zanolo G. (1993): Pharmacokinetics of glucosamine in man. Arzneim. Forsch. 43: 1109–1113.

Vagt C.W., Kaiser T., Leineweber G. (1990): Wirksamkeitsvergleich der oralen Therapie mit Oxazeprol versus Ibuprofen bei Gonarthrose und Coxarthrose. Rheuma 10: 263–267.

Wallace J.L., Bak A., McKnight W., Asfaha S., Sharkey K.A., Mac Naughton W.K. (1998): Cyclooxygenase 1 contributes to inflammatory responses in rats and mice: Implilcations for gastrointestinal toxicity. Gastroenterology 115: 101–109.

Weiss R.F., Fintelmann V. (1997): Lehrbuch der Phytotherapie. 8. Aufl., Hippokrates Verlag Stuttgart, S. 271–281.

Zeidler H. (1996): Nichtsteroidale Antiphlogistika. Neue Wege zu einer rationalen, sparsamen und risikoärmeren Verordnung. Akt. Rheumatol. 21: 269–271.

Zimmermann J., Siguencia J., Tsvang E. (1995): Upper gastrointestinal hemorrhage associated with cutaneous application of diclofenac gel. Am. J. Gastroenterol. 90: 2032–2034.

15

16. Antitussiva und Expektorantien

B. LEMMER

Antitussiva und Expektorantien werden bei Husten im Rahmen einer akuten oder chronischen Bronchitis angewendet. Obwohl dieses Symptom bei einer Reihe ätiologisch unterschiedlicher Krankheiten auftreten kann, ist die häufigste Ursache eine Virusinfektion in den oberen Atemwegen, wie sie bei Erkältungskrankheiten und Grippe vorkommt. Chronischer Husten ist häufig durch Rauchen bedingt. Neben vielfältigen weiteren Ursachen spielt die Luftverschmutzung nach wie vor eine große Rolle.

Verordnungsspektrum

Antitussiva und Expektorantien sind sehr häufig verordnete Arzneimittel. Mit 57,7 Mio. Verordnungen nahmen sie auch 1998 wiederum den zweiten Platz unter allen Indikationsgruppen ein, nur die Gruppe der Analgetika und Antirheumatika wurde häufiger verordnet.

Das hohe Verordnungsvolumen der Antitussiva und Expektorantien war bis 1995 einem steten Zuwachs der Expektorantien in der Gruppe der Monopräparate zuzuschreiben, seitdem wurden sie jedoch unter den zunehmenden Engpässen des Arzneimittelbudgets deutlich weniger verordnet. Noch ausgeprägter war die Abnahme bei den Expektorantien-Kombinationen, die seit 1997 weit unter das Niveau von 1988 vor der Wiedervereinigung zurückgefallen sind. Die Monopräparate der Antitussiva haben auf einem wesentlich niedrigeren Niveau von 1989 bis 1992 stark zugenommen, wurden dann gleichbleibend verordnet und haben seit 1997 wieder abgenommen (Abbildung 16.1). Unter den verordnungshäufigsten Präparaten sind im Jahre 1998 98 Antitussiva und Expektorantien zu finden, 16 Präparate sind nicht mehr in der Liste enthalten, während sechs neu hinzukamen (Tabelle 16.1).

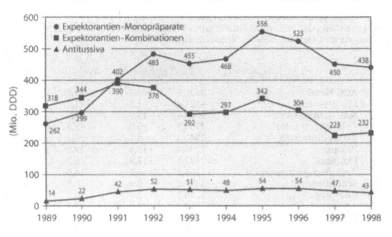

Abbildung 16.1: Verordnungen von Antitussiva und Expektorantien 1989 bis 1998
DDD der 2000 meistverordneten Arzneimittel (ab 1991 mit neuen Bundesländern)

Antitussiva

Antitussiva werden bei unproduktivem, quälendem und belastendem
Husten angewendet, vor allem wenn dieser den Schlaf des Patienten
stört. Starke Antitussiva sind die zentral wirkenden Opioide, die den
Hustenreflex durch einen direkten Effekt auf das Hustenzentrum
unterdrücken. Wichtige unerwünschte Wirkungen dieser Substanzen
sind das Abhängigkeitspotential, die Atemdepression und die Hemmung der mukoziliären Clearance (Imhof et al. 1988). Die wichtigsten
Antitussiva aus dieser Gruppe sind nach wie vor Codein und Dihydrocodein, die etwa gleich häufig angewendet wurden. Das schwach
wirksame Opioid Dextromethorphan ist in einem Monopräparat und
in zwei Kombinationspräparaten vertreten. Noscapin, ein Alkaloid
der Papaverinreihe, das antitussive Wirkungen, jedoch nicht die
unerwünschten Wirkungen der Opioide hat, ist in einem Monopräparat enthalten.

16

Tabelle 16.1: Verordnungen von Antitussiva und Expektorantien 1998
Angegeben sind die verordnungshäufigsten Präparate mit Verordnungsrang, Verordnungen und Umsatz 1998 im Vergleich zu 1997.

Rang	Präparat	Verordnungen in Tsd.	Änd. %	Umsatz Mio. DM	Änd. %
6	ACC Hexal	5329,7	+6,7	80,4	−9,3
7	Mucosolvan	4521,4	−1,2	47,4	−4,7
8	NAC-ratiopharm	4306,4	−15,9	51,5	−12,7
17	Gelomyrtol/-forte	2709,1	+0,9	45,8	+8,0
18	Paracodin/retard	2541,5	−6,7	24,7	−4,6
23	Prospan	2296,2	+17,6	29,2	+17,6
28	Fluimucil	2197,4	+12,8	26,2	−9,9
59	Ambroxol-ratiopharm	1561,2	−8,0	16,4	−8,8
73	Sedotussin	1397,9	−16,6	16,6	−16,5
95	Codipront	1246,1	−13,6	16,5	−12,5
114	Acemuc	1119,8	−27,0	13,7	−27,6
120	Capval	1088,9	+10,7	10,6	+16,4
196	Bromuc	761,7	−23,0	17,6	−29,4
226	Rhinotussal Saft	691,8	+9,2	8,9	+15,0
235	Bronchipret Saft/Tr.	667,4	+12,6	5,9	+17,9
247	Ambrohexal	645,5	−6,5	5,2	−5,3
267	Soledum Kapseln	612,9	+34,8	8,6	+37,9
289	Silomat	574,9	−5,4	5,5	+2,1
314	Bronchicum Tropfen N	536,0	−11,9	6,9	−3,3
343	Bronchicum Elixir N	500,7	+0,8	6,0	+7,6
345	Hedelix	500,6	+10,2	5,6	+16,7
347	Monapax Saft/Supp./Tropfen	497,0	−4,1	7,8	+4,3
357	Ambroxol Heumann	490,9	−16,4	4,2	−19,3
359	Bromhexin−8-Tropfen N	489,8	−15,4	4,2	−13,7
363	Sigamuc	485,0	−19,3	6,2	−18,2
367	Aspecton N	479,6	+5,2	6,7	+7,0
411	Mucotectan	441,0	−15,4	5,9	−18,5
461	Tryasol Codein	404,1	+8,8	3,6	+9,7
464	Sinuc	402,8	+111,1	4,0	+112,3
469	Sinuforton	399,6	−10,3	6,3	−5,6
480	Transpulmin Balsam/ E	396,8	−6,8	6,7	−2,3
484	Babix-Inhalat N	393,3	+4,1	3,6	+8,3
489	Bronchoforton Salbe	387,9	−1,3	6,6	+3,1
491	Codipront mono/retard	386,9	−13,6	4,3	−11,4
520	Tetra-Gelomyrtol	371,1	+1,3	8,7	+3,0
524	Ambrodoxy Hexal	366,0	−8,9	4,2	−6,7
530	Doxam	360,3	+20,7	3,6	−10,6
537	Rhinotussal Kaps.	357,8	+2,7	5,5	+9,5
538	Transpulmin Kinderbalsam S	357,4	−7,4	4,1	+0,9
544	Bronchicum Mono Codein	352,8	−12,6	5,1	−3,2
560	Azubronchin	342,0	−25,0	5,9	−33,7
603	Mucophlogat	316,5	−13,3	3,3	−16,7
611	Codicaps	313,7	−32,6	4,6	−28,0
648	Optipect Kodein forte	299,3	−14,7	3,5	−11,5
652	Eucabal Balsam S	297,5	−5,5	3,5	−8,2

16

Tabelle 16.1: Verordnungen von Antitussiva und Expektorantien 1998
(Fortsetzung)
Angegeben sind die verordnungshäufigsten Präparate mit Verordnungsrang, Verordnungen und Umsatz 1998 im Vergleich zu 1997.

Rang	Präparat	Verordnungen		Umsatz	
		in Tsd.	Änd. %	Mio. DM	Änd. %
665	Soledum Hustensaft/-Tropfen	292,6	+4,6	3,4	+3,5
669	Melrosum Hustensirup N	290,8	−10,3	2,9	−2,0
677	Soledum Balsam Lösung	288,9	−5,8	3,3	−5,4
701	Tussamag N Saft/Trop.	277,2	+10,3	2,6	+12,5
703	Ambroxol AL	276,2	+9,1	1,9	+0,5
795	Doximucol	241,0	+4,1	2,7	+0,5
820	Bromhexin Berlin-Chemie	233,6	+16,2	1,7	+17,5
840	Remedacen	229,8	−1,0	3,9	−5,7
845	Thymipin N	228,9	−11,6	2,6	−13,5
877	frenopect	219,2	+0,3	1,6	−5,5
994	Makatussin Tropfen forte	189,2	−13,3	2,9	−11,7
1004	Lindoxyl	188,0	−19,5	1,8	−18,5
1027	NAC Stada	181,9	+341,9	2,1	+388,0
1030	Expit	181,7	−26,9	1,2	−23,2
1087	Bromhexin Meuselbach	167,9	−1,4	1,3	−4,7
1142	Ambroxol von ct	159,6	−16,5	1,4	−6,6
1149	Codeinum phosph.Berlin-Chem.	158,7	−5,4	1,2	−4,5
1192	Ambrolös	149,7	−12,4	1,4	−12,9
1195	NAC von ct	149,4	−19,4	1,8	−18,1
1201	Bronchoforton Saft/Tropfen	148,8	−17,1	2,0	−16,6
1207	Neo Tussan	147,6	+4,7	1,3	+6,6
1223	Benadryl Infant N	145,9	+5,1	1,7	+10,8
1257	Ambril	141,7	−18,7	1,5	−16,3
1265	Pulmotin-N-Salbe	140,6	−1,1	0,8	−0,5
1278	Tussoretard SN	139,3	−40,2	1,7	−40,6
1300	Bronchipret Filmtabletteb/TP	136,8	+1,2	2,2	+1,7
1311	Bronchobest	135,0	+27,2	1,5	+30,0
1335	Ambroxol comp.-ratiopharm	132,1	−2,4	1,5	−10,6
1349	Optipect N/Neo	130,5	−4,1	1,3	−3,9
1393	Ambrobeta	124,7	+17,2	0,7	+27,1
1423	Pinimenthol S mild	121,6	−3,0	1,2	−2,2
1466	Sinuforton Saft	117,0	+47,8	1,4	+52,3
1477	Liniplant	116,0	−1,9	1,6	+6,4
1515	Codeinum phosph. Compr.	112,7	−41,3	1,2	−44,0
1522	Codicaps mono/N	112,3	+309,7	1,3	+381,9
1549	Azudoxat comp.	108,0	+3,0	1,3	−7,3
1554	Bisolvonat	107,7	−11,0	4,1	−8,3
1611	Doxysolvat	101,9	−13,0	1,0	−19,0
1619	Pinimenthol/N	100,9	−11,8	1,5	−2,5
1658	Doxy Wolff Mucol.	97,0	−12,2	1,1	−11,6
1676	Bronchicum plus	95,8	+24,1	2,3	+36,5
1686	NAC ABZ	95,1	+90,6	1,0	+71,0
1700	Bisolvon	93,8	−29,8	1,3	−26,3

16

Tabelle 16.1: Verordnungen von Antitussiva und Expektorantien 1998
(Fortsetzung)
Angegeben sind die verordnungshäufigsten Präparate mit Verordnungsrang, Verordnungen und Umsatz 1998 im Vergleich zu 1997.

Rang	Präparat	Verordnungen in Tsd.	Änd. %	Umsatz Mio. DM	Änd. %
1722	Eufimenth Balsam N	92,5	+0,7	1,2	+10,3
1731	Sedotussin plus Kaps.	91,4	−19,0	1,8	−19,1
1746	Transbronchin	89,8	−8,9	1,7	−12,4
1750	stas Hustenlöser	89,7	−20,4	0,7	−19,2
1751	Doxy comp. von ct	89,7	+2,9	1,0	−1,1
1763	Espa Tussin	88,8	+85,4	0,9	+90,1
1797	Codicompren	86,5	−16,3	1,0	−16,3
1829	Emser Inh.-Lsg. Siem./Hexal	84,2	+343,5	2,7	+349,4
1959	Bronchodurat-N-Salbe	74,5	+10,0	0,9	+2,4
1964	Isla-Moos	74,4	−4,8	0,6	−3,9
1982	Longtussin Duplex	73,2	−11,7	1,7	−11,7
	Summe	53138,1	−3,4	663,7	−5,1
	Anteil an der Indikationsgruppe	92,1 %		87,3 %	
	Gesamte Indikationsgruppe	57693,6	−4,7	760,0	−6,5

Monopräparate

Codein und Dihydrocodein gehören zur Gruppe der Opioide und gelten nach wie vor als die zuverlässigsten Antitussiva. Auf die beiden Dihydrocodein enthaltenden Präparate *Paracodin/retard* und *Remedacen* entfallen mehr als die Hälfte der Opioidverordnungen (Tabelle 16.2), allerdings haben die Verordnungen von Codein 1998 deutlich abgenommen. Dihydrocodein soll in geringerer Dosis als Codein wirksam sein, jedoch fehlen entsprechende sichere Daten. 1998 erreichten Dihydrocodein-Rezepturen aus Apotheken für die Substitutionstherapie bei Drogenabhängigen erheblich höhere Verordnungsmengen (s. Kapitel 2, Abbildung 2.2). Codein und Dihydrocodein werden jedoch aufgrund ihrer kurzen Halbwertszeit und des Bedarfs an hohen Dosen nicht als geeignete Substitutionsmittel für Drogenabhängige angesehen (Roider et al. 1996, Arzneimittelkommission 1997). Außerdem ist ein Beikonsum von Diamorphin (Heroin) bei dieser Substitutionsbehandlung nicht mehr sicher nachweisbar, weil Heroin genauso wie Codein zu Morphin metabolisiert wird. In Deutschland soll derzeit die Heroinsubstitutionsbehandlung mit Methadon durchgeführt werden, das wegen seiner hohen Biover-

Tabelle 16.2: Verordnungen von Antitussiva-Monopräparaten 1998
Angegeben sind die 1998 verordneten Tagesdosen, die Änderungen gegenüber 1997 und die mittleren Kosten je DDD 1998.

Präparat	Bestandteile	DDD in Mio.	Änderung in %	DDD-Kosten in DM
Codein				
Bronchicum Mono Codein	Codein	2,5	(−12,6)	1,99
Tryasol Codein	Codein	1,7	(+8,3)	2,12
Codipront mono/retard	Codein	1,5	(−12,6)	2,82
Optipect Kodein forte	Codein	1,4	(−9,6)	2,56
Tussoretard SN	Codein	0,8	(−40,1)	2,17
Codicaps mono/N	Codein	0,6	(+504,2)	2,09
Codeinum phosph. Compr.	Codein	0,5	(−44,6)	2,36
Codeinum phosph.Berlin-Chem.	Codein	0,5	(−4,6)	2,43
Codicompren	Codein	0,4	(−14,6)	2,22
		10,0	**(−10,2)**	**2,29**
Weitere Opioide				
Paracodin/retard	Dihydrocodein	9,1	(−3,2)	2,72
Remedacen	Dihydrocodein	3,3	(−3,3)	1,18
Neo Tussan	Dextromethorphan	0,2	(+4,7)	7,20
		12,6	**(−3,1)**	**2,38**
Andere Antitussiva				
Sedotussin	Pentoxyverin	11,1	(−17,8)	1,49
Capval	Noscapin	4,3	(+12,2)	2,44
Silomat	Clobutinol	2,8	(−2,1)	1,94
Benadryl Infant N	Diphenhydramin	0,9	(+5,1)	1,91
		19,1	**(−9,2)**	**1,79**
Summe		**41,7**	**(−7,7)**	**2,09**

16

fügbarkeit, oralen Anwendbarkeit und langen Wirkdauer als geeignete Substanz angesehen wird. Trotzdem sind Codein und Dihydrocodein seit Januar 1998 für diese Indikation zugelassen worden, allerdings nur auf Betäubungsmittelrezept und nur für Patienten, die nicht anders behandelbar sind (Bundesgesetzblatt 1998). Die Arzneimittelkommission der deutschen Ärzteschaft hat dazu eine kritische Stellungnahme abgegeben (Arzneimittelkommission 1997).

Das Präparat *Capval* mit dem bereits erwähnten Antitussivum Noscapin hatte, wie im Vorjahr, als einziges einen sichtbaren Zuwachs zu verzeichnen (Tabelle 16.2). *Sedotussin* und *Silomat* enthalten synthetische Antitussiva (Tabelle 16.2), deren Wirksamkeit nicht einheitlich beurteilt wird. Pentoxyverin (*Sedotussin*) und Clo-butinol (*Silomat, Tussamed*) haben keine atemdepressiven Wirkun-gen und wurden in Aufbereitungsmonographien positiv bewertet. Warum das sedierend wirkende H_1-Antihistaminikum Diphenhydra-min (*Benadryl Infant N*) als Antitussivum eingesetzt wird, ist unklar.

Kombinationspräparate

In dieser Gruppe sind Präparate aufgeführt, die neben Antitussiva als Kombinationspartner Antihistaminika, Alphasympathomimetika oder Expektorantien enthalten (Tabelle 16.3). Diese Gruppe umfaßt nach dem Ausscheiden von *Longtussin Duplex* nur noch sechs Präpa-rate, die 1998 abermals weniger verordnet wurden. Die verbliebenen Mittel erfüllen immer noch nicht die Anforderungen, die an thera-peutisch begründete Kombinationen zu stellen sind.

Codipront wurde trotz eines starken Rückgangs von den Kombina-tionspräparaten auch im Jahre 1998 am häufigsten verordnet. Es ent-hält neben Codein das Antihistaminikum Phenyltoloxamin, ein Iso-mer des besser bekannten Wirkstoffes Diphenhydramin. In zwei wei-teren Präparaten wird das Antihistaminikum Chlorphenamin entwe-der mit Codein (*Codicaps*) oder mit Pentoxyverin (*Sedotussin plus Kaps.*) kombiniert. Über eine antitussive Wirksamkeit der Antihist-aminika ist nichts Sicheres bekannt. Ein weiterer Nachteil ist, daß sie eine verfestigende Wirkung auf das Bronchialsekret haben, wodurch das Abhusten erschwert wird. Der Sinn dieser Kombination ist unklar.

Rhinotussal Kapseln enthalten eine Dreifachkombination aus dem Antitussivum Dextromethorphan, dem Antihistaminikum Carbino-xamin und dem Alphasympathomimetikum Phenylephrin, das übli-cherweise in der Ophthalmologie zur lokalen Vasokonstriktion ange-wendet wird. In *Rhinotussal Saft* ist anstelle von Phenylephrin das indirekt wirkende Sympathomimetikum Norephedrin enthalten. Offenbar soll mit diesen Kombinationen der Schnupfen bei Erkäl-tungskrankheiten und grippalen Infekten symptomatisch durch eine Schleimhautabschwellung beeinflußt werden. Obwohl der Nutzen dieser Kombinationen nicht ausreichend gesichert ist, haben sie als einzige entgegen dem allgemeinen Trend zugenommen.

Makatussin Tropfen forte enthalten Dihydrocodein in einem Zehn-tel der üblichen Einzeldosis und einen Extrakt aus Sonentaukraut

16

Tabelle 16.3: Verordnungen von Antitussiva-Kombinationen 1998
Angegeben sind die 1998 verordneten Tagesdosen, die Änderungen gegenüber
1997 und die mittleren Kosten je DDD 1998.

Präparat	Bestandteile	DDD in Mio.	Änderung in %	DDD-Kosten in DM
Codipront	Codein Phenyltoloxamin	6,3	(−12,7)	2,61
Rhinotussal Kaps.	Dextromethorphan Phenylephrin Carbinoxamin	2,3	(+4,9)	2,39
Rhinotussal Saft	Dextromethorphan Norephedrin Carbinoxamin	2,3	(+9,2)	3,87
Codicaps	Codein Chlorphenamin	2,0	(−29,2)	2,31
Makatussin Tropfen forte	Dihydrocodein Sonnentaukrautextrakt	1,8	(−11,3)	1,66
Sedotussin plus Kaps.	Pentoxyverin Chlorphenamin	0,6	(−19,7)	3,00
Longtussin Duplex	Codein Guaifenesin	0,5	(−11,7)	3,46
Summe		15,8	(−10,6)	2,66

(Herba Droserae), einer insektenfressenden Pflanze. Sonnentaupräparate wurden bei Atemwegsstörungen und auch als Homöopathika angewendet, sind aber von zweifelhaftem therapeutischem Wert (Reynolds 1996).

16

Expektorantien

Expektorantien sollen bei produktivem Husten die Sekretion der Bronchialflüssigkeit fördern oder die Viskosität eines verfestigten Bronchialschleims senken. Obwohl diese Idee theoretisch reizvoll ist, gibt es keine ausreichend kontrollierten Studien, die gezeigt haben, daß Expektorantien wirksamer als eine einfache Flüssigkeitszufuhr zur ausreichenden Hydrierung des Patienten sind (Honig und Ingram 1998). Husten ist das beste Expektorans. Zur Sekretentfernung ist es daher sinnvoll, die Patienten abhusten zu lassen. Die Effektivität von Expektorantien ist trotz häufiger Anwendung umstritten. Es fehlen weiterhin prospektive, randomisierte Langzeitstudien (Lurie et al. 1995, Reynolds 1996). Darüber hinaus ist die Definition der klinischen Wirksamkeit uneinheitlich (siehe Braga und Allegra 1989). Bei der Arzneitherapie von Atemwegskrankheiten wie Bronchitis, Asthma bronchiale, Bronchiektasien und Mukoviszidose, die alle mit der Bildung zähflüssiger Sekrete einhergehen, werden Expektorantien nicht einheitlich bzw. als zweifelhaft wirksam bewertet oder gar nicht erwähnt (International Consensus Report 1992, Walle et al. 1994, Lorenz 1995, Lurie et al. 1995, Mutschler 1996, Serafin 1996, Reynolds 1996, Palm und Lemmer 1997, McFadden 1998, Steppling 1998). Übereinstimmend wird die Meinung vertreten, daß ohne ausreichende Flüssigkeitszufuhr Expektorantien nicht wirken können. In einer kleinen Studie an 12 Patienten wurde allerdings kein Unterschied auf Volumen und Viskosität des Sputums gefunden, wenn Patienten mit chronischer Bronchitis nach dem Abendessen und nach dem Aufwachen am nächsten Morgen stündlich ein Glas Wasser tranken oder nicht (Shim et al. 1987).

Daher sollte immer den Ursachen der vermehrten Schleimbildung (z. B. chronische Infekte, Rauchen) nachgegangen werden, statt lediglich die Expektoration des Schleims zu fördern. Nach wie vor sind Beta$_2$-Sympathomimetika und Theophyllin bessere Stimulatoren der mukoziliären Clearance als Acetylcystein und Ambroxol (Imhof et al. 1988, Lurie et al. 1995). Bei den Verordnungen ist seit 1995 sowohl bei den Monopräparaten wie auch bei den Kombinationspräparaten eine deutliche Abnahme festzustellen (Abbildung 16.1).

Monopräparate

Führender Wirkstoff der Mukolytika ist seit vielen Jahren Acetylcystein, auf den wie im Vorjahr fast 70 % der Verordnungen entfallen, obwohl die Präparatezahl von 14 auf 9 zurückging. Danach folgt Ambroxol, während auf Bromhexin und Carbocistein nur noch 2,4 % der Verordnungen entfallen. Während diese Mukolytika im Vorjahr noch einen Verordnungsrückgang von 11–32 % zu verzeichnen hat-

Tabelle 16.4: Verordnungen von Expektorantien 1998
Angegeben sind die 1998 verordneten Tagesdosen, die Änderungen gegenüber 1997 und die mittleren Kosten je DDD 1998.

Präparat	Bestandteile	DDD in Mio.	Änderung in %	DDD-Kosten in DM
Acetylcystein				
ACC Hexal	Acetylcystein	99,0	(+11,2)	0,81
NAC-ratiopharm	Acetylcystein	61,4	(−10,3)	0,84
Fluimucil	Acetylcystein	23,5	(+8,2)	1,11
Bromuc	Acetylcystein	17,5	(−14,6)	1,00
Acemuc	Acetylcystein	17,4	(−23,2)	0,79
Azubronchin	Acetylcystein	6,1	(−20,5)	0,96
NAC Stada	Acetylcystein	2,5	(+420,5)	0,83
NAC von ct	Acetylcystein	2,3	(−20,6)	0,76
NAC ABZ	Acetylcystein	1,4	(+72,2)	0,73
		231,1	(−1,3)	0,87
Ambroxol				
Mucosolvan	Ambroxol	47,5	(−3,7)	1,00
Ambroxol-ratiopharm	Ambroxol	18,4	(−9,3)	0,89
Ambrohexal	Ambroxol	5,3	(−5,1)	0,98
Ambroxol Heumann	Ambroxol	5,1	(−20,0)	0,82
Mucophlogat	Ambroxol	3,6	(−16,0)	0,90
Ambroxol AL	Ambroxol	2,3	(−5,0)	0,83
Lindoxyl	Ambroxol	1,6	(−16,7)	1,08
Ambroxol von ct	Ambroxol	1,6	(−1,8)	0,87
Ambril	Ambroxol	1,6	(−11,2)	0,95
frenopect	Ambroxol	1,5	(−7,9)	1,08
Ambrolös	Ambroxol	1,4	(−8,3)	0,95
Expit	Ambroxol	1,0	(−27,3)	1,17
Ambrobeta	Ambroxol	0,8	(+33,5)	0,95
stas Hustenlöser	Ambroxol	0,6	(−16,2)	1,12
		92,4	(−7,3)	0,96
Weitere Mukolytika				
Bromhexin Berlin-Chemie	Bromhexin	3,9	(+16,6)	0,44
Bromhexin Meuselbach	Bromhexin	2,1	(−4,5)	0,61
Bisolvon	Bromhexin	1,2	(−31,2)	1,03
Transbronchin	Carbocistein	0,8	(−13,8)	2,16
		8,0	(−2,8)	0,75
Salzlösungen				
Emser Inh.-Lsg. Siem./Hexal	Natürl. Emser Salz	0,9	(+346,5)	2,89
Summe		332,4	(−2,9)	0,90

16

ten, wurden sie 1998 nur um ca. 3 % weniger verordnet (Tabelle 16.4). Die Anzahl der Präparate nahm in den letzten beiden Jahren ständig ab und liegt nun bei 28, d.h. 15 Präparate weniger als 1996.

Acetylcystein

Acetylcystein ist ein Mukolytikum mit freien Sulfhydrylgruppen, das nach Inhalation die Viskosität des Bronchialschleims durch Spaltung von Disulfidbrücken erniedrigt. Da inhalatives Acetylcystein bei Asthmapatienten Bronchospasmen auslöst, wird diese Applikationsform von Pulmologen nicht mehr empfohlen. Seitdem ist die orale Gabe in Gebrauch gekommen, obwohl die Bioverfügbarkeit von Acetylcystein nur etwa 10 % beträgt (Olsson et al. 1988; Bundesgesundheitsamt 1994) und ein Nachweis von Acetylcystein im Bronchialschleim nicht möglich war (Cotgreave et al. 1987). Als Beleg für die orale Wirksamkeit von Acetylcystein wird oft die Senkung akuter Exazerbationen bei chronischer Bronchitis angegeben (Tabelle 16.5). Die Aussagekraft dieser Studien ist aber nur begrenzt, da viele Patienten die Studie nicht beendeten (Multicenter Study Group 1980) oder Nichtraucher, Asthmapatienten und Patienten mit längerfristiger Antibiotikatherapie ausgeschlossen wurden (Boman et al. 1983). Vier weitere Studien zeigten dagegen keine Wirkung von Acetylcystein bei chronischer Bronchitis (Jackson et al. 1984, British Thoracic Society Research Committee 1985, Parr und Huitson 1987, Rasmussen und Glennow 1988; siehe Tabelle 16.5). Auch bei Mukoviszidose war orales Acetylcystein nicht wirksam (Mitchell und Elliot 1982). Die Zweifel an der Wirksamkeit von Acetylcystein werden durch neuere kontrollierte Studien bestätigt, in denen das Mittel bei Beatmungspatienten sogar in Dosen von 3–13 g/Tag intravenös verabreicht wurde (Konrad et al. 1995, Domenighetti et al. 1997). Dennoch hatte Acetylcystein keine klinisch signifikanten Effekte auf Lungenfunktion, Bronchialschleim, systemische Oxygenierung und Beatmungsnotwendigkeit. Nachteilig bei Acetylcystein sind seine relativ häufigen unerwünschten Wirkungen, z.B. allergische und gastrointestinale Reaktionen (Reynolds 1996). Die Aufbereitungskommission des Bundesgesundheitsamtes stellte fest, daß zur therapeutischen Wirksamkeit (Sekretolyse) von Acetylcystein kein ausreichendes Erkenntnismaterial für die Applikationsformen Instillation, Inhalation und parenterale Intensivtherapie vorliegt, und hat das Nutzen-/

16

Tabelle 16.5: Wirkung von Acetylcystein bei chronischer Bronchitis
Ergebnisse randomisierter, doppelblinder, Placebo-kontrollierter Studien mit Acetylcystein (ACC) mit einer Therapiedauer von 3–6 Monaten.

Studie	Fallzahl	Exazerbationen ACC	Placebo	Signifikanz
Multicenter Study Group (1980)*	744	47 %	76 %	p<0,001
Boman et al. (1983)	254	60 %	81 %	p<0,001
Jackson et al. (1984)	155	33 %	39 %	keine
British Thoracic Soc. (1985)	181	2,1/Jahr	2,6/Jahr	keine
Parr & Huitson (1987)	526	2,2/Jahr	2,5/Jahr	keine
Rasmussen & Glennow (1988)	116	1,5/Jahr	1,7/Jahr	keine

* Nur Raucher bzw. Exraucher

Risiko-Verhältnis bei inhalativer und intramuskulärer Anwendung negativ beurteilt (Bundesgesundheitsamt 1994).

Ambroxol

Ambroxolpräparate sind ebenfalls häufig verordnet worden. Allerdings haben 1998, wie schon in den beiden Vorjahren, die Verordnungen und die Anzahl der Präparate abgenommen (Tabelle 16.4). Anders als Acetylcystein hat Ambroxol eine ausreichende orale Bioverfügbarkeit von 50–65 %. Als Beleg der Wirksamkeit gilt eine italienische Studie zur Prävention akuter Exazerbationen der chronischen Bronchitis (Olivieri et al. 1987). In einer weiteren Ambroxolstudie wurden die Zeiten der Arbeitsunfähigkeit verkürzt, subjektive Symptome (Atemnot, Husten, Auswurf) und Klinikaufenthalte aber nicht beeinflußt (Cegla 1988). Bei 90 Patienten mit chronischer Bronchitis war in einer randomisierten, Placebo-kontrollierten und doppelblind durchgeführten Studie kein therapeutischer Vorteil von Ambroxol nachweisbar (Guyatt et al. 1987). Die therapeutische Wirksamkeit von Ambroxol wird daher nach den bisher vorliegenden Studien nach wie vor uneinheitlich bewertet (Tabelle 16.6). Die älteren Studien entsprechen nicht mehr den heutigen methodischen Ansprüchen an den Nachweis der therapeutischen Wirksamkeit. Ambroxol gehört aus diesem Grunde nicht zu den Standardtherapeutika der chronischen Bronchitis (Reynolds 1996). Die Aufbereitungskommission des Bundesgesundheitsamtes kam in der Monographie für Ambroxol zu fol-

16

Tabelle 16.6: Wirkung von Ambroxol bei chronischer Bronchitis

Studie		Ambroxol	Placebo	Signifikanz
Ericsson et al. (1986) 97 Patienten 2 Wochen	Expektoration	58 %	28 %	p<0,05*
Ericsson et al. (1987) 14 Patienten 2 Wochen	Mukoziliäre Clearance Lungenfunktion FEV_1	54,2 % 3,3 l	51,9 % 3,4 l	n.s. n.s.
Guyatt et al. (1987) 90 Patienten 4 Wochen	Husten (Score 1–7) Expektoration (1–7)	4,11 4,23	3,97 4,67	n.s. n.s.
Olivieri et al. (1987) 214 Patienten 6 Monate	Exazerbationen Lungenfunktion FEV_1 Arbeitsausfalltage	54,5 % 1,8 l 442	85,6 % 1,8 l 837	p<0,01 n.s. p<0,01
Cegla (1988) 180 Patienten 2 Jahre	Expektoration Lungenfunktion FEV_1 Arbeitsausfalltage	2,29 l 1216	2,34 l 1789	n.s p<0,01

*Nur bei 120 mg/Tag, nicht signifikant bei 60 mg/Tag

gender Bewertung (Bundesgesundheitsamt 1993a): Zur therapeutischen Wirksamkeit der Applikationsform „Inhalation" liegt kein ausreichendes Erkenntnismaterial vor, für die parenterale Applikationsform wurde für die Indikation „zur Sekretolyse" das Nutzen-Risiko-Verhältnis negativ beurteilt, zum Anwendungsgebiet der akuten und chronischen Erkrankungen des Nasen-Rachen-Raumes liegt ebenfalls kein dem aktuellen wissenschaftlichen Stand entsprechendes Erkenntnismaterial vor.

16

Bromhexin

Bromhexinpräparate wurden 1998 ebenfalls weniger verordnet (Tabelle 16.4). Die Aufbereitungskommission des Bundesgesundheitsamtes kam zu dem Schluß (Bundesgesundheitsamt 1993b), daß für Bromhexin zum Anwendungsgebiet der akuten und chronischen Erkrankungen des Nasen-Rachen-Raumes sowie für die inhalative und parenterale Anwendungsformen kein dem aktuellen wissenschaftlichen Stand entsprechendes Erkenntnismaterial vorliege.

Kombinationspräparate mit Antiinfektiva

Die Verordnung von Kombinationspräparaten mit Antiinfektiva wechselt von Jahr zu Jahr. Nach dem Rückgang im Jahre 1996 und einer Zunahme 1997 nahmen die Verordnungen 1998 im Mittel wiederum ab (Tabelle 16.7). Allerdings gilt dies jährliche Auf und Ab auch für ein-

Tabelle 16.7: Verordnungen von Expektorantienkombinationen mit Antiinfektiva 1998. Angegeben sind die 1998 verordneten Tagesdosen, die Änderungen gegenüber 1997 und die mittleren Kosten je DDD 1998.

Präparat	Bestandteile	DDD in Mio.	Änderung in %	DDD-Kosten in DM
Mit Tetracyclinen				
Sigamuc	Doxycyclin Ambroxol	5,3	(−18,4)	1,19
Mucotectan	Doxycyclin Ambroxol	4,8	(−15,0)	1,23
Ambrodoxy Hexal	Doxycyclin Ambroxol	4,0	(−6,0)	1,05
Doxam	Doxycyclin Ambroxol	3,8	(+22,2)	0,93
Doximucol	Doxycyclin Ambroxol	2,6	(+5,9)	1,04
Tetra-Gelomyrtol	Oxytetracyclin Myrtol	2,1	(+2,7)	4,13
Ambroxol comp.-ratiopharm	Doxycyclin Ambroxol	1,4	(−0,7)	1,06
Azudoxat comp.	Doxycyclin Ambroxol	1,2	(+1,7)	1,09
Doxy Wolff Mucol.	Doxycyclin Ambroxol	1,0	(−12,0)	1,06
Doxysolvat	Doxycyclin Ambroxol	1,0	(−13,0)	0,98
Doxy comp. von ct	Doxycyclin Ambroxol	0,9	(+3,8)	1,06
		28,2	(−5,5)	1,32
Mit Erythromycin				
Bisolvonat	Erythromycin Bromhexin	0,4	(−13,0)	9,54
Summe		28,6	(−5,6)	1,44

16

zelne Präparate, was möglicherweise auf Werbestrategien zurückzuführen ist. Die in den Kombinationen enthaltenen Antibiotika sind ausreichend dosiert und damit bei entsprechender Empfindlichkeit der Erreger auch wirksam. Der Zusatz der in ihrer Wirkung ungesicherten Expektorantien verteuert jedoch die Therapie unnötig. So sind die Tetracyclinkombinationen mehr als doppelt so teuer wie die Monotherapie mit Doxycyclin (0,64 DM pro DDD) (vgl. Kapitel 6).

Pflanzliche Expektorantien

Unter den pflanzlichen Expektorantien erfreuen sich Präparate mit Extrakten aus Efeublättern (Folia Hedera) steigender Beliebtheit (Tabelle 16.8). Nach einer Medline-Recherche über die letzten 30 Jahre gibt es jedoch keine kontrollierten Studien über die Anwendung bei akuten Atemwegskrankheiten. Nachgewiesen wurde lediglich eine spasmolytische Aktivität am isolierten Meerschweinchendarm (Trute et al. 1997). Auch eine seit längerem erstellte positive Monographie über Efeublätter von der Kommission E für die phytotherapeutische Therapierichtung (Bundesgesundheitsamt 1988) besagt wenig über die therapeutische Wirksamkeit (s. unten).

Von den weiteren pflanzlichen Monopräparaten wurde *Gelomyrtol* weiterhin am häufigsten verordnet (Tabelle 16.8). Für Cineol als Leitsubstanz von Myrtol liegen inzwischen GCP-gerechte Daten zur Pharmakokinetik (Zimmermann et al. 1995), aber keine entsprechenden Ergebnisse aus einer kontrollierten und publizierten Studie zur Wirksamkeit vor.

16

Die Kombinationspräparate enthalten zwei bis fünf Bestandteile. Größtenteils handelt es sich um Kombinationen von Pflanzenextrakten (Tabelle 16.9). Während im Jahre 1997 die Verordnungen um ein Viertel abnahmen, blieben sie im Vorjahr im Mittel praktisch konstant, einige Präparate haben Zuwächse bis zu fast 50 % zu verzeichnen (Tabelle 16.9). Klinische Studien der pflanzlichen Expektorantien, die nach heute geltenden Maßstäben zur Wirksamkeit durchgeführt sind, wurden bisher nicht publiziert. Diese Präparate haben ihre Existenz nur der Tatsache zu verdanken, daß die Zulassung auf der Basis der Aufbereitungsmonographien der Kommission E für die phytotherapeutische Therapierichtung des vormaligen Bundesgesundheitsamtes erfolgte. Als Beleg für die Wirksamkeit gilt unter

Tabelle 16.8: Verordnungen von pflanzlichen Expektorantien 1998 (Monopräparate)
Angegeben sind die 1998 verordneten Tagesdosen, die Änderungen gegenüber 1997 und die mittleren Kosten je DDD 1998. Stand: 1999–06–07 17:33

Präparat	Bestandteile	DDD in Mio.	Änderung in %	DDD-Kosten in DM
Efeublätterextrakt				
Prospan	Efeublätterextrakt	11,2	(−4,7)	2,61
Sinuc	Efeublätterextrakt	5,8	(+103,3)	0,68
Hedelix	Efeublätterextrakt	4,3	(+14,1)	1,32
Espa Tussin	Efeublätterextrakt	0,9	(+90,6)	0,96
Bronchoforton Saft/ Tropfen	Efeublätterextrakt	0,9	(−18,8)	2,25
		23,1	(+16,0)	1,80
Thymianextrakt				
Soledum Hustensaft/-Tropfen	Thymianextrakt	1,3	(−4,5)	2,68
Tussamag N Saft/Trop.	Thymianextrakt	1,2	(+12,0)	2,20
Thymipin N	Thymianextrakt	1,1	(−14,3)	2,29
		3,6	(−3,3)	2,39
Weitere Präparate				
Gelomyrtol/-forte	Myrtol	44,9	(+3,8)	1,02
Soledum Kapseln	Cineol	5,8	(+38,2)	1,48
Bronchobest	Ol. spicae	1,7	(+29,7)	0,88
Isla-Moos	Isländisch Moos	0,5	(−4,2)	1,21
		52,9	(+7,4)	1,07
Summe		79,7	(+9,2)	1,34

anderem die Aufnahme in angesehene Übersichtsartikel, Handbücher oder Lehrbücher sowie Erfahrungswissen in Verbindung mit aussagekräftigen experimentellen Ergebnissen (Bundesgesundheitsamt 1981). Damit erfüllen Phytotherapeutika zwar die geltenden arzneimittelrechtlichen Voraussetzungen als besondere Therapierichtung, erreichen aber nicht den wissenschaftlichen Standard, der bereits damals möglich war und für chemisch definierte Wirkstoffe im Arzneimittelgesetz gefordert wird. Phytotherapeutika ohne Wirksamkeitsnachweis durch kontrollierte Studien sind damit weiterhin als Arzneimittel zweiter Klasse anzusehen.

16

Tabelle 16.9: Verordnungen von pflanzlichen Expektorantien-Kombinationen 1998
Angegeben sind die 1998 verordneten Tagesdosen, die Änderungen gegenüber 1997 und die mittleren Kosten je DDD 1998.

Präparat	Bestandteile	DDD in Mio.	Änderung in %	DDD-Kosten in DM
Bronchicum Tropfen N	Quebrachoextrakt Seifenwurzelextrakt Thymianextrakt	6,7	(−6,3)	1,04
Bronchipret Saft/Tr.	Efeublätterextrakt Thymiankrautextrakt	6,4	(+14,4)	0,92
Bromhexin−8-Tropfen N	Bromhexin Fenchelöl Anisöl	5,7	(−13,8)	0,74
Aspecton N	Thymianextrakt Gypsophila-Saponin	5,0	(+7,8)	1,35
Sinuforton	Anisöl Primelwurzelextrakt Thymiankrautextrakt	4,0	(−8,7)	1,58
Bronchicum Elixir N	Grindeliablätterextrakt Bibernellwurzelextrakt Primelwurzelextrakt Quebrachoextrakt Thymianblätterextrakt	3,3	(+3,5)	1,85
Monapax Saft/Supp./ Tropfen	Sonnentau ∅ Hedera helix ∅ China D1 Cochenillelaus D1 Kupfersulfat D1 Ipecacuanha D4 Hyoscyamos D4	1,8	(+1,0)	4,43
Bronchipret Filmtabletteb/TP	Primelwurzelextrakt Thymiankrautextrakt	1,6	(−1,4)	1,35
Optipect N/Neo	Campher Menthol Pfefferminzöl	1,2	(−3,9)	1,04
Melrosum Hustensirup N	Grindeliaextrakt Bibernellwurzelextrakt Primelwurzelextrakt Rosenblütenextrakt Thymianblätterextrakt	0,9	(−10,1)	3,10

16

Tabelle 16.9: Verordnungen von pflanzlichen Expektorantien-Kombinationen 1998 (Fortsetzung)
Angegeben sind die 1998 verordneten Tagesdosen, die Änderungen gegenüber 1997 und die mittleren Kosten je DDD 1998. Stand: 1999–06–07 17:33

Präparat	Bestandteile	DDD in Mio.	Änderung in %	DDD-Kosten in DM
Sinuforton Saft	Primelwurzelextrakt Thymiankrautextrakt	0,8	(+47,8)	1,84
Bronchicum plus	Thymianextrakt Spitzwegerichkrautextr. Primelwurzelextrakt	0,6	(+30,3)	3,51
Summe		38,1	(−0,6)	1,42

Externe Expektorantien

Nachdem die Verordnungen bei Expektorantien zur äußeren Anwendung 1997 beachtlich abgenommen hatten, wurden sie 1998 wieder etwas mehr verordnet (Tabelle 16.9). Diese Präparate enthalten zumeist ätherische Öle, darunter auch Menthol und Campher. Allerdings ist es unwahrscheinlich, daß die Inhalation von Menthol irgendeinen zusätzlichen Nutzen im Vergleich zur reinen Wasserdampfinhalation hat (Reynolds 1996). Campher ist von zweifelhafter Wirksamkeit und wurde in Großbritannien und USA wegen potentieller neurotoxischer Effekte (Krämpfe, Atemdepression) vom Markt genommen (Reynolds 1996). Überempfindlichkeitsreaktionen und Kontaktdermatitiden können auftreten (Schmidt und Brune 1997). Auch für die anderen ätherischen Öle liegen keine gezielten, klinisch kontrollierten Untersuchungen über die Wirkungen und Wirksamkeit vor, ihre Anwendung basiert überwiegend auf Empirie (Kurz 1986). Zur großen Beliebtheit dieser Bronchial- und Erkältungssalben tragen sicher auch die damit verbundenen Geruchseffekte bei.

16

Wirtschaftliche Aspekte

Die stark rückläufigen Verordnungen der Antitussiva und Expektorantien im Jahre 1997 mit Einsparungen von ca. 210 Mio. DM setzten sich 1998 in geringem Umfang mit Einsparungen von 50 Mio. DM

Tabelle 16.10: Verordnungen von äußerlich anzuwendenden Expektorantien 1998. Angegeben sind die 1998 verordneten Tagesdosen, die Änderungen gegenüber 1997 und die mittleren Kosten je DDD 1998. Stand: 1999-06-07 17:33

Präparat	Bestandteile	DDD in Mio.	Änderung in %	DDD-Kosten in DM
Monopräparate				
Soledum Balsam Lösung	Cineol	4,4	(−3,7)	0,76
Mentholkombinationen				
Transpulmin Balsam/ E	Cineol Menthol Campher	9,3	(−3,2)	0,73
Eufimenth Balsam N	Cineol Fichtennadelöl Menthol	1,7	(+9,0)	0,69
Pinimenthol/N	Eucalyptusöl Kiefernnadelöl Menthol	1,4	(−37,0)	1,06
Bronchodurat-N-Salbe	Eucalyptusöl Menthol	1,2	(+4,9)	0,70
		13,6	(−6,3)	0,75
Andere Kombinationen				
Babix-Inhalat N	Eucalyptusöl Fichtennadelöl	21,9	(+6,3)	0,16
Bronchoforton Salbe	Eucalyptusöl Fichtennadelöl Pfefferminzöl	9,2	(+0,4)	0,72
Transpulmin Kinderbalsam S	Eucalyptusöl Kiefernnadelöl	8,7	(+19,1)	0,47
Liniplant	Eucalyptusöl Cajeputöl	5,3	(−1,1)	0,31
Eucabal Balsam S	Eucalyptusöl Kiefernnadelöl	4,4	(−8,7)	0,79
Pinimenthol S mild	Eucalyptusöl Kiefernnadelöl	1,0	(−27,4)	1,24
Pulmotin-N-Salbe	Anisöl Campher Eucalyptusöl Thymianöl Koniferenöl Thymol	0,9	(−1,1)	0,94
		51,3	(+3,8)	0,42
Summe		69,3	(+1,2)	0,51

fort. In Anbetracht der ungesicherten therapeutischen Wirksamkeit der Expektorantien erscheint ihre Verordnungshäufigkeit immer noch zu hoch, zumal ein großer Teil dieser Verordnungen zu den leistungsrechtlichen Ausschlüssen nach SGB V § 34 Abs. 1 gehören dürfte. Es kann nur erneut betont werden, daß einfach durchzuführende Maßnahmen vermehrt berücksichtigt werden sollten, z. B. Flüssigkeitszufuhr, Lagerung, Vibrationsmassage und Expektorationsgymnastik. Vor allem der Beseitigung der Ursachen der Erkrankung (z. B. Rauchen, Luftverschmutzung) sollte ständig Beachtung geschenkt werden. Durch Prävention, verstärkte Aufklärung, nichtmedikamentöse Maßnahmen und Beachtung von pharmakologisch-therapeutischen Kriterien kann hier ein wesentlicher Beitrag zur Verbesserung der Therapie und zur Senkung der Kosten geleistet werden.

Literatur

Arzneimittelkommission der deutschen Ärzteschaft (1997): Substitution von Opiatabhängigen mit Codein und Dihydrocodein. Dtsch. Ärztebl. 94: B-280.

Boman G., Bäcker U., Larsson S., Melander B., Wåhlander L. (1983): Oral acetylcystein reduces exacerbation rate in chronic bronchitis. Report of a trial organized by the Swedish Society for Pulmonary Diseases. Eur. J. Respir. Dis. 64: 405–415.

Braga P.C., Allegra L. (eds.) (1989): Drugs in bronchial mucology. Raven Press, New York.

British Thoracic Society Research Committee (1985): Oral N-acetylcysteine and exacerbation rates in patients with chronic bronchitis and severe airways obstruction. Thorax 40: 832–835.

Bundesgesetzblatt (1998): 10. BtmÄndV, 23.1.1998.

Bundesgesundheitsamt (1981): Monographieentwürfe für anthroposophische und phytotherapeutische Arzneimittel. Dtsch. Apoth. Ztg. 52: 2910–2913.

Bundesgesundheitsamt (1988): Aufbereitungsmonographie für Efeublätter. Bundesanzeiger Nr. 122 vom 6.7.1988.

Bundesgesundheitsamt (1993a): Aufbereitungsmonographie für Ambroxol. Bundesanzeiger Nr. 30 vom 13.2.1993.

Bundesgesundheitsamt (1993b): Aufbereitungsmonographie für Bromhexin. Bundesanzeiger Nr. 29 vom 12.2.1993.

Bundesgesundheitsamt (1994): Aufbereitungsmonographie für Acetylcystein. Bundesanzeiger Nr. 93 vom 19.5.1994.

Cegla U.H. (1988): Langzeittherapie über 2 Jahre mit Ambroxol (Mucosolvan) Retardkapseln bei Patienten mit chronischer Bronchitis. Ergebnisse einer Doppelblindstudie an 180 Patienten. Prax. Klin. Pneumol. 42: 715–721.

Cotgreave I.A., Eklund A., Larsson K., Moldéus P.W. (1987): No penetration of orally administered N-acetylcysteine into bronchoalveolar lavage fluid. Eur. J. Respir. Dis. 70: 73–77.

Domenighetti G., Suter P.M., Schaller M.D., Ritz R., Perret C. (1997): Treatment with N-acetylcystein during acute respiratory distress syndrome: a randomised, double-blind, placebo-controlled clinical study. J. Crit. Care 12: 177–182.

16

Ericsson C.H., Juhász J., Jönsson E, Mossberg B. (1986): Ambroxol therapy in simple chronic bronchitis: effects on subjective symptoms and ventilatory function. Eur. J. Respir. Dis. 69: 248–255.

Ericsson C.H., Juhász J., Mossberg B., Philipson K., Svartengren M., Camner P. (1987): Influence of ambroxol on tracheobronchial clearance in simple chronic bronchitis. Eur. J. Respir. Dis. 70: 163–170.

Guyatt G.H., Townsend M., Kazim F., Newhouse M.T. (1987): A controlled trial of ambroxol in chronic bronchitis. Chest 92: 618–620.

Honig, E.G., Ingram R.H. (1998): Chronic bronchitis, emphysema, and airways obstruction. In: Fauci A.S. et al. (eds.): Harrison's principles of internal medicine. 14th ed., McGraw-Hill, New York, pp. 1451–1460.

Imhof E., Russi E., Perruchoud A.P. (1988): Pharmakotherapie des Hustens. Schweiz. Med. Wochenschr. 118: 1067–1072.

International Consensus Report on Diagnosis and Treatment of Asthma (1992): Eur. Respir. J. 5: 601–641.

Jackson I.M., Barnes J., Cooksey P. (1984): Efficacy and tolerability of oral acetylcysteine (Fabrol®) in chronic bronchitis: a double-blind placebo controlled study. J. Int. Med. Res. 12: 198–206.

Konrad F., Schoenberg M.H., Wiedmann H., Kilian J., Georgieff M. (1995): Applikationen von Acetylcystein als Antioxidans und Mukolytikum bei mechanischer Ventilation von Intensivpflegepatienten. Eine prospektive, randomisierte Placebo-kontrollierte Doppelblindstudie. Anaesthesist 44: 651–658.

Kurz H. (1986): Expektoranzien und Antitussiva. Dtsch. Apoth. Ztg. 126: 1024–1029.

Lorenz J. (1995): Bronchitisches Syndrom und Lungenemphysen. In: Paumgartner G., Riecker G. (Hrsg.): Therapie innerer Krankheiten. 8. Aufl. Springer-Verlag., Berlin Heidelberg New York, S. 255–264.

Lurie A., Mestiri M., Strauch G., Marsac J. (1995): Drugs acting on mucociliary transport and surface tension. In: Munson P.L., Mueller R.A., Breese G.R. (eds.): Principles of Pharmacology, Chapman & Hall, New York, pp. 621–627.

McFadden E.R. (1998): Asthma. In: Fauci A.S. et al. (eds.): Harrison's principles of internal medicine. 14th ed., McGraw-Hill, New York, pp. 1419–1426.

Mitchell E.A., Elliot R.B. (1982): Controlled trial of oral N-acetylcysteine in cystic fibrosis. Aust. Paediatr. J. 18: 40–42.

Multicenter Study Group (1980): Long-term oral acetylcysteine in chronic bronchitis. A double-blind controlled study. Eur. J. Respir. Dis. 61: 93–108.

Mutschler E. (1996): Arzneimittelwirkungen, 7. Aufl., Wissenschaftliche Verlagsgesellschaft Stuttgart, S. 518–519.

Olivieri D., Zavattini G., Tomasini G. (1987): Ambroxol for the prevention of chronic bronchitis exacerbations: long-term multicenter trial. Respiration 51: Suppl.1, 42–51.

Olsson B., Johansson M., Gabrielsson J., Bolme P. (1988): Pharmacokinetics and bioavailability of reduced and oxidized N-acetylcysteine. Eur. J. Clin. Pharmacol. 34: 77–82.

Palm D., Lemmer B. (1997): Erkrankungen der Atemwege. In: Fülgraff G., Palm D. (Hrsg.): Pharmakotherapie – Klinische Pharmakologie. 10. Aufl., Gustav Fischer Verlag, Stuttgart, S. 320–335.

Parr G.D., Huitson A. (1987): Oral fabrol (oral N-acetylcysteine) in chronic bronchitis. Br. J. Dis. Chest 81: 341–349.

Rasmussen J.B., Glennow C. (1988): Reduction in days of illness after long-term treatment with N-acetylcysteine controlled-release tablets in patients with chronic bronchitis. Eur. Respir. J. 1: 351–355.

16

Reynolds J.E.F. (ed.) (1996): Martindale: The Extra Pharmacopoeia. Royal Pharmaceutical Society, London, pp. 1059–1076.

Roider G., Drasch G., von Meyer L., Eisenmenger W. (1996): Der Gebrauch von Dihydrocodein als Drogenersatz. Pharm. Ztg. 141: 1369–1377.

Schmidt G., Brune K. (1997): Rheumatische Erkrankungen. In: Fülgraff G., Palm D. (Hrsg.): Pharmakotherapie – Klinische Pharmakologie. 10. Aufl., Gustav Fischer Verlag, Stuttgart, S. 336–351.

Serafin W.E. (1996): Drugs used in the treatment of asthma. In: Goodman & Gilman's The Pharmacological basis of therapeutics. 9th ed., McGraw-Hill. 659–682.

Shim Ch., King M., Williams M.H. (1987): Lack of effect of hydration on sputum production in chronic bronchitis. Chest 92: 679–682.

Steppling H. (1998): Atemorgane. In: Weihrauch T.R. (Hrsg.): Internistische Therapie 98/99, 12. Auflage. Urban & Schwarzenberg, München Wien Baltimore, S. 442–491.

Trute A., Gross J., Mutschler E., Nahrstedt A. (1997): In vitro antispasmodic compounds of the dry extract obtained from Hedera helix. Planta Med. 63: 125–129.

Walle H.A., Koper I., Sybrecht G.W. (1994): Chronische Bronchitis. In: Classen M., Diehl V., Kochsiek K. (Hrsg.): Innere Medizin. Urban & Schwarzenberg, München Wien Baltimore, S. 1226–1229.

Zimmermann Th., Seiberling M., Thomann P., Karabelnik D. (1995): Untersuchungen zur relativen Bioverfügbarkeit und zur Pharmakokinetik von Myrtol standardisiert. Arzneim. Forsch. 45: 1198–1201.

16

17. Betarezeptorenblocker

B. LEMMER

Betarezeptorenblocker spielen eine wichtige Rolle bei der Behandlung kardiovaskulärer Erkrankungen. Hauptindikationen sind die arterielle Hypertonie, die koronare Herzkrankheit und tachykarde Herzrhythmusstörungen. Hinzu kommt, daß bei der Behandlung der Herzinsuffizienz die Verminderung der Mortalität unter Carvedilol, Bisoprolol und Metoprolol belegt ist.

Betarezeptorenblocker hemmen die Funktion des sympathischen Nervensystems in allen Organen, die mit adrenergen Betarezeptoren ausgestattet sind. Dazu gehören insbesondere das Herz, die Nieren und die glatte Muskulatur von Bronchien und Muskelgefäßen. Therapeutisch bedeutsam ist die Senkung der Herzfrequenz, des kardialen Sauerstoffverbrauchs, der Reninausschüttung aus der Niere und die Erniedrigung des Augeninnendrucks (vgl. Kapitel 38). Nachteilig kann sich die Betarezeptorenblockade auf die Herzkraft, die kardiale Erregungsleitung, die Bronchialfunktion (Gefahr des Bronchospasmus) und die Gefäßmuskulatur (Durchblutungsstörungen) auswirken.

In den einzelnen Organen kommen vor allem zwei Typen von Betarezeptoren vor, die durch Betarezeptorenblocker unterschiedlich beeinflußt werden können. Herz und Nieren enthalten überwiegend Beta$_1$-Rezeptoren, Bronchien und Gefäße überwiegend Beta$_2$-Rezeptoren. Betarezeptorenblocker werden daher nach ihrer unterschiedlichen Wirkung auf die Rezeptorsubtypen folgendermaßen eingeteilt:

- nicht-selektive Betarezeptorenblocker,
- Beta$_1$-selektive Betarezeptorenblocker,
- Betarezeptorenblocker mit intrinsischer sympathomimetischer Aktivität (ISA),
- Alpha- und Betarezeptorenblocker.

Die nicht-selektiven Blocker hemmen die Betarezeptoren in allen Organen. Beta$_1$-selektive Blocker wirken bevorzugt auf die Beta$_1$-

17

Rezeptoren von Herz und Niere, führen weniger leicht zu einer Verlängerung Insulin-bedingter hypoglykämischer Perioden und zu einer Verringerung der Muskeldurchblutung und erzeugen erst in höheren Dosierungen die therapeutisch nicht erwünschte Blockade der Beta$_2$-Rezeptoren in Bronchien und Gefäßen. Die Beta$_1$-Selektivität ist also nur relativ und erfordert daher, daß die üblichen Kontraindikationen für Betarezeptorenblocker weiterhin zu beachten sind. Betarezeptorenblocker mit intrinsischer sympathomimetischer Aktivität (ISA; identisch mit partial-agonistischer Aktivität, PAA) führen in Ruhe zu einer geringeren Abnahme der Herzfrequenz und sollen initial einen geringeren Anstieg von Gefäß- und Bronchialwiderstand bewirken (Palm 1987). Sie haben aber aufgrund der ISA eine geringere maximale Wirkungsstärke, so daß ihre Wirksamkeit bei Angina pectoris und in der Sekundärprophylaxe nach abgelaufenem Myokardinfarkt derjenigen anderer Betarezeptorenblocker unterlegen ist (Frishman et al. 1979, Quyyumi et al. 1984). Die therapeutische Bedeutung der ISA ist deshalb nicht ausreichend belegt (Hoffman und Lefkowitz 1996). Während der Langzeitbehandlung mit nichtselektiven Betarezeptorenblockern wurde ein Anstieg der LDL- und eine Senkung der HDL-Cholesterol-Konzentrationen im Serum beobachtet.

Grundsätzlich können die verschiedenen therapeutischen Ziele mit allen Betarezeptorenblockern erreicht werden (Hoffman und Lefkowitz 1996), allerdings kommt den subtypenspezifischen Unterschieden zunehmend eine Bedeutung für den Einsatz bei Patienten mit zusätzlichen Risiken zu (Deutsche Hochdruckliga 1997, WHO-ISH Guidelines, 1999). Beim akuten Herzinfarkt vermindert die frühzeitige intravenöse Applikation von Metoprolol und Atenolol die Mortalität um etwa 10 % (Hoffman und Lefkowitz 1996). Die Häufigkeit von plötzlichem Herztod nach Myokardinfarkt und von Reinfarkten (sekundäre Prävention) kann durch Betarezeptorenblocker vermindert werden (Kilbinger und Rahn 1997). Seit 1974 wurden 15 größere randomisierte und kontrollierte Studien mit zehn verschiedenen Betarezeptorenblockern durchgeführt, die eine Verminderung der Mortalität um etwa 20–30 % zeigten (Frishman 1996, Hoffman und Lefkowitz 1996). Auch bei chronischer Herzinsuffizienz ist die erfolgreiche Anwendung der Betarezeptorenblockade gesichert, erste Ergebnisse lagen mit Carvedilol vor, einer Molekularverbindung aus Beta- und Alpha-Rezeptorenblocker (Packer et al. 1996, Scholz 1997). Seit jüngstem ist ebenfalls der Einsatz von Bisoprolol und Metoprolol

17

bei chronischer Herzinsuffizienz belegt, da zwei große, randomisierte Studien, CIBIS II (Lechat et al. 1999) und MERIT-HF (noch nicht publiziert; siehe in: Forschung & Praxis, 1999) vorzeitig abgebrochen werden mußten, weil der jeweilige Studienarm mit Betarezeptorenblockern zu einer signifikanten Verminderung der Mortalität führte.

Propranolol und Nadolol sind wirksam in der Prävention von Ösophagus-Varizenblutungen und der Verminderung der Mortalität bei gastrointestinalen Blutungen aufgrund einer Leberzirrhose (Poynard et al. 1991). Bei kardiovaskulären Indikationen sind die beta$_1$-selektiven Rezeptorenblocker zu bevorzugen (Kilbinger und Rahn 1997, Schrör und Just 1997).

Verordnungsspektrum

Im Jahre 1998 waren 42 Betarezeptorenblockerpräparate unter den verordnungshäufigsten Arzneimitteln zu finden, zwei mehr als im Vorjahr (Tabelle 17.1). Es handelt sich ausschließlich um Monopräparate, denn die Kombinationspräparate sind bei den Antihypertonika aufgeführt (vgl. Kapitel 11). Als Wirkstoffe sind in den 42 Präparaten elf verschiedene Betarezeptorenblocker enthalten. Damit wurde nur die Hälfte der 21 verschiedenen Betarezeptorenblocker, die 1998 in der Bundesrepublik für kardiovaskuläre Indikationen im Handel waren, auch tatsächlich häufig therapeutisch angewendet. Zwanzig weitere Präparate mit sieben verschiedenen Betarezeptorenblockern werden zur Behandlung des Glaukoms eingesetzt (vgl. Kapitel 38).

Betarezeptorenblocker wurden im Jahre 1998 nur gering häufiger verordnet, der Umsatz hingegen nahm stärker zu (Tabelle 17.1). Das Verordnungsvolumen nach definierten Tagesdosen (DDD) stieg wie im Vorjahr erneut an (Abbildung 17.1).

Beta$_1$-selektive Rezeptorenblocker

Die beta$_1$-selektiven Substanzen stellen seit nunmehr 16 Jahren die therapeutisch bedeutsamste Gruppe unter den Betarezeptorenblockern dar (Abbildung 17.1). Seit 1989 haben sich die Verordnungen nach DDD fast verdreifacht. Auf diese Gruppe entfallen nun mehr 70 % aller Verordnungen der Betarezeptorenblocker (Tabelle 17.2). Auch 1998 war eine deutliche Zunahme der Verordnungen festzustel-

Tabelle 17.1: Verordnungen von Betarezeptorenblockern 1998
Angegeben sind die verordnungshäufigsten Präparate mit Verordnungsrang, Verordnungen und Umsatz 1998 im Vergleich zu 1997.

Rang	Präparat	Verordnungen in Tsd.	Änd. %	Umsatz Mio. DM	Änd. %
11	Beloc	3669,5	+3,3	251,9	+4,2
135	Concor	1019,5	−4,1	62,5	−8,4
169	Sotalex	856,3	−4,5	59,3	−9,8
194	Obsidan	765,3	−18,6	23,1	−18,2
242	Metoprolol-ratiopharm	656,3	+25,2	22,8	+32,1
248	Sotahexal	643,6	−2,2	33,3	+1,1
272	Dilatrend	604,4	+49,2	77,9	+54,8
304	Cordanum	552,7	−19,4	24,5	−25,7
373	Atenolol-ratiopharm	474,3	−4,6	14,2	−8,2
390	Bisoprolol-ratiopharm	465,7	+39,4	25,4	+48,7
402	Dociton	450,5	−6,7	12,6	−6,3
452	Tenormin	413,6	−16,5	16,3	−26,4
510	Selectol	376,3	−12,5	27,3	−13,3
519	Querto	371,8	+17,4	48,8	+23,9
552	Metohexal	346,3	+0,8	11,9	+3,2
601	Atehexal	316,9	−3,7	9,4	−1,5
636	Blocotenol	304,7	−10,5	10,7	−10,7
668	Sotalol-ratiopharm	291,2	+21,9	15,2	+27,8
684	Kerlone	286,6	+1,4	20,9	−2,7
698	Nebilet	279,5	+151,8	32,9	+191,9
884	Propra-ratiopharm	216,8	−6,9	5,6	−5,5
931	Azumetop	205,4	−5,2	8,6	+1,4
962	Bisomerck	197,2	+12,8	10,4	+19,6
981	Bisobloc	192,4	+14,1	10,4	+27,4
1018	Meto Tablinen	184,6	−15,8	6,9	−11,8
1209	Metoprolol Heumann	147,5	+8,5	5,9	+11,6
1242	Metoprolol Stada	144,1	+4,3	5,1	+9,4
1358	Atenolol-Heumann	129,4	−10,3	4,7	−7,4
1460	Bisoprolol von ct	117,6	+51,5	5,5	+59,1
1610	Visken	101,9	−16,1	6,2	−8,6
1638	Bisoprolol Stada	99,2	+34,0	5,1	+37,4
1655	Metoprolol von ct	97,2	+11,9	3,4	+18,8
1684	Meprolol	95,1	+11,3	3,3	+23,7
1710	Atenolol Stada	93,1	−2,4	3,3	−5,6
1734	Metobeta	91,0	+12,9	2,5	+23,6
1783	Biso-Puren	87,5	+131,2	4,1	+134,2
1784	Atenolol von ct	87,4	−0,1	2,7	+4,6
1847	Lopresor	82,9	−22,4	4,8	−27,7
1853	Metoprolol AL	82,5	+25,1	2,4	+24,3
1919	Fondril	77,7	−16,6	4,8	−9,7
1925	Sotabeta	77,3	−5,7	3,2	−10,9
1940	Atenolol AL	76,2	−4,6	2,2	−5,7
Summe		15829,3	+1,9	912,3	+6,3
Anteil an der Indikationsgruppe		32,0 %		30,0 %	
Gesamte Indikationsgruppe		49496,0	−7,1	3041,7	−3,5

17

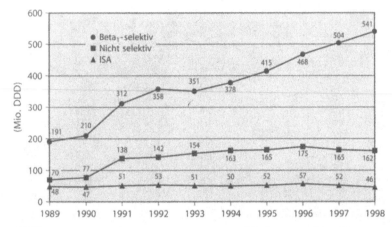

Abbildung 17.1: Verordnungen von Betarezeptorenblockern 1989 bis 1998 Gesamtverordnungen nach definierten Tagesdosen (ab 1991 mit neuen Bundesländern)

len. Da bereits im letztjährigen Report einheitlich eine Umstellung auf die WHO-DDD erfolgte, spiegeln die Zahlen für 1998 echte Verordnungsveränderungen wider.

Seit Jahren ist *Beloc* mit dem Wirkstoff Metoprolol das führende Präparat, auf das 61 % der Metoprololverordnungen entfielen (Tabelle 17.2). Erneut kam ein weiteres Metoprololpräparat (*Metoprolol AL*) hinzu. An zweiter Stelle steht *Concor*. Es enthält Bisoprolol, das sich durch eine besonders hohe Beta$_1$-Selektivität auszeichnet. Mit *Biso-Puren* kam ein weiteres Bisoprolol enthaltendes Präparat hinzu. Auf die Metoprololpräparate entfallen nun 48 %, auf Atenololpräparate, bei leichter Abnahme zum Vorjahr, 19 % und auf die Bisoprololpräparate 21 % der verordneten DDD der beta$_1$-selektiven Präparate, letztere hatten erneut den größten Zuwachs zu verzeichnen (Tabelle 17.2).

Neben zahlreichen Generika ist es auch dem Wirkstoff Nebivolol (*Nebilet*) gelungen, sich nach der Neueinführung im Januar 1997 in der Gruppe der 2000 meistverordneten Arzneimittel zu halten. Nebivolol ist ein langwirkender beta$_1$-selektiver Betarezeptorenblocker mit zusätzlichen vasodilatierenden Eigenschaften, die auf einer endothelabhängigen NO-Freisetzung beruhen (Van Nueten et al. 1998).

Tabelle 17.2: Verordnungen von Beta$_1$-selektiven Betarezeptorenblockern 1998
Angegeben sind die 1998 verordneten Tagesdosen, die Änderungen gegenüber
1997 und die mittleren Kosten je DDD 1998.

Präparat	Bestandteile	DDD in Mio.	Änderung in %	DDD-Kosten in DM
Metoprolol				
Beloc	Metoprolol	159,0	(+6,4)	1,58
Metoprolol-ratiopharm	Metoprolol	30,1	(+35,9)	0,76
Metohexal	Metoprolol	15,5	(+3,1)	0,77
Azumetop	Metoprolol	11,0	(+5,3)	0,79
Meto Tablinen	Metoprolol	9,8	(−9,9)	0,71
Metoprolol Heumann	Metoprolol	6,8	(+11,8)	0,87
Metoprolol Stada	Metoprolol	6,3	(+10,9)	0,81
Meprolol	Metoprolol	5,2	(+30,1)	0,63
Metoprolol von ct	Metoprolol	4,6	(+20,5)	0,75
Metoprolol AL	Metoprolol	3,9	(+27,4)	0,61
Metobeta	Metoprolol	3,9	(+30,6)	0,65
Lopresor	Metoprolol	3,4	(−22,2)	1,41
		259,3	(+9,1)	1,27
Atenolol				
Atenolol-ratiopharm	Atenolol	26,2	(+1,6)	0,54
Tenormin	Atenolol	22,0	(−11,9)	0,74
Atehexal	Atenolol	17,3	(+1,4)	0,54
Blocotenol	Atenolol	14,5	(−5,5)	0,74
Atenolol-Heumann	Atenolol	6,7	(−2,6)	0,70
Atenolol von ct	Atenolol	5,2	(+7,8)	0,51
Atenolol Stada	Atenolol	4,7	(−4,6)	0,70
Atenolol AL	Atenolol	3,6	(−1,9)	0,61
		100,2	(−3,2)	0,63
Bisoprolol				
Concor	Bisoprolol	52,6	(−0,8)	1,19
Bisoprolol-ratiopharm	Bisoprolol	23,6	(+49,0)	1,07
Bisobloc	Bisoprolol	10,3	(+30,4)	1,01
Bisomerck	Bisoprolol	9,5	(+19,3)	1,09
Bisoprolol von ct	Bisoprolol	5,6	(+59,8)	0,99
Bisoprolol Stada	Bisoprolol	4,9	(+35,5)	1,04
Biso-Puren	Bisoprolol	4,2	(+129,5)	0,98
Fondril	Bisoprolol	4,1	(−6,8)	1,18
		114,9	(+17,1)	1,12
Weitere Wirkstoffe				
Cordanum	Talinolol	21,4	(−18,9)	1,15
Nebilet	Nebivolol	20,6	(+194,5)	1,60
Kerlone	Betaxolol	20,1	(+3,2)	1,04
		62,1	(+17,5)	1,26
Summe		536,5	(+9,0)	1,12

17

Nicht-selektive Betarezeptorenblocker

In der Gruppe der nicht-selektiven Betarezeptorenblocker nahmen die Verordnungen der Propranolol enthaltenden Präparate wie bereits im Vorjahr weiter ab, die vier Sotalolpräparate zeigten eine uneinheitliche Verordnungsentwicklung (Tabelle 17.3). Sotalol, bedingt durch seine besondere chemische Struktur, verfügt über zusätzliche Eigenschaften eines Klasse-III-Antiarrhythmikums (Ijzerman und Soudijn 1989).

Betarezeptorenblocker mit intrinsischer Aktivität (ISA)

In dieser Gruppe sind nur noch zwei Präparate vertreten, ihre Verordnung nahm 1998 ab (Tabelle 17.3). *Selectol* enthält den Betarezeptorenblocker Celiprolol, einen beta$_1$-selektiven Antagonisten mit gering beta$_2$-selektiv agonistischer und vasodilatierender Wirkungsqualität. Insgesamt entfallen nur etwa 5 % aller Verordnungen von Betarezeptorenblockern auf Präparate mit intrinsischer Aktivität.

Alpha- und Betarezeptorenblocker

Die beiden Carvedilol enthaltenden Präparate (*Dilatrend, Querto*) hatten 1998 den stärksten Zuwachs an Verordnungen aller Betarezeptorenblocker zu verzeichnen. Carvedilol ist ein nichtselektiver, relativ lipophiler Betarezeptorenblocker mit vasodilatierenden Eigenschaften aufgrund einer zusätzlichen alpha-blockierenden Wirkung. Unter klinischen Bedingungen überwiegt die Betarezeptorenblockade. Die Substanz wurde zunächst als Antihypertonikum entwickelt und bisher auch in dieser Indikationsgruppe eingeordnet. Nach erfolgreichen Studien bei schwerer Herzinsuffizienz mit dem Nachweis der Verminderung der Mortalität ist Carvedilol auch für diese Indikation zugelassen worden (Packer et al. 1996, Scholz 1997). Vermutlich waren die neuen therapeutischen Möglichkeiten für den Markterfolg der beiden Präparate mit einem kräftigen Zuwachs der verordneten Tagesdosen 1998 verantwortlich (Tabelle 17.3).

17

Tabelle 17.3: Verordnungen von nichtselektiven Betarezeptorenblockern
Angegeben sind die 1998 verordneten Tagesdosen, die Änderungen gegenüber
1997 und die mittleren Kosten je DDD 1998.

Präparat	Bestandteile	DDD in Mio.	Änderung in %	DDD-Kosten in DM
Sotalol				
Sotalex	Sotalol	52,2	(−1,2)	1,14
Sotahexal	Sotalol	38,0	(+0,6)	0,88
Sotalol-ratiopharm	Sotalol	17,7	(+28,8)	0,86
Sotabeta	Sotalol	4,7	(−1,8)	0,69
		112,5	(+3,2)	0,99
Propranolol				
Obsidan	Propranolol	16,3	(−19,4)	1,42
Dociton	Propranolol	8,8	(−5,9)	1,43
Propra-ratiopharm	Propranolol	4,4	(−6,7)	1,27
		29,4	(−14,0)	1,40
Intrinsische Aktivität				
Selectol	Celiprolol	33,0	(−6,1)	0,83
Visken	Pindolol	3,6	(−6,4)	1,74
		36,5	(−6,1)	0,92
Alpha- und Betarezeptorenblocker				
Dilatrend	Carvedilol	25,3	(+39,0)	3,08
Querto	Carvedilol	16,6	(+15,7)	2,95
		41,9	(+28,7)	3,03
Summe		220,3	(+2,6)	1,42

Wirtschaftliche Aspekte

Die Generika der Betarezeptorenblocker spielen im Verordnungsvolumen eine zunehmende Rolle. Auf die Nachfolgepräparate entfallen inzwischen bei den meisten Wirkstoffen mehr als die Hälfte der verordneten Tagesdosen (Tabellen 17.2, 17.3). Nur bei Metoprolol behauptet das Originalpräparat *Beloc* einen größeren Marktanteil (61 %). Durch die Verordnung von Generika sind 1998 bei den Betarezeptorenblockern insgesamt ca. 120 Mio. DM eingespart worden. Zusätzliche Einsparungen sind vor allem bei den beta$_1$-selektiven Betarezeptorenblockern möglich. Hier beträgt das zusätzliche Einsparpotential bei Umstellung auf preiswerte Atenololgenerika (z. B. *Atenolol-ratiopharm*, *Atehexal*) 360 Mio. DM. Diese Vorteile sind

17

nicht nur ökonomisch, sondern auch pharmakologisch gut begründet, da Atenolol aufgrund seiner langen Halbwertszeit von 6–9 h nur einmal täglich gegeben werden muß, ohne daß Retardpräparate erforderlich sind. Außerdem weist Atenolol von allen Betarezeptorenblockern die höchste Hydrophilie auf und löst dadurch potentiell weniger zentrale Nebenwirkungen aus.

Literatur

Deutsche Liga zur Bekämpfung des hohen Blutdrucks/Deutsche Hypertonie Gesellschaft. (1997): Empfehlungen zur Hochdruckbehandlung. Heidelberg, 13. Auflage.

Frishman W.H., Kostis J., Strom J., Hossler M., Ekayam U. et al. (1979): Clinical pharmacology of the new beta-adrenergic blocking drugs. Part 6: A comparison of pindolol and propranolol in the treatment of patients with angina pectoris. The role of intrinsic sympathomimetic activity. Am. Heart J. 98: 526–535.

Frishman W.H. (1996): Secondary prevention of myocardial infarction: the roles of β-adrenergic blockers, calcium-channel blockers, angiotensin converting enzyme inhibitors, and aspirin. In: Willich S.N, Muller J.E. (eds.): Triggering of acute coronary syndromes. Kluwer Academic Publishers, Dordrecht, Boston, London, pp. 367–394.

Ijzerman A.P., Soudijn W. (1989): The antiarrhythmic properties of β-adrenoceptor antagonists. Trends Pharmacol. Sci. 10: 31–36.

Hoffman B.B., Lefkowitz R.J. (1996): Catecholamines, sympathomimetic drugs, and adrenergic receptor antagonists. In: Hardman J.G., Limbird L.E., Molinoff P.B., Ruddon R.W., Goodman Gilman A. (eds.): Goodman & Gilman's The Pharmacological Basis of Therapeutics. McGraw-Hill, New York, 9th ed., pp. 232–248.

Kilbinger H., Rahn K.-H. (1997): Hypertonie. In: Fülgraff G., Palm D. (Hrsg.): Pharmakotherapie – Klinische Pharmakologie, 10. Auflage, Gustav Fischer Verlag, Stuttgart, S. 202–217.

Lechat P., Brunhuber K.W., Hofmann R. et al. (1999): The cardiac insufficiency bisoprolol study (CIBIS II): a randomised trial. Lancet 353: 9–13.

N.N. (1999): MERIT-HF: Erneut überzeugt ein Betablocker bei Herzinsuffizienz. Forschung & Praxis 271: 10.

Packer M., Bristow M.R., Cohn J.N., Colucci W.S., Fowler M.B. et al. (1996): The effect of carvedilol on morbidity and mortality in patients with chronic heart failure. N. Engl. J. Med. 334: 1349–1355.

Palm D. (1987): Wie viele Beta-Rezeptoren-Blocker braucht der Arzt? Klin. Wochenschr. 65: 289–295.

Poynard T., Calès P., Pasta L., Ideo G., Pascal J.-P. et al. and the Franco-Italian Multicenter Study Group (1991): Beta-adrenergic-antagonist drugs in the prevention of gastrointestinal bleeding in patients with cirrhosis and esophageal varices. N. Engl. J. Med. 324:1532–1538.

Quyyumi A.A., Wright C., Mockus L., Fox K.M. (1984): Effect of partial agonist activity in β-blockers in severe angina pectoris: A double blind comparison of pindolol and atenolol. Brit. Med. J. 289: 951–953.

Scholz H. (1997): Herzinsuffizienz. In: Fülgraff G., Palm D. (Hrsg.): Pharmakotherapie – Klinische Pharmakologie. 10. Aufl., Gustav Fischer Verlag, Stuttgart, S. 223–240.

17

Schrör K., Just H. (1997): Koronare Herzkrankheit. In: Fülgraff G., Palm D. (Hrsg.): Pharmakotherapie – Klinische Pharmakologie. 10. Aufl., Gustav Fischer Verlag, Stuttgart, S. 241–256.

Van Nueten L., Taylor F.R., Robertson J.I. (1998): Nebivolol vs atenolol and placebo in essential hypertension: a double-blind randomised trial. J. Hum. Hypertens. 12: 135–140.

WHO-ISH Guidelines Subcommittee. (1999): 1999 World Health Organization – International Society of Hypertension Guidelines for the Management of Hypertension. J. Hypertens. 17: 151–183.

17

18. Bronchospasmolytika und Antiasthmatika

B. Lemmer

Bronchospasmolytika werden zur Behandlung des Asthma bronchiale und der chronisch-obstruktiven Bronchitis (COPD) eingesetzt. Bei beiden Erkrankungen ist es das Ziel, die reversible Bronchialobstruktion zu beseitigen und die therapeutisch kaum noch zu beeinflussenden Zustände der Ateminsuffizienz und des Cor pulmonale so weit wie möglich zu bessern.

Asthma bronchiale ist eine entzündliche Erkrankung der Atemwege mit bronchialer Hyperreaktivität und variabler Atemwegsobstruktion. Den entzündlichen Prozessen wird heute eine wesentlich größere Bedeutung zugesprochen als noch vor einigen Jahren. Die Mechanismen, die der bronchialen Übererregbarkeit zugrunde liegen, sind vielfältig, in ihrer Bedeutung für das Krankheitsgeschehen aber immer noch nicht eindeutig abgeklärt (International Consensus Report 1992, GINA 1995, National Heart, Lung, and Blood Institute [EPR-2] 1997). Asthmatische Anfälle pflegen in 70–80 % der Fälle vor allem nachts aufzutreten (Smolensky und D'Alonso 1997). Eine Zunahme der zirkadianen Tag-Nacht-Amplitude der Lungenfunktion ist symptomatisch für den Schweregrad der Erkrankung und daher für die antiasthmatische Stufentherapie von Bedeutung (Wettengel et al. 1998, GINA 1995, EPR-2 1997). Weltweit scheinen das Asthma bronchiale, sein Schweregrad und die Zahl der Klinikeinweisungen zuzunehmen, die Ursachen dafür sind aber weiterhin unklar (Williams 1989, GINA 1995).

Grundlage für eine erfolgreiche Arzneitherapie ist in erster Linie die Ausschaltung auslösender Ursachen. Beim Asthma bronchiale gehört dazu die Allergenkarenz. Beim häufigen endogenen Asthma sind allerdings die Ursachen nicht bekannt. Bei chronisch-obstruktiver Bronchitis ist es erforderlich, daß ein absolutes Rauchverbot eingehalten wird und rezidivierende Atemwegsinfektionen sowie eine berufliche Staubexposition vermieden werden. Beim saisonal beding-

ten Asthma ist eine Dauertherapie nicht erforderlich. Bei der chronisch-obstruktiven Ventilationsstörung muß eine Langzeittherapie
auch im beschwerdefreien Intervall durchgeführt werden.

Entsprechend einer internationalen Übereinkunft (GINA 1995)
und den Empfehlungen der Deutschen Atemwegsliga (Wettengel et al.
1998) basiert das Prinzip der Therapie des Asthma bronchiale auf
einem Stufenschema mit einer entzündungshemmenden Dauertherapie und bedarfsorientierter Verwendung von Bronchospasmolytika.
In den jüngsten umfassenden Publikationen (EPR-2 1997, Wettengel
et al. 1998) wurden die früheren Empfehlungen (International Consensus Report 1992, GINA 1995) aktualisiert. Entsprechend dem
Schweregrad der Erkrankung wird ein vierstufiges Behandlungs-
schema empfohlen, wobei zunehmend einer „step-down"-Therapie
der Vorzug gegeben wird, die eine initial hochdosierte Therapie
zwecks rascher Rückbildung der Symptome beinhaltet, die dann
langsam bis zur niedrigsten Erhaltungsstufe abgebaut wird. Grundsätzlich teilt man die zur Therapie eingesetzten Arzneimittel in zwei
Gruppen ein (EPR-2 1997, Wettengel et al. 1998): Zur symptomatischen Akut-Behandlung („quick-relief-medications", „Reliever") werden als Mittel der Wahl kurz wirksame inhalative Beta$_2$-Sympathomi-
metika und Anticholinergika als Alternative bei Unverträglichkeit
von Beta$_2$-Sympathomimetika empfohlen. Obwohl der Wirkungseintritt der systemischen Glucocorticoide verzögert ist, werden sie zu
dieser Gruppe gerechnet, da sie die Besserung der Atemwegsobstruktion beschleunigen und die Exazerbationen vermindern können. Zur
Dauertherapie und Kontrolle des Krankheitsgeschehens werden
Medikamente („long-term control medications", „Controller") wie
die antiinflammatorisch wirkenden inhalativen Glucocorticoide, Cromoglicinsäure und Nedocromil sowie lang wirksame Beta$_2$-Sympa-
thomimetika und retardiertes Theophyllin verwendet. Als neues the-
rapeutisches Prinzip stehen seit kurzem Leukotrienantagonisten zur
Verfügung, von denen kürzlich Montelukast (*Singulair*) als erster Vertreter in der Bundesrepublik zugelassen wurde.

18

Kurz wirkende Beta$_2$-Sympathomimetika sollten nicht regelmäßig,
sondern nur bei Bedarf eingesetzt werden. Im Stufenplan für die
Langzeittherapie gilt als Basistherapie die regelmäßige Inhalation
einer antiinflammatorischen Substanz. Frühzeitig wird die Kombination mit inhalativen Glucocorticoiden bzw. Cromoglicinsäure oder
Nedocromil empfohlen. Bei stärkeren Beschwerden werden zusätzlich Theophyllin, Anticholinergika oder orale Beta$_2$-Sympathomime-

tika sowie orale Glucocorticoide vorgeschlagen. Lang wirkende Beta$_2$-Sympathomimetika sind zur abendlichen Anwendung bei nächtlichem Asthma indiziert, um die häufige Atemnot in den frühen Morgenstunden zu verhindern. Sie sind allerdings zur Akuttherapie nicht geeignet bzw. nur vereinzelt dafür zugelassen (Schweiz, Österreich), da die lange Wirkungsdauer bei mehrfach täglicher Anwendung, wie es bei kurz-wirkenden Beta$_2$-Sympathomimetika üblich ist, zu Überdosierungen führen kann.

Verordnungsspektrum

Nach steigendem Verordungsverhalten bis 1996 nahmen die Verordnungen der Bronchospasmolytika und Antiasthmatika 1997 und auch 1998 erneut leicht ab (Tabelle 18.1). 1998 finden sich unter den verordnungshäufigsten Arzneimitteln 61 Präparate, fünf mehr als im Vorjahr. Fünf Präparate sind nicht mehr unter den verordnungshäufigsten (*Euphyllin, Pulbil, Theo von ct, Ketotifen-ratiopharm, Alupent Tabl./Drag.*), während 10 hinzukamen (*Singulair, Theophyllin Stada, Bronchospray Novo, Budes, Cromohexal, Salbutamol Trom, Epaq Dosieraerosol, DNCG Mundipharma, Salbuhexal, Budecort*).

Die bei Asthma und chronisch-obstruktiver Atemwegserkrankung in der Bundesrepublik zugelassenen Präparate lassen sich mehreren pharmakologischen Stoffklassen zuordnen. Wie schon bisher bilden die Beta$_2$-Sympathomimetika mit 27 Präparaten die therapeutisch bedeutsamste Gruppe, die mehr als 52 % aller Verordnungen umfaßt. Als weitere wichtige Gruppen folgen die Xanthinpräparate (13 Präparate) und die Glucocorticoide (13 Präparate). Dagegen spielen die Anticholinergika (1 Präparat) und die Antiallergika (6 Präparate) nur eine untergeordnete Rolle. Zum ersten Mal ist mit *Singulair*, das Montelukast enthält, ein Vertreter der Leukotrienantagonisten unter die 2000 verschreibungshäufigsten Präparate gelangt.

Die Beta$_2$-Sympathomimetika zeigten bis 1992 einen steten Verordnungsanstieg, der dann 1993 unterbrochen wurde (Abbildung 18.1). Die Xanthinderivate haben sich seit 1991 auf nahezu konstantem Niveau stabilisiert. Im Unterschied dazu steigen die Verordnungen der inhalativen Glucocorticoide kontinuierlich weiter an und haben sich seit 1992 fast verdoppelt. Diese Entwicklung dokumentiert die zunehmende Beachtung nationaler und internationaler Richtlinien zur Asthmatherapie, die einen möglichst frühzeitigen Einsatz

18

Tabelle 18.1: Verordnungen von Bronchospasmolytika und Antiasthmatika 1998
Angegeben sind die verordnungshäufigsten Präparate mit Verordnungsrang, Verordnungen und Umsatz 1998 im Vergleich zu 1997.

Rang	Präparat	Verordnungen in Tsd.	Änd. %	Umsatz Mio. DM	Änd. %
22	Spasmo-Mucosolvan	2352,0	+1,6	43,6	+5,3
25	Berodual	2258,3	−9,4	179,7	−1,3
47	Pulmicort	1697,0	+2,3	221,6	+4,9
57	Sultanol Aerosol	1566,6	−9,3	53,7	−15,9
58	Bronchoretard	1563,9	−5,3	90,3	−2,4
108	Berotec Aerosol	1172,8	−24,5	40,2	−12,9
147	Flutide	937,3	+2,0	111,2	+13,2
155	Aarane	904,6	−2,4	119,9	−2,7
183	Allergospasmin-Aerosol	819,8	−4,0	109,9	−3,8
200	Serevent	744,8	+13,3	67,4	+27,0
254	Broncho Spray	629,3	−15,4	20,3	−12,9
273	Euphylong	603,7	+33,5	30,5	+29,5
294	Apsomol Dosieraerosol	563,4	+1,7	11,2	+0,2
298	Afonilum	558,2	−15,1	30,2	−9,9
324	Foradil	521,3	+94,1	52,9	+108,5
346	Oxis	498,6	+380,1	38,2	+385,0
352	Solosin	494,4	−15,0	14,9	−8,0
365	Uniphyllin	481,9	−9,7	30,2	−7,2
374	Atrovent	473,9	+7,5	15,4	+15,4
475	Bricanyl/Duriles	397,1	−7,3	9,2	−13,5
526	Theophyllin-ratiopharm	363,2	−0,7	10,6	+3,5
608	Atemur	315,3	−7,3	36,0	+0,0
616	Aerodur	312,0	−15,9	14,2	−15,4
618	Ditec	311,5	−12,1	35,4	−7,8
699	Theophyllard	278,8	−13,7	15,3	−12,7
760	Aeromax	252,7	−10,1	22,1	−2,9
789	Aerobec	241,5	+0,8	27,3	+6,7
796	Sanasthmax	240,9	−22,5	34,0	−18,8
837	Salbutamol-ratiopharm	230,1	+61,3	4,6	+56,1
873	Inhacort	219,6	−31,1	39,9	−22,7
879	Unilair	218,6	−6,3	10,4	+15,2
906	Aminophyllin OPW	211,8	−26,4	7,4	−24,8
936	Spiropent	203,8	−13,2	7,4	−10,7
1019	Aerobin	184,5	−10,0	6,4	−11,2
1022	Volmac	182,4	−16,7	8,5	−15,3
1052	Bronchocort/-mite	175,7	−22,0	21,2	−12,8
1062	Beclomet Orion	172,7	+3,4	21,6	+8,4
1122	Budesonid-ratiopharm	162,1	+63,6	11,6	+43,7
1168	Loftan	154,3	−13,9	7,1	−11,0
1179	Intal	152,2	−16,7	11,5	−20,7
1218	Bambec	146,5	−22,7	18,9	−15,1
1303	Singulair	136,1	(neu)	26,3	(neu)
1431	Euphyllin N	120,3	−50,1	5,9	−36,1
1453	Tilade	118,0	−8,5	11,3	−6,5
1465	Respicort	117,1	+23,0	9,9	+28,6

18

Tabelle 18.1: Verordnungen von Bronchospasmolytika und Antiasthmatika 1998 (Fortsetzung)
Angegeben sind die verordnungshäufigsten Präparate mit Verordnungsrang, Verordnungen und Umsatz 1998 im Vergleich zu 1997.

Rang	Präparat	Verordnungen in Tsd.	Änd. %	Umsatz Mio. DM	Änd. %
1544	DNCG Stada	108,7	−5,5	5,8	−6,4
1552	Theophyllin Stada	107,9	+52,7	1,9	+79,9
1560	Budes	107,1	+60,9	7,6	+46,7
1561	Bronchospray Novo	106,9	+242,7	2,7	+261,9
1568	Zaditen	106,1	−24,0	4,1	−23,1
1591	Bricanyl Aerosol	103,3	−15,6	3,3	−13,3
1594	Sanasthmyl	103,2	−23,8	6,7	−24,9
1717	Cromohexal	92,7	+30,1	4,4	+42,0
1733	Salbulair Dosieraerosol	91,0	+23,4	3,1	+24,8
1756	Salbutamol Trom	89,3	+344,1	1,4	+333,3
1782	PulmiDur	87,7	−20,5	4,7	−19,1
1792	Arubendol Salbutamol	86,7	−19,7	2,4	−21,5
1820	Epaq Dosieraerosol	84,6	+17,1	2,1	+19,3
1856	DNCG Mundipharma	82,4	+13,2	5,5	+13,3
1869	Salbuhexal	81,3	+47,9	1,7	+51,9
1945	Budecort	75,6	+178,7	5,9	+189,7
	Summe	25975,2	−2,2	1778,4	+3,8
	Anteil an der Indikationsgruppe	91,7%		94,9%	
	Gesamte Indikationsgruppe	28339,4	−2,4	1873,4	+3,6

der antiinflammatorisch wirksamen inhalativen Glucocorticoide empfehlen.

Beta$_2$-Sympathomimetika

18

Beta$_2$-Sympathomimetika werden nach wie vor am häufigsten bei der Behandlung von Bronchialobstruktionen und bei der Langzeittherapie obstruktiver Atemwegserkrankungen eingesetzt. Sie sind die wirksamsten Bronchospasmolytika. Neben ihrem bronchodilatatorischen Effekt verstärken sie die mukoziliäre Clearance und vermindern die mikrovasale Exsudation und die Freisetzung von Entzündungsmediatoren. Neuere Studien zeigen, daß die regelmäßige Gabe von Beta$_2$-Sympathomimetika bei bestimmungsgemäßem Gebrauch keine vermehrten Risiken mit sich bringt, aber auch keine Vorteile gegenüber einer Bedarfstherapie (s. EPR-2 1997). Daher wird zur Asthmaprophylaxe in Abweichung von der früher üblichen regelmä-

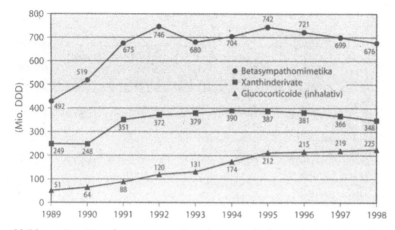

Abbildung 18.1: Verordnungen von Bronchospasmolytika und Antiasthmatika 1989 bis 1998
Gesamtverordnungen nach definierten Tagesdosen, ab 1991 mit neuen Bundesländern

ßigen Anwendung von viermal täglich die symptomorientierte, bedarfsweise Anwendung eines inhalativen Beta$_2$-Sympathomimetikums empfohlen (GINA 1995, EPR-2 1997, Wettengel et al. 1998). Dementsprechend sollte in der Mehrzahl der Fälle bzw. bei regelmäßig auftretenden Beschwerden neben den Beta$_2$-Sympathomimetika stets eine ausreichende entzündungshemmende Basistherapie mit inhalierbaren Glucocorticoiden angewendet werden.

Insgesamt entfielen 1998 etwa 55 % aller Verordnungen von Beta$_2$-Sympathomimetika auf Monopräparate. Der seit 1988 zu beobachtende Trend zu den inhalativen Präparaten hielt an, inzwischen entfallen über 93 % der Verordnungen auf diese Präparategruppe (Tabelle 18.2 und 18.3). Spitzenreiter der Monopräparate ist trotz eines erneuten Rückgangs *Berotec Aerosol.* Den stärksten Zuwachs erzielten 1998 die neueren, langwirkenden Beta$_2$-Sympathomimetika, die für die Dauertherapie und vor allem beim nächtlichen Asthma von Bedeutung sind (Barnes 1995, Serafin 1996, Palm und Lemmer 1997, EPR-2 1997). Es handelt sich um Salmeterol (*Serevent, Aeromax*) und die im Mittel um über 150 % zugenommenen Formoterol-Präparate (*Foradil, Oxis*) (Tabelle 18.2).

Die inhalativen Kombinationspräparate nahmen 1998, wie im Vorjahr, weiter ab (Tabelle 18.2). Auf *Berodual* entfallen etwa 70 % der

18

Tabelle 18.2: Verordnungen von inhalativen Beta$_2$-Sympathomimetika 1998
Angegeben sind die 1998 verordneten Tagesdosen, die Änderungen gegenüber
1997 und die mittleren Kosten je DDD 1998.

Präparat	Bestandteile	DDD in Mio.	Änderung in %	DDD-Kosten in DM
Fenoterol				
Berotec Aerosol	Fenoterol	126,1	(−9,2)	0,32
Salbutamol				
Sultanol Aerosol	Salbutamol	44,6	(−20,6)	1,20
Broncho Spray	Salbutamol	25,7	(−12,6)	0,79
Apsomol Dosieraerosol	Salbutamol	18,4	(+7,1)	0,61
Salbutamol-ratiopharm	Salbutamol	10,0	(+50,4)	0,46
Salbuhexal	Salbutamol	4,0	(+56,2)	0,43
Bronchospray Novo	Salbutamol	3,8	(+262,0)	0,73
Arubendol Salbutamol	Salbutamol	3,3	(−19,7)	0,75
Epaq Dosieraerosol	Salbutamol	2,8	(+18,7)	0,73
Salbulair Dosieraerosol	Salbutamol	2,7	(+24,1)	1,14
Salbutamol Trom	Salbutamol	0,6	(+400,6)	2,53
		115,9	(−4,9)	0,89
Terbutalin				
Aerodur	Terbutalin	15,6	(−15,9)	0,91
Bricanyl Aerosol	Terbutalin	4,0	(−12,7)	0,82
		19,6	(−15,3)	0,89
Salmeterol				
Serevent	Salmeterol	25,1	(+25,5)	2,68
Aeromax	Salmeterol	8,2	(−4,2)	2,69
		33,3	(+16,6)	2,68
Formoterol				
Foradil	Formoterol	21,4	(+109,0)	2,48
Oxis	Formoterol	13,1	(+383,9)	2,90
		34,5	(+166,7)	2,64
Kombinationen				
Berodual	Ipratropiumbromid Fenoterol	201,1	(−7,1)	0,89
Aarane	Cromoglicinsäure Reproterol	37,2	(−3,4)	3,23
Allergospasmin-Aerosol	Cromoglicinsäure Reproterol	34,1	(−4,4)	3,22
Ditec	Cromoglicinsäure Fenoterol	11,9	(−9,3)	2,96
		284,3	(−6,4)	1,56
Summe		613,8	(−2,4)	1,28

18

Tabelle 18.3: Verordnungen von systemischen Beta$_2$-Sympathomimetika 1998
Angegeben sind die 1998 verordneten Tagesdosen, die Änderungen gegenüber
1997 und die mittleren Kosten je DDD 1998.

Präparat	Bestandteile	DDD in Mio.	Änderung in %	DDD-Kosten in DM
Monopräparate				
Volmac	Salbutamol	7,3	(−14,6)	1,16
Bricanyl/Duriles	Terbutalin	6,7	(−16,1)	1,39
Loftan	Salbutamol	6,2	(−11,0)	1,14
Spiropent	Clenbuterol	5,8	(−12,2)	1,27
Bambec	Bambuterol	5,4	(−14,9)	3,51
		31,3	(−13,8)	1,63
Kombinationen				
Spasmo-Mucosolvan	Clenbuterol Ambroxol	15,3	(−0,7)	2,85
Summe		46,6	(−9,9)	2,03

Verordnungen in dieser Gruppe. Dabei ist allerdings zu berücksichtigen, daß für die Verordnungszahlen des Jahres 1998 erstmals eine Dosiserhöhung des Herstellers (von 4,5 auf 5,5 Hübe/d bei Erhaltungstherapie) berücksichtigt wurde, weshalb die DDD-Werte dieses besonders häufig verordneten Präparates nicht mit den in den Vorjahren publizierten Daten vergleichbar sind. Es enthält neben dem Beta$_2$-Sympathomimetikum Fenoterol noch das Anticholinergikum Ipratropiumbromid (siehe unten). Die Kombination eines Beta$_2$-Sympathomimetikums mit Ipratropiumbromid kann sinnvoll sein (Serafin 1996, Wettengel et al. 1998), weil Fenoterol einen schnelleren Wirkungseintritt hat, während Ipratropiumbromid in der Wirkung langsamer einsetzt, aber länger anhält als Fenoterol. Es wird empfohlen, bei nicht ausreichender Wirkung der Beta$_2$-Sympathomimetika ggf. zusätzlich ein Anticholinergikum zu geben, da die Kombination wirksamer sein kann als die jeweilige Monotherapie (Serafin 1996). Da fixe Arzneimittelkombinationen die Anwendung vereinfachen und die Compliance verbessern können, bewertet die Deutsche Atemwegsliga die fixe inhalative Kombination von Beta$_2$-Sympathomimetikum plus Ipratropiumbromid bei älteren Patienten als sinnvoll, die fixe Kombination mit Cromoglicinsäure bei jüngeren Patienten als gebräuchlich (Wettengel et al. 1998).

18

Allergospasmin-Aerosol, *Aarane* und *Ditec* enthalten neben einem Beta$_2$-Sympathomimetikum das Antiallergikum Cromoglicinsäure. Letzteres ist aufgrund seiner entzündungshemmenden Eigenschaften bei Anstrengungen und Allergenexposition in Stufe 2 des international erarbeiteten Stufenplans zur Behandlung des Asthma bronchiale aufgenommen worden (GINA 1995, EPR-2 1997). Nach den Empfehlungen der deutschen Atemwegsliga kann Cromoglicinsäure bei Kindern alternativ zu niedrig dosierten inhalativen Glucocorticoiden gegeben werden, ggf. in Kombination mit einem Beta$_2$-Sympathomimetikum (Wettengel et al. 1998).

Die systemischen Beta$_2$-Sympathomimetika zeigten den stärksten Rückgang innerhalb dieser Wirkstoffgruppe. Das nicht selektive Beta-Sympathomimetikum Orciprenalin (*Alupent*) fiel 1998 aus der Gruppe der verordnungshäufigsten heraus. Auffälligerweise entfallen weiterhin die meisten Verordnungen auf *Spasmo-Mucosolvan*, eine Kombination von Clenbuterol mit dem Mukolytikum Ambroxol. Entsprechend der uneinheitlichen Beurteilung der Expektorantien, insbesondere beim Asthma bronchiale, ist der Nutzen der Kombination unsicher.

Insgesamt sollten Beta$_2$-Sympathomimetika vorzugsweise inhalativ angewandt werden, da sie in dieser Applikationsweise sicherer, wirksamer und mit weniger unerwünschten Wirkungen behaftet sind (Serafin 1996, EPR-2 1997, Wettengel et al. 1998). Die orale Gabe ist nicht zweckmäßig (Arzneimittelkommission der deutschen Ärzteschaft 1997).

Unabdingbar ist nach wie vor, daß der Patient durch Schulung (richtige Inhalationstechnik, Verwendung von Inhalationshilfen, Peak-Flow-Messungen, Dokumentation von Symptomen und Arzneimittelverbrauch) und ärztlich geführte Selbstbehandlung lernen muß, seine Erkrankung zu verstehen, um einen optimalen Therapieerfolg zu erreichen. Verschiedentlich wurden Todesfälle beschrieben, weil Patienten im Vertrauen auf ihre Beta$_2$-Sympathomimetika enthaltenden Dosieraerosole zu lange warteten, bevor sie ärztliche Hilfe in Anspruch nahmen (Sears et al. 1987). „Schulung und Training sind Aufgaben des Arztes!"

Glucocorticoide

Glucocorticoide werden heute frühzeitig bei der Behandlung des Asthma bronchiale in inhalativer Form empfohlen (GINA 1995, EPR-2 1997, Wettengel et al. 1998), da sie in alle Prozesse der Entzündungsreaktion eingreifen. Glucocorticoide sind nicht im Anfall wirksam, sondern müssen prophylaktisch gegeben werden. Um die systemischen Nebenwirkungen möglichst gering zu halten, soll zunächst immer die inhalative Anwendung erfolgen. Dafür stehen die topisch stark wirksamen Glucocorticoide als Dosieraerosole zur Verfügung. Die Berechnung der definierten Tagesdosen basiert einheitlich auf den WHO-DDD für die Dosieraerosole, Trockenpulver und Inhalationslösungen von Beclometason (0,8 mg), Budesonid (0,8 mg), Flunisolid (1 mg) und Fluticason (0,6 mg). Inwieweit unterschiedliche inhalative Applikationsweisen und Applikationssysteme (z.B. Pulver, Aerosol) die effektiven Dosen modifizieren können, bleibt abzuklären. Bei allem Enthusiasmus gegenüber inhalativen Glucocorticoiden sind lokale und systemische unerwünschte Wirkungen zu bedenken. Nachdem aufgrund zahlreicher früherer Studien und einer Metaanalyse (Allen et al. 1994) angenommen wurde, daß bei asthmatischen Kindern eine jahrelange inhalative Gabe von Glucocorticoiden ohne wesentliche Nebenwirkungen auf das Wachstum und die Nebennierenfunktion seien, weisen neuere Studien darauf hin, daß hohe Dosen von Glucocorticoiden doch verminderte Körpergröße und Gewicht sowie ein verlangsamtes Wachstum zur Folge haben können (McCowan et al. 1998, s.a. ERP-2 1997). Daher empfehlen die jüngsten Richtlinien eine Kontrolle des Längenwachstums bei Kindern (EPR-2 1997). Bei erwachsenen Asthmatikern ist nach zweijähriger inhalativer Applikation hoher Dosen von Glucocorticoiden eine dosisabhängige Verminderung der Knochendichte beschrieben worden (Hanania et al. 1995). Jüngst wurde auch über ein erhöhtes Risiko der Entwicklung von Katarakten unter langzeitiger Gabe von inhalativen Glucocorticoiden berichtet (z.B. Cumming et al. 1997), eine Beobachtung, die weiter abgeklärt werden muß. Bei höheren Tagesdosen sollte, um eine orale Candidiasis zu vermeiden, immer ein Spacer verwendet und der Mund nach Inhalation ausgespült werden. Verwendung von Spacern verbessert auch die Wirkstoffdeposition in der Lunge.

18

Auf Budesonidpräparate entfallen fast 50 % aller Verordnungen der inhalativen Glucocorticoide (Tabelle 18.4). Zwei neue Präparate kamen 1998 hinzu, diese Präparategruppe hatte den größten Zuwachs zu verzeichnen. Das 1995 erstmals vertretende Fluticason (*Flutide*, *Atemur*) wurde 1998 ebenfalls häufiger verordnet, während Beclometason- und Flunisolidpräparate rückläufig waren. Obwohl bei Fluticason bisher davon ausgegangen wurde, daß therapeutische Dosen auf-

Tabelle 18.4: Verordnungen von inhalativen Glucocorticoiden 1998
Angegeben sind die 1998 verordneten Tagesdosen, die Änderungen gegenüber
1997 und die mittleren Kosten je DDD 1998.

Präparat	Bestandteile	DDD in Mio.	Änderung in %	DDD-Kosten in DM
Beclometason				
Sanasthmax	Beclometason	17,3	(−14,6)	1,97
Aerobec	Beclometason	15,4	(+6,5)	1,77
Bronchocort/-mite	Beclometason	13,3	(−15,3)	1,59
Beclomet Orion	Beclometason	10,2	(+11,7)	2,11
Sanasthmyl	Beclometason	2,5	(−23,8)	2,66
		58,8	(−6,6)	1,88
Budesonid				
Pulmicort	Budesonid	81,6	(+5,2)	2,72
Budesonid-ratiopharm	Budesonid	9,7	(+67,7)	1,19
Respicort	Budesonid	7,2	(+32,4)	1,37
Budes	Budesonid	6,1	(+66,0)	1,24
Budecort	Budesonid	4,3	(+189,6)	1,39
		108,9	(+15,9)	2,36
Fluticason				
Flutide	Fluticason	31,5	(+11,8)	3,53
Atemur	Fluticason	10,1	(−1,6)	3,56
		41,6	(+8,2)	3,54
Flunisolid				
Inhacort	Flunisolid	16,4	(−27,2)	2,44
Summe		225,6	(+3,6)	2,46

grund der geringen oralen Bioverfügbarkeit von 1 % (EPR-2 1997)
keine systemischen Nebenwirkungen haben, hatten bei Gesunden
bereits inhalative Einzeldosen von 0,25–0,5 mg eine Abnahme des
Plasmacortisols zur Folge (Grahnén et al. 1994). Die DDD-Kosten der
Fluticasonpräparate liegen erheblich höher als die von Budesonid-
und Beclometasonpräparaten.

Die Verordnung inhalativer Glucocorticoide ist seit 1995 relativ
konstant, allerdings sind die Veränderungen in der Verordnungshäufigkeit einzelner Präparate sehr uneinheitlich (Tabelle 18.4) und
pharmakologisch nicht zu begründen. Die mittleren Tageskosten zeigen deutliche Unterschiede, ohne daß eine einheitliche Beziehung der
Verordnungsänderungen erkennbar wird. Die neuen Budesonidgene-
rika haben die geringsten DDD-Kosten.

18

Die orale Anwendung von Glucocorticoiden ist entsprechend dem Stufenschema erst indiziert, wenn alle übrigen arzneitherapeutischen Maßnahmen versagen. Jedoch kann bei schwerem Asthma die inhalative Gabe von Glucocorticoiden zur Einsparung der oralen Form eingesetzt werden (GINA 1995, EPR-2 1997). Auch bei instabilem chronischem Asthma wird nach einer kurzzeitigen Verordnung von oralen Corticosteroiden eine optimale Therapie mit hohen inhalativen Dosen angestrebt.

Xanthinderivate

Retardiertes Theophyllin wird als leicht bis mäßig wirksamer Bronchodilatator angesehen, der zusätzlich zu inhalativen Glucocorticoiden, vor allem bei nächtlichem Asthma, gegeben wird (EPR-2 1997, Wettengel et al. 1998). Theophyllin verfügt in niedrigen Plasmakonzentrationen auch über antiinflammatorische Wirkungsqualitäten (Barnes und Pauwels 1994).

Unter den verordnungshäufigsten Xanthinderivaten findet sich nur noch Theophyllin (Tabelle 18.5). *Bronchoretard* hält mit weitem

Tabelle 18.5: Verordnungen von Xanthinderivaten 1998
Angegeben sind die 1998 verordneten Tagesdosen, die Änderungen gegenüber 1997 und die mittleren Kosten je DDD 1998.

Präparat	Bestandteile	DDD in Mio.	Änderung in %	DDD-Kosten in DM
Bronchoretard	Theophyllin	115,3	(−3,3)	0,78
Uniphyllin	Theophyllin	42,3	(−7,8)	0,71
Afonilum	Theophyllin	36,4	(−13,7)	0,83
Euphylong	Theophyllin	35,8	(+46,0)	0,85
Theophyllin-ratiopharm	Theophyllin	23,6	(+3,5)	0,45
Theophyllard	Theophyllin	18,3	(−11,9)	0,83
Solosin	Theophyllin	14,2	(−7,1)	1,05
Unilair	Theophyllin	13,9	(−0,7)	0,74
Aerobin	Theophyllin	12,4-	(−3,5)	0,52
Theophyllin Stada	Theophyllin	5,6	(+61,2)	0,34
PulmiDur	Theophyllin	5,4	(−19,3)	0,87
Euphyllin N	Theophyllin	5,3	(−30,7)	1,11
Aminophyllin OPW	Theophyllin-Ethylendiamin	5,3	(−26,2)	1,39
Summe		333,8	(−2,5)	0,77

18

Abstand seit Jahren den ersten Platz. Im übrigen ist die Entwicklung der verordneten Tagesdosen insgesamt leicht rückläufig, jedoch bei den Einzelpräparaten, wie schon in den Vorjahren, uneinheitlich. Dies legt die Vermutung nahe, daß Werbestrategien um den Theophyllinmarkt eine Rolle spielen. Die mittleren Tageskosten der oralen Theophyllinpräparate variieren zwischen 0,34 DM und 1,39 DM, wobei, wie in früheren Jahren, die Verordnungshäufigkeit offensichtlich nicht mit den DDD-Kosten korreliert (Tabelle 18.5). Es ist zu beachten, daß sich verschiedene Theophyllin-Retardformulierungen in Geschwindigkeit und Ausmaß der Resorption, ihrer Bioverfügbarkeit und ihrem pharmakokinetischen Profil unterscheiden (Lemmer 1990, Schmidt 1994, Weinberger und Hendeles 1996) und damit nicht ohne weiteres austauschbar sind. In Anbetracht der nächtlich verstärkten Atemwegsobstruktion hat sich gezeigt, daß häufig eine abendliche Dosissteigerung bzw. eine abendliche hohe Einmaldosis empfehlenswert ist (Weinberger und Hendeles 1996, Smolensky und D'Alonso 1997).

Anticholinergika

Anticholinergika werden bei schweren Exazerbationen zusätzlich zu Beta$_2$-Sympathomimetika empfohlen. Außerdem stellen sie eine Alternative bei Patienten dar, die inhalative Beta$_2$-Sympathomimetika schlecht tolerieren.

Die Verordnungen von *Atrovent* nahmen erstmals 1998 wieder zu (Tabelle 18.6). Der bronchodilatierende Effekt von Ipratropiumbromid ist bei Patienten mit chronisch-obstruktiver Bronchialerkrankung belegt und mit der Wirkung eines Beta$_2$-Sympathomimetikums äquipotent (Easton et al. 1986). Ältere Patienten mit chronisch-obstruktiver Bronchitis sollen stärker von Anticholinergika profitieren als jüngere Patienten mit Asthma bronchiale (Easton et al. 1986, Gross 1988). Die synthetischen Anticholinergika haben weniger systemische Wirkungen als Atropin, vor allem bei inhalativer Anwendung. Die freie Kombination von Ipratropiumbromid mit einem Beta$_2$-Sympathomimetikum wird als therapeutisch sinnvoll angesehen (Serafin 1996, s. o.). Ipratropiumbromid wird als fixe Kombination mit dem Beta$_2$-Sympathomimetikum Fenoterol (Tabelle 18.2) bei uns fast 15mal so häufig verordnet wie das Monopräparat (Tabelle 18.6). Eine solche fixe Kombination in niedriger Dosierung wird von

18

Tabelle 18.6: Verordnungen von Anticholinergika und Antiallergika 1998
Angegeben sind die 1998 verordneten Tagesdosen, die Änderungen gegenüber
1997 und die mittleren Kosten je DDD 1998.

Präparat	Bestandteile	DDD in Mio.	Änderung in %	DDD-Kosten in DM
Anticholinergika				
Atrovent	Ipratropiumbromid	17,2	(+6,7)	0,90
Cromoglicinsäure				
Intal	Cromoglicinsäure	2,8	(−16,1)	4,12
DNCG Stada	Cromoglicinsäure	1,7	(−6,5)	3,51
DNCG Mundipharma	Cromoglicinsäure	1,3	(+12,5)	4,11
Cromohexal	Cromoglicinsäure	1,2	(+47,0)	3,79
		7,0	(−1,8)	3,92
Andere Antiallergika				
Tilade	Nedocromil	4,2	(−6,7)	2,71
Zaditen	Ketotifen	3,4	(−19,2)	1,20
		7,6	(−12,8)	2,03
Leukotrienantagonisten				
Singulair	Montelukast	6,6	(neu)	3,99
Summe		38,3	(+20,2)	2,20

der Deutschen Atemwegsliga besonders bei älteren Patienten mit
chronischen Asthma aus Gründen der Verbesserung der Compliance
als sinnvoll angesehen (Wettengel et al. 1998). Bei koronarer Herzkrankheit sind Anticholinergika bevorzugt einzusetzen.

Antiallergika

In der Gruppe der Antiallergika sind sechs Präparate zusammengefaßt. Neu hinzugekommen sind die Cromoglicinsäurepräparate
DNCG Mundipharma und *Cromohexal*, während *Pulbil* nicht mehr in
dieser Gruppe vertreten ist. Als Degranulationshemmer vermindern
sie die Antigen-induzierte Histaminfreisetzung aus den Gewebsmast-
zellen und damit die Freisetzung von Entzündungsmediatoren. Insgesamt war die Verordnung der Antiallergika 1998 sehr unterschiedlich,
die mittleren Tageskosten variieren zwischen 1,20 DM und 4,12 DM
(Tabelle 18.6). Wie andere, ältere H_1-Antihistaminika hat der Wirk-

18

stoff Ketotifen eine ausgeprägte sedierende Wirkung, dessen Verordnung nahm mit 19,2 % am stärksten ab.

Cromoglicinsäure und Nedocromil verfügen über leicht bis mäßig ausgeprägte antiinflammatorische Wirkungen. Sie sind vor allem als Basistherapeutika Mittel der Wahl in der Langzeitkontrolle von Kindern (Wettengel et al. 1998, EPR-2 1997). Außerdem werden sie prophylaktisch bei Asthmatikern vor körperlicher Aktivität und bei nicht vermeidbarer Pollenexposition angewendet.

Cromoglicinsäure ist nicht akut wirksam und muß regelmäßig mehrmals täglich inhaliert werden. Die pulmonale Bioverfügbarkeit nach Inhalation ist gering, die Halbwertszeit beträgt nur 80 Minuten (Bundesgesundheitsamt 1988).

Tilade enthält den Wirkstoff Nedocromil, der eine entfernte strukturelle Verwandtschaft mit Cromoglicinsäure aufweist, aber eine vergleichbare, bei Inhalation etwa doppelt so starke Wirkung haben soll (EPR-2 1997). Cromoglicinsäure oder Nedocromil werden neben der erwähnten Anwendung bereits in Stufe 2 alternativ zu Glucocorticoiden empfohlen (GINA 1995, EPR-2 1997, Wettengel et al. 1998). Beide Substanzen werden zu den sog. „Controllern" gezählt.

Leukotrienantagonisten

Leukotrien-Rezeptorantagonisten werden nur als Zusatzmedikation zur Behandlung bei leichten bis mittelschweren Formen des Asthma bronchiale eingesetzt (Drazen et al. 1999, Wettengel et al. 1998). *Singulair* enthält als Wirkstoff Montelukast, einen Antagonisten am Cysteinyl-Leukotrien-Rezeptorsubtyp $CysLT_1$. Montelukast hat antientzündliche Wirkungen, allerdings nur bei etwa 50–60 % der Patienten, schützt partiell vor Belastungsasthma und reduziert die bronchiale Hyperreaktivität. Der Bedarf an $Beta_2$-Sympathomimetika und topischen Glucocorticoiden wird reduziert. Die Erfahrungen mit Montelukast sind noch zu gering, um den endgültigen Stellenwert im Stufenschema zu bestimmen. Der therapeutische Nutzen scheint eher gering.

18

Literatur

Allen D.B., Mullen M., Mullen B.A. (1994): A meta-analysis of the effect of oral and inhaled corticosteroids on growth. J. Allergy Clin. Immunol. 93:967–976.

Arzneimittelkommission der deutschen Ärzteschaft (1997): Arzneiverordnungen. 18. Aufl., Deutscher Ärzte-Verlag, Köln, S. 484–495.

Barnes P.J. (1995): Beta-adrenergic receptors and their regulation. Am. J. Respir. Crit. Care Med. 152: 838–860.

Barnes P.J., Pauwels R.A. (1994): Theophylline in the management of asthma: time for reappraisal? Eur. Respir. J. 7: 579–591.

Barnes P.J., Holgate S.T., Laitinen L.A., Pauwels R. (1995): Asthma mechanisms, determinants of severity and treatment: the role of nedocromil sodium. Clin. Exp. Allergy 25: 771–787.

Bundesgesundheitsamt (1988): Aufbereitungsmonographie zu Cromoglicinsäure. Bundesanzeiger 40 vom 11.7.1998, S. 7–9.

Cumming R.G., Mitchell P., Leeder S.R. (1997): Use of inhaled corticosteroids and the risk of cataracts. New Engl. J. Med. 337: 8–14.

Drazen J.M., Israel E., O'Byrne P.M. (1999): Treatment of asthma with drugs modifying the leukotrien pathway. N. Engl. J. Med. 340: 197–206.

Easton P.A., Jadue C., Dhingra S., Anthonisen N.R. (1986): A comparison of the bronchodilating effects of a beta-2 adrenergic agent (albuterol) and an anticholinergic agent (ipratropium bromide), given by aerosol alone or in sequence. N. Engl. J. Med. 315: 735–739.

GINA – Global Initiative for Asthma (1995): Global strategy for asthma management and prevention NHLI/WHO workshop report. National Heart, Lung, and Blood Institute, National Institutes of Health, Publication No 95–3569.

Grahnén A., Eckernas S.A., Brundin R.M., Ling-Andersson A. (1994): An assessment of the systemic activity of single doses of inhaled fluticasone propionate in healthy volunteers. Br. J. Clin. Pharmacol. 38: 521–525.

Gross N.J. (1988): Ipratropium bromide. N. Engl. J. Med. 319: 486–494.

Hanania N.A., Chapman K.R., Sturtridge W.C., Szalai J.P., Kesten S. (1995): Dose-related decrease in bone density among asthmatic patients treated with inhaled corticosteroids. J. Allergy Clin. Immunol. 96: 571–579.

Lemmer B. (1990): Chronopharmakologische Aspekte der Theophyllintherapie. In: Blume H. (Hrsg.): Bioäquivalenz retardierter Theophyllin-Fertigarzneimittel. Govi, Frankfurt, S. 75–82.

McCowan C., Neville R.G., Thomas G.E., Crombie I.K., Clark R.A. et al. (1998): Effect of asthma and its treatment on growth: four year follow up of cohort of children from general practices in Tayside, Scotland. Brit. Med. J. 316: 668–672.

National Heart, Lung, and Blood Institute (1992): International Consensus Report on Diagnosis and Management of Asthma. National Institutes of Health pub. no. 92–3642.

National Heart, Lung, and Blood Institute and World Health Organization (1995): Global Initiative for Asthma [GINA]. National Institutes of Health, pub. no. 95–3659.

National Heart, Lung, and Blood Institute (1997): Expert Panel Report 2: Guidelines for the Diagnosis and Management of Asthma [EPR-2]. National Institutes of Health, pub. no. 97–4051.

Palm D., Lemmer B. (1997): Erkrankungen der Atemwege. In: Fülgraff G., Palm D. (Hrsg.): Pharmakotherapie – Klinische Pharmakologie, 10. Aufl., Fischer Verlag, Stuttgart Jena Lübeck Ulm, S. 320–335.

18

Serafin W.E. (1996): Drugs used in the treatment of asthma. In: Hardman J.H., Limbird L.E., Molinoff P.B., Ruddon R.W., Goodman Gilman A. (eds.): Goodman & Gilman The Pharmacological Basis of Therapeutics, 9th ed. McGraw Hill, New York, pp. 659–682.

Schmidt H. (1994): Retardtheophyllin ist nicht gleich Retardtheophyllin. Atemwegs-Lungenkr. 20: 223–231.

Sears M.R., Rea H.H., Fenwick J., Gillies A.J.D., Holst P.E. et al. (1987): 75 Deaths in asthmatics prescibed home nebulisers. Brit. Med. J. 294: 477–480.

Smolensky M.H., D'Alonso G.E. (1997): Progress in the chronotherapy of nocturnal asthma. In: Redfern P., Lemmer B. (eds.): Physiology and Pharmacology of Biological Rhythms. Handbook of Experimental Pharmacology, Vol. 125, Springer, Berlin, Heidelberg, New York, pp. 205–249.

Weinberger M., Hendeles L. (1996): Theophylline in asthma. N. Engl. J. Med. 334: 1380–1388.

Wettengel R., Berdel D., Hofmann D., et al. (1998): Empfehlungen zur Asthmatherapie bei Kindern und Erwachsenen. Pneumologie 52: 591–601.

Williams M.H. (1989): Increasing severity of asthma from 1960 to 1987. N. Engl. J. Med. 320: 1015–1020.

18

19. Calciumantagonisten

H. Scholz

Calciumantagonisten hemmen am Herzen und an der glatten Muskulatur den Einstrom von Calcium aus dem Extrazellulärraum während des Aktionspotentials. Dies führt zu einer Vasodilatation (vorwiegend der arteriellen Gefäße) und am Herzen zu einer Abnahme von Kontraktionskraft und Herzfrequenz, die allerdings durch eine adrenerge Gegenregulation infolge Vasodilatation kompensiert wird. Bei Calciumantagonisten vom Nifedipin-Typ (Dihydropyridine) bewirkt dieser Kompensationsmechanismus nicht selten sogar eine reflektorische Tachykardie. Weiterhin hemmen Calciumantagonisten vom Verapamil- und Diltiazem-Typ die AV-Überleitung und unter Umständen auch ventrikuläre Extrasystolen und Tachyarrhythmien.

Die Abnahme von Herzkraft und Herzfrequenz einerseits und die Gefäßerweiterung andererseits sind qualitativ bei allen Calciumantagonisten gleich. Allen Calciumantagonisten gemeinsam ist auch, daß die Vasodilatation im Vergleich zur Kardiodepression bei niedrigeren Konzentrationen auftritt. Allerdings ist der Abstand zwischen vasodilatierend und kardiodepressiv wirkenden Konzentrationen bei Dihydropyridinen (z.B. Nifedipin) größer als bei Calciumantagonisten vom Verapamil- und Diltiazem-Typ (Verapamil, Diltiazem, Gallopamil).

Klassische Indikationen für Calciumantagonisten sind die koronare Herzkrankheit, supraventrikuläre Tachyarrhythmien und die arterielle Hypertonie (weitere Hinweise dazu s. Arzneiverordnungs-Report '90). Die gebräuchlichsten Calciumantagonisten sind nach wie vor die kurzwirkenden Substanzen Verapamil und Nifedipin. Neuere Calciumantagonisten sind Weiterentwicklungen von Nifedipin aus der Gruppe der Dihydropyridine mit längerer Wirkungsdauer wie z.B. Nitrendipin, Nisoldipin, Isradipin, Nilvadipin, Felodipin und vor allem Amlodipin. Gallopamil ist das Methoxyderivat des Verapamil mit ähnlichen Wirkungen wie Verapamil. Flunarizin ist eine ältere

Tabelle 19.1: Verordnungen von Calciumantagonisten 1998
Angegeben sind die verordnungshäufigsten Präparate mit Verordnungsrang, Verordnungen und Umsatz 1998 im Vergleich zu 1997.

Rang	Präparat	Verordnungen in Tsd.	Änd. %	Umsatz Mio. DM	Änd. %
26	Norvasc	2219,1	+8,4	318,2	+14,3
34	Isoptin	2068,4	−10,6	87,7	−13,1
92	Adalat	1257,8	−18,5	58,4	−20,3
102	Corinfar	1201,4	−32,6	58,1	−33,8
201	Nifedipin-ratiopharm	742,9	−23,3	26,6	−22,6
205	Nifehexal	737,1	−22,3	36,3	−19,0
206	Falicard	736,3	−21,6	20,4	−18,7
209	Verapamil-ratiopharm	732,4	−0,8	20,8	+11,8
223	Dilzem	701,7	−17,2	47,1	−21,6
224	Verahexal	700,6	−11,1	28,8	−5,3
306	duranifin	549,8	−23,8	24,7	−23,0
315	Bayotensin	535,9	−34,1	69,0	−35,1
317	Pidilat	535,3	−25,6	20,7	−20,7
319	Modip	533,8	−18,6	76,6	−11,6
355	Nifedipat	493,4	−29,0	22,9	−26,0
422	Veramex	432,1	−18,2	18,6	−16,6
438	Baymycard	423,2	−7,7	45,2	+4,1
546	Nifedipin Stada	350,8	−25,0	15,5	−23,8
621	Nitrepress	310,6	+68,8	5,4	−55,3
655	Nitrendepat	296,5	+16,3	7,2	−58,8
714	Munobal	269,6	−14,0	39,4	−8,9
720	Procorum	268,0	−15,6	22,8	−5,4
756	Diltahexal	253,1	−8,8	13,3	−9,1
787	Nifical	241,8	−22,7	9,1	−23,2
810	Nimotop	236,4	−13,4	29,0	−11,7
853	Nitrendipin-ratiopharm	227,1	(>1000)	3,8	+933,0
938	Azupamil	203,3	−26,6	6,1	−27,5
941	Corotrend	202,9	−30,5	8,6	−34,0
945	Vascal	201,8	−21,5	26,5	−13,4
1106	durasoptin	164,8	−20,8	5,4	−18,7
1216	nife von ct	146,9	−22,0	4,3	−21,1
1287	Verapamil AL	138,1	+3,7	3,3	+13,1
1296	Belnif	137,1	−23,2	15,0	−22,0
1304	Verabeta	136,0	+4,9	4,7	+6,8
1305	Aprical	135,7	−26,0	6,7	−25,7
1412	Cordicant	122,5	−29,8	6,2	−32,8
1420	Nifedipin Heumann	121,9	−21,2	4,6	−16,0
1545	vera von ct	108,5	−14,9	2,6	−6,4
1562	Posicor 50	106,5	+63,3	13,6	+93,3
1618	Cerate	101,1	+101,1	13,2	+135,9
1628	Nifedipin AL	100,1	−26,8	3,0	−24,0
1663	Lomir	96,7	−31,6	13,1	−27,3
1677	Diltiazem-ratiopharm	95,8	+13,9	4,9	+21,5
1682	Nifeclair	95,3	−22,2	3,3	−16,5
1685	Antagonil	95,1	−27,7	9,3	−19,8

19

Tabelle 19.1: Verordnungen von Calciumantagonisten 1998 (Fortsetzung)
Angegeben sind die verordnungshäufigsten Präparate mit Verordnungsrang, Verordnungen und Umsatz 1998 im Vergleich zu 1997.

Rang	Präparat	Verordnungen		Umsatz	
		in Tsd.	Änd. %	Mio. DM	Änd. %
1689	Sibelium	94,6	−27,6	6,8	−31,0
1694	Cisday	94,5	−17,5	6,2	−14,3
1728	Nivadil	92,0	−21,3	13,8	−16,3
1732	Nitrendipin-Stada	91,2	+605,0	1,6	+213,2
1752	Diltiuc	89,6	−34,3	6,2	−30,4
1872	Nifelat	81,1	−12,8	3,1	−18,7
	Summe	20108,2	−14,6	1317,9	−12,0
	Anteil an der Indikationsgruppe	40,6 %		43,3 %	
	Gesamte Indikationsgruppe	49496,0	−7,1	3041,7	−3,5

Substanz, deren Spezifität gering ist und die vor allem bei Schwindel und Migräne eingesetzt wird. In der Roten Liste 1998 wird sie noch unter Calciumantagonisten aufgeführt (Rote Liste 1999 Antiemetika/Antivertiginosa).

Bezüglich der Unterschiede zwischen den einzelnen Substanzen läßt sich sagen, daß alle Calciumantagonisten in gleicher Weise antianginös und antihypertensiv wirken. In ihrem sonstigen Wirkungsspektrum sind die einzelnen Calciumantagonisten jedoch nicht identisch. Dihydropyridine unterscheiden sich von Verapamil oder Diltiazem dadurch, daß ihre Wirkung an der glatten Muskulatur im Vergleich zum Herzen relativ stärker ausgeprägt ist. Hierbei handelt es sich um quantitative Unterschiede. Sie sind von Bedeutung bei einer etwaigen Kombination mit Betarezeptorenblockern, die (wenn überhaupt) mit Calciumantagonisten vom Nifedipin-Typ durchgeführt werden sollte (Scholz 1987, Packer 1989). Weiterhin erlaubt die unterschiedlich ausgeprägte kompensatorische Kardiostimulation differentialtherapeutische Überlegungen insofern, als Verapamil und Diltiazem vor allem bei Patienten mit Tachykardie, Dihydropyridine dagegen bei solchen mit Bradykardie eingesetzt werden. Dihydropyridine haben keine Wirkung am AV-Knoten und können deshalb nicht als Antiarrhythmika bei supraventrikulären Tachyarrhythmien eingesetzt werden. Die unterschiedliche Beeinflussung des AV-Knotens hat keine Bedeutung in bezug auf die Wirksamkeit der Calciumantagonisten bei Hypertonie oder bei koronarer Herzkrankheit.

19

Die pharmakokinetischen Eigenschaften der einzelnen Calciumantagonisten sind in vielen Punkten ähnlich. Die Substanzen werden gut aus dem Magen-Darm-Trakt resorbiert, unterliegen jedoch einem beträchtlichen First-Pass-Metabolismus, so daß ihre Bioverfügbarkeit relativ gering ist. Alle Calciumantagonisten werden umfassend metabolisiert und haben mit Ausnahme der neueren Substanzen Nitrendipin, Nisoldipin, Isradipin, Felodipin, Nilvadipin und Amlodipin nur eine relativ kurze Eliminationshalbwertszeit, so daß sie zumindest in nicht-retardierter Form mehrmals täglich appliziert werden müssen. Einige der neueren Calciumantagonisten (z.B. Felodipin, Amlodipin und Nisoldipin in retardierter Form) haben einen relativ langsamen Wirkungseintritt und verursachen damit nur eine wenig ausgeprägte oder gar keine reflektorische Tachykardie.

Mibefradil (*Posicor*, *Cerate*) ist ein Calciumantagonist, der bevorzugt T-Typ-Calciumkanäle blockiert. Es bewirkt eine koronare und periphere Vasodilatation und hat negativ chronotrope und negativ dromotrope Wirkungen. Die Wirkung von Mibefradil ist damit am ehesten mit derjenigen von Verapamil vergleichbar. Mibefradil hat jedoch keine klinisch relevante negativ inotrope Wirkung. Auch die Eliminationshalbwertszeit von Mibefradil ist mit 17–25 Stunden deutlich länger als die von Verapamil. Mibefradil wird über das CYP3A4-System metabolisiert. Dies führt möglicherweise zu einem gehäuften Auftreten von Arzneimittelwechselwirkungen, was die Herstellerfirma im Juni 1998 veranlaßt hat, *Posicor* weltweit vom Markt zurückzunehmen (Po und Zhang 1998). Außerdem kann Mibefradil unter bestimmten Bedingungen zu Verlängerungen der QT-Zeit, zu Torsade-de-pointes-Tachykardien und zu Bradykardien führen. Für *Cerate* wurde die Zulassung im August 1998 vom Bundesinstitut für Arzneimittel und Medizinprodukte widerrufen.

19 Verordnungsspektrum

Unter den 2000 verordnungshäufigsten Arzneimitteln befinden sich 1998 51 Präparate mit Calciumantagonisten (Tabelle 19.2). Trotz einer Abnahme der Verordnungshäufigkeit auf 1147 Mio. definierte Tagesdosen (DDD) werden sie weiterhin häufiger als Betarezeptorenblokker und Nitrate eingesetzt (siehe Kapitel 17 und 30).

Tabelle 19.2: Verordnungen von kurzwirkenden Calciumantagonisten 1998
Angegeben sind die 1998 verordneten Tagesdosen, die Änderungen gegenüber
1997 und die mittleren Kosten je DDD 1998.

Präparat	Bestandteile	DDD in Mio.	Änderung in %	DDD-Kosten in DM
Verapamil				
Isoptin	Verapamil	89,8	(−9,0)	0,98
Verahexal	Verapamil	32,5	(−5,6)	0,89
Verapamil-ratiopharm	Verapamil	25,8	(+12,2)	0,81
Falicard	Verapamil	21,5	(−17,8)	0,95
Veramex	Verapamil	20,3	(−14,7)	0,92
Azupamil	Verapamil	7,1	(−27,0)	0,86
Verabeta	Verapamil	6,6	(+10,3)	0,72
durasoptin	Verapamil	6,0	(−19,7)	0,89
Verapamil AL	Verapamil	5,1	(+17,3)	0,65
vera von ct	Verapamil	3,4	(−6,6)	0,75
		218,1	**(−8,1)**	**0,91**
Nifedipin				
Adalat	Nifedipin	70,6	(−10,5)	0,83
Corinfar	Nifedipin	63,7	(−29,1)	0,91
Nifehexal	Nifedipin	53,6	(−17,0)	0,68
Nifedipin-ratiopharm	Nifedipin	36,9	(−19,8)	0,72
duranifin	Nifedipin	30,9	(−17,5)	0,80
Nifedipat	Nifedipin	30,3	(−23,5)	0,76
Pidilat	Nifedipin	26,4	(−19,6)	0,78
Nifedipin Stada	Nifedipin	18,5	(−18,7)	0,84
Cisday	Nifedipin	11,1	(−9,1)	0,56
Nifical	Nifedipin	10,3	(−22,5)	0,88
Aprical	Nifedipin	10,1	(−18,6)	0,66
Corotrend	Nifedipin	9,6	(−27,3)	0,90
Cordicant	Nifedipin	8,2	(−27,3)	0,76
nife von ct	Nifedipin	7,0	(−20,3)	0,62
Nifedipin Heumann	Nifedipin	6,6	(−13,3)	0,70
Nifedipin AL	Nifedipin	5,3	(−22,2)	0,56
Nifeclair	Nifedipin	5,1	(−15,5)	0,63
Nifelat	Nifedipin	3,9	(−19,5)	0,79
		408,2	**(−19,7)**	**0,78**
Diltiazem				
Dilzem	Diltiazem	26,7	(−15,0)	1,77
Diltahexal	Diltiazem	9,6	(−9,1)	1,38
Diltiuc	Diltiazem	3,8	(−30,4)	1,63
Diltiazem-ratiopharm	Diltiazem	3,6	(+24,0)	1,36
		43,7	**(−13,2)**	**1,64**

19

Tabelle 19.2: Verordnungen von kurzwirkenden Calciumantagonisten 1998
(Fortsetzung)
Angegeben sind die 1998 verordneten Tagesdosen, die Änderungen gegenüber
1997 und die mittleren Kosten je DDD 1998.

Präparat	Bestandteile	DDD in Mio.	Änderung in %	DDD-Kosten in DM
Weitere Wirkstoffe				
Procorum	Gallopamil	14,1	(−11,4)	1,62
Antagonil `	Nicardipin	2,5	(−25,7)	3,80
Nimotop	Nimodipin	2,2	(−12,3)	13,05
		18,8	(−13,7)	3,26
Kombinationen				
Belnif	Nifedipin Metoprolol	6,5	(−22,4)	2,31
Summe		695,2	(−15,9)	0,96

Das Verordnungsspektrum zeigt, daß Nifedipin erstmals weniger
verordnet wurde als die langwirkenden Calciumantagonisten, auf die
über 40 % der verordneten Tagesdosen entfallen (Abbildung 19.1).
Danach folgen Verapamil und Diltiazem (Tabelle 19.2). Andere
Calciumantagonisten (Gallopamil, Nimodipin, Nicardipin) haben
kaum noch Bedeutung, da die Verordnungen erneut deutlich abnahmen. Fendilin kam 1998 unter den 2000 verordnungshäufigsten Präparaten nicht mehr vor.

Die längere Wirkungsdauer der langwirkenden Calciumantagonisten mit der Möglichkeit der einmal täglichen Einnahme ist unter
dem Gesichtspunkt einer besseren Compliance als Vorteil gegenüber
den kurzwirkenden Calciumantagonisten (Nifedipin, Verapamil, Diltiazem) anzusehen. Außerdem sind die kurzwirkenden Substanzen
(Nifedipin bei akuten Koronarereignissen; Nifedipin, Verapamil und
Diltiazem bei Hypertonikern) aufgrund von retrospektiven Analysen
ins Kreuzfeuer der Kritik geraten sind (Furberg et al. 1995, Psaty et al.
1995, s. a. Lüscher et al. 1996). Als Reaktion darauf hat das Bundesinstitut für Arzneimittel und Medizinprodukte (BfArM) die Anwendung der Calciumantagonisten vom Dihydropyridintyp eingeschränkt und die instabile Angina pectoris und den akuten Myokardinfarkt innerhalb der ersten vier Wochen als Kontraindikationen festgelegt. Eine Stellungnahme zu schnell freisetzenden Verapamil- und

19

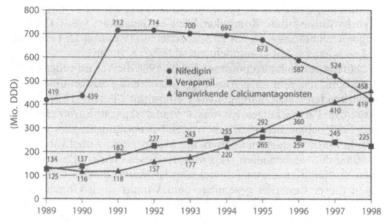

Abbildung 19.1: Verordnungen von Calciumantagonisten 1989 bis 1998
Gesamtverordnungen nach definierten Tagesdosen (ab 1991 mit neuen Bundesländern)

Diltiazempräparaten wurde bisher vom BfArM nicht abgegeben. Schnell freisetzende Arzneiformen von Nifedipin dürfen danach bei Hypertonie und chronischer Angina pectoris nur noch eingesetzt werden, wenn andere Arzneimittel nicht angezeigt sind (Arzneimittelkommission der deutschen Ärzteschaft 1997). Nifedipin wird daher fast nur noch in Form von Retardpräparaten angewendet. Nifedipin-Kapseln sind unseres Erachtens nur noch bei hypertensiver Krise und Prinzmetal-Angina indiziert. Verapamil und Diltiazem haben nach wie vor ihren Platz bei Patienten mit relativ hoher Herzfrequenz.

Einen großen Verordnungszuwachs hat auch 1998 wieder Amlodipin (*Norvasc*) aus der Gruppe der langwirkenden Calciumantagonisten erzielt, das inzwischen Verordnungsrang 26 (Vorjahr Rang 36) erreicht hat und jetzt das verordnungshäufigste und umsatzstärkste Präparat unter den Calciumantagonisten ist (Tabelle 19.1). Amlodipin unterscheidet sich von anderen Dihydropyridinen durch einen langsameren Wirkungseintritt (maximale Plasmakonzentration nach 6–12 Stunden) und eine besonders lange Wirkungsdauer mit einer Halbwertszeit von 35–50 Stunden. Weiterhin gibt es erste Hinweise dafür, daß Amlodipin auch bei Patienten mit Herzinsuffizienz eingesetzt werden kann (Packer et al. 1996). Gleiches gilt für Felodipin (*Modip, Munobal*) und Nisoldipin (*Baymycard*) (Cohn et al. 1995, The Defiant-II Research Group 1997). Die Frage nach dem Einsatz von

19

Calciumantagonisten zur Hypertoniebehandlung bei Diabetikern, bei denen kardiovaskuläre Komplikationen in Gegenwart von Calciumantagonisten besonders hoch zu sein scheinen (Pahor et al. 1998), ist zur Zeit wieder offen (Tuomilehto et al. 1999; s. unten).

Ebenfalls deutlich zugenommen haben 1998 die Verordnungen von Nitrendipin, das nun nach Amlodipin die zweite Position unter den langwirkenden Calciumantagonisten einnimmt (Tabelle 19.3). Nach Ablauf des Patenschutzes für das Originalpräparat *Bayotensin* im Jahre 1997 haben sich inzwischen vier Nitrendipingenerika erfolgreich im Markt etablieren können, die bereits einen Anteil von mehr als 60 % der verordneten Tagesdosen dieses Wirkstoffs erreicht haben. Auffällig an dieser Entwicklung ist weiterhin, daß die DDD-Kosten dieser Generika gegenüber dem Vorjahr noch einmal stark gesenkt worden sind. Damit sind Nitrendipingenerika auch im Vergleich zu den entsprechenden Nifedipinpräparaten die billigsten Calciumantagonisten mit dem zusätzlichen Vorteil der üblicherweise einmal täglichen Gabe. Neben diesem ökonomischen Vorteil ist auch noch ein möglicher therapeutischer Nutzen zu erwähnen, da die Nitrendipin-basierte Hochdruckbehandlung in einer Untergruppe der SYST-Eur-Studie (Staessen et al. 1997), nämlich bei älteren Patienten mit Diabetes und systolischer Hypertonie, besonders wirksam war. Nach zweijähriger Therapie wurde die Gesamtletalität in dieser speziellen Patientengruppe mit Nitrendipin um 55 % gesenkt (Tuomilehto et al. 1999).

Das Verhältnis zwischen Erst- und Zweitanmelderpräparaten hat sich 1998 auch bei anderen Calciumantagonisten weiter in Richtung der preiswerten Generikapräparate verschoben. Die Erstanmelderpräparate *Isoptin*, *Adalat* und *Dilzem* haben durchschnittlich um 9–15 % abgenommen, wobei allerdings zu berücksichtigen ist, daß auch die meisten Generika dieser drei Calciumantagonisten weniger verordnet wurden.

Die mittleren DDD-Kosten der gesamten Indikationsgruppe sind 1998 trotz der überproportionalen Zunahme der langwirkenden Calciumantagonisten mit 1,15 DM etwas gesunken. Alle neueren Calciumantagonisten stehen noch unter Patentschutz und sind deshalb im Durchschnitt etwa doppelt so teuer wie die Nifedipinpräparate. Bemerkenswert ist, daß Verapamil (0,91 DM/DDD) und Nifedipin (0,78 DM/DDD) relativ preiswert sind. Im Vergleich dazu sind Diltiazem, Gallopamil, Nimodipin, Nicardipin und Fendilin wesentlich teurer, ohne nennenswerte Vorteile zu bieten. Die neuen Nitrendipinge-

Tabelle 19.3: Verordnungen von langwirkenden Calciumantagonisten 1998
Angegeben sind die 1998 verordneten Tagesdosen, die Änderungen gegenüber
1997 und die mittleren Kosten je DDD 1998.

Präparat	Bestandteile	DDD in Mio.	Änderung in %	DDD-Kosten in DM
Nitrendipin				
Bayotensin	Nitrendipin	38,8	(−33,5)	1,78
Nitrepress	Nitrendipin	21,7	(+85,8)	0,25
Nitrendepat	Nitrendipin	21,1	(+28,2)	0,34
Nitrendipin-ratiopharm	Nitrendipin	15,6	(>1000)	0,24
Nitrendipin-Stada	Nitrendipin	6,4	(+765,7)	0,25
		103,6	(+17,9)	0,84
Weitere Wirkstoffe				
Norvasc	Amlodipin	198,3	(+25,3)	1,60
Modip	Felodipin	51,4	(−11,1)	1,49
Munobal	Felodipin	27,8	(−8,8)	1,42
Baymycard	Nisoldipin	16,6	(+11,7)	2,71
Vascal	Isradipin	15,1	(−12,8)	1,75
Nivadil	Nilvadipin	9,4	(−16,0)	1,47
Lomir	Isradipin	7,6	(−27,6)	1,72
Sibelium	Flunarizin	6,8	(−31,3)	1,00
		333,1	(+7,3)	1,62
T-Kanal-Blocker				
Posicor 50	Mibefradil	7,6	(+95,9)	1,78
Cerate	Mibefradil	7,4	(+138,4)	1,78
		15,0	(+114,8)	1,78
Summe		451,7	(+11,4)	1,45

nerika (0,25 DM/DDD) sind noch einmal erheblich billiger und bieten zugleich den Vorteil der längeren Wirkungsdauer der modernen langwirkenden Calciumantagonisten. Geht man davon aus, daß etwa die Hälfte der Patienten Calciumantagonisten zur Behandlung eines Hochdrucks (s. unten) erhält, dann ergibt sich sogar unter Zugewinn an therapeutischer Qualität mit den verfügbaren preiswerten Nitrendipinpräparaten ein Einsparpotential von ca. 500 Mio. DM.

19

Therapeutische Gesichtspunkte

Aus der häufigen Verordnung von Nifedipin und den langwirkenden Dihydropyridinen läßt sich schließen, daß Calciumantagonisten überwiegend bei der koronaren Herzkrankheit und der arteriellen

Hypertonie angewendet werden, da Nifedipin und seine Derivate keine antiarrhythmische Wirkung aufweisen. Es ist anzunehmen, daß die Verordnungshäufigkeit von Calciumantagonisten bei beiden Indikationen auch weiterhin beträchtlich sein wird. Große Studien zum Sicherheits- und Wirksamkeitsprofil werden zur Zeit durchgeführt.

Literatur

Arzneimittelkommission der deutschen Ärzteschaft (1997): Calciumantagonisten vom 1,4-Dihydropyridin-Typ. Dtsch. Ärztebl. 22: C-1122-C-1123.

Cohn J.N., Ziesche S.M., Loss L.E., Anderson G.F., V-HeFT Study Group (1995): Effect of felodipine on short-term exercise and neurohormone and long-term mortality in heart failure: Results of V-HeFT VIII. Circulation 92: I-143.

Furberg C., Psaty B.M., Meyer J.S. (1995): Nifedipine. Dose-related increase in mortality in patients with coronary heart disease. Circulation 92: 1326-1331.

Lüscher T.F., Wenzel R.R., Noll G. (1996): Calciumantagonisten in der Kontroverse: Gibt es eine rationale Differentialtherapie? Dtsch. Med. Wochenschr. 121: 532-538.

Packer M. (1989): Combined beta-adrenergic and calcium-entry blockade in angina pectoris. N. Engl. J. Med. 320: 709-718.

Packer M., O'Connor C.M., Ghali J.K., Pressler M.L., Carson P.E. et al. (1996): Effect of amlodipine on morbidity and mortality in severe chronic heart failure. N. Engl. J. Med. 335: 1107-1114.

Pahor M., Psaty B.M., Furberg C.D. (1998): Treatment of hypertensive patients with diabetes. Lancet 351: 689-690.

Po A.L.W., Zhang W.Y. (1998): What lessons can be learnt from withdrawal of mibefradil from the market? Lancet 351: 1829-1830.

Psaty B.M., Heckbert S.R., Koepsell T.D., Siscovick D.S., Raghunathan T.E. et al. (1995): The risk of myocardial infarction associated with antihypertensive drug therapies. JAMA 274: 620-625.

Scholz H. (1987): Wechselwirkungen zwischen Beta-Rezeptorenblockern und Antiarrhythmika. In: Grosdanoff P. et al. (Hrsg.): Beta-Rezeptoren und Beta-Rezeptorenblocker, Walter de Gruyter & Co., Berlin New York: S. 255-271.

Staessen J.A., Fagard R., Thijs L., Celis H., Arabidze G.G. et al. (1997): Randomised double-blind comparison of placebo and active treatment for older patients with isolated systolic hypertension. The Systolic Hypertension in Europe (Syst-Eur) Trial Investigators. Lancet 350: 757-764.

The Defiant-II Research Group (1997): Doppler flow and echocardiography in functional cardiac insufficiency: Assessment of nisoldipine therapy. Results of the DEFIANT-II study. Eur. Heart J. 18: 31-40.

Tuomilehto J., Rastenyte D., Birkenhäger W.H., Thjs L., Antikainen R., et al. (1999): Effects of calcium-channel blockade in older patients with diabetes and systolic hypertension. N. Engl. J. Med. 340: 677-684.

19

20.   Corticosteroide

U. Schwabe

Als Corticosteroide werden die natürlichen Steroidhormone der Nebennierenrinde und ihre synthetischen Derivate bezeichnet. Nach ihren vorherrschenden Wirkungen auf den Kohlenhydratstoffwechsel und den Elektrolythaushalt werden sie in Glucocorticoide und Mineralocorticoide eingeteilt. Sie haben ein weites Spektrum physiologischer und pharmakologischer Wirkungen und werden im wesentlichen für zwei verschiedene Zwecke therapeutisch eingesetzt.

In niedrigen physiologischen Mengen dienen sie zur Hormonsubstitution bei *Nebennierenrindeninsuffizienz*, wie z. B. bei Morbus Addison und adrenogenitalem Syndrom. Als natürliches Nebennierenrindenhormon wird Cortisol (Hydrocortison) bevorzugt, weil es gleichzeitig glucocorticoide und mineralocorticoide Eigenschaften hat.

In höheren pharmakologischen Dosen werden Glucocorticoide eingesetzt, um *Entzündungserscheinungen* und *immunologische Reaktionen* zu unterdrücken. Als Standardsteroid wird Prednisolon aus der Gruppe der nicht-fluorierten Glucocorticoide verwendet, weil es nur noch geringe mineralocorticoide Aktivität besitzt und am längsten in die Therapie eingeführt ist. Zu den wichtigsten Indikationen gehören rheumatische und allergische Krankheiten, Asthma bronchiale und Kollagenosen. Die inhalativen Glucocorticoide werden bei den Bronchospasmolytika und Antiasthmatika (Kapitel 18) besprochen. Wegen der Risiken der Langzeitbehandlung werden orale Glucocorticoide nur bei Versagen anderer Therapiemöglichkeiten und immer nur möglichst kurzfristig eingesetzt.

Verordnungsspektrum

Glucocorticoide lassen sich nach pharmakologischen Kriterien in nichtfluorierte und fluorierte Glucocorticoide sowie Depotpräparate einteilen. In den letzten Jahren zeigten die nichtfluorierten Gluco-

20

corticoide bis 1996 eine kontinuierliche Zunahme und sind seitdem weitgehend konstant geblieben. Die fluorierten Glucocorticoide und die Depotpräparate haben sich dagegen seit der Wiedervereinigung nur wenig verändert. Damit haben sich die nichtfluorierten Glucocorticoide eindeutig als therapeutische Option durchgesetzt (Abbildung 20.1). Verordnungen und Umsätze waren dagegen 1998 wieder leicht rückläufig (Tabelle 20.1).

Nichtfluorierte Glucocorticoide

Führendes Präparat dieser Gruppe sind *Decortin-H Tabl.* (Tabelle 20.2). Prednisolon hat im Vergleich zu dem natürlichen Nebennierensteroid Cortisol (Hydrocortison) nur noch eine geringe Mineralocorticoidaktivität und löst daher seltener Natriumretention, Ödembildung und Hypokaliämie aus. Darüber hinaus hat Prednisolon pharmakokinetische Vorteile gegenüber seinem Prodrug Prednison, weil es bereits die aktive Wirkform darstellt, während Prednison erst durch die hepatische 11β-Hydroxysteroiddehydrogenase in seinen aktiven Metaboliten Prednisolon umgewandelt werden muß. Da diese Umwandlung ca. 1 h benötigt, wirkt Prednisolon bei akuten Therapieindikationen schneller als Prednison. Außerdem wird Prednisolon

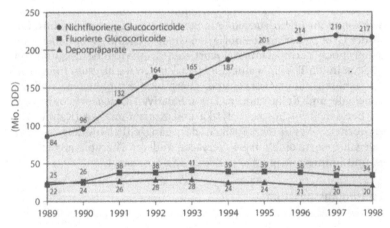

Abbildung 20.1: Verordnungen von Glucocorticoiden 1989 bis 1998
Gesamtverordnungen nach definierten Tagesdosen (ab 1991 mit neuen Bundesländern)

Tabelle 20.1: Verordnungen von Corticosteroiden 1998
Angegeben sind die verordnungshäufigsten Präparate mit Verordnungsrang, Verordnungen und Umsatz 1998 im Vergleich zu 1997.

Rang	Präparat	Verordnungen in Tsd.	Änd. %	Umsatz Mio. DM	Änd. %
191	Decortin-H Tabl.	773,5	+2,4	16,5	+6,1
255	Decortin Tabl./Perlen	626,2	+8,9	19,6	+11,4
292	Urbason	572,2	−12,0	48,8	−7,7
382	Rectodelt	470,9	−11,4	9,3	−12,5
418	Prednisolon-ratiopharm Tabl.	433,8	+18,5	6,3	+13,6
735	Prednisolon Jenapharm	261,5	−18,8	3,9	−17,8
923	Volon A Kristallsusp.	206,5	−4,9	7,3	+2,2
940	Predni-H-Tablinen	203,1	−7,4	2,9	−28,8
969	Supertendin-Depot N	195,9	−9,0	5,6	−4,9
1034	Triamhexal	181,3	−2,8	3,5	+6,7
1079	Lipotalon Amp.	168,8	−4,7	3,1	−5,5
1081	Celestamine N	168,6	+1,8	4,4	+3,0
1114	Solu-Decortin H	162,9	+0,4	7,8	+5,4
1135	Decaprednil	160,5	−34,5	2,8	−35,2
1136	Dexa-Phlogont L	160,3	−17,6	2,6	−16,2
1415	Ultralan-oral	122,3	−10,5	9,8	−9,0
1434	duraprednisolon	120,1	−10,6	1,6	−6,5
1519	Prednison Dorsch	112,5	−21,8	3,3	−20,3
1605	Prednihexal	102,2	+18,4	1,0	−5,4
1666	Fortecortin Tabl.	96,5	+2,0	20,3	+19,3
1745	Syntestan	90,1	−22,9	9,4	−13,9
1766	Triam Lichtenstein Amp.	88,7	+18,5	1,8	+30,4
1812	Dexaflam Amp.	85,5	+4,6	0,6	−0,2
1827	Dexa-Allvoran Amp.	84,3	−4,2	0,7	−13,0
1893	Metypred	79,2	−24,3	7,3	−17,1
1908	Hydrocortison Hoechst Tbl.	78,4	−6,7	9,9	+0,8
1980	Predni-M-Tablinen	73,3	+25,6	4,3	+16,4
Summe		5879,0	−5,0	214,2	−2,7
Anteil an der Indikationsgruppe		80,6 %		80,4 %	
Gesamte Indikationsgruppe		7290,4	−4,4	266,5	−1,3

nach oraler Gabe zuverlässiger als Prednison resorbiert (Frey und Frey 1990). *Decortin H* weist 1998 auch die höchste Zunahme unter den Prednisolonpräparaten auf.

An zweiter Stelle folgt erstmals ein Prednisonpräparat (*Decortin Tabl./Perlen*), nachdem das erheblich teurere *Urbason* (Methylprednisolon) zurückgefallen ist. Aber auch Prednisonpräparate sind ca. 50 % teurer als die Prednisolonpräparate, was in Anbetracht der pharmakokinetischen Vorteile von Prednisolon schwer verständlich ist. Ein weiteres Prednisonpräparat ist *Rectodelt*, für das eine rektale

20

Tabelle 20.2: Verordnungen von Glucocorticoiden 1998 (Monopräparate)
Angegeben sind die 1998 verordneten Tagesdosen, die Änderungen gegenüber
1997 und die mittleren Kosten je DDD 1998.

Präparat	Bestandteile	DDD in Mio.	Änderung in %	DDD-Kosten in DM
Nichtfluorierte Glucocorticoide				
Decortin-H Tabl.	Prednisolon	47,0	(+14,1)	0,35
Decortin Tabl./Perlen	Prednison	35,1	(+15,3)	0,56
Urbason	Methylprednisolon	30,2	(−7,6)	1,61
Prednisolon-ratiopharm Tabl.	Prednisolon	22,4	(+12,3)	0,28
Rectodelt	Prednison	12,0	(−14,2)	0,77
Predni-H-Tablinen	Prednisolon	10,2	(−0,4)	0,28
Prednisolon Jenapharm	Prednisolon	8,9	(−18,1)	0,44
Decaprednil	Prednisolon	8,1	(−32,3)	0,34
Prednison Dorsch	Prednison	6,2	(−22,0)	0,53
Solu-Decortin H	Prednisolonhydrogen-succinat	4,9	(+0,7)	1,59
Metypred	Methylprednisolon	4,8	(−14,5)	1,52
duraprednisolon	Prednisolon	4,5	(−13,9)	0,37
Syntestan	Cloprednol	3,5	(−13,3)	2,69
Predni-M-Tablinen	Methylprednisolon	3,2	(+30,8)	1,33
Hydrocortison Hoechst Tbl.	Hydrocortison	2,6	(−6,2)	3,84
		203,7	(−0,3)	0,75
Fluorierte Glucocorticoide				
Fortecortin Tabl.	Dexamethason	14,9	(+21,3)	1,36
Ultralan-oral	Fluocortolon	5,8	(−10,4)	1,69
Celestamine N	Betamethason	1,8	(+2,4)	2,52
Lipotalon Amp.	Dexamethasonpalmitat	0,7	(−6,2)	4,76
Dexaflam Amp.	Dexamethasonphosphat	0,6	(−0,1)	0,90
Dexa-Allvoran Amp.	Dexamethason-dihydrogenphosphat	0,6	(−14,4)	1,23
		24,4	(+8,2)	1,60
Depotpräparate				
Triamhexal	Triamcinolonacetonid	7,4	(+12,6)	0,47
Volon A Kristallsusp.	Triamcinolonacetonid	6,5	(+2,4)	1,14
Triam Lichtenstein Amp.	Triamcinolon	1,0	(+27,1)	1,85
Prednihexal	Prednisolonacetat	0,9	(−7,2)	1,12
		15,7	(+7,7)	0,86
Summe		243,7	(+1,0)	0,85

20

Bioverfügbarkeit von nur knapp 30 % gemessen wurde. Die Suppositorien wurden bisher zu 90 % an Kinder verordnet, ohne daß sie entsprechend als Kinderarzneiformen gekennzeichnet sind. Vom Hersteller wird für Kinder an erster Stelle die Anwendung bei stenosierender Laryngitis (Croup-Syndrom) genannt. Nach jahrzehntelanger Diskussion ist der therapeutische Nutzen von Glucocorticoiden bei dieser Indikation in mehreren kontrollierten Studien nachgewiesen worden (Klassen et al. 1994). Dazu gehört die Gabe von intramuskulärem Dexamethason, oralem Prednisolon und inhalativem Budesonid, während zu rektalem Prednison nach einer Medline-Recherche bisher keine kontrollierten Untersuchungen publiziert wurden.

Cloprednol (*Syntestan*) ist ein chloriertes Prednisolon, das nach den früheren hohen Zuwachsraten von 30–50 % seit 1997 rückläufig ist (Tabelle 20.2). Der Grund dafür dürften seine hohen Tagestherapiekosten sein, die nicht durch entsprechende Vorteile belegt sind. Bei älteren Patienten soll der Calciumverlust der Knochen nach Cloprednol geringer als nach Prednison sein (Medici und Rüegsegger 1990). Der bei einer kleinen Untergruppe postmenopausaler Frauen erhobene Unterschied (4,5 %) ist jedoch nicht verwertbar, weil sich bereits die Ausgangswerte der Knochendichte wesentlich stärker unterschieden (24 %).

Fluorierte Glucocorticoide

Fluorierte Glucocorticoide haben im Gegensatz zu Prednisolon keine mineralocorticoiden Wirkungen. Die Wirkungsdauer von Betamethason und Dexamethason ist erheblich länger als die von Prednisolon. Sie werden daher für die gezielte Hypophysenhemmung eingesetzt, sind aber für die übliche einmal morgendliche Dosierung am Gipfelpunkt der zirkadianen Rhythmik nicht geeignet. Vorteilhaft ist die längere Wirkungsdauer bei der intraartikulären Lokaltherapie, für die mehrere Dexamethasonpräparate eingesetzt werden. Verglichen mit den nichtfluorierten Präparaten liegen die täglichen Therapiekosten der fluorierten Glucocorticoide mehr als doppelt so hoch. Die Verordnungen dieser Gruppe lagen wieder höher, so daß ihr Anteil auf etwas über 10 % der Verordnungen aller Monopräparate angestiegen ist (Tabelle 20.2).

20

Depotpräparate

Depotcorticosteroide zur intramuskulären Injektion bei Heufieber und anderen Allergien werden seit langem als nebenwirkungsreiche Präparate mit fragwürdigen Indikationen kritisiert (Köbberling 1979). Im Vergleich zur oralen Therapie sind die atrophischen Veränderungen an Haut, Knochen und Muskulatur (sogenannte „Triamcinolonlöcher") bei Langzeitgabe besonders ausgeprägt. Die intramuskulären Depotpräparate sollten zum Schutz der Patienten möglichst bald verboten werden, denn auch 1998 sind die verordneten Tagesdosen wieder gestiegen. Auch in Großbritannien wurde kürzlich die Überprüfung der Zulassung der Indikation für Heufieber gefordert (N.N. 1999).

Dagegen kann die intraartikuläre Injektion eines Glucocorticoids bei akuten Entzündungserscheinungen einer aktivierten Arthrose eine sinnvolle Maßnahme sein (Krüger und Schattenkirchner 1999, Lemmel 1998). Trotz der intraartikulären Injektion wird die endogene Cortisolproduktion über einen Zeitraum von 10–30 Tagen supprimiert und der zirkadiane Rhythmus der hypothalimisch-hypophysären Steuerung der Nebennierenrinde gestört (Huppertz und Pfuller 1997). Wenn in schwersten Fällen akuter Periarthropathien Ruhigstellung, Kryotherapie und systemische Gabe von nichtsteroidalen Antiphlogistika nicht ausreichend sind, kann eine gezielte periartikuläre Injektion von Glucocorticoiden hilfreich sein. Allerdings entfällt nur ein kleiner Teil der Verordnungen von *Triamhexal*, *Volon A Kristallsuspension* und *Prednihexal* auf Arzneiformen, die ausschließlich für die sinnvolle intraartikuläre und intrafokale Anwendung angeboten werden. Die Depotcorticosteroide zur intramuskulären systemischen Anwendung werden wegen dieser Abgrenzungsprobleme trotzdem weiterhin als Arzneimittel mit unumstrittener Wirksamkeit klassifiziert.

Kombinationspräparate

20

Fixe Kombinationen aus Glucocorticoiden und anderen Arzneimitteln, insbesondere Antirheumatika werden allgemein abgelehnt, weil Glucocorticoide genau dosiert werden müssen und die Kombination zur unnötigen und unkontrollierten Anwendung der Steroide verführt (Habermann und Löffler 1983).

Tabelle 20.3: Verordnungen von Glucocorticoiden 1998 (Kombinationspräparate)
Angegeben sind die 1998 verordneten Tagesdosen, die Änderungen gegenüber
1997 und die mittleren Kosten je DDD 1998.

Präparat	Bestandteile	DDD in Mio.	Änderung in %	DDD-Kosten in DM
Supertendin-Depot N	Dexamethasonacetat Lidocain	8,6	(−2,7)	0,65
Dexa-Phlogont L	Dexamethason Prednisolon Lidocain	0,7	(−16,3)	3,92
Summe		9,2	(−3,8)	0,88

Seit 1991 sind in dieser Gruppe nur noch zwei Kombinationspräparate vertreten, die zusätzlich zu den Glucocorticoiden ein Lokalanästhetikum enthalten (Tabelle 20.3). Bei Periarthropathien mit sehr starken Schmerzen kann eine gezielte Infiltration von Glucocorticoiden hilfreich sein, ggf. zusätzlich auch vermischt mit einem Lokalanästhetikum zur akuten Schmerzlinderung. Fixe Kombinationen von Glucocorticoiden und Lokalanästhetika werden in der Standardliteratur nicht erwähnt (Krüger und Schattenkirchner 1999, Kelley et al. 1997, Hettenkofer 1998). *Dexa-Phlogont L* enthält neben dem Lokalanästhetikum noch ein zweites Glucocorticoid zur täglichen intramuskulären Initialtherapie. Die fixe Kombination von zwei gleichartig wirkenden Glucocorticoiden ist pharmakologisch nicht begründbar und damit entbehrlich.

Literatur

Frey B.M., Frey F.J. (1990): Clinical pharmacokinetics of prednisone and prednisolone. Clin. Pharmacokinet. 19: 126–146.
Habermann E., Löffler H. (1983): Spezielle Pharmakologie und Arzneitherapie. 4. Auflage, Springer-Verlag, Berlin Heidelberg New York, S. 283.
Hettenkofer H.-J. (Hrsg.) (1998): Rheumatologie, 3. Aufl., Georg Thieme Verlag, Stuttgart New York, S. 289–290.
Huppertz H.I., Pfuller H. (1997): Transient suppression of endogenous cortisol production after intraarticular steroid therapy for chronic arthritis in children. J. Rheumatol. 24: 1833–1837.
Kelley W.N., Ruddy S., Harris E.D., Sledge C.B. (eds.) (1997): Textbook of rheumatology, 5th ed., W.B. Saunders Company, Philadelphia, London, Toronto, Montreal, Sydney, Tokyo, pp. 594–599.

20

Klassen T.P., Feldman M.E., Watters L.K. Sutcliffe T., Rowe P.C. (1994): Nebulized budesonide for children with mild-to-moderate croup. New Engl. J. Med. 331: 285–289.

Köbberling J. (1979): Gefahren der Depotkortikoid-Therapie. Internist. Welt 4: 118–122.

Krüger K., Schattenkirchner M. (1999): Rheumatische Erkrankungen. In: Paumgartner G. (Hrsg.): Therapie innerer Krankheiten. Springer, Berlin Heidelberg New York, S. 1069–1108.

Lemmel E.M. (1998): Rheumatischer Formenkreis. In: Weihrauch T. (Hrsg.): Internistische Therapie 98/99, 12. Aufl. Urban & Schwarzenberg, München Wien Baltimore, S. 824–857.

Medici T.C., Rüegsegger P. (1990): Does alternate-day cloprednol therapy prevent bone loss? A longitudinal double-blind, controlled clinical study. Clin. Pharmacol. Ther. 48: 455–466.

N.N. (1999): Any place for depot triamcinolone in hay fever? Drug Ther. Bull. 37: 17–18.

20

21. Dermatika und Wundbehandlungsmittel

U. FRICKE

Dermatika zählen zu den verordnungsstärksten Arzneimitteln. Ihre Anwendungsgebiete sind sehr unterschiedlich. Entsprechend heterogen sind die Stoffklassen, die von wirkstofffreien Zubereitungen bis zu hochwirksamen Corticosteroidexterna reichen.

Verordnungsspektrum

Die Verordnung der Dermatika war 1998 erneut rückläufig, wenn auch nicht so ausgeprägt wie im Vorjahr (Tabelle 21.1). Mit Ausnahme der Aknemittel, Keratoplastika sowie der Gruppe der sonsti-

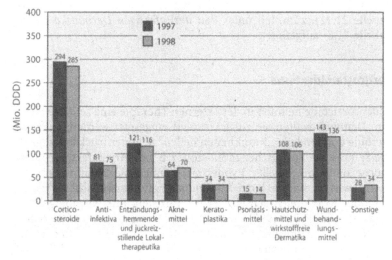

Abbildung 21.1: Verordnungen von Dermatika und Wundbehandlungsmitteln 1998
DDD der 2000 meistverordneten Arzneimittel

21

gen Dermatika sind von diesem Trend in unterschiedlicher Ausprägung wieder alle Indikations- bzw. Stoffgruppen dieses Marktsegments betroffen (Abbildung 21.1).

Unter den 2000 meistverordneten Fertigarzneimitteln finden sich 1998 insgesamt 114 dermatologische Präparate, vier weniger als im Vorjahr. Sie machen 77,1 % aller Verordnungen dieses Marktsegmentes aus. Im Vergleich zu anderen Indikationsgruppen entspricht dies – trotz der hohen Zahl an Handelspräparaten – einem relativ geringen Marktanteil und weist damit auf einen hohen Verordnungsanteil weiterer Fertigarzneimittel geringerer Bedeutung hin. Am häufigsten werden – wie in den Vorjahren – Corticosteroide verordnet, auf sie allein entfällt bereits ein Drittel der verordneten Tagesdosen aller Dermatika. Auch die zum Teil im Rahmen der Intervalltherapie im Wechsel mit den Corticosteroiden eingesetzten wirkstofffreien Dermatika und Hautschutzmittel werden mit 12 % überdurchschnittlich häufig verordnet. Mit einem Verordnungsanteil von 13 % ebenfalls häufiger verordnet als die anderen Stoffgruppen werden ferner entzündungshemmende und juckreizstillende Lokaltherapeutika (Abbildung 21.1).

Entsprechend dem allgemeinen Trend hat 1998 auch die Verordnung von Wundbehandlungsmitteln wieder abgenommen (Tabelle 21.2). Die Mittel werden nachfolgend aus pharmakologisch-praktischen Gründen zum Teil in einem eigenständigen Abschnitt (siehe Tabelle 21.12), zum Teil unter den *antiinfektiven Dermatika* (siehe Tabelle 21.6) aufgeführt.

Corticosteroidexterna

Glucocorticoide nehmen in der externen Therapie eine zentrale Stelle ein. Dennoch sollten sie zurückhaltend eingesetzt werden. Corticosteroide können keine Krankheiten heilen, sie unterdrücken lediglich die Symptome. Bei falscher Indikation, z. B. bei Virusinfekten, Tuberkulose oder mikrobieller Pyodermie, können sie sogar verschlimmernd wirken. Eine zu lange Anwendung ruft unerwünschte Wirkungen oder Krankheitswechsel hervor (Hornstein und Nürnberg 1985, Fülgraff und Palm 1997). In der Fachliteratur finden sich daher immer wieder Hinweise auf einen kritischen Einsatz von Glucocorticoiden, sowohl in bezug auf die Indikation als auch im Hinblick auf das einzusetzende Steroid (Savin 1985, Niedner und Ziegenmeyer 1992, Niedner 1996).

21

Tabelle 21.1: Verordnungen von Dermatika 1998
Angegeben sind die verordnungshäufigsten Präparate mit Verordnungsrang, Verordnungen und Umsatz 1998 im Vergleich zu 1997.

Rang	Präparat	Verordnungen in Tsd.	Änd. %	Umsatz Mio. DM	Änd. %
83	Fucidine Gel etc.	1332,0	−3,5	23,1	+1,3
91	Dermatop	1260,2	−1,6	28,7	−1,0
106	Linola	1180,9	−9,9	27,3	−5,4
178	Ecural	825,4	+12,2	19,9	+16,0
202	Tannosynt	742,6	−5,7	11,3	−1,2
244	Advantan	654,8	+13,3	13,5	+13,0
271	Tannolact	605,9	−0,5	10,1	+9,0
282	Verrumal	581,5	−0,2	13,0	+2,1
312	Parfenac	541,2	−8,5	9,9	−8,3
326	Anaesthesulf P	519,2	−7,9	6,7	−7,7
344	Nebacetin Puder etc.	500,7	−10,6	9,8	−8,2
394	Alfason Creme etc.	462,8	+38,4	12,0	+19,2
439	Dermoxin/Dermoxinale	422,8	−2,2	13,7	−0,5
444	Fucidine plus	420,2	−4,9	9,7	+0,6
498	Zovirax Creme	381,4	−13,2	6,4	−14,8
504	Betnesol-V Creme etc.	379,2	−8,3	14,1	−4,7
506	Linola-H N	377,8	−4,5	9,1	−2,7
602	Aciclovir-ratiopharm Creme	316,6	+9,6	3,5	+5,4
610	Refobacin Creme/Puder	314,0	−9,5	3,7	−7,6
613	Ultralan Creme etc.	312,9	−13,2	11,9	−9,2
622	Optiderm/-F Creme	310,4	+8,3	8,9	+16,2
626	Guttaplast	309,1	+1,9	1,6	+10,5
656	Sofra-Tüll	296,2	−8,6	7,2	−6,0
674	Basodexan	290,4	−0,6	5,9	−2,1
700	Aknemycin Lösung/Salbe	278,5	+2,4	4,4	−0,0
705	Psorcutan	274,7	+1,0	27,5	+6,8
725	Ell-Cranell	266,1	−18,7	9,4	−17,2
726	Jellin	265,9	−16,3	6,9	−11,6
727	Kortikoid-ratiopharm/F	265,3	−12,3	3,4	−14,6
752	Jellin polyvalent	255,2	+7,3	7,4	+12,3
765	Elacutan	251,9	−8,1	5,1	−4,0
773	Aknemycin Emulsion	247,7	+236,7	5,8	+293,6
797	Kaban Creme/Salbe	240,9	−6,4	5,8	−4,9
805	Betagalen	238,3	+11,5	4,2	+15,0
847	Benzaknen	228,6	+1,9	3,8	+0,8
851	Acic Hexal Creme	227,3	−6,2	2,4	−7,7
858	Diprogenta Creme/Salbe	226,1	−3,9	9,9	+4,8
859	Amciderm	225,7	+19,7	7,4	+15,9
905	Duofilm	211,9	+4,6	2,7	+5,3
911	Ichtholan	211,3	−2,2	3,6	−0,1
913	PanOxyl	209,5	+19,2	3,8	+27,0
954	Skinoren Creme	198,9	−4,2	7,6	+2,2
964	Zineryt	196,7	+4,5	7,3	+6,8
968	Betadermic	196,2	+2,0	3,2	+4,3

21

Tabelle 21.1: Verordnungen von Dermatika 1998 (Fortsetzung)
Angegeben sind die verordnungshäufigsten Präparate mit Verordnungsrang, Verordnungen und Umsatz 1998 im Vergleich zu 1997.

Rang	Präparat	Verordnungen in Tsd.	Änd. %	Umsatz Mio. DM	Änd. %
987	Ilon-Abszeß-Salbe	190,5	+5,6	2,1	+12,4
989	Karison	189,9	+6,8	4,8	+11,0
997	TriamSalbe/Creme Lichtenst.	188,7	+1,7	1,9	+3,7
1012	Topisolon Salbe/Lotio	186,2	−15,1	16,1	+153,8
1016	Ingelan Puder	184,7	−15,4	2,5	−5,9
1041	Contractubex Gel	179,2	+3,1	6,2	+25,0
1049	Sulmycin mit Celestan-V	176,0	−2,4	7,1	+1,6
1082	Flammazine	168,3	−15,1	4,7	−19,4
1085	Volon A (antibiotikafrei)/N	167,9	−4,8	2,7	−8,8
1097	Iruxol	166,1	−21,5	10,0	−21,9
1103	Asche Basis-Creme/Salbe	165,0	−5,4	2,4	+0,1
1116	Dermatop Basis	162,4	−6,8	2,7	−6,0
1118	duradermal	162,3	−15,2	2,6	−15,5
1124	Differin	161,6	+2,1	3,6	+5,4
1125	Sanoxit/MT	161,6	−4,3	2,4	−4,4
1134	Hydrocortison-Wolff	160,6	+2,3	2,1	+5,0
1160	Ell-Cranell alpha	156,5	+856,3	5,1	+917,4
1166	Halicar	155,2	−6,5	3,0	−1,8
1187	Basocin	150,5	+8,9	4,4	+7,5
1198	Ichthoseptal	149,2	−9,3	4,1	−6,3
1208	Prednisolon Salbe LAW	147,6	−16,8	2,6	−17,6
1212	Roaccutan	147,4	+32,7	39,7	+35,9
1234	Anaesthesin Creme etc.	144,8	+4,0	2,2	+4,7
1241	Leioderm P-Creme	144,1	−16,4	2,5	−13,7
1260	Sulmycin Creme/Salbe	141,0	−0,8	3,1	−4,9
1273	Aciclostad Creme	140,2	+13,3	1,6	+10,6
1309	Kabanimat	135,2	−12,6	2,5	−7,5
1337	Kelofibrase	131,9	−1,2	3,3	−0,3
1359	Cordes BPO Gel	129,2	−16,9	1,8	−14,4
1362	Hydrodexan Creme	128,9	−22,9	4,4	−23,6
1375	Alpicort F	127,4	−11,9	3,1	−8,8
1391	Sweatosan N	125,3	+16,3	4,5	+21,3
1394	Jellin-Neomycin	124,6	−8,2	2,7	−8,1
1439	Verrucid	119,7	+16,1	1,6	+20,0
1450	Aknefug simplex	118,5	−12,3	1,8	−14,0
1455	Triamgalen	117,8	+65,1	1,7	+76,1
1497	Alpicort	114,3	−6,6	1,8	−3,0
1507	Triapten	113,5	−13,3	3,1	−12,1
1517	Pandel	112,6	−10,0	2,0	−8,9
1518	Vaspit	112,5	−11,6	1,4	−5,6
1523	Nubral	112,2	+40,1	2,8	+37,4
1526	Inderm	111,3	+6,7	2,0	−3,9
1529	Collomack	110,6	−7,6	0,8	+5,7
1535	Gentamycin Salbe etc. medph.	109,6	+9,2	1,8	+13,3
1550	Bufexamac-ratiopharm	108,0	−15,4	1,5	−17,3

21

Tabelle 21.1: Verordnungen von Dermatika 1998 (Fortsetzung)
Angegeben sind die verordnungshäufigsten Präparate mit Verordnungsrang, Verordnungen und Umsatz 1998 im Vergleich zu 1997.

Rang	Präparat	Verordnungen in Tsd.	Änd. %	Umsatz Mio. DM	Änd. %
1553	Eryaknen	107,8	−0,5	1,7	−0,2
1595	Berniter Kopfhaut-Gel	103,2	−4,1	3,2	+1,0
1642	Terracortril Salbe etc.	98,7	−12,3	2,3	−10,5
1665	Volon A Tinktur N	96,5	−10,8	2,4	−6,6
1707	Lomaherpan	93,2	+13,1	1,3	+15,9
1735	Remederm Widmer	90,9	+11,9	2,3	+11,1
1764	Azulon Kamillen-Puder/Creme	88,8	−16,0	1,2	−9,2
1775	Cordes Beta	88,2	−22,4	2,0	−17,6
1779	Laceran Salbe	87,9	−28,2	2,0	−30,8
1810	Aknichthol N/-soft N	85,6	−6,5	2,8	−6,3
1813	Aknefug-oxid Gel	85,4	−12,2	1,0	−11,3
1814	Cerson Salbe/Creme	85,4	−22,9	2,4	−17,1
1816	Dexa-Loscon mono	85,2	−18,3	3,3	−17,8
1830	Aureomycin Salbe	84,2	−1,4	1,8	−0,8
1852	Triamcinolon Wolff	82,6	−20,4	1,2	−15,8
1862	Dexamethason-Salbe LAW	82,1	−0,8	2,2	+1,7
1864	Diprosalic Lösung/Salbe	81,7	−3,2	5,0	+3,6
1868	Soventol Hydrocortison	81,4	−11,7	1,1	−5,7
1901	Brasivil Paste	78,8	−0,4	1,6	+7,9
1904	Fumaderm	78,7	−3,8	18,6	+26,8
1905	Jomax	78,5	−8,2	1,0	−4,8
1920	Curatoderm	77,7	−28,3	6,3	−30,6
1936	Beta-Lichtenstein	76,5	+24,3	1,1	+23,8
1954	Linola-sept	75,1	−5,7	0,7	+0,2
1993	Topsym/-F	72,3	−20,1	2,1	−15,9
Summe		26711,6	−2,1	670,3	+3,9
Anteil an der Indikationsgruppe		77,1 %		75,5 %	
Gesamte Indikationsgruppe		34653,8	−2,7	887,9	+2,8

Die heute verfügbaren Corticosteroide werden nach ihren erwünschten entzündungshemmenden und unerwünschten atrophisierenden Wirkungen in mehrere Gruppen eingeteilt (Niedner 1996). Sie reichen von schwach wirksamen Steroiden wie Hydrocortison mit entsprechend geringem Risiko unerwünschter Wirkungen bis zu den fluorierten Corticosteroiden mit hoher Wirksamkeit wie Clobetasol, die dann aber bei längerer Anwendung auch das Risiko erheblicher unerwünschter Wirkungen in sich bergen. Da direkt vergleichende Untersuchungen zur Wirksamkeit topischer Corticosteroide fehlen und darüber hinaus konzentrationsabhängige Verschiebungen von

21

Tabelle 21.2: Verordnungen von Wundbehandlungsmitteln 1998
Angegeben sind die verordnungshäufigsten Präparate mit Verordnungsrang, Verordnungen und Umsatz 1998 im Vergleich zu 1997.

Rang	Präparat	Verordnungen in Tsd.	Änd. %	Umsatz Mio. DM	Änd. %
133	Betaisodona Salbe etc.	1028,1	−3,0	16,1	−3,1
189	Panthenol-ratiopharm	783,1	−12,9	6,0	−13,5
197	Mirfulan Wund-Heilsalbe	755,8	+9,3	12,2	+16,6
218	Bepanthen Roche Salbe/Lsg.	706,6	−9,6	7,2	−7,2
301	Panthenol Lichtenstein	556,0	+2,1	3,9	−4,2
620	Freka-cid	310,7	−9,3	3,5	−5,7
688	Fibrolan	284,9	−10,3	18,7	−7,8
734	Mitosyl	261,7	−0,9	4,7	+5,9
966	PVP Jod-ratiopharm	196,4	−13,3	2,3	−15,0
977	Hametum Salbe	194,0	−3,2	3,2	−0,8
1014	Desitin Salbe/Salbenspray	184,9	−5,8	2,1	−4,1
1138	Braunovidon Salbe/Gaze	160,2	+0,3	2,5	+0,7
1237	Pyolysin-Salbe	144,5	−6,8	1,9	−7,1
1321	Panthogenat	133,8	−20,0	1,1	−20,5
1355	Oleo-Tüll	129,7	−9,0	4,1	+3,5
1380	Zinkoxidemulsion/Salbe LAW	126,9	−5,6	1,4	−2,7
1598	Mirfulan N	102,8	−8,8	1,6	−3,0
1630	Pantederm Salbe	100,0	−5,1	1,1	−4,7
1708	Traumasept Wund-/Heils. etc.	93,2	−5,4	0,8	−3,9
1742	Kamillosan Creme/Salbe/Bad	90,3	+16,2	1,7	+42,1
1794	Dexpanthenol Heumann	86,6	−1,9	0,7	+3,8
1818	Furacin-Sol	84,9	−5,1	1,3	+5,0
1911	Polysept Salbe	78,2	+31,7	0,8	+21,0
1931	Zinksalbe von ct	77,0	+9,2	0,8	+2,8
	Summe	6670,4	−4,5	99,6	−2,2
	Anteil an der Indikationsgruppe	91,1 %		91,2%	
	Gesamte Indikationsgruppe	7320,7	−5,9	109,3	−4,8

einer Gruppe in die andere möglich sind, ist eine solche Einteilung allerdings nicht immer einheitlich und sollte daher nur als grobe Richtlinie angesehen werden. Auch können die Hautbeschaffenheit und Lokalisation einer Dermatose die Kinetik der Glucocorticoide beeinflussen und schließlich die Wirkungsintensität der externen Steroide je nach verwendeter Grundlage (Galenik) sehr unterschiedlich sein. Um das Risiko unerwünschter lokaler und systemischer Wirkungen möglichst gering zu halten, werden stark bis sehr stark wirksame Glucocorticoide (z.B. Clobetasol, Betamethason) in der Regel nur kurzfristig und kleinflächig angewendet. Schwach wirksame Corticosteroide (z.B. Hydrocortison, Prednisolon) eignen sich dagegen

21

auch für eine längerfristige und großflächige Anwendung bzw. für eine Applikation bei Kindern. Die Lokaltherapie mit einem Corticosteroid sollte zunächst mit dem am stärksten wirksamen Präparat begonnen werden, das die Dermatose unter Berücksichtigung der Lokalisation und Ausprägung gerade noch zuläßt. Die weitere Behandlung sollte jedoch immer mit dem schwächsten, gerade noch effektiven Glucocorticoid durchgeführt werden. Schließlich wird die Therapie im Wechsel mit einer steroidfreien Basissalbe/creme fortgeführt (Intervalltherapie, siehe Tabelle 21.11), bis eine ausschließlich wirkstofffreie Nachbehandlung möglich ist (Ring und Fröhlich 1985, Savin 1985, Niedner und Ziegenmeyer 1992, Niedner 1996).

Monopräparate

Corticosteroid-haltige Lokaltherapeutika werden überwiegend als Monopräparate verordnet (Tabelle 21.3). Nennenswerte Veränderungen gegenüber dem Vorjahr zeigen sich 1998 nicht. Verschiedenen, z. T. deutlichen Verordnungsrückgängen stehen entsprechende Verordnungssteigerungen (z. B. *Triamgalen*, siehe unten) gegenüber.

Der Einsatz der schwach wirksamen Glucocorticoide entspricht allgemeinen Therapieempfehlungen (siehe oben). Neben den bereits früher dieser Gruppe zugeordneten Steroiden Hydrocortison und Prednisolon werden hier auch Fluocortin und Dexamethason aufgeführt (Niedner und Ziegenmeyer 1992, Niedner 1996). Das klinisch relativ schwach wirksame Dexamethason wird allerdings aufgrund seiner guten perkutanen Resorption insbesondere bei längerer Anwendung mit nicht unerheblichen unerwünschten Wirkungen in Zusammenhang gebracht. Fluocortin wird dagegen bereits in der Haut (oder sehr rasch im Blut bzw. in der Leber) inaktiviert, so daß sich hieraus ein relativ günstiges Nutzen-Risiko-Verhältnis ableiten läßt. Die schwach wirksamen Corticosteroide wurden – wie im Vorjahr – insgesamt seltener verordnet. Wirtschaftliche Aspekte sind nicht zu erkennen, da sowohl der preiswerteste Vertreter (*Prednisolon Salbe LAW*) als auch das teuerste Präparat dieses Marktsegments (*Dexa Loscon mono*) überdurchschnittliche Verordnungsrückgänge aufweisen. Auch die gegenüber dem Vorjahr häufiger verordneten *Dexamethason Salbe LAW* bzw. *Hydrocortison-Wolff* gehören letztlich unterschiedlichen Preiskategorien an.

21

Tabelle 21.3: Verordnungen corticosteroidhaltiger Dermatika 1998 (Monopräparate)
Angegeben sind die 1998 verordneten Tagesdosen, die Änderungen gegenüber 1997 und die mittleren Kosten je DDD 1998.

Präparat	Bestandteile	DDD in Mio.	Änderung in %	DDD-Kosten in DM
Schwach wirksame Corticosteroide				
Linola-H N	Prednisolon	8,1	(−2,0)	1,13
Prednisolon Salbe LAW	Prednisolon	5,0	(−18,3)	0,51
Dexamethason-Salbe LAW	Dexamethason	3,2	(+2,0)	0,70
Vaspit	Fluocortin	2,6	(−3,9)	0,56
Hydrocortison-Wolff	Hydrocortison	2,0	(+3,5)	1,02
Dexa-Loscon mono	Dexamethason	1,9	(−18,3)	1,71
Soventol Hydrocortison	Hydrocortison	1,1	(−4,8)	0,99
		23,8	(−6,8)	0,91
Mittelstark wirksame Corticosteroide				
Dermatop	Prednicarbat	40,3	(−1,3)	0,71
Advantan	Methylprednisolon-aceponat	17,6	(+13,1)	0,77
Kaban Creme/Salbe	Clocortolon	8,0	(−4,8)	0,72
Alfason Creme etc.	Hydrocortisonbutyrat	7,0	(+16,9)	1,70
Kabanimat	Clocortolon	5,2	(−5,5)	0,49
Kortikoid-ratiopharm/F	Triamcinolonacetonid	3,8	(−12,6)	0,91
Cerson Salbe/Creme	Flumetason	3,5	(−15,2)	0,69
TriamSalbe/Creme Lichtenst.	Triamcinolonacetonid	3,3	(+5,3)	0,59
Volon A (antibiotikafrei)/N	Triamcinolonacetonid	2,3	(−13,2)	1,17
Triamgalen	Triamcinolon	2,3	(+80,5)	0,74
Triamcinolon Wolff	Triamcinolonacetonid	1,2	(−14,1)	0,97
Pandel	Hydrocortisonbuteprat	1,1	(−6,8)	1,86
		95,6	(+1,3)	0,81
Stark wirksame Corticosteroide				
Ecural	Mometason	23,4	(+15,5)	0,85
Ultralan Creme etc.	Fluocortolon	15,3	(−9,2)	0,78
Betnesol-V Creme etc.	Betamethason	12,3	(−5,1)	1,15
Amciderm	Amcinonid	6,1	(+14,0)	1,20
Jellin	Fluocinolonacetonid	5,6	(−13,3)	1,23
Betagalen	Betamethason	4,8	(+16,7)	0,87
Topisolon Salbe/Lotio	Desoximetason	4,6	(−13,3)	3,52
Cordes Beta	Betamethason	2,2	(−19,3)	0,91
Beta-Lichtenstein	Betamethason	2,0	(+22,4)	0,57
Topsym/-F	Fluocinonid	1,7	(−17,6)	1,21
		78,0	(+0,4)	1,10

21

Tabelle 21.3: Verordnungen corticosteroidhaltiger Dermatika 1998 (Monopräparate) (Fortsetzung)
Angegeben sind die 1998 verordneten Tagesdosen, die Änderungen gegenüber 1997 und die mittleren Kosten je DDD 1998.

Präparat	Bestandteile	DDD in Mio.	Änderung in %	DDD-Kosten in DM
Sehr stark wirksame Corticosteroide				
Dermoxin/Dermoxinale	Clobetasol	15,2	(−1,0)	0,90
Karison	Clobetasol	6,0	(+7,4)	0,79
		21,2	(+1,3)	0,87
Summe		218,7	(+0,0)	0,93

Mittelstark wirksame Corticosteroide wurden 1998 insgesamt wieder etwas häufiger verordnet als im Vorjahr. Eine besonders deutliche Steigerung – und damit erstmals unter den 2000 meistverordneten Fertigarzneimitteln vertreten – erfuhr *Triamgalen*. Es ist nach *Triam-Creme/Salbe Lichtenstein* der preislich zweitgünstigste Vertreter der Triamcinolon-haltigen Corticosteroidpräparate. Auch ersteres wurde gegenüber dem Vorjahr wieder häufiger verordnet. Steigende Verordnungen konnten in diesem Marktsegment schließlich auch *Alfason* und erneut *Advantan* verzeichnen. Letzteres ist nach vergleichenden klinischen Studien Hydrocortisonbutyrat (*Alfason*), Prednicarbat (*Dermatop*) und Betamethason (z. B. *Betnesol-V*) therapeutisch äquivalent und zeichnet sich nach bisherigen Erfahrungen durch ein relativ günstiges Nutzen-Risiko-Verhältnis aus (Schäfer-Korting et al. 1996, Fricke und Klaus 1997). Darüber hinaus gehört *Advantan* zu den eher preiswerten Glucocorticoiden. Aufgrund pharmakokinetischer Besonderheiten ebenfalls günstig beurteilt wird Prednicarbat (*Dermatop*). Es ist bei vergleichbar hoher Wirksamkeit mit geringeren Nebenwirkungen behaftet als andere Vertreter dieser Stoffgruppe. Allerdings ist es wegen der fehlenden Tiefenwirkung auch weniger zur Behandlung infiltrativer Dermatosen geeignet (Schäfer-Korting et al. 1996, Scholz und Schwabe 1997).

In der Gruppe der stark wirksamen Corticosteroide haben *Ecural*, *Amciderm* sowie *Betagalen* und das erstmals vertretene *Beta-Lichtenstein* deutlich zugenommen. Letztere enthalten Betamethason und gehören zu den besonders preiswerten Präparaten dieser Stoffklasse. *Ecural* enthält Mometasonfuroat, einen neueren Glucocorticoidmo-

21

noester mit möglicherweise günstigerem Nutzen-Risiko-Verhältnis (Fricke und Klaus 1995, Schäfer-Korting et al. 1996). Keine erkennbaren Vorteile weist dagegen *Amciderm* auf. Darüber hinaus gehört es eher zu den vergleichsweise teuren Lokalcorticoiden, die sonst mehrheitlich gegenüber dem Vorjahr deutlich zurückhaltender verordnet wurden.

Bei den Glucocorticoiden mit sehr starker Wirksamkeit hat das seit 1995 in diesem Marktsegment vertretene *Karison* abermals zugenommen. Es enthält Clobetasol und ist etwas preiswerter als die wirkstoffidentischen Präparate *Dermoxin/Dermoxinale*.

Corticosteroidkombinationen

Der Einsatz corticosteroidhaltiger Kombinationen (Tabellen 21.4 und 21.5) wird in der Fachliteratur kontrovers beurteilt. So wird zwar in Einzelfällen initial eine kurzzeitige, kombinierte Anwendung von Glucocorticoiden mit einem Antibiotikum oder Antiseptikum durchaus befürwortet, obwohl letztlich eine einheitliche Penetration der einzelnen Wirkstoffe in die Haut und damit die antiinfektive Wirksamkeit des entsprechenden Kombinationspartners nicht sichergestellt sind (Hornstein und Nürnberg 1985, Fülgraff und Palm 1997). Die gute Wirksamkeit der Corticosteroidkomponente beeinflußt jedoch den Patienten und verführt ihn schließlich zu einer unerwünschten Langzeittherapie (Ring und Fröhlich 1985). Aus diesem Grund und weil bis heute unklar ist, ob pathogene Keime (insbesondere Staphylococcus aureus) das ekzematöse Geschehen überhaupt beeinflussen, wird allgemein eine kritische Haltung empfohlen (Gloor 1982, Ring und Fröhlich 1985, Korting 1995, Niedner 1996). Gänzlich abgelehnt wird eine Kombination von extern einsetzbaren Corticosteroiden mit Antibiotika/Antiseptika und Antimyzetika (*Terracortril, Jellin polyvalent*) (Ring und Fröhlich 1985, Niedner und Ziegenmeyer 1992). „Tatsächlich hat sich jedoch weithin das *Ex-juvantibus-Denken* eingebürgert, das auf die Stellung einer Diagnose verzichtet und nur schnellstmöglich mit einer Kombination aus allem Denkbaren zum Erfolg kommen will" (Ring und Fröhlich 1985).

Auch vor einer ungezielten Anwendung Gentamicin-haltiger Lokaltherapeutika (*Diprogenta, Sulmycin mit Celestan V*) wird gewarnt, da auf der Haut resistente Pseudomonasstämme entstehen können, die schließlich Anlaß zu schwer therapierbaren Infektio

Tabelle 21.4: Verordnungen antiinfektivahaltiger Corticosteroidkombinationen 1998
Angegeben sind die 1998 verordneten Tagesdosen, die Änderungen gegenüber 1997 und die mittleren Kosten je DDD 1998.

Präparat	Bestandteile	DDD in Mio.	Änderung in %	DDD-Kosten in DM
Schwach wirksame Corticosteroide				
Leioderm P-Creme	Chinolinolsulfat Prednisolon	1,4	(−18,9)	1,79
Terracortril Salbe etc.	Hydrocortison Oxytetracyclin Polymyxin B	0,9	(−6,6)	2,63
		2,3	(−14,6)	2,11
Mittelstark wirksame Corticosteroide				
Fucidine plus	Hydrocortisonbutyrat Fusidinsäure	2,9	(−7,5)	3,32
Stark wirksame Corticosteroide				
Diprogenta Creme/Salbe	Betamethason Gentamicin	4,8	(−0,4)	2,07
Jellin polyvalent	Fluocinolonacetonid Neomycin Nystatin	3,0	(+9,7)	2,44
Sulmycin mit Celestan-V	Betamethason Gentamicin	2,2	(−4,3)	3,28
Jellin-Neomycin	Fluocinolonacetonid Neomycin	2,0	(−10,8)	1,33
		12,0	(−0,8)	2,25
Summe		17,2	(−4,0)	2,42

innerer Organe oder sogar zu einer Pseudomonassepsis geben könnten (Gloor 1982). Andere Glucocorticoidkombinationen werden ähnlich kritisch beurteilt (zur Kombination von Corticoiden und Antimykotika siehe Kapitel 14). Östrogenhaltige Haarwässer (*Ell-Cranell, Alpicort F*) sind darüber hinaus wenig effektiv (Scholz und Schwabe 1997). Lediglich die bei Dermatosen (seborrhoisches Ekzem, Psoriasis vulgaris) eingesetzten Kombinationen von Glucocorticoiden mit Salicylsäure (*Betadermic, Alpicort, Diprosalic, Volon A Tinktur N*) bzw. Harnstoff (*Hydrodexan*) werden zum Teil positiv bewertet (Tabelle 21.5), da die Wirksamkeit des Corticosteroids infolge verbes-

21

Tabelle 21.5: Verordnungen sonstiger corticosteroidhaltiger Dermatikakombinationen 1998
Angegeben sind die 1998 verordneten Tagesdosen, die Änderungen gegenüber 1997 und die mittleren Kosten je DDD 1998.

Präparat	Bestandteile	DDD	Änderung	DDD-Kosten
		in Mio.	in %	in DM
Corticosteroide und Salicylsäure				
Betadermic	Betamethason Salicylsäure	4,8	(+3,6)	0,66
Alpicort	Prednisolon Salicylsäure	2,3	(−6,6)	0,77
Diprosalic Lösung/Salbe	Betamethason Salicylsäure	2,2	(−1,5)	2,29
Volon A Tinktur N	Triamcinolonacetonid Salicylsäure	1,5	(−6,6)	1,55
		10,8	(−1,3)	1,14
Andere Corticosteroidkombinationen				
Ell-Cranell	Dexamethason Estradiol Salicylsäure	32,8	(−17,3)	0,29
Hydrodexan Creme	Hydrocortison Harnstoff	2,8	(−24,4)	1,59
Alpicort F	Prednisolon Estradiol Salicylsäure	2,5	(−11,9)	1,21
		38,1	(−17,5)	0,44
Summe		49,0	(−14,4)	0,60

serter Penetration erhöht wird, ohne daß eine Steigerung der Nebenwirkungsrate resultieren soll (Ring und Fröhlich 1985, Niedner 1996).

Corticosteroidkombinationen sind auch 1998 insgesamt weniger verordnet worden. Lediglich *Jellin polyvalent* und die Salicylsäurehaltige Glucocorticoidkombination *Betadermic* wurden häufiger eingesetzt als im Vorjahr. Nicht mehr vertreten sind dafür die antiseptikahaltige Kombination *Locacorten-Vioform* und *Crino-Kaban N*, beides relativ teure Vertreter ihres Marktsegments.

21

Antiinfektive Dermatika

Die Verordnung antiinfektiver Lokaltherapeutika hat gegenüber dem Vorjahr insgesamt abermals abgenommen (Tabelle 21.6). Lediglich die Virostatika wurden nach deutlichem Rückgang im Vorjahr wieder häufiger verordnet. Rückläufig in diesem Marktsegment waren mit *Zovirax Creme* und *Triapten* eher teure Präparate. Als einziger Vertreter der Antibiotika-haltigen Monopräparate und Kombinationen hat *Gentamycin medphano Salbe* zugenommen, in ihrer Gruppe der preiswerteste Vertreter. *Leukase N* ist dagegen in diesem Marktsegment nicht mehr vertreten. Auch die häufigere Verordnung der Povidon-haltigen Antiseptika *Braunovidon* und *Polysept*, letzteres erstmals unter den 2000 meistverordneten Fertigarzneimitteln, läßt sich primär auf die vergleichsweise niedrigen Therapiekosten für diese Präparate zurückführen. Als Basis wurde hier erstmals eine einheitliche DDD von 400 mg zugrundegelegt.

Antibiotika

Der Einsatz von Antibiotika in der Lokaltherapie wird in der Fachliteratur zurückhaltend bewertet. Dabei werden vor allem Resistenzentwicklungen gefürchtet. Grundsätzlich gilt die Regel, nach Möglichkeit topisch nur solche Antibiotika einzusetzen, die systemisch nicht verwendet werden (Ring und Fröhlich 1985, Fricke und Klaus 1988, Korting 1995, Fülgraff und Palm 1997). Damit scheiden in der Regel Antibiotika wie Gentamicin (*Gentamycin medphano, Sulmycin Creme, Refobacin Creme*), Fusidinsäure (*Fucidine Gel*), Chloramphenicol (in *Iruxol, Ichthoseptal*) und Tetracycline (*Aureomycin Salbe*) für eine Lokalbehandlung aus. Insbesondere auf die Anwendung von Chloramphenicol sollte ganz verzichtet werden.

Ähnlich zurückhaltend werden die Neomycin-haltigen Lokaltherapeutika (*Nebacetin*) bewertet, da hier häufig Kontaktsensibilisierungen als Folge jahrelangen, unkontrollierten Einsatzes besonders bei Patienten mit Unterschenkelekzemen vorkommen sollen (Ring und Fröhlich 1985, Niedner und Ziegenmeyer 1992, Korting 1995, Fülgraff und Palm 1997). Kreuzreaktionen zu anderen Aminoglykosidantibiotika, z. B. Gentamicin und Framycetin (*Sofra-Tüll*), sowie zu dem Polypeptidantibiotikum Bacitracin sind beschrieben (Hornstein und Nürnberg 1985).

21

Tabelle 21.6: Verordnungen von antiinfektiven Dermatika 1998
Angegeben sind die 1998 verordneten Tagesdosen, die Änderungen gegenüber
1997 und die mittleren Kosten je DDD 1998.

Präparat	Bestandteile	DDD in Mio.	Änderung in %	DDD-Kosten in DM
Antibiotika				
Fucidine Gel etc.	Fusidinsäure	9,2	(−0,6)	2,52
Sofra-Tüll	Framycetin	3,3	(−4,7)	2,15
Refobacin Creme/Puder	Gentamicin	1,8	(−5,8)	2,06
Sulmycin Creme/Salbe	Gentamicin	1,6	(−5,1)	1,91
Aureomycin Salbe	Chlortetracyclin	1,4	(−1,4)	1,32
Gentamycin Salbe etc.medph.	Gentamicin	1,3	(+10,3)	1,37
		18,6	(−1,6)	2,19
Antiseptika				
Betaisodona Salbe etc.	Povidon-Iod	13,9	(−3,6)	1,15
Freka-cid	Povidon-Iod	3,1	(−4,2)	1,14
Braunovidon Salbe/Gaze	Povidon-Iod	2,3	(+1,7)	1,07
PVP Jod-ratiopharm	Povidon-Iod	2,0	(−13,4)	1,15
Linola-sept	Clioquinol	1,1	(−1,3)	0,66
Traumasept Wund-/Heils. etc.	Povidon-Iod	0,7	(−3,7)	1,24
Polysept Salbe	Povidon-Iod	0,7	(+4,2)	1,11
Furacin-Sol	Nitrofural	0,6	(−8,1)	2,16
		24,4	(−3,9)	1,15
Sulfonamide				
Flammazine	Sulfadiazin-Silber	8,0	(−22,5)	0,58
Virostatika				
Zovirax Creme	Aciclovir	2,5	(−9,7)	2,56
Aciclovir-ratiopharm Creme	Aciclovir	2,2	(+18,6)	1,61
Lomaherpan	Melissen-blätterextrakt	1,6	(+13,1)	0,86
Acic Hexal Creme	Aciclovir	1,5	(+16,3)	1,57
Aciclostad Creme	Aciclovir	1,1	(+17,3)	1,50
Triapten	Foscarnet	0,5	(−14,9)	6,73
		9,3	(+6,2)	1,98
Kombinationen				
Iruxol	Chloramphenicol Kollagenase	8,7	(−21,9)	1,15
Ichthoseptal	Chloramphenicol Natriumbitu-minosulfonat	3,3	(−8,5)	1,24
Nebacetin Puder etc.	Neomycin Bacitracin	2,8	(−10,9)	3,46
		14,9	(−17,3)	1,61
Summe		75,2	(−7,6)	1,54

21

In der lokalen Aknetherapie sind Antibiotika dagegen durchaus indiziert, obwohl auch hier bei länger dauernder Behandlung eine Resistenzinduktion befürchtet werden muß und Tetracycline nicht als Mittel der ersten Wahl angesehen werden (Gloor 1982, Ring und Fröhlich 1985, Fülgraff und Palm 1997). Eine strenge Indikationsstellung sowie die Ausschöpfung aller übrigen Behandlungsmöglichkeiten (siehe *Aknemittel*) sind daher selbstverständlich. Darüber hinaus werden Tetracycline äußerlich auch zur Wundbehandlung eingesetzt (*Aureomycin Salbe*). Insbesondere hier ist jedoch die Indikation wegen der schnellen Resistenzentwicklung und Hemmung der Wundheilung besonders kritisch zu stellen (Niedner und Ziegenmeyer 1992).

Antiseptika

Aufgrund der Risiken der Lokalantibiotika ist es nicht verwunderlich, daß zur Behandlung bakterieller (und mykotischer) Hautinfektionen in neuerer Zeit auch wieder bereits jahrzehntelang bekannte Lokalantiseptika wie Chinolinderivate, Fuchsin, Gentianaviolett, Malachitgrün und Povidon-Iod empfohlen werden. Als nachteilig gelten die infolge Verfärbung der Haut geringe kosmetische Akzeptanz sowie – insbesondere bei Povidon-Iod – mögliche Überempfindlichkeitsreaktionen und Anwendungsbeschränkungen im Kindesalter sowie bei Patienten mit Schilddrüsenerkrankungen (Ring und Fröhlich 1985, Nolting 1985, Daschner 1987, Zesch 1988, Korting 1995, Fülgraff und Palm 1997, Scholz und Schwabe 1997). Ein Clioquinol-haltiges Fertigarzneimittel ist *Linola-sept*. Es ist bei infizierten Hauterkrankungen indiziert. Auch Povidon-Iod-haltige Präparate (*Betaisodona, Braunovidon, Freka-cid, PVP Jod-ratiopharm, Traumasept, Polysept*) können bei infektiösen Dermatosen eingesetzt werden. Der Schwerpunkt ihrer Anwendung liegt allerdings auf der Wundbehandlung und insbesondere der Behandlung von Verbrennungen. Auch Nitrofural (*Furacin-Sol*) wird im wesentlichen zur Lokalbehandlung infizierter Wunden und Ulzera sowie bei Verbrennungen eingesetzt. Es wirkt bei lokaler Anwendung bakterizid auf Staphylokokken, Streptokokken, Escherichia coli, Enterobacter, Klebsiella und Proteus, nicht dagegen auf Pseudomonas aeruginosa. Allergische Reaktionen (Kontaktekzem) sind möglich. Eine Dauertherapie sollte wegen onkogener Eigenschaften unterbleiben (Korting 1995, Simon und Stille 1997, Scholz und Schwabe 1997).

21

Virostatika

Topische Virostatika werden bei Infektionen durch Herpes-simplex-Viren eingesetzt, Tromantadin auch bei Herpes-zoster-Infektionen. Eine beschleunigte Abheilung ist allerdings selbst bei frühzeitiger Anwendung im klinischen Prodromalstadium kaum zu erwarten. Rezidive werden nicht verhindert. Tromatadin führt nicht selten zu Sensibilisierung, und die dabei entstehende allergische Kontaktdermatitis kann bei nicht dermatologisch geschultem Umfeld fehldiagnostiziert werden. Aciclovir (*Zovirax Creme, Aciclovir-ratiopharm, Acic, Aciclostad*) wird am günstigsten beurteilt, obwohl Placebo-(Vehikel-)kontrollierte klinische Studien an Patienten mit rezidivierendem Herpes labialis selbst bei Applikation innerhalb einer Stunde nach Auftreten der ersten klinischen Symptome keinen signifikanten Einfluß auf Schmerzdauer, Verkrustungs- bzw. Erscheinungsdauer zeigen (Raborn et al. 1989) und in der Therapie des Herpes genitalis die systemische Anwendung der topischen Applikation überlegen ist (Hornstein und Nürnberg 1985).

Auch die Wirksamkeit der übrigen Virostatika ist nicht gesichert. Das gilt beispielsweise für den Melissenblätterextrakt (*Lomaherpan*) (Fricke und Klaus 1985), der 1998 – nach deutlich rückläufiger Tendenz in den Vorjahren – erstmals wieder häufiger verordnet wurde. Variable und letztlich enttäuschende Therapieergebnisse sind auch für den topischen Einsatz von Foscarnet (*Triapten*) bei Herpes-labialis- bzw. Herpes-genitalis-Infektionen beschrieben (Fricke und Klaus 1991). Es ist ein besonders teures Präparat und hat auch 1998 weiter abgenommen.

Sulfonamide

Schließlich findet sich nach wie vor auch ein Sulfonamid-haltiges Externum unter den 2000 meistverordneten Fertigarzneimitteln (Tabelle 21.6). Abgesehen von der schwachen antibakteriellen Wirkung wird der topische Einsatz der Sulfonamide heute wegen ihrer ausgeprägten kontaktsensibilisierenden Potenz abgelehnt (Hornstein und Nürnberg 1985, Daschner 1987, Simon und Stille 1997). Die meisten von den Herstellern in Anspruch genommenen Indikationen gelten darüber hinaus sogar eher als Kontraindikationen einer Sulfonamid-Lokaltherapie (Daschner 1987). *Flammazine* wird zur Prophy-

21

laxe und Therapie von Wundinfektionen nach Verbrennungen, Verbrühungen und Verätzungen eingesetzt. Seine antibakterielle Wirkung soll allerdings im wesentlichen auf der Freisetzung von Silberionen beruhen (Simon und Stille 1997). Die Verordnung hat weiter abgenommen.

Antiphlogistika/Antipruriginosa

Lokal angewendete Antiphlogistika und Antipruriginosa (Tabelle 21.7) werden in der Dermatologie sehr unterschiedlich beurteilt. Allgemein anerkannt ist in der dermatologischen Fachliteratur die entzündungshemmende und juckreizstillende Wirkung von Steinkoh-

Tabelle 21.7: Verordnungen entzündungshemmender und juckreizstillender Lokaltherapeutika 1998
Angegeben sind die 1998 verordneten Tagesdosen, die Änderungen gegenüber 1997 und die mittleren Kosten je DDD 1998.

Präparat	Bestandteile	DDD in Mio.	Änderung in %	DDD-Kosten in DM
Bufexamac				
Parfenac	Bufexamac	13,2	(−8,6)	0,75
duradermal	Bufexamac	4,0	(−13,2)	0,66
Bufexamac-ratiopharm	Bufexamac	2,2	(−20,0)	0,71
Jomax	Bufexamac	1,3	(−1,6)	0,75
		20,7	(−10,4)	0,73
Andere Monopräparate				
Tannosynt	Gerbstoff	34,5	(−7,5)	0,33
Ichtholan	Ammonium-bituminosulfonat	18,9	(+0,5)	0,19
Berniter Kopfhaut-Gel	Steinkohlenteer	11,3	(+1,5)	0,28
Tannolact	Gerbstoffe	8,9	(+11,9)	1,14
Anaesthesin Creme etc.	Benzocain	7,2	(+4,0)	0,31
		80,8	(−1,6)	0,38
Kombinationspräparate				
Anaesthesulf P	Polidocanol Zinkoxid	8,6	(−7,8)	0,77
Ingelan Puder	Isoprenalin Salicylsäure	6,0	(−12,0)	0,41
		14,6	(−9,6)	0,62
Summe		116,0	(−4,3)	0,47

21

lenteer (*Berniter*) und sulfonierten Destillationsprodukten des Schieferöls (*Ichtholan*) (Aulepp 1983, Hornstein und Nürnberg 1985, Ring und Fröhlich 1985, Steigleder 1993, Korting 1995). Zu beachten ist allerdings ein mögliches mutagenes und kanzerogenes Risiko Teerhaltiger Produkte (siehe *Psoriasismittel*). Auch *Tannosynt* und *Tannolact* können aufgrund ihres Gerbstoffgehaltes bei entzündlichen und juckenden Hauterkrankungen eingesetzt werden. Insbesondere nässende Dermatosen sollen günstig beeinflußt werden. Bei Pruritus empfohlen werden schließlich auch wirkstofffreie Zubereitungen oder Harnstoff-haltige Präparate (siehe Tabelle 21.11) (Maddin 1982, Aulepp 1983, Hornstein und Nürnberg 1985, Pierach 1989, Steigleder 1993, Korting 1995).

Dagegen wird die klinische Effektivität von Bufexamac (*Parfenac, duradermal, Bufexamac-ratiopharm, Jomax*) uneinheitlich und z. T. als „wenig ermutigend" bezeichnet. Dem zweifelhaften Nutzen stehen darüber hinaus – wenn auch seltene – Kontaktallergien als Risiko gegenüber (Maddin 1982, Ring und Fröhlich 1985, Hornstein und Nürnberg 1985, Niedner und Ziegenmeyer 1992, Korting 1995, Dinnendahl und Fricke 1999). Auch der topische Einsatz von Lokalanästhetika, insbesondere von *Anaesthesin*, wird wegen ihrer geringen antipruritischen Potenz und nicht seltenen Neigung zu Kontaktsensibilisierungen (Inzidenz unter Benzocain 3–6 %) weitgehend abgelehnt. Ferner besteht bei Anwendung auf größeren Wundflächen die Gefahr einer Methämoglobinbildung (Maddin 1982, Ring und Fröhlich 1985, Niedner und Ziegenmeyer 1992, Reynolds 1996, Mutschler 1996). Polidocanol (in *Anaesthesulf P*) besitzt lokalanästhetische und juckreizstillende Eigenschaften, kann andererseits in seltenen Fällen aber auch selbst sensibilisierend wirken (Maddin 1982, Aulepp 1983, Korting 1995, Reynolds 1996).

Juckreizstillenden Zubereitungen mit Isoprenalin (*Ingelan*) wird allenfalls ein schmales Indikationsgebiet eingeräumt. So erscheint zwar die Anwendung bei Varizellen geeignet, nicht aber bei anderen juckenden Hauterkrankungen, insbesondere nicht bei Unterschenkelgeschwüren oder chronischen Ekzemen (Aulepp 1983). Zu beachten sind ferner gelegentlich auftretende Unverträglichkeitsreaktionen („Ingelan-Dermatitis") der Haut (Ring und Fröhlich 1985). Insgesamt wird der Einsatz von Isoprenalin als juckreizstillende Substanz kritisch bewertet (Niedner und Ziegenmeyer 1992). Schließlich ist auch der Zusatz von Calciumsalzen (früher in *Tannolact* als Wirkstoff aufgeführt, seit 1991 zum Hilfsstoff mutiert) außer als „teures Placebo"

21

heute nicht mehr begründbar (Hornstein und Nürnberg 1985, Keseberg 1985). Insgesamt unterstreicht die Vielzahl der angebotenen Mittel gegen Juckreiz nur die Hilflosigkeit des Therapeuten (Pierach 1989).

Die Verordnung entzündungshemmender und juckreizstillender Lokaltherapeutika hat abermals insgesamt abgenommen. Lediglich *Ichtholan, Berniter, Anaesthesin* und insbesondere *Tannolact* wurden häufiger verordnet als im Vorjahr.

Aknemittel

Die Aknemittel wurden 1998 nach vorübergehendem Rückgang im Vorjahr wieder häufiger verordnet (Tabelle 21.8). Besonders deutliche Steigerungen weist hier vor allem *Aknemycin Emulsion*, eine Kombination aus Ammoniumbituminosulfonat und Salicylsäure, auf. Nicht mehr unter den 2000 meistverordneten Fertigarzneimitteln sind das Benzoylperoxid-haltige *Akneroxid* und das Erythromycin-haltige *Stiemycine*, beides jeweils eher preiswerte Vertreter ihres Marktsegments.

In der lokalen Behandlung der Akne gelten Benzoylperoxid (z.B. *PanOxyl*) und Tretinoin (z.B. *Cordes VAS*) als Mittel der Wahl, während Schleifpasten (z.B. *Brasivil*) eher als Begleittherapie angesehen werden. Eine vergleichbare Wirksamkeit wie Tretinoin besitzt bei lokaler Anwendung sein Isomer Isotretinoin (*Isotrex*). Letzteres wird als *Roaccutan* bei schweren Formen der Akne auch systemisch eingesetzt (siehe unten). Ein neues Retinoid, aufgrund seiner abweichenden polyaromatischen Struktur auch als Arotinoid bezeichnet, ist Adapalen (*Differin*). Nach bisherigen klinischen Studien an Patienten mit geringgradig bis mittelstark ausgeprägter Akne vulgaris ist es Tretinoin und Isotretinoin therapeutisch weitgehend äquivalent. Auch die Retinoid-spezifischen Irritationen der Haut sind ähnlich wie nach Isotretinoin, jedoch geringer als unter der Behandlung mit Tretinoin (Brogden und Goa, 1997). Die Tagesbehandlungskosten liegen etwa im Bereich der Tretinoin-haltigen Fertigarzneimittel.

Allgemein heilt die Akne unter Benzoylperoxid rascher ab als unter den Retinoiden. Darüber hinaus dürfen letztere wegen ihrer teratogenen Eigenschaften auch in topischer Darreichungsform nicht während der Schwangerschaft und Stillperiode eingesetzt werden. Tretinoin hat unter den Retinoiden das größte teratogene Potential.

21

Tabelle 21.8: Verordnungen von Aknemitteln 1998
Angegeben sind die 1998 verordneten Tagesdosen, die Änderungen gegenüber 1997 und die mittleren Kosten je DDD 1998.

Präparat	Bestandteile	DDD in Mio.	Änderung in %	DDD-Kosten in DM
Benzoylperoxid				
PanOxyl	Benzoylperoxid	12,2	(+27,8)	0,31
Benzaknen	Benzoylperoxid	8,5	(−1,0)	0,45
Sanoxit/MT	Benzoylperoxid	5,1	(−4,1)	0,48
Cordes BPO Gel	Benzoylperoxid	3,4	(−13,0)	0,52
Aknefug-oxid Gel	Benzoylperoxid	1,6	(−11,2)	0,61
		30,8	(+5,6)	0,42
Antibiotika				
Aknemycin Lösung/Salbe	Erythromycin	4,0	(+3,5)	1,10
Inderm	Erythromycin	2,7	(+4,7)	0,72
Basocin	Clindamycin	2,6	(+6,9)	1,68
Eryaknen	Erythromycin	1,5	(+2,0)	1,12
		10,9	(+4,4)	1,15
Andere topische Mittel				
Differin	Adapalen	5,1	(+6,8)	0,72
Brasivil Paste	Aluminiumoxid	3,9	(−0,4)	0,40
Skinoren Creme	Azelainsäure	3,5	(−1,0)	2,17
Aknefug simplex	Hexachlorophen	2,3	(−17,9)	0,81
		14,8	(−1,5)	0,99
Orale Mittel				
Roaccutan	Isotretinoin	4,2	(+38,5)	9,52
Kombinationspräparate				
Zineryt	Erythromycin Zinkacetat	3,6	(+4,7)	2,01
Aknemycin Emulsion	Erythromycin Ammonium-bituminosulfonat	3,6	(+480,0)	1,62
Aknichthol N/-soft N	Natrium-bituminosulfonat Salicylsäure	1,9	(−5,6)	1,45
		9,1	(+48,8)	1,74
Summe		69,8	(+9,4)	1,37

21

In schweren Fällen wird die Kombination einer abendlichen Anwendung von Tretinoin mit der morgendlichen Applikation von Benzoylperoxid empfohlen. Eine gleichzeitige Anwendung sollte jedoch wegen eines dann möglichen Wirkungsverlustes vermieden werden (Niedner und Ziegenmeyer 1992, Hughes et al. 1992, Steigleder 1993, Sykes und Webster 1994, Arzneimittelkommission der deutschen Apotheker 1994, Kappeler 1995, Fülgraff und Palm 1997, Orfanos et al. 1997).

Azelainsäure (*Skinoren*) ist eine natürlich vorkommende C$_9$-Dicarbonsäure mit antibakteriellen und entzündungshemmenden Eigenschaften, die zu einer Normalisierung der gestörten follikulären Keratinisierung führt. Ein Einfluß auf die Talgproduktion fehlt. Azelainsäure greift damit in verschiedene mögliche pathogenetische Vorgänge der Akne ein. Kontrollierte klinische Studien zeigen eine anderen topischen Aknemitteln wie Benzoylperoxid, Tretinoin oder Erythromycin äquivalente Wirksamkeit. Wie mit diesen ist die Behandlung der Akne langwierig (mehrere Monate). Erste klinische Besserungen sind nach etwa vier Wochen zu erwarten. Patienten mit papulopustulöser Akne und Komedonen-Akne sprechen am besten an. Die Acne conglobata erweist sich dagegen als relativ therapieresistent (Fricke und Klaus 1992). Als Mittel der Wahl gelten hier orale Retinoide wie Isotretinoin (*Roaccutan*). Zu beachten ist bei letzterem jedoch wieder das nicht unerhebliche teratogene Potential, das eine Anwendung während der Schwangerschaft sowie bei gebärfähigen Frauen ohne strenge Kontrazeption ausschließt. Ferner liegen unter der Behandlung mit Isotretinoin Berichte über Depressionen, Psychosen und in seltenen Fällen auch über Suizide vor (Gatti und Serri 1991, Bravard et al. 1993, Byrne und Hnatko 1995). Dies hat kürzlich in den USA zu einer Änderung der Fachinformation geführt (FDA 1998). Die Diskussion ist jedoch noch nicht abgeschlossen, da auch Akne selbst zu Depressionen führen kann.

Die lokale Therapie der Akne mit Antibiotika wie Erythromycin, Clindamycin und Tetracyclin (insbesondere in Kombination mit Benzoylperoxid) ist zwar wirksam, ihr Einsatz sollte jedoch kritisch abgewogen werden (siehe Antibiotika). Dabei sind vor allem mögliche Resistenzentwicklungen zu berücksichtigen. Das Antiseptikum Hexachlorophen (*Aknefug simplex*) gilt in der Aknetherapie als obsolet, nicht zuletzt wegen möglicher neurotoxischer Wirkungen in höheren Konzentrationen bei häufiger oder großflächiger Anwendung (Gloor 1982, Hornstein und Nürnberg 1985, Ring und Fröhlich 1985, Steigleder 1993, Sykes und Webster 1994).

21

Die zur Aknebehandlung eingesetzten Kombinationspräparate (Tabelle 21.8) enthalten neben Antibiotika noch Salicylsäure, Zinkacetat oder Teerprodukte. Diese Aknemittel spielen heute in den Therapieempfehlungen nur noch eine untergeordnete Rolle, meist wegen ihrer unzureichenden Wirksamkeit. So ist z.B. die eigentlich wirksame Salicylsäure häufig zu niedrig (<1%) dosiert (*Aknichthol N*), da zur Komedolyse 5–10%ige Salicylsäure-Zubereitungen verlangt werden. Auch Teer- oder Ammonium- bzw. Natriumbituminosulfonat-haltige Fertigarzneimittel (*Aknemycin Emulsion, Aknichthol N*) sollten wegen ihrer potentiellen photo- und nephrotoxischen Wirkung sowie bei Anwendung im Gesicht wegen einer möglichen Teerakne (Korting 1995) nur nach sorgfältiger Nutzen-Risiko-Abwägung eingesetzt werden (siehe hierzu auch *Psoriasismittel*). Die Erythromycin-haltige Kombination *Zineryt* ist prinzipiell wie die entsprechenden Monopräparate zu beurteilen.

Mittel zur Behandlung von Hyperkeratosen

Bei den Mitteln zur Behandlung von Hyperkeratosen dominiert die konservative Lokaltherapie mit den allgemein empfohlenen Salicylsäure-haltigen Präparaten. Die Verordnungen aller Präparate haben nach vorübergehendem Rückgang im Vorjahr 1998 wieder leicht zugenommen (Tabelle 21.9). Als praktikables Vorgehen gilt der Einsatz von Salicylsäure-Pflastern (Ring und Fröhlich 1985). Dementsprechend gehört *Guttaplast* seit vielen Jahren zu den führenden Präparaten dieser Gruppe. Mit DDD-Kosten von 0,20 DM ist es zugleich auch die preisgünstigste Behandlungsform.

Für Zusätze wie Milchsäure (in *Collomack, Duofilm*) oder Essigsäure (in *Verrucid* als Hilfsmittel deklariert) konnte die Wirksamkeit im Rahmen der Nachzulassung nichtverschreibungspflichtiger Arzneimittel durch die amerikanische Zulassungsbehörde (FDA) nicht belegt werden (Walluf-Blume 1991). Fluorouracil (in *Verrumal*) ist ein Zytostatikum und gilt mit dieser Indikation in der dermatologischen Fachliteratur eher als Zweitwahlmittel. Zytostatika sollten dann auch nur kleinflächig, zeitlich auf 10–14 Tage begrenzt und nicht während der Schwangerschaft eingesetzt werden (Hornstein und Nürnberg 1985, Ring und Fröhlich 1985).

21

Tabelle 21.9: Verordnungen von Keratoplastika 1998
Angegeben sind die 1998 verordneten Tagesdosen, die Änderungen gegenüber 1997 und die mittleren Kosten je DDD 1998.

Präparat	Bestandteile	DDD 1997 in Mio.	Änderung in %	DDD-Kosten in DM
Verrumal	Fluorouracil Salicylsäure Dimethylsulfoxid	15,1	(−0,2)	0,86
Guttaplast	Salicylsäure	8,4	(+1,9)	0,20
Duofilm	Salicylsäure Milchsäure	6,4	(+4,6)	0,43
Verrucid	Salicylsäure	2,4	(+16,1)	0,65
Collomack	Salicylsäure Milchsäure Polidocanol	2,2	(−7,6)	0,35
Summe		34,4	(+1,6)	0,57

Psoriasismittel

Die Behandlung der Schuppenflechte erfolgt aufgrund der nach wie vor ungeklärten Pathogenese weitgehend symptomatisch. Es stehen lokale und systemische Maßnahmen zur Verfügung. Die externe Therapie erfolgt im wesentlichen mit Emollentia, z.B. Basiscremes, -salben (siehe Tabelle 21.11) und rückfettenden Ölbädern, Teer, Dithranol, fluorierten Glucocorticoiden, Vitamin-D-Analoga wie Calcipotriol und Tacalcitol und seit kurzem auch mit topischen Retinoiden wie Tazaroten (*Zorac*). Eine große Bedeutung hat ferner die Phototherapie (SUP, PUVA). Zur Entfernung der Schuppen wird insbesondere zu Beginn der Behandlung 2–10 %ige Salicylsäure-Vaseline eingesetzt, obwohl hiervon neuerdings zunehmend Abstand genommen wird. Eine entschuppende Wirkung haben auch 1–3 %ige Kochsalzbäder oder Ölbäder wie *Balneum Hermal*. Als Basis-Antipsoriatikum gilt Dithranol, das je nach klinischem Befund meist in Kombination mit Salicylsäure (z.B. *Psoralon MT*) oder Harnstoff (z.B. *Psoradexan*) angewandt wird. Eine besonders hohe Akzeptanz hat hier die sog. Minutentherapie. Die systemische Therapie bleibt schweren, therapieresistenten Formen der Psoriasis vorbehalten und besteht prinzipiell in der Gabe von Retinoiden wie Acitretin, Zytostatika wie

21

Methotrexat, Immunsuppressiva wie Ciclosporin sowie ggf. Fumaraten (siehe unten). Orale Glucocorticoide gelten dagegen wegen der Gefahr schwerer Rezidive sowie der möglichen Umwandlung der Psoriasis in eine pustulöse oder erythrodermische Form als obsolet (Greaves und Weinstein 1995, Braun-Falco et al. 1995, Panizzon 1995, Weinstein 1996, Scholz und Schwabe 1997, van de Kerkhof 1998a).

Wie in den Vorjahren befinden sich nur wenige Psoriasismittel unter den 2000 meistverordneten Fertigarzneimitteln (Tabelle 21.10). Die Verordnungen haben insgesamt abgenommen. Häufiger als im Vorjahr wurden jedoch *Psorcutan* und insbesondere *Fumaderm* verordnet (siehe unten). Schon seit Jahren nicht mehr vertreten sind – trotz der positiven Bewertung (siehe oben) – Dithranol-haltige Präparate. Auch Teer-haltige Zubereitungen wie *Poloris* finden sich nicht mehr in der Gruppe der meistverordneten Fertigarzneimittel. Teerpräparate wirken kanzerogen. Ihre Anwendung sollte daher nur nach sorgfältiger Abwägung von Nutzen und Risiko unter Berücksichtigung therapeutischer Alternativen erfolgen. Allerdings scheint das Risiko insgesamt gering zu sein (Bundesgesundheitsamt 1993, Jemec und Østerlind 1994, Greaves und Weinstein 1995).

Psorcutan und *Curatoderm* sind neuere topische Antipsoriatika zur Behandlung der leichten bis mittelschweren Psoriasis vom sog. Plaque-Typ, die chemisch dem natürlichen Vitamin-D-Hormon Calcitriol nahe stehen. Sie wirken antiproliferativ, fördern die Differenzierung der Keratinozyten und haben immunmodulatorische Eigenschaften. So hemmen sie beispielsweise die Produktion bestimmter Zytokine (IL-1, IL-6) und vermindern die Zahl aktivierter T-Lymphozyten, die ihrerseits an der Pathogenese der Psoriasis beteiligt sein sollen. Klinisch sind Calcipotriol und Tacalcitol dem zu den stark wirksamen Lokalcorticoiden zählenden Betamethasonvalerat sowie dem „Goldstandard" Dithranol therapeutisch weitgehend äquivalent. Als Vorteil gegenüber Calcipotriol, das zweimal täglich angewendet werden muß, gilt die nur einmal tägliche Applikation von Tacalcitol. Allerdings war letztere im direkten Vergleich etwas schwächer wirksam als die zweimal tägliche Anwendung von Calcipotriol. Möglicherweise hat dies zu dem starken Verordnungsrückgang von *Curatoderm* beigetragen. Zu beachten sind mögliche Störungen des Calciumhaushaltes. Eine maximale Tagesdosis von 15 g *Psorcutan Salbe* bzw. 5 g *Curatoderm Salbe* sollte daher nicht überschritten werden. Die maximale Wochendosis von *Psorcutan Salbe* ist auf 100 g beschränkt. *Curatoderm Salbe* sollte maximal auf 10 % der Ge-

Tabelle 21.10: Verordnungen von Psoriasismitteln 1998
Angegeben sind die 1998 verordneten Tagesdosen, die Änderungen gegenüber
1997 und die mittleren Kosten je DDD 1998.

Präparat	Bestandteile	DDD in Mio.	Änderung in %	DDD-Kosten in DM
Psorcutan	Calcipotriol	9,4	(+3,0)	2,93
Curatoderm	Tacalcitol	2,9	(−31,3)	2,15
Fumaderm	Dimethylfumarat Ethylhydrogenfumarat	2,0	(+29,5)	9,23
Summe		14,3	(−4,1)	3,66

samthautfläche (z. B. Fläche eines Armes) aufgetragen werden. Die
Anwendungsdauer sollte 6–8 Wochen nicht überschreiten. Dennoch
wurden zumindest für Calcipotriol Hyperkalzämien auch bei regel-
gerechter Anwendung beschrieben. Regelmäßige Bestimmung des
Plasmacalciums oder der Calciumausscheidung im Urin im Abstand
von drei Wochen werden daher empfohlen (Fricke und Klaus 1994,
Peters und Balfour 1997, Veien et al. 1997, van de Kerkhof 1998b).
   Fumaderm ist ein Gemisch aus Dimethylfumarat und verschiedenen Salzen von Ethylhydrogenfumarat zur oralen Anwendung bei
schweren Formen der Psoriasis vulgaris (außer Psoriasis pustulosa
und Psoriasis vom Plaque-Typ), wenn eine lokale Behandlung nicht
angezeigt ist. Eine antiproliferative Wirkung kommt nach experimentellen Untersuchungen vor allem Dimethylfumarat zu. Auch eine klinische Doppelblindstudie, die Dimethylfumarat als Monotherapie
gegen ein Gemisch aus Dimethylfumarat und verschiedenen Salzen
von Ethylhydrogenfumarat an Psoriasispatienten prüfte, zeigte keinen Unterschied in der therapeutischen Effektivität beider Zubereitungen. Dimethylfumarat ist allerdings aufgrund einer raschen
Hydrolyse zum entsprechenden Monomethylderivat im Blut nicht
nachweisbar. Fumarsäure und Fumarsäurealkylester wurden im Rahmen der Aufbereitung der Altarzneimittel aufgrund mangelnder
Wirksamkeit und schwerwiegender, insbesondere nephrotoxischer
Nebenwirkungen negativ beurteilt (Bundesgesundheitsamt 1988).
Eine neuere Placebo-kontrollierte klinische Studie mit *Fumaderm* an
allerdings insgesamt nur 100 Patienten macht indessen therapeuti-
sche Effekte glaubhaft, wenn auch 40 % der Patienten unter der
Verum-Medikation die Behandlung mehrheitlich wegen unerwünsch-

21

ter Wirkungen vorzeitig abbrachen. *Fumaderm* gilt – nicht zuletzt auch aufgrund des unklaren Wirkungsmechanismus – daher eher als Mittel der letzten Wahl. Auf ein erhöhtes Risiko nephrotoxischer Wirkungen sowie Veränderungen des Blutbildes durch Fumarsäurederivate wurde erst kürzlich erneut hingewiesen. Ferner ist in einem Fall in engem zeitlichen Zusammenhang mit einer Behandlung mit Fumarsäureestern eine Panzytopenie aufgetreten, die infolge einer Sepsis zum Tode geführt hat (Raschka und Koch 1998, Boesken et al. 1998, Arzneimittelkommission der deutschen Ärzteschaft 1999). Unerläßlich sind daher vor Beginn und im Verlauf der Behandlung in regelmäßigen – initial in vierzehntägigen, ab dem zweiten Monat in dreimonatigen – Abständen Kontrollen des Blutbildes (weißes Differentialblutbild) sowie der Leber- und Nierenfunktion. Bei einem Anstieg des Serumkreatinins ist die Therapie abzubrechen (Fricke und Klaus 1997, Arzneimittelkommission der deutschen Ärzteschaft 1999).

Wirkstofffreie Dermatika, Hautschutz- und Pflegemittel

Die Wirksamkeit einer lokalen Behandlung von Hautkrankheiten wird nur selten vom pharmakologischen Wirkstoff allein bestimmt. Eine wesentliche Bedeutung hat gerade in der Dermatologie auch der Wirkstoffträger, also die galenische Grundlage (Ring und Fröhlich 1985, Hornstein 1992, Niedner und Ziegenmeyer 1992, Korting 1995, Fülgraff und Palm 1997). So ist es nicht verwunderlich, daß gerade die Basistherapeutika nach verordneten Tagesdosen mit zu den meistverordneten Fertigarzneimitteln unter den Dermatika gehören (Abbildung 21.1, Tabelle 21.11). Verordnungsfähig sind sie allerdings nur im Rahmen der sog. Intervall- oder Tandemtherapie bei gleichzeitiger Behandlung mit Glucocorticoiden (Arzneimittel-Richtlinien, Ziffer 17.1c).

Die diskontinuierliche topische Corticosteroidbehandlung (*Tandem- bzw. Intervalltherapie*) hat in den letzten Jahren zunehmend an Bedeutung gewonnen und ist inzwischen allgemein akzeptiert. So lassen sich unerwünschte Wirkungen der Glucocorticoidtherapie mildern oder sogar vermeiden (siehe *Corticosteroidexterna*). Auch einer möglichen Tachyphylaxie gegenüber Lokalcorticoiden soll sie entgegenwirken (Hornstein und Nürnberg 1985, Merk und Bickers 1992, Hornstein 1992, Niedner und Ziegenmeyer 1992, Steigleder 1993, Kor-

21

Tabelle 21.11: Verordnungen von wirkstofffreien Dermatika, Hautschutz- und Pflegemitteln 1998
Angegeben sind die 1998 verordneten Tagesdosen, die Änderungen gegenüber 1997 und die mittleren Kosten je DDD 1998. Stand: 1999–06–07 17:33

Präparat	Bestandteile	DDD in Mio.	Änderung in %	DDD-Kosten in DM
Wirkstofffreie Dermatika				
Linola	Linolsäure Octadecadiensäure	38,6	(−8,3)	0,71
Asche Basis-Creme/Salbe	Wirkstofffreie Grundlage	7,4	(+0,7)	0,32
Dermatop Basis	Wirkstofffreie Grundlage	5,8	(−6,6)	0,47
		51,9	(−6,9)	0,63
Harnstoffhaltige Präparate				
Optiderm/-F Creme	Harnstoff Polidocanol	14,5	(+16,6)	0,61
Basodexan	Harnstoff	12,1	(−0,2)	0,49
Elacutan	Harnstoff	10,3	(−3,8)	0,49
Remederm Widmer	Harnstoff Retinolpalmitat α-Tocopherolacetat Dexpanthenol	7,2	(+8,1)	0,32
Nubral	Harnstoff	6,2	(+35,4)	0,45
Laceran Salbe	Harnstoff	4,3	(−31,0)	0,48
		54,5	(+3,6)	0,50
Summe		106,4	(−1,8)	0,56

ting 1995). Wirkstofffreie Dermatika werden daher vor allem von den Herstellern Corticosteroid-haltiger Externa ausgeboten.

Außer zur Intervalltherapie finden die in Tabelle 21.11 aufgeführten Fertigarzneimittel darüber hinaus auch bei anderen Indikationen Verwendung. So wird beispielsweise *Linola* auch zur Behandlung von Dermatosen bei seborrhoischer Haut eingesetzt. Harnstoff-haltige Zubereitungen (z. B. *Nubral*) werden außer zur Nach- und Intervallbehandlung entzündlicher Hauterkrankungen auch bei trockener und seniler Haut sowie bei Hyperkeratosen (z. B. Ichthyosis) empfohlen. Zusätzlich wirken sie durch die verbesserte Hydratation der

21

Hornschicht juckreizstillend und werden daher auch bei Pruritus angewandt. Polidocanol (in *Optiderm*) ist als aliphatisches Oberflächenanästhetikum ebenfalls schmerz- und juckreizstillend, kann andererseits in seltenen Fällen aber auch selbst sensibilisierend wirken (Hornstein und Nürnberg 1985, Steigleder 1993, Korting 1995, Reynolds 1996).

Die Verordnung wirkstofffreier Dermatika und Hautschutzmittel hatte nach Jahren kontinuierlicher Zunahme 1997 erstmals insgesamt deutlich abgenommen. Ein Trend, der sich – wenn auch ungleich schwächer ausgeprägt – 1998 fortgesetzt hat. Nicht mehr vertreten ist der u. a. zur Dekubitusprophylaxe ausgebotene *Symadal Spray*. Einen deutlichen Verordnungsrückgang weist ferner die Harnstoff-haltige *Laceran Salbe* auf. Auch *Basodexan* und *Elacutan* waren in diesem Marktsegment leicht rückläufig. Deutlich häufiger wurde dafür offensichtlich *Nubral* verordnet, bei allerdings nur geringen Unterschieden in den DDD-Kosten der preiswerteste Vertreter dieser Gruppe. Auch bei den wirkstofffreien Grundlagen (*Asche Basis, Dermatop Basis*) lassen sich ähnliche Trends zu wirtschaftlicher Verordnung aufzeigen. Basissalben/-cremes werden von nahezu jedem Hersteller von Lokalcorticoiden vertrieben. Von einer prinzipiellen Austauschbarkeit kann ausgegangen werden, obwohl von fachdermatologischer Seite immer auf die Erfordernis einer dem Corticoid-haltigen Fertigarzneimittel zumindest ähnlichen Grundlage hingewiesen wird (Hornstein 1997).

Wundbehandlungsmittel

Entsprechend den Phasen der Wundheilung lassen sich Wundbehandlungsmittel (Tabelle 21.12) in Mittel zur Reinigung, Granulationsförderung und Förderung der Epithelisierung unterscheiden. Sie werden im wesentlichen bei chronischen, schlecht heilenden Wunden eingesetzt. Traumatische Wunden bedürfen in der Regel keiner zusätzlichen Therapie, sie heilen nach chirurgischer Primärversorgung spontan ab. Auch bei chronischen Wunden steht die Behandlung der Grundkrankheit, z.B. beim Ulcus cruris die möglichst weitgehende Beseitigung der chronisch venösen Mikro- und Makrozirkulationsstörung durch Kompressionsverbände (siehe Kapitel 46), im Vordergrund. Zur Wundabdeckung können wirkstofffreie Wundauflagen (*Oleo-Tüll*) zweckmäßig sein. Zinkoxid-haltige Zubereitungen

21

Tabelle 21.12: Verordnungen von Wundbehandlungsmitteln 1998
Angegeben sind die 1998 verordneten Tagesdosen, die Änderungen gegenüber 1997 und die mittleren Kosten je DDD 1998.

Präparat	Bestandteile	DDD in Mio.	Änderung in %	DDD-Kosten in DM
Dexpanthenol				
Panthenol-ratiopharm	Dexpanthenol	29,5	(−12,0)	0,20
Panthenol Lichtenstein	Dexpanthenol	22,4	(−3,5)	0,17
Bepanthen Roche Salbe/Lsg.	Dexpanthenol	19,1	(−10,4)	0,37
Panthogenat	Dexpanthenol	4,0	(−21,2)	0,27
Dexpanthenol Heumann	Dexpanthenol	2,6	(+4,7)	0,28
		77,7	(−9,4)	0,24
Zinkoxidpräparate				
Mirfulan Wund-Heilsalbe	Lebertran Zinkoxid	26,5	(+11,0)	0,46
Mitosyl	Zinkoxid	6,9	(+2,3)	0,68
Desitin Salbe/Salbenspray	Lebertran Zinkoxid	5,2	(−12,5)	0,41
Mirfulan N	Zinkoxid Lebertran Levomenol	5,1	(−8,8)	0,32
Zinkoxidemulsion/Salbe LAW	Zinkoxid	2,6	(−3,3)	0,53
Pantederm Salbe	Dexpanthenol Zinkoxid	2,5	(−6,0)	0,44
Zinksalbe von ct	Zinkoxid	1,9	(+1,5)	0,41
		50,8	(+2,7)	0,47
Weitere Mittel				
Fibrolan	Plasmin Desoxyribonuklease	4,7	(−8,2)	3,95
Oleo-Tüll	Weißes Vaselin	2,5	(+4,3)	1,68
		7,2	(−4,3)	3,17
Summe		135,6	(−4,9)	0,48

(z. B. *Mirfulan*) werden aufgrund ihrer abdeckenden, adstringierenden, austrocknenden und exsudatbindenden Eigenschaften außer zur Randabdeckung von Ulcera crurum auch in der Säuglings- und Kleinkinderpflege, bei Windeldermatitis, subakuten intertriginösen Entzündungen, leichteren Verbrennungen oder bei Dekubitalläsionen

21

eingesetzt (Hornstein und Nürnberg 1985, Niedner und Ziegenmeyer 1992, Knapp 1995, Korting 1995). Die Verordnung von *Oleo-Tüll* und Zinkoxid-haltigen Fertigarzneimitteln hat nach deutlichem Rückgang im Vorjahr insgesamt wieder zugenommen. Steigerungen bei eher teuren Präparaten (*Mitosyl*) bzw. rückläufige Verordnungen bei preiswerteren Fertigarzneimitteln (*Mirfulan N, Desitin, Pantederm*) deuten allerdings darauf hin, daß wirtschaftliche Aspekte hier offensichtlich von untergeordneter Bedeutung sind.

Zur Wundreinigung werden neben lokalchirurgischen Maßnahmen und Umschlägen mit hypertoner Kochsalzlösung unter anderem Antiseptika (siehe Tabelle 21.6) sowie proteolytische und kollagenolytische Enzyme zum Abbau nekrotischer Beläge eingesetzt. Ein häufig verordnetes Fertigarzneimittel ist *Fibrolan* (Tabelle 21.12). Es enthält bovines Plasmin sowie bovine Desoxyribonuklease. Kontrollierte klinische Studien zur Wirksamkeit dieser Kombination liegen nicht vor. Zu beachten ist eine mögliche Allergie gegen bovines Eiweiß (Hornstein und Nürnberg 1985, Korting 1995). Die Verordnung von *Fibrolan* hat 1998 weiter abgenommen.

Eine beschleunigte Wundheilung mit signifikanter und klinisch relevanter Förderung der Granulation und Epithelisierung ist mit pharmakologischen Mitteln kaum zu erreichen. „Viele Wundbehandlungsmittel sind Wundheilungsverzögerer" (Niedner und Ziegenmeyer 1992). Eine Hemmung der Wundheilung durch Dexpanthenol wurde zwar bisher nicht festgestellt, allerdings existieren auch kaum objektive Untersuchungen zu seiner Wirkung. Kontaktallergien auf Dexpanthenol sind beschrieben (Hornstein und Nürnberg 1985, Schulze-Dirks und Frosch 1988, Hahn et al. 1993, Korting 1995). Die Verordnung Dexpanthenol-haltiger Fertigarzneimittel hat gegenüber dem Vorjahr insgesamt weiter abgenommen. Lediglich ein eher teurer Vertreter dieses Marktsegments (*Dexpanthenol Heumann*) wurde häufiger verordnet. Nicht mehr vertreten ist dagegen das neben *Panthenol Lichtenstein* preiswerteste Präparat *Panthenolsalbe von ct.*

Sonstige Dermatika

21

Die in diesem Marktsegment aufgeführten Dermatika verteilen sich auf Mittel zur Behandlung der atopischen Dermatitis sowie anderen entzündlichen Dermatosen, der Hyperhidrosis und weiterer, nicht genau definierter Erkrankungen (Tabelle 21.13). Ihre klinische Bedeutung ist unklar. Die Verordnungen sonstiger Dermatika haben nach deutlichem Rückgang im Vorjahr insgesamt wieder stark zugenommen, was letztlich vor allem auf die überdurchschnittliche Steigerung von *Ell-Cranell alpha* zurückzuführen ist. Auch *Contractubex*, *Sweatosan N* und – weniger deutlich – *Ilon-Abszeß-Salbe* sind häufiger verordnet worden.

Ell-Cranell alpha enthält im Gegensatz zu der Glucocorticoidkombination *Ell-Cranell* (siehe Tab. 21.5) nur noch Estradiol, ohne daß sich damit jedoch die prinzipielle Bewertung ändert (siehe Corticosteroidkombinationen). Bestandteil von *Halicar* ist Cardiospermum Urtinktur, die als homöopathisches Mittel bei allergischen Haut-

Tabelle 21.13: Verordnungen sonstiger Dermatika 1998
Angegeben sind die 1998 verordneten Tagesdosen, die Änderungen gegenüber 1997 und die mittleren Kosten je DDD 1998.

Präparat	Bestandteile	DDD in Mio.	Änderung in %	DDD-Kosten in DM
Ell-Cranell alpha	Estradiol	5,7	(+947,5)	0,89
Ilon-Abszeß-Salbe	Lärchenterpentin Terpentinöl, gereinigt	5,6	(+2,2)	0,38
Pyolysin-Salbe	Pyolysin Zinkoxid Salicylsäure	4,9	(−10,0)	0,38
Sweatosan N	Salbeiextrakt	4,5	(+21,6)	1,00
Halicar	Cardiospermum ∅	3,9	(−5,6)	0,78
Hametum Salbe	Hamamelisextrakt	3,8	(−3,5)	0,85
Contractubex Gel	Heparin Allantoin Küchenzwiebelextrakt	1,8	(+28,4)	3,47
Kamillosan Creme/ Salbe/Bad	Kamillenblütenextrakt	1,2	(−5,3)	1,43
Azulon Kamillen- Puder/Creme	Kamillenblütenextrakt	1,1	(−16,7)	1,04
Kelofibrase	Harnstoff Heparin Campher	1,1	(−0,8)	3,13
Summe		33,5	(+18,7)	0,96

21

krankheiten und Entzündungen angewandt wird. Die Inhaltsstoffe von Cardiospermum halicacabum (Herzsame), einer tropischen Pflanze, sind bisher nicht bekannt. Nach Wiesenauer (1987) gehört Cardiospermum zu einer Reihe neuer Homöopathika, deren Wirkungsprofil in praxi noch präzisiert werden muß. Der Verdacht drängt sich auf, daß die Verordnung der Homöopathika am ehesten im Sinne eines „ut aliquid fiat" erfolgt.

Hametum enthält einen Extrakt der Zaubernuß (Hamamelis) und wird zur Anwendung bei leichten Hautverletzungen, lokalen Entzündungen sowie bei Verbrühungen, Verbrennungen, Sonnenbrand, zur Wundpflege bei Säuglingen und bei Hämorrhoiden ausgeboten. Hamamelisextrakt hat nach experimentellen Untersuchungen antiphlogistische und antivirale Eigenschaften, die sich allerdings klinisch bisher nicht bestätigen ließen (Korting et al. 1995, Erdelmeier et al. 1996). Auch *Azulon* und *Kamillosan* werden bei entzündlichen Dermatosen sowie zur Vorbeugung und Behandlung von Strahlenschäden eingesetzt. Hinweise auf antiphlogistische Wirkungen von Kamillenextrakten ergeben sich derzeit ebenfalls nur aus experimentellen Studien (Korting 1995, Ammon et al. 1996).

Die übrigen nicht genau klassifizierbaren Dermatika sind in der dermatologischen Fachliteratur kaum oder gar nicht beschrieben. Mag man *Ilon-Abszeß-Salbe* aufgrund des Gehaltes an ätherischen Ölen und Phenolen noch eine gewisse antiseptische Wirkung zubilligen, ist der therapeutische Wert anderer Präparate wie *Pyolysin, Sweatosan N, Contractubex* und *Kelofibrase* nicht ohne weiteres erkennbar. *Pyolysin,* dessen wesentlicher Bestandteil aus einem keimfreien Filtrat aus Staphylokokken-, Streptokokken-, Escherichia-coli-, Pseudomonas-aeruginosa- und Enterokokken-Bouillon-Kulturen besteht, wird zur Behandlung bei oberflächlichen Hautinfektionen, Ulcus cruris, Verbrennungen etc. ausgeboten. Eine kürzlich publizierte multizentrische Anwendungsbeobachtung an insgesamt 49 Patienten mit Ulcus cruris venosum kann aufgrund einer fehlenden Kontrollgruppe nicht als Wirksamkeitsbeleg herangezogen werden (Niedner et al., im Druck). *Sweatosan N,* das bei gesteigerter Schweißbildung eingesetzt wird, enthält nur noch Salbeiextrakt. Eine Wirksamkeit ist auch hier nicht belegt (Hölzle 1984). *Kelofibrase* und *Contractubex,* welches neben Heparin und Allantoin einen Extrakt aus der Küchenzwiebel enthält, werden zur Behandlung von Narben und Narbenkontrakturen eingesetzt. Unabhängig von der fragwürdigen Zusammensetzung ist die Therapie der Keloide insgesamt problematisch. Sofern Wir-

21

kungen beobachtet werden, stellt sich die Frage, ob diese nicht allein auf der Anwendung des Vehikels beruhen (Steigleder 1993, Korting 1995).

Literatur

Ammon H.P.T., Sabieraj J., Kaul R. (1996): Kamille. Mechanismus der antiphlogistischen Wirkung von Kamillenextrakten und -inhaltsstoffen. Dtsch. Apoth. Ztg. 136: 1821–1834.

Arzneimittelkommission der deutschen Apotheker (1994): Tretinoin-haltige Arzneimittel zur topischen Anwendung. Pharm. Ztg. 139: 2370.

Arzneimittelkommission der deutschen Ärzteschaft (1999): Nutzen und Risiken durch Fumarsäure-Ester bei der Therapie der Psoriasis. Dtsch. Ärztebl. 96: A-721.

Aulepp H. (1983): Juckreiz – ein Symptom und seine Therapie. Offizinpharmazie 6: 1–13.

Boesken W.H., Oser B., Roth J., Wedekind S., Wokalek H. (1998): Nephrotoxische Wirkungen durch Fumarsäure-Derivate in der Behandlung der Psoriasis vulgaris. Nieren- und Hochdruckkrankh. 27: 145–150.

Braun-Falco O., Plewig G., Wolff H.H. (1995): Dermatologie und Venerologie, 4. Aufl. Springer-Verlag, Berlin Heidelberg New York.

Bravard P., Krug M., Rzeznick J.C. (1993): Isotretinoin et depression, soyons vigilantes. Nouv. Dermatol. 12: 215.

Brogden R.N., Goa K.L. (1997): Adapalene. A review of its pharmacological properties and clinical potential in the management of mild to moderate acne. Drugs 53: 511–519.

Bundesgesundheitsamt (1988): Monographie Fumarsäuremonoalkylester, Fumarsäuredialkylester, Fumarsäure und Fumarsäuresalze. Bundesanzeiger vom 11.10.1988, Nr. 191.

Bundesgesundheitsamt (1993): Monographie Steinkohlenteer. Bundesanzeiger 45: 845.

Byrne A., Hnatko G. (1995): Depression associated with isotretinoin therapy. Can. J. Psychiatry 40: 567.

Daschner F. (1987): Sind Lokalantibiotika bei Hautinfektionen sinnvoll? Arzneiverordnung 4: 41–46.

Dinnendahl V., Fricke U. (Hrsg.) (1999): Arzneistoff-Profile. Basisinformation über arzneiliche Wirkstoffe. Stammlieferung mit 1. bis 14. Ergänzungslieferung 1999, Govi-Verlag, Eschborn.

Erdelmeier C.A.J., Cinatl J. jr., Rabenau H., Doerr H.W., Biber A., Koch E. (1996): Antiviral and antiphlogistic activities of Hamamelis virginia bark. Planta Med. 62: 241–245.

Food and Drug Administration (1998): Important new safety information about accutane. FDA Talk Paper Feb. 25, 1998.

Fricke U., Klaus W. (1985): Die neuen Arzneimittel – Wirkungsweise und therapeutischer Stellenwert. Eine Übersicht von Januar 1983 – Juni 1984. Offizinpharmazie 10: 1–71.

Fricke U., Klaus W. (1988): Neue Arzneimittel 1987/88. Fortschritte für die Arzneimitteltherapie? Wissenschaftliche Verlagsgesellschaft, Stuttgart.

Fricke U., Klaus W. (1991): Neue Arzneimittel 1990/91. Fortschritte für die Arzneimitteltherapie? Wissenschaftliche Verlagsgesellschaft, Stuttgart.

21

Fricke U., Klaus W. (1992): Neue Arzneimittel 1991/92. Fortschritte für die Arzneimitteltherapie? Wissenschaftliche Verlagsgesellschaft, Stuttgart.

Fricke U., Klaus W. (1994): Neue Arzneimittel 1993. Fortschritte für die Arzneimitteltherapie? Wissenschaftliche Verlagsgesellschaft, Stuttgart.

Fricke U., Klaus W. (1995): Neue Arzneimittel 1994. Fortschritte für die Arzneimitteltherapie? Wissenschaftliche Verlagsgesellschaft, Stuttgart.

Fricke U., Klaus W. (1997): Neue Arzneimittel 1995. Fortschritte für die Arzneimitteltherapie? Wissenschaftliche Verlagsgesellschaft, Stuttgart.

Fülgraff G., Palm D. (Hrsg.) (1997): Pharmakotherapie, klinische Pharmakologie, 10. Aufl. Gustav Fischer Verlag, Stuttgart Jena Lübeck Ulm.

Gatti S., Serri F. (1991): Acute depression from isotretinoin. J. Acad. Dermatol. 25: 132.

Gloor M. (1982): Pharmakologie dermatologischer Externa. Springer-Verlag, Berlin Heidelberg New York.

Greaves M.W., Weinstein G.D. (1995): Treatment of psoriasis. N. Engl. J. Med. 332: 581–588.

Hahn C., Röseler S., Fritzsche R., Schneider R., Merk H.F. (1993): Allergic contact reaction to dexpanthenol: lymphocyte transformation test and evidence for microsomal-dependent metabolism of the allergen. Contact Dermatitis 28: 81–83.

Hölzle E. (1984): Therapie der Hyperhidrosis. Hautarzt 35: 7–15.

Hornstein O.P., Nürnberg E. (Hrsg.) (1985): Externe Therapie von Hautkrankheiten. Pharmazeutische und medizinische Praxis. Georg Thieme Verlag, Stuttgart New York.

Hornstein O.P. (1992): Die lokale Behandlung mit Arzneimitteln – ein Charakteristikum der dermatologischen Therapie. In: H.J. Dengler und J. Knop (Hrsg.): Klinische Pharmakologie der Haut und Sinnesorgane. Gustav Fischer Verlag, Stuttgart Jena New York.

Hornstein O.P. (1997): Glukokortikosteroide in der Dermatologie: Tag- und Nacht-Therapie vergessen. Dtsch. Ärztebl. 94: A-678.

Hughes B.R., Norris J.F., Cunliffe W.J. (1992): A double-blind evaluation of topical isotretinoin 0,05 %, benzoyl peroxide gel 5 % and placebo in patients with acne. Clin. Exp. Dermatol. 17: 165–168.

Jemec G.B.E., Østerlind A. (1994): Cancer in patients treated with coal tar: a long-term follow up study. J. Eur. Acad. Dermatol. Venerol. 3: 153–156.

Kappeler T. (1995): Therapie der Akne. Pharma-Kritik 17: 49–52.

Keseberg A. (1985): Wert und Unwert der Therapie mit Calciumionen. Z. Allgemeinmed. 61: 899–901.

Knapp U. (1995): Grundlagen der Wundheilung und Wundbehandlung. Med. Monatsschr. Pharm. 18: 219–230.

Korting H.C. (1995): Dermatotherapie: ein Leitfaden. Springer-Verlag, Berlin Heidelberg New York.

Korting H.C., Schäfer-Korting M., Klövekorn W., Klövekorn G., Martin C., Laux P. (1995): Comparative efficacy of hamamelis distillate and hydrocortisone cream in atopic eczema. Eur. J. Clin. Pharmacol. 48: 461–465.

Maddin S. (Hrsg.) (1982): Current Dermatologic Therapy. W.B. Saunders Comp., Philadelphia.

Merk H.F., Bickers D.R. (1992): Dermatopharmakologie und Dermatotherapie. Blackwell, Berlin.

Mutschler E. (1996): Arzneimittelwirkungen, 7. Aufl. Wissenschaftliche Verlagsgesellschaft mbH, Stuttgart.

Niedner R. (1996): Glukokortikosteroide in der Dermatologie. Dtsch. Ärztebl. 93: A2868-A2872.

21

Niedner R., Weidhase R., Faude K. (1999): Pyolysin®-Salbe zur Behandlung des Ulcus cruris. Dtsch. Dermatol.: im Druck.

Niedner R., Ziegenmeyer J. (Hrsg.) (1992): Dermatika. Therapeutischer Einsatz, Pharmakologie und Pharmazie. Wissenschaftliche Verlagsgesellschaft, Stuttgart.

Nolting S. (1985): Antiseptika versus Antibiotika in der Lokalbehandlung von bakteriellen Hautinfektionen. In: Mahrle G., Ippen H. (Hrsg.): Dermatologische Therapie. Perimed Fachbuch-Verlagsgesellschaft mbH, Erlangen, S. 154–158.

Orfanos C.E., Zouboulis C.C., Almond-Roesler B., Geilen C.C. (1997): Current use and future potential role of retinoids in dermatology. Drugs 53: 358–388.

Panizzon R. (1995): Psoriasis: Diagnostik und Therapie. Schweiz. Rundsch. Med. Prax. 84: 649–653.

Peters D.C., Balfour J.A. (1997): Tacalcitol. Drugs 54: 265–271.

Pierach C.A. (1989): Was ist zu tun beim Juckreiz? Arzneiverordnung in der Praxis 5/89: 49–51.

Raborn G.W., McGaw W.T., Grace M., Eng P., Percy J., Samuels S. (1989): Herpes labialis treatment with acyclovir 5 % modified aqueous cream: A double-blind, randomized trial. Oral Surg. Oral Med. Oral Pathol. Oral Radiol. Endod. 67: 676–679.

Raschka C., Koch H.J. (1998): Proximaler Tubulusschaden durch Fumarsäuretherapie der Psoriasis. Ärztezeitschr. Naturheilverf. 39: 784–786.

Reynolds J.E.F. (ed.) (1996): Martindale: The Extra Pharmacopoeia, 31th edition. Royal Pharmaceutical Society, London.

Ring J., Fröhlich H.H. (1985): Wirkstoffe in der dermatologischen Therapie, 2. Aufl. Springer-Verlag, Berlin Heidelberg.

Savin J. A. (1985): Some guidelines to the use of topical corticosteroids. Brit. Med. J. 290: 1607–1608.

Schäfer-Korting M., Schmid M.H., Korting H.C. (1996): Topical glucocorticoids with improved risk-benefit ratio. Drug Safety 14: 375–385.

Scholz H., Schwabe U. (Hrsg.) (1997): Taschenbuch der Arzneibehandlung – Angewandte Pharmakologie, 11. Aufl. Gustav Fischer Verlag, Stuttgart New York.

Schulze-Dirks A., Frosch P.J. (1988): Kontaktallergie auf Dexpanthenol. Hautarzt 39: 375–377.

Simon C., Stille W. (1997): Antibiotika-Therapie in Klinik und Praxis, 9. Aufl. F.K. Schattauer Verlagsgesellschaft mbH, Stuttgart New York.

Steigleder G.K. (1993): Therapie der Hautkrankheiten, 4. Aufl. Georg Thieme Verlag, Stuttgart New York.

Sykes N.L., Webster G.F. (1994): Acne. A review of optimum treatment. Drugs 48: 59–70.

Van de Kerkhof P.C. (1998a): The management of psoriasis. Neth. J. Med. 52: 40–45.

Van de Kerkhof P.C. (1998b): An update on vitamin D3 analogues in the treatment of psoriasis. Skin Pharmacol. Appl. Skin Physiol. 11: 2–10.

Veien N.K., Bjerke J.R., Rossmann-Ringdahl I., Jakobsen H.B. (1997): Once daily treatment of psoriasis with tacalcitpl compared with twice daily treatment with calcipotriol. A double-blind trial. Br. J. Dermatol. 137: 581–586.

Walluf-Blume D. (1991): Aufbereitung und Nachzulassung von OTC-Arzneimitteln in den USA 1990. Pharm. Ind. 53: 152–158.

Weinstein G.D. (1996): Safety, efficacy and duration of therapeutic effect of tazarotene used in the treatment of plaque psoriasis. Br. J. Dermatol. 135 (Suppl. 49): 32–36.

Wiesenauer M. (1987): Homöopathie für Apotheker und Ärzte. Deutscher Apotheker Verlag, Stuttgart.

Zesch A. (1988): Externa: Galenik, Wirkung, Anwendung. Springer-Verlag, Berlin Heidelberg.

21

22. Diuretika

H. Osswald und B. Mühlbauer

Diuretika werden zur Behandlung von Erkrankungen eingesetzt, bei denen das therapeutische Ziel eine Vermehrung der Ausscheidung von Salz und Wasser zur Verminderung des Extrazellulärvolumens ist. Die Hauptindikationen sind arterielle Hypertonie, Herzinsuffizienz sowie Ödeme kardialer, hepatischer und renaler Genese.

Diuretika vergrößern den Harnfluß vor allem über eine Hemmung der Rückresorption von Natrium und Chlorid in der Niere. Die einzelnen Gruppen von Diuretika wirken an verschiedenen Tubulusabschnitten des Nephrons und unterscheiden sich in Stärke und Dauer ihrer diuretischen Wirkung. Bei Thiaziden und ihren Analoga tritt die Wirkung relativ langsam ein, sie wirken 6–72 Stunden. Ihre maximale Wirkungsstärke liegt bei einer Ausscheidung von etwa 5–10 % der glomerulären Filtrationsrate. Die Wirkung von Schleifendiuretika tritt schneller ein und ist in der Regel kürzer. Sie sind stärker wirksam als Thiazide und können bis zu 30 % der glomerulären Filtrationsrate zur Ausscheidung bringen (Greger 1995). Sie sind auch noch bei eingeschränkter Nierenfunktion wirksam.

Kaliumsparende Diuretika führen zu einer Hemmung der Kaliumausscheidung, während ihre natriuretische Wirkung sehr schwach ausgeprägt ist. Ihre therapeutische Bedeutung besteht daher vor allem in der Korrektur der Hypokaliämien, wie sie bei der diuretischen Therapie mit Thiaziden und Schleifendiuretika entstehen können. Aus diesem Grunde werden sie ausschließlich in Kombination mit den beiden anderen Diuretikagruppen angewendet. Der Aldosteronantagonist Spironolacton hat ebenfalls eine hemmende Wirkung auf die Kaliumausscheidung und wird daher hauptsächlich bei Hyperaldosteronismus eingesetzt. Sollten sich erste Daten einer großen kontrollierten Studie (The RALES Investigators 1996) auch in der Endauswertung bewahrheiten, so verbessert die Gabe von Spironolacton zusätzlich zu Diuretika und ACE-Inhibitoren die Prognose der

Herzinsuffizienz. Niedrige Tagesdosen (12,5 bis 25 mg) von Spironolacton vorausgesetzt, scheint dabei das Risiko von Hyperkaliämien
gering zu sein.

Thiazide werden in Deutschland überwiegend als Kombinationspräparate mit kaliumsparenden Diuretika verordnet. In den letzten
Jahren hat sich die Verordnungshäufigkeit dieser Kombinationen
kontinuierlich verringert (Abbildung 22.1). Ein Grund könnte die
zunehmende Verordnung von ACE-Hemmern oder AT_1-Rezeptorant-
agonisten sein, die über eine Senkung der Aldosteronwirkung ebenfalls antikaliuretisch wirken. Die kleineren Verschiebungen bei Thiaziden und ihren Kombinationen gegenüber der Darstellung im Arzneiverordnungs-Report 1998 beruhen auf der Aktualisierung der im
letzten Jahr erstmals nach den WHO-DDD berechneten Tagesdosen.
Die Verordnungshäufigkeit von Schleifendiuretika lag auch 1998 wieder deutlich über der von Thiaziden einschließlich ihrer Kombinationen (Abbildung 22.1). In der gesamten Indikationsgruppe Diuretika
hat 1998 bei einem deutlichen Rückgang der Verordnungen der
Umsatz nur wenig abgenommen (Tabelle 22.1).

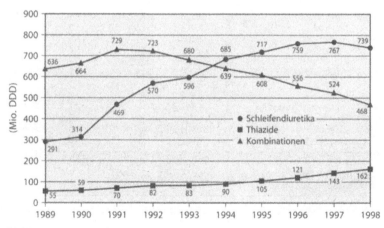

Abbildung 22.1: Verordnungen von Diuretika 1987 bis 1998
Gesamtverordnungen nach definierten Tagesdosen (ab 1991 mit neuen Bundesländern)

22

Tabelle 22.1: Verordnungen von Diuretika 1998
Angegeben sind die verordnungshäufigsten Präparate mit Verordnungsrang, Verordnungen und Umsatz 1998 im Vergleich zu 1997.

Rang	Präparat	Verordnungen in Tsd.	Änd. %	Umsatz Mio. DM	Änd. %
46	Furosemid-ratiopharm	1730,9	−9,7	42,7	+0,0
98	Dytide H	1241,5	−10,6	27,5	−7,6
109	Lasix	1167,5	−10,9	37,2	−19,5
111	Aquaphor	1142,3	+8,9	66,8	+15,1
128	Arelix	1061,9	−9,4	58,3	−4,1
217	Furorese	707,2	−12,1	31,5	−10,0
379	Ödemase Tabl.	471,6	−16,5	11,7	−10,0
383	furo von ct	470,5	−10,0	8,2	−3,2
416	Unat	434,1	+24,3	41,0	+31,0
424	Triampur comp.	431,3	−22,8	6,1	−17,5
427	Diutensat	431,0	−12,8	9,8	−9,9
437	Torem	424,0	+1,1	41,4	+8,5
457	dehydro sanol tri	407,1	−16,6	16,9	−3,7
556	Tri.-Thiazid Stada	344,1	−9,7	7,8	−6,4
604	Esidrix	316,4	+2,1	11,8	+7,5
681	Moduretik	287,1	−10,3	6,8	−9,1
713	Furosemid Heumann	270,4	−12,9	4,9	−4,8
896	Diuretikum Verla	213,7	−17,4	4,1	−11,6
907	Triamteren comp.-ratiopharm	211,7	−16,1	4,6	−11,2
922	HCT von ct	206,5	+42,0	3,1	+47,2
935	Furosemid AL	204,3	−13,2	2,9	−12,2
942	triazid von ct	202,5	−16,1	3,3	−12,1
1005	Natrilix	187,7	+3,8	14,3	+3,0
1045	Furobeta	178,6	+1,1	4,2	+5,4
1083	Nephral	168,3	−21,9	3,9	−18,2
1084	Neotri	168,3	−18,8	11,6	−15,7
1113	Aquaretic	163,0	−17,4	3,5	−12,8
1236	diucomb	144,7	−20,9	9,7	−16,5
1334	Turfa-BASF	132,2	−22,8	2,8	−22,1
1378	Hct-Isis	127,0	−3,5	3,7	+4,0
1432	Diursan	120,3	−7,5	2,8	−2,1
1443	Furosemid Stada	119,4	−11,4	2,3	−8,8
1617	Diurapid	101,1	+1,6	3,0	+10,5
1696	Triamteren HTC AL	94,3	−14,9	1,5	−11,8
1943	Furanthril	76,1	−19,5	1,7	−16,4
	Summe	14158,6	−8,8	513,5	−1,5
	Anteil an der Indikationsgruppe	94,3 %		97,3 %	
	Gesamte Indikationsgruppe	15011,0	−9,0	527,9	−2,0

22

Thiazide und Thiazidanaloga

In dieser Diuretikagruppe erscheinen 1998 auf der Liste der 2000 am häufigsten angewandten Präparate die drei Wirkstoffe Xipamid, Hydrochlorothiazid und Indapamid, die sich in ihrem Wirkungsprofil deutlich voneinander unterscheiden (Tabelle 22.3).

Aquaphor enthält das Thiazidanalogon Xipamid, das in seinem Wirkungseintritt und der Wirkungsdauer zwar dem Hydrochlorothiazid ähnlich ist, aber in höheren Dosierungen (40–80 mg) eine etwas stärkere diuretische Wirkung besitzt und auch bei niereninsuffizienten Patienten eingesetzt werden kann (Oßwald und Albinus 1993). Das Präparat liegt weiterhin an der Spitze der Thiazidverordnungen.

Hydrochlorothiazid ist das klassische Thiaziddiuretikum. Neben *Esidrix* hat 1998 vor allem das kostengünstige Generikum *HCT von ct* stark zugenommen.

Natrilix (Indapamid) ist bis zu einer Dosierung von 2,5 mg tgl. ein Antihypertensivum ohne diuretische Wirkung. In höheren Dosierungen von 5 mg ruft es einen den Thiaziden ähnlichen diuretischen Effekt hervor, der jedoch die blutdrucksenkende Wirkung nicht steigert (Oßwald und Albinus 1993). Es kann auch in niedriger Dosierung Hypokaliämien auslösen. Das Verordnungsvolumen dieses Diuretikums ist 1998 nahezu unverändert geblieben.

Insgesamt beträgt der Anteil der Thiazide als Monopräparate an den Diuretikaverordnungen 1998 12 % gegenüber 9 % im Jahr 1997. Dieser relativ geringe Prozentsatz sollte jedoch nicht darüber hinweg-

Tabelle 22.2: Verordnungen von Aldosteronantagonisten 1998
Angegeben sind die verordnungshäufigsten Präparate mit Verordnungsrang, Verordnungen und Umsatz 1998 im Vergleich zu 1997.

Rang	Präparat	Verordnungen in Tsd.	Änd. %	Umsatz Mio. DM	Änd. %
541	Spiro comp.-ratiopharm	353,8	−12,4	25,4	−6,7
856	Aldactone Drag./Kaps.	226,4	−8,9	11,9	−9,8
956	Osyrol-Lasix Kaps.	198,3	−19,7	16,1	−19,4
1284	Spironolacton-ratiopharm	138,4	−0,0	9,7	+0,4
Summe		916,9	−11,7	63,2	−9,9
Anteil an der Indikationsgruppe		66,0 %		62,7 %	
Gesamte Indikationsgruppe		1388,9	−14,0	100,8	−12,3

22

Tabelle 22.3: Verordnungen von Diuretika 1998 (Monopräparate)
Angegeben sind die 1998 verordneten Tagesdosen, die Änderungen gegenüber 1997 und die mittleren Kosten je DDD 1998.

Präparat	Bestandteile	DDD in Mio.	Änderung in %	DDD-Kosten in DM
Thiazide und Analoga				
Aquaphor	Xipamid	92,3	(+14,9)	0,72
Esidrix	Hydrochlorothiazid	22,8	(+7,7)	0,52
HCT von ct	Hydrochlorothiazid	15,0	(+51,2)	0,21
Natrilix	Indapamid	14,4	(+0,2)	0,99
Hct-Isis	Hydrochlorothiazid	7,2	(+2,0)	0,51
		151,8	(+14,2)	0,66
Furosemid				
Furosemid-ratiopharm	Furosemid (h)	182,6	(+0,5)	0,23
Lasix	Furosemid (h)	125,9	(−9,2)	0,30
Furorese	Furosemid (h)	116,2	(−12,5)	0,27
Ödemase Tabl.	Furosemid	46,6	(−6,0)	0,25
furo von ct	Furosemid	37,7	(−1,1)	0,22
Furosemid Heumann	Furosemid	22,1	(−4,9)	0,22
Furobeta	Furosemid	20,7	(+7,5)	0,20
Furosemid AL	Furosemid	16,0	(−7,5)	0,18
Diurapid	Furosemid	12,6	(+23,2)	0,24
Furosemid Stada	Furosemid	8,9	(−3,6)	0,26
Furanthril	Furosemid (h)	7,4	(−16,6)	0,23
		596,5	(−5,1)	0,25
Weitere Schleifendiuretika				
Arelix	Piretanid	71,2	(−4,8)	0,82
Unat	Torasemid (h)	32,6	(+37,4)	1,26
Torem	Torasemid (h)	30,2	(+10,0)	1,37
		134,1	(+6,4)	1,05
Summe		882,3	(−0,6)	0,44

Bei den mit (h) gekennzeichneten Präparaten handelt es sich um Schleifendiuretika mit hochdosierten Arzneiformen.

täuschen, daß diese Substanzgruppe mit anderen Antihypertensiva (z. B. ACE-Hemmern und AT_1-Rezeptorantagonisten) sehr häufig angewandt wird und ein bewährtes Therapieprinzip darstellt (siehe Kapitel 1 und 11).

22

Schleifendiuretika

Die Verordnung von Schleifendiuretika hat 1998 im Vergleich zum Vorjahr leicht abgenommen (Abbildung 22.1). Weiterhin dominieren Furosemidpräparate mit einem Anteil von 82 % an den verordneten Tagesdosen (Tabelle 22.3). Piretanid (*Arelix*) und Torasemid (*Unat, Torem*) sind neuere Vertreter in der Gruppe der Schleifendiuretika. Ihre Wirkung tritt im Vergleich zu Furosemid verzögert ein und hält länger an. Dieser Zeitverlauf der diuretischen Wirkung stellt einen gewissen therapeutischen Vorteil gegenüber Furosemid dar. Beide Substanzen weisen eine hohe Bioverfügbarkeit von über 85 % auf. Trotz höherer DDD-Kosten hat die Verordnungshäufigkeit von Torasemidpräparaten weiter stark zugenommen (Tabelle 22.3).

Kaliumsparende Diuretika

Das kaliumsparende Diuretikum Triamteren erscheint als Monopräparat auch 1998 nicht unter den 2000 verordnungshäufigsten Medikamenten, sondern nur in Kombination mit Thiazid- oder Schleifendiuretika. Amilorid wird als Monopräparat in Deutschland nicht angeboten.

Das einzige häufig als Monopräparat eingesetzte kaliumsparende Diuretikum ist Spironolacton, das als kompetitiver Antagonist des Mineralocorticoids Aldosteron wirkt. Durch Verminderung der Natriumreabsorption im Tubulussystem wird die Natriumausscheidung verstärkt und die Kaliumausscheidung gesenkt. Der diuretische Effekt von Spironolacton ist gering. Er setzt am zweiten Tag ein und erreicht sein Maximum nach 3–5 Tagen. Spironolacton wird zur Behandlung des primären und sekundären Hyperaldosteronismus eingesetzt sowie zur Therapie von Ödemen bei chronischer Herzinsuffizienz, Leberzirrhose und nephrotischem Syndrom, wenn andere Diuretika nicht ausreichend wirksam sind. Insbesondere bei Herzinsuffizienz scheint nach neueren Studienergebnissen die Gabe von Spironolacton zusätzlich zur Therapie mit ACE-Hemmern und Diuretika die Mortalität zu verringern (The RALES Investigators 1996). Dieser günstige Effekt wird damit erklärt, daß die Hemmung der Angiotensin-II-Bildung zu einer nur unzureichenden Unterdrückung der Aldosteronfreisetzung aus der Nebenniere führt (Aldosteron-Escape-Phänomen) und Spironolacton somit synergistisch wirkt. Während

22

der Therapie mit Spironolacton muß grundsätzlich der Serumkaliumspiegel kontrolliert werden, weil eine Hyperkaliämie auch bei gleichzeitiger Gabe von Thiaziden oder Schleifendiuretika auftreten kann. Durch niedrige Tagesdosen (12,5 bis 25 mg) von Spironolacton kann diese Gefahr jedoch deutlich verringert werden.

Die Verordnungshäufigkeit der Spironolacton-Monopräparate, die unter den 2000 am häufigsten verordneten Medikamenten aufgeführt sind, ist im Vergleich zum Vorjahr nahezu gleich geblieben (Tabelle 22.4), während bei den Spironolacton-Kombinationspräparaten, wie schon in den letzten 6 Jahren, wieder ein leichter Rückgang zu verzeichnen war (Abbildung 22.2). Allerdings hat sich, alle Spironolacton-Monopräparate zusammengenommen, in den letzten vier Jahren ein nahezu konstantes Niveau der Verordnungen ausgebildet (Abbildung 22.2).

Der Anteil der fixen Kombinationen von Thiaziden und Thiazidanaloga mit kaliumsparenden Diuretika betrug 1998 29 % an den Diuretikaverordnungen (Tabellen 22.5 und 22.6). Ihr Anteil ist, gemessen an den DDD, in den letzten Jahren kontinuierlich zurückgegangen (Abbildung 22.1), was auf der bereits erwähnten steigenden Verordnungshäufigkeit von ACE-Inhibitoren und AT_1-Rezeptorantagonisten bei der Behandlung von Herzinsuffizienz und arterieller Hypertonie beruhen könnte.

Tabelle 22.4: Verordnungen von Aldosteronantagonisten 1998
Angegeben sind die 1998 verordneten Tagesdosen, die Änderungen gegenüber 1997 und die mittleren Kosten je DDD 1998.

Präparat	Bestandteile	DDD in Mio.	Änderung in %	DDD-Kosten in DM
Spironolacton				
Spironolacton-ratiopharm	Spironolacton	9,3	(+4,2)	1,05
Idactone Drag./Kaps.	Spironolacton	8,9	(−4,8)	1,35
		18,2	(−0,4)	1,20
Kombinationen				
Spiro comp.-ratiopharm	Spironolacton Furosemid	16,3	(−5,6)	1,56
Osyrol-Lasix Kaps.	Spironolacton Furosemid	9,4	(−19,1)	1,72
		25,7	(−11,0)	1,62
Summe		43,8	(−6,9)	1,44

22

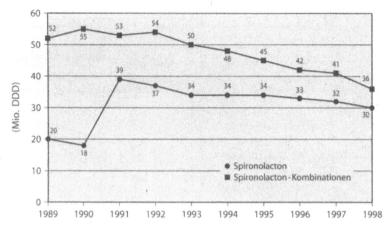

Abbildung 22.2: Verordnungen von Aldosteronantagonisten 1989 bis 1998 Gesamtverordnungen nach definierten Tagesdosen (ab 1991 mit neuen Bundesländern)

Spitzenreiter der Hydrochlorothiazidkombinationen sind auch 1998 *Dytide H* und *Moduretik* (Tabelle 22.5). Ebenfalls zurückgegangen sind wie in den letzten Jahren die Kombinationen von Triamteren mit Bemetizid oder Xipamid, die deutlich höhere DDD-Kosten als die Hydrochlorothiazidkombinationen haben. Der im Vergleich zum Vorjahr höhere DDD-Preis von *dehydro sanol tri* ergibt sich aus der Änderung der Tagesdosis, die der Hersteller vor einiger Zeit vorgenommen hatte (Tabelle 22.6).

Auf der Liste der 2000 verordnungsstärksten Präparate erscheinen auch 1998 keine fixen Kombinationen von Furosemid mit Triamteren oder Amilorid, sondern nur zwei Furosemidkombinationen mit Spironolacton. Auch diese Präparategruppe fiel nach DDD deutlich zurück (Tabelle 22.4). Nur durch die Beobachtung des Therapieerfolges in der Praxis kann die Frage beantwortet werden, ob der angestrebte Kombinationseffekt trotz der unterschiedlichen Wirkungsdauer von Furosemid (4–6 Std.) und Spironolacton (48–72 Std.) erreicht wird.

22

Tabelle 22.5: Verordnungen von Hydrochlorothiazidkombinationen 1998
Angegeben sind die 1998 verordneten Tagesdosen, die Änderungen gegenüber
1997 und die mittleren Kosten je DDD 1998.

Präparat	Bestandteile	DDD in Mio.	Änderung in %	DDD-Kosten in DM
Mit Triamteren				
Dytide H	Hydrochlorothiazid Triamteren	91,9	(−7,0)	0,30
Diutensat	Hydrochlorothiazid Triamteren	33,7	(−9,4)	0,29
Tri.-Thiazid Stada	Hydrochlorothiazid Triamteren	26,1	(−6,5)	0,30
Triampur comp.	Hydrochlorothiazid Triamteren	19,0	(−16,4)	0,32
Diuretikum Verla	Hydrochlorothiazid Triamteren	16,7	(−11,8)	0,25
Triamteren comp.-ratiopharm	Hydrochlorothiazid Triamteren	16,6	(−11,3)	0,27
triazid von ct	Hydrochlorothiazid Triamteren	16,1	(−11,8)	0,21
Nephral	Hydrochlorothiazid Triamteren	13,0	(−17,5)	0,30
Turfa-BASF	Hydrochlorothiazid Triamteren	10,1	(−22,5)	0,28
Triamteren HTC AL	Hydrochlorothiazid Triamteren	7,5	(−11,8)	0,20
		250,6	(−10,4)	0,29
Mit Amilorid				
Moduretik	Hydrochlorothiazid Amilorid	43,9	(−6,7)	0,15
Aquaretic	Hydrochlorothiazid Amilorid	25,3	(−12,7)	0,14
Diursan	Hydrochlorothiazid Amilorid	18,5	(+1,2)	0,15
		87,7	(−7,0)	0,15
Summe		338,3	(−9,6)	0,25

22

Tabelle 22.6: Verordnungen von Thiazidanaloga-Kombinationen 1998
Angegeben sind die 1998 verordneten Tagesdosen, die Änderungen gegenüber
1997 und die mittleren Kosten je DDD 1998.

Präparat	Bestandteile	DDD in Mio.	Änderung in %	DDD-Kosten in DM
dehydro sanol tri	Triamteren Bemetizid	24,5	(−2,5)	0,69
Neotri	Triamteren Xipamid	12,2	(−15,1)	0,95
diucomb	Triamteren Bemetizid	9,6	(−16,8)	1,02
Summe		46,3	(−9,3)	0,83

Therapeutische Aspekte

Bei der Ausschwemmung von Ödemen werden Thiazide bevorzugt
eingesetzt (Heidland und Bahner 1999). Wegen des bei Ödemen häufig auftretenden Hyperaldosteronismus wird bei dieser Indikation
eine Kombination mit kaliumsparenden Diuretika als sinnvoll angesehen. Dies gilt nicht bei Vorliegen einer Niereninsuffizienz wegen
der Gefahr einer Hyperkaliämie. Die Kombinationen von Thiaziden
oder Schleifendiuretika mit kaliumsparenden Diuretika sind pharmakologisch sinnvoll, weil dadurch ein möglicher Kaliumverlust verhindert werden kann. Die DDD-Kosten der meisten Kombinationen
liegen unter denen der Monopräparate. Das allein sollte jedoch nicht
dazu führen, Kombinationspräparate zu bevorzugen.

Das hohe Verordnungsvolumen von Schleifendiuretika hängt zum
Teil damit zusammen, daß etwa 25 % der verordneten DDD auf hochdosierte Arzneiformen für niereninsuffiziente Patienten entfällt. Ob
diese stark wirksamen Mittel in allen übrigen Fällen einer Diuretikatherapie indiziert sind, ist fraglich.

Spironolacton in der Gruppe der kaliumsparenden Diuretika muß
bei der Differentialtherapie mit Triamteren und Amilorid verglichen
werden. Dabei fällt auf, daß Spironolacton als Monopräparat ein Verordnungsvolumen von 18,2 Mio. Tagesdosen erreicht, während die
beiden anderen kaliumsparenden Diuretika als Monopräparate unter
den 2000 meistverordneten Arzneimitteln nicht erscheinen oder in

22

Deutschland nicht angeboten werden. Diese Bevorzugung von Spironolacton erscheint aufgrund seiner zahlreichen und z. T. schwerwiegenden Nebenwirkungen (s. u.) bei der Indikation des renalen Kaliumverlustes therapeutisch nicht gerechtfertigt.

Spironolacton gilt als Mittel der Wahl beim Conn-Syndrom, soweit eine operative Tumorentfernung nicht möglich ist. Weiterhin kann es bei Ödemformen gegeben werden, die mit einem sekundären Hyperaldosteronismus einhergehen wie z. B. die chronische Leberinsuffizienz mit Aszites oder kardial bedingten Ödemen. Damit ist zur Zeit die Anwendung von Aldosteronantagonisten auf eine relativ kleine Zahl von therapeutischen Situationen begrenzt. Jedoch müssen, wie bereits ausgeführt (s. oben), die Ergebnisse der laufenden Studien abgewartet werden, um das therapeutische Potential von niedrig dosiertem Spironolacton bei der Indikation Herzinsuffizienz einschätzen zu können.

Wenn es um die Beseitigung oder Verhinderung eines durch Diuretika verursachten Kaliummangels im Organismus geht, wird man zunächst immer Kombinationen mit Triamteren oder Amilorid einsetzen. Diese kaliumsparenden Diuretika haben gegenüber Spironolacton den Vorteil eines schnelleren Wirkungseintritts und einer größeren Wirtschaftlichkeit (Greven und Heidenreich 1997). Nach den Verordnungsdaten von 1998 betragen die mittleren DDD-Kosten der Hydrochlorothiazidkombinationen mit Triamteren oder Amilorid weniger als ein Sechstel der Kosten von Spironolactonkombinationen.

Bei der Anwendung von Aldosteronantagonisten ist schließlich noch das besondere Nebenwirkungsprofil zu berücksichtigen. Neben der Hyperkaliämie kann Spironolacton als Hormonantagonist auch Störungen anderer Steroidhormonwirkungen auslösen. So ruft eine Dauertherapie mit Tagesdosen von über 50 mg Spironolacton bei Männern oft Gynäkomastie hervor. Libido- und Potenzverlust sind ebenfalls berichtet worden. Bei Frauen können Menstruationsstörungen, Hirsutismus und tiefe Stimmlage auftreten.

Ob die für Kaliumcanrenoat, den wasserlöslichen Metaboliten von Spironolacton, im Tierexperiment nachgewiesene karzinogene Wirkung auch für Spironolacton gilt, ist unklar. Entsprechende Untersuchungen mit Spironolacton haben kein erhöhtes Krebsrisiko gezeigt. Bei einigen Patientinnen hat sich nach Spironolactontherapie ein Brustkrebs entwickelt, allerdings ohne daß der kausale Zusammenhang geklärt werden konnte (American Medical Association 1986).

22

Literatur

American Medical Association (1986): Drug Evaluations, 6th ed. Saunders Company, Philadelphia London, p. 556.

Greger R. (1995): Loop Diuretics. In: Greger R., Knauf H., Mutschler, E. (eds.): Handbook of Experimental Pharmacology: Diuretics, Vol. 117. Springer-Verlag, Berlin, pp. 221–274.

Greven J., Heidenreich O. (1997): Ödeme. In: Pharmakotherapie, klinische Pharmakologie (Fülgraff G., Palm D., Hrsg.) 10. Aufl. Gustav Fischer Verlag, Stuttgart, S. 52–61.

Heidland A., Bahner U. (1999): Diuretika. In: Paumgartner G. (Hrsg.): Therapie innerer Krankheiten, 8. Aufl., Springer-Verlag, Berlin Heidelberg New York, S. 1548–1564.

Oßwald H., Albinus M. (1993): In: Bruchhausen F. v. et al. (Hrsg.): Hagers Handbuch der Pharmazeutischen Praxis, Stoffe A–Z. 5. Aufl, Band 8: Indapamid, S. 534–537; Band 9: Spironolacton, S. 650–654; Band 9: Xipamid S. 1212–1215. Springer-Verlag, Berlin.

The RALES-Investigators (1996): Effectiveness of spironolactone added to an angiotensin-converting enzyme inhibitor and a loop diuretic for severe chronic congestive heart failure. Am. J. Cardiol. 78: 902–907.

22

23. Durchblutungsfördernde Mittel

U. SCHWABE

Durchblutungsfördernde Mittel werden bei peripheren und zerebralen Durchblutungsstörungen eingesetzt. Die Mehrzahl der Präparate ist nur noch für die Anwendung bei peripheren arteriellen Durchblutungsstörungen zugelassen. Diese indikative Abgrenzung ist vor allem dadurch entstanden, daß zahlreiche Herstellerfirmen ihre Präparate ab 1996 zusammen mit den Nootropika in eine neu geschaffene Indikationsgruppe „Antidementiva" umgruppiert haben (s. Kapitel 7).

In der Pathogenese von Durchblutungsstörungen spielen im wesentlichen Gefäßwandveränderungen sowie rheologische und hämodynamische Faktoren eine Rolle. Die pathogenetische Bedeutung von Kollateralbildung und Gefäßspasmen und das daraus abgeleitete therapeutische Prinzip der Vasodilatation ist jedoch nach wie vor problematisch. Nach Gabe von Vasodilatatoren kommt es zwar zu einer Durchblutungssteigerung, die jedoch wegen der fehlenden Selektivität inhomogen sein und zur Blutumverteilung bis zum Auftreten therapeutisch unerwünschter Stealeffekte führen kann. Die regionale Vasodilatation in gesunden Gefäßbezirken ist der wesentliche konzeptionelle Nachteil der vasodilatierenden Substanzen, da keine selektive Dilatation der Kollateralgefäße nachweisbar ist, sondern vorwiegend muskuläre und kutane Widerstandgefäße dilatiert werden und damit Stealeffekte möglich sind (Rieger und Hossmann 1998). So werden weitere Wirkungsmechanismen für durchblutungsfördernde Mittel diskutiert, z.B. eine Verbesserung rheologisch wirksamer Faktoren. Inwieweit diese für einige Substanzen nachgewiesenen Wirkungen klinisch relevant sind, bleibt bis auf wenige Ausnahmen unklar.

Von entscheidender Bedeutung für die Anwendung durchblutungsfördernder Mittel ist der Nachweis ihrer Wirksamkeit in kontrollierten Studien nach angiologischen Kriterien (Heidrich et al. 1992). Für einzelne Substanzen wurde eine klinische Wirksamkeit bei

definierten Indikationen nachgewiesen, wie z.B. die Rezidivprophylaxe von transitorischen ischämischen Attacken und Hirninfarkten
mit Acetylsalicylsäure und Ticlopidin. Bei der peripheren arteriellen
Verschlußkrankheit liegen Hinweise auf die klinische Wirksamkeit
von Prostaglandin E_1 (Alprostadil) vor (Scheffler et al. 1994). Auch
für Pentoxifyllin, Naftidrofuryl und Buflomedil gibt es Ergebnisse aus
Placebo-kontrollierten Studien, die im folgenden besprochen werden
(s. Tabelle 23.3). Dagegen fehlt für die übrigen Präparate ein ausreichender Nachweis der klinischen Wirksamkeit, so daß durchblutungsfördernde Mittel auch als „Massenplacebos" bezeichnet wurden,
die allerdings wegen unerwünschter Wirkungen keineswegs immer
unbedenklich sind (Laporte und Capella 1986).

In frühen Krankheitsstadien (I und II), in denen keine unmittelbare
Gefahr durch Gangrän oder Amputation droht, sind systematisches
Gehtraining und Bekämpfung vaskulärer Risikofaktoren – vor allem
des Rauchens – vorrangige Maßnahmen. Ein britischer Angiologe hat
diese Empfehlung in einem klassischen Editorial in fünf Worte gefaßt:
„Stop smoking and keep walking" (Housley 1988). Als Risikofaktoren
sind zusätzlich Hypertonie, Diabetes und Hypercholesterinämie
bedeutsam. So zeigen neue Daten der Scandinavian Simvastatin Survival Study Group (1994), daß Simvastatin auch nichtkoronare Ereignisse
beeinflußt und das Risiko einer neuen oder verschlechterten Claudicatio intermittens um 38 % senkt (Pedersen et al. 1998).

Bei nicht mehr tolerablen Beschwerden durch die Claudicatio sind
bereits im Stadium II strombahnwiederherstellende Verfahren (trans-
luminale Angioplastie ggf. mit Stentimplantation, Thrombolyse, Operation) in Betracht zu ziehen. Grundsätzlich indiziert sind lumener-
öffnende Maßnahmen im Stadium III und IV bei zufriedenstellender
Operabilität oder guten Voraussetzungen zur Katheterbehandlung.
Bei etwa 60 % der Patienten sind diese Möglichkeiten nicht gegeben,
so daß konservative Maßnahmen versucht werden müssen. Dazu
gehören Analgetika oder Lokalanästhetika zur Schmerzbehandlung
und die regionale Vasodilatation mit Prostaglandin E_1 oder Iloprost
zur Verbesserung der Hautperfusion (Scheffler und Rieger 1999).

Verordnungshäufigkeit

Die verbesserten angiologischen Behandlungsmöglichkeiten wirken
sich zunehmend auf die praktische Arzneitherapie peripherer arterieller Durchblutungsstörungen aus. Seit 1992 sind die Verordnungen

23

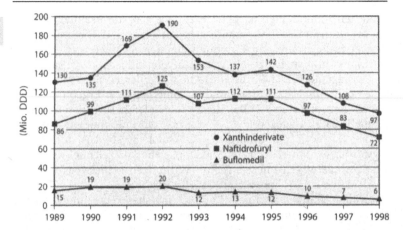

Abbildung 23.1: Verordnungen von durchblutungsfördernden Mitteln 1989 bis 1998 Gesamtverordnungen nach definierten Tagesdosen (ab 1991 mit neuen Bundesländern)

durchblutungsfördernder Arzneimittel Jahr für Jahr zurückgegangen (Abbildung 23.1). Auch 1998 hat das Verordnungsvolumen der durchblutungsfördernden Mittel weiter abgenommen (Tabelle 23.1). Seit dem Höhepunkt der Ausgaben im Jahre 1992 mit 1530 Mio. DM ist das Umsatzvolumen 1998 auf 337 Mio. DM geschrumpft. In der Restgruppe der durchblutungsfördernden Mittel haben nur noch Pentoxifyllin und Naftidrofuryl einen größeren Verordnungsumfang, der allerdings seit 1992 kontinuierlich zurückgeht (Abbildung 23.1). Die relativ teuren Buflomedilpräparate haben immer nur eine untergeordnete Rolle gespielt. Sie sind 1998 weiter zurückgefallen (Tabelle 23.2).

Pentoxifyllin

Pentoxifyllin ist ein Xanthinderivat, das als Vasodilatator bei peripheren und zerebralen Durchblutungsstörungen sowie bei vaskulär bedingten Funktionsstörungen von Auge und Innenohr eingesetzt wird. Der Schwerpunkt seiner Anwendung liegt nach heutigen Vorstellungen bei den peripheren Durchblutungsstörungen. So hatte das vormalige Bundesgesundheitsamt *Rentylin* und andere Zweitanmelderpräparate nur für die Behandlung peripherer arterieller Durchblutungsstörungen zugelassen. Pentoxifyllin ist für diese Indikation in zahlreichen klinischen Untersuchungen geprüft worden, von

Tabelle 23.1: Verordnungen von durchblutungsfördernden Mitteln 1998
Angegeben sind die verordnungshäufigsten Präparate mit Verordnungsrang, Verordnungen und Umsatz 1998 im Vergleich zu 1997.

23

Rang	Präparat	Verordnungen in Tsd.	Änd. %	Umsatz Mio. DM	Änd. %
67	Dusodril	1500,9	−15,0	71,9	−13,7
134	Trental	1021,3	−13,0	57,0	−16,1
341	Pentoxifyllin-ratiopharm	502,6	+8,4	23,7	+9,5
529	Claudicat	361,7	−18,1	18,1	−15,0
730	Naftilong	264,3	−18,9	12,8	−17,3
875	Ginkgo biloba comp.	219,5	−18,3	6,7	−14,1
1095	Rentylin	166,7	−8,5	9,6	−9,6
1174	Bufedil	153,1	−17,8	10,9	−8,0
1274	Pento-Puren	139,9	−0,4	7,1	+3,8
1498	Cefavora	114,2	−13,4	3,7	−5,6
1649	Defluina peri	98,0	−25,0	6,8	−25,3
1681	Kollateral	95,3	+5,5	5,3	+11,9
1835	Ralofekt	83,8	−11,4	3,9	−13,4
1841	Nafti-ratiopharm	83,6	+7,0	3,7	+8,5
Summe		4804,8	−12,2	241,1	−11,5
Anteil an der Indikationsgruppe		85,9 %		71,6 %	
Gesamte Indikationsgruppe		5595,9	−12,2	336,8	−5,2

denen einige Hinweise auf eine Wirksamkeit erbracht haben. Die Ergebnisse haben dazu geführt, daß Pentoxifyllin von der Food and Drug Administration in den USA zugelassen worden ist.

Trotz statistisch signifikanter Unterschiede ist aber das Ausmaß der Wirksamkeit seit langem umstritten (Transparenzkommission 1983). Die Zweifel an der therapeutischen Wirksamkeit haben auch viele weitere Studien nicht ausräumen können. Immer häufiger waren die Unterschiede noch nicht einmal statistisch signifikant. So nahm die maximale Gehstrecke lediglich in drei älteren Studien über 100 m zu, die nur 16–24 Patienten mit Claudicatio intermittens umfaßten (Bollinger und Frei 1977, Di Perri et al. 1984, Roekaerts und Deleers 1984). In der Mehrzahl der Studien lag die Differenz zwischen Pentoxifyllin und Placebo zwischen 7 und 69 m (Tabelle 23.3). Wenn diese Unterschiede in einigen Fällen statistisch signifikant waren, fehlte aufgrund der geringen Gehstreckenzunahme häufig die klinische Relevanz, da die Patienten unter diesen Bedingungen durch ihr Gefäßleiden weiterhin schwer beeinträchtigt sind. Dagegen wird die absolute Gehstrecke durch ein 2–6monatiges Gehtraining reproduzierbar um 80–180 % verlängert (Tabelle 23.3). Auch bei Patienten,

23

Tabelle 23.2: Verordnungen von durchblutungsfördernden Mitteln 1998
Angegeben sind die 1998 verordneten Tagesdosen, die Änderungen gegenüber
1997 und die mittleren Kosten je DDD 1998.

Präparat	Bestandteile	DDD in Mio.	Änderung in %	DDD-Kosten in DM
Xanthinderivate				
Trental	Pentoxifyllin	37,6	(−13,2)	1,52
Pentoxifyllin-ratiopharm	Pentoxifyllin	18,1	(+11,2)	1,31
Claudicat	Pentoxifyllin	15,0	(−14,7)	1,21
Rentylin	Pentoxifyllin	6,0	(−13,9)	1,60
Pento-Puren	Pentoxifyllin	5,7	(+3,4)	1,25
Ralofekt	Pentoxifyllin	2,2	(−12,0)	1,72
		84,6	(−8,2)	1,41
Naftidrofuryl				
Dusodril	Naftidrofuryl	52,5	(−13,6)	1,37
Naftilong	Naftidrofuryl	12,5	(−16,6)	1,02
Nafti-ratiopharm	Naftidrofuryl	3,5	(+8,2)	1,07
		68,5	(−13,3)	1,29
Andere Monopräparate				
Bufedil	Buflomedil	4,4	(−6,2)	2,49
Kollateral	Moxaverin	2,8	(+12,6)	1,86
Defluina peri	Buflomedil	1,8	(−31,4)	3,78
		9,0	(−8,1)	2,55
Kombinationspräparate				
Ginkgo biloba comp.	Aurum colloid. D8 Ginkgo biloba D3	20,3	(−13,0)	0,33
Cefavora	Ginko biloba ∅ Viscum album ∅ Crataegus ∅	5,5	(−9,5)	0,67
		25,8	(−12,3)	0,40
Summe		188,0	(−10,7)	1,28

die das Rauchen aufgeben, fand sich im Vergleich zu einer Raucher-
gruppe eine geringfügige, aber meßbare Zunahme der Gehstrecke um
über 60 m (Quick und Cotton 1982). Eine kombinierte Anwendung
von Pentoxifyllin und Gehtraining zeigte dagegen keinen einheitlichen Effekt der Arzneitherapie auf die schmerzfreie Gehstrecke, die
absolute Gehstrecke wurde durch Pentoxifyllin nur in den ersten acht
Wochen verlängert (Kiesewetter et al. 1987, Ernst et al. 1992). Die
intravenöse Gabe von Pentoxifyllin hatte im Gegensatz zu Prostaglan-

Tabelle 23.3: Wirkung von durchblutungsfördernden Mitteln und Gehtraining bei Durchblutungsstörungen

Studie	Fallzahl	Maximale Gehstrecke (m)		
		Verum vor/nach	*Placebo* vor/nach	*Differenz* (m)
Pentoxifyllin				
Bollinger & Frei (1977)	19	226/697	177/270	378
Porter et al. (1982)	82	172/268	181/229	27
Di Perri et al. (1984)	24	222/358	210/216	130
Donaldson et al. (1984)	80	108/119	97/129	−21'
Strano et al. (1984)	18	*121/175	*134/139	49
Roekaerts & Deleers (1984)	16	251/555	224/190	338
Gallus et al. (1985)	38	68/91	88/100	ns 11
Kiesewetter et al. (1987)	30	*202/247	*174/189	30
Dettori et al. (1989)	59	112/324	144/349	ns 7
Lindgärde et al. (1989)	150	132/198	155/200	ns 21
Ernst et al. (1992)	40	166/504	151/420	ns 69
Naftidrofuryl				
Maass et al. (1984)	104	220/342	224/314	ns 32
Adhoute et al. (1986)	118	*215/416	*215/313	103
Karnik et al. (1988)	40	104/127	103/116	10
Adhoute et al. (1990)	112	293/469	264/336	104
		Training vor/nach	*Kontrolle* vor/nach	*Differenz* (m)
Gehtraining				
Larsen & Lassen (1966)	16	222/629	248/222	407
Dahllöf et al. (1976)	23	318/742	301/512	213
Ekroth et al. (1978)	129	298/749		451
Jonason et al. (1979)	68	261/583		322
Clifford et al. (1980)	21	299/535		236

* schmerzfreie Gehstrecke, ns: nicht signifikant

din E_1 keinen zusätzlichen Effekt auf die Gehstreckenverlängerung durch Gehtraining (Scheffler et al. 1994). Eine früher beschriebene Verbesserung der Erythrozytenverformbarkeit durch Pentoxifyllin ließ sich in einer späteren Untersuchung nicht bestätigen (Cummings et al. 1992).

Mehrere Übersichtsarbeiten kommen daher zu dem Ergebnis, daß die begrenzte Qualität vieler Daten eine zuverlässige Bewertung der Wirksamkeit von Pentoxifyllin ausschließt und daß die Durchschnittseffekte relativ klein waren (Radack und Wyderski 1990, Ernst 1994, Girolami et al. 1999). Weiterhin wird hervorgehoben, daß

23

turierte Übungsprogramme die schmerzfreie Gehstrecke erhöhen. Durch Einstellen des Rauchens wurden die postoperativen Ergebnisse von lumeneröffnenden Maßnahmen verbessert und die Komplikationen der peripheren Verschlußkrankheit vermindert.

Naftidrofuryl

Naftidrofuryl ist ein durchblutungsförderndes Mittel, für das eine Vasodilatation über eine 5-HT_2-Rezeptor-blockierende Wirkung an der glatten Gefäßmuskulatur und eine Verbesserung von Sauerstoff- und Glukoseaufnahme geltend gemacht wird. In klinischen Studien wurde eine Verlängerung der maximalen Gehstrecke beobachtet (Barradell und Brogden 1996). Ähnlich wie bei Pentoxifyllin waren die Effekte sehr variabel und erreichten nicht das Ausmaß der Gehstreckenzunahmen, die durch Gehtraining erzielbar sind (Tabelle 23.3). Für 40 mg-Ampullen von Naftidrofuryl hat das zuständige Bundesinstitut im Januar 1996 den Widerruf der Zulassung angeordnet, weil zwei Todesfälle nach intravenöser Injektion aufgetreten waren (Arzneimittelkommission der Deutschen Apotheker 1995). Die Verordnungen der Naftidrofurylpräparate sind 1998 insgesamt weiter rückläufig gewesen (Tabelle 23.2).

Andere Präparate

Buflomedil ist ein durchblutungsförderndes Mittel, für dessen Wirkung insbesondere eine bessere Verformbarkeit der Erythrozyten und eine hemmende Wirkung auf die Thrombozytenaggregation geltend gemacht wird. In kontrollierten klinischen Studien sind Hinweise auf eine therapeutische Wirksamkeit gefunden worden (Walker und MacMannaford 1995).

Moxaverin (*Kollateral*) ist ein muskulotropes Spasmolytikum vom Papaverintyp, das die Calmodulin-stimulierte Phosphodiesterase hemmt. In Dosen von 300–450 mg/d wird es zur Behandlung vasospastischer Störungen angewendet. Belege für eine therapeutische Wirksamkeit wurden bisher nicht publiziert.

Ginkgoextrakte

23

Ginkgoextrakte waren bis 1994 als durchblutungsfördernde Mittel klassifiziert, seit 1996 werden sie größtenteils als pflanzliche Antidementiva bezeichnet (s. Kapitel 7). Die Verlagerung des indikativen Schwerpunktes von der Peripherie in das Gehirn mag damit zusammenhängen, daß immer Schwierigkeiten mit einem überzeugenden Nachweis der Wirkung bei peripheren arteriellen Durchblutungsstörungen bestanden. So lagen bei einer Studie zum Nachweis der Gehstreckenverlängerung bei Patienten mit Claudicatio intermittens trotz angeblicher Randomisierung bereits zu Beginn signifikante Strukturunterschiede zwischen Placebogruppe und Verumgruppe in der Gehstrecke vor, so daß nur durch einen unzulässigen Vorher-Nachher-Vergleich von Differenzen das erwünschte Ergebnis erreicht wurde (Bauer 1984). Diese bereits von der Transparenzkommission beim vormaligen Bundesgesundheitsamt festgestellten methodischen Mängel sind durch weitere Studien bestätigt worden. Eine dänische Studie zeigte keine signifikanten Änderungen von Gehstrecke oder Beinschmerzen bei Patienten mit Claudicatio intermittens (Drabæk et al. 1996). Eine deutsche Multizenterstudie, die vor vier Jahren abgeschlossen wurde, ergab ebenfalls keinen signifikanten Unterschied zwischen Ginkgoextrakt und Placebo (Schoop et al. in Vorbereitung). Das Ergebnis wurde bisher nur als Kongreßabstrakt publiziert, weil sich die beteiligten Autoren mit dem Sponsor der Studie offenbar nicht über die Interpretation der negativen Daten einigen konnten.

In dieser Situation ist verständlich, daß 1997 nur noch zwei homöopathische Ginkgopräparate als durchblutungsfördernde Mittel häufig verordnet wurden. Da homöopathischen Arzneimitteln der Wirkungsnachweis bei der bestehenden Registrierungspflicht erlassen ist, versagen die normalen Kriterien der therapeutischen Beurteilung. Dieser Regelung ist es vermutlich zuzuschreiben, daß mit *Cefavora* 1997 ein zweites homöopathisches Komplexpräparat bei den meistverordneten Präparaten auftauchte. Als besondere pharmakologische Kuriosität ist *Ginkgo biloba comp.* mit hochpotenziertem Gold zu werten, sozusagen „vergoldeter Ginkgo", im Sinne eines besonders „wertvollen" Placebos, dessen Glanz nach neuerlich rückläufigen Verordnungen jedoch zunehmend matter wird (Tabelle 23.2).

Literatur

23

Adhoute G., Andreassian B., Boccalon H., Cloarec M., Di Maria G. et al. (1990): Treatment of stage II chronic arterial disease of the lower limbs with the serotonergic antagonist naftidrofuryl: results after 6 months of a controlled, multicenter study. J. Cardiovasc. Pharmacol. 16 (Suppl. 3): S75-S80.

Adhoute G., Bacourt F., Barral M., Cardon J.M., Chevalier J.M. et al. (1986): Naftidrofuryl in chronic arterial disease. Results of a six month controlled multicenter study using naftidrofuryl tablets 200 mg. Angiology 37: 160–167.

Arzneimittelkommission der Deutschen Apotheker (1995): Naftidrofuryl Infusionslösung. Pharmazeut. Ztg. 140: 2222.

Barradell L.B., Brogden R.N. (1996): Oral naftidrofuryl. A review of its pharmacology and therapeutic use in the management of peripheral occlusive arterial disease. Drugs Aging 8: 299–322.

Bauer U. (1984): 6-Month double-blind randomised clinical trial of ginkgo biloba extract versus placebo in two parallel groups in patients suffering from peripheral arterial insufficiency. Arzneim. Forsch. 34: 716–720.

Bollinger A., Frei Ch. (1977): Double-blind study of pentoxifylline against placebo in patients with intermittent claudication. Pharmatherapeutica 1: 557–563.

Clifford P.C., Davies P.W., Hayne J.A., Baird R.N. (1980): Intermittent claudication: is a supervised exercise class worth while? Brit. Med. J. 280: 1503–1505.

Cummings D.M., Ballas S.K., Ellison M.J. (1992): Lack of effect of pentoxifylline on red blood cell deformability. J. Clin. Pharmacol. 32: 1050–1053.

Dahllöf A.-G., Holm J., Schersten T., Sivertsson R. (1976): Peripheral arterial insufficiency. Effect of physical training on walking tolerance, calf blood flow, and blood flow resistance. Scand. J. Rehab. Med. 8: 19–26.

Dettori A.G., Pini M., Moratti A., Paolicelli M., Basevi P. et al. (1989): Acenocoumarol and pentoxifylline in intermittent claudication. A controlled clinical study. Angiology 40: 237–248.

Di Perri T., Carandente O., Vittoria A., Guerrini M., Messsa G.L. (1984): Studies of the clinical pharmacology and therapeutic efficacy of pentoxifylline in peripheral obstructive arterial disease. Angiology 35: 427–435.

Donaldson D.R., Hall T.J., Kester R.C., Ramsden C.W., Wiggins P.A. (1984): Does oxpentifylline ('Trental') have a place in the treatment of intermittent claudication? Curr. Med. Res. Opin. 9: 35–40.

Drabæk H., Petersen J.R., Winberg N., Hansen K.F., Mehlsen J. (1996): The effect of Ginkgo biloba extract in patients with intermittent claudication. Ugeskr. Laeger 158: 3928–3931.

Ekroth R., Dahllöf A.-G., Gundevall B., Holm J., Schersten T. (1978): Physical training of patients with intermittent claudication: indications, methods, and results. Surgery 84: 640–643.

Ernst E., Kollár L., Resch K.L. (1992): Does pentoxifylline prolong the walking distance in exercised claudicants? A placebo-controlled double-blind trial. Angiology 43: 121–125.

Ernst E. (1994): Pentoxifylline for intermittent claudication. A critical review. Angiology 45: 339–345.

Gallus A.S., Morley A.A., Dupont P., Walsh H., Gleadow F. et al. (1985): Intermittent claudication: a double-blind study crossover trial of pentoxifylline. Aust. N. Z. J. Med. 15: 402–409.

Girolami B., Bernardi E., Prins M. H., Wouter ten Cate J., Hettiarachchi R. et al. (1999): Treatment of intermittent claudication with physical training, smoking cessation, pentoxifylline, or nafronyl. Arch. Intern. Med. 159: 337–345.

Heidrich H., Allenberg J., Cachovan M., Creutzig A., Diehm C. et al. (1992): Prüf-richtlinien für Therapiestudien im Fontaine-Stadium II-IV bei peripher-arteri-eller Verschlußkrankheit. Vasa 21: 333–337.

Housley E. (1988): Treating claudication in five words. Brit. Med. J. 296: 1483–1484.

Jonason T., Jonzon B., Ringqvist I., Öman-Rydberg A. (1979): Effect of physical training on different categories of patients with intermittent claudication. Acta Med. Scand. 206: 253–258.

Karnik R., Valentin A., Stöllberger C., Slany J. (1988): Effects of naftidrofuryl in patients with intermittent claudication. Angiology 39: 234–240.

Kiesewetter H., Blume J., Jung F., Gerhards M., Leipnitz G. (1987): Gehtraining und medikamentöse Therapie bei der peripheren arteriellen Verschlußkrankheit. Randomisierte, prospektive, placebo-kontrollierte Doppelblindstudie. Dtsch. Med. Wochenschr. 112: 873–878.

Laporte J.R., Capella D. (1986): Useless drugs are not placebos: Lessons from fluna-rizine and cinnarizine. Lancet 2: 853–854.

Larsen O.A., Lassen N.A. (1966): Effect of daily muscular exercise in patients with intermittent claudication. Lancet 2: 1093–1096.

Lindgärde F., Jelnes R., Björkman H., Adielsson G., Kjellström T. et al. (1989): Con-servative drug treatment in patients with moderately severe chronic occlusive peripheral arterial disease. Circulation 80: 1549–1556.

Maass U., Amberger H.-G., Böhme H., Diehm C., Dimroth H. et al. (1984): Nafti-drofuryl bei arterieller Verschlußkrankheit. Dtsch. Med. Wochenschr. 19: 745–750.

Pedersen T.R., Kjekshus J., Pyörälä K., Olsson A.G., Cook T.J. et al. (1998): Effect of Simvastatin on ischemic signs and symptoms in the Scandinavian Simvastatin Survival Study (4S). Am. J. Cardiol. 81: 333–335.

Porter J.M., Cutler B.S., Lee B.Y., Reich Th., Reichle F.A. et al. (1982): Pentoxifylline efficacy in the treatment of intermittent claudication. Multicenter controlled double-blind trial with objective assessment of chronic occlusive arterial disease patients. Am. Heart J. 104: 66–72.

Quick C.R., Cotton L.T. (1982): The measured effect of stopping smoking on inter-mittent claudication. Brit. J. Surg. 69 (Suppl.): S24-S26.

Radack K., Wyderski R.J. (1990): Conservative management of intermittent claudi-cation. Ann. Intern. Med. 113: 135–146.

Rieger H., Hossmann V. (1998): Medikamentöse Durchblutungssteigerung bei chronischer peripherer arterieller Verschlußkrankheit. In: Rieger H., Schoop W. (Hrsg.): Lehrbuch der Angiologie. Springer Verlag Berlin Heidelberg NewYork, S. 239–252.

Roekaerts F., Deleers L. (1984): Trental® 400 in the treatment of intermittent claudi-cation: results of long-term, placebo-controlled administration. Angiology 35: 396–406.

Scandinavian Simvastatin Survival Study Group (1994): Randomized trial of chole-sterol lowering in 4444 patients with coronary heart disease. The Scandinavian Simvastatin Survival Study (4S). Lancet 344: 1383–1389.

Scheffler A., Rieger H. (1999): Arterielle Durchblutungsstörungen. In: Paumgart-ner G. (Hrsg.) Therapie innerer Krankheiten, 9. Aufl., Springer Verlag, Berlin Heidelberg New York, S. 257–273.

Scheffler P., de la Hamette D., Gross J., Mueller H., Schieffer H. (1994): Intensive vascular training in stage IIb of peripheral arterial occlusive disease. The addi-tive effects of intravenous prostaglandin E_1 or intravenous pentoxifylline during training. Circulation 90: 818–822.

Schoop W., Breddin K., Diehm C., Gruß J., Held K. et al.: Klinische Prüfung mit Ginkgo biloba-Spezialextrakt Egb 761 bei Patienten mit peripherer arterieller

23

Verschlußkrankheit im Stadium II b nach Fontaine im Vergleich zu Placebo. In Vorbereitung.

Strano A., Davi G., Avellone G., Novo S., Pinto A. (1984): Double-blind, crossover study of the clinical efficacy and the hemorheological effects of pentoxifylline in patients with occlusive arterial disease of the lower limbs. Angiology 35: 459–466.

Transparenzkommission (1983): Transparenzliste für das Teilgebiet periphere arterielle Durchblutungsstörungen. Bundesanzeiger Nr. 169 vom 9.9.1983.

Walker G.A. MacMannaford J.C. (1995): A meta-analysis of randomized, double-blind, placebo-controlled studies of the effect of buflomedil on intermittent claudication. Fundam. Clin. Pharmacol. 9: 387–394.

24. Gichtmittel

G. Schmidt

Gichtmittel werden zur Behandlung des akuten Gichtanfalls und der chronischen Gicht eingesetzt. Die Basis der Therapie ist eine Diät mit reduzierter Purinzufuhr. Sie ist allein ausreichend, wenn der Patient keine klinischen Symptome zeigt, die Harnsäure im Plasma unter 10 mg pro 100 ml liegt und keine Uratsteine vorliegen. Die asymptomatische Hyperurikämie erfordert keine routinemäßige Arzneitherapie, da die meisten hyperurikämischen Patienten keine Gicht entwickeln (Emmerson 1996). Vor dem ersten Gichtanfall sind weder Gichttophi noch Nierenschäden nachweisbar.

Die Arzneitherapie der Gicht ist pharmakologisch gut begründet und gliedert sich in die drei Therapieprinzipien: Unterdrückung des Gichtanfalls, Hemmung der Harnsäurebildung durch Urikostatika und Förderung der Harnsäureausscheidung durch Urikosurika (Emmerson 1996). Für die Therapie des *akuten Gichtanfalls* kommen Colchicin und nichtsteroidale Antiphlogistika (z.B. Indometacin) sowie gegebenenfalls Glucocorticoide in Frage. Colchicin wird in diagnostisch unklaren Fällen bevorzugt, weil mit seiner prompten Wirkung eine Bestätigung der Diagnose Arthritis urica möglich ist. Bei der *Dauertherapie der Gicht* wird entweder die Harnsäurebildung durch Xanthinoxidasehemmstoffe (Allopurinol) reduziert oder die renale Harnsäureausscheidung durch Urikosurika gesteigert. Allopurinol gilt allgemein als Mittel der Wahl. Dagegen sind Urikosurika bei Patienten mit eingeschränkter Nierenfunktion und Gichtnephropathie kontraindiziert.

Verordnungsspektrum

Die Gichtmittel bilden mit 14 Präparaten unter den häufig verordneten Arzneimitteln ein kleines Indikationsgebiet. Bis auf zwei Colchi-

24

Tabelle 24.1: Verordnungen von Gichtmitteln 1998
Angegeben sind die verordnungshäufigsten Präparate mit Verordnungsrang, Verordnungen und Umsatz 1998 im Vergleich zu 1997.

Rang	Präparat	Verordnungen		Umsatz	
		in Tsd.	Änd. %	Mio. DM	Änd. %
30	Allopurinol-ratiopharm	2098,7	−2,3	37,2	+2,6
410	Zyloric	442,7	−6,7	9,5	−5,4
420	allo von ct	433,4	−4,1	6,5	−2,2
478	Uripurinol	397,0	−4,8	8,4	−1,8
683	Allopurinol Heumann	287,0	+8,3	5,2	+9,2
689	Allopurinol AL	284,4	+4,7	4,1	+3,0
924	Colchicum-Dispert	206,4	−6,3	4,8	−6,2
1111	Remid	163,2	−14,9	3,5	−15,6
1315	Allohexal	134,3	+21,4	1,9	+23,9
1366	Allopurinol 300 Stada	128,4	+0,7	3,0	+1,3
1817	Cellidrin	85,0	−3,5	1,9	+1,8
1836	Allobeta	83,8	+12,1	1,3	+16,2
1915	Allomaron	78,1	−14,6	4,8	−10,3
1918	Colchysat Bürger	77,8	+7,6	1,4	+11,3
Summe		4900,2	−2,1	93,5	−0,1
Anteil an der Indikationsgruppe		89,1 %		84,5 %	
Gesamte Indikationsgruppe		5501,6	−2,4	110,6	−0,6

cinpräparate und ein Kombinationspräparat sind sonst nur Allopurinolpräparate vertreten (Tabelle 24.1). So entfallen 95 % der verordneten Tagesdosen auf Allopurinol, die sich gegenüber dem Vorjahr nur wenig verändert haben (Tabelle 24.2). Weiterhin dominieren preisgünstige Generika bei den Verschreibungen.

Colchicin ist ein Alkaloid aus den Blüten und Samen der Herbstzeitlose. Es wird im Gegensatz zu Allopurinol und Benzbromaron nur für die Akuttherapie des Gichtanfalls und die Kurzzeitprophylaxe zu Beginn einer medikamentösen Gichttherapie eingesetzt. In Deutschland werden immer noch die Pflanzenextrakte der Herbstzeitlose verwendet, während in anderen Ländern das Reinalkaloid als Handelspräparat zur Verfügung steht. Die Verordnung der Colchicin-Präparate hat sich insgesamt gegenüber dem Vorjahr wenig verändert.

Benzbromaron erscheint nur noch in Kombination mit Allopurinol (Tabelle 24.2). Bei dem einzigen Kombinationspräparat (*Allomaron*) haben die Verordnungen 1998 weiter abgenommen. Aus theoretischen Gründen mag es sinnvoll sein, die Prinzipien der Xanthinoxidasehemmung und der urikosurischen Wirkung zu kombinieren und dadurch eine Dosisreduktion zu erzielen. Unter praktischen Bedin-

Tabelle 24.2: Verordnungen von Gichtmitteln 1998
Angegeben sind die 1998 verordneten Tagesdosen, die Änderungen gegenüber 1997 und die mittleren Kosten je DDD 1998.

24

Präparat	Bestandteile	DDD in Mio.	Änderung in %	DDD-Kosten in DM
Allopurinol				
Allopurinol-ratiopharm	Allopurinol	111,0	(+3,1)	0,34
Zyloric	Allopurinol	25,2	(+0,0)	0,38
allo von ct	Allopurinol	23,8	(−1,2)	0,27
Uripurinol	Allopurinol	22,7	(+1,4)	0,37
Allopurinol AL	Allopurinol	15,2	(+5,3)	0,27
Allopurinol Heumann	Allopurinol	14,3	(+11,3)	0,36
Remid	Allopurinol	9,3	(−11,4)	0,37
Allopurinol 300 Stada	Allopurinol	8,6	(+4,1)	0,35
Allohexal	Allopurinol	7,0	(+25,5)	0,28
Cellidrin	Allopurinol	5,1	(+8,9)	0,37
Allobeta	Allopurinol	5,0	(+19,1)	0,26
		247,5	(+3,1)	0,33
Colchicin				
Colchicum-Dispert	Herbstzeitlosen-samenextrakt	3,7	(−7,0)	1,28
Colchysat Bürger	Herbstzeitlosen-blütenextrakt	1,6	(+11,4)	0,90
		5,3	(−2,2)	1,17
Kombinationspräparate				
Allomaron	Allopurinol Benzbromaron	7,0	(−10,4)	0,69
Summe		259,8	(+2,5)	0,36

gungen ist dieses Kombinationsprinzip jedoch problematisch, weil Benzbromaron die Ausscheidung des wirksamen Metaboliten von Allopurinol (Oxipurinol) erhöht (Löffler et al. 1983). Es sollte besonderen Indikationen (schnelle Senkung besonders hoher Harnsäurespiegel) vorbehalten bleiben und nicht zur Standardtherapie in Form von fixen Kombinationen verwendet werden.

Literatur

Emmerson B.T. (1996): The management of gout. New Engl. J. Med. 334: 445–451.
Löffler W., Simmonds H.A., Gröbner W. (1983): Gout and uric acid nephropathy: Some new aspects in diagnosis and treatment. Klin. Wochenschr. 61: 1223–1239.

25. Gynäkologika

U. SCHWABE UND T. RABE

In der Indikationsgruppe Gynäkologika stehen Mittel zur Behandlung von gynäkologischen Infektionen und klimakterischen Beschwerden im Vordergrund. Die größte Gruppe bilden die gynäkologischen Sexualhormonpräparate zur topischen Applikation, die seit 1997 nach den definierten Tagesdosen der WHO berechnet wurden und daher höher liegen als in den vorangehenden Jahren, als die Herstellerempfehlungen zugrundegelegt wurden (Abbildung 25.1). Die systemisch applizierbaren Sexualhormonpräparate werden im Kapitel 43 besprochen. Ein weiterer hoher Anteil der Verordnungen entfällt auf die „sonstigen Gynäkologika", die überwiegend Pflanzenextrakte und homöopathische Zubereitungen enthalten. Kleinere Indi-

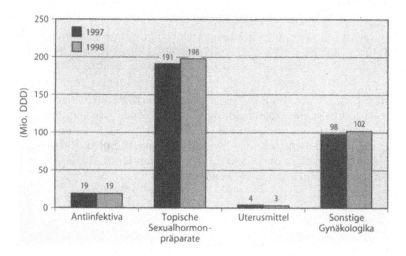

Abbildung 25.1 Verordnungen von Gynäkologika 1998
DDD der 2000 meistverordneten Arzneimittel

kationsgruppen bilden die Antiinfektiva und die Uterusmittel. Die Verordnungen von Gynäkologika waren insgesamt leicht rückläufig (Tabelle 25.1) und sind damit wieder unter das Niveau von 1993 zurückgefallen.

25

Gynäkologische Antiinfektiva

Die gynäkologischen Antiinfektiva werden zur Lokaltherapie von Infektionen des äußeren Genitale eingesetzt. Im Vordergrund steht dabei die Kolpitis, die oft mit einer Vulvitis oder Urethritis kombiniert auftritt und als Hauptsymptom vaginalen Fluor aufweist. Die häufigsten Erreger sind Candida albicans, Trichomonas vaginalis und Enterobakterien. Nicht selten liegen Mischinfektionen vor, die eine gezielte Therapie vor allem initial erschweren.

Eine *Candida-Kolpitis* tritt überwiegend als Folge anderer Grundkrankheiten oder Veränderungen auf (Diabetes mellitus, Gravidität, Ovulationshemmer, Antibiotikatherapie). Zur lokalen Behandlung werden in erster Linie Clotrimazol und weitere Imidazolderivate eingesetzt (Tabelle 25.2). Dagegen ist die Verordnung des Desinfektionsmittels Dequalinium (*Fluomycin N*), das unspezifische antimykotische Wirkungen hat, aber auch relativ teuer ist, weiter zurückgegangen.

Die *Trichomoniasis* gehört zu den sexuell übertragbaren Krankheiten und wird in erster Linie mit Metronidazol behandelt. Stärker trichomonazid wirkt ein anderes Nitroimidazolderivat, Tinidazol, das daher für die Einmaltherapie geeignet ist. Bei bakteriell bedingten Kolpitiden wird ebenfalls Metronidazol empfohlen. Nicht mehr vertreten ist Polyvidon-Iod (*Betaisadona Vaginal*), das als Lokaltherapeutikum als unwirksam angesehen wird (Simon und Stille 1997).

Topische Sexualhormonpräparate

Die topischen Sexualhormonpräparate enthalten mit einer Ausnahme nur Östrogene. Estriol und Estradiol werden erfolgreich im Rahmen der postmenopausalen Östrogentherapie als Lokaltherapeutika bei atrophischen urogenitalen Veränderungen eingesetzt. Hauptindikationen sind die Folgen von Genitalatrophien und postmenopausalen Dysurien. Östrogene werden nach vaginaler und kutaner Applikation

Tabelle 25.1: Verordnungen von Gynäkologika 1998
Angegeben sind die verordnungshäufigsten Präparate mit Verordnungsrang, Verordnungen und Umsatz 1998 im Vergleich zu 1997.

25

Rang	Präparat	Verordnungen in Tsd.	Änd. %	Umsatz Mio. DM	Änd. %
149	Kadefungin	922,3	+7,3	12,7	+6,2
266	OeKolp vaginal	613,4	−1,0	7,8	+1,8
274	Remifemin plus	602,2	+17,6	20,0	+25,9
318	Ovestin Creme/Ovula	533,9	−4,7	8,3	−3,3
521	Remifemin	369,1	−16,2	6,9	−15,9
548	Arilin	350,4	−14,5	3,7	−10,2
562	Canifug Vaginal	340,3	−3,5	4,9	−2,3
721	Antifungol Vaginal	267,6	+0,6	3,7	−0,1
740	Agnucaston	259,3	+16,1	8,1	+29,2
770	Linoladiol N Creme	249,5	−3,6	4,6	−3,6
793	Fluomycin N	241,0	−16,4	6,0	−15,8
794	Progestogel	241,0	+12,5	7,0	+25,4
823	Vagiflor	232,2	−2,9	4,1	+3,3
849	Fungizid-ratiopharm Vaginal	228,0	+3,1	3,2	+2,2
932	Gynoflor	205,2	−15,3	3,6	−12,2
975	Mastodynon N	194,8	−3,6	5,6	+5,3
1023	Methergin	182,2	−16,5	1,6	−16,0
1035	Linoladiol-H N Creme	181,1	+1,2	3,7	+0,9
1072	Estriol Jenapharm Ovula	169,9	+5,3	2,0	+13,6
1078	Agnolyt	168,8	−2,8	6,0	+5,9
1162	Mykofungin Vaginal	156,3	−34,2	3,0	−28,1
1288	Gyno-Pevaryl	137,9	−5,5	2,8	−3,6
1403	Nifuran	123,6	+40,2	1,7	+40,3
1404	gyno Canesten	123,5	−11,4	2,2	−11,5
1406	Fenizolan	123,4	−14,6	1,3	−8,3
1479	Vagi-Hex	115,7	+95,3	2,4	+103,7
1571	Estriol LAW	105,5	−14,0	1,5	−8,5
1613	Klimaktoplant	101,7	−26,4	3,2	−14,4
1672	Vagimid	96,1	−22,5	1,5	−26,2
1693	Myfungar Vaginal	94,5	−28,7	1,6	+12,2
1716	Döderlein Med	92,8	−20,6	1,7	−20,0
1743	Mykohaug	90,3	−3,8	1,1	−6,6
1840	inimur	83,6	+109,5	2,6	+115,0
1866	Kytta Femin	81,6	+4,4	1,6	+14,9
1876	Biofanal Vaginal	80,9	+1,2	1,4	−0,5
1896	Simplotan Tabl.	78,9	−28,0	2,3	−28,4
1934	Metronidazol Artesan	76,8	−18,5	1,0	−18,1
1952	Partusisten	75,2	−6,0	3,4	−8,9
1955	Oestro Gynaedron M	75,1	+24,9	0,8	+29,4
1994	Gyno-Daktar	72,2	−3,3	1,5	−1,8
Summe		**8537,9**	**−3,0**	**162,2**	**+2,5**
Anteil an der Indikationsgruppe		**82,7 %**		**77,4 %**	
Gesamte Indikationsgruppe		**10325,0**	**−2,6**	**209,6**	**+1,7**

Tabelle 25.2: Verordnungen von gynäkologischen Antiinfektiva 1998
Angegeben sind die 1998 verordneten Tagesdosen, die Änderungen gegenüber
1997 und die mittleren Kosten je DDD 1998.

Präparat	Bestandteile	DDD in Mio.	Änderung in %	DDD-Kosten in DM
Clotrimazol				
Kadefungin	Clotrimazol	5,1	(+7,5)	2,46
Canifug Vaginal	Clotrimazol	1,6	(−1,5)	3,13
Antifungol Vaginal	Clotrimazol	1,5	(+1,0)	2,52
Fungizid-ratiopharm Vaginal	Clotrimazol	1,2	(+4,9)	2,62
Mykofungin Vaginal	Clotrimazol	0,8	(−34,9)	3,58
gyno Canesten	Clotrimazol	0,7	(−11,6)	3,33
Mykohaug	Clotrimazol	0,5	(−5,4)	2,22
		11,4	(−1,3)	2,70
Andere Imidazolderivate				
Fenizolan	Fenticonazol	0,7	(−14,6)	1,78
Myfungar Vaginal	Oxiconazol	0,7	(−28,7)	2,44
Gyno-Daktar	Miconazol	0,6	(+4,8)	2,53
Gyno-Pevaryl	Econazol	0,5	(−5,3)	5,49
		2,5	(−13,5)	2,89
Nitroimidazolderivate				
Arilin	Metronidazol	1,0	(−11,3)	3,83
Vagimid	Metronidazol	0,4	(−28,4)	3,61
Metronidazol Artesan	Metronidazol	0,3	(−21,5)	2,95
Simplotan Tabl.	Tinidazol	0,1	(−29,1)	18,32
		1,8	(−18,9)	4,61
Andere Antiinfektiva				
Fluomycin N	Dequalinium	0,7	(−17,3)	8,33
Vagi-Hex	Hexetidin	0,7	(+95,3)	3,46
Biofanal Vaginal	Nystatin	0,6	(−0,5)	2,33
inimur	Nifuratel	0,5	(+119,0)	4,96
Nifuran	Furazolidin	0,4	(+39,3)	4,20
		2,9	(+24,8)	4,81
Summe		18,6	(−2,0)	3,24

25

schnell resorbiert und erreichen wesentlich höhere Plasmaspiegel als nach oraler Gabe, weshalb die Dosierungsrichtlinien sorgfältig eingehalten werden müssen (Kaiser und Wolff 1986). Die Verordnungen der topischen Östrogene sind 1998 leicht angestiegen (Tabelle 25.3). Wesentlich höher sind die verordneten Tagesdosen von mehreren Östrogenpflastern (z. B. *Estraderm TTS*), die Estradiol in Form transdermaler therapeutischer Systeme für die systemische Östrogensubstitution enthalten und im Kapitel Sexualhormone besprochen werden.

Progestogel enthält als einziges Lokalpräparat das natürliche Gestagen Progesteron. Es wird vom Hersteller bei prämenstrueller Mastodynie zur lokalen Applikation auf der Brust empfohlen. Die Anwendung beruht auf der bisher nicht bewiesenen Annahme, daß beim prämenstruellen Syndrom ein relativer Progesteronmangel vorliegt (Gath und Iles 1988). Progesteron wird zwar zu 10 % durch die Haut resorbiert, aber auch schnell zu unwirksamen Metaboliten abgebaut. Tatsächlich wirkte eine 1 %-Progesteroncreme gegen zyklusbedingte Brustschmerzen nicht besser als Placebo (McFadyen et al. 1989). Auch nach oraler Gabe von 300 mg Progesteron pro Tag wurde trotz deutlicher symptomatischer Besserung kein Unterschied zwischen Progesteron und Placebo gefunden (Vanselow et al. 1996). Die Verordnung von *Progestogel* ist jedoch 1998 trotzdem wieder einmal angestiegen (Tabelle 25.3).

Tabelle 25.3: Verordnungen topischer Sexualhormonpräparate 1998
Angegeben sind die 1998 verordneten Tagesdosen, die Änderungen gegenüber 1997 und die mittleren Kosten je DDD 1998.

Präparat	Bestandteile	DDD in Mio.	Änderung in %	DDD-Kosten in DM
Monopräparate				
Ovestin Creme/Ovula	Estriol	92,1	(−0,5)	0,09
OeKolp vaginal	Estriol	46,7	(+13,3)	0,17
Estriol LAW	Estriol	20,3	(−9,4)	0,07
Oestro Gynaedron M	Estriol	10,1	(+32,0)	0,08
Linoladiol N Creme	Estradiol	9,6	(−4,7)	0,47
Progestogel	Progesteron	8,8	(+16,9)	0,80
Estriol Jenapharm Ovula	Estriol	6,7	(+12,0)	0,29
		194,3	(+3,6)	0,16
Kombinationspräparate				
Linoladiol-H N Creme	Estradiol Prednisolon	2,7	(−0,1)	1,38
Gynoflor	Estriol L. acidophilus	0,9	(−16,7)	3,79
		3,6	(−5,1)	2,01
Summe		197,9	(+3,5)	0,20

Tabelle 25.4: Verordnungen von Uterusmitteln 1998
Angegeben sind die 1998 verordneten Tagesdosen, die Änderungen gegenüber
1997 und die mittleren Kosten je DDD 1998.

Präparat	Bestandteile	DDD 1997 in Mio.	Änderung in %	DDD-Kosten in DM
Methergin	Methylergometrin	2,3	(−16,8)	0,72
Partusisten	Fenoterol	0,8	(−10,6)	4,44
Summe		3,0	(−15,3)	1,66

25

Uterusmittel

Als Uterusmittel sind Arzneimittel zusammengefaßt, die in der
Geburtshilfe eingesetzt werden, um die Motilität der glatten Uterus-
muskulatur zu steigern oder zu hemmen (Tabelle 25.4). Methylergometrin gehört zur Gruppe der Mutterkornalkaloide und bewirkt eine
langanhaltende Kontraktion des Uterus. Hauptindikation ist die post-
partale Uterusatonie, insbesondere Uterusblutungen nach Plazenta-
ablösung. Bei mangelhafter Uterusinvolution wird Methylergometrin
wegen Beeinträchtigung der Laktation seltener angewendet. *Partusi-
sten* enthält das Beta$_2$-Sympathomimetikum Fenoterol. Es hat sich als
Tokolytikum für die Hemmung vorzeitiger Wehentätigkeit oder zur
Uterusrelaxation bei geburtshilflichen Notfällen bewährt.

Sonstige Gynäkologika

Als „sonstige Gynäkologika" sind Pflanzenextrakte, Bakterienpräpa-
rate und homöopathische Komplexpräparate zusammengefaßt worden, die größtenteils den besonderen Therapierichtungen zuzuordnen sind und keine Ansätze für eine pharmakologisch begründete
Therapie erkennen lassen. Nach dem deutlichen Rückgang des Jahres
1997 ist 1998 vor allem bei den Kombinationspräparaten ein Zuwachs
der Verordnungen eingetreten (Tabelle 25.5).
    Extrakte aus Cimicifuga racemosa (schwarze Schlangenwurzel,
Traubensilberkerzenwurzelstock) werden bei klimakterisch bedingten neurovegetativen und psychischen Beschwerden angewendet.
Eine Medline-Recherche der letzten 30 Jahre ergab zwei Arbeiten
über unkontrollierte Untersuchungen bei klimakterischen Sympto-

men, die nicht die Anforderungen an den Nachweis der therapeutischen Wirksamkeit erfüllen (Lehmann-Willenbrock und Riedel 1988, Düker et al. 1991).

Extrakte aus Vitex agnus castus (Mönchspfefferfrüchte, Keuschlammfrüchte) (*Agnolyt, Agnucaston*) sollen bei Regeltempoanomalien, Mastodynie und prämenstruellem Syndrom angewendet werden. Diese mediterrane Arzneipflanze wurde schon vor 2000 Jahren von Dioskurides erwähnt: „Er wird agnos (der Unfruchtbare) genannt, weil der Samen der Pflanze als Trank genommen den Drang

Tabelle 25.5: Verordnungen sonstiger Gynäkologika 1998
Angegeben sind die 1998 verordneten Tagesdosen, die Änderungen gegenüber 1997 und die mittleren Kosten je DDD 1998.

Präparat	Bestandteile	DDD in Mio.	Änderung in %	DDD-Kosten in DM
Monopräparate				
Agnucaston	Mönchspfefferextrakt	19,6	(+23,2)	0,41
Remifemin	Cimicifuga-Wurzelstockextrakt	18,6	(−17,1)	0,37
Agnolyt	Mönchspfeffertinktur	13,3	(+2,2)	0,45
Kytta Femin	Mönchspfefferfrüchte	4,4	(+15,9)	0,36
Vagiflor	Milchsäurebakterien	1,6	(−4,4)	2,52
Döderlein Med	Lactobacillus gasseri	0,9	(−20,6)	1,86
		58,6	(+0,8)	0,49
Kombinationspräparate				
Remifemin plus	Johanniskrautextrakt Cimicifuga-Wurzelstockextrakt	28,6	(+19,5)	0,70
Mastodynon N	Agnus castus D1 Caulophyllum thal. D4 Cyclamen D4 Ignatia D6 Iris D2 Lilium tigrinum D3	10,5	(+1,8)	0,54
Klimaktoplant	Cimicifuga D2 Sepia D2 Lachesis D5 Ignatia D3 Sanguinaria D2	4,6	(−14,5)	0,71
		43,6	(+10,3)	0,66
Summe		102,2	(+4,6)	0,56

zum Beischlaf mäßige". Im Mittelalter soll er das schwere Gelübde des Zölibats in den Klöstern (daher „Mönchspfeffer" oder „Keuschlamm") erleichtert haben. Dementsprechend wird Agnus castus in der Homöopathie zur Behandlung der Impotenz verwendet. Heute wird den Agnus-castus-Extrakten eine dopaminagonistische Wirkung zugeschrieben, die zur Hemmung der Prolaktinsekretion geeignet sein soll (Jarry et al. 1994). Eine marginale Hemmung TRH-stimulierter Prolaktinspiegel ist von zweifelhafter klinischer Bedeutung (Milewicz et al. 1993). Zum prämenstruellen Syndrom und zur Mastodynie gibt es keine kontrollierten Studien. Dennoch wird behauptet, daß die Wirksamkeit dieser Präparate in zahlreichen klinischen Untersuchungen gut belegt sei (Weiss und Fintelmann 1997). Es existiert für Keuschlammfrüchte sogar eine Zulassung durch das vormalige Bundesgesundheitsamt in Form einer positiven Aufbereitungsmonographie der Kommission E, die zwar die arzneimittelrechtlichen Anforderungen für die Phytotherapie als besondere Therapierichtung erfüllt, aber weit hinter den wissenschaftlich akzeptierten Maßstäben für einen Wirksamkeitsnachweis zurückbleibt.

Vagiflor und *Döderlein Med* enthalten Milchsäurebakterien (Lactobacillus acidophilus) und werden als Vaginalpräparate bei Vaginitiden unterschiedlicher Genese empfohlen, um den vaginalen pH-Wert zu senken. Milchsäurebakterien sind jedoch nicht in der Lage, eine normale Vaginalflora wiederherzustellen oder spezifisch pathogene Keime zu beseitigen (American Medical Association 1986). Beide Präparate wurden 1998 weniger verordnet.

Kombinationspräparate

Unter den Kombinationspräparaten sind überwiegend homöopathische Komplexpräparate vertreten, die sogar von der klassischen Homöopathie Hahnemannscher Prägung abgelehnt werden. In vielen Fällen ist Cimicifuga als homöopathische Potenz enthalten. Bei klimakterischen Beschwerden, Mastopathien und „psychosexuellen Störungen" erfreuen sie sich als Placebos immer noch großer Beliebtheit und sind 1998 wieder deutlich mehr verordnet worden (Tabelle 25.5). *Cefaklimen Tabletten* sind allerdings nicht mehr unter den verordnungshäufigsten Präparaten vertreten.

Literatur

25

American Medical Association (1986): Drug Evaluations, 6th ed. Saunders Company, Philadelphia, p. 1575.

Düker E.M., Kopanski L., Jarry H., Wuttke W. (1991): Effects of extracts from Cimicifuga racemosa on gonadotropin release in menopausal women and ovariectomized rats. Planta Med. 57: 420–424.

Gath D., Iles S. (1988): Treating the premenstrual syndrome. Brit. Med. J. 297: 237–238.

Jarry H., Leonhardt S., Wuttke W. (1994): In vitro prolactin but not LH and FSH release is inhibited by compounds in extracts of Agnus castus: direct evidence for a dopaminergic principle by the dopamine receptor assay. Exp. Clin. Endocrinol. 102: 448–454.

Kaiser R., Wolff F. (1986): Lokale Östrogentherapie: Resorption, systemische Wirkungen und Dosierungsvorschläge. Dtsch. Ärztebl. 83: C1197–1201.

Lehmann-Willenbrock E., Riedel H.H. (1988): Klinische und endokrinologische Untersuchungen zur Therapie ovarieller Ausfallserscheinungen nach Hysterektomie unter Belassung der Adnexe. Zentralbl. Gynäkol. 110: 611–618.

McFadyen I.J., Forrest A.P.M., Raab G.M., Macintyre C.C.A. (1989): Progesterone cream for cyclic breast pain. Brit. Med. J. 289: 931.

Milewicz A., Gejdel E., Sworen H., Sienkiewicz K., Jedrzejak J. et al. (1993): Vitex agnus-Extrakt zur Behandlung von Regeltempoanomalien infolge latenter Hyperprolaktinämie. Arzneim. Forsch. 43: 752–756.

Simon C., Stille W. (1997): Antibiotika-Therapie in Klinik und Praxis. 9. Aufl., Schattauer, Stuttgart New York, S. 487.

Vanselow W., Dennerstein L., Greenwood K.M., de Lignieres B. (1996): Effect of progesterone and its 5 alpha and 5 beta metabolites on symptoms of premenstrual syndrome according to route of administration. J. Psychosom. Obstet. Gynaecol. 17: 29–38.

Weiss R.F., Fintelmann V. (Hrsg.) (1997): Lehrbuch der Phytotherapie, 8. Aufl. Hippokrates Verlag, Stuttgart.

26. Hämorrhoidenmittel

V. DINNENDAHL

Etwa jeder dritte Bundesbürger leidet an Hämorrhoiden. Hauptursache ist eine schlackenarme Ernährung und die daraus resultierende Obstipation. Daneben werden auch erbliche Belastung, bewegungsarme Lebensweise, Laxantienabusus oder Geburten als zusätzliche Faktoren diskutiert (Kirsch 1984).

Die Basistherapie eines Hämorrhoidalleidens besteht daher vor allem in ballaststoffreicher Ernährung und ausreichender Flüssigkeitszufuhr. Ein Laxantienabusus muß beseitigt werden. Je nach Schweregrad (Stadien I-IV) wird als kausale Behandlung Sklerosierung, Gummibandligatur nach Barron oder ein chirurgischer Eingriff empfohlen (Wienert 1985, Stelzner 1990, Staude 1992).

Eine lokale medikamentöse Therapie, die bestenfalls symptomatisch wirkt, kann *adjuvant* indiziert sein, um Jucken, Schmerzen und weitere Entzündungszeichen akut zu lindern bzw. zu beseitigen (Kirsch 1998). Es liegt bisher jedoch kein Nachweis vor, daß Schweregrad und Progredienz des Leidens durch eine derartige Arzneitherapie beeinflußt werden (Transparenzkommission 1990), insbesondere kann dadurch die notwendige Kausalbehandlung nicht ersetzt werden. Bei jeder Lokaltherapie muß grundsätzlich mit allergischen Reaktionen gerechnet werden. Das Risiko von Überempfindlichkeitsreaktionen nimmt mit der Zahl der Kombinationspartner in den Arzneimitteln zu, so daß es sich empfiehlt, Präparate mit möglichst wenigen arzneilich wirkenden Substanzen einzusetzen. In diesem Zusammenhang müssen auch die zahlreichen galenischen Hilfsstoffe (bis zu zehn!) mitberücksichtigt werden. Als Konservierungsmittel werden z.B. auch Parabene eingesetzt, die ein relativ hohes allergenes Potential besitzen (ABDA-Datenbank 1999). Unverständlicherweise gibt es sogar Hersteller, die ihren anorektal anzuwendenden Zubereitungen Parfümöl bzw. Geruchsstoffe zumischen.

Bei der Beurteilung der Frage, ob lokal anzuwendende Hämorrhoidenmittel (Proktologika) zur symptomatischen Behandlung von Hämorrhoidalbeschwerden geeignet sind, spielt gerade in diesem Indikationsgebiet auch die Arzneiform eine wichtige Rolle. So sind Salben, Cremes oder Sprays zumeist nur bei ekzematösen Reaktionen der Perianalhaut geeignet, sofern sie der besonderen anatomischen Situation (intertriginöses Hautareal) gerecht werden. Suppositorien sind in ihrer Effektivität kritisch zu bewerten, da sie in aller Regel aufgrund der anatomischen Gegebenheiten in der Rektumampulle ihre Wirkstoffe freisetzen und nicht am Ort der Beschwerden, nämlich im Analkanal (Transparenzkommission 1990, Kirsch 1998). Bei intraanalen Beschwerden sollten daher sogenannte „Analtampons" eingesetzt werden, von denen aufgrund ihrer besonderen Applikationsweise eine lokale Wirkung erwartet werden kann. Inzwischen sind viele Proktologika nicht nur als Salben und Suppositorien, sondern auch als Analtampons verfügbar.

Verordnungsspektrum

Trotz eindeutiger Erkenntnisse, die eine fachärztliche Behandlung nahelegen, ist die beliebteste therapeutische Maßnahme die Verordnung eines der zahlreichen Hämorrhoidenmittel, die als Zäpfchen, Salben, Cremes, Tücher, Sprays und entsprechende Kombinationspackungen im Handel sind. Im Jahre 1998 ist zwar der Umsatz aufgrund von Preiserhöhungen gestiegen, die Zahl der Verordnungen und verordneten Tagesdosen (DDD) sind jedoch weiter zurückgegangen (Tabellen 26.1 und 26.2). Damit hat sich der bereits in den vergangenen Jahren zu beobachtende Trend weiter fortgesetzt. Hämorrhoidenmittel erzielten 1998 einen Umsatz von 84,7 Mio. DM zu Lasten der GKV und belegten mit knapp 3,9 Mio. Verordnungen nur noch den 46. Rang (Vorjahr 45) unter den Indikationsgruppen.

Unter den 2000 nach Verordnungshäufigkeit führenden Arzneimitteln finden sich wie im Vorjahr zehn Hämorrhoidenmittel. Auf diese entfallen 79 % der Verordnungen und 83 % des Umsatzes der Indikationsgruppe. Die durchschnittlichen Tagesbehandlungskosten sind 1998 von DM 1,64 auf DM 1,75 angestiegen.

Tabelle 26.1: Verordnungen von Hämorrhoidenmitteln 1998
Angegeben sind die verordnungshäufigsten Präparate mit Verordnungsrang, Verordnungen und Umsatz 1998 im Vergleich zu 1997.

Rang	Präparat	Verordnungen in Tsd.	Änd. %	Umsatz Mio. DM	Änd. %
193	Faktu	767,6	+2,9	21,1	+6,0
299	Dolo Posterine N	557,8	−0,3	12,8	+8,0
413	Posterisan Salbe/Supp.	438,8	−4,3	7,8	+4,2
581	Posterisan forte	328,5	+5,4	7,5	+15,0
670	Haemo-Exhirud	290,8	−19,4	8,8	−14,9
965	Procto-Jellin	196,5	−0,4	2,7	−0,8
971	Scheriproct	195,6	−6,6	3,9	+12,2
1644	Lido Posterine	98,4	+32,0	2,1	+42,3
1781	Procto-Kaban	87,7	+5,4	1,8	+27,1
1875	Anusol	81,0	−13,3	1,4	−2,7
Summe		3042,7	−1,7	70,1	+4,9
Anteil an der Indikationsgruppe		78,8 %		82,8 %	
Gesamte Indikationsgruppe		3863,6	−2,5	84,7	+4,0

26

Therapeutische Aspekte

In der Mehrzahl der Hämorrhoidenmittel sind Lokalanästhetika wie Lidocain, Cinchocain oder Polidocanol als Kombinationspartner enthalten (Tabelle 26.2). Sie sind geeignet, kurzfristig Schmerzen und Juckreiz zu lindern. Als Salze können die Arzneistoffe allerdings nicht durch die intakte Haut, sondern nur durch die Rektalschleimhaut resorbiert werden. Im Sinne einer rationalen Therapie war bereits im vorigen Jahr hervorgehoben worden, daß neben dem Cinchocain auch ein Lidocain-Monopräparat in die Liste der 2000 nach Verordnungshäufigkeit führenden Arzneimittel aufgestiegen ist. *Lido Posterine,* das übrigens auch mit der geringsten Zahl an Hilfsstoffen auskommt, hat 1998 bei den Verordnungen weiter deutlich zugelegt.

Glucocorticoide wirken zwar stark entzündungshemmend, dürfen jedoch allenfalls bei nässenden Analekzemen oder anderweitig therapierefraktärem Pruritus kurzfristig angewandt werden. Bei länger dauernder Behandlung (besonders mit fluorierten Corticoiden) muß mit dem Auftreten einer Candidiasis gerechnet werden. Darüber hinaus besteht die Gefahr irreparabler Hautatrophien im Analbereich und der Verschlimmerung eitrig-entzündlicher Prozesse (Transparenzkommission 1990).

Tabelle 26.2: Verordnungen von Hämorrhoidenmitteln 1998
Angegeben sind die 1998 verordneten Tagesdosen, die Änderungen gegenüber
1997 und die mittleren Kosten je DDD 1998.

Präparat	Bestandteile	DDD in Mio.	Änderung in %	DDD-Kosten in DM
Lokalanästhetikahaltige Mittel				
Faktu	Policresulen Cinchocain	9,6	(+3,0)	2,20
Dolo Posterine N	Cinchocain	7,3	(+1,2)	1,76
Haemo-Exhirud	Blutegelwirkstoff Allantoin Polidocanol	6,8	(−13,0)	1,29
Lido Posterine	Lidocain	1,3	(+30,1)	1,63
		25,0	(−1,4)	1,79
Glucocorticoidkombinationen				
Posterisan forte	Escherichia-coli-Stoffwechselprodukte Hydrocortison	2,6	(+8,6)	2,89
Scheriproct	Prednisolon Cinchocain	2,1	(−7,1)	1,84
Procto-Jellin	Fluocinolonacetonid Lidocain	1,6	(+3,0)	1,69
Procto-Kaban	Clocortolon Cinchocain	1,0	(+6,5)	1,88
		7,3	(+2,1)	2,19
Andere Mittel				
Posterisan Salbe/Supp.	Escherichia-coli-Stoffwechselprodukte	6,4	(−3,0)	1,22
Anusol	Bismut-Ammonium-Iodid-Benzol-Komplex Perubalsam Zinkoxid	1,3	(−15,7)	1,09
		7,7	(−5,4)	1,20
Summe		40,0	(−1,6)	1,75

26

Adstringentien wie Policresulen und Bismutverbindungen wirken
aufgrund einer oberflächlichen Eiweißfällung lokal schwach blutstil-
lend und entzündungshemmend. Sie sollten vorzugsweise bei nässenden Ekzemen im Analbereich eingesetzt werden.

Einige Hämorrhoidenmittel enthalten zusätzliche Substanzen von fraglichem Wert, wie Allantoin, Blutegelwirkstoff oder schwache Antiseptika wie Perubalsam (z.B. *Anusol*), der ein relativ hohes allergenes Potential besitzt. Insbesondere fehlen überzeugende Belege dafür, daß irgendeines dieser Mischpräparate eine überlegene Wirkung hat (American Medical Association 1986). Zwei Mittel (*Posterisan, Posterisan forte*) enthalten sinnigerweise abgetötete Colibakterien, die nach Auffassung des Herstellers besondere Wirkungen im Vergleich zu den natürlichen Colibakterien der Analregion haben sollen.

26

Für die meisten dieser Präparate gibt es zahlreiche Literaturstellen, die aus Sicht der Hersteller den therapeutischen Effekt belegen sollen. Entscheidend für die Bewertung eines Arzneimittels sind klinisch kontrollierte Studien zur Wirksamkeit mit korrekter statistischer Auswertung. Solche Studien sind in diesem Indikationsgebiet eher die Ausnahme, wobei nicht verkannt werden soll, daß ein valider Wirksamkeitsnachweis beim Hämorrhoidalleiden schwierig zu führen ist.

Hervorgehoben werden soll, daß die ärztliche Verordnung in diesem Indikationsgebiet in den letzten Jahren immer rationaler wurde. Einige weniger zweckmäßig zusammengesetzte Präparate sind inzwischen aus der Gruppe der am häufigsten verordneten Arzneimittel herausgefallen. Insgesamt ist ein erfreulicher Trend weg von den unübersichtlichen, nicht plausiblen Mehrfachkombinationen zu erkennen. Die noch 1992 zu beobachtende „therapeutische Experimentierlust" in der ärztlichen Praxis (Kirsch 1989), abzulesen an den rational nicht erklärbaren starken prozentualen Schwankungen in den verordneten DDD der einzelnen Präparate, ist seit 1993 nicht mehr festzustellen.

Für die symptomatische Linderung von Hämorrhoidalbeschwerden sind einfache, evtl. sogar wirkstofffreie Zubereitungen wahrscheinlich am sichersten. Persönliche Hygienemaßnahmen haben oberste Priorität.

Literatur

ABDA-Datenbank (April 1999) Werbe- und Vertriebsges. Dtsch. Apotheker, Version Lauer/Fischer.
American Medical Association (1986): Drug Evaluations, 6th ed., Saunders Company, Philadelphia, p. 972.

Kirsch J.J. (1984): Hämorrhoiden: Diagnostische Abgrenzung und differenzierte Therapie. Dtsch. Ärztebl. 81: A-1621–1631.

Kirsch J.J. (1989): Medikamentöse Hämorrhoiden-Behandlung. Was ist sinnvoll, was unsinnig? Therapiewoche 39: 800–804.

Kirsch J.J. (1998): 11. Kurpfälzisches Koloproktologen-Gespräch. Experten-Workshop „Proktologika". Coloproctology 20: XIII-XVIII.

Staude G. (1992): Sklerotherapie und Gummiring-Ligatur bei Hämorrhoiden. Münch. Med. Wochenschr. 134: 186–190.

Stelzner F. (1990): Das Corpus cavernosum recti und seine Hyperplasie – die Hämorrhoiden. Dtsch. Ärztebl. 87: C-1578–1581.

Transparenzkommission (1990): Transparenzliste für die Indikation Hämorrhoidalleiden. Bundesanzeiger Nr. 215 vom 17.11.1990.

Wienert V. (1985): Einführung in die Proktologie. Schattauer-Verlag, Stuttgart New York.

26

27. Hypnotika und Sedativa

M. J. LOHSE UND B. MÜLLER-OERLINGHAUSEN

Hypnotika werden zur symptomatischen Therapie von Schlafstörungen eingesetzt. Der Übergang zu den Sedativa, die vorwiegend tagsüber eingenommen werden, ist fließend. Bei einigen Wirkstoffen ist aufgrund der langen Halbwertszeit auch bei Verwendung als Hypnotikum mit einer Sedation während des auf die Einnahme folgenden Tages zu rechnen. Die Abgrenzung gegenüber den Tranquillantien (vgl. Kapitel 40) ist oft willkürlich und basiert vermutlich weitgehend auf Marketingaspekten.

An häufigen oder ständigen Schlafstörungen leiden 7 % der Bundesbürger. Eine dringende Behandlungsbedürftigkeit ist vor allem bei solchen Patienten gegeben, deren Schlafstörungen über einen Monat mindestens dreimal pro Woche auftreten und zur Einbuße in der Tagesbefindlichkeit und Leistungsfähigkeit führen oder starken Leidensdruck auslösen (Clarenbach et al. 1995).

Die Verordnung eines Hypnotikums setzt voraus, daß mögliche Ursachen für eine Schlafstörung abgeklärt sind. Zu solchen Ursachen für Schlafstörungen zählen insbesondere situative oder chronische psychische Belastungen, organische und psychische Erkrankungen und die Einnahme von Medikamenten und anderen Substanzen, die das Zentralnervensystem stimulieren, zum Beispiel Theophyllin und Coffein. Vielfach sind Schlafstörungen auch nicht ohne weiteres objektivierbar, so daß das Problem in erster Linie bei der Bewertung der Schlafqualität durch den Patienten zu sehen ist. Eine differenzierte Diagnostik ist vor allem bei längerdauernder Schlaflosigkeit erforderlich (Penzel und Brandenburg 1996). In vielen Fällen sind nicht-medikamentöse Maßnahmen möglich, die manchmal die Verordnung von Hypnotika vermeidbar machen können, immer aber ergänzen sollten (Mendelson und Jain 1995). Indiziert scheint die Verwendung von Hypnotika in erster Linie für die kurzfristige Behandlung. Der lediglich symptomatische Charakter der Therapie mit Hypnotika darf dabei nicht übersehen werden. Besonders schwierig ist die Behandlung chronischer Insomnien. Diese Patienten sollten, wenn möglich, an Spezialisten verwiesen werden, die eine komplexe Diagnostik, besonders in Form der Polysomnographie (Penzel und Brandenburg 1996), und spezifische verhaltenstherapeutische Interventionen und Pharmakotherapien anbieten können.

Die Hypnotika gliedern sich im wesentlichen in drei Gruppen auf (Abbildung 27.1): Benzodiazepine, chemisch andersartige Benzodiazepin-Rezeptoragonisten (Zopiclon und Zolpidem) und pflanzliche Präparate, von denen die Mehrzahl Kombinationspräparate sind. Die Verwendung von Barbituraten gilt heute als obsolet und hat in den letzten Jahren vollständig aufgehört. Die neuartigen Benzodiazepinrezeptoragonisten verzeichnen seit 1991 kontinuierliche Zuwächse, die sie vermutlich überwiegend auf Kosten klassischer Benzodiazepinagonisten realisierten, ohne deren Abnahmen voll zu kompensieren. Daneben gibt es noch chemisch unterschiedliche Substanzen, die als Hypnotika eingesetzt werden können. Von ihnen findet sich lediglich das Chloralhydrat unter den 2000 verordnungshäufigsten Arzneimitteln.

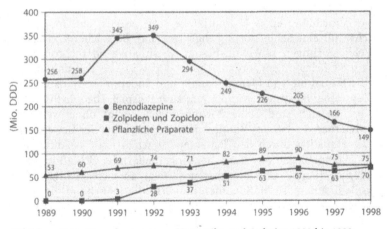

Abbildung 27.1: Verordnungen von Hypnotika und Sedativa 1989 bis 1998 Gesamtverordnungen nach definierten Tagesdosen (ab 1991 mit neuen Bundesländern)

Verordnungsspektrum

Insgesamt gehen die Verordnungen von Hypnotika und Sedativa seit einigen Jahren zurück (Tabelle 27.1, Abbildung 27.1). Diese Abnahme hat sich auch 1998 fortgesetzt. Sie findet sich auch bei den DDDs, geht also nicht etwa auf die Verordnung jeweils größerer Packungen zurück. Der Rückgang betrifft alle Gruppen von Hypnotika/Sedativa, allerdings mit Ausnahme der neueren Substanzen Zolpidem und Zopiclon. *Stilnox* liegt bezüglich der Verordnungen an der Spitze vor *Noctamid*. Dennoch entfällt nach wie vor der Großteil der Verordnungen auf die Benzodiazepine. Pflanzliche Präparate haben nach kontinuierlichen Zuwächsen in den Vorjahren leicht abgenommen. Aus der Gesamtzahl von ca. 300 Mio. Tagesdosen läßt sich ableiten, daß in der Bundesrepublik jeden Tag knapp eine Million Menschen ein Schlafmittel oder Sedativum einnehmen, wobei die potentielle Anwendung von Tranquillantien als Hypnotika nicht berücksichtigt ist. Nach entsprechenden Erhebungen leidet freilich ein wesentlich größerer Teil der Bevölkerung an die Lebensqualität beeinträchtigenden Schlafstörungen, ohne medikamentöse Hilfe in Anspruch zu nehmen (Gillin und Byerley 1990).

27

Benzodiazepine

Für den Einsatz von Benzodiazepinen (Tabelle 27.2) als Hypnotika ist bei insgesamt ähnlichen Eigenschaften dieser Substanzen die Wirkdauer bislang der entscheidende Parameter für die differentialtherapeutische Anwendung. Deshalb werden sie in Präparate mit kurzer, mittlerer und langer Wirkdauer unterteilt. Dabei ist es wichtig zu wissen, daß die Wirkdauer nicht nur durch die Halbwertszeit der Wirksubstanz, sondern auch durch Umverteilungsprozesse, aktive Metaboliten sowie nicht zuletzt durch patientenbezogene Variablen bestimmt ist. Hierzu zählt auch, daß die meisten pharmakokinetischen Daten an jungen Gesunden erhoben sind, daß aber der Metabolismus der meisten Benzodiazepine durch Leberfunktionsstörungen und ganz allgemein im Alter massiv verlangsamt sein kann (Klotz 1995). Dies gilt in sehr viel geringerem Ausmaß für solche Substanzen, die direkt glukuronidiert werden und die deshalb mit größerer Sicherheit dosiert werden können: Lorazepam, Lormetazepam, Oxazepam und Temazepam.

Tabelle 27.1: Verordnungen von Hypnotika und Sedativa 1998
Angegeben sind die verordnungshäufigsten Präparate mit Verordnungsrang, Verordnungen und Umsatz 1998 im Vergleich zu 1997.

Rang	Präparat	Verordnungen in Tsd.	Änd. %	Umsatz Mio. DM	Änd. %
44	Stilnox	1764,5	+13,4	52,1	+15,6
82	Noctamid	1332,2	−11,0	23,0	−9,8
90	Ximovan	1276,9	+9,2	38,5	+14,1
162	Rohypnol	875,3	−18,7	12,9	−17,8
204	Bikalm	737,5	+8,6	21,9	+9,3
234	Lendormin	672,6	−3,2	10,0	−1,4
259	Radedorm	622,5	−7,8	3,6	−5,3
261	Kytta-Sedativum f	620,1	−13,9	16,5	−13,0
276	Remestan	598,8	−2,7	8,6	−0,5
377	Viburcol	472,3	+4,9	3,7	+6,5
400	Planum	455,1	−7,3	6,7	−5,2
474	Dalmadorm	398,3	−10,6	5,9	−10,2
566	Chloraldurat Pohl	337,2	−8,5	4,0	−3,0
570	Staurodorm Neu	336,1	−14,3	5,1	−13,8
572	Halcion	334,4	−31,8	3,6	−27,2
661	Luvased	293,6	−19,9	5,5	−11,6
767	Euvegal-Dragees forte	251,6	−4,9	8,7	−1,5
893	Flunitrazepam-ratiopharm	214,3	−15,6	2,1	−21,0
1123	Psychotonin-sed.	161,8	−1,5	5,1	+2,3
1182	Sedonium	151,5	+51,3	5,6	+60,7
1269	Flunitrazepam-neuraxpharm	140,4	−24,3	1,4	−23,4
1325	Ivel	133,6	+1,1	4,2	+0,1
1402	Baldrian-Dispert/-Stark	123,7	−13,4	2,2	−13,6
1469	dysto-loges	117,0	+3,2	2,2	+9,2
1499	Sedacur	114,2	+26,0	2,4	+28,8
1540	Imeson	108,9	−23,5	0,9	−0,7
1739	Eatan N	90,6	−8,6	1,1	+2,3
1790	Ergocalm	86,9	+2,1	1,6	+2,7
1891	Valdispert	79,2	+1,1	1,3	+3,8
1949	Nitrazepam Neurax	75,4	+13,4	0,5	+8,4
1987	Temazep von ct	72,7	−4,2	1,1	+1,4
1992	Novanox	72,4	+10,5	0,6	+18,8
	Summe	13121,3	−4,6	262,5	+1,3
	Anteil an der Indikationsgruppe	90,2 %		91,2 %	
	Gesamte Indikationsgruppe	14540,3	−4,7	287,9	+0,5

Empfohlen werden bei Einschlafstörungen Präparate mit kurzer Wirkdauer, bei Durchschlafstörungen solche mittlerer Wirkdauer. Besonders bei den langwirkenden Benzodiazepinen muß auch am nächsten Tage mit einer Sedation gerechnet werden. Sehr kurz wirkende Benzodiazepine verursachen tagsüber möglicherweise Unru-

Tabelle 27.2: Verordnungen von Benzodiazepinhypnotika 1998
Angegeben sind die 1998 verordneten Tagesdosen, die Änderungen gegenüber
1997 und die mittleren Kosten je DDD 1998.

Präparat	Bestandteile	DDD in Mio.	Änderung in %	DDD-Kosten in DM
Mit kurzer Wirkdauer				
Lendormin	Brotizolam	13,0	(−1,8)	0,76
Halcion	Triazolam	4,2	(−29,6)	0,85
		17,3	(−10,4)	0,78
Mit mittlerer Wirkdauer				
Noctamid	Lormetazepam	40,4	(−8,2)	0,57
Remestan	Temazepam	10,7	(−0,8)	0,80
Planum	Temazepam	8,6	(−5,7)	0,78
Ergocalm	Lormetazepam	3,1	(+1,7)	0,53
Temazep von ct	Temazepam	1,4	(−0,5)	0,75
		64,2	(−6,1)	0,64
Mit langer Wirkdauer				
Rohypnol	Flunitrazepam	16,9	(−18,0)	0,76
Radedorm	Nitrazepam	12,1	(−7,3)	0,30
Dalmadorm	Flurazepam	7,7	(−10,8)	0,77
Staurodorm Neu	Flurazepam	6,7	(−14,3)	0,76
Flunitrazepam-ratiopharm	Flunitrazepam	4,2	(−13,6)	0,50
Eatan N	Nitrazepam	3,6	(−8,0)	0,30
Flunitrazepam-neuraxpharm	Flunitrazepam	2,7	(−23,5)	0,50
Nitrazepam Neurax	Nitrazepam	2,2	(+7,3)	0,23
Imeson	Nitrazepam	2,1	(−23,1)	0,44
Novanox	Nitrazepam	2,1	(+9,8)	0,30
		60,3	(−12,8)	0,56
Andere Benzodiazepinrezeptoragonisten				
Stilnox	Zolpidem	32,9	(+14,6)	1,59
Ximovan	Zopiclon	23,9	(+9,9)	1,61
Bikalm	Zolpidem	13,7	(+8,0)	1,60
		70,5	(+11,7)	1,60
Summe		212,2	(−3,5)	0,95

27

he- und Angstzustände (Lader 1987). Als Sedativa können trotz der
Kumulationsgefahr Präparate mit langer Wirkdauer von Nutzen sein.
Neben der Bedeutung der Wirkdauer ist ein schneller Wirkungsein-
tritt für die Anwendung als Hypnotikum oft günstig.

Die Verordnungen von Benzodiazepinen sind bezogen auf die
Tagesdosen des Gesamtmarktes stark rückläufig (Abbildung 27.1).

Durch Verschiebungen bei den eigentlichen Benzodiazepinen und durch starke Zunahmen bei Zolpidem und Zopiclon in den vergangenen Jahren hat sich insgesamt ein Trend zu kürzer wirksamen Substanzen ergeben.

Bei den Substanzen mit kurzer Wirkdauer haben sich die verordneten Tagesdosen von *Lendormin* und besonders *Halcion* stark verringert. Bei den Benzodiazepinen mittlerer Wirkdauer hat es insgesamt nur moderate Abnahmen gegeben, so daß diese Gruppe bezüglich der verordneten DDD-Zahl jetzt die Gruppe der langwirkenden Substanzen übertrifft. Interessanterweise umfaßt diese Gruppe mit mittlerer Wirkdauer nur direkt glukuronidierte Substanzen, die im Alter leichter zu dosieren sind.

Dagegen hat es bei den lang wirkenden Benzodiazepinen, der bislang größten Gruppe, die stärksten Einbrüche gegeben. Dies gilt für Nitrazepam ebenso wie für Flunitrazepam. Beim langjährigen Marktführer *Rohypnol* war 1995 eine vermehrte Verordnung von größeren Packungen nach der Umstellung von 2-mg-Tabletten auf 1-mg-Tabletten zu beobachten. Im Hinblick auf den bekannten Mißbrauch von *Rohypnol* in der internationalen Drogenszene sollte die Verordnung besonders kritisch erfolgen (Keup 1992).

Zopiclon (*Ximovan*) und Zolpidem (*Stilnox*, *Bikalm*) sind chemisch den Benzodiazepinen nicht verwandte Substanzen, die ebenfalls an Rezeptoren des γ-Aminobuttersäure (GABA)-regulierten Chloridkanals angreifen, jedoch an anderer Stelle als die Benzodiazepine. Daher ergeben sich insgesamt den Benzodiazepinen pharmakologisch ähnliche Eigenschaften, die sicherlich wichtiger sind als die unterschiedliche chemische Struktur. Mit einer Halbwertszeit von 3–6 Stunden ist Zopiclon ähnlich wie Triazolam zu bewerten, dem es nach einer großen Studie an ambulanten Patienten (Rüther et al. 1992) therapeutisch ebenbürtig ist. Möglicherweise beeinflußt es vor allem bei älteren Patienten weniger das Kurzzeitgedächtnis (Kerr et al. 1995). Zolpidem hat mit einer Halbwertszeit von 2–3 Stunden eine noch kürzere Wirkdauer. Es zeigt eine dem Triazolam vergleichbare Wirksamkeit.

Molekularpharmakologische Studien zeigen, daß Zolpidem im Vergleich zu Zopiclon und den Benzodiazepinen nur an bestimmte Subtypen des GABA-regulierten Chloridkanals bindet. Diese enthalten die $alpha_1$-Untereinheit und werden verschiedentlich als ω1-Rezeptoren bezeichnet. Diese Selektivität kann inzwischen auch strukturell erklärt werden (Renard et al. 1999) und stellt vermutlich die Basis für ein unterschiedliches pharmakologisches Profil dar. Tierexperimentelle Studien und erste Daten aus größeren klinischen und epidemiologischen Studien ergeben Hinweise auf ein möglicherweise geringeres Abhängigkeitsrisiko von Zopiclon und Zolpidem. Mißbrauch von Zopiclon und Zolpidem ist zwar berichtet worden, jedoch handelt es sich bisher um Einzelfälle. Auf eine relativ hohe Zahl gravierender zentraler Nebenwirkungen wurde hingewiesen (Müller 1994). In der Tat gibt es Einzelfallberichte sowohl über schwerwiegende zentrale Nebenwirkungen (Amnesie, visuelle Wahrnehmungsstörungen, Auslösung von Psychosen) als auch Warnungen vor Abhängigkeit von diesen Substanzen (Ansseau et al. 1992, Fava 1996, Canaday 1996, Markowitz und Brewerton 1996, Clee et al. 1996, Sanchez et al. 1996). Zwei Todesfälle nach Zopiclon-Überdosierung wurden berichtet (Boniface und Russell 1996). Jüngere Studien und epidemiologische Daten an einer großen Zahl von Patienten zeigten für Zolpidem insgesamt ein günstiges Profil unerwünschter Wirkungen und eine geringere akute Toxizität als für klassische Benzodiazepine (Dockhorn und Dockhorn 1996, Wyss et al. 1996, Hajak und Bandelow 1998, Noble et al. 1998, Darcourt et al. 1999).

27

Andererseits wurde auch die Meinung vertreten, daß das Gesamtprofil von Zolpidem doch demjenigen von Triazolam weitgehend vergleichbar sei (Lobo und Greene 1997). Für eine abschließende klinische Bewertung dieser Substanzen fehlen letztlich noch ausreichende Beobachtungen, aber es mehren sich die Hinweise, daß zumindest Zolpidem ein günstigeres Nutzen/Risiko-Verhältnis haben könnte als klassische Benzodiazepine. Trotz ihres höheren Preises haben entsprechend die Verordnungen dieser Präparate in den letzten Jahren kontinuierlich zugenommen (Abbildung 27.1).

Chloralhydrat

Die Verordnungen von *Chloraldurat* zeigten seit vielen Jahren einen wellenförmigen Verlauf. Seit 1996 sind sie jedoch rückläufig (1998: 4,0 Mio. DDD). Chloralhydrat ist bei leichteren Schlafstörungen interessant, weil es praktisch keine Störungen der Schlafphasen verursacht. In verkapselter Form ist es für Patienten im allgemeinen akzeptabel, obwohl auch bei dieser Darreichungsform gastrointestinale Nebenwirkungen auftreten können. Eine geringe therapeutische Breite und mögliche kardiovaskuläre Nebenwirkungen begrenzen aber die Verwendung dieses Arzneimittels besonders bei kardiovaskulären Risikopatienten.

Pflanzliche Präparate

27

Pflanzliche Präparate aus Baldrian, Melisse, Hopfen etc. werden in der traditionellen Phytotherapie zur Behandlung von Schlaflosigkeit seit langem eingesetzt. Ihre Wirkung ist jedoch nicht ausreichend belegt. Von vielen Autoren werden sie im wesentlichen als (Pseudo-) Placebos eingestuft. Dazu trägt auch bei, daß von den verschiedenen in den letzten Jahrzehnten als wirksamkeitsbestimmend angesehenen Inhaltsstoffen des Baldrians – ätherisches Öl, Methylpyrrylketon, Valerensäure, Valepotriate – keiner auch nur entfernt die erforderlichen Mengen in Fertigarzneimitteln erreicht (Hänsel und Volz 1995). Der objektive Nachweis einer hypnotischen Wirkung von Baldrianextrakten ist bislang nicht überzeugend gelungen (Dreßing et al. 1992, Schulz et al. 1994). Zwei placebokontrollierte Doppelblindstudien von wäßrigem Baldrianextrakt fanden zwar schlaffördernde Effekte, diese ließen sich im Schlaf-EEG aber nicht objektivieren (Balderer und Borbély 1985, Leathwood und Chauffard 1985). Eine jüngere Studie (Dreßing et al. 1992) findet zwar keine signifikanten Effekte einer Baldrian-Melissen-Kombination auf Einschlaflatenz und Schlafeffizienz, kommt aber trotzdem zu dem Fazit „schlafverbessernde Wirkung der Baldrian-Melissen-Kombination nachgewiesen". Ebenso enthalten die meisten Hopfenpräparate nur so viel eingesetzter Hopfendroge wie 10 ml Bier (Hänsel 1987). Allerdings haben auch die fünf Flaschen Bier entsprechenden Hopfen-Inhaltsstoffe keine schlafinduzierende Wirkung (Stocker 1967). Auch für Präparate aus Melisse und Passionsblume finden sich keine klinischen Studien, die eine hypnotische Wirkung zeigen (Hänsel und Volz 1995). Die Verwendung pflanzlicher Hypnotika gilt jedoch als kaum von Nebenwirkungen belastet, und der ausgeprägte Placeboeffekt kann vielen Patienten mit leichten Schlafstörungen eine subjektive Verbesserung der Schlafqualität bringen (Nachtmann und Hajak 1996). Wie aus den durchschnittlichen Kosten für eine definierte Tagesdosis zu ersehen ist (Tabelle 27.3), ist die Behandlung mit diesen Präparaten im Vergleich zu der mit Benzodiazepinen jedoch keineswegs billig, sondern sogar teurer. Allerdings haben sich in jüngerer Zeit vor allem preisgünstige Präparate wie das *Psychotonin* durchgesetzt. Freilich sollten

Tabelle 27.3: Verordnungen von pflanzlichen Hypnotika und Sedativa 1998
Angegeben sind die 1998 verordneten Tagesdosen, die Änderungen gegenüber
1997 und die mittleren Kosten je DDD 1998.

Präparat	Bestandteile	DDD in Mio.	Änderung in %	DDD-Kosten in DM
Monopräparate				
Sedonium	Baldrianwurzelextrakt	6,1	(+62,3)	0,92
Baldrian-Dispert/-Stark	Baldrianwurzelextrakt	1,7	(−13,3)	1,27
Valdispert	Baldrianwurzelextrakt	0,9	(+3,5)	1,49
		8,7	(+32,0)	1,05
Kombinationspräparate				
Kytta-Sedativum f	Baldrianwurzelextrakt Hopfenzapfenextrakt Passionsblumenextrakt	19,7	(−13,4)	0,84
Psychotonin-sed.	Johanniskrautextrakt Baldrianwurzelextrakt	8,9	(+3,2)	0,57
Luvased	Baldrianwurzelextrakt Hopfenzapfenextrakt	8,2	(−17,5)	0,67
Ivel	Baldrianwurzelextrakt Hopfenzapfenextrakt	5,5	(−0,5)	0,76
Euvegal-Dragees forte	Baldrianwurzelextrakt Melissenblütenextrakt	5,3	(−2,5)	1,63
dysto-loges	Reserpinum D4 Gelsemium D4 Passiflora inc. Ø Melissa Ø Spigelia D4 Coffea D6 Glonoinum D8 Veratrum D6 Tabacum D6	4,0	(+5,0)	0,55
Sedacur	Baldrianwurzelextrakt Hopfenzapfenextrakt Melissenblätterextrakt	3,3	(+25,0)	0,73
Viburcol	Chamomilla D1 Belladonna D2 Dulcamara D4 Plantago major D3 Pulsatilla D2 Calcium carbonic. D8	2,4	(+5,3)	1,53
		57,3	(−6,1)	0,84
Summe		65,9	(−2,4)	0,87

27

die leicht höheren Kosten pflanzlicher Hypnotika kein Argument sein, wenn dem Patienten geholfen und das Entstehen einer Benzodiazepinabhängigkeit vermieden wird.

Insgesamt hat die Verordnung von pflanzlichen Hypnotika und Sedativa, die meist Extrakte mehrerer Pflanzen enthalten, 1998 stagniert. Möglicherweise wird der seit einigen Jahren beobachtete Rückgang durch verstärkte Selbstmedikation auf der Patientenseite kompensiert. Ihre Bedeutung gewinnen diese Präparate vermutlich vor allem in dem Versuch, der Entwicklung einer Benzodiazepinabhängigkeit durch Verordnung von pflanzlichen Präparaten entgegenzuwirken. Bei der oft behaupteten Unschädlichkeit gilt es aber im Auge zu behalten, daß die Langzeittoxikologie der meisten Präparate höchst unzulänglich untersucht ist. Insbesondere dürfte das karzinogene Potential der im Baldrian enthaltenen Valepotriate Grund zur Skepsis gegenüber der angeblichen Freiheit von Nebenwirkungen pflanzlicher Hypnotika sein (Hänsel und Volz 1995).

Therapeutische Aspekte

Insgesamt bewegen sich die Verordnungen von Hypnotika in Deutschland wie auch in vielen anderen Ländern auf einem relativ hohen Niveau (Friebel 1989). Die Zahl der Menschen, die täglich Hypnotika einnehmen, ist möglicherweise höher, als medizinisch gerechtfertigt wäre. Dabei ist insbesondere zu berücksichtigen, daß pharmakologisch wirksame Präparate schon nach wenigen Wochen einen deutlichen Wirkungsverlust zeigen können. Seit etwa zehn Jahren ist allgemein akzeptiert, daß Benzodiazepine auch in therapeutischen Dosen zu einer Abhängigkeit führen können, deren medizinisches Risiko allerdings ungeklärt bleibt. Da die Entzugssymptome nach Absetzen von Hypnotika Schlaflosigkeit und Unruhe beinhalten, kann es zu einem Circulus vitiosus der Hypnotikaverordnung kommen. Unter kurzwirkenden Benzodiazepinen wurden dagegen nur sehr wenige Fälle einer Abhängigkeit beobachtet.

Nach wie vor ist nicht eindeutig zu beantworten, ob neben den pharmakokinetischen Daten für die Gesamtbewertung des Nutzens einzelner Benzodiazepine doch noch andere Parameter wie z.B. unterschiedliche Toleranzentwicklung oder unterschiedliche Beeinflussung der Befindlichkeit am folgenden Tag von Bedeutung sind. Die Beschreibung von multiplen Formen von GABA/Benzodiazepin-

Rezeptoren, neuerdings auch Belege zu den Wirkungen von Benzodiazepinen und Benzodiazepinagonisten an spezifischen Untereinhei-
ten, schafft die Basis für mögliche pharmakodynamische Unterschiede. So scheinen bislang für Zolpidem keine Fälle primärer
Abhängigkeit bekannt geworden zu sein. Auch soll dieser Substanz
die meist unerwünschte muskelrelaxierende Wirkung fehlen.

Insgesamt haben – sicher auch durch kritische Einwände verursacht – die Verordnungen von Hypnotika in den letzten Jahren dra-
stisch abgenommen. Seit 1992 macht diese Abnahme insgesamt ein
Drittel der DDDs aus, vor allem bedingt durch einen Rückgang bei
den Benzodiazepinen um über 50 % (Abbildung 27.1). Unklar ist, wie
dieser Rückgang der Hypnotikaverordnungen kompensiert worden
ist: ob durch Selbstmedikation, Verschreibung auf Privatrezept, nicht-
medikamentöse Maßnahmen oder durch unzureichende Versorgung.

In den letzten Jahren erarbeitete Konsensus-Dokumente geben den
Ärzten klare Empfehlungen für die differenzierte und rationale Therapie von Schlafstörungen (Clarenbach et al. 1995). Neben der im allgemeinen kurzfristigen Anwendung ist danach nur in wenigen
begründeten Ausnahmen eine Medikation für längstens sechs Monate
akzeptabel, wobei die Indikation alle zwei bis vier Wochen strikt
überprüft werden muß. Wenn sich eine längerfristige Anwendung
nicht vermeiden läßt wird die flexible und intermittierende Dosierung (medikationsfreie Intervalle!) empfohlen.

Literatur

Ansseau M., Pitchot W., Hansenne M., Gonzales-Moreno A. (1992): Psychotic reac-
tions to zolpidem. Lancet 339: 809.
Balderer G., Borbély A. (1985): Effect of valerian on human sleep. Psychopharma-
cology 87: 406–409.
Boniface P.J., Russell S.G. (1996): Two cases of fatal zopiclone overdose. J. Anal.
Toxicol. 20: 131–133.
Canaday B.R. (1996): Amnesia possibly associated with zolpidem administration.
Pharmacotherapy 16: 687–689.
Clarenbach P., Steinberg R., Weeß H.G., Berger M., Hajak G. et al. (1995): Empfeh-
lungen zu Diagnostik und Therapie der Insomnie. Deutsche Gesellschaft für
Schlafforschung und Schlafmedizin DGSM. Nervenarzt 66: 723–729.
Clee W.B., McBride A.J., Sullivan G. (1996): Warning about Zopiclone misuse.
Addiction 91: 1389–1390.
Darcourt G., Pringuey D., Salliere D., Lavoisy J. (1999): The safety and tolerability
of zolpidem – an update. J. Psychopharmacol. 13: 81–93.
Dockhorn R.J., Dockhorn D.W. (1996): Zolpidem in the treatment of short-term
insomnia: a randomized, double-blind, placebo-controlled clinical trial. Clin.
Neuropharmacol. 19: 333–340.

Dreßing H., Riemann D., Löw H., Schredl M., Reh C. et al. (1992): Baldrian-Melisse-Kombinationen versus Benzodiazepine. Bei Schlafstörungen gleichwertig? Therapiewoche 42: 726–736.

Fava G.A. (1996): Amnestic syndrome induced by zopiclone. Eur. J. Clin. Pharmacol. 50: 509.

Friebel H.H. (1989): Psychopharmakaverbrauch im internationalen Vergleich. In: Heinrich H., Linden M., Müller-Oerlinghausen B. (Hrsg.): Werden zu viele Psychopharmaka verbraucht? Georg Thieme Verlag, Stuttgart, S. 7–41.

Gillin J.C., Byerley W.F. (1990): The diagnosis and management of insomnia. N. Engl. J. Med. 322: 239–248.

Hajak G., Bandelow B. (1998): Safety and tolerance of zolpidem in the treatment of disturbed sleep: a post-marketing surveillance of 16944 cases. Int. Clin. Psychopharmacol. 13: 157–67.

Hänsel R. (1987): Möglichkeiten und Grenzen pflanzlicher Arzneimittel (Phytotherapie). Dtsch. Apoth. Ztg. 127: 2–6.

Hänsel R., Volz H.-P. (1995): Pflanzliche Mittel mit psychotroper Wirkung. In: Riederer P., Laux, G., Pöldinger, W. (Hrsg.): Neuropsychopharmaka, Bd. 2, Springer-Verlag, Wien, S. 303–334.

Kerr J.S., Drawe R.A., Parkin C., Hindmarch I. (1995): Zopiclone in elderly patients: Efficacy and safety. Human Psychopharmacology 10: 221–229.

Keup W. (1992): Flunitrazepam (Rohypnol) – führend beim Mißbrauch unter den Benzodiazepin-Derivaten. Sucht 38: 3–6.

Klotz U. (1995): Benzodiazepin-Hypnotika; Pharmakokinetik. In: Riederer P., Laux G., Pöldinger W. (Hrsg.): Neuropsychopharmaka, Bd. 2. Springer-Verlag, Wien, S. 135–139.

Lader M. (1987): Clinical Pharmacology of Benzodiazepines. Ann. Rev. Med. 38: 19–28.

Leathwood P.D., Chauffard F. (1985): Aqueous extract of valerian reduces latency of fall asleep in man. Planta Med. 50: 144–148.

Lobo B.L., Greene W.L. (1997): Zolpidem distinct from triazolam? Ann. Pharmacother. 31:625–632.

Markowitz J.S., Brewerton T.D. (1996): Zolpidem-induced psychosis. Ann. Clin. Psychiatry 8: 89–91.

Mendelson W.B., Jain B. (1995): An assessment of short-acting hypnotics. Drug Safety 13: 257–270.

Müller W.E. (1994): Wie „neu" sind die Hypnotika Zopiclon und Zolpidem? Arzneiverordnung in der Praxis 2: 6–8.

Nachtmann A., Hajak G. (1996): Phytopharmaka zur Behandlung von Schlafstörungen. Internist 37: 743–749.

Noble S., Langtry H.D., Lamb H.M. (1998): Zopiclone. An update of its pharmacology, clinical efficacy and tolerability in the treatment of insomnia. Drugs 55: 277–302.

Penzel T., Brandenburg U. (1996): Diagnostische Verfahren und Standards in der Schlafmedizin. Internist 37: 442–453.

Renard S., Olivier A., Granger P., Avenet P., Graham D., et al. (1999): Structural elements of the γ-aminobutyric acid type A receptor conferring subtype selectivity for benzodiazepine site ligands. J. Biol. Chem. 274: 13370–13374.

Rüther E., Clarenbach P., Hajak G., Fischer W., Haase W. (1992): Zopiclon bei Patienten mit Schlafstörungen. Einflüsse auf Schlafqualität und Tagesbefinden im Vergleich zu Flunitrazepam, Triazolam und Placebo. Münch. Med. Wochenschr. 46: 753–757.

Sanchez L.G., Sanchez J.M., Lopez-Moreno J. (1996): Dependence and tolerance with zolpidem. Am. J. Health Syst. Pharm. 53: 2638.

27

Schulz H., Stolz C., Müller J. (1994): The effect of valerian extract on sleep polygraphy in poor sleepers. A pilot study. Pharmacopsychiatry 27: 147–151.
Stocker, H.R. (1967): Sedative und hypnogene Wirkung des Hopfens. Schweiz. Brau.-Rundsch. 78: 80–89.
Wyss, P.A. Radovanovic D., Meier-Abt P.J. (1996): Akute Überdosierung von Zolpidem (Stilnox). Schweiz. Med. Wochenschr. 126: 750–756.

27

28. Immuntherapeutika und Zytostatika

K.-O. HAUSTEIN

28 Zu den das Immunsystem beeinflussenden Stoffen gehören solche, die Reaktionen des Immunsystems hemmen (Immunsuppressiva) und solche, die seine Aktivitäten steigern (Immunstimulantien). Hinzu kommen körpereigene Mediatoren des Immunsystems (Interferone, Interleukine, koloniestimulierende Faktoren etc.), die durch die Erfolge der Gentechnologie in größeren Mengen für therapeutische Zwecke hergestellt werden. Da Immunsuppressiva teilweise in die Gruppe der Zytostatika einzuordnen sind, ergeben sich Abweichungen von der Einteilung in den Tabellen 28.1 und 28.2, die der Systematik der Roten Liste folgen.

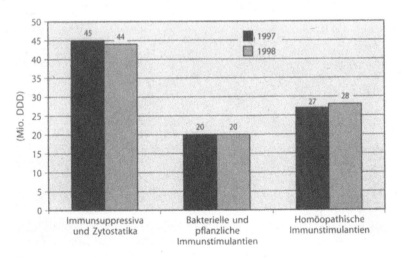

Abbildung 28.1: Verordnungen von Immuntherapeutika 1998
DDD der 2000 meistverordneten Arzneimittel

Tabelle 28.1: Verordnungen von Immuntherapeutika 1998
Angegeben sind die verordnungshäufigsten Präparate mit Verordnungsrang, Verordnungen und Umsatz 1998 im Vergleich zu 1997.

Rang	Präparat	Verordnungen in Tsd.	Änd. %	Umsatz Mio. DM	Änd. %
146	Contramutan D/N	940,5	−3,0	18,8	+3,5
366	Esberitox N	481,7	+3,4	8,3	+0,4
516	Symbioflor I	373,6	−20,8	10,7	+17,3
517	Sandimmun	372,8	−10,7	242,5	−6,6
761	Echinacin	252,5	+6,1	6,1	+6,1
919	Imurek	208,3	+1,8	49,8	+0,9
961	Lymphomyosot	197,2	+7,3	3,6	+10,7
1075	Echinacea-ratioph. Tbl./Tr.	169,4	−24,3	1,2	−36,4
1285	toxi-loges Tropfen	138,3	+13,4	2,8	+15,6
1312	Toxi-Loges N	135,0	+20,2	1,5	+31,7
1328	Broncho-Vaxom	133,4	+0,5	9,9	+4,5
1383	Lymphozil K/E	126,7	−3,2	1,6	+9,5
1926	Echinacea-ratiopharm Liq.	77,2	+642,4	1,1	+941,2
Summe		3606,5	−2,1	357,8	−3,3
Anteil an der Indikationsgruppe		84,3 %		41,4 %	
Gesamte Indikationsgruppe		4279,5	−1,3	863,9	+12,4

28

Im Vergleich zu 1997 nahm die Verordnung von Immunsuppressiva und Zytostatika sowie von bakteriellen und pflanzlichen Immunstimulantien geringfügig ab, während die der homöopathischen Präparate leicht anstieg (Abbildung 28.1). Bei den Immuntherapeutika sind die Verordnungen insgesamt bei zunehmendem Umsatz leicht zurückgegangen (Tabelle 28.1). In der gesamten Indikationsgruppe der Zytostatika sind die Verordnungen zurückgegangen, der Umsatz hat sich ebenfalls etwas erhöht (Tabelle 28.2). Erstmals erscheint der Antimetabolit Gemcitabin (*Gemzar*) unter den häufig verordneten Präparaten. Insgesamt fällt nur ein kleiner Anteil von Präparaten in die Gruppe häufig verordneter Zytostatika.

Immunsuppressiva

Immunsuppressiva werden bei Organtransplantationen, Autoimmunerkrankungen und Isoimmunerkrankungen angewandt. Azathioprin (*Imurek*) ist ein Immunsuppressivum aus der Gruppe der Purinana-

Tabelle 28.2: Verordnungen von Zytostatika 1998
Angegeben sind die verordnungshäufigsten Präparate mit Verordnungsrang, Verordnungen und Umsatz 1998 im Vergleich zu 1997.

Rang	Präparat	Verordnungen		Umsatz	
		in Tsd.	Änd. %	Mio. DM	Änd. %
412	Iscador	440,4	−26,7	35,8	−15,4
1186	Helixor	150,8	−2,1	12,3	+23,9
1623	Methotrexat medac	100,5	+4,7	22,7	+49,4
1849	Gemzar	82,8	+23,8	27,6	+30,2
	Summe	774,5	−15,6	98,3	+11,0
	Anteil an der Indikationsgruppe	46,0 %		16,1 %	
	Gesamte Indikationsgruppe	1682,6	−8,7	610,8	+5,8

28

loga, das über Wechselwirkungen mit dem Nukleinsäurestoffwechsel der Zelle die Zahl der Lymphozyten verringert, während Ciclosporin (*Sandimmun*) in einer frühen Phase die Antigen-induzierte Differenzierung von T-Zellen über eine herabgesetzte Gentranskription von IL-2, IL-3 und Interferon-γ hemmt. Die Verordnung von Immunsuppressiva, die in den letzten Jahren durch die zunehmende Zahl der Organtransplantationen verständlicherweise angestiegen war, hat 1998 erneut etwas abgenommen (Tabelle 28.3).

Zytostatika

In dem Segment der 2000 häufig verordneten Arzneimittel finden sich nur vier Zytostatika. Die Mehrzahl der kostenintensiven Arzneimittel mit einem Umsatzvolumen von über 600 Mio. DM werden unter diesen Bedingungen nicht erfaßt.

Methotrexat ist ein Zytostatikum und Immunsuppressivum aus der Gruppe der Folsäureantagonisten, das aufgrund einer hohen Affinität zur Dihydrofolatreduktase als Antimetabolit die Bildung der Tetrahydrofolsäure hemmt. Als Zytostatikum wird es vor allem in zahlreichen Therapieschemata zur Behandlung von Leukämien und des Mammakarzinoms eingesetzt. Gemcitabin (*Gemzar*) ist ebenfalls ein zytostatisch wirkender Antimetabolit, der insbesondere bei fortgeschrittenen Adeno- und Cystadenokarzinomen des exokrinen Pankreas eingesetzt wird, vorausgesetzt, der Patient befindet sich in einem guten Allgemeinzustand mit ausreichender Knochenmarks-

Tabelle 28.3: Verordnungen von Immunsuppressiva 1998
Angegeben sind die 1998 verordneten Tagesdosen, die Änderungen gegenüber
1997 und die mittleren Kosten je DDD 1998.

Präparat	Bestandteile	DDD in Mio.	Änderung in %	DDD-Kosten in DM
Immunsuppressiva				
Imurek	Azathioprin	9,9	(+2,8)	5,02
Sandimmun	Ciclosporin	7,8	(−11,0)	31,25
		17,7	(−3,7)	16,53
Summe		17,7	(−3,7)	16,53

28

reserve. Die Zahl der Verordnungen von Gemcitabin ist im Vergleich
zu denen von Methotrexat sehr gering, allerdings sind die Kosten pro
Verordnung sehr hoch (Tabelle 28.4).

Ein größerer Teil der Verordnungen entfällt auf Mistelpräparate
(Tabelle 28.4), welche in der Roten Liste als pflanzliche Zytostatika
klassifiziert werden. Als Indikationen werden Geschwulstkrankheiten
und begleitende Störungen blutbildender Organe angegeben. *Iscador*
wurde im Vergleich zum Vorjahr insgesamt seltener verordnet
(Tabelle 28.4). Seit einiger Zeit werden die Mistelextrakte analysiert

Tabelle 28.4: Verordnungen von Zytostatika 1998
Angegeben sind die 1998 verordneten Tagesdosen, die Änderungen gegenüber
1997 und die mittleren Kosten je DDD 1998.

Präparat	Bestandteile	DDD in Mio.	Änderung in %	DDD-Kosten in DM
Antimetabolite				
Methotrexat medac	Methotrexat	11,0	(+12,4)	2,07
Gemzar	Gemcitabin	0,2	(+17,0)	120,10
		11,2	(+12,5)	4,50
Phytotherapeutika				
Iscador	Mistelextrakt	11,1	(−17,3)	3,24
Helixor	Mistelextrakt	3,7	(+4,9)	3,33
		14,7	(−12,7)	3,26
Summe		25,9	(−3,4)	3,79

und einzelne Mistellektine auf ihre immunmodulatorischen Wirkungen untersucht. So wurde in vitro eine erhöhte Freisetzung von TNFα, Interleukin-1 und -6 sowie von Interferon-γ aus isolierten Blutzellen und eine erhöhte Phagozytoseaktivität menschlicher Granulozyten nachgewiesen (Hajto et al. 1990, Stein et al. 1998). Bei in vivo-Untersuchungen wurde eine verstärkte Expression des Interleukin-2-Rezeptors, die Erhöhung der Zahl und Aktivität der NK-Zellen sowie eine erhöhte Freisetzung von β-Endorphin nachgewiesen (Heiny et al. 1998). Mit letzteren Befunden wird eine Korrelation zwischen Immunsystem und einem endokrinen System vermutet, die von therapeutischer Bedeutung sein soll. Alle diese Daten reichen nicht, um eine tumorhemmende Wirkung beim Menschen zu belegen, weil nach den bisherigen Untersuchungen keine Studie die Wirksamkeit des Mistelextraktes nachgewiesen hat, wie die Metaanalyse von elf Studien an Patienten mit verschiedenen Tumorarten ergab (Kleijnen und Knipschild 1994). So zeigte beispielsweise die Studie von Dold et al. (1991) an 408 Patienten mit histologisch gesicherten Bronchialkarzinomen keine signifikanten Unterschiede bezüglich der Überlebenszeiten (9,1 vs. 7,6 Monate, Verum vs. Placebo) und dem Anteil der nach 2 Jahren überlebenden Patienten (11,5 vs. 10,1 %, Verum vs. Placebo).

28

Immunstimulantien

Immunstimulantien sollen bei Immundefekten die Immunreaktion anregen, z.B. bei chronisch-infektiösen Erkrankungen, Karzinomen. Sie sind als in der Entwicklung befindliche Stoffe einzustufen und haben im Gegensatz zu den Impfstoffen keine Antigenverwandtschaft mit den Krankheitserregern. Bei der Anwendung von Immunstimulantien ist aber immer noch die nachfolgende Manifestation physiologischerweise unterdrückter Immunreaktionen zu bedenken, die zu einer Exazerbation chronisch-entzündlicher Prozesse führen könnte. Die angestrebte „Steigerung der körpereigenen Abwehrkräfte" würde dann bisher ruhende Autoimmunprozesse aktivieren. Durch den Fortschritt in der immunologischen Forschung wird immer deutlicher, daß das Immunsystem weniger mit der Tumorentstehung zu tun hat als bisher angenommen. Tiere ohne funktionierendes Immunsystem erkranken nicht an soliden Tumoren, sondern sterben an Virusinfekten bzw. entwickeln Tumorarten, die viraler Genese sind (z.B.

Lymphome). Die Interpretation dieser Daten läßt natürlich auch den Schluß zu, daß die Immunantwort bei der Mehrzahl der Tumoren relativ spät und unwirksam ist (Beverly 1995). Beide Interpretationen würden die schwache oder fehlende Antitumorwirkung von Immunmodulatoren einschließlich der Mistelextrakte erklären.

Neben den wenigen zugelassenen Immunstimulantien werden verschiedene Pflanzenextrakte aus Echinacea und Mistel sowie Bakterienlysate angeboten. Im Vergleich zum Vorjahr sind die Verordnungen nur unwesentlich gesunken, wobei zwischen den verschiedenen Präparaten erhebliche Unterschiede bestanden (Tabelle 28.5).

28

Tabelle 28.5: Verordnungen von bakteriellen und pflanzlichen Immunstimulantien 1998
Angegeben sind die 1998 verordneten Tagesdosen, die Änderungen gegenüber 1997 und die mittleren Kosten je DDD 1998.

Präparat	Bestandteile	DDD in Mio.	Änderung in %	DDD-Kosten in DM
Pflanzliche Mittel				
Esberitox N	Rad. Baptisiae tinct. Rad. Echinaceae purpur. Herb. Thujae occid.	5,6	(−2,8)	1,49
Echinacea-ratioph. Tbl./Tr.	Extr. Rad. Echinaceae	2,4	(−41,1)	0,52
Echinacin	Extr. Herba Echinacea	2,3	(+7,5)	2,62
Echinacea-ratiopharm Liq.	Extr. Rad. Echinaceae	0,6	(+980,8)	1,90
		10,8	(−9,5)	1,54
Bakterielle Mittel				
Broncho-Vaxom	Bakterienlysat aus Haemophilus influenzae Diplococcus pneumoniae Klebsiella pneumoniae Staphylococcus aureus Streptococcus pyogenes und viridans Neiseria catarrhalis	4,5	(+4,2)	2,19
Symbioflor 1	Enterococcus faecalis	4,3	(+18,1)	2,45
		8,9	(+10,6)	2,32
Summe		19,7	(−1,5)	1,89

Alle pflanzlichen Mittel enthalten Zubereitungen aus Echinacea. Am häufigsten wurden in dieser Gruppe *Esberitox N*, *Echinacea-ratiopharm* und *Echinacin* verordnet. Diese Präparate werden zur Steigerung der körpereigenen Abwehr, zur Vorbeugung und Behandlung leichter Erkältungskrankheiten, bei bakteriellen Hautinfektionen, Herpes simplex labialis sowie bei Leukopenien nach Strahlen- und Zytostatikaanwendung angeboten. Die Indikationen sind vor allem durch Erfahrungsberichte belegt (Dorsch 1996). Mit derartigen Präparaten wurde in vitro mehrfach eine stimulierende Wirkung auf Teilschritte von Immunreaktionen nachgewiesen, so z. B. die Zunahme einer T-Lymphozytenpopulation (Melchart et al. 1995). Dieser Effekt sagt aber wenig über die klinische Relevanz bei der Behandlung von Immunerkrankungen aus. In einer kürzlich veröffentlichten Placebo-kontrollierten Studie gelang es nicht, die prophylaktische Wirksamkeit zweier Echinaceaextrakte bei Infektionen des oberen Respirationstraktes nachzuweisen (Melchart et al. 1998). Die kritische Beurteilung von randomisierten Studien über die immunmodulierenden Eigenschaften von Echinacea ergaben bei drei von fünf Studien schon wegen der Interpretation der Meßmethoden der Phagozytose negative Resultate (Melchart et al. 1995).

Seit 1990 liegen der Arzneimittelkommission der Deutschen Ärzteschaft für 39 echinaceahaltige Präparate 97 Fallberichte über unerwünschte Arzneimittelwirkungen vor, bei denen in mehr als der Hälfte der Fälle allergische Reaktionen bis hin zum Erythema multiforme und Störungen im Respirationstrakt mit Asthma bronchiale (12 %) sowohl nach parenteraler als auch nach oraler Gabe aufgetreten sind. Unter diesen Berichten ist ein Todesfall sicher, ein zweiter möglicherweise auf die Gabe eines Echinaceapräparates zu beziehen. Auch ein kürzlich in Australien veröffentlichter Fall weist auf schwere allergische Reaktionen hin, die sich dadurch noch komplizieren können, daß sich auch kreuzallergische Reaktionen zu anderen Pflanzenprodukten mit ähnlichen Wirkstoffen ausbilden können (Mullins 1998). In Anbetracht dieser Berichte muß vor einer unkritischen parenteralen und oralen Anwendung von Echinaceapräparaten gewarnt werden. Diese Warnung gilt auch für die Anwendung bei Kindern, die sogar noch häufiger als Erwachsene mit diesen Präparaten behandelt werden. Einige Hersteller warnen zwar vor einer langfristigen Anwendung von echinaceahaltigen Zubereitungen. Damit ist jedoch nicht ausgeschlossen, daß eine wiederholte Applikation zu einer Sensibilisierung führt, wobei die in ihren Zubereitungen enthaltenen

Tabelle 28.6: Verordnungen von homöopathischen Immunstimulantien 1998
Angegeben sind die 1998 verordneten Tagesdosen, die Änderungen gegenüber
1997 und die mittleren Kosten je DDD 1998.

Präparat	Bestandteile	DDD in Mio.	Änderung in %	DDD-Kosten in DM
Contramutan D/N	Echin. Angustifolia Ø Aconitum Ø Belladonna Ø Eupatorium Perfol. Ø	9,1	(−4,9)	2,06
Lymphomyosot	Myosotis arvensis D3 Veronica D3 Teucrium scorodon D3 Pinus silvestris D4 Gentiana lutea D5 Equisetum hyemale D4 Sarsaparilla D6 Scrophularia nodosa D3 Juglans D3 Calcium phosphor. D12 Natrium sulfuricum D4 Fumaria officinalis D4 Levothyroxinum D12 Aranea diadema D6 Geranium robertian. D4 Nasturtium offic. D4 Ferrum iodatum D12	7,6	(+4,6)	0,48
toxi-loges Tropfen	Echinacea Ø Eupatorium Ø Baptisia Ø China Ø Bryonia D4 Aconitum D4 Ipecacuanha D4	7,1	(+11,6)	0,39
Lymphozil K/E	Extr. Rad. Echinaceae Calc. Carbonic. Hahn. D3 Lachesis D6	2,2	(−0,4)	0,70
Toxi-Loges N	Eupatorium Ø Baptisia Ø Aconitum D4 Ipecacuanha D4	1,6	(+20,9)	0,90
Summe		27,7	(+3,3)	1,02

28

Glykoproteine und Polysaccharide für die Sensibilisierung verantwortlich sein könnten. Dabei ist es unerheblich, ob Echinaceapräparate parenteral oder per os eingenommen werden, oder ob es sich um pflanzliche oder homöopathische Präparate handelt. Bei fraglichem therapeutischem Wert und wiederholt beobachteten Risiken sollte sich der Arzt überlegen, ob er diese Immuntherapeutika einsetzt (Arzneimittelkommission der deutschen Ärzteschaft 1996).

Präparate mit Bakterienlysaten sind *Broncho-Vaxom* und *Symbioflor I*. Im Gegensatz zu 1997 stiegen die Verordnungen 1998 wieder an (Tabelle 28.5). In mehreren Placebo-kontrollierten Doppelblindstudien mit *Broncho-Vaxom* an Patienten mit chronischen Bronchitiden bzw. rezidivierenden Atemwegsinfektionen wurde eine Reduktion der infektiösen Episoden und des Antibiotikaverbrauchs (nur in vier von zwölf Studien) beschrieben (Pforte und Emmerich 1993). In einer kanadischen Studie wurde keine Abnahme der Häufigkeit akuter Exazerbationen chronisch-obstruktiver Atemwegserkrankungen (Zielkriterium) nachgewiesen, dafür aber eine 55 %ige Abnahme der Krankenhaustage. Das Risiko einer Hospitalisierung wegen dieser Erkrankung war in der Verumgruppe um 30 % geringer als in der Placebogruppe (Collet et al. 1997). Da diese Studie abgebrochen wurde, ist sie methodisch zu kritisieren und bezüglich der beschriebenen Ergebnisse nicht im Sinne einer überzeugenden Wirksamkeit zu bewerten.

Eine weitere Gruppe von Immunstimulantien bilden die homöopathischen Komplexpräparate, deren Verordnung 1998 gegenüber dem Vorjahr geringfügig zugenommen hat (Tabelle 28.6). Sie enthalten ähnlich wie die pflanzlichen Immunstimulantien auch Zubereitungen aus Echinacea. Ausnahmen bilden das aus 17 verschiedenen Bestandteilen bestehende Komplex-Homöopathikum *Lymphomyosot Tropfen* zur Anwendung bei Lymphödemen und *Toxi-Loges N*, welches zur Erhöhung der körpereigenen Abwehr bei akuten und chronischen Infektionen sowie bei Virusinfekten eingesetzt werden soll.

Literatur

Arzneimittelkommission der deutschen Ärzteschaft (1996): Wie verträglich sind Echinacea-haltige Präparate? Dtsch. Ärztebl. 93: A-2723.
Beverly P. (1995): Tumorimmunologie. In: Roitl J.M., Broxtoff J., Male D.K. (Hrsg.): Kurzes Lehrbuch der Immunologie. 3. Aufl. Thieme, Stuttgart New York, S. 246–257.

Collet J.P., Shapiro S., Ernst P., Renzi P., Ducruet T., Robinson A., PARI-IS Study Steering Committee and Research Group (1997): Effects of an immunostimulating agent on acute exacerbations and hospitalizations in patients with chronic obstructive pulmonary disease. Amer J. Respir. Crit. Care Med. 156: 1719–1724.

Dold U., Edler L., Maeurer H.C. et al. (1991): Krebszusatztherapie beim fortgeschrittenen nicht-kleinzelligen Bronchialkarzinom. Thieme, Stuttgart, S. 1–12.

Dorsch W. (1996): Klinische Anwendung von Extrakten aus Echinacea purpurea oder Echinacea pallida. Klinische Wertung kontrollierter klinischer Studien. Z. Ärztl. Fortbild. (Jena) 90: 117–122.

Hajto T., Hostanska K., Frei K., Rordorf C., Gabius H.J. (1990): Increased secretion of tumor necrosis factor-alpha, interleukin-1, and interleukin-6 by human mononuclear cells exposed to β-galactoside-specific lectin from clinically applied mistletoe extracts. Cancer Res. 50: 3322–3326.

Heiny B.M., Albrecht V., Beuth J. (1998): Correlation of immune cell activities and beta-endorphin release in breast carcinoma patients treated with galactose-specific lectin standardized mistletoe extract. Anticancer Res. 18: 583–586.

Kleijnen J., Knipschnild P. (1994): Mistletoe treatment for cancer. Review of controlled trials in humans. Phytomedicine 1: 255–260.

Melchart D., Linde K., Worku F., Sarkady L., Holzmann M., Jurcic K., Wagner H. (1995): Results of five randomized studies on the immunomodulatory activity of preparations of Echinacea. J. Altern. Complement. Med. 1: 145–160.

Melchart D., Walther E., Linde K., Brandmaier R., Lersch C. (1998): Echinacea root extracts for the prevention of upper respiatoy tract infections: a double-blind, placebo-controlled randomized trial. Arch. Fam. Med. 7: 541–545.

Mullins R.J. (1998): Echinacea-associated anaphylaxis. Med. J. Aust. 16: 170–171.

Pforte A., Emmerich B. (1993): Störungen der Infektabwehr bei Patienten mit chronischer Bronchitis: präventive und supportive Möglichkeiten. Pneumologie 47: 395–402.

Stein G., Henn W., von Laue H., Berg P. (1998): Modulation of the cellular and humoral immune responses of tumor patients by mistletoe therapy. Eur. J. Med. Res. 3: 194–202.

28

29. Kardiaka

H. Scholz

In der Indikationsgruppe Kardiaka werden in diesem Kapitel Arznei-mittel zur Behandlung der Herzinsuffizienz zusammengefaßt, die positiv inotrop wirken und dadurch zu einer Steigerung der Herzleistung führen. Es handelt sich vor allem um die Gruppe der Herzglykoside. Daneben werden bei der Herzinsuffizienz in zunehmendem Maße primär auch Pharmaka verwendet, die auf eine Entlastung des Herzens zielen. So werden Diuretika eingesetzt, weil sie über die Natriumausscheidung das Blutvolumen senken und Stauungssymptome bessern (vgl. Kapitel 22). Außerdem werden ACE-Hemmer oder AT_1-Rezeptorantagonisten gegeben, die u. a. die neurohormonale Aktivierung durch Angiotensin, Aldosteron und Noradrenalin reduzieren und dadurch Vor- und Nachlast des Herzens senken (vgl. Kapitel 1). Bei Patienten mit chronischer Herzinsuffizienz bessern ACE-Hemmer und der AT_1-Rezeptorantagonist Losartan nicht nur die Symptome und die Belastbarkeit, sondern auch die Lebenserwartung. Das gleiche gilt für die Betarezeptorenblocker Carvedilol, Bisoprolol und Metoprolol, wenn sie in initial sehr niedrigen, langsam gesteigerten Dosen zusätzlich zur Standardtherapie eingesetzt werden. Für Diuretika ist dies bisher nicht belegt. Für Herzglykoside ist kürzlich gezeigt worden, daß sie die Hospitalisierungsrate bei Herzinsuffizienz senken. Die Letalität wurde nicht signifikant gesenkt, allerdings auch nicht gesteigert (The Digitalis Investigation Group 1997).

Verordnungsspektrum

Wie in den vorangehenden Jahren nahm die Verordnungshäufigkeit in der gesamten Indikationsgruppe weiter ab (Tabelle 29.1), während die Verordnungen von Diuretika und ACE-Hemmern nur geringfügig

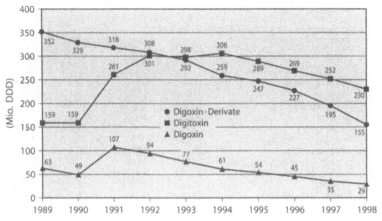

Abbildung 29.1: Verordnungen von Herzglykosiden 1989 bis 1998
Gesamtverordnungen nach definierten Tagesdosen (ab 1991 mit neuen Bundesländern)

ab- bzw. sogar zunahmen. Diuretika und ACE-Hemmer werden inzwischen etwa doppelt so häufig wie Herzglykoside angewendet, wobei allerdings berücksichtigt werden muß, daß diese beiden Arzneimittelgruppen auch bei anderen Indikationen, vor allem bei der Hypertonie, indiziert sind (Tabellen 1.1. und 22.1).

Unter den häufig verordneten Digitalisglykosiden dominiert weiterhin Digitoxin (Abbildung 29.1). An zweiter Stelle folgen Digoxin und Digoxinderivate. Insgesamt erscheinen zehn Präparate mit Reinglykosiden unter den 2000 verordnungshäufigsten Präparaten (Tabelle 29.2).

Die pflanzlichen Kardiaka waren 1998 ebenfalls weiter rückläufig. Sie machen aber immer noch 23,3 % (Vorjahr 21,9 %) des gesamten Marktsegments aus (Tabelle 29.3). Das ist unter pharmakologischen Gesichtspunkten wenig verständlich, denn die Wirkung dieser Mittel, die zum Teil immer noch nach MSE (Meerschweincheneinheiten) „standardisiert" werden, ist unsicher.

Therapeutische Gesichtspunkte

Es ist positiv zu bewerten, daß 1998 77 % (Vorjahr 78 %) des Marktsegments der positiv inotropen Substanzen auf chemisch definierte Herzglykoside entfallen. Dieser Anteil hat sich vor allem durch die

Tabelle 29.1: Verordnungen von Kardiaka 1998
Angegeben sind die verordnungshäufigsten Präparate mit Verordnungsrang, Verordnungen und Umsatz 1998 im Vergleich zu 1997.

Rang	Präparat	Verordnungen in Tsd.	Änd. %	Umsatz Mio. DM	Änd. %
33	Novodigal Tabl.	2069,1	−18,8	23,0	−20,4
42	Digimerck	1853,0	−12,6	26,1	−10,5
64	Digitoxin AWD	1515,5	−11,1	19,8	−7,1
99	Lanitop	1240,3	−21,1	22,7	−19,7
187	Crataegutt	806,1	−8,4	34,2	−1,8
233	Korodin Herz-Kreislauf	673,6	−7,8	15,7	−2,8
696	Miroton N forte	280,5	−20,9	15,8	−13,5
744	ß-Acetyldigoxin-ratiopharm	257,7	−21,0	2,2	−19,9
889	Orthangin N	215,6	−15,5	5,0	−13,5
1137	Digotab	160,2	−31,7	1,7	−33,4
1144	Diacard Liquidum	159,5	−15,9	4,4	−16,2
1175	Kytta-Cor	152,9	−21,8	4,3	−13,0
1193	Stillacor	149,6	−28,9	1,5	−28,5
1277	Dilanacin	139,5	−15,2	2,7	−14,0
1286	Digostada	138,3	−24,0	1,2	−23,9
1351	Faros	130,2	+5,3	5,0	+6,9
1640	Lanicor	99,2	−22,9	1,8	−22,9
1661	Miroton	96,9	−9,7	2,7	−5,0
1897	Adenylocrat F	78,9	−12,5	2,4	−11,0
1988	Septacord	72,7	−8,5	2,1	−6,0
Summe		10289,2	−15,6	194,2	−11,6
Anteil an der Indikationsgruppe		91,0 %		89,3 %	
Gesamte Indikationsgruppe		11306,4	−15,4	217,6	−11,2

Verordnungsgewohnheiten in den neuen Bundesländern, in denen pflanzliche Kardiaka offenbar eine geringere Rolle spielen, stabilisiert. Digoxin und Digoxinderivate sind in entsprechender galenischer Zubereitung gut bioverfügbar und ausreichend gut steuerbar. Allerdings muß bei Digoxinpräparaten die Dosis bei eingeschränkter Nierenfunktion und damit insbesondere im Alter reduziert werden, was bei Digitoxin nicht der Fall ist. Das erklärt die hohe Verordnungshäufigkeit von Digitoxin.

Der hohe Verordnungsanteil der zum Teil ziemlich bizarr zusammengesetzten pflanzlichen Kardiaka ist weiterhin wenig plausibel. Für Patienten und Ärzte ist möglicherweise irreführend, daß Crataegusextrakte auf Grund eines Votums der phytotherapeutischen Kommission E vom vormaligen Bundesgesundheitsamt für die Anwendung bei nachlassender Leistungsfähigkeit des Herzens (Klasse II

Tabelle 29.2: Verordnungen von Herzglykosiden 1998
Angegeben sind die 1998 verordneten Tagesdosen, die Änderungen gegenüber
1997 und die mittleren Kosten je DDD 1998.

Präparat	Bestandteile	DDD in Mio.	Änderung in %	DDD-Kosten in DM
Digoxin				
Dilanacin	Digoxin	13,9	(−15,2)	0,20
Lanicor	Digoxin	8,8	(−23,1)	0,20
		22,8	(−18,5)	0,20
Digoxinderivate				
Novodigal Tabl.	β-Acetyldigoxin	71,1	(−18,1)	0,32
Lanitop	Metildigoxin	59,6	(−20,2)	0,38
ß-Acetyldigoxin-ratiopharm	β-Acetyldigoxin	8,4	(−22,6)	0,26
Digotab	β-Acetyldigoxin	5,4	(−30,2)	0,32
Stillacor	β-Acetyldigoxin	5,0	(−27,9)	0,29
Digostada	β-Acetyldigoxin	4,7	(−24,2)	0,25
		154,3	(−20,2)	0,34
Digitoxin				
Digimerck	Digitoxin	128,5	(−10,5)	0,20
Digitoxin AWD	Digitoxin	96,8	(−6,3)	0,20
		225,3	(−8,7)	0,20
Summe		402,3	(−14,0)	0,26

29

nach NYHA) zugelassen wurden. Crataegusextrakte und ähnliche
Phytotherapeutika sind jedoch bei der Herzinsuffizienz nicht zu
empfehlen, weil es dafür Arzneimittel, wie z.B. ACE-Hemmer, mit
eindeutig belegter therapeutischer Wirksamkeit gibt (The SOLVD-
Investigators 1992). Aus diesem Grunde haben pflanzliche Kardiaka
trotz Zulassung auch keine Berücksichtigung in aktuellen ärztlichen
Empfehlungen für die Therapie der Herzinsuffizienz gefunden (Bur-
kart et al. 1993, Erdmann und Riecker 1996). Die Wirksamkeit von
Crataegusextrakten wird zur Zeit in einer großen prospektiven Studie
(SPICE-Studie) geprüft.

Tabelle 29.3: Verordnungen von pflanzlichen Kardiaka 1998
Angegeben sind die 1998 verordneten Tagesdosen, die Änderungen gegenüber
1997 und die mittleren Kosten je DDD 1998.

Präparat	Bestandteile	DDD in Mio.	Änderung in %	DDD-Kosten in DM
Monopräparate				
Crataegutt	Weißdornextrakt	29,4	(−3,5)	1,16
Orthangin N	Weißdornextrakt	8,3	(−13,8)	0,60
Kytta-Cor	Weißdornextrakt	5,5	(−16,3)	0,78
Faros	Weißdornextrakt	4,2	(+6,2)	1,20
Adenylocrat F	Weißdornextrakt	3,5	(−15,4)	0,68
		50,8	(−7,0)	1,00
Kombinationspräparate				
Korodin Herz-Kreislauf	Campher Weißdornfrüchteextrakt	44,7	(−3,1)	0,35
Diacard Liquidum	Valeriana D1 Aether sulf. D1 Camphora D2 Cactus D2 Crataegus D2	12,0	(−16,8)	0,37
Miroton N forte	Adoniskrautextrakt Maiglöckchen-krautextrakt Meerzwiebelextrakt	10,5	(−20,0)	1,51
Miroton	Meerzwiebelextrakt Maiglöckchenkraut-extrakt Oleanderblätterextrakt Adoniskrautextrakt	2,3	(−10,6)	1,19
Septacord	Kalium-Ion Magnesium-Ion Weißdornextrakt	1,5	(−6,3)	1,37
		71,0	(−8,8)	0,57
Summe		121,9	(−8,1)	0,75

29

Wirtschaftliche Gesichtspunkte

Unter den 2000 am häufigsten verordneten Arzneimitteln befinden
sich in der Gruppe der Kardiaka auch 1998 mehrere generische Präparate. Bemerkenswert ist, daß die pflanzlichen Arzneimittel mit
durchschnittlich 0,75 DM/DDD nach wie vor etwa dreimal so teuer

sind wie reine Herzglykoside (durchschnittlich 0,26 DM/DDD). *Crataegutt* hat mit 34,2 Mio. DM weiterhin den höchsten Umsatz von allen Kardiaka. Eine Zurückhaltung bei der Verordnung solcher Präparate wäre daher nicht nur unter pharmakologisch-therapeutischen, sondern auch unter wirtschaftlichen Gesichtspunkten sinnvoll.

Ein großer Kostenfaktor ist nach wie vor auch die nicht indizierte Therapie der Herzinsuffizienz. Durch eine indikationsgerechtere Therapie könnten wahrscheinlich zahlreiche Verordnungen abgesetzt und beträchtliche Ausgaben eingespart werden. Zum Beispiel ist die Frage, ob Patienten mit Belastungsinsuffizienz (NYHA Klasse II) mit Herzglykosiden behandelt werden müssen, schwierig zu beantworten (Erdmann 1984, Haasis et al. 1987). Weiterhin muß bei der heterogenen Pathogenese der Herzinsuffizienz berücksichtigt werden, daß in vielen Fällen Herzglykoside von vornherein keine günstigen Wirkungen zeigen (Erdmann und Riecker 1996).

29

Literatur

Burkart F., Erdmann E., Hanrath P., Kübler W., Mutschler E. et al. (1993): Consensus-Konferenz „Therapie der chronischen Herzinsuffizienz". Z. Kardiol. 82: 200–210.

Erdmann E. (1984): Stellenwert der Herzglykoside in der Therapie der chronischen Herzinsuffizienz. Klin. Wochenschr. 62: 507–511.

Erdmann E., Riecker G. (Hrsg.) (1996): Klinische Kardiologie. 4. Aufl., Springer-Verlag, Berlin Heidelberg New York, S. 751–917.

Haasis R., Salzer B., Konz K.H., Ress K., Risler T., Seipel L. (1987): Digitalistherapie in der ärztlichen Praxis. Dtsch. Med. Wochenschr. 112: 680–685.

The Digitalis Investigation Group (1997): The effect of digoxin on mortality and morbidity in patients with heart failure. N. Engl. J. Med. 336: 525–533.

The SOLVD-Investigators (1992): Effect of enalapril on mortality and the development of heart failure in asymptomatic patients with reduced left ventricular ejection fractions. N. Engl. J. Med. 327: 685–691.

30. Koronarmittel

H. Scholz

In der Indikationsgruppe Koronarmittel sind wie in der Roten Liste Arzneimittel zur medikamentösen Behandlung der koronaren Herzkrankheit zusammengefaßt. Die wichtigsten Vertreter dieser Gruppe sind die organischen Nitrate. Außer Koronarmitteln werden zur Behandlung der koronaren Herzkrankheit auch Betarezeptorenblocker und Calciumantagonisten verwendet, die an anderer Stelle besprochen werden.

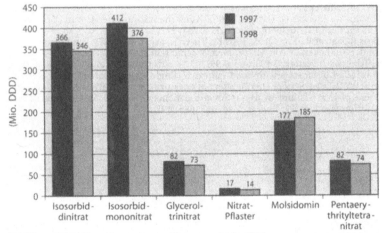

Abbildung 30.1: Verordnungen von Koronarmitteln 1998
DDD der 2000 meistverordneten Arzneimittel

Verordnungsspektrum

Unter den 2000 am häufigsten verordneten Arzneimitteln sind 1998 41 Koronarmittel. Die Verordnungen haben 1998 gegenüber 1997 abermals abgenommen (Tabelle 30.1). Die Auswertung nach definierten Tagesdosen (DDD) zeigt, daß die Abnahme bei fast allen Nitraten wieder etwa gleich stark war (Abbildung 30.1). Lediglich Molsidominpräparate haben auch 1998 etwas zugenommen.

Nitrate wurden bei der koronaren Herzkrankheit im Vergleich zu anderen Arzneimittelgruppen weiterhin häufiger als Betarezeptorenblocker, aber weniger häufig als Calciumantagonisten verordnet (siehe Kapitel 17 und 19). Dabei ist allerdings zu berücksichtigen, daß Betarezeptorenblocker und Calciumantagonisten auch bei anderen Indikationen eingesetzt werden.

Bei den Nitraten wurde Isosorbiddinitrat (ISDN) wiederum weniger verordnet als das etwa 40 % teurere Isosorbidmononitrat (ISMN) (Tabelle 30.2). Zurückgegangen ist auch Glyceroltrinitrat, für das die verordneten Tagesdosen auf der Basis der WHO-DDD von 2,5 mg für die sublinguale Applikation berechnet wurden. Ähnlich war der Verordnungsverlust bei Pentaerythrityltetranitrat (*Pentalong*), das als einziges Langzeitnitrat in der ehemaligen DDR verfügbar war und vermutlich deshalb immer noch viel in den neuen Bundesländern verordnet wird. Dieses Nitrat wirkt hauptsächlich über die beiden Metaboliten Pentaerithrityl-Dinitrat und -Mononitrat, die eine Eliminationshalbwertszeit von 4,2 bzw. 10,4 Stunden haben (Weber et al. 1995). Die relativ teuren Nitratpflaster haben 1998 ebenfalls abgenommen. Dagegen hat Molsidomin als einziger Nitrovasodilatator auch 1998 wieder zugenommen. Molsidomin macht inzwischen nach DDD 17,1 % des Marktsegments aus (Tabelle 20.3). Nitratkombinationen gehören nicht zur medikamentösen Standardtherapie der koronaren Herzkrankheit. Unter den meistverordneten Präparaten findet sich nur noch *Nitrangin compositum* (Tabelle 30.3).

Die anderen Koronarmittel spielen nur noch eine untergeordnete Rolle. Eine Ausnahme bildet der Phosphodiesterasehemmer Trapidil (*Rocornal*), der in der ehemaligen DDR entwickelt wurde (Mest 1990) und der auch 1998 weiter zunahm (Tabelle 30.3). Trapidil wirkt positiv inotrop und venodilatatorisch und hemmt die Thrombozytenaggregation. Damit unterscheidet es sich in seinem Wirkungsspektrum und seinem Wirkungsmechanismus von den übrigen Koronarmitteln. Koronardilatatoren, z.B. *Ildamen*, kamen 1998 unter den 2000

30

Tabelle 30.1: Verordnungen von Koronarmitteln 1998
Angegeben sind die verordnungshäufigsten Präparate mit Verordnungsrang, Verordnungen und Umsatz 1998 im Vergleich zu 1997.

Rang	Präparat	Verordnungen in Tsd.	Änd. %	Umsatz Mio. DM	Änd. %
15	Isoket	3100,3	−9,5	128,2	−9,9
48	Nitrolingual	1688,3	−10,9	29,8	−10,0
55	Pentalong	1579,9	−13,3	84,4	−10,2
122	Corvaton	1082,9	−7,3	71,3	−8,6
156	Corangin	901,2	−10,8	88,0	−12,4
190	Ismo	776,1	−15,9	34,8	−20,6
296	Mono Mack	558,6	−21,9	57,3	−16,1
386	ISDN-ratiopharm	470,1	−10,1	13,6	−6,4
395	Molsihexal	462,7	−2,2	18,0	+1,4
465	Monostenase	402,7	−13,0	20,2	−12,4
472	ISDN Stada	399,2	−12,9	17,4	−8,3
487	IS 5 mono-ratiopharm	391,1	−1,3	16,3	+6,3
614	Molsidomin Heumann	312,8	−7,8	16,9	−5,9
791	Isomonit	241,3	−22,2	9,8	−17,0
825	Molsidomin-retard ratiopharm	232,1	+51,0	8,8	+55,4
860	Rocornal	225,4	−2,1	23,3	+1,9
876	ISDN von ct	219,4	+4,1	4,9	+3,0
900	Nitrangin Isis	213,0	−11,5	2,5	+2,3
916	Isostenase	208,8	−21,3	5,7	−19,5
926	Nitrangin compositum	206,2	−8,6	4,5	−1,1
982	Monoclair	191,9	−13,6	10,7	−14,1
1006	Monolong	186,8	−18,4	14,6	−24,8
1009	Jenacard	186,4	−15,6	5,5	−19,0
1140	Conpin	160,0	−9,5	8,5	−9,1
1189	Iso Mack/Retard	150,1	−19,5	5,8	−11,5
1204	molsidomin von ct	148,4	+21,3	5,4	+26,2
1344	Corangin Nitro	131,2	−14,1	2,2	−5,8
1354	Monobeta	129,7	+10,9	5,8	+18,2
1422	Elantan	121,7	−20,2	10,3	−23,5
1440	ISDN AL	119,7	+3,1	2,8	+6,7
1474	Coleb	116,7	−29,3	13,8	−31,6
1537	Nitroderm TTS	109,3	−30,3	12,2	−26,5
1612	Nitrosorbon	101,7	+0,2	3,6	+16,3
1690	Molsicor	94,6	+5,9	3,7	+8,8
1754	Isodinit	89,6	−3,5	2,4	−1,0
1871	MinitranS	81,2	−19,2	7,5	+4,2
1874	Nitro Mack	81,1	−19,8	3,1	−15,8
1939	ISMN von ct	76,3	+13,1	3,4	+23,7
1941	Monopur	76,2	−6,5	3,1	−3,4
1961	ISMN STADA	74,5	+0,2	3,8	+4,5
1968	Iso-Puren	74,1	−17,1	2,2	−23,5
Summe		16173,2	−10,5	786,0	−10,5
Anteil an der Indikationsgruppe		93,0 %		93,8 %	
Gesamte Indikationsgruppe		17390,1	−10,4	837,6	−10,4

Tabelle 30.2: Verordnungen von Nitraten 1998
Angegeben sind die 1998 verordneten Tagesdosen, die Änderungen gegenüber 1997 und die mittleren Kosten je DDD 1998.

Präparat	Bestandteile	DDD in Mio.	Änderung in %	DDD-Kosten in DM
Isosorbiddinitrat				
Isoket	Isosorbiddinitrat	225,4	(−5,5)	0,57
ISDN Stada	Isosorbiddinitrat	34,1	(−4,4)	0,51
ISDN-ratiopharm	Isosorbiddinitrat	23,5	(−5,7)	0,58
ISDN von ct	Isosorbiddinitrat	10,4	(+2,1)	0,47
Iso Mack/Retard	Isosorbiddinitrat	10,1	(−10,0)	0,57
Isostenase	Isosorbiddinitrat	9,0	(−19,2)	0,63
Nitrosorbon	Isosorbiddinitrat	8,5	(+19,7)	0,42
Jenacard	Isosorbiddinitrat	8,4	(−15,2)	0,65
Isodinit	Isosorbiddinitrat	6,4	(−1,9)	0,37
ISDN AL	Isosorbiddinitrat	6,4	(+7,9)	0,43
Iso-Puren	Isosorbiddinitrat	3,3	(−21,2)	0,68
		345,7	(−5,5)	0,56
Isosorbidmononitrat				
Corangin	Isosorbidmononitrat	85,6	(−8,0)	1,03
Mono Mack	Isosorbidmononitrat	76,1	(−6,1)	0,75
Ismo	Isosorbidmononitrat	40,5	(−14,1)	0,86
Monostenase	Isosorbidmononitrat	28,7	(−12,4)	0,71
IS 5 mono-ratiopharm	Isosorbidmononitrat	28,4	(+8,3)	0,58
Isomonit	Isosorbidmononitrat	17,3	(−17,5)	0,56
Monoclair	Isosorbidmononitrat	16,1	(−10,6)	0,67
Monolong	Isosorbidmononitrat	15,6	(−18,7)	0,94
Coleb	Isosorbidmononitrat	15,2	(−26,0)	0,91
Conpin	Isosorbidmononitrat	13,0	(−7,0)	0,65
Monobeta	Isosorbidmononitrat	11,6	(+18,9)	0,50
Elantan	Isosorbidmononitrat	11,0	(−18,6)	0,94
ISMN STADA	Isosorbidmononitrat	5,9	(+6,6)	0,64
Monopur	Isosorbidmononitrat	5,7	(−1,8)	0,56
ISMN von ct	Isosorbidmononitrat	5,6	(+21,5)	0,60
		376,4	(−8,7)	0,80
Glyceroltrinitrat				
Nitrolingual	Glyceroltrinitrat	57,5	(−11,1)	0,52
Corangin Nitro	Glyceroltrinitrat	5,9	(−14,1)	0,38
Nitrangin Isis	Glyceroltrinitrat	5,1	(+4,7)	0,49
Nitro Mack	Glyceroltrinitrat	4,6	(−14,2)	0,67
		73,1	(−10,6)	0,52
Nitratpflaster				
Nitroderm TTS	Glyceroltrinitrat	8,1	(−23,5)	1,51
MinitranS	Glyceroltrinitrat	5,7	(−17,0)	1,31
		13,8	(−21,0)	1,43

30

Tabelle 30.2: Verordnungen von Nitraten 1998 (Fortsetzung)
Angegeben sind die 1998 verordneten Tagesdosen, die Änderungen gegenüber
1997 und die mittleren Kosten je DDD 1998.

Präparat	Bestandteile	DDD in Mio.	Änderung in %	DDD-Kosten in DM
Pentaerythrityltetranitrat				
Pentalong	Pentaerythri-tyltetranitrat	74,1	(−10,0)	1,14
Summe		883,1	(−8,0)	0,72

30

Tabelle 30.3: Verordnungen von Molsidomin und anderen Koronarmitteln 1998
Angegeben sind die 1998 verordneten Tagesdosen, die Änderungen gegenüber
1997 und die mittleren Kosten je DDD 1998.

Präparat	Bestandteile	DDD in Mio.	Änderung in %	DDD-Kosten in DM
Molsidomin				
Corvaton	Molsidomin	85,6	(−2,5)	0,83
Molsihexal	Molsidomin	36,8	(+3,1)	0,49
Molsidomin Heumann	Molsidomin	24,4	(−6,6)	0,69
Molsidomin-retard ratiopharm	Molsidomin	20,0	(+56,5)	0,44
molsidomin von ct	Molsidomin	10,3	(+37,2)	0,53
Molsicor	Molsidomin	8,4	(+12,0)	0,44
		185,5	(+4,5)	0,67
Trapidil				
Rocornal	Trapidil	8,4	(+1,5)	2,76
Kombinationen				
Nitrangin compositum	Glyceroltrinitrat Baldriantinktur	5,7	(−8,2)	0,78
Summe		199,6	(+4,0)	0,76

verordnungshäufigsten Präparaten nicht mehr vor. Offenbar ist die
seit vielen Jahren geäußerte Kritik an dieser Stoffgruppe erfolgreich
gewesen.

Therapeutische Gesichtspunkte

Die Tabelle 30.2 zeigt, daß zur Therapie der koronaren Herzkrankheit weiterhin ISDN und ISMN am häufigsten verwendet worden sind. Dies ist unter pharmakologisch-therapeutischen Gesichtspunkten plausibel. Mit beiden Substanzen kann eine wirksame Anfallsprophylaxe durchgeführt werden. Allerdings ist zur Vermeidung einer Toleranzentwicklung zu beachten, daß die Dosis nicht zu hoch gewählt und daß ein Nitrat-freies bzw. Nitrat-armes Intervall eingehalten wird. Das wird am besten dadurch erreicht, daß die Nitrate *ungleichmäßig* über den Tag verteilt eingenommen werden (z. B. morgens und mittags). Isosorbidmononitrat hat gegenüber Isosorbiddinitrat lediglich theoretische Vorzüge, z. B. eine höhere Bioverfügbarkeit, die jedoch praktisch, außer bei der Dosisfindung, keine Bedeutung besitzen. Außerdem ist ISMN wegen seiner relativ langsamen Resorption auch bei sublingualer Applikation im Gegensatz zu ISDN nicht zur Behandlung akuter Angina-pectoris-Anfälle geeignet. ISMN ist in diesem Sinne also kein „Universalpräparat". Schließlich sind durch den höheren Preis des Isosorbidmononitrat Mehrkosten entstanden, die therapeutisch nicht zu rechtfertigen sind.

30

Molsidomin macht nach DDD ca. 17 % des Marktsegments aus (Tabelle 30.3). Weil aus Molsidomin das letztlich in der Zelle wirkende Stickstoffmonoxid NO nichtenzymatisch freigesetzt wird, unterliegt Molsidomin wahrscheinlich einer geringeren Toleranzentwicklung, während es sonst ähnlich wie die Nitrate wirkt. Es wird häufig mit Nitraten kombiniert, wenn mit diesen bei zu langem (zur Vermeidung einer Toleranz notwendigem) Dosierungsintervall kein ausreichender Therapieerfolg zu erzielen ist, was jedoch bisher nicht durch entsprechende Studien belegt ist. Molsidomin-haltige Lösungen sind vor einigen Jahren vom Markt genommen worden, da durch Lichteinwirkung eine Verunreinigung (Morpholin) entstehen kann, die im Magen möglicherweise in einen krebsverdächtigen Stoff umgewandelt wird (Arzneimittelkommission der deutschen Ärzteschaft 1989). Aus dieser Zeit stammt die u. E. nicht mehr relevante Indikationseinschränkung, daß Molsidomin nur angewandt werden sollte, wenn andere Arzneimittel nicht angezeigt sind, nicht vertragen wurden oder nicht ausreichend wirksam waren.

Literatur

Arzneimittelkommission der deutschen Ärzteschaft (1989): Molsidomin-haltige Lösungen/Tropfen vom Markt genommen. Dtsch. Ärztebl. 86: C-2266.

Mest H.J. (1990): Trapidil: a potent inhibitor of platelet aggregation. J. Drug. Dev. 3: 143–149.

Weber W., Michaelis K., Luckow V., Kuntze U., Stalleicken D. (1995): Pharmacokinetics and bioavailability of pentaerithrityl tetranitrate and two of its metabolites. Arzneim.-Forsch. 45: 781–784.

30

31. Leber- und Gallenwegstherapeutika

J. C. BODE

Unter der Bezeichnung „Leber- und Gallenwegstherapeutika" werden eine Reihe von Arzneimitteln zusammengefaßt, die bei Erkrankungen der Leber, Gallenblase und Gallenwege eingesetzt werden (Abbildung 31.1). Die Verordnungen der Gallenwegstherapeutika sind in den letzten zehn Jahren bis auf die Zunahme im Jahre 1991, die durch das Hinzukommen der neuen Bundesländer bedingt war, kontinuierlich zurückgegangen. Auch die Verordnung von Lebertherapeutika ist im gleichen Zeitraum um über 50 % zurückgegangen (Abbildung 31.1). Anzumerken ist allerdings, daß ein für die Behandlung der chronischen Virushepatitis B und C wichtiges Medikament, Interferon-alpha, bei den Immuntherapeutika und Zytostatika eingeordnet ist.

31

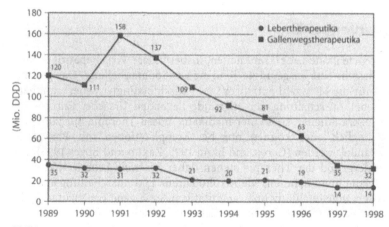

Abbildung 31.1: Verordnungen von Leber- und Gallenwegstherapeutika 1989 bis 1998
Gesamtverordnungen nach definierten Tagesdosen (ab 1991 mit neuen Bundesländern)

Bei den Lebertherapeutika hatte sich 1996 die Darstellung gegenüber den vorangegangenen Jahren stark verändert, weil in diesem Jahr bei der Zuordnung der Präparate erstmals die ATC-Klassifikation der WHO zugrunde gelegt wurde, in der Lactulose und Lactitol als osmotische Laxantien klassifiziert sind. Einige Lactulosepräparate (z.B. *Bifiteral*) werden auch in der Roten Liste unter den Laxantien eingruppiert. Lactulosepräparate und Lactitol werden deshalb nicht mehr den Lebertherapeutika zugerechnet. Statt dessen werden sie bei den Magen-Darm-Mitteln (s. Kapitel 33) besprochen. Aus dem gleichen Grund ist die Zahl der Lebertherapeutika seit 1996 auf zwei Präparate zurückgegangen (Tabelle 31.1).

Durch die Umrechnung aller bisherigen definierten Tagesdosen (DDD) auf die DDD-Werte der WHO und durch Aktualisierung von DDD-Werten, die nach Herstellerdosierungsempfehlungen aus der Roten Liste berechnet wurden, hatten sich in den letzten beiden Jahren Verschiebungen bei einzelnen Wirkstoffen in den Tabellen und in den Abbildungen ergeben. Durch eine vom Hersteller vorgenommene Umgruppierung des Präparates *Chol-Kugeletten Neu* zu den Laxantien hat sich erneut eine Änderung ergeben, so daß die in Abbildung 31.1 angegebenen Werte nicht direkt vergleichbar mit den im Arzneiverordnungs-Report 1998 publizierten Werten sind.

31

Lebertherapeutika

Für viele akute Leberkrankheiten, insbesondere Virushepatitis A und B, besteht eine ausgeprägte Tendenz zur Spontanheilung. Das gleiche gilt für die Mehrzahl nutritiver und toxisch bedingter Leberkrankheiten bei Ausschaltung der zugrunde liegenden Ursache. Chronische Leberkrankheiten sind einer medikamentösen Therapie nur zum Teil zugänglich oder können nur bei Komplikationen mit Pharmaka behandelt werden (Gerok und Blum 1995, Zakim und Boyer 1996). Im Vordergrund der Therapie stehen daher für viele Leberkrankheiten Allgemeinmaßnahmen, wie Alkoholkarenz und Ausschaltung anderer Noxen, eine qualitativ und quantitativ ausgewogene Ernährung sowie zum Teil Meiden starker körperlicher Belastung.

Besonders wichtig ist Alkoholkarenz bei Patienten mit chronischer Virushepatitis C, da bereits mäßiger Alkoholkonsum das Fortschrei-

Tabelle 31.1: Verordnungen von Lebertherapeutika 1998
Angegeben sind die verordnungshäufigsten Präparate mit Verordnungsrang, Verordnungen und Umsatz 1998 im Vergleich zu 1997.

Rang	Präparat	Verordnungen		Umsatz	
		in Tsd.	Änd. %	Mio. DM	Änd. %
939	Legalon	203,2	−9,9	19,9	−8,4
1776	Hepa-Merz Amp./Gran./ Kautbl.	88,2	+1,1	18,5	+11,9
	#Summe	291,4	−6,9	38,4	+0,4
	Anteil an der Indikationsgruppe	18,6 %		39,3 %	
	Gesamte Indikationsgruppe	1564,0	+1,4	97,8	−1,4

ten der Erkrankung beschleunigt und reichlicher Alkoholkonsum (>100 g/Tag) fast zu einer exponentiellen Zunahme des Zirrhoserisikos führt (Corrao und Aricó 1998).

Die häufigste Ursache für die Entwicklung einer Lebererkrankung ist in der Bundesrepublik übermäßiger Alkoholgenuß (Bode 1999a). Das Risiko der Entwicklung einer fortschreitenden alkoholbedingten Lebererkrankung (Alkoholhepatitis, Alkoholzirrhose) steigt bei regelmäßigem Konsum größerer Alkoholmengen (40–60 g/Tag bei Männern, 20–30 g/Tag bei Frauen) stark an. Die wirksamste therapeutische Maßnahme ist die Alkoholabstinenz (Lieber und Salaspuro 1992, Bode 1999a). Danach bilden sich die alkoholbedingte Fettleber und die Alkoholhepatitis meist innerhalb von wenigen Wochen oder Monaten zurück. Selbst eine beginnende Alkoholzirrhose ist noch partiell rückbildungsfähig oder kann im Stadium der Fibrose zur Ruhe kommen.

Die akute Virushepatitis A und B heilt in der Mehrzahl der Fälle spontan, bei Virus A ca. 99 %, bei Virus B über 90 %. Bei der Virushepatitis Typ C kommt es jedoch häufig (ca. 50–70 %) zum Übergang in chronische Verlaufsformen. Bisher sind keine Medikamente bekannt, die den Verlauf der akuten Virushepatitis A und B günstig beeinflussen (Gerok und Blum 1995, Zakim und Boyer 1996). Bei der akuten Virushepatitis C kann die Ausheilung und die Viruselimination durch eine Behandlung mit Alfa-Interferon gefördert werden (Alscher und Bode 1997, Hopf et al. 1997).

Bei verschiedenen chronischen Leberkrankheiten muß eine spezifische Therapie eingeleitet werden: Immunsuppressiva bei der sogenannten autoimmunen chronisch aggressiven Hepatitis, D-Penicill-

31

Tabelle 31.2: Verordnungen von Lebertherapeutika 1998
Angegeben sind die 1998 verordneten Tagesdosen, die Änderungen gegenüber 1997 und die mittleren Kosten je DDD 1998.

Präparat	Bestandteile	DDD in Mio.	Änderung in %	DDD-Kosten in DM
Legalon	Silymarin	3,1	(−7,9)	6,34
Hepa-Merz Amp./Gran./ Kautbl.	Ornithinaspartat	2,3	(+16,1)	8,11
Summe		5,4	(+0,9)	7,09

31

amin oder auch einmal Zinksalze wegen D-Penicillamin-Unverträglichkeit beim Morbus Wilson, Aderlässe bei der Hämochromatose oder eventuell auch Deferoxamin (Gerok und Blum 1995, Zakim und Boyer 1996). Bei der chronischen Virushepatitis B und C wird durch die Behandlung mit Alfa-Interferon bei einem Teil der Patienten eine Viruselimination erreicht (Dusheiko und Roberts 1995, Hopf et al. 1997, Alscher und Bode 1997). In der Mehrzahl der Fälle kommt es im Zusammenhang mit der Viruselimination auch zu einer histologisch nachweisbaren Besserung. Die Ergebnisse neuerer Studien belegen, daß eine Kombinationsbehandlung mit Ribavirin die Wirksamkeit der Interferonbehandlung verbessert, insbesondere bei Patienten, die auf eine alleinige Interferonbehandlung nicht oder nur vorübergehend ansprechen (Schalm et al. 1997, Reiser und Schmiegel 1999). Die Verordnungen der beiden Interferonpräparate Interferon-alfa-2a (*Roferon*) und Interferon-alfa-2b (*Intron A*) hatten 1997 wahrscheinlich bedingt durch die stark angestiegene Zahl der wegen chronischer Hepatitis C mit Interferon-alfa behandelten Patienten deutlich zugenommen, sind aber 1998 wieder zurückgegangen (s. Kapitel 48, Tabelle 48.6). Bei chronisch entzündlichen Lebererkrankungen mit überwiegender Cholestase, insbesondere bei der primär biliären Zirrhose, hat sich die Behandlung mit Ursodeoxycholsäure als wirksam erwiesen (Simko et al. 1994, Saksena und Tandon 1997).

Viele der in den vergangenen Jahrzehnten eingesetzten „Lebertherapeutika" sind in die Therapie eingeführt worden, weil in bestimmten tierexperimentellen Modellen eine sogenannte „Leberschutzwirkung" beobachtet wurde. Sie enthalten u. a. Extrakte oder Einzelstoffe aus Pflanzen, als besonders wichtig angesehene Metabolite oder Cofaktoren im Stoffwechsel, Vitamine und andere essentielle Nahrungsbestandteile. Bei den Leberkrankheiten des Menschen ist die Wirksamkeit im Sinne einer günstigen Beeinflussung des Krankheitsverlaufes oder einer Ausheilung der Krankheit der vielen sogenannten Leberschutzpräparate mit solchen Inhaltstoffen jedoch nicht erwiesen, sie werden deshalb in Standardwerken der Hepatologie nicht empfohlen (Gerok und Blum 1995, Pape und Sauerbruch 1999, Zakim und Boyer 1996).

Monopräparate

Die Verordnung von *Hepa-Merz* hat sich im Vergleich zum Jahr 1997 deutlich erhöht (Tabelle 31.1). Der Wirkstoff Ornithinaspartat senkt bei hepatischer Enzephalopathie die erhöhten Ammoniakspiegel. In einer größeren, Placebo-kontrollierten Doppelblindstudie wurde bei Patienten mit Zirrhose und subklinischer hepatischer Enzephalopathie durch parenterale Gabe von *Hepa-Merz* (20 g/Tag) außer einer Senkung der Ammoniakkonzentration im Blut eine Verbesserung der mentalen Leistungsfähigkeit in psychometrischen Tests nachgewiesen (Kircheis et al. 1997). Entsprechend wurde eine günstige Wirkung auch nach oraler Behandlung (18 g/Tag) im Rahmen einer kontrollierten Doppelblindstudie an einer kleineren Zahl von Patienten beschrieben (Stauch et al. 1998). Bei Patienten mit schwereren Formen einer hepatischen Enzephalopathie (Koma Grad II oder ausgeprägter) muß die Wertigkeit im Vergleich zur bisherigen Standardtherapie durch kontrollierte Studien an größeren Patientengruppen geklärt werden. Bisher gibt es keine Hinweise dafür, daß der Verlauf der Grunderkrankung, d.h. von chronischen Lebererkrankungen jeglicher Art, durch Ornithinaspartat beeinflußt wird.

Legalon enthält einen Extrakt aus den Früchten der Mariendistel, dessen aktives Prinzip als Silymarin bezeichnet wird und hauptsächlich das Flavonoid Silibinin enthält. Die Ergebnisse klinischer Studien zur Prüfung der Wirksamkeit bei akuten und chronischen Leberkrankheiten sind uneinheitlich. In den 70er Jahren wurden mehrere kontrollierte Studien bei Patienten mit akuter Virushepatitis durchgeführt (Lit. in Flora et al. 1998). Wegen erheblicher Schwächen im Design dieser Studien sind aus den Ergebnissen kaum Rückschlüsse zum therapeutischen Nutzen von *Legalon* bei akuter Virushepatitis möglich (Bode 1999b). Entsprechendes gilt für Studien zum Einfluß von Silymarin bei Patienten mit leichten Formen alkoholinduzierter

31

Leberveränderungen (Bode 1999b). In einer Doppelblindstudie bei Patienten mit Zirrhose wurde jedoch in der Untergruppe mit Patienten mit Alkoholzirrhose eine signifikante Verbesserung der Überlebensrate nach zwei und vier Jahren gesehen (Ferenci et al. 1989). In einer zweiten Doppelblindstudie, die an einer vergleichbar großen Zahl von Patienten mit Alkoholzirrhose über zwei Jahre mit Silymarin durchgeführt wurde, ergab sich dagegen kein Hinweis auf eine günstige Beeinflussung des Krankheitsverlaufs oder die Überlebensrate der Patienten (Parés et al. 1998). Die Ergebnisse von zwei nichtkontrollierten Studien sprechen dafür, daß durch frühzeitige parenterale Silymarin-Gabe der Verlauf einer akuten Leberschädigung durch Knollenblätterpilze günstig beeinflußt und die Überlebensrate verbessert werden (Lit. in Flora et al. 1998). Auch wenn es sich nicht um kontrollierte Doppelblindstudien handelt, so ist aufgrund der Ergebnisse einschließlich experimenteller Studien ausreichend wahrscheinlich, daß bei dieser seltenen, aber gravierenden Intoxikation ein Nutzen von der Silymarin-Therapie zu erwarten ist.

31

Kombinationspräparate

Bei den Kombinationspräparaten ist es in den letzten Jahren zu einer sichtbaren Bereinigung der überflüssigen Vielfachkombinationen mit einer großen Zahl von Vitaminen oder Pflanzenbestandteilen gekommen, seit 1991 verstärkt unter dem Druck der Negativliste. Als Ergebnis ist das letzte, 1994 noch häufig verordnete Präparat (*Eukalisan N*) 1995 aus der Ranggruppe verschwunden, während 1988 noch acht Präparate mit 4–16 Einzelbestandteilen in diesem Marktsegment vertreten waren.

Gallenwegstherapeutika

Gallenwegserkrankungen werden in der Mehrzahl der Fälle durch Gallensteine hervorgerufen. Soweit dabei Schmerzen und Entzündungserscheinungen auftreten, werden kurzfristig Analgetika, Spasmolytika und geeignete Antibiotika angewendet. Die inzwischen allgemein eingeführte laparoskopische Cholezystektomie bei Cholezystolithiasis hat die Behandlungsstrategie des Gallensteinleidens in den letzten Jahren deutlich geändert. Die Indikation zum Versuch einer medikamentösen Steinauflösung wird deutlich seltener gestellt. Eine Ausnahme bilden lediglich nicht schattengebende Cholesterinsteine bis zu 1 cm Durchmesser bei Risikopatienten, die durch Chenodeoxycholsäure und Ursodeoxycholsäure aufgelöst werden können.

Das Verordnungsvolumen der Cholagoga und Gallenwegstherapeutika, das seit 1992 merklich abgenommen hatte (Abbildung 31.1), ging in der gesamten Indikationsgruppe leicht zurück (Tabelle 31.3).

Monopräparate

Cholecysmon-Dragees enthalten als Wirkstoff Extrakt aus Rindergalle (Tabelle 31.4). Trotz erheblichem Rückgang des Verordnungsvolumens seit 1993 ist das Präparat weiterhin das am zweithäufigsten verordnete Gallenwegstherapeutikum (Tabelle 31.3). Entscheidender Wirkanteil sind wahrscheinlich Gallensäuren, die in der gewählten Dosierung laxierend wirken (s. auch Abschnitt „Kombinationspräparate"). Da weiterhin nicht geklärt ist, ob ein erhöhtes Angebot bestimmter Gallensäuren das Risiko für das Auftreten kolorektaler Neoplasien fördert (McMichael und Potter 1985), ist die Indikation zur Gabe eines solchen Gemisches verschiedener Gallensäuren zu überdenken. In neueren Monographien zur Diagnostik und Therapie von Erkrankungen der Leber und der Gallenwege finden sich keine

31

Tabelle 31.3: Verordnungen von Gallenwegstherapeutika 1998
Angegeben sind die verordnungshäufigsten Präparate mit Verordnungsrang, Verordnungen und Umsatz 1998 im Vergleich zu 1997.

Rang	Präparat	Verordnungen		Umsatz	
		in Tsd.	Änd. %	Mio. DM	Änd. %
996	Spasmo Gallo Sanol	188,9	−0,5	8,8	+11,8
1073	Cholecysmon-Dragees	169,8	−25,0	4,1	−22,8
1213	Hepar SL	147,1	+14,3	8,3	+19,1
1381	Ursofalk	126,8	+17,4	19,0	+21,6
1427	Cholagogum F	120,8	−23,0	6,7	−8,0
1703	Cholagogum N Tropfen	93,6	−2,0	3,6	+13,8
Summe		847,0	−6,4	50,5	+9,2
Anteil an der Indikationsgruppe		66,0 %		71,0 %	
Gesamte Indikationsgruppe		1283,0	−6,7	71,1	+6,5

Tabelle 31.4: Verordnungen von Gallenwegstherapeutika 1998
Angegeben sind die 1998 verordneten Tagesdosen, die Änderungen gegenüber
1997 und die mittleren Kosten je DDD 1998.

Präparat	Bestandteile	DDD in Mio.	Änderung in %	DDD-Kosten in DM
Gallensäuren				
Ursofalk	Ursodeoxycholsäure	4,1	(+22,1)	4,61
Pflanzliche Cholagoga				
Cholagogum N Tropfen	Schöllkrautextrakt Gelbwurzextrakt Pfefferminzöl	4,9	(−3,8)	0,73
Cholagogum F	Curcumawurzel-stockextrakt Schöllkrautextrakt	3,4	(−21,6)	1,96
Hepar SL	Artischockenextrakt	3,1	(+19,4)	2,71
Spasmo Gallo Sanol	Schöllkrautextrakt Gelbwurzextrakt	2,5	(+0,9)	3,50
		13,9	(−4,2)	1,97
Organpräparate				
Cholecysmon-Dragees	Rindergallen-blasenextrakt	7,3	(−24,8)	0,57
Summe		25,3	(−8,3)	1,99

31

Empfehlungen zur Gabe von Rindergallenblasenextrakt (Gerok und
Blum 1995, Zakim und Boyer 1996).

Hepar SL enthält als Wirkstoff Artischockenextrakt. Die Einord-
nung unter „Gallenwegstherapeutika" ist, wenn von der Namensgebung abgesehen wird, schwer nachzuvollziehen. Laut Roter Liste 1998
wird als Indikation für das Präparat „dyspeptische Beschwerden"
genannt. Eine rationale Begründung für die vorübergehend starke
Zunahme der Verordnungshäufigkeit in den Jahren 1995 und 1996
und, nach vorübergehendem Rückgang im Jahr 1997, die erneute
Zunahme der Verordnungshäufigkeit im Jahr 1998 (Tabelle 31.4) ist
nicht zu geben.

Urso-Falk enthält als Wirkstoff Ursodeoxycholsäure. Wie bereits
im Abschnitt „Lebertherapeutika" erwähnt, ist eine günstige Wirkung dieser Gallensäure auf den Verlauf bestimmter cholestatischer
Lebererkrankungen (primär biliäre Zirrhose, primär sklerosierende

Cholangitis und Schwangerencholestase) gut belegt (Lim et al. 1995, Stiehl 1995, Saksena und Tandon 1997). Die Zunahme der Verordnungshäufigkeit ist wahrscheinlich auf die zunehmend gute Dokumentation des therapeutischen Nutzens in kontrollierten Therapiestudien für die erwähnten Indikationen zurückzuführen. Die seit zwei Jahrzehnten gesicherte Indikation der medikamentösen Litholyse hat zwar durch Einführen der laparoskopischen Cholezystektomie eine Einschränkung erfahren, sie ist jedoch weiterhin für Patienten mit deutlich erhöhtem Operationsrisiko eine wichtige Behandlungsmöglichkeit von Gallenblasensteinen (Leuschner 1994).

Kombinationspräparate

Die Kombinationspräparate enthalten verschiedene Pflanzenextrakte. Bestandteil aller aufgelisteten Cholagoga ist Schöllkraut (Herba Chelidonii) als Extrakt oder Droge mit dem Hauptalkaloid Chelidonin, dem schwache papaverinähnliche spasmolytische Wirkungen zugeschrieben werden. Unabhängig von der Tatsache, daß Papaverin medizinisch nicht mehr verwendet wird, ist in den meisten Präparaten Schöllkraut in so geringer Menge enthalten, daß mit einer Wirkung nicht gerechnet werden kann (Hänsel 1987). Auch zwölf Jahre später hat sich an dieser Situation nicht viel geändert. Selbst wenn man die Schöllkraut-Monographie des vormaligen Bundesgesundheitsamtes mit den nur wenig belegten Tagesdosen (2–5 g Droge oder 12–30 mg Chelidonin) zugrunde legt, sind *Spasmo Gallo Sanol* und *Chol-Kugeletten Neu* 4–15fach und *Cholagogum F* 3–7fach unterdosiert. *Cholagogum N Tropfen*, das nach Herstellerangaben tropfenweise dosiert werden soll, müßte monographiegemäß flaschenweise getrunken werden. Die Beliebtheit einiger Präparate beruht vermutlich immer noch darauf, daß sie laxierend wirkende Pflanzenextrakte (Aloe) enthalten und ersatzweise für die nicht mehr verordnungsfähigen Laxantien verschrieben werden. Für *Chol-Kugeletten Neu* wurde entsprechend dieser Annahme in der Roten Liste 1998 die Bezeichnung „Abführhilfe" ergänzt und das Präparat in die Indikationsgruppe Laxantien verlagert, wo es nunmehr auch dargestellt wird (s. Kapitel 33).

Einige Präparate enthalten Curcumawurzelstock (Rhizoma curcumae, Gelbwurzel), der in erster Linie als Gewürz Verwendung findet und wesentlicher Bestandteil des Currypulvers ist. Daneben werden

31

der Droge auch choleretische Eigenschaften zugeschrieben. Auch hier werden die in der Monographie genannten Tagesdosen (1,5–3 g Droge) von *Cholagogum N Tropfen* nicht erreicht. Bei einer Literaturrecherche (Medline 1993–96) fanden sich keine Berichte über kontrollierte klinische Therapiestudien, die eine Effektivität von *Cholagogum F* bei Gallenwegserkrankungen belegen. Insgesamt ist daher nicht anzunehmen, daß die Kombinationen wesentliche therapeutische Effekte entfalten.

Nach dem Verordnungsrückgang der Cholagoga und dem Ausscheiden von weiteren Kombinationspräparaten betrugen die Verordnungskosten für pflanzliche Cholagoga und Organpräparate aber 1998 immer noch über 30 Mio. DM (Tabelle 31.3). Es muß daher an der Forderung festgehalten werden, daß in diesem Bereich ein wichtiger Beitrag zur Senkung der Arzneimittelausgaben geleistet werden könnte, wenn auf ungenügend geprüfte Präparate verzichtet würde.

31

Literatur

Alscher D.M., Bode J.C. (1997): Therapie der Virushepatitis C. Med. Klin. 92: 147–161.

Bode J.C. (1999a): Alcoholic liver diseases. In: Bianchi Porro G., Cremer M., Krejs G., Ramadori G., Rask-Madsen J. (eds.): Gastroenterology & Hepatology, Mc Graw-Hill, New York Milano, pp. 511–522.

Bode J.C. (1999b): Silymarin for the therapy of liver disease. Am. J. Gastroenterol. 94: 545–546.

Corrao G., Aricó S. (1998): Independent and combined action of hepatitis C virus infection and alcohol consumption on the risk of symptomatic liver cirrhosis. Hepatology 27: 914–919.

Dusheiko G.M., Roberts J.A. (1995): Treatment of chronic type B and C hepatitis with interferon alpha: an economic model. Hepatology 23: 1863–1873.

Ferenci P., Dragosic B., Dittrich H., Frank H., Benda L. et al. (1989): Randomized controlled trial of silymarin treatment in patients with cirrhosis of the liver. J. Hepatol. 9: 105–113.

Flora K., Hahn M., Rosen H., Benner K. (1998): Milk thistle (Silybum marianum) for the therapy of liver diseases. Am. J. Gastroenterol. 93: 139–143.

Gerok W., Blum H.E. (Hrsg.) (1995): Hepatologie. 2. Aufl. Urban und Schwarzenberg, München Wien Baltimore.

Hänsel R. (1987): Möglichkeiten und Grenzen pflanzlicher Arzneimittel (Phytotherapie). Dtsch. Apoth. Ztg. 127: 2–6.

Hopf U., Niederau C., Kleber G., Fleig W.E. (1997): Behandlung der chronischen Virushepatitis B/D und der akuten chronischen Virushepatitis C – Konsensus der Deutschen Gesellschaft für Verdauungs- und Stoffwechselkrankheiten. Z. Gastroenterol. 35: 971–986.

Kircheis G., Nilius R., Held C., Berndt H., Buchner M. et al. (1997): Therapeutic efficacy of l-ornithine-l-aspartate infusions in patients with cirrhosis and hepatic encephalopathy: results of a placebo-controlled, double-blind study. J. Hepatol. 25: 1351–1360.

Leuschner U. (1994): Medikamentöse Litholyse bei Cholezystolithiasis: Eine kritische Standortbestimmung. Verdauungskrankheiten 12: 17–23.

Lieber C.S., Salaspuro M.P. (1992): Alcoholic liver disease. In: Sadler-Millward G.H., Wright R., Arthur M.J.P. (eds.): Whrigt's liver and biliary disease. 3rd ed., Saunders, London, pp. 899–964.

Lim A.G., Jazrawi R.P., Northfield T.C. (1995): The ursodeoxycholic acid story in primary biliary cirrhosis. Gut 37: 301–304.

McMichael A.J., Potter J.D. (1985): Host factors in carcinogenesis: Certain bile-acid metabolic profiles that selectively increase the risk of proximal colon cancer. J. Natl. Cancer Inst. 75: 185–191.

Pape G.R., Sauerbruch T. (1999): Leberkrankheiten. In: Paumgartner G. (Hrsg.): Therapie innerer Krankheiten, 9. Aufl., Springer-Verlag, Berlin Heidelberg New York, S. 659–710.

Parés A., Planas R., Torres M., Caballeria J., Viver J.M. et al. (1998): Effects of silymarin in alcoholic patients with cirrhosis of the liver: results of a controlled, double-blind, randomized and multicenter trial. J. Hepatol. 28: 615–621.

Reiser M., Schmiegel W.-H. (1999): Chronische Hepatitis C – Fortschritt durch Kombinationstherapie mit Interferon alpha und Ribavarin. Dtsch. Ärztebl. 96: A195–A199.

Saksena S., Tandon R.K. (1997): Ursodeoxycholic acid in the treatment of liver diseases. Postgrad. Med. 73: 75–80.

Schalm S.W., Hansen B.E., Chemello L., Bellobuono A., Brouwer J.T. et al. (1997): Ribavirin enhances the efficacy but not the adverse effects of interferon in chronic hepatitis C. Meta-analysis of individual patient data from European centers. J. Hepatol. 26: 961–966.

Simko V., Michael S., Prego V. (1994): Ursodeoxycholic therapy in chronic liver disease: A meta-analysis in primary biliary cirrhosis and in chronic hepatitis. Am. J. Gastroenterol. 89: 392–398.

Stauch S., Kircheis G., Adler G., Beckh K., Ditschuneit H. et al. (1998): Oral l-ornithine-l-aspartate therapy of chronic hepatic encephalopathy: results of a placebo-controlled double-blind study. J. Hepatol. 28: 856–864.

Stiehl A. (1995): Gallensäuren bei Lebererkrankungen – neue Indikationen. Ther. Umsch. 52: 682–686.

Zakim D., Boyer T.D. (eds.) (1996): Hepatology – A textbook of liver diseases, Vol. I+II, 3rd Ed., Saunders, Philadelphia London Toronto.

31

32. Lipidsenkende Mittel

G. KLOSE UND U. SCHWABE

32

Ausgehend von der ursprünglich pathophysiologisch begründeten Behandlungsbedürftigkeit schwerer, genetisch bedingter Fettstoffwechselstörungen wurde der therapeutische Nutzen einer lipidsenkenden Arzneitherapie eingehend untersucht. Zahlreiche angiographische und klinische Studien belegen heute, daß ihr Einsatz die Kriterien Evidenz-basierter Medizin bei Patienten mit erhöhtem kardiovaskulären Risiko erfüllt. Weiterhin verbessern lipidsenkende Maßnahmen relevant die Prognose nach Herztransplantation (Kobashigawa et al. 1995, Jaeger et al. 1997).

Frühe Studien zur Primärprävention wiesen schon die Möglichkeit einer Senkung kardiovaskulärer Ereignisse nach, in der LRC-Studie mit Colestyramin (Lipid Research Clinics Program 1984) und in der Helsinki Heart Study (1987) mit dem Fibrat Gemfibrozil. Die stärker Cholesterin-senkenden HMG-CoA-Reduktasehemmer (Statine, CSE-Hemmer) wurden zunächst in ihrer Wirksamkeit auf gefäßanatomische Merkmale überprüft. Es zeigte sich, daß die in kontrollierten Interventionsstudien angiographisch oder sonographisch nachweisbare Progressionsverzögerung oder teilweise Regression der Arteriosklerose mit einer überproportionalen Abnahme kardiovaskulärer Ereignisse einhergeht (Brown et al. 1990, Crouse et al. 1995).

Entscheidender Durchbruch für die heutige Anerkennung der Lipidsenkung in der Prävention der koronaren Herzkrankheit war die ausschließliche Berücksichtigung von Morbidität und Mortalität als Endpunkt: erfolgreiche Sekundärprävention in der 4S-Studie (Scandinavian Simvastatin Survival Study Group 1994) und wirksame Primärprävention in der WOS-Studie (Shepherd et al. 1995). Als Wirkungsmechanismus werden der möglicherweise schnell einsetzende Schutz vor einer Plaque-Komplikation und eine Verhinderung der Endotheldysfunktion durch LDL-Senkung diskutiert (Levine et al. 1995, Davies 1996).

Die Studien begründen Vorschläge von Therapiezielen für Gesamtcholesterin bzw. LDL-Cholesterin unter Berücksichtigung klinischer Risikomerkmale (Arzneimittelkommission der deutschen Ärzteschaft 1999). Grundlage der Therapie ist bei allen Hyperlipoproteinämien eine durch Fettrestriktion und Fettmodifikation charakterisierte Ernährungsumstellung. Sie reicht für das bei geringem Risiko (höchstens ein weiterer Risikofaktor) meist empfohlene Behandlungsziel von 160 mg/d LDL-Cholesterin oft aus. Die Patienten sollten motiviert werden, alle anderen Risikofaktoren für die Entstehung einer Arteriosklerose abzubauen. Dazu gehört die Aufgabe des Rauchens, Behandlung einer bestehenden Hypertonie, ausreichende körperliche Bewegung und eine sorgfältige Blutglukosekontrolle bei Diabetikern. Bei Vorliegen mindestens zwei weiterer Risikofaktoren besteht ein mittleres kardiovaskuläres Risiko, für das LDL-Cholesterin unter 115 mg/dl als Therapieziel empfohlen wird.

Für die Indikation zur Arzneitherapie ist die Abgrenzung von Gefährdeten mit hohem Risiko in Form einer genetisch determinierten Hypercholesterinämie wie familiärer Hypercholesterinämie oder manifester Arteriosklerosekomplikation von Bedeutung, d.h. meistens symptomatische koronare Herzkrankheit oder Zustand nach Herzinfarkt, mehrere Risikofaktoren oder Cholesterin über 300 mg/dl. Das für die Sekundärprävention vorgeschlagene Behandlungsziel von LDL-Cholesterin unter 100 mg/dl ist oft nur medikamentös erreichbar.

Das alleinige Vorliegen höherer Cholesterinkonzentrationen oder ein nach der AFCAPS/TexCAPS-Studie im Prinzip vom Serumcholesterin unabhängiger möglicher Präventionseffekt ist als Indikationskriterium für die Therapie gesundheitsökonomisch nicht unproblematisch (Pearson 1998). Als ökonomisch vertretbar wird eine medikamentöse lipidsenkende Therapie bei erhöhtem Globalrisiko für kardiovaskuläre Krankheiten, nämlich einer Ereigniswahrscheinlichkeit von über 2 % pro Jahr, angesehen (Pyörälä et al. 1994). Während dagegen bei noch nicht klinisch erfaßbaren Krankheitsmanifestationen (sog. Primärprävention) meist erst weitere Risikofaktoren wie ein höheres Alter (>54 Jahre) eine so hohe Ereigniswahrscheinlichkeit vorhersagen, gilt in der Sekundärprävention durch das klinisch per se höhere Risiko selbst bei niedrigeren Cholesterinwerten (CARE <240 mg/dl) eine cholesterinsenkende Therapie als gerechtfertigt.

32

Tabelle 32.1: Verordnungen von lipidsenkenden Mitteln 1998
Angegeben sind die verordnungshäufigsten Präparate mit Verordnungsrang, Verordnungen und Umsatz 1998 im Vergleich zu 1997.

Rang	Präparat	Verordnungen in Tsd.	Änd. %	Umsatz Mio. DM	Änd. %
51	Sortis	1634,5	+127,4	336,0	+167,8
103	Zocor	1199,3	+4,1	269,6	+12,6
208	Mevinacor	733,5	−15,2	147,7	−11,3
236	Lipobay	665,5	+593,6	109,2	+735,6
262	Denan	619,9	−8,4	134,5	−0,5
338	Cranoc	504,0	−21,3	68,7	−6,1
360	Pravasin	489,7	+6,1	100,4	+13,5
589	Locol	323,3	−11,8	45,4	+4,7
654	Bezafibrat-ratiopharm	296,7	−14,2	18,6	−12,9
728	Lipidil	264,9	−4,6	35,7	−12,7
802	Cedur	239,8	−24,6	24,0	−31,6
957	Liprevil	197,7	+44,2	37,7	+37,2
1163	Normalip	156,1	−19,1	22,3	−25,6
1313	Sedalipid	134,7	−19,9	8,8	−14,3
1332	Fenofibrat-ratiopharm	132,3	−8,5	9,6	−5,9
1343	Gevilon	131,3	−31,0	12,1	−34,2
1584	Azufibrat	104,1	−9,7	6,4	−8,7
1674	Lipox	96,0	−11,6	5,6	−5,8
1719	durafenat	92,7	−15,2	7,1	−12,1
1730	Befibrat	91,7	−6,9	5,5	−0,5
1834	Duolip	83,8	−20,6	10,0	−21,5
Summe		8191,5	+12,4	1415,0	+26,6
Anteil an der Indikationsgruppe		90,9 %		94,6 %	
Gesamte Indikationsgruppe		9007,2	+9,8	1495,2	+24,1

32

Verordnungsspektrum

Die Verordnungen der lipidsenkenden Mittel haben 1998 vor allem beim Umsatz erneut kräftig zugenommen (Tabelle 32.1). Hauptgrund ist der überproportionale Anstieg der HMG-CoA-Reduktasehemmer (Statine), während sich die Abwärtsentwicklung der Fibrate beschleunigt hat (Abbildung 32.1). Der Erfolg der HMG-CoA-Reduktasehemmer hat allerdings auch dazu beigetragen, daß die therapeutisch wirksamen Anionenaustauscher (z.B. Colestyramin) seit 1997 nicht mehr unter den 2000 führenden Präparaten vertreten sind. Das geänderte Verordnungsverhalten kann auf der zunehmenden Berücksichtigung von Evidenz-basierten Therapieleitlinien begründet sein (Arzneimittelkommission der deutschen Ärzteschaft 1999).

Insgesamt wurden 1998 603 Mio. definierte Tagesdosen von lipid-senkenden Arzneimitteln verschrieben, die ausreichend sind, um ständig 1,7 Mio. Patienten zu behandeln. Darin kommt zum Ausdruck, daß die cholesterinsenkende Arzneitherapie inzwischen weit über den ursprünglich gesteckten Rahmen genetisch bedingter Hypercholesterinämien hinausreicht. Die drei häufigsten genetisch sicher zuzuordnenden Lipoproteinstoffwechselstörungen sind die familiäre Hypercholesterinämie mit partiellem LDL-Rezeptordefekt (Inzidenz 1:500), der familiären Apolipoprotein-B-Defekt (Inzidenz 1:500) und die kombinierte Hyperlipidämie (Inzidenz 1:300), während andere monogene Hypercholesterinämien erheblich seltener sind. Nach diesen Inzidenzen ist eine genetisch so definierbare Hypercholesterinämie bei etwa 600000 Menschen in Deutschland zu erwarten.

Nach den aktuellen Verordnungsdaten kommt daher eine cholesterinsenkende Therapie auch vielen Patienten mit polygenetisch bedingten Hypercholesterinämien zugute, bei denen die Sekundärprävention der koronaren Herzkrankheit heute zu den etablierten Therapiezielen gehört. Trotzdem ist davon auszugehen, daß viele Patienten mit koronarer Herzkrankheit noch nicht ausreichend behandelt werden. So wurde kürzlich in einer europäischen Studie über die Sekundärprävention der koronaren Herzkrankheit festgestellt, daß 44 % der Patienten erhöhte Geamtcholesterinwerte (über 210 mg/dl) hatten, aber nur 32 % der Patienten mit lipidsenkenden Mitteln behandelt wurden, davon nur die Hälfte ausreichend (EURO-ASPIRE Study Group 1997). Auch in dem deutschen Teil der Studie ergaben sich ähnliche Hinweise für eine hohe Prävalenz behandelbarer Risikofaktoren bei Koronarpatienten (Enbergs et al. 1997). Da die Datenerhebung für diese Studien 1996 stattfand, ist davon auszugehen, daß sich die Situation in Deutschland inzwischen deutlich verbessert hat.

32

HMG-CoA-Reduktasehemmer

Durch kompetitive Hemmung der für die zelluläre Cholesterinsynthese geschwindigkeitsbestimmenden Hydroxy-Methyl-Glutaryl-Coenzym-A-Reduktase (HMG-CoA-Reduktase) kommt es zu einer vermehrten LDL-Rezeptorexpression. Diese ermöglicht einen oft erheblichen Anstieg des LDL-Katabolismus mit einer ungefähr 30 %igen Senkung des LDL-Cholesterins im Plasma.

Die Langzeitstudie mit Simvastatin hat als erste ihrer Art die Wirksamkeit dieses Therapieprinzips für die Sekundärprophylaxe von Patienten mit koronarer Herzkrankheit und Hypercholesterinämie eindrucksvoll bestätigt (Scandinavian Simvastatin Survival Study Group 1994). Die 4S-Studie zeigte aufgrund ihres Umfangs (4444 Teilnehmer; 5,4 Beobachtungsjahre) erstmals bei Koronarpatienten eine Senkung der Gesamtletalität von 11,5 % auf 8,2 % (relative Risikoreduktion um 30 %), wobei die Abnahme der koronaren Todesfälle um 42 % ausschlaggebend war (Scandinavian Simvastatin Survival Study Group 1994). Der therapeutische Nutzen erstreckte sich auch auf Frauen (nur Myokardinfarkte) und ältere Patienten (bis 70 Jahre) sowie offenbar besonders auf Diabetiker (Pyörälä et al. 1997).

Die in der West-of-Scotland-Studie mit Pravastatin erzielte Verminderung kardiovaskulärer Todesfälle von 2,3 % auf 1,6 % (relative Risikoreduktion 32 %) ging ebenfalls nicht mit einer nach früheren Primärpräventions-Studien befürchteten Erhöhung nichtkardiovaskulärer Mortalität einher (Shepherd et al. 1995). Entsprechend wird diese Studie als wissenschaftliche Untermauerung der Wirksamkeit der Primärprävention durch Cholesterinsenkung bei Männern mit erhöhtem Cholesterin anerkannt, die auf Diät nicht ansprachen.

In der CARE-Studie wurde darüber hinaus gezeigt, daß der in der 4S-Studie zum Ausdruck gekommene klinische Nutzen der Sekundärprävention schon bei niedrigen Cholesterinausgangswerten (<240 mg/dl) nachweisbar wird. Unter LDL-Cholesterinsenkung mit Pravastatin ging die Häufigkeit der tödlichen koronaren Herzkrankheit und nichttödlicher Herzinfarkte von 13,2 % auf 10,2 % zurück (relative Risikoreduktion 24 %) (Sacks et al. 1996). Ein teilweise überproportionaler Nutzen zeigte sich wiederum bei Frauen, Älteren und Diabetikern.

Kürzlich wurden die Ergebnisse von zwei neuen großen Interventionsstudien vorgestellt, welche die Evidenz weiter bestätigen und ergänzen. Ein Rückgang nicht nur der Koronarmortalität und anderer kardiovaskulärer Endpunkte, sondern die Senkung der Gesamtmortalität von 14,1 % auf 11,0 % (relative Risikoreduktion 22 %) bei dem bislang größten Kollektiv von 9014 Koronarpatienten mit wiederum durchschnittlichen Cholesterinwerten (218 mg/dl mittlerer Ausgangswert) und unter präventionsrelevanter Begleitmedikation ließ eine vorzeitige Beendigung der LIPID-Studie mit Pravastatin zu (The Long-Term Intervention with Pravastatin in Ischemic Disease Study Group 1998). Durch die AFCAPS/TexCAPS-Studie wurde die in

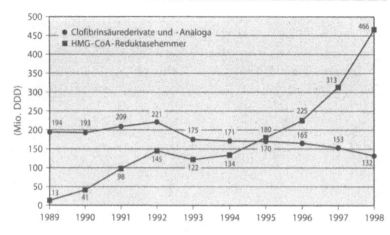

Abbildung 32.1: Verordnungen von lipidsenkenden Mitteln 1987 bis 1998
Gesamtverordnungen nach definierten Tagesdosen (ab 1991 mit neuen Bundesländern)

der WOS-Studie belegte Effektivität der Statintherapie in der Primärprävention mit Lovastatin auch für niedrigere Cholesterinausgangswerte (221 mg/dl) bestätigt (Downs et al. 1998).

Die neue Substanzklasse der HMG-CoA-Reduktasehemmer, die ausschließlich aus patentgeschützten Arzneimitteln besteht, hat seit 1989 über 75 % der Verordnungen von allen lipidsenkenden Pharmaka nach DDD erreicht (Abbildung 32.1). Entsprechend entfallen die meisten Verordnungen auf die beiden Simvastatinpräparate (*Denan, Zocor*). Der erste vollsynthetische HMG-CoA-Reduktasehemmer Fluvastatin (*Cranoc, Locol*) hat seit der Einführung Plätze in der Gruppe der 2000 verordnungshäufigsten Arzneimittel erreicht und liegt vermutlich wegen der günstigen DDD-Kosten weiter vor Pravastatin (Tabelle 32.2). Die beiden 1997 neu eingeführten Statine Atorvastatin (*Sortis*) und Cerivastatin (*Lipobay*) haben nicht nur den Sprung in diese Gruppe geschafft. Daß *Sortis* mit einer Steigerung von 173,1 % Platz eins erreicht hat, kann auf Preisgestaltung und Erwartung eines stärkeren Nutzens beruhen. Dieser ist noch nicht durch klinische Langzeitstudien belegt. *Lipobay* hat mit einem *fast neunfachen* Verordnungsanstieg Rang drei erreicht.

Die Unterschiede in der Verordnungshäufigkeit der Statine entsprechen kaum klinisch relevanten Substanzunterschieden, zumal der

Tabelle 32.2: Verordnungen von HMG-CoA-Reduktasehemmern 1998
Angegeben sind die 1998 verordneten Tagesdosen, die Änderungen gegenüber
1997 und die mittleren Kosten je DDD 1998.

Präparat	Bestandteile	DDD in Mio.	Änderung in %	DDD-Kosten in DM
Sortis	Atorvastatin	158,6	(+173,1)	2,12
Zocor	Simvastatin	90,9	(+14,8)	2,96
Lipobay	Cerivastatin	50,6	(+773,3)	2,16
Mevinacor	Lovastatin	42,9	(−12,2)	3,44
Denan	Simvastatin	42,5	(+1,6)	3,17
Pravasin	Pravastatin	28,1	(+13,9)	3,58
Cranoc	Fluvastatin	25,5	(−13,4)	2,69
Locol	Fluvastatin	16,9	(−3,2)	2,68
Liprevil	Pravastatin	10,1	(+31,9)	3,72
Summe		466,2	(+48,9)	2,68

32

klinische Nutzen von Pravastatin und Simvastatin auf wissenschaftlich vergleichbar hohem Niveau dokumentiert ist. Somit ist das Verordnungsspektrum vermutlich auch durch andere Faktoren mit
beeinflußt, zu der die Preisgestaltung gehört. Um die DDD-Kosten für
die jeweiligen Substanzgruppen vergleichbar zu machen, müssen
diese wenigstens die Kosten für eine vergleichbare LDL-Cholesterinsenkung reflektieren. Den Annahmen zur Äquivalenzdosis als Basis
der DDD liegen daher jetzt die diesbezüglichen WHO-Empfehlungen
zugrunde, die auch für die aktuellen Werte von Atorvastatin (10 mg)
und Cerivastatin (0,2 mg) ergänzt wurden. Für die klinische Relevanz
eventueller Unterschiede der LDL-senkenden Wirkung pro Substanz-
menge in mg gibt es im übrigen keine ausreichenden Daten. Der in
Interventionsstudien erzielte klinische Nutzen ist darüber hinaus
meist mit Dosen erzielt worden, die deutlich über den hiesigen Dosierungsempfehlungen der Hersteller liegen.

Clofibrinsäurederivate und Analoga

Für die Gruppe der Clofibrinsäurederivate und analoger Verbindungen ist die DDD-Kurve 1998 weiter abgefallen (Abbildung 32.1). Sie
senken bevorzugt erhöhte Triglyceridspiegel, während die cholesterinsenkende Wirkung weniger stark ausgeprägt ist. *Cedur* ist nicht

Tabelle 32.3: Verordnungen von Fibraten und anderen lipidsenkenden Mitteln 1998
Angegeben sind die 1998 verordneten Tagesdosen, die Änderungen gegenüber 1997 und die mittleren Kosten je DDD 1998.

Präparat	Bestandteile	DDD 1997 in Mio.	Änderung in %	DDD-Kosten in DM
Bezafibrat				
Bezafibrat-ratiopharm	Bezafibrat	15,8	(−10,2)	1,18
Cedur	Bezafibrat	14,0	(−24,3)	1,71
Lipox	Bezafibrat	5,3	(−5,1)	1,06
Azufibrat	Bezafibrat	5,2	(−9,3)	1,22
Befibrat	Bezafibrat	4,7	(−0,8)	1,18
		45,1	(−13,7)	1,33
Fenofibrat				
Lipidil	Fenofibrat	21,7	(−1,8)	1,65
Normalip	Fenofibrat	13,6	(−17,2)	1,64
Fenofibrat-ratiopharm	Fenofibrat	10,4	(−6,4)	0,92
durafenat	Fenofibrat	7,8	(−12,3)	0,92
		53,5	(−8,6)	1,40
Weitere Fibrate				
Duolip	Etofyllinclofibrat	6,8	(−17,5)	1,48
Gevilon	Gemfibrozil	6,3	(−27,4)	1,93
		13,1	(−22,6)	1,69
Andere Präparate				
Sedalipid	Magnesium-pyridoxal-phosphat-glutamat	4,5	(−19,9)	1,96
Summe		116,2	(−12,8)	1,43

32

mehr das führende Präparat, nachdem die DDD-Menge 1997 wie in den Vorjahren abgenommen hat (Tabelle 32.3). Auch die Bezafibrat-generika sind alle zurückgegangen. Im Vergleich zu Clofibrat haben Bezafibrat und Fenofibrat eine stärkere lipidsenkende Wirkung, insbesondere auf das LDL-Cholesterin. Entsprechend können sie auch bei überwiegenden Hypercholesterinämien eingesetzt werden. Inzwischen liegt auch eine klinische Langzeitstudie mit Nachweis gefäßanatomischer Besserung sowie Senkung kardialer Ereignisse vor (Ericsson et al. 1996). An erster Stelle der Fibratverordnungen rangiert 1998 der Wirkstoff Fenofibrat, für den ebenfalls eine stärkere LDL-cholesterinsenkende Wirkung als durch Clofibrat dokumentiert ist. Für *Lipidil* und *Normalip*, die Fenofibrat in mikronisierter Form

enthalten, wird mit der geänderten Galenik eine höhere cholesterinsenkende Wirksamkeit geltend gemacht. Die Verordnungen aller
Fenofibratpräparate sind 1998 zurückgegangen.

Gevilon enthält Gemfibrozil, einen mit der Clofibrinsäure verwand-
ten Stoff. Es wurde 1984 in die Therapie eingeführt und nahm 1998
gegenüber dem Vorjahr wieder ab. Als therapeutischer Vorteil wird
ein stärkerer Effekt von *Gevilon* auf die HDL-Konzentration geltend
gemacht. Die Helsinki-Herz-Studie hat gezeigt, daß Gemfibrozil zu
einem Rückgang der Inzidenz der koronaren Herzkrankheit führt
(Helsinki Heart Study 1987). Die kardiovaskuläre Mortalität wurde
allerdings nicht verändert. Unter den Fibraten wird Gemfibrozil in
den USA als Mittel der Wahl bei familiärer Typ-III-Hyperlipoprotein-
ämie und anderen Hypertriglyceridämien empfohlen (Witztum 1996).

Lipo-Merz und *Duolip* enthalten Clofibrinsäureester, die gegenüber
Clofibrat keine gesicherten therapeutischen Vorteile haben. Die Verordnung beider Präparate ist gegenüber dem Vorjahr wieder erheblich abgefallen. *Duolip* steht auf dem letzten Platz der Rangliste. *Lipo-
Merz* ist nicht mehr vertreten.

32

Andere Präparate

Der seit 1991 kontinuierliche Verordnungsrückgang von *Sedalipid* hat
sich 1998 weiter fortgesetzt (Tabelle 32.3). Möglicherweise beruht
diese Entwicklung darauf, daß eine lipidsenkende Wirkung für dieses
Präparat nicht hinreichend belegt wurde.

Literatur

Arzneimittelkommission der deutschen Ärzteschaft (1999): Empfehlungen zur
    Therapie von Fettstoffwechselstörungen. Arzneiverordnung in der Praxis, Son-
    derheft 1, 2. Aufl.: 1–16
Brown G., Albers J.J., Fisher L.D., Schaefer S.M, Lin J.T. et al. (1990): Regression of
    coronary artery disease as a result of intensive lipid-lowering therapy in men
    with high levels of apolipoprotein B. N. Engl. J. Med. 323: 1289–1299.
Crouse J.R.3rd, Byington R.P., Bond M.G., Espeland M.A., Craven T.E. et al. (1995):
    Pravastatin, lipids, and atherosclerosis in the carotid arteries (PLAC-II). Am. J.
    Cardiol. 75: 455–459.
Davies M.J. (1996): Stability and instability: two faces of coronary atherosclerosis.
    Circulation 94: 2013–2020.
Downs J.R., Clearfield M., Weis S., Whitney E., Shapiro D.R. et al. (1998): Primary
    prevention of acute coronary events with lovastatin in men and women with
    average cholesterol levels. JAMA 279: 1615–1622.

Enbergs A., Liese A., Heimbach M., Kerber S., Scheld H.H. et al. (1997): Sekundär-prävention der koronaren Herzkrankheit auf dem Prüfstand. Ergebnisse der EUROASPIRE-Studie in der Region Münster. Z. Kardiol. 86: 284–291.

Ericsson C.G., Hamsten A., Nilson J., Grip L., Svane B., De Faire U. (1996): Angio-graphic assessment of effects of bezafibrate on progression of coronary artery disease in young male postinfarction patients. Lancet 347: 849–853.

EUROASPIRE Study Group (1997): EUROASPIRE. A European Society of Cardio-logy survey of secondary prevention of coronary heart disease: principal results. EUROASPIRE Study Group. European Action on Secondary Prevention through Intervention to Reduce Events. Eur. Heart J. 18: 1569–1582.

Helsinki Heart Study (1987): Primary-prevention trial with gemfibrozil in middle-aged men with dyslipidemia. N. Engl. J. Med. 317: 1237–1245.

Jaeger B.R., Meiser B., Nagel D., Überfuhr P., Thiery J. et al. (1997): Aggressive lowering of fibrinogen and cholesterol in the prevention of graft vessel disease after heart transplantation. Circulation (suppl II): II-154–II-158.

Kobashigawa J.A., Katznelson S., Laks H. (1995): Effect of pravastatin on outcomes after cardiac transplantation. N. Engl. J. Med. 333: 621–627.

Levine G.N., Keaney J.F., Vita J.A. (1995): Cholesterol reduction in cardiovascular disease. Clinical benefits and possible mechanisms. N. Engl. J. Med. 332: 512–522.

Lipid Research Clinics Program (1984): Lipid Research Clinics Coronary Primary Prevention Trial Results. I. Reduction in incidence of coronary heart disease. II. Relationship of reduction in incidence of coronary heart disease to cholesterol lowering. JAMA 251: 351–364, 365–374.

Pearson T.A. (1998): Lipid-lowering therapy in low risk patients. JAMA 279: 1659–1661.

Pyörälä K., DeBacker G., Graham I., Pole-Wilson P., Wood D. (1994): Prevention of coronary heart disease in clinical practice. Eur. Heart J. 15: 1300–1331.

Pyörälä K., Pedersen R.T., Kjekshus J., Faergeman O., Olsson A.G. et al. (1997): Cholesterol lowering with simvastatin improves prognosis of diabetic patients with coronary heart disease. Diabetes Care 20: 614–620.

Sacks F.M., Pfeffer M.A., Moye L.A., Rouleau J.L., Rutherford J.D. et al. (1996): The effect of pravastatin on coronary events after myocardial infarction in patients with average cholesterol levels. N. Engl. J. Med. 335: 1001–1009.

Scandinavian Simvastatin Survival Study Group (1994): Randomized trial of chole-sterol lowering in 4444 patients with coronary heart disease. The Scandinavian Simvastatin Survival Study (4S). Lancet 344: 1383–1389.

Shepherd J., Cobbe S.M., Ford I., Isles C.G., Lorimer A.R. et al. for the West of Scot-land Coronary Prevention Study Group (1995): Prevention of coronary heart disease with pravastatin in men with hypercholesterolemia. N. Engl. J. Med. 333: 1301–1307.

The Long-Term Intervention With Pravastatin in Ischemic Disease (LIPID) Study Group (1998): Prevention of cardiovascular events and death with pravastatin in patients with coronary heart disease and a broad range of initial cholesterol levels. N. Engl. J. Med. 339: 1349–1357.

Witztum J.L. (1996): Drugs used in the treatment of hyperlipoproteinemias. In: Hardman J.G. et al. (eds.): Goodman & Gilman's The pharmacological basis of therapeutics, 9th ed., McGraw-Hill, New York, pp. 875–897.

32

33.   Magen-Darm-Mittel und Laxantien

K. H. HOLTERMÜLLER

Als Magen-Darm-Mittel werden verschiedene Arzneimittelgruppen zusammengefaßt, die bei Erkrankungen des Gastrointestinaltraktes zur Anwendung kommen. Es handelt sich dabei um eine heterogen zusammengesetzte Indikationsgruppe. Unter den 2000 am häufigsten verordneten Arzneimitteln gehörten 1998 94 Präparate zu den Magen-Darm-Mitteln (Tabelle 33.1). Diese unterschiedlich zusammengesetzten Arzneimittel haben einen Anteil von ca. 89 % an den Verordnungen und ca. 91 % am Umsatz im Indikationsgebiet. Gegen-

33

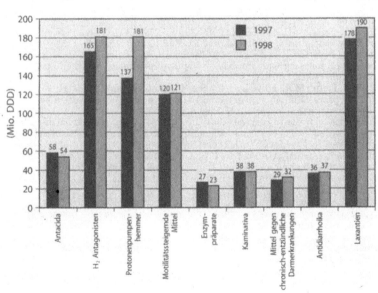

Abbildung 33.1: Verordnungen von Magen-Darm-Mitteln 1998
DDD der 2000 meistverordneten Arzneimittel

Tabelle 33.1: Verordnungen von Magen-Darm-Mitteln 1998
Angegeben sind die verordnungshäufigsten Präparate mit Verordnungsrang, Verordnungen und Umsatz 1998 im Vergleich zu 1997.

Rang	Präparat	Verordnungen in Tsd.	Änd. %	Umsatz Mio. DM	Änd. %
14	Antra	3169,3	+22,9	542,0	+31,8
19	MCP-ratiopharm	2540,2	−6,8	23,4	+10,2
35	Paspertin	2055,9	−8,6	19,1	−5,6
41	Perenterol	1865,7	+1,9	35,0	−5,1
75	Maaloxan	1391,0	−14,5	43,7	−7,2
77	Ranitidin-ratiopharm	1363,2	+22,8	52,4	+32,2
86	Lefax	1319,7	−17,2	26,3	−15,3
93	Propulsin	1256,4	−1,8	86,0	+2,6
116	Iberogast	1115,2	+2,5	22,0	+10,5
117	Imodium	1115,1	−13,4	13,0	−13,6
121	Gastrosil	1083,7	−12,6	11,1	−13,7
129	Ranitic	1055,6	+10,9	39,7	+20,9
130	sab simplex	1042,8	−16,8	27,6	−13,0
131	Agopton	1039,0	+15,9	132,2	+27,7
143	Pantozol	950,3	+27,1	136,7	+43,4
157	Riopan	900,7	−14,1	27,5	−14,3
184	Rifun	812,9	+33,2	114,8	+48,4
216	Lopedium	709,4	−14,5	7,3	−12,7
275	Kreon	599,9	−2,1	70,5	+11,8
285	Talcid	578,7	−16,9	13,3	−22,0
316	Enzym-Lefax N/Forte	535,3	−1,3	26,6	+5,4
392	Gastronerton	465,1	−2,4	3,3	−2,4
430	Salofalk	430,3	−4,2	97,3	+5,1
443	Tepilta Suspension	421,1	−11,8	17,4	−7,1
466	Ranibeta	402,1	+19,7	14,1	+23,0
494	Kompensan Liquid/Tabl.	383,5	−15,7	9,1	−11,8
545	Loperamid-ratiopharm	352,1	−6,2	3,8	−4,7
573	Ranitidin Stada	334,0	+8,4	13,1	+13,9
605	Gelusil/Lac	316,3	−16,2	9,2	−10,0
647	Santax S	299,3	−10,0	4,8	−18,5
693	Perocur	282,7	−2,3	3,6	+27,5
710	MCP von ct	271,2	−11,9	2,1	−5,0
737	Pepdul	260,4	−20,7	35,8	−28,3
741	Ranitidin von ct	259,0	+2,0	9,1	+10,6
750	Hylak forte N	255,8	−14,8	5,8	−13,1
804	Zantic	238,5	−24,1	29,9	−31,2
839	Sostril	229,9	−28,6	27,0	−34,9
861	Marax	224,8	−15,0	4,5	−13,4
862	Azuranit	224,7	−6,8	9,3	−0,1
888	Panzytrat	215,8	−8,2	33,6	+1,2
897	Espumisan	213,6	−3,6	4,1	+0,4
917	Lanzor	208,8	+18,2	26,2	+34,4
934	Magaldrat-ratiopharm	205,0	+5,8	3,9	+8,1
974	Tannacomp	195,2	−9,1	3,5	−4,1
984	Diarrhoesan	191,5	+14,0	2,5	+13,8

33

Tabelle 33.1: Verordnungen von Magen-Darm-Mitteln 1998 (Fortsetzung) Angegeben sind die verordnungshäufigsten Präparate mit Verordnungsrang, Verordnungen und Umsatz 1998 im Vergleich zu 1997.

Rang	Präparat	Verordnungen in Tsd.	Änd. %	Umsatz Mio. DM	Änd. %
1065	Claversal	171,1	+23,8	34,7	+31,7
1090	Mutaflor	167,6	+20,0	12,4	+28,1
1100	Carminativum-Hetterich N	165,5	−18,0	2,3	−11,9
1121	Ulcogant	162,2	−9,5	6,9	−9,5
1139	Pangrol	160,2	−0,2	15,5	+16,6
1151	Omniflora N	157,8	+19,2	5,7	+22,2
1156	Pankreon	157,2	−7,1	18,0	−4,7
1165	Pro-Symbioflor	155,6	−13,0	3,9	+11,3
1181	Meteozym	151,5	−20,4	7,3	−13,8
1279	Kompensan-S Liquid/Tabl.	138,9	−7,5	3,5	−2,8
1280	MCP-Isis	138,9	+5,6	1,0	+5,5
1297	Kaoprompt-H	137,0	−3,7	2,4	+2,5
1319	Mucofalk	134,0	+12,0	4,4	+15,0
1324	Megalac Almasilat	133,6	−9,9	2,8	−6,6
1333	Cerucal	132,2	−18,5	3,3	−18,4
1338	Maalox	131,9	−17,9	5,8	−12,8
1368	Loperamid Stada	128,3	−6,3	1,3	−2,1
1435	Symbioflor II	120,1	−15,5	3,1	+19,2
1445	Glysan	119,2	−16,5	2,1	−11,6
1458	MCP-Hexal	117,7	+272,6	0,9	+271,8
1468	Solugastril	117,0	−20,8	4,0	−14,7
1478	Colina	115,8	−13,2	2,4	+14,4
1495	Enzynorm forte	114,4	−20,2	6,1	−9,8
1538	Entocort	109,3	+114,1	30,2	+139,1
1548	Ranitidin Heumann	108,0	+20,1	4,4	+44,8
1557	Loperamid Heumann	107,5	−11,6	0,9	−9,9
1564	Raniprotect	106,3	−24,0	4,5	−11,8
1566	Ranidura	106,2	−35,6	3,5	−37,6
1570	Rani-Puren	105,7	−12,0	5,1	+8,7
1573	Azulfidine	105,4	−23,7	15,8	−14,5
1585	Motilium	104,1	−4,1	6,2	+9,4
1601	Uzara	102,6	+2,6	1,3	+3,9
1621	Loperamid von ct	100,8	−10,6	0,8	−13,1
1624	Hamadin	100,4	+0,0	1,2	−1,8
1629	Ozym	100,1	+51,9	6,7	+59,6
1680	Loperhoe	95,5	−9,4	0,7	−4,7
1718	Progastrit	92,7	−22,7	1,8	−19,4
1801	Nizax	86,2	−11,6	11,9	−8,0
1861	Kohle-Compretten/Granulat	82,1	−10,7	1,1	−7,9
1870	H2 Blocker-ratiopharm	81,2	−24,9	3,4	−23,6
1885	Flosa	79,7	+10,5	2,6	+12,8
1895	Colina spezial	79,0	+0,2	2,2	+13,9
1907	Ranitidin AL	78,4	+9,7	2,9	+10,9
1935	Pankreatin-ratiopharm	76,5	+6,5	6,7	+8,5
1944	Pentofuryl	75,9	−11,9	1,3	−11,6

33

Tabelle 33.1: Verordnungen von Magen-Darm-Mitteln 1998 (Fortsetzung)
Angegeben sind die verordnungshäufigsten Präparate mit Verordnungsrang, Verordnungen und Umsatz 1998 im Vergleich zu 1997.

Rang	Präparat	Verordnungen in Tsd.	Änd. %	Umsatz Mio. DM	Änd. %
1947	Magaldrat Heumann	75,5	+10,4	1,2	+16,8
1951	almag von ct Suspension	75,2	−25,9	1,8	−22,6
1977	Spasmo-Solugastril	73,6	−11,8	2,8	−3,7
1989	Alimix	72,5	−2,3	4,9	+1,0
	Summe	38988,5	−2,9	2118,6	+12,7
	Anteil an der Indikationsgruppe	88,8 %		91,1 %	
	Gesamte Indikationsgruppe	43882,3	−3,7	2325,6	+10,4

über 1997 ist in den Verordnungen eine geringe Minderung eingetreten. Beim Umsatz trat eine Steigerung um über 10 % ein. In diesem Indikationsbereich sind z. B. Antibiotika nicht enthalten, die heute zur Eradikationstherapie von Helicobacter pylori eingesetzt werden. Ebenso fehlen Corticosteroidpräparate (mit Ausnahme von Budenosid), die bei entzündlichen Darmerkrankungen eingesetzt werden.

Die Klassifikation der verwendeten Magen-Darm-Mittel ist in der Abbildung 33.1 dargestellt. Gegenüber 1997 ist ein deutlicher Anstieg der Verordnungen bei den H_2-Rezeptorantagonisten, Protonenpumpenhemmern, Laxantien, Mitteln gegen chronisch-entzündliche Darmerkrankungen und Antidiarrhoika zu verzeichnen.

Spitzenreiter aller Magen-Darm-Mittel ist der Protonenpumpeninhibitor Omeprazol (*Antra*). Alle heute verfügbaren Protonenpumpenhemmer haben ein Umsatzvolumen von über 950 Millionen DM und sind damit für etwa 41 % des Umsatzvolumens der Magen-Darm-Mittel 1998 verantwortlich (Tabelle 33.1).

33

Ulkustherapeutika

Mit der Entdeckung der Rolle von Helicobacter pylori für die Ulkusentstehung und dem Nachweis, daß die Eradikation von Helicobacter pylori die Heilung von Ulcera ventriculi oder Ulcera duodeni fördert und die Rezidivrate bei Patienten mit der Ulkuskrankheit relevant senkt, hat sich die Ulkustherapie grundlegend gewandelt. Die Behandlung des Magen- und Zwölffingerdarmgeschwüres besteht heute bei Nachweis von Helicobacter in einer siebentägigen Behandlung mit einem Protonenpumpeninhibitor und zwei antimikrobiell wirksamen Substanzen. Es können heute Eradikationsraten von etwa 90 % erreicht werden (Labenz et al. 1996). Durch die erfolgreiche Eradikation von Helicobacter pylori kann die infektionsbedingte Ulkuskrankheit geheilt werden.

Die Fünf-Jahres-Rezidivrate nach Beendigung einer erfolgreichen Eradikationstherapie liegt zwischen 5 und 10 % und ist damit den Rezidivraten nach chirurgischen Eingriffen vergleichbar. Da es sich bei der Ulkuskrankheit, sofern sie nicht durch die Einnahme von nichtsteroidalen Antiphlogistika hervorgerufen wird, um eine Infektionskrankheit handelt, ist zu erwarten, daß in einigen Jahren ein Impfstoff (ggf. oraler Impfstoff) sowohl zur Prävention als auch zur Therapie der Infektion zur Verfügung stehen wird. Erste präklinische Studien mit Impfstoffen werden bereits durchgeführt. Die Standardtherapie zur Eradikation von Helicobacter pylori besteht in der siebentägigen Einnahme eines Protonenpumpeninhibitors am Morgen und am Abend in der Standarddosis (z.B. Omeprazol 2mal 20 mg) zusammen mit zwei Antibiotika, z.B. Amoxicillin 2mal 1 g und Clarithromycin 2mal 250 mg. In diesem Therapieschema kann Amoxicillin durch Metronidazol 2mal 400 mg ersetzt werden. Da sich jedoch neben den Primärresistenzen in einer Häufigkeit bis zu 35 % Resistenzen gegenüber Metronidazol herausbilden, sollten Patienten, die bereits einmal Metronidazol erhalten haben, nicht erneut mit dieser Substanz therapiert werden, um eine erfolgreiche Eradikation von Helicobacter pylori zu erreichen.

Seit 1991 ist die Verordnung von Ulkustherapeutika um 50 % auf 445 Mio. Tagesdosen angestiegen (Abbildung 33.2). Die Verordnung von Antacida hat sowohl für die Einzelsubstanzen wie auch für die Kombinationspräparate 1998 abgenommen, mit Ausnahme von Magaldrat (Tabelle 33.2 und Tabelle 33.3).

Bei den H_2-Rezeptorantagonisten ist 1998 ein weiterer Anstieg der Verordnungshäufigkeit zu erkennen, der auf eine vermehrte Verschreibung der kostengünstigen Generika zurückzuführen ist (Tabelle 33.4). Eine mögliche Erklärung hierfür ist einmal ein breiterer Einsatz der H_2-Rezeptorantagonisten bei Nicht-Ulkuserkrankungen, wie z.B. der Nicht-Ulkusdyspepsie. Weiterhin werden die H_2-Rezeptorantagonisten zur Magensäuresekretionshemmung bei der Eradikationstherapie eingesetzt. Das ursprünglich in den USA

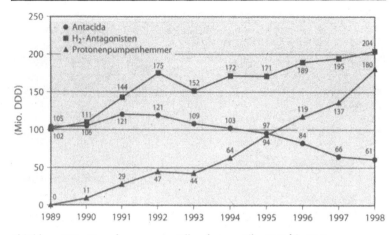

Abbildung 33.2: Verordnungen von Ulkustherapeutika 1989 bis 1998
Gesamtverordnungen nach definierten Tagesdosen (ab 1991 mit neuen Bundesländern)

beschriebene und angewandte sogenannte Tripel-Schema – eigentlich
eine falsche Namensgebung – enthielt drei antimikrobiell wirksame
Substanzen, Tetracyclin, Metronidazol und Bismutsubsalicylat sowie
H_2-Rezeptorantagonisten. Die Eradikationsraten lagen bei 89 %. Der
starke Rückgang in der Verordnung von Cimetidin, Famotidin und
Nizatidin spricht für eine gezielte Auswahl des therapierenden Arztes
bei Anwendung desselben Therapieprinzips nach Kostengesichts-
punkten (Tabelle 33.4). Insgesamt sind dadurch die Durchschnittskosten der Tagesdosis für alle H_2-Rezeptorantagonisten noch einmal
weiter gesunken und betrugen 1998 nur noch 1,47 DM (Vorjahr
1,74 DM).

Andererseits ist die weiterhin steigende Verordnungshäufigkeit
von H_2-Rezeptorantagonisten erstaunlich (Abbildung 33.2 und
Tabelle 33.4), da alle klinischen Studien übereinstimmend gezeigt
haben, daß Protonenpumpeninhibitoren den H_2-Rezeptorantagoni-
sten signifikant überlegen sind, was die Abheilung der Refluxösophagitis, die Verhütung von Rezidiven und von Komplikationen bei diesem Krankheitsbild unter einer Langzeittherapie angeht.

Die Tabelle 33.5 zeigt eine erneute kräftige Zunahme der verordneten Tagesdosen für die verschiedenen Protonenpumpenhemmer. Dies
reflektiert die neuen pathogenetischen Vorstellungen über die Ulkusentstehung und die Therapie dieser Erkrankung. Darüber hinaus

33

Tabelle 33.2: Verordnungen von reinen Antacidapräparaten 1998
Angegeben sind die 1998 verordneten Tagesdosen, die Änderungen gegenüber
1997 und die mittleren Kosten je DDD 1998.

Präparat	Bestandteile	DDD in Mio.	Änderung in %	DDD-Kosten in DM
Magaldrat				
Riopan	Magaldrat	10,1	(+36,6)	2,71
Magaldrat-ratiopharm	Magaldrat	1,5	(+11,5)	2,58
Marax	Magaldrat	1,5	(−14,9)	3,00
Glysan	Magaldrat	0,8	(−10,2)	2,61
Magaldrat Heumann	Magaldrat	0,5	(+19,8)	2,51
		14,5	(+21,9)	2,72
Andere Antacida				
Maaloxan	Aluminiumhydroxid Magnesiumhydroxid	10,0	(−13,5)	4,37
Talcid	Hydrotalcit	7,3	(−13,7)	1,82
Kompensan Liquid/ Tabl.	Dihydroxyaluminium-natriumcarbonat	5,0	(−13,9)	1,81
Gelusil/Lac	Aluminium-Magnesiumsilikathydrat	3,7	(−14,6)	2,50
Maalox	Algedrat Magnesiumhydroxid	1,2	(−19,0)	4,64
Solugastril	Aluminiumhydroxid Calciumcarbonat	1,2	(−18,2)	3,37
Progastrit	Aluminiumhydroxid Magnesiumhydroxid	1,1	(−23,5)	1,58
Megalac Almasilat	Almasilat	0,9	(−7,1)	3,05
almag von ct Suspension	Aluminiumhydroxid Magnesiumhydroxid	0,8	(−22,4)	2,27
		31,2	(−14,6)	2,93
Summe		45,7	(−5,7)	2,86

33

wurde die Wirksamkeit der Protonenpumpenhemmer bei der
Behandlung der Refluxösophagitis und bei der Behandlung von
Läsionen im Magen und Zwölffingerdarm unter der Einnahme von
nichtsteroidalen Antiphlogistika belegt (Hawkey et al. 1998).

Entsprechend diesen Befunden ist die Verordnung anderer Ulkustherapeutika (Sucralfat) zurückgegangen (Tabelle 33.5). Unter den

Tabelle 33.3: Verordnungen von Antacidakombinationen mit anderen Stoffen 1998
Angegeben sind die 1998 verordneten Tagesdosen, die Änderungen gegenüber
1997 und die mittleren Kosten je DDD 1998.

Präparat	Bestandteile	DDD in Mio.	Änderung in %	DDD-Kosten in DM
Tepilta Suspension	Oxetacain Aluminiumhydroxid Magnesiumhydroxid	6,3	(−11,6)	2,74
Kompensan-S Liquid/ Tabl.	Aluminium-natrium-carbonat-dihydroxid Dimeticon	1,5	(−6,6)	2,26
Spasmo-Solugastril	Butinolin Aluminiumhydroxid Calciumcarbonat	0,9	(−12,2)	3,03
Summe		8,8	(−10,8)	2,69

weiteren Ulkustherapeutika erscheint nicht mehr Misoprostol (*Cytotec*), obwohl die protektive Wirkung dieses Prostaglandinderivates bei Einnahme nichtsteroidaler Antiphlogistika in wissenschaftlichen Untersuchungen gut belegt ist (Silverstein et al. 1995). Unter Einnahme von nichtsteroidalen Antiphlogistika geben 10–60 % der behandelten Patienten gastrointestinale Symptome an, wobei jedoch keineswegs alle diese Patienten bei endoskopischen Untersuchungen Schleimhautläsionen aufweisen. Bei der Langzeitanwendung der nichtsteroidalen Antiphlogistika treten bei 15–20 % der behandelten Patienten Schleimhautläsionen auf. Das Risiko einer signifikanten gastroduodenalen Komplikation (z.B. Blutung) liegt bei 1–4 % pro Jahr unter einer Dauertherapie mit nichtsteroidalen Antiphlogistika. Die Therapie der durch nichtsteroidale Antiphlogistika hervorgerufenen Ulzera erfordert den Einsatz von Protonenpumpeninhibitoren oder Misoprostol. Patienten mit bekannten, durch Helicobacter pylori hervorgerufenen Schleimhautläsionen (Ulzera oder Erosionen) zeigen ein erhöhtes Risiko für die Ausbildung von Komplikationen, wenn nichtsteroidale Antiphlogistika eingenommen werden. Aus diesem Grund empfehlen wir bei Patienten *mit* Ulkusanamnese eine Untersuchung auf Helicobacter pylori und bei positivem Nachweis eine Eradikationstherapie, bevor eine Langzeitbehandlung mit nichtsteroidalen Antiphlogistika eingeleitet wird. Die Eradikationsbe-

33

Tabelle 33.4: Verordnungen von H$_2$-Antagonisten 1998
Angegeben sind die 1998 verordneten Tagesdosen, die Änderungen gegenüber
1997 und die mittleren Kosten je DDD 1998.

Präparat	Bestandteile	DDD in Mio.	Änderung in %	DDD-Kosten in DM
Ranitidin				
Ranitidin-ratiopharm	Ranitidin	48,1	(+33,7)	1,09
Ranitic	Ranitidin	36,4	(+22,5)	1,09
Ranibeta	Ranitidin	13,4	(+23,3)	1,05
Ranitidin Stada	Ranitidin	12,0	(+14,4)	1,09
Zantic	Ranitidin	9,4	(−20,2)	3,18
Azuranit	Ranitidin	8,4	(+0,8)	1,10
Sostril	Ranitidin	8,4	(−24,6)	3,22
Ranitidin von ct	Ranitidin	8,3	(+12,2)	1,10
Rani-Puren	Ranitidin	4,3	(+4,8)	1,20
Ranitidin Heumann	Ranitidin	4,1	(+50,1)	1,07
Raniprotect	Ranitidin	3,9	(−9,7)	1,14
Ranidura	Ranitidin	3,2	(−38,2)	1,08
Ranitidin AL	Ranitidin	2,9	(+16,7)	1,00
		162,8	(+12,6)	1,32
Cimetidin				
H2 Blocker-ratiopharm	Cimetidin	2,4	(−23,4)	1,41
Weitere H$_2$-Antagonisten				
Pepdul	Famotidin	11,4	(−16,6)	3,14
Nizax	Nizatidin	3,8	(−0,4)	3,10
		15,3	(−13,0)	3,13
Summe		180,5	(+9,2)	1,47

33

handlung kann jedoch die Häufigkeit von durch nichtsteroidale Antiphlogistika hervorgerufenen Ulzera nicht senken (Lai et al. 1998).

Die prophylaktische Gabe von Misoprostol oder Omeprazol vermindert die Häufigkeit des Auftretens von Ulzerationen und von lebensgefährlichen Komplikationen dieser Ulzerationen (wie z.B. Perforation und Blutung) unter der Einnahme nichtsteroidaler Antiphlogistika. In der kürzlich publizierten OMNIUM-Studie wurde gezeigt, daß Omeprazol (1mal tgl. 20 mg morgens) oder Misoprostol (4mal tgl. 200 μg) Ulzera, Erosionen und weitere Symptome, die unter einer Langzeiteinnahme nichtsteroidaler Antiphlogistika auftraten, ähnlich erfolgreich verhinderten (Hawkey et al. 1998). Während der anschließenden sechsmonatigen Erhaltungstherapie traten jedoch unter Omeprazol weniger Rezidive und seltener Nebenwir-

Tabelle 33.5: Verordnungen von weiteren Ulkustherapeutika 1998
Angegeben sind die 1998 verordneten Tagesdosen, die Änderungen gegenüber
1997 und die mittleren Kosten je DDD 1998.

Präparat	Bestandteile	DDD 1997 in Mio.	Änderung in %	DDD-Kosten in DM
Protonenpumpenhemmer				
Antra	Omeprazol	104,7	(+28,3)	5,18
Pantozol	Pantoprazol	26,8	(+42,4)	5,11
Rifun	Pantoprazol	22,4	(+47,3)	5,11
Agopton	Lansoprazol	22,3	(+25,6)	5,94
Lanzor	Lansoprazol	4,4	(+36,8)	5,95
		180,6	(+32,2)	5,27
Andere Ulkustherapeutika				
Ulcogant	Sucralfat	2,1	(−10,4)	3,27
Summe		182,7	(+31,5)	5,25

kungen auf als unter Misoprostol. Da bei der großen Zahl der Verschreibungen von nichtsteroidalen Antiphlogistika eine generelle Prävention mit Omeprazol oder Misoprostol zu erheblichen Mehrkosten führen würde, sollten nur jene Patienten eine Präventivtherapie erhalten, bei denen das Risiko für die Ausbildung von Komplikationen besonders hoch ist, wie z. B. Patienten, die älter als 70 Jahre sind, Patienten mit früher aufgetretener gastrointestinaler Blutung und Patienten mit bekannter Ulkuskrankheit.

33

Motilitätssteigernde Mittel

Bei den motilitätssteigernden Mitteln ist die Verordnungshäufigkeit annähernd konstant geblieben (Tabelle 33.6). Bei Metoclopramid setzt sich allerdings der in den beiden Vorjahren erkennbare Rückgang fort. Diese Tendenz mag die unzureichende Effektivität der bisher verfügbaren Prokinetika bei der Behandlung funktioneller Magen-Darmbeschwerden reflektieren. Bei der Refluxösophagitis haben klinische Studien gezeigt, daß eine Kombinationstherapie von motilitätssteigernden Mitteln (z. B. Metoclopramid) mit Protonenpumpeninhibitoren keinen therapeutischen Zugewinn gegenüber der Monotherapie mit einem Protonenpumpeninhibitor erbringt (Vigneri et al. 1995).

Tabelle 33.6: Verordnungen von motilitätssteigernden Mitteln 1998
Angegeben sind die 1998 verordneten Tagesdosen, die Änderungen gegenüber
1997 und die mittleren Kosten je DDD 1998.

Präparat	Bestandteile	DDD in Mio.	Änderung in %	DDD-Kosten in DM
Metoclopramid				
MCP-ratiopharm	Metoclopramid	23,5	(−2,8)	1,00
Paspertin	Metoclopramid	17,1	(−2,2)	1,12
Gastrosil	Metoclopramid	10,8	(−13,1)	1,03
Cerucal	Metoclopramid	3,8	(−13,9)	0,87
Gastronerton	Metoclopramid	3,0	(−1,8)	1,11
MCP von ct	Metoclopramid	2,7	(−2,7)	0,79
MCP-Hexal	Metoclopramid	1,5	(+281,2)	0,63
MCP-Isis	Metoclopramid	1,0	(+8,6)	0,98
		63,3	(−3,4)	1,01
Weitere Prokinetika				
Propulsin	Cisaprid	17,7	(+2,4)	4,85
Motilium	Domperidon	2,1	(+3,2)	3,00
Alimix	Cisaprid	1,0	(+0,9)	4,87
		20,8	(+2,4)	4,67
Kombinationspräparate				
Iberogast	Bittere Schleifenblume	36,5	(+6,6)	0,60
	Angelikawurzel			
	Kamillenblütenextrakt			
	Kümmeltinktur			
	Schöllkrauttinktur			
	Mariendistelfrüchtetinktur			
	Melissenblättertinktur			
	Süßholzwurzeltinktur			
	Pfefferminzblättertinktur			
Summe		120,6	(+0,4)	1,52

33

Das Prokinetikum Cisaprid (*Propulsin*, *Alimix*) hatte sich 1989
nach seiner Einführung schnell unter den verordnungshäufigsten
Präparaten etabliert, weil es anders als Metoclopramid keine dop-
aminantagonistischen Wirkungen hat und daher keine extrapyramidalmotorischen Störungen auslöst. Von der amerikanischen FDA
wurde allerdings darauf hingewiesen, daß Cisaprid durch QT-Inter-
vallverlängerungen lebensbedrohliche Herzrhythmusstörungen auslösen kann (Food and Drug Administration 1998). In den USA sind
seit der Markteinführung im Jahre 1993 bereits 38 Todesfälle in Verbindung mit Cisaprid bekannt geworden. Darüber hinaus hemmen

zahlreiche Arzneimittel (CYP450 3A4-Inhibitoren) den Abbau von Cisaprid und erhöhen dadurch ebenfalls sein arrhythmogenes Potential.

Das Kombinationspräparat *Iberogast* zeigt 1998 eine höhere Verordnungshäufigkeit als im Vorjahr. Dieses Mittel enthält neun verschiedene Pflanzenauszüge in alkoholischer Lösung. Pharmakologische Prinzipien sind bei dieser Kombination nicht zu erkennen, entscheidend für die Verordnungshäufigkeit dürfte der niedrige Preis sein. Bei einer Medline-Recherche der letzten 30 Jahre fand sich lediglich eine kontrollierte Studie über Arzneimittel-bedingte Magen-Darm-Beschwerden bei 40 Patienten, bei der signifikante Effekte durch *Iberogast* ohne statistisch nachprüfbare Daten beobachtet wurden (Mac Lean und Hübner-Steiner 1987).

Carminativa

Unter den Carminativa werden Simethiconpräparate und pflanzliche Mittel mit ätherischen Ölen zusammengefaßt, welche die Magen-Darm-Motorik anregen und dadurch Völlegefühl und Blähungen beseitigen sollen. Im Vordergrund steht die Verordnung von Simethicon. Bei dieser Substanz handelt es sich um Polydimethylsiloxan (Dimeticon), das mit Siliciumdioxid aktiviert wurde und wegen seiner oberflächenspannungssenkenden Wirkung als Entschäumer verwendet wird. Dieses Mittel hat unter anderem die Indikation Meteorismus mit gastrointestinalen Beschwerden und wird zur Entleerung abnormer Gasansammlungen im Gastrointestinaltrakt empfohlen. Sehr oft wird es bei Säuglingskoliken eingesetzt, die im Alter bis zu vier Monaten auftreten. Die Behandlung dieser Störungen erfolgt üblicherweise mit nichtmedikamentösen Maßnahmen und Überprüfung der Ernährungstechnik. Wichtig erscheint es vor allem, die Mutter zu beruhigen und über die vorübergehende Natur der Symptome aufzuklären (Koletzko 1997). Simethicon ist auch speziell bei Kindern geprüft worden, war aber nicht besser wirksam als Placebo (Metcalf et al. 1994). Aus diesem Grunde empfiehlt es sich, den Einsatz dieses Mittels als Placebomedikation auf besondere Einzelfälle zu beschränken.

Bei gesunden Freiwilligen wurde in experimentellen Untersuchungen gezeigt, daß intragastrische Lipide die Passage von intestinal insuffliertem Gas verzögern und zu abdominellem Völlegefühl führen

33

Tabelle 33.7: Verordnungen von Carminativa 1998
Angegeben sind die 1998 verordneten Tagesdosen, die Änderungen gegenüber
1997 und die mittleren Kosten je DDD 1998.

Präparat	Bestandteile	DDD in Mio.	Änderung in %	DDD-Kosten in DM
Simethicon				
sab simplex	Simethicon	9,0	(−12,7)	3,09
Lefax	Simethicon	7,9	(−15,8)	3,31
Espumisan	Simethicon	1,3	(−3,8)	3,23
		18,1	(−13,5)	3,19
Kombinationen				
Carminativum-Hetterich N	Ethanol. Auszug aus: Kamillenblüten Pfefferminzblättern Fenchel Kümmel Pomeranzenschalen	5,0	(−12,4)	0,46
Summe		23,1	(−13,3)	2,60

33

(Serra et al. 1998). Diätetische Modifikationen sollten bei diesem
häufigen Beschwerdebild im Vordergrund der therapeutischen Maßnahmen stehen. Anticholinerge Spasmolytika werden nicht mehr als
sinnvoll angesehen. Entsprechend den neueren pathophysiologischen
Erkenntnissen hat die Verordnung der Carminativa 1998 gegenüber
1997 abgenommen (Tabelle 33.7).

Enzympräparate

Pankreasenzympräparate werden zur Behandlung der exokrinen
Pankreasinsuffizienz im fortgeschrittenem Stadium benötigt. Eine
Enzymsubstitution ist erst dann indiziert, wenn die tägliche Stuhl-
fettausscheidung 15 g überschreitet und der Patient an Gewicht
abnimmt. Indikationsgebiete sind die chronische Pankreatitis und ein
Zustand nach ausgedehnten Pankreasoperationen. Zur Substitution
wird meist Pankreatin vom Schwein verwendet. Für den therapeutischen Erfolg ist der Lipasegehalt der Enzympräparate von Bedeutung. Als Richtdosis werden 80.000 FIP-Einheiten Lipase pro Mahlzeit
angegeben, d.h. 240.000 Einheiten pro Tag. Es ist erforderlich, daß

diese Präparate galenisch so hergestellt werden, daß sie bei der Passage durch den Magen nicht durch die Salzsäure inaktiviert werden.

Die in Tabelle 33.8 aufgeführten Pankreatinpräparate wurden 1998 häufiger verordnet, während Enzym-Kombinationen und Enzym-Acida-Kombinationen eine geringere Verordnungshäufigkeit gegenüber 1997 zeigten. Die häufige Anwendung von Pankreasenzympräparaten entspricht keineswegs der Häufigkeit einer therapiebedürftigen Pankreasinsuffizienz. Enzympräparate werden vielfach ungerechtfertigt zur Behandlung dyspeptischer Beschwerden wie Druck- und Völlegefühl eingesetzt. Die Behandlung dieser Beschwerden mit Enzympräparaten ist nicht nur ineffektiv, sondern sie ist auch zu teuer, selbst wenn bei einigen Patienten eine therapeutische Wirksamkeit über einen Placeboeffekt anzunehmen ist.

Mittel gegen chronisch-entzündliche Darmerkrankungen

Sulfasalazin, Mesalazin, Olsalazin sind therapeutisch wirksam bei der Behandlung des Morbus Crohn und der Colitis ulcerosa. Diese Substanzen beeinflussen nicht nur die akute Entzündungsphase günstig, sondern sie verhindern, als Langzeitprophylaxe gegeben, auch die Rezidive bei der Colitis ulcerosa, jedoch nicht beim Morbus Crohn. In Tabelle 33.9 ist erkennbar, daß die Verordnung von Mesalazin stark zugenommen hat, während die Verordnung von Sulfasalazin gegenüber 1997 zurückgegangen ist. Diese Substanz wird außerdem als remissionsinduzierendes Mittel bei der rheumatoiden Arthritis eingesetzt (s. Kapitel 15). Auf diese Indikation entfallen ca. 65 % der Verordnungen.

Neu aufgeführt in Tabelle 33.9 ist Budesonid (*Entocort*) als rasch metabolisiertes Corticosteroid mit geringen Nebenwirkungen, das bei entzündlichen Darmerkrankungen zum Einsatz kommt. Budesonid kann oral oder als Klysma verabreicht werden. In einer Dosis von 9 mg/Tag läßt sich unter Budesonid bei Morbus Crohn eine Remission erreichen (Rutgeerts et al. 1994). Budesonid verhindert jedoch nicht Rezidive, kann aber die Remissionsdauer nach initialer Therapie verlängern. Budesonid erwies sich ebenfalls als nicht wirksam bei der Verhinderung von Rezidiven eines Morbus Crohn nach vorausgegangener chirurgischer Behandlung (Hellers et al. 1999). In zunehmendem Maße wird auch in Deutschland die topische Therapie ein-

Tabelle 33.8: Verordnungen von Enzympräparaten 1998
Angegeben sind die 1998 verordneten Tagesdosen, die Änderungen gegenüber
1997 und die mittleren Kosten je DDD 1998.

Präparat	Bestandteile	DDD in Mio.	Änderung in %	DDD-Kosten in DM
Pankreatin				
Kreon	Pankreatin	7,1	(+12,8)	9,94
Panzytrat	Pankreatin	3,5	(+1,7)	9,54
Pankreon	Pankreatin	2,2	(−6,7)	8,14
Pangrol	Pankreatin	2,0	(+5,0)	7,74
Ozym	Pankreatin	0,9	(+59,1)	7,48
Pankreatin-ratiopharm	Pankreatin	0,8	(+7,9)	8,17
		16,5	(+7,8)	9,13
Enzymkombinationen				
Enzym-Lefax N/Forte	Dimeticon Pankreatin	14,5	(+3,4)	1,83
Meteozym	Pankreatin Simethicon	3,5	(−13,7)	2,11
		18,0	(−0,4)	1,88
Enzym-Acida-Kombinationen				
Enzynorm forte	Magenschleimhautextr. Aminosäure-hydrochlorid	3,7	(−19,3)	1,68
Summe		38,2	(+0,7)	5,00

33

gesetzt, da sie eine effektive Behandlungsform vorwiegend bei links-
seitig entzündlichen Darmerkrankungen darstellt. Die Notwendigkeit
zu höherer Dosierung bei Anwendung von Mesalazin in der akuten
Phase einer chronisch entzündlichen Darmerkrankung wird ebenfalls vom therapierenden Arzt zunehmend umgesetzt, was sich in
einer steigenden Verordnungshäufigkeit für diese Substanz nieder-
schlägt.

Antidiarrhoika

Nach Angaben der Krankenkassen leiden etwa 30 % der Bevölkerung
mindestens einmal jährlich unter einer Durchfallerkrankung. 69 %
der Betroffenen warten ab oder kurieren sich mit Hausmitteln, 31 %

Tabelle 33.9: Verordnungen von Mitteln gegen chronisch-entzündliche Darmerkrankungen 1998
Angegeben sind die 1998 verordneten Tagesdosen, die Änderungen gegenüber 1997 und die mittleren Kosten je DDD 1998.

Präparat	Bestandteile	DDD 1997 in Mio.	Änderung in %	DDD-Kosten in DM
Sulfasalazin				
Azulfidine	Sulfasalazin	4,8	(−11,2)	3,26
Mesalazin				
Salofalk	Mesalazin	18,5	(+9,6)	5,25
Claversal	Mesalazin	6,7	(+27,6)	5,18
		25,2	(+13,9)	5,23
Glucocorticoide				
Entocort	Budesonid	2,3	(+149,4)	13,07
Summe		32,4	(+13,5)	5,50

suchen ihren Hausarzt auf, durchschnittlich allerdings erst zwei Tage nach Auftreten der Diarrhö (Caspary et al. 1995). Grundlage der Behandlung akuter Durchfallerkrankungen ist eine ausreichende Zufuhr von Flüssigkeit und Salzen, die vorzugsweise als enterale Elektrolytlösungen gegeben werden sollen. Die Anwendung von Arzneimitteln aus der Gruppe der obstipierenden Mittel und Chemotherapeutika ist nur dann notwendig, wenn die allgemeinen Maßnahmen nicht ausreichen, und sollte mit Vorsicht erfolgen. Ein Rückgang der Verordnungshäufigkeit ist 1998 in der Gruppe der Antidiarrhoika (Tabelle 33.10) eingetreten. In der Gruppe der sonstigen Antidiarrhoika ist eine Zunahme der Verordnungen nachweisbar (Tabelle 33.11).

33

Loperamid

Loperamid wirkt über eine Stimulation der Opioidrezeptoren im Darm. Neben der Hemmung der Propulsivmotorik vermindert Loperamid auch die intestinale Flüssigkeitssekretion. In einer kürzlich vorgestellten Studie wurde gezeigt, daß eine Kombination von Loperamid und Simethicon wirksamer als die Einzelkomponenten bei Patienten mit akuter Diarrhö die Durchfallsymptome und die begleitenden abdominellen Beschwerden, wie z.B. Krämpfe, lindert

Tabelle 33.10: Verordnungen von Antidiarrhoika 1998
Angegeben sind die 1998 verordneten Tagesdosen, die Änderungen gegenüber
1997 und die mittleren Kosten je DDD 1998.

Präparat	Bestandteile	DDD in Mio.	Änderung in %	DDD-Kosten in DM
Obstipierende Mittel				
Imodium	Loperamid	4,2	(−9,3)	3,09
Lopedium	Loperamid	2,4	(−10,5)	3,04
Loperamid-ratiopharm	Loperamid	1,3	(−4,7)	2,95
Loperamid Stada	Loperamid	0,5	(+3,1)	2,89
Loperamid von ct	Loperamid	0,4	(−13,4)	2,33
Loperhoe	Loperamid	0,3	(−3,8)	2,33
Loperamid Heumann	Loperamid	0,3	(−9,0)	3,27
		9,3	(−8,4)	3,00
Chemotherapeutika				
Tannacomp	Tanninalbuminat Ethacridinlactat	0,9	(−4,8)	3,72
Pentofuryl	Nifuroxazid	0,3	(−12,4)	4,01
		1,3	(−6,9)	3,80
Summe		10,6	(−8,3)	3,10

33

(Kaplan et al. 1997). Häufigstes Anwendungsgebiet für Loperamid ist die Reisediarrhö, wobei es hier sicherlich nur selten indiziert ist. Opioide sollten nicht bei bakteriellen Darminfektionen eingesetzt werden, die mit hohem Fieber und blutiger Diarrhö einhergehen. Bei Kindern unter zwei Jahren ist die Substanz kontraindiziert.

Sonstige Antidiarrhoika

In dieser Arzneimittelgruppe sind Präparate mit unterschiedlichen Bestandteilen aufgelistet (Tabelle 33.11). Neben Adsorbentien handelt es sich hier um Hefepräparate, Stoffwechselprodukte und Autolysate von Bakterien sowie um Präparate mit lebensfähigen Bakterien, die auch als Probiotika oder Biotherapeutika zusammengefaßt werden. Diese Gruppe zeigt 1998 eine Zunahme der Verordnungen gegenüber dem Vorjahr.

Am häufigsten wurden Bakterien- und Hefepräparate verordnet. Das Trockenhefepräparat Saccharomyces boulardii ist seit 1995 zur

Tabelle 33.11: Verordnungen sonstiger Antidiarrhoika 1998
Angegeben sind die 1998 verordneten Tagesdosen, die Änderungen gegenüber 1997 und die mittleren Kosten je DDD 1998.

Präparat	Bestandteile	DDD in Mio.	Änderung in %	DDD-Kosten in DM
Adsorbentien				
Colina	Smektit	0,7	(+7,3)	3,62
Colina spezial	Smektit Aluminiumhydroxid Magnesiumcarbonat	0,6	(+0,8)	3,60
Diarrhoesan	Apfelpektin Kamillenblütenextrakt	0,2	(−5,9)	11,27
Kohle-Compretten/ Granulat	Med. Kohle	0,1	(−9,5)	7,61
Kaoprompt-H	Kaolin Pektin	0,1	(−5,4)	33,04
		1,7	(+1,0)	6,19
Hefepräparate				
Perenterol	Saccharomyces boulard.	5,3	(+13,2)	6,66
Santax S	Saccharomyces boulard.	1,4	(−19,1)	3,48
Perocur	Saccharomyces boulard.	1,2	(+36,5)	3,12
Hamadin	Saccharomyces boulard.	0,3	(+1,1)	3,32
		8,1	(+8,0)	5,48
Bakterienpräparate				
Pro-Symbioflor	Autolysat von Escherichia coli und Enterococcus faecalis	3,5	(+9,6)	1,10
Mutaflor	Escherichia coli	3,5	(+25,2)	3,59
Symbioflor II	Escherichia coli	3,2	(+18,1)	0,96
Hylak forte N	Lactobacillus helvet. Lactobacillus acidoph. Escherischia coli	3,1	(−13,1)	1,85
Omniflora N	Lactobacillus gasseri Bifidobacterium longum	2,7	(+21,6)	2,13
		15,9	(+10,4)	1,93
Pflanzliche Mittel				
Uzara	Uzarawurzelextrakt	0,5	(+11,0)	2,46
Summe		26,3	(+9,0)	3,32

33

symptomatischen Behandlung von Durchfallkrankheiten sowie zur Vorbeugung von Reisediarrhöen zugelassen. Aus den bisherigen Untersuchungen ergaben sich zwar statistisch signifikante Unterschiede des Trockenhefepräparates zu Placebo, die jedoch aus klinischer Sicht wenig relevant sind. Nach 2–7tägiger Therapie wurde die Stuhlfrequenz bei akuter Erwachsenendiarrhö nur am zweiten Tag signifikant von 3,0 auf 2,4 Stühle pro Tag gesenkt (Höchter et al. 1990). Ähnlich marginale Ergebnisse wurden für die antidiarrhoische Therapie von Kindern in einer mexikanischen Studie beschrieben (Cetina-Sauri und Basto 1991). Bei der Prävention der Reisediarrhö hatte Saccharomyces boulardii ebenfalls keine überzeugenden Wirkungen. In der dazu vorliegenden Placebo-kontrollierten Studie an 3000 österreichischen Fernreisenden wurde die Durchfallquote von 39 % auf 34 % (250 mg Trockenhefe tgl.) oder 29 % (1000 mg Trockenhefe tgl.) gesenkt, wenn mehr als die Hälfte der Studienteilnehmer wegen Protokollverletzungen ausgeschlossen wurden (Kollaritsch et al. 1993). Eine Auswertung aller Studienteilnehmer zeigt dagegen keine Unterschiede in der Wirksamkeit von Saccharomyces boulardii und Placebo. Wir schließen uns daher der klinisch-pharmakologischen Beurteilung an, daß antibakterielle Therapeutika weiterhin die wesentlich erfolgreichere Form der Prophylaxe und der Therapie der Reisediarrhö mit Erfolgsquoten bis zu 90 % der Reisenden bleiben, wenn eine solche Therapie indiziert ist (Scarpignato und Rampal 1995).

Auch zur Behandlung des Rezidivs der Clostridium-difficile-Kolitis wird die Behandlung mit Trockenhefepräparaten nur als möglicherweise nützliche adjuvante Therapie angesehen (Adam 1996). Es gibt Hinweise auf die Effektivität von Saccharomyces boulardii, wenn das Mittel zusätzlich zu einer Standardtherapie mit Vancomycin oder Metronidazol gegeben wurde (McFarland et al. 1994). Dieser Effekt war allerdings nur in der Patientengruppe signifikant, die wegen einer wiederholt aufgetretenen Antibiotika-assoziierten Kolitis behandelt wurde. Patienten mit einem ersten Schub einer Antibiotika-assoziierten Kolitis hatten keinen erkennbaren Zugewinn durch die Kombinationstherapie in Bezug auf eine Verhinderung eines möglichen Rezidivs. Weiterhin muß berücksichtigt werden, daß die Antibiotika-assoziierte Diarrhö, sofern sie nicht durch Clostridium difficile hervorgerufen ist, nach Absetzen der Antibiotika spontan zur Rückbildung kommt. Ein Nachweis der therapeutischen Wirksamkeit von Saccharomyces boulardii bei der Antibiotika-assoziierten Kolitis ist aufgrund der vorliegenden wissenschaftlichen Daten nicht erbracht. Weitere kontrollierte Studien sind erforderlich, um die noch offenen Fragen zu beantworten.

Kürzlich wurde das Trockenhefepräparat auch bei Sondenernährung bezüglich seiner antidiarrhoischen Wirkung untersucht. In einer französischen Doppelblindstudie an 128 über Sonde enteral ernährten Intensivpatienten führte die Verabreichung von Saccharomyces boulardii (4mal 500 mg/Tag) zu einer signifikanten Verminderung von Diarrhöen von 19,6 % auf 14 % der Ernährungstage (Bleichner et al. 1997). Kein statistisch relevanter Unterschied fand sich dagegen in der Zahl der Patienten, die mindestens für einen Tag eine Durchfallerkrankung unter den genannten Versuchsbedingungen entwickelten.

Auch der Nutzen von Bakterienpräparaten ist schwierig zu beurteilen. In einer Placebo-kontrollierten Studie wurde die Wirkung der Lactobacillus-Kombinationen *Hylak N* und *Hylak N forte* auf die Symptombeeinflussung bei Patienten mit Nicht-Ulkusdyspepsie untersucht (Hentschel et al. 1997). Beide Präparate zeigten bei 126 Patienten gegenüber Placebo keine bessere Wirksamkeit in Bezug auf die Linderung von Symptomen wie epigastrische Schmerzen, Druck-, Völlegefühl und Übelkeit. Der Einsatz beider Präparate bei sogenannten funktionellen gastrointestinalen Beschwerden ist daher wissenschaftlich nicht zu rechtfertigen. Bei Kindern, die Antibiotika erhielten, führte die prophylaktische Gabe von Lactobacillus-Präparationen zu einer Verminderung der Stuhlfrequenz (Young et al. 1998). Darüber hinaus erwies sich eine Dauertherapie als effektiv bei der Behandlung der „Pouchitis" nach ileoanaler Anastomose bei Patienten mit Colitis ulcerosa (Gionchetti et al. 1998). Zur abschließenden Beurteilung des therapeutischen Nutzens dieser Substanzen sind weitere klinische Studien erforderlich.

Mit dem Bakterienpräparat *Mutaflor*, das Escherichia coli enthält, wurden in einer Placebo-kontrollierten Studie Effekte auf die Remissionserhaltung bei einer kleinen Gruppe von Patienten mit Morbus Crohn beobachtet, die aber nicht signifikant waren (Malchow 1997).

33

Laxantien

Die Gruppe der Laxantien umfaßt in ihrem Wirkungsmechanismus unterschiedliche Substanzen wie Quellstoffe, Lactulose, hydragoge Laxantien (z. B. Bisacodyl), pflanzliche Kombinationen und salinische

Laxantien in Form von Klysmen (Tabelle 33.13). Da Laxantien im wesentlichen bei Patienten mit intaktem Kolon zum Einsatz kommen, sollten vorrangig Quellstoffe verordnet werden in Ergänzung zu einer ausführlichen Beratung über verdauungsphysiologische Vorgänge und zu diätetischen Empfehlungen (schlackenreiche Kost und reichlich Flüssigkeit).

Die Gruppe der Laxantien zeigt 1998 eine geringe Zunahme der Verordnungshäufigkeit und eine geringe Abnahme im Umsatz. Der Umsatz für die Laxantien lag auch im Vorjahr bei nahezu 100 Mio. DM (Tabelle 33.12). Allerdings sind in dieser Gruppe einige Lactulosepräparate enthalten, die in der Roten Liste als Lebertherapeutika eingeordnet waren. Die meisten Lactulosepräparate werden inzwischen als Laxantien klassifiziert. Nur noch wenige Präparate werden in der Roten Liste als Lebertherapeutika (z. B. *Lactuflor*, *Lactulose-ratiopharm*) aufgeführt, womit vermutlich der Ausschluß der Verord-

33

Tabelle 33.12: Verordnungen von Laxantien 1998
Angegeben sind die verordnungshäufigsten Präparate mit Verordnungsrang, Verordnungen und Umsatz 1998 im Vergleich zu 1997.

Rang	Präparat	Verordnungen in Tsd.	Änd. %	Umsatz Mio. DM	Änd. %
185	Bifiteral	810,2	−0,4	26,2	−7,5
336	Lactulose Stada	508,0	+45,0	13,6	+53,5
369	Lactulose-ratiopharm	477,8	+14,7	11,6	−0,6
540	Lactulose Neda	354,8	−20,9	10,4	−28,0
633	Microklist	305,9	−3,1	6,8	+4,4
806	Practo-Clyss	237,6	−4,6	3,5	+5,5
822	Laxoberal	232,4	+11,8	4,5	+18,0
914	Chol-Kugeletten Neu	209,2	−15,4	5,2	−22,6
1063	Dulcolax	171,8	+2,6	2,0	+9,8
1276	Lactocur	139,7	+40,0	3,3	+46,3
1600	Klysma-Salinisch	102,6	−4,0	1,7	+10,5
1615	Aristochol Konzentrat Gran.	101,4	−33,8	1,4	−61,7
1832	Lactuflor	84,0	−6,7	2,4	−19,1
1914	Bifinorma	78,1	−34,2	2,5	−31,6
1932	Obstinol	77,0	+105,4	0,9	+109,9
Summe		3890,3	+1,8	96,1	−4,0
Anteil an der Indikationsgruppe		95,8 %		101,2 %	
Gesamte Indikationsgruppe		4060,2	+0,7	95,0	−1,3

Hier sind auch Präparate aufgeführt, die mit Laxantien wirkstoffgleich sind, in der Roten Liste aber als Lebertherapeutika geführt werden. Daher läßt sich der Anteil an der Indikationsgruppe nicht korrekt ausweisen.

Tabelle 33.13: Verordnungen von Laxantien 1998
Angegeben sind die 1998 verordneten Tagesdosen, die Änderungen gegenüber 1997 und die mittleren Kosten je DDD 1998.

Präparat	Bestandteile	DDD in Mio.	Änderung in %	DDD-Kosten in DM
Quellstoffe				
Mucofalk	Plantago ovata Samenschalen	4,2	(+14,7)	1,07
Flosa	Plantago ovata-Samenschalen	2,0	(+12,5)	1,28
		6,1	(+14,0)	1,14
Osmotische Laxantien				
Bifiteral	Lactulose	53,1	(+2,0)	0,49
Lactulose Stada	Lactulose	35,8	(+52,4)	0,38
Lactulose-ratiopharm	Lactulose	31,0	(+22,6)	0,38
Lactulose Neda	Lactulose	20,4	(−17,0)	0,51
Lactocur	Lactulose	7,9	(+44,8)	0,42
Bifinorma	Lactulose	5,4	(−31,1)	0,46
Lactuflor	Lactulose	4,6	(−6,6)	0,52
		158,2	(+10,2)	0,44
Hydragoge Laxantien				
Laxoberal	Natriumpicosulfat	11,6	(+15,4)	0,38
Dulcolax	Bisacodyl	2,6	(+7,2)	0,78
		14,2	(+13,8)	0,46
Kombinationen				
Chol-Kugeletten Neu	Schöllkrautextrakt Aloeextrakt	4,2	(−25,6)	1,26
Microklist	Natriumcitrat Natriumlauryl-sulfoacetat Sorbitol	2,5	(+1,9)	2,72
Aristochol Konzentrat Gran.	Schöllkrautextrakt Aloeextrakt	2,1	(−67,7)	0,70
Obstinol	Paraffin Phenolphthalein	1,4	(+103,0)	0,66
Practo-Clyss	Natriumdihydro-genphosphat Natriummono-hydrogenphosphat	1,0	(+5,7)	3,43

33

Tabelle 33.13: Verordnungen von Laxantien 1998 (Fortsetzung)
Angegeben sind die 1998 verordneten Tagesdosen, die Änderungen gegenüber 1997 und die mittleren Kosten je DDD 1998.

Präparat	Bestandteile	DDD in Mio.	Änderung in %	DDD-Kosten in DM
Klysma-Salinisch	Natriumdihydrogen-phosphat Natriummono-hydrogenphosphat	0,3	(+7,0)	5,03
		11,5	(−30,1)	1,71
Summe		190,0	(+6,8)	0,54

nungsfähigkeit gemäß Sozialgesetzbuch V (§ 34, Abs. 1, Nr. 3) für Abführmittel umgangen werden soll.

Über 80 % der verordneten Tagesdosen entfallen auf Lactulosepräparate aus der Gruppe der osmotischen Laxantien. Bei leichteren Formen der Obstipation ist Lactulose indiziert. Lactulose ist ein schwer resorbierbares Disaccharid, das im Darmlumen osmotisch Flüssigkeit bindet und erst im Dickdarm bakteriell zu Milchsäure und Essigsäure gespalten wird. Durch die kolonspezifische Wirkung werden potentielle Risiken anderer Laxantien vermieden. Lactulose wird bei der hepatischen Enzephalopathie zur Steigerung der enteralen Ammoniakelimination eingesetzt. Die Gesamtgruppe der Lactulosepräparate wurde 1998 deutlich mehr als im Vorjahr verordnet. In den letzten vier Jahren ist es sogar zu einer Verdoppelung der Lactuloseverordnungen gekommen. Es gibt keine Hinweise dafür, daß die hepatische Enzephalopathie oder die von dem Leistungsausschluß ausgenommenen Darmkrankheiten für die Anwendung von Laxantien (z.B. Tumorleiden, Divertikelkrankheiten) in diesem Zeitraum eine entsprechende Zunahme verzeichnen.

Auch Quellstoffe (*Mucofalk, Flosa*) zeigten 1998 eine auffällige Zunahme in der Verordnungshäufigkeit gegenüber dem Vorjahr (Tabelle 33.13). Das gleiche gilt für hydragoge Laxantien (Tabelle 33.13). Die Verordnung von *Chol-Kugeletten Neu* mit dem potentiell nephrotoxischen Aloeextrakt, das in der Roten Liste aus der Indikationsgruppe Gallenwegstherapeutika zu den Laxantien verlagert wurde, hat weiterhin abgenommen, während die

Verordnung eines Phenolphthalein-haltigen Laxans (*Obstinol*), das vor allem allergische Hautreaktionen auslösen kann, zugenommen hat.

Literatur

Adam D. (1996): Enterale Nebenwirkungen durch Antibiotika. Arzneiverordnung in der Praxis 2: 1–3.
Bleichner G., Bléhaut H., Mentec H., Moyse D. (1997): Saccharomyces boulardii prevents diarrhea in critically ill tube-fed patients. Intensive Care Med. 23: 517–523.
Caspary W.F., Lüpke N.P., Oldiges F.J., Wahle K. (1995): Diarrhoe in der ärztlichen Praxis. Münch. Med. Wochenschr. 137: 411–415.
Cetina-Sauri G., Basto G.S. (1991): Antidiarrhöische Therapie bei Kindern. Der Kinderarzt 22: 2059–2061.
Food and Drug Administration (1998): FDA talk paper, 29. Juni 1998.
Gionchetti P., Rizello F., Venturi A. et al. (1998): Maintenance treatment of chronic pouchitis: a randomised placebo controlled double-blind trial with a new probiotic preparation. Gastroenterology 114: A985.
Hawkey C.J., Karrasch J.A., Szczepanski L., Walter D.G., Barkun A. et al. (1998): Omeprazole compared with misoprostol for ulcers associated with nonsteroidal antiinflammatory drugs. Omeprazole versus Misoprostol for NSAID-induced Ulcer Management (OMNIUM) Study Group. N. Engl. J. Med. 338: 727–734.
Hellers G., Cortot A., Jewell D. et al. (1999): Oral budesonide for prevention of postsurgical recurrence in Crohn's disease. Gastroenterology 116: 294–300.
Hentschel C., Bauer J., Dill N., Blaul B., Jahnel M. et al. (1997): Complementary medicine in non-ulcer dyspepsia: is alternative medicine a real alternative? A randomised placebo-controlled double-blind clinical trial with two probiotic agents (Hylak N and Hylak N forte). Gastroenterology 112: A146.
Höchter W., Chase D., Hagenhoff G. (1990): Saccharomyces boulardii bei akuter Erwachsenendiarrhoe. Wirksamkeit und Verträglichkeit der Behandlung. Münch. Med. Wochenschr. 132: 188–192.
Kaplan M.A., Helzner E.C., Ash R.R., McKonly K.I. (1997): Loperamide and simethicone (L/S) combination therapy in acute diarrhea with abdominal symptoms. Gastroenterology 112: A21.
Koletzko S. (1997): Sonstige Erkrankungen des Magen-Darm-Traktes. In: Reinhardt D. (Hrsg.): Therapie der Krankheiten im Kindes- und Jugendalter. 6. Aufl., Springer, Berlin Heidelberg New York, S. 759–776.
Kollaritsch H., Holst H., Grobara P., Wiedermann G. (1993): Prophylaxe der Reisediarrhöe mit Saccharomyces boulardii. Fortschr. Med. 111: 152–156.
Labenz J., Tillenburg B., Peitz U., Köhl H., Becker T. et al. (1996): Ulcusheilung durch Helicobacter-pylori-Eradikation: Genügt eine Woche Therapie? Dtsch. Med. Wochenschr. 121:.3–8.
Lai K.C., Lam S.K., Hui W.M., Wong B.C.Y., Lan C.S. et al. (1998): Can eradication of helicobater pylori prevent future development of peptic ulcers in patients receiving long-term continuous nonsteroidal antiinflammatory drugs? Gastroenterology 114: A192.
Mac Lean N., Hübner-Steiner U. (1987): Behandlung arzneimittelbedingter Magen-Darm-Beschwerden. Fortschr. Med. 105: 239–242.

33

Malchow H. A. (1997): Crohn's disease and Escherichia coli. A new approach in therapy to maintain remission of colonic Crohn's disease? J. Clin. Gastroenteraol. 25: 653–658.

McFarland L.V., Surawicz C.M., Greenberg R.N. (1994): A randomized placebo-controlled trial of saccharomyces boulardii in combination with standard antibiotics for clostridium difficile disease. JAMA 271: 1913–1918.

Metcalf T.J., Irons T.G., Sher L.D., Young P.C. (1994): Simethicone in the treatment of infant colic: a randomized placebo-controlled multicenter trial. Pediatrics 94: 29–34.

Rutgeerts P., Löfberg R., Malchow H. et al. (1994): A comparison of budesonide with prednisolone for active Crohn's disease. N. Engl. J. Med. 331, 842–845.

Scarpignato C., Rampal P. (1995): Prevention and treatment of traveler's diarrhea: a clinical pharmacological approach. Chemotherapy 41 (Suppl. 1): 48–81.

Serra J., Azpiroz F., Malagelada J.R. (1998): Abdominal symptoms, distension and intestinal gas retention induced by lipids. Gastroenterology 114: A386.

Silverstein F.E., Graham D.Y., Senior J.R., Davies H.W., Struthers B.J. et al. (1995): Misoprostol reduces serious gastrointestinal complications in patients with rheumatoid arthritis receiving nonsteroidal anti-inflammatory drugs. A randomized, double-blind, placebo controlled trial. Ann. Intern. Med. 123(4): 241–249.

Vigneri S., Termini R., Leandro G., Badalamenti S., Pantalena M. et al. (1995): A comparison of five maintenance therapies for reflux esophagitis. New Engl. J. Med. 333: 1106–1110.

Young R.J., Whithney D.B., Hanner T.L., Antonson D.L., Lupo J.V., Venderhoof J.A. (1998): Antibiotic associated diarrhea utilizing lactobacillus GG. Gastroenterology 114: A435.

33

34. Migränemittel

A. KESEBERG

Migränemittel werden zur Anfallskupierung und zur Senkung der Anfallsbereitschaft eingesetzt. Typisch für die Migräne ist der anfallsartig auftretende Halbseitenkopfschmerz, häufig verbunden mit Erbrechen, Übelkeit und Lichtscheu. Bei 15 % der Patienten leiten Aura-Symptome visueller und sensorischer Natur den Anfall ein. Frauen sind häufiger betroffen als Männer. Bei Frauen ist nicht selten ein Zusammenhang mit der Menstruation zu beobachten. Ätiologie und Pathogenese der Migräne sind unklar. Als Auslösefaktoren kommen Streß, hormonelle Faktoren und bestimmte Nahrungsmittel sowie Alkohol in Frage. Insgesamt handelt es sich um ein Krankheitsbild, das anhand der Anamnese leicht von anderen Kopfschmerzformen abgrenzbar ist (Diener et al. 1997).

Ein leichter Migräneanfall ist mit den üblichen Analgetika und Antiemetika gut zu beeinflussen. Bei schweren Migräneattacken stehen neben den seit langem angewendeten Sekalealkaloiden seit einigen Jahren spezifische Migränemittel aus der Gruppe der 5-HT$_{1B/1D}$-Rezeptoragonisten (Triptane) zur Verfügung. Zusätzlich zu dem 1993 eingeführten Sumatriptan (*Imigran*) wurden weitere Triptane entwickelt, von denen im vergangenen Jahr erstmals zwei weitere Vertreter häufiger verordnet wurden.

Eine Migräneprophylaxe ist indiziert, wenn mehr als zwei Migräneanfälle pro Monat auftreten. Mittel der Wahl sind Betarezeptorenblocker (Propranolol, Metoprolol), die im Kapitel 17 besprochen werden. Alternativ wird auch der Calciumantagonist Flunarizin eingesetzt. Das früher übliche Dihydroergotamin wird nicht mehr empfohlen (Diener et al. 1997).

Die Verordnungen der Migränemittel waren in der gesamten Indikationsgruppe leicht rückläufig (Tabelle 34.1). Dieser Eindruck relativiert sich allerdings durch den enormen Anstieg der Verordnungskosten, der durch die Neueinführung von zwei weiteren Triptanen

34

Tabelle 34.1: Verordnungen von Migränemitteln 1998
Angegeben sind die verordnungshäufigsten Präparate mit Verordnungsrang, Verordnungen und Umsatz 1998 im Vergleich zu 1997.

Rang	Präparat	Verordnungen in Tsd.	Änd. %	Umsatz Mio. DM	Änd. %
415	Imigran	435,4	+5,5	60,7	+4,6
459	Ergo-Lonarid PD	405,2	−25,7	8,2	−23,3
607	Migränerton	315,5	−1,9	6,8	−0,6
738	Migräne-Kranit N Tabletten	259,9	−13,7	6,4	−9,4
788	Ascotop	241,6	+417,6	24,0	+489,6
885	Migrätan S	216,7	−21,8	6,7	−14,9
1046	Optalidon spezial NOC	178,2	−24,8	5,5	−7,7
1271	Avamigran N	140,3	−9,8	4,3	−8,5
1457	Cafergot N	117,7	−16,8	6,3	+3,2
1493	Naramig	114,5	(>1000)	13,0	(>1000)
1822	Migralave N	84,6	−5,5	2,7	+4,3
1917	Clavigrenin	77,8	−15,3	2,3	−12,7
1995	ergo sanol spezial N	72,2	−28,2	2,4	+0,8
	Summe	2659,7	−2,4	149,5	+25,0
	Anteil an der Indikationsgruppe	85,0 %		92,1 %	
	Gesamte Indikationsgruppe	3129,3	−4,2	162,3	+22,7

34

bedingt ist. Dementsprechend haben sich die verordneten Tagesdosen der Triptane etwa verdoppelt, während Sekalealkaloide und Kombinationspräparate weiterhin deutlich abgenommen haben (Abbildung 34.1).

Sekalealkaloide

Sekalealkaloide sind lange Zeit die klassischen Arzneimittel zur Behandlung der akuten Migräneattacke gewesen. Wegen ihrer günstigen Therapiekosten werden sie weiterhin an zweiter Stelle bei mittelschweren bis schweren Migräneattacken empfohlen, wenn eine Attacke innerhalb einer Stunde nicht ausreichend durch Antiemetika und Analgetika kupiert wird (Diener et al. 1997). Als nichtselektive 5-HT-Rezeptoragonisten haben sie jedoch zusätzliche Wirkungen auf mehrere Serotoninrezeptoren, adrenerge Alpharezeptoren und Dopaminrezeptoren, so daß sie mehr Nebenwirkungen als die selektiv wirkenden Triptane auslösen (s. unten). Insbesondere können sie Übelkeit und Erbrechen induzieren und damit typische Initialsymptome der schweren Migräneattacke verstärken. Daher wird allge-

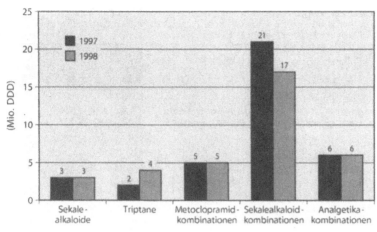

Abbildung 34.1: Verordnungen von Migränemitteln 1998
DDD der 2000 meistverordneten Arzneimittel

mein die gleichzeitige Gabe prokinetischer Antiemetika vom Typ des Metoclopramids empfohlen. Ein weitere Nachteil ist ihre geringe und damit unsichere Bioverfügbarkeit in oraler oder rektaler Form. Dihydroergotamin (DHE) wird extrem variabel absorbiert und eignet sich daher nicht sehr gut für die orale Therapie. Schließlich sind Sekalealkaloide vor allem bei Erkrankungen der Koronarien und peripheren Gefäße, Hypertonie, Leber- und Nierenkrankheiten sowie in der Schwangerschaft kontraindiziert.

Damit wird verständlich, daß die Verordnungen der Monopräparate von Ergotamin (*ergo sanol-spezial N*) und Dihydroergotamin (*Clavigrenin*) erneut rückläufig sind (Tabelle 34.2). Diese Entwicklung ist eng mit dem verstärkten Einsatz der Triptane in den letzten drei Jahren verbunden.

Triptane

Nach Sumatriptan (*Imigran*) sind 1998 zwei weitere Triptane in die Gruppe der 2000 meistverordneten Arzneimitteln gelangt. Damit wird das therapeutisch bedeutsame Potential dieser relativ neuen Arzneimittelgruppe auch in der praktischen Verordnungstätigkeit deutlich. Die Triptane sind als selektive $5-HT_{1B/1D}$-Rezeptoragonisten

Tabelle 34.2: Verordnungen von Migränemitteln 1998 (Monopräparate)
Angegeben sind die 1998 verordneten Tagesdosen, die Änderungen gegenüber
1997 und die mittleren Kosten je DDD 1998.

Präparat	Bestandteile	⁻DDD in Mio.	Änderung in %	DDD-Kosten in DM
Sekalealkaloide				
Clavigrenin	Dihydroergotamin	2,6	(−12,5)	0,89
ergo sanol spezial N	Ergotamintartrat	0,4	(−14,2)	5,89
		3,0	(−12,8)	1,56
5HT$_{1B/1D}$-Rezeptoragonisten				
Imigran	Sumatriptan	1,9	(+4,9)	31,15
Ascotop	Zolmitriptan	1,2	(+495,3)	20,54
Naramig	Naratriptan	0,6	(>1000)	20,17
		3,8	(+80,9)	25,97
Summe		6,8	(+22,4)	15,11

derzeit die wirksamsten Mittel der akuten Migränetherapie. Über vaskuläre Serotoninrezeptoren bewirken sie eine Vasokonstriktion großer Hirngefäße und arteriovenöser Anastomosen. Daneben hemmen sie die neurogene Entzündung im Migräneanfall durch eine verminderte Freisetzung proinflammatorischer Neurotransmitter aus perivaskulären Trigeminusfasern. Im Gegensatz zu den Sekalealkaloiden lindern sie migränetypische Symptome wie Übelkeit, Erbrechen, Lichtscheu und Lärmempfindlichkeit. Alle Triptane haben ein ähnliches Wirkungsprofil, unterscheiden sich aber in der Pharmakokinetik und damit vor allem in der Wirkungsdauer und in der Häufigkeit des Wiederauftretens von Migräneanfällen.

Am besten untersucht ist Sumatriptan, das in Dosen von 25–100 mg oral bei 50–70 % der Patienten die Beschwerden innerhalb von 2 Stunden lindert. Bei Übelkeit und Erbrechen können 25 mg rektal oder 20 mg als Nasenspray eingesetzt werden. Besonders wirksam ist die subkutane Injektion, nach der sich die Symptome bereits nach 60 Minuten bei 80 % der Patienten zurückbilden. Wegen der kurzen Halbwertszeit von zwei Stunden treten 12 Stunden nach oraler Gabe bei 30–40 % der Patienten erneut Migränekopfschmerzen auf, bei denen eine zweite Gabe wiederum wirksam ist. Schwerwiegende Nebenwirkungen bei Patienten mit kardialen Vorerkrankungen oder anderen Kontraindikationen haben die Arzneimittelkommission der deutschen Ärzteschaft (1995) veranlaßt, auf die Beachtung der Kontraindikationen hinzuweisen.

Die beiden neueren Triptane Zolmitriptan (*AscoTop*) und Naratriptan (*Naramig*) haben eine höhere orale Bioverfügbarkeit und eine längere Halbwertszeit. Das am längsten wirkende Naratriptan ist daher besonders für Patienten mit langen und regelmäßig wiederauftretenden Attacken geeignet.

Alle drei Triptane zeigen trotz der enorm hohen Therapiekosten einen weiteren Anstieg in der Verordnung (Tabelle 34.3). Besonders stark sind die Zunahmen der beiden neu eingeführten Präparate, die nach den DDD-Werten der WHO etwas kostengünstiger sind als Sumatriptan. Insgesamt hat das auffällige Verordnungswachstum der Triptane dazu geführt, daß diese Gruppe nach definierten Tagesdosen erstmals vor den Sekalealkaloiden liegt.

Kombinationspräparate

Die Kombinationspräparate haben trotz allgemein rückläufiger Verordnungszahlen immer noch einen Anteil von 80 % am Verordnungsvolumen der Migränemittel (Tabelle 34.3). Bis auf eine Ausnahme sind alle diese Kombinationen nach heutigen Therapievorstellungen nicht empfehlenswert (Diener et al. 1997). Diese Auffassung setzt sich in der praktischen Migränetherapie zunehmend durch, da fast alle diese Präparate 1998 weiter rückläufig sind (Tabelle 34.3).

Für die initiale Therapie des Migräneanfalls wird die freie Kombination von Analgetika mit prokinetischen Antiemetika empfohlen. Als Therapieprinzipien kommen dabei die peripher analgetische Wirkung des Paracetamols sowie die periphere Wirkung des Metoclopramids auf die Magenmotorik (bessere Resorption des Paracetamols) und seine zentrale Wirkung (Unterdrückung des Brechreizes) zum Tragen. Die Substanz blockiert zentrale Dopaminrezeptoren und wirkt, wie man seit neuestem weiß, zusätzlich auf Serotoninrezeptoren. Metoclopramid ist auch in Kombination mit Acetylsalicylsäure gut wirksam. In einer kontrollierten Studie wurde nachgewiesen, daß die Kupierung eines Migräneanfalls fast ebenso effektiv gelingt wie mit oral verabreichtem Sumatriptan (Tfelt-Hansen et al. 1995).

Die Verordnung der Metoclopramidkombination *Migränerton* ist 1998 weiterhin rückläufig. Für dieses Präparat gibt es eine kontrol-

34

Tabelle 34.3: Verordnungen von Migränemitteln 1998 (Kombinationen) Angegeben sind die 1998 verordneten Tagesdosen, die Änderungen gegenüber 1997 und die mittleren Kosten je DDD 1998.

Präparat	Bestandteile	DDD in Mio.	Änderung in %	DDD-Kosten in DM
Metoclopramidkombinationen				
Migränerton	Paracetamol Metoclopramid	4,9	(−1,1)	1,41
Sekalealkaloidkombinationen				
Ergo-Lonarid PD	Dihydro-ergotamin Paracetamol	4,5	(−24,9)	1,83
Optalidon spezial NOC	Dihydro-ergotamin Propyphenazon	4,3	(−21,4)	1,30
Migrätan S	Ergotamintartrat Propyphenazon	4,2	(−16,9)	1,59
Cafergot N	Ergotamintartrat Coffein	2,3	(−11,0)	2,73
Avamigran N	Ergotamintartrat Propyphenazon	1,9	(−7,2)	2,28
		17,2	(−18,6)	1,81
Analgetikakombinationen				
Migräne-Kranit N Tabletten	Propyphenazon Paracetamol Codein	4,4	(−9,5)	1,47
Migralave N	Buclizin Paracetamol	1,7	(+5,6)	1,55
		6,1	(−5,7)	1,50
Summe		28,1	(−13,4)	1,67

34

lierte Studie zum Beleg der Wirksamkeit. Die fixe Kombination bietet aber nicht immer Vorteile, da die Einzelkomponenten zeitversetzt eingenommen werden sollen und die Halbwertszeiten von Paracetamol (2 Std.) und Metoclopramid (5 Std.) unterschiedlich sind. Darüber hinaus genügen bei geringeren Migränesymptomen entweder nur Metoclopramid oder nur ein Analgetikum zur Kupierung (Diener et al. 1997).

Die Sekalealkaloidkombinationen halten in den Verordnungszahlen trotz eines weiteren Rückgangs weiterhin die Spitze (Tabelle 34.2). Zu den einzelnen Kombinationen gibt es nur wenige gut kontrollierte Studien. Eine Kombination aus Paracetamol (1000 mg/Tbl.) und Dihydroergotamin (2 mg/Tbl.) senkte die Kopfschmerzintensität nach zwei Stunden um 45 %, im Vergleich zu Paracetamol allein (38 %) oder Placebo (20 %) und hatte damit einen signifikanten, aber nur marginalen Vorteil gegenüber Paracetamol (Hoernecke und Doenicke 1993). Die Validität der Daten ist jedoch fraglich, da trotz einer hohen Dropoutquote von 40 % eine Intent-to-treat-Analyse fehlt. Die Wirksamkeit der Kombination *Ergo-Lonarid PD* ist damit nicht sicher belegbar, zumal die mittlere vom Hersteller empfohlene Einzeldosis deutlich niedriger liegt.

Weniger kritisch wurden Zweierkombinationen aus Ergotamin und Coffein beurteilt, da es schon länger Hinweise auf eine Steigerung der intestinalen Ergotaminresorption durch Coffein gab (Schmidt und Fanchamps 1974). Die Ergotaminkombination *Cafergot N* war in einer Vergleichsstudie nach zwei Stunden schwächer wirksam (48 %) als Sumatriptan (66 %) und wurde nicht mit Placebo verglichen (The Multinational Oral Sumatriptan and Cafergot Comparative Study Group 1991). Generell sollten aber Mischpräparate mit Coffein vermieden werden, das den während der Migräneattacke bereits erhöhten Sympathikustonus weiter steigert (Diener et al. 1997).

Die Mehrzahl der Präparate (*Optalidon spezial NOC, Migrätan S, Avamigran N*) enthält Propyphenazon, das als Pyrazolderivat mit dem Risiko anaphylaktischer Reaktionen und der Agranulozytose behaftet ist und daher nur zurückhaltend angewendet werden soll (Mutschler 1996). Darüber hinaus gibt es bei der Migräne keine kontrollierten Studien zur Wirkung von Propyphenazon. Bei Migränepatienten induzierte die regelmäßige Einnahme von Analgetikakombinationen häufig Dauerkopfschmerzen, die am ehesten durch Ergotamin hervorgerufen wurden (Dichgans et al. 1984). Auch ein Sumatriptan-induzierter Dauerkopfschmerz wird beobachtet (Kaube et al. 1994). Auch Zolmitriptan und Naratriptan können dies bewirken (Limmroth et al. 1999).

Die als Analgetikakombinationen bezeichneten Migränemittel enthalten nichtopioide Analgetika, Codein und Antihistaminika mit fraglicher therapeutischer Bedeutung für die Anfallskupierung der Migräne.

34

Literatur

Arzneimittelkommission der deutschen Ärzteschaft (1995): Kontraindikation bei Sumatriptan beachten. Dtsch. Ärztebl. 92: A-1546–47.

Dichgans J., Diener H.C., Gerber W.D., Verspohl E.J., Kukiolka H., Kluck M. (1984): Analgetika-induzierter Dauerkopfschmerz. Dtsch. Med. Wochenschr. 109: 369–373.

Diener H.C., Brune K., Gerber W., Göbel H., Paffenrath V. (1997): Behandlung der Migräneattacke und Migräneprophylaxe. Dtsch. Ärztebl. 94: A3092–A3102.

Hoernecke R. und Doenicke A. (1993): Behandlung des Migräneanfalls: die Kombination Dihydroergotamintartrat und Paracetamol im Vergleich zu den Einzelsubstanzen und Placebo. Med. Klinik 88: 642–648.

Kaube H., May A., Diener H.C., Paffenrath V. (1994): Sumatriptan. Brit. Med. J. 308: 1573–1574.

Limmroth V., Kazawara Z., Fritsche G., Diener H.C. (1999): Headache after frequent use of serotonin agonists zolmitriptan and naratriptan. Lancet 353: 378.

Mutschler E. (1996): Arzneimittelwirkungen. 7. Aufl., Wissenschaftliche Verlagsgesellschaft Stuttgart, S. 182.

Schmidt R., Fanchamps A. (1974): Effect of caffeine on intestinal absorption of ergotamine in men. Eur. J. Clin. Pharmacol. 7: 213–216.

Tfelt-Hansen P., Herny P., Mulder L.J., Scheldewaert R.G., Schoenen J., Chazot G. (1995): The effectiveness of combined oral lysine acetylsalicylate and metoclopramide compared with oral sumatriptan for migraine. Lancet 346: 923–926.

The Multinational Oral Sumatriptan and Cafergot Comparative Study Group (1991): A randomized, double-blind comparison of sumatriptan and cafergot in the acute treatment of migraine. Eur. Neurol. 31: 314–322.

Wilkinson M., Paffenrath V., Schoenen J., Diener H.C., Steiner T. (1995): Migraine and cluster headache – their management with sumatriptan: a critical review of the current clinical experience. Cephalalgia 15: 337–357.

34

35. Mineralstoffpräparate und Osteoporosemittel

U. SCHWABE UND R. ZIEGLER

In der Gruppe der Mineralstoffpräparate werden verschiedene Mineralsalze nach chemischer Systematik zusammengefaßt, die therapeutisch mehreren Indikationen zuzuordnen sind. Hauptvertreter sind die Calcium-, Kalium- und Magnesiumpräparate, die primär für die Substitution bei entsprechenden Mangelzuständen in Frage kommen. Daneben gibt es kleinere Präparategruppen, die Fluorid, Zink, Aluminium, Selen oder Kupfer enthalten.

Calcium- und Fluoridpräparate werden neben der Substitutionsbehandlung vor allem schwerpunktmäßig bei der Therapie der Osteoporose eingesetzt. Daher erscheint es uns zweckmäßig, weitere Osteoporosemittel in die Verordnungsanalyse einzubeziehen, die in zunehmendem Maße therapeutische Bedeutung gewinnen, nämlich Calcitonin und die seit zwei Jahren für diese Indikation zugelassenen Bisphosphonate. Neben den Mineralstoffpräparaten werden deshalb Osteoporosemittel dargestellt, die in der Indikationsgruppe der Nebenschilddrüsenhormone, Calciumstoffwechselregulatoren und Osteoporosemittel in der Roten Liste aufgeführt sind. Einige Hersteller haben auch Fluoridpräparate in diese Gruppe eingeordnet.

In der gesamten Indikationsgruppe der Mineralstoffpräparate haben die Verordnungszahlen leicht abgenommen, möglicherweise z. T. als Inanspruchnahme eines Einsparpotentials (Tabelle 35.1). Bei der Abnahme der Fluoride dürfte die Einführung der Bisphosphonate eine zunehmende Rolle spielen.

Osteoporosemittel

Die differenzierte Osteoporosetherapie stützt sich auf den Einsatz von Hormonen wie Östrogene, Vitaminen wie Vitamin D und seine Metaboliten sowie auch auf die Calcium- und Fluoridpräparate, Bisphos-

Tabelle 35.1: Verordnungen von Mineralstoffpräparaten 1998
Angegeben sind die verordnungshäufigsten Präparate mit Verordnungsrang, Verordnungen und Umsatz 1998 im Vergleich zu 1997.

Rang	Präparat	Verordnungen in Tsd.	Änd. %	Umsatz Mio. DM	Änd. %
37	Magnesium Verla N Drag.	2042,6	−6,0	36,3	+0,5
89	Tromcardin Amp./Drag./Tabl.	1283,3	−2,8	40,8	−0,4
115	Calcium Sandoz Brausetabl.	1116,6	−14,7	38,7	−8,5
145	Magnetrans forte	947,9	−1,3	24,5	+2,1
286	Kalinor-Brausetabl.	576,6	−7,3	20,8	+8,8
371	Magnesium-Diasporal N/orange	475,3	−13,0	16,2	−9,4
380	Magnesiocard	471,3	+1,4	8,3	+0,8
405	Ossofortin forte	447,1	+175,6	25,9	+181,1
429	Magium K	430,5	+1,4	11,2	+8,0
467	Magnesium Verla Tabl./N Konz	400,8	−1,8	8,2	−1,3
568	Zentramin Bastian N Tabl.	336,9	−1,5	13,9	+6,8
596	Oralpädon	322,2	−5,5	2,9	−5,0
609	Ossofortin	314,3	−30,9	10,7	−31,0
707	Zinkorotat	273,6	+17,2	6,7	+24,3
775	Kalium-Mag.-Apogepha	246,1	−13,4	5,1	−11,8
834	Kalinor/retard	230,5	+1,4	5,6	+7,9
937	Calcium-Dura	203,4	+4,8	6,1	+19,2
1128	Magnesium Jenapharm	161,1	+4,7	3,8	+1,9
1170	Kalium-Duriles	154,0	−0,2	4,2	−8,9
1270	galacordin	140,4	+39,0	3,6	+41,6
1336	Elotrans Neu	132,0	−4,9	1,4	−11,4
1371	Magnerot N	128,0	−24,2	2,2	−19,4
1397	Unizink	124,4	+14,2	3,4	+16,4
1401	Mg 5-Longoral	123,8	−5,1	2,9	−5,0
1438	Lösnesium	119,8	−11,6	3,9	−11,7
1476	Calcium Hexal	116,2	−11,5	3,7	−1,5
1514	Biomagnesin	112,7	−24,7	2,3	−18,6
1546	Frubiase Calcium forte	108,2	−6,0	4,6	−0,7
1565	Anti-Phosphat	106,2	+2,1	3,9	+10,5
1635	Osspulvit S	99,6	−12,4	1,8	−13,1
1660	Rekawan	96,9	−8,9	1,6	−5,3
1701	Sandocal D	93,6	(neu)	7,6	(neu)
1880	Ideos	80,7	(neu)	4,0	(neu)
1923	Milupa GES	77,4	−25,7	0,6	−23,9
1975	Kalitrans-Brausetabletten	73,7	−25,1	1,6	−4,1
Summe		12168,3	−2,5	339,0	+7,3
Anteil an der Indikationsgruppe		86,8 %		85,9 %	
Gesamte Indikationsgruppe		14016,6	−2,7	394,6	+6,8

35

phonate und Calcitonine. In den folgenden Abschnitten werden Calciumpräparate und Fluoride sowie die Bisphosphonate und Calcitonine abgehandelt. Dabei wird auch auf weitere Anwendungsgebiete der Calciumpräparate eingegangen.

In der im Vorjahr erstmals aufgenommenen Gruppe der Nebenschilddrüsenhormone, Calciumstoffwechselregulatoren und Osteoporosemittel sind 1998 acht Arzneimittel unter den 2000 am häufigsten verordneten Präparaten vertreten. Es handelt sich um sechs Osteoporosemittel aus der Gruppe Fluoride (vier Vertreter), der Bisphosphonate (*Didronel*, *Fosamax*) und der Calcitonine (*Karil*) sowie um ein Dihydrotachysterolpräparat (*A.T. 10*). Auf diese Präparate entfällt der Hauptteil der Verordnungen, aber nur etwas mehr als die Hälfte des Umsatzes (Tabelle 35.2).

Durch den Prozeß der Umschichtung von Fluoriden aus der Gruppe der Mineralstoffpräparate zu den Osteoporosemitteln ist deren Globalbetrachtung limitiert, zumal die Osteoporose bei der Frau z. B. auch mit Östrogenen behandelt werden kann. Evident ist jedoch, daß seit 1997 eine Umschichtung eines Teils der Fälle, die früher mit Fluoriden behandelt wurden, zugunsten der Bisphosphonate im Gange ist (Abbildung 35.1, Tabelle 35.1 und 35.2).

Calciumpräparate

Calciumsalze werden bei nutritiven oder malabsorptionsbedingten Calcium- und Vitamin-D-Mangelzuständen sowie substitutiv-adjuvant bei der Therapie der Osteoporose und des Hypoparathyreoidis-

35

Tabelle 35.2: Verordnungen von Nebenschilddrüsenhormonen, Calciumstoffwechselregulatoren und Osteoporosemitteln 1998
Angegeben sind die verordnungshäufigsten Präparate mit Verordnungsrang, Verordnungen und Umsatz 1998 im Vergleich zu 1997.

Rang	Präparat	Verordnungen in Tsd.	Änd. %	Umsatz Mio. DM	Änd. %
203	Tridin	741,2	−22,8	42,3	−22,2
629	Didronel-Kit	307,1	+109,8	61,4	+132,3
920	Fosamax	207,2	+42,4	49,5	+66,1
1215	Karil	147,1	−11,1	23,5	−9,1
1329	Ossin	133,1	−23,7	2,8	−21,6
1429	Ossiplex retard	120,6	−23,7	3,8	−20,6
1748	Natriumfluorid 25 Baer	89,8	−26,6	1,2	−24,6
1802	A.T. 10	86,1	−1,8	8,8	+3,6
	Summe	1832,3	−6,5	193,4	+24,7
	Anteil an der Indikationsgruppe	75,7 %		55,3 %	
	Gesamte Indikationsgruppe	2421,6	−6,5	349,6	+14,0

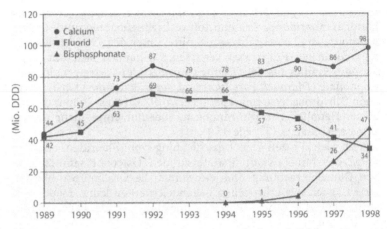

Abbildung 35.1: Verordnungen von Osteoporosemitteln und Calciumpräparaten 1989 bis 1998
Gesamtverordnungen nach definierten Tagesdosen ab 1991 mit neuen Bundesländern.

mus eingesetzt. Die empfohlene tägliche Calciumzufuhr beträgt für Erwachsene 1000 mg sowie für Schwangere, Stillende und postmenopausale Frauen, die keine Östrogensubstitution erhalten, 1500 mg (NIH-Consensus Conference 1994). Diese Mengen werden ohne weiteres durch den Calciumgehalt der üblichen Ernährung gedeckt. Besonders calciumreich sind Milch, Milchprodukte (Käse, Joghurt, Quark, Schokolade, Eiscreme) und viele Gemüse. Für eine ausreichende Calciumaufnahme wird Vitamin D in seiner wirksamen Form als 1,25-Dihydroxycolecalciferol benötigt. Bei funktionierender Calciumhomöostase hat eine den Bedarf übersteigende Calciumzufuhr beim gesunden Organismus keinen Nutzen.

Leichtere Calciummangelerkrankungen können infolge unzureichender Zufuhr oder leichter Resorptionsstörungen entstehen. Sie sollten primär durch eine ausreichende Calciumaufnahme mit der Nahrung (Milchprodukte) behandelt werden, bevor Calciumpräparate in Betracht gezogen werden. Chronische Calciummangelzustände infolge Hypoparathyreoidismus, Rachitis, Osteomalazie und Malabsorptionszuständen müssen dagegen mit Colecalciferol (Vitamin D_3) oder seinen Metaboliten (bei ungenügender Aktivität der renalen 1α-Hydroxylase, z.B. bei terminaler Niereninsuffizienz) behandelt werden, um die intestinale Calciumresorption zu erhöhen.

Die Calciumpräparate dienen in derartigen Situationen der Garantie eines ausreichenden bzw. optimierten Angebotes. Der verschreibende Arzt muß unbedingt nach geschätztem Bedarf verordnen. Die Bedeutung des Calciums als „Basistherapie" bei der Osteoporose ist heute unbestritten (Ziegler 1999). Dagegen gibt es für die Behandlung von allergischen Erkrankungen mit Calciumpräparaten keine hinreichenden Belege (Keseberg 1985).

Für die orale Substitutionsbehandlung wird in erster Linie Calciumcarbonat empfohlen, da es 40 % Calcium enthält. Wegen des geringeren Calciumgehaltes sind Calciumlaktat (13 %), Calciumglukonat (9 %) und Calciumglucobionat (6,6 %) weniger für die orale Therapie geeignet (American Medical Association 1986). Für die Beurteilung der verordneten Calciumpräparate ist daher ein ausreichender Calciumgehalt und eine entsprechende Dosierungsempfehlung von Bedeutung. Legt man den Richtwert von 1000 mg Calcium pro Tag zugrunde, dann sind inzwischen die reinen Calciumpräparate ausreichend hoch dosiert, um in 1–2 Tagesdosen das Optimum zu erfüllen.

Besonders deutlich wird 1998 ein stärkerer Trend zu Kombinationen von Calcium mit Vitamin D, wie es bei der Basistherapie der Osteoporose empfohlen wird (Ziegler 1999). Mit *Sandocal D* und *Ideos* sind zwei weitere Präparate hinzugekommen, so daß die Vitamin-D-Kombinationen erstmals die reinen Calciumpräparate übertroffen haben (Tabelle 35.3). Allerdings sind nur die beiden neuen Präparate und *Ossofortin forte* für den Calciumanteil ausreichend hoch dosiert, während die älteren Präparate *Ossofortin*, *Frubiase Calcium forte* und *Osspulvit S* trotz höherer Anzahl von Einzeldosen nur 300–500 mg pro Tag erreichen. Diese Bewertungen haben sich teilweise auf das Verordnungsverhalten ausgewirkt. Damit erklärt sich auch der Anstieg beim höher dosierten *Ossofortin forte* bei gleichzeitige Abnahme bei *Ossofortin*. Insgesamt haben sich die Verordnungen dieser Gruppe deutlich erhöht.

35

Dihydrotachysterol (*A.T. 10*) ist ein Vitamin-D-Derivat, das trotz chemischer Unterschiede genauso wie Colecalciferol wirkt und traditionell bei Hypoparathyreoidismus zur Steigerung der Calciumkonzentration eingesetzt wird.

Fluoridpräparate

Fluoride dienen der Behandlung der primären Osteoporose mit langsamem Umsatz. Sie stimulieren die Knochenneubildung. Als Volldo-

Tabelle 35.3: Verordnungen von Calciumpräparaten und Vitamin-D-Derivaten 1998 Angegeben sind die 1998 verordneten Tagesdosen, die Änderungen gegenüber 1997 und die mittleren Kosten je DDD 1998.

Präparat	Bestandteile	DDD in Mio.	Änderung in %	DDD-Kosten in DM
Calciumpräparate				
Calcium Sandoz Brausetabl.	Calciumlactogluconat Calciumcarbonat	26,7	(−8,1)	1,45
Calcium-Dura	Calciumcarbonat	8,5	(+6,9)	0,72
Calcium Hexal	Calciumcarbonat	4,0	(−1,3)	0,93
		39,1	(−4,5)	1,24
Vitamin-D-Kombinationen				
Ossofortin forte	Calciumcarbonat Colecalciferol	21,0	(+180,3)	1,24
Ossofortin	Calciumphosphat Calciumgluconat Colecalciferol	7,6	(−31,5)	1,40
Sandocal D	Calciumcarbonat Colecalciferol	6,3	(neu)	1,20
Ideos	Calciumcarbonat Colecalciferol	3,6	(neu)	1,11
Frubiase Calcium forte	Calciumgluconat Calciumlactat Ergocalciferol	2,0	(−6,1)	2,33
Osspulvit S	Calciumphosphat Colecalciferol	1,4	(−18,2)	1,27
		41,9	(+87,1)	1,30
Vitamin-D-Derivate				
A.T. 10	Dihydrotachysterol	3,3	(−2,1)	2,67
Summe		84,3	(+26,4)	1,33

35

sis sind 20 mg Fluorid in Gestalt von Monofluorphosphat anzusehen, beziehungsweise 33–36 mg Fluorid als Natriumfluorid (75–80 mg). Die Therapiezeit beträgt 2–4 Jahre. Bei den Verschreibungen führt *Tridin* als Kombinationspräparat von Fluorophosphat und Calciumsalzen, da die Fluoridtherapie in der Regel mit Calcium kombiniert wird (Tabelle 35.4). Vielerorts wird eine niedrig dosierte Vitamin-D-Zusatztherapie empfohlen.

Tabelle 35.4: Verordnungen von weiteren Osteoporosemitteln 1998
Angegeben sind die 1998 verordneten Tagesdosen, die Änderungen gegenüber 1997 und die mittleren Kosten je DDD 1998.

Präparat	Bestandteile	DDD in Mio.	Änderung in %	DDD-Kosten in DM
Fluoridpräparate				
Tridin	Natrium-fluorophosphat Calciumgluconat Calciumcitrat	16,5	(−22,8)	2,56
Ossin	Natriumfluorid	5,7	(−21,9)	0,50
Ossiplex retard	Natriumfluorid Ascorbinsäure	3,3	(−23,4)	1,16
Natriumfluorid 25 Baer	Natriumfluorid	2,5	(−25,0)	0,51
		28,0	(−22,9)	1,79
Bisphosphonate				
Didronel-Kit	Etidronsäure Calciumcarbonat	27,6	(+109,8)	2,22
Fosamax	Alendronsäure	15,1	(+66,5)	3,27
		42,8	(+92,1)	2,59
Calcitonin				
Karil	Calcitonin	1,2	(−9,6)	19,29
Summe		72,0	(+20,1)	2,56

35

Durch randomisierte Studien in den USA entstanden Zweifel an der Wirksamkeit des Fluorids. Verantwortlich war vermutlich das Studiendesign infolge fehlender Adaptierung an erforderliche Dosen und Fortsetzung der Therapie über vier Jahre, ohne Rücksicht darauf, ob bereits früher ein ausreichender Erfolg erzielt war (Wüster und Ziegler 1993). In einer nachträglichen Analyse bestätigen die amerikanischen Autoren diese Vermutung (Riggs et al. 1994). Die verschreibenden Ärzte sind offenbar weiterhin verunsichert. Das Jahr 1998 brachte einen erneuten Rückgang der verordneten Tagesdosen (Tabelle 35.4). Bei diesem Verhalten zeigt sich die Fortsetzung des Umschwenkens auf andere Therapieprinzipien, da für die Indikation Osteoporose 1996 zwei Bisphosphonate eingeführt wurden: Vergleicht man die Höchstzahl von Fluorideinnahmen von 69 Mio. DDD im Jahre 1992 mit der jetzt ersichtlichen Summe von 34 Mio. DDD

Fluoride plus 47 Mio. DDD Bisphosphonate, so zeigt die Summe von 81 Mio. DDD einen erfreulichen Anstieg bei der Osteoporosetherapie (Abbildung 35.1), zu der dann noch z. B. Östrogene hinzutreten.

Fluoridpräparate werden weiterhin als wirksame Kariesprophylaxe in den Jahren der Zahnbildung eingesetzt. Interessant ist die Mitteilung, daß Fluor als Spurenelement möglicherweise auch für die Stabilität des Skeletts im Sinne einer Osteoporoseprophylaxe wirksam sein kann, wenn es etwa als Trinkwasserfluoridierung dauernd verwendet wird, wie eine Untersuchung aus Finnland gezeigt hat (Simonen und Laitinen 1985).

Bisphosphonate

Eines der Prinzipien der Osteoporosetherapie ist die Hemmung der verstärkten Resorption von Knochengewebe, die sogenannte antiresorptive Therapie. Im Sinne der Substitution werden einerseits die Östrogene verordnet, andererseits die Calcitonine und Bisphosphonate. Ein prinzipieller Unterschied in der Wirkung besteht bei letzteren nicht – hinsichtlich Zuverlässigkeit der Wirkung sind jedoch die Bisphosphonate den Calcitoninen überlegen. Sie haben auch den Vorteil günstigerer Behandlungskosten.

An führender Stelle steht die Etidronsäure (*Didronel*) (Miller et al. 1997), gefolgt von der Alendronsäure (*Fosamax*) (Black et al. 1996) (Tabelle 35.4). Etidronsäure wurde bereits als erstes Bisphosphonat 1982 zur Behandlung des Morbus Paget eingeführt und erhielt 1996 auch die Zulassung für die postmenopausale Osteoporose. Alendronsäure hat ähnliche Wirkungen wie Etidronsäure, wirkt aber in deutlich geringeren Dosen. Die Einnahmevorschriften sind korrekt zu befolgen. Die Gruppe der Bisphosphonate hat 1998 erstmals die Fluoridpräparate nach der Zahl der verordneten Tagesdosen überflügelt (Abbildung 35.1). Es ist zu prognostizieren, daß sich die Bisphosphonate noch weiter verbreiten werden (Fleisch 1997).

Calcitonin

Calcitonin wird ebenfalls bei Krankheiten mit gesteigertem Knochenumbau eingesetzt. Am besten ist seine Wirkung bei Morbus Paget belegt. Als adjuvante Therapie wird es auch bei akuten Knochen-

Tabelle 35.5: Verordnungen von Kaliumpräparaten 1998
Angegeben sind die 1998 verordneten Tagesdosen, die Änderungen gegenüber
1997 und die mittleren Kosten je DDD 1998.

Präparat	Bestandteile	DDD in Mio.	Änderung in %	DDD-Kosten in DM
Monopräparate				
Kalinor/retard	Kaliumchlorid	3,8	(+6,6)	1,48
Kalium-Duriles	Kaliumchlorid	3,4	(+0,6)	1,25
Rekawan	Kaliumchlorid	1,7	(−6,1)	0,92
Kalitrans-Brausetabletten	Kaliumhydrogen-carbonat	1,6	(−3,8)	0,95
		10,6	(+0,8)	1,23
Kombinationspräparate				
Kalinor-Brausetabl.	Kaliumcitrat Kaliumhydrogen-carbonat Citronensäure	21,6	(+8,2)	0,96
Kalium-Mag.-Apogepha	Kaliumadipat Magnesiumadipat	4,0	(−12,3)	1,27
Elotrans Neu	Glucose Natriumchlorid Natriumcitrat Kaliumchlorid	0,4	(−13,6)	3,45
Oralpädon	Natriumchlorid Kaliumchlorid Glucose Natriumhydrogencitrat	0,4	(−5,5)	7,20
Milupa GES	Glucose Natriumhydrogen-carbonat Kaliumchlorid Natriumchlorid	0,2	(−25,7)	3,72
		26,6	(+3,6)	1,16
Summe		37,2	(+2,8)	1,18

35

schmerzen (z. B. infolge osteoporotischer Wirbeleinbrüche) und als
Nasenspray zur Osteoporoseprophylaxe bei postmenopausalen
Frauen eingesetzt. Höhere Behandlungskosten und eine im Vergleich
zu den Bisphosphonaten weniger gut belegte Wirksamkeit erklären
die weitere Abnahme der Calcitonin-Verordnungen (Tabelle 35.4).

Kaliumpräparate

Kaliumpräparate dienen zur Korrektur eines Kaliummangels, der in ausgeprägten Fällen auch als Hypokaliämie in Erscheinung tritt. Ursachen sind meist renale oder gastrointestinale Kaliumverluste. Am häufigsten ist die durch Diuretika induzierte Hypokaliämie. Auch an einen Diuretika- oder Laxantienabusus muß gedacht werden.

Kalium sollte grundsätzlich oral substituiert werden. Die intravenöse Gabe ist jedoch immer dann notwendig, wenn der Patient oral kein Kalium einnehmen kann, z. B. im Coma diabeticum. Bei leichterem Kaliummangel ohne zusätzliche Risiken (z. B. Digitalistherapie, EKG-Veränderungen) und einem Kaliumserumspiegel über 3,5 mmol/l ist keine medikamentöse Therapie erforderlich (American Medical Association 1986). Hier reicht eine Korrektur durch kaliumreiche Nahrungsmittel aus (z. B. Obst, Gemüse, Kartoffeln, Fruchtsäfte). Die normale tägliche Kost enthält ohnehin 2–4 g Kalium (50–100 mmol).

Erst bei einem Kaliumserumspiegel unter 3,5 mmol/l ist die Verordnung von Kaliumpräparaten sinnvoll. Als Tagesdosis werden 40 mmol Kalium empfohlen. Da ein Kaliummangel fast immer mit einer hypochlorämischen Alkalose einhergeht, ist Kaliumchlorid das Mittel der Wahl (American Medical Association 1986). Es ist in den meisten Monopräparaten enthalten. Marktführer ist allerdings weiterhin das Kombinationspräparat *Kalinor-Brausetabletten*, das Kaliumcitrat und Kaliumhydrogencarbonat enthält (Tabelle 35.5). Es wirkt alkaloseförderend und ist daher für die Korrektur der häufig vorkommenden hypochlorämischen Hypokaliämie wenig geeignet. Insgesamt haben die Verschreibungen der Kaliumpräparate wieder den leichten Verlust ausgeglichen, der im vorigen Jahr eingetreten war. Schon seit vielen Jahren zeigt der Zeitverlauf der Kaliumpräparate eine bemerkenswerte Konstanz (Abbildung 35.2).

Oralpädon, *Elotrans* und *Milupa GES* sind für die Kaliumsubstitution nicht geeignet, weil sie nur geringe Kaliummengen enthalten. Bei diesen Präparaten handelt es sich vielmehr um glukosehaltige Elektrolytkombinationen, die für den Elektrolytersatz und die Rehydration bei Durchfallerkrankungen verwendet werden. Ihre Verordnung hat durchweg weiter abgenommen.

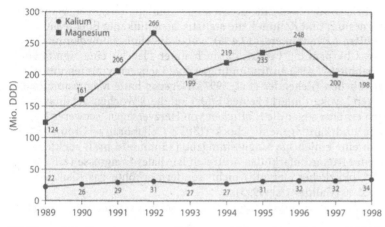

Abbildung 35.2: Verordnungen von Kalium- und Magnesiumpräparaten 1989 bis 1998
Gesamtverordnungen nach definierten Tagesdosen ab 1991 mit den neuen Bundesländern.

Magnesiumpräparate

Magnesiumpräparate sind zur Korrektur von Magnesiummangelzuständen indiziert. Typisches Symptom einer Hypomagnesiämie ist eine Tetanie infolge gesteigerter neuromuskulärer Erregbarkeit. Ursachen können langdauernde Elektrolytverluste bei Malabsorptionszuständen, Diarrhö, Nierenerkrankungen oder Diuretikatherapie sein, aber auch eine mangelnde Zufuhr bei chronischem Alkoholismus oder parenteraler Ernährung. Die tägliche Magnesiumaufnahme des Erwachsenen beträgt etwa 10–20 mmol (240–480 mg). Wegen der weiten Verbreitung dieses Kations in der Nahrung ist ein alimentär bedingter Magnesiummangel bei üblicher Kost selten (Kuhlmann et al. 1987). Bei stationären Patienten wird dagegen eine Hypomagnesiämie in 6–11 % der Fälle beobachtet (Manz et al. 1990).

In der Geburtshilfe und in der Kardiologie gibt es spezielle Indikationen für eine gezielte pharmakologische Magnesiumtherapie (siehe Arzneiverordnungs-Report '91). Kurzfristige Magnesiuminfusionen gelten bei speziellen Tachykardieformen (Torsade des pointes) und bei Digitalis-bedingten Arrhythmien als sichere und weitgehend

35

gefahrlose Therapie. Eine dreiwöchige Kombinationsbehandlung mit Magnesium und Kalium hatte statistisch signifikante Effekte auf ventrikuläre Arrhythmien (–17,4 %), wobei die klinische Bedeutung weiterer Überprüfung bedarf, da auch unter Placebo eine signifikante Abnahme (–7,4 %) auftrat und repetitive Tachyarrhythmien unverändert blieben (Zehender et al. 1997). Dagegen hatte Magnesium beim akuten Myokardinfarkt keinen Effekt auf die 5-Wochen-Letalität, sondern erhöhte sogar die Häufigkeit von Herzversagen, schwerer Hypotonie und kardiogenem Schock (ISIS-4 Collaborative Group 1995). Auch eine einjährige Magnesiumgabe (15 mmol/d oral) senkte nach einem Myokardinfarkt das Auftreten kardialer Ereignisse (z. B. Reinfarkt, plötzlicher Herztod) nicht, sondern erhöhte das Risiko sogar um 55 % (Galloe et al. 1993).

Nach der weiteren „Erholung" des Magnesiummarktes im Jahr 1996 hatte das Jahr 1997 einen neuerlichen Einbruch erbracht, der 1998 sogar etwas unter das Niveau von 1993 abfiel (Abbildung 35.2). Man kann nur die damaligen Vermutungen wiederholen, daß auch Magnesiumpräparate zum Einsparpotential der Ärzte gehören, also teilweise mit einer gewissen Placebobedeutung verordnet werden. Von den neueren Vertretern in der Liste hat *Lösnesium* ab- und *galacordin* zugenommen (Tabelle 35.6).

Diese alljährlich zu beobachtenden Umverteilungen innerhalb der Gruppe finden keine plausible medizinische Erklärung. Weiterhin wird mit verschwommenen Indikationsansprüchen wie Pseudoneurasthenie, Arteriosklerose, vegetativer Dystonie, psychosomatischen Beschwerden und Streß geworben.

Weitere Mineralstoffpräparate

Zinkpräparate sind bei Zinkmangel indiziert, der z. B. bei langdauernder parenteraler Ernährung oder bei Dialysepatienten vorkommen kann. Andere Anwendungen zur Förderung der Wundheilung, zur Immunaktivierung bei Neoplasien oder zur Behandlung von virilen Potenzstörungen sind nicht ausreichend belegt. Zu nennen sind auch dermatologische Indikationen. Nach der Abnahme der Verschreibungen im Vorjahr um damals knapp 10 % hat das Jahr 1998 eine Zunahme um etwa 20 % erbracht, ohne daß die Gründe bereits jetzt offensichtlich wären (Tabelle 35.7).

Aluminiumhydroxid (*Anti-Phosphat*) hat 1998 gering in seinen Verordnungen zugenommen. Es wird zur Hemmung der enteralen

Tabelle 35.6: Verordnungen von Magnesiumpräparaten 1998
Angegeben sind die 1998 verordneten Tagesdosen, die Änderungen gegenüber 1997 und die mittleren Kosten je DDD 1998.

Präparat	Bestandteile	DDD in Mio.	Änderung in %	DDD-Kosten in DM
Monopräparate				
Magnetrans forte	Magnesiumoxid	33,9	(+2,1)	0,72
Magnesium-Diasporal N/orange	Magnesiumcitrat	24,0	(−7,1)	0,68
Magnesium Verla Tabl./N Konz	Magnesium-hydrogenaspartat	12,4	(−0,4)	0,66
Magnesiocard	Magnesiumaspartat	10,8	(+1,5)	0,76
Mg 5-Longoral	Magnesium-hydrogenaspartat	4,6	(−3,6)	0,64
Magnesium Jenapharm	Magnesiumcarbonat	4,4	(+0,6)	0,85
		90,2	(−1,3)	0,71
Kombinationspräparate				
Magnesium Verla N Drag.	Magnesium-hydrogenglutamat Magnesiumcitrat	45,7	(+0,2)	0,79
Tromcardin Amp./Drag./Tabl.	Kaliumhydrogen-aspartat Magnesium-hydrogenaspartat	30,1	(−1,0)	1,36
Magium K	Kaliumhydrogen-aspartat Magnesium-hydrogenaspartat	12,8	(+4,3)	0,87
Zentramin Bastian N Tabl.	Magnesiumcitrat Calciumcitrat Kaliumcitrat	6,5	(+0,8)	2,14
Lösnesium	Magnesiumcarbonat Magnesiumoxid	3,4	(−9,6)	1,13
galacordin	Kaliumhydrogen-aspartat Magnesium-hydrogenaspartat	3,1	(+43,1)	1,14
Magnerot N	Magnesium-hydrogenphosphat Magnesiumcitrat	3,1	(−18,1)	0,73

35

Tabelle 35.6: Verordnungen von Magnesiumpräparaten 1998 (Fortsetzung)
Angegeben sind die 1998 verordneten Tagesdosen, die Änderungen gegenüber
1997 und die mittleren Kosten je DDD 1998.

Präparat	Bestandteile	DDD in Mio.	Änderung in %	DDD-Kosten in DM
Biomagnesin	Magnesium-hydrogenphosphat Magnesium-hydrogencitrat	2,2	(−17,1)	1,02
		107,0	(−0,2)	1,07
Summe		197,2	(−0,7)	0,90

Phosphatresorption bei Hyperphosphatämie eingesetzt, die vor allem
als Folge eines sekundären Hyperparathyreoidismus bei eingeschränkter Nierenfunktion vorkommt. Mittel erster Wahl ist allerdings Calciumcarbonat in Dosen von 6–10 g/Tag, da Aluminiumhydroxid zu Hyperaluminämie mit dem Risiko einer Enzephalopathie
und Osteopathie führen kann (Tabelle 35.7).

35

Tabelle 35.7: Verordnungen von weiteren Mineralstoffpräparaten 1998
Angegeben sind die 1998 verordneten Tagesdosen, die Änderungen gegenüber
1997 und die mittleren Kosten je DDD 1998.

Präparat	Bestandteile	DDD in Mio.	Änderung in %	DDD-Kosten in DM
Zinkpräparate				
Zinkorotat	Zinkorotat	10,2	(+23,5)	0,66
Unizink	Zinkhydrogenaspartat	6,0	(+13,2)	0,56
		16,2	(+19,5)	0,62
Aluminiumhydroxid				
Anti-Phosphat	Aluminiumhydroxid	1,0	(+1,4)	3,80
Summe		17,2	(+18,2)	0,81

Literatur

American Medical Association (1986): Agents affecting calcium metabolism. In: Drug Evaluations, 6th ed., Saunders Company, Philadelphia, pp. 827–839, 885–902.

Black D.M., Cummings S.R., Karpf D.B. et al. (1996): Randomised trial of effect of alendronate on risk of fracture in women with existing vertebral fractures. Lancet 348: 1535–1541.

Fleisch H. (1997): Bisphosphonates in bone disease. From the laboratory to the patient. Parthenon Publ. Group, New York London pp. 1–184.

Galloe A.M., Rasmussen H.S., Jorgensen L.N., Aurup P., Balslov S. et al. (1993): Influence of oral magnesium supplementation on cardiac events among survivors of an acute myocardial infarction. Brit. Med. J. 307: 585–587.

ISIS-4 Collaborative Group (1995): ISIS-4: a randomised Arctoriol trial assessing early oral Captopril, oral mononitrate and intravenous magnesium sulphate in 58050 patients with suspected acute myocardial infarction. Lancet 345: 669–685.

Keseberg A. (1985): Wert und Unwert der Therapie mit Calciumionen. Z. Allgemeinmed. 61: 899–901.

Kuhlmann U., Siegenthaler W., Siegentshaler G. (1987): Wasser- und Elektrolythaushalt. In: Siegenthaler W. (Hrsg.): Klinische Pathophysiologie. Georg Thieme Verlag, Stuttgart New York, S. 209–237.

Manz M., Mletzko R., Jung W., Lüderitz B. (1990): Behandlung von Herzrhythmusstörungen mit Magnesium. Dtsch. Med. Wschr. 115: 386–390.

Miller P.D., Watts N.B., Licata A.A. et al. (1997): Cyclical etidronate in treatment of postmenopausal osteoporosis. Am. J. Med. 103: 468–476.

NIH Consensus Conference (1994): Optimal calcium intake. JAMA 272: 1942–1948.

Riggs B.L., O'Fallon W.M., Lane A., Hodgson S.F., Wahner H.W. et al. (1994): Clinical trial of fluoride therapy in postmenopausal osteoporotic women: Extended observations and additional analysis. J. Bone Miner. Res. 9: 265–275.

Simonen O., Laitinen O. (1985): Does fluoridation of drinking-water prevent bone fragility and osteoporosis? Lancet 2: 432–434.

Wüster C., Ziegler R. (1993): Fluorid-Therapie der Osteoporose: „Auf die Dosis kommt es an". Dtsch. Ärztebl. 90: B-41–42.

Zehender M., Meinertz T., Faber T., Caspary A., Jeron A. et al. (1997): Antiarrhythmic effects of increasing the daily intake of magnesium and potassium in patients with frequent ventricular arrhythmias. J. Am. Coll. Cardiol. 29: 1028–1034.

Ziegler R. (1999): Osteoporose. Klinikarzt 28: im Druck.

35

36.　Mund- und Rachentherapeutika

S. Wittkewitz-Richter

Mund- und Rachentherapeutika werden zur Behandlung von Infektionen und schmerzhaften Schleimhautaffektionen des Mund- und Rachenraumes eingesetzt. Zum Einsatz kommen bei der symptomatischen Behandlung Lösungen, Pasten und Lutschtabletten. Die Sprays sollten den Gurgellösungen vorgezogen werden, da hiermit auch der Rachenraum erfaßt wird. Pasten und Gele werden lokal auf Aphthen oder Druckstellen aufgetragen. Lutschtabletten haben den Effekt der vermehrten Speichelsekretion, was häufig schon zu einer subjektiven Linderung der Beschwerden führt.

Bei den überwiegend durch Viren ausgelösten Infektionen des Mund- und Rachenraumes ist der Einsatz von Mund- und Rachentherapeutika, die vor allem antiseptisch oder lokal antibiotisch wirken, nicht angezeigt. Die häufig auf Virusinfektionen aufgesetzten Candidainfektionen müssen gezielt mit Antimykotika therapiert werden. Somit verbleibt für eine lokale Therapie lediglich ein Anteil von ca. 20 % der Infektionen, die primär oder sekundär durch Bakterien ausgelöst werden. Ausgenommen davon sind allerdings Streptokokkeninfektionen, die wegen der eventuell auftretenden Spätkomplikationen systemisch mit Antibiotika zu therapieren sind. Aktuelle Recherchen belegen, daß zur Wirksamkeit und Effizienz der Mund- und Rachentherapeutika bisher aussagekräftige Studien fehlen.

Verordnungsspektrum

Nach einer deutlichen Abnahme der Verordnungen in 1996 und 1997 nehmen diese 1998, neben einem noch stärkeren Umsatzanstieg, wieder zu. (Tabelle 36.1). Die Verordnungszuwächse verteilen sich ohne große Unterschiede auf die Monopäparate, Antiseptikakombinationen und Sonstige (Abbildung 36.1).

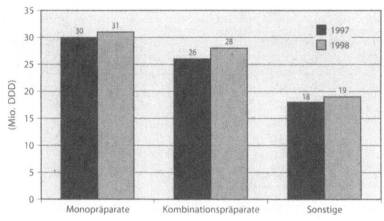

Abbildung 36.1: Verordnungen von Mund- und Rachentherapeutika 1998
DDD der 2000 meistverordneten Arzneimittel

In der gesamten Indikationsgruppe wurden Verordnungen in
Höhe von 103,9 Mio. DM zu Lasten der gesetzlichen Krankenversicherung ausgestellt, obwohl die Mund- und Rachentherapeutika zu den
Bagatellarzneimitteln gehören und gemäß § 34 Abs. 1 SGB V für Versicherte ab dem 18. Lebensjahr grundsätzlich nicht verordnungsfähig
sind. Die am 1. Januar 1994 in Kraft getretene Neufassung der Arzneimittelrichtlinien präzisiert hierzu, daß Mund- und Rachentherapeutika nur bei Pilzinfektionen, geschwürigen Erkrankungen der Mund-
höhle und nach chirurgischen Eingriffen im Hals-, Nasen- und
Ohrenbereich verordnet werden dürfen.

36

Therapeutische Aspekte

Antiseptika

Unter den Monopräparaten überwiegen die Antiseptika, deren Wirkung in vitro nachgewiesen werden kann. Der Nachweis der therapeutischen Wirksamkeit gestaltet sich schwierig. Hinzu kommt eine
häufig nicht ausreichende Konzentration der Antiseptika in den
Zubereitungen. Andererseits verhindern Schleimhautreizungen bis
hin zu Läsionen eine höhere Dosierung des Antiseptikums, vor allem
in Lutschtabletten.

Tabelle 36.1: Verordnungen von Mund- und Rachentherapeutika 1998
Angegeben sind die verordnungshäufigsten Präparate mit Verordnungsrang, Verordnungen und Umsatz 1998 im Vergleich zu 1997.

Rang	Präparat	Verordnungen in Tsd.	Änd. %	Umsatz Mio. DM	Änd. %
144	Chlorhexamed	948,7	+3,4	11,4	+9,4
151	Lemocin	919,8	+8,3	8,3	+13,2
325	Tonsilgon N	520,1	+12,0	6,9	+13,5
384	Dolo-Dobendan	470,5	+10,1	4,4	+8,4
493	Dobendan	385,7	−3,2	3,0	+1,1
632	Herviros Lösung	306,3	+8,8	3,4	+19,7
644	Dynexan A Gel	300,9	+3,9	3,4	+8,6
660	Hexoral	293,9	+1,6	3,9	+8,4
682	Tantum Verde Lösung	287,1	+8,6	3,2	+11,1
697	Ampho-Moronal L-Tabl./Susp.	280,4	−4,9	10,3	−4,4
782	Hexoraletten N	243,0	−4,1	2,1	+2,3
895	Tonsiotren	214,2	+0,5	2,9	+1,1
959	Bepanthen Tabletten	197,5	−12,7	2,2	−10,3
1020	Betaisodona Mundantiseptikum	183,4	−7,5	2,9	−6,9
1029	Kamistad-Gel	181,7	−1,5	1,7	+4,2
1157	Dorithricin	157,2	−5,0	1,5	−1,9
1177	Dontisolon D	152,4	+2,7	2,1	+11,2
1200	Corsodyl	148,9	+56,8	2,2	+58,0
1250	Hexetidin-ratiopharm	143,3	+4,6	1,1	+5,5
1410	Recessan	122,7	+15,1	1,4	+22,1
1418	Lemocin CX Gurgellösung	122,1	−1,5	1,4	+3,0
1467	Moronal Suspension	117,0	−2,7	2,5	−1,6
1576	Dentinox N	105,0	−3,2	1,0	+0,9
1578	Frubienzym	104,8	−1,2	0,9	+2,5
1662	Pyralvex	96,8	−7,4	1,3	−6,9
1683	Doreperol N	95,3	−5,8	1,2	−2,3
1697	Solcoseryl	94,0	+6,2	1,1	+8,4
1789	Dequonal	86,9	+9,0	1,0	+11,3
1806	Frubilurgyl	86,0	+3,6	0,9	+5,3
1898	Mundisal	78,9	−12,3	0,8	−12,0
1950	Kamillosan Mundspray N	75,3	+9,5	1,0	+10,4
	Summe	7519,6	+3,3	91,4	+6,0
	Anteil an der Indikationsgruppe	87,9 %		88,0 %	
	Gesamte Indikationsgruppe	8556,1	+2,8	103,9	+5,7

36

Chlorhexamed, Lemocin CX, Frubilurgyl und *Corsodyl* enthalten Chlorhexidingluconat, das eine breite antimikrobielle Wirkung gegen grampositive und gramnegative Keime zeigt. Die Wirkung gegen Hefen und Dermatophyten ist eher gering. Mundspülungen mit 10 ml einer 0,2 %igen Chlorhexidinlösung führen zu einer starken Reduk-

Tabelle 36.2: Verordnungen von Mund- und Rachentherapeutika 1998 (Monopräparate)
Angegeben sind die 1998 verordneten Tagesdosen, die Änderungen gegenüber
1997 und die mittleren Kosten je DDD 1998.

Präparat	Bestandteile	DDD in Mio.	Änderung in %	DDD-Kosten in DM
Antiseptika				
Chlorhexamed	Chlorhexidingluconat	6,3	(+3,4)	1,81
Corsodyl	Chlorhexidingluconat	2,9	(+54,7)	0,78
Hexoral	Hexetidin	1,5	(+0,8)	2,55
Betaisodona Mundantiseptikum	Povidon-Iod	1,2	(−7,5)	2,41
Dobendan	Cetylpyri- diniumchlorid	1,0	(−3,1)	2,93
Hexetidin-ratiopharm	Hexetidin	1,0	(+4,6)	1,19
Lemocin CX Gurgellösung	Chlorhexidingluconat	0,8	(−1,5)	1,69
Doreperol N	Hexetidin	0,4	(−2,7)	2,65
Frubilurgyl	Chlorhexidingluconat	0,2	(−7,4)	3,56
		15,4	(+7,7)	1,82
Antimykotika				
Ampho-Moronal L.- Tabl./Susp.	Amphotericin B	2,8	(−3,5)	3,73
Moronal Suspension	Nystatin	0,3	(−1,7)	8,42
		3,1	(−3,3)	4,19
Antiphlogistika				
Mundisal	Cholinsalicylat	1,6	(−12,5)	0,50
Tantum Verde Lösung	Benzydamin	1,1	(+8,6)	2,81
		2,7	(−4,7)	1,47
Lokalanästhetika				
Recessan	Polidocanol	4,1	(+15,1)	0,33
Glucocorticoide				
Dontisolon D	Prednisolon	3,5	(+9,3)	0,61
Sonstige Mund- und Rachentherapeutika				
Bepanthen Tabletten	Dexpanthenol	2,6	(−10,9)	0,85
Summe		31,4	(+4,6)	1,61

36

tion der Speichelbakterienmenge, die bis zu zwölf Stunden nachweisbar ist. Bei Daueranwendung kann es zur reversiblen bräunlichen Verfärbung der Zunge und der Zähne sowie zur Beeinträchtigung des Geschmacksempfindens kommen (Bundesgesundheitsamt 1994). In der Gruppe der Monopräparate verzeichnet *Corsodyl* den deutlichsten Verordnungszuwachs bei einem ansonsten uneinheitlichen Trend (Tabelle 36.2). Hexetidin (*Hexoral, Hexetidin-ratiopharm, Doreperol N*) wirkt schwächer und deutlich kürzer als Chlorhexidin (Raetzke 1993).

Das oberflächenaktive Cetylpyridiniumchlorid (*Dobendan*) wird in der Aufbereitungsmonographie (Bundesgesundheitsamt 1993) negativ bewertet, da die Anwendung angesichts des begrenzten antimikrobiellen Wirkspektrums sowie möglicher Risiken (z.B. allergische Reaktionen) nicht vertretbar ist.

Povidon-Iod (*Betaisodona Mundantiseptikum*) zeigt in vitro eine starke Keimreduktion, die jedoch in vivo durch Speichel oder Serumkontakt deutlich abnimmt. Bei Patienten mit Schilddrüsenerkrankungen und Iodüberempfindlichkeit ist Vorsicht geboten, da Iod aus den Zubereitungen resorbiert wird. Die Verordnungen haben weiter abgenommen.

Antimykotika

36

Die im Mundraum auftretenden Pilzinfektionen werden fast ausschließlich durch Candidaarten verursacht. Eine zuverlässige und gut verträgliche lokale Behandlung ist mit Amphotericin B (*Ampho-Moronal*) sowie mit Nystatin (*Moronal Suspension*) möglich. Bei beiden Antimykotika sind leichte Verordnungsrückgänge zu verzeichnen. Antiseptika sollten zur Behandlung von Pilzinfektionen nicht eingesetzt werden, da die Konzentrationen in den Präparaten häufig unter der minimalen Hemmkonzentration liegen.

Antiphlogistika

Benzydamin (*Tantum Verde*) soll lokal angewendet antiphlogistisch und lokalanästhetisch wirken. Der antibakterielle Effekt des Wirkstoffes ist schwach, so daß bei der kurzen Anwendungsdauer die Keimzahl kaum reduziert werden kann. Die Substanz wird resorbiert und kann zu einer Vielzahl von Nebenwirkungen führen, wie z. B. Brechreiz, Übelkeit, Schlafstörungen und Hautkomplikationen. Vor diesem Hintergrund erstaunt der erneute Verordnungsanstieg. (Tabelle 36.2).

Neben Cholinsalicylat enthält *Mundisal* das als Hilfsstoff deklarierte Cetalkoniumchlorid, welches aufgrund erheblicher Lücken im Wirkspektrum negativ bewertet wurde (Bundesgesundheitsamt 1991).

Lokalanästhetika

Die als Monopräparat ausgewiesene *Recessan Salbe* enthält neben dem Oberflächenanästhetikum Polidocanol noch sieben weitere arzneilich wirksame Bestandteile, die als Hilfsstoffe deklariert sind. Verordnet wurde dieses Präparat deutlich stärker (Tabelle 36.2).

Glucocorticoide

Nach Entfernen der Bestandteile Neomycin und Aminoquinurid ist seit Ende 1994 das Präparat *Dontisolon D* auf dem Markt, welches Prednisolonacetat als Monosubstanz enthält. Gleichwohl sollte die längerfristige Anwendung der Corticosteroide auf Schleimhäuten genauso kritisch gesehen werden wie die topische Anwendung auf der Haut (s. Kapitel 21, Dermatika und Wundbehandlungsmittel).

36

Sonstige

Bepanthen Tabletten werden als Adjuvans bei Entzündungen im Mund- und Rachenbereich eingesetzt. Die früher empfohlene Anwendung bei Entzündungen der Magenschleimhaut und des Dickdarms wird nicht mehr beansprucht, weil offenbar eine Wirksamkeit im Gastrointestinaltrakt bisher nicht ausreichend belegt werden konnte. In der Roten Liste 1999 werden *Bepanthen Tabletten* nicht mehr unter den Mund- und Rachentherapeutika gelistet, sondern den Vitaminpräparaten zugeordnet.

Antiseptische Kombinationspräparate

Die Kombination von Antiseptika mit einem Lokalanästhetikum kann sinnvoll sein, um stark schmerzende Affektionen zu lindern. Die Lokalanästhetika Benzocain (*Dolo-Dobendan, Hexoraletten N, Dorithricin*) und Tetracain (*Herviros Lösung*) sind jedoch aufgrund einer möglichen Paragruppenallergie als Lokaltherapeutika auf der Schleimhaut wenig geeignet.

Weiterhin enthalten viele der Kombinationspräparate Antiseptika, die in der Literatur oder im Rahmen der Aufbereitung der Altarzneimittel negativ bewertet wurden. Das Antiseptikum Benzalkoniumchlorid (*Dynexan A Gel, Dorithricin, Dequonal*) wird im Entwurf der Aufbereitungsmonographie negativ bewertet (Bundesgesundheitsamt 1990). Aufgrund des begrenzten antimikrobiellen Wirkspektrums und der hohen Allergisierungsrate ist die Anwendung als antimikrobielle Substanz nicht vertretbar.

Das Lokalantibiotikum Tyrothricin (*Lemocin, Dorithricin*) wirkt gegen grampositive Bakterien. Die minimale Hemmkonzentration wird allerdings durch die entsprechenden Zubereitungen kaum erreicht. Dementsprechend wird die Verwendung von Tyrothricin in Lutschtabletten überwiegend negativ beurteilt (Fricke 1984, Fricke et al. 1990, Wunderer 1986, Daschner 1998).

Bis auf eine Ausnahme (*Kamistad-Gel*) enthalten also alle Lokalanästhetikakombinationen besonders kritikwürdige Kombinationsbestandteile. Gerade diese Präparate wurden überwiegend häufiger verordnet (Tabelle 36.3).

Während für die Kombinationen von Antiseptika mit einem Lokalanästhetikum ein therapeutischer Nutzen möglich ist, kann dieser für die Kombinationen mit anderen Stoffen überwiegend nicht nachvollzogen werden. *Frubienzym* enthält Lysozym, das normalerweise als unspezifischer humoraler Immunitätsfaktor in zahlreichen Körperflüssigkeiten vorkommt. Neben der begrenzten Wirksamkeit wurden wiederholt allergische Reaktionen gemeldet, die sowohl durch das aus Hühnereiweiß gewonnene Lysozym als auch durch das negativ bewertete Cetylpyridiniumchlorid hervorgerufen werden können.

Tabelle 36.3: Verordnungen von antiseptischen Mund- und Rachentherapeutika 1998 (Kombinationspräparate)
Angegeben sind die 1998 verordneten Tagesdosen, die Änderungen gegenüber 1997 und die mittleren Kosten je DDD 1998.

Präparat	Bestandteile	DDD in Mio.	Änderung in %	DDD-Kosten in DM
Mit Lokalanästhetika				
Dynexan A Gel	Lidocain Benzalkoniumchlorid	8,9	(+5,7)	0,38
Kamistad-Gel	Lidocain Thymol Kamillenblütenauszug	6,1	(−1,5)	0,28
Herviros Lösung	Tetracain Aminoquinurid	3,8	(+8,8)	0,88
Lemocin	Tyrothricin Cetrimoniumbromid Lidocain	3,4	(+10,0)	2,42
Dolo-Dobendan	Cetylpyridiniumchlorid Benzocain	2,3	(+7,9)	1,87
Hexoraletten N	Chlorhexidin Benzocain	1,2	(−4,1)	1,75
Dorithricin	Tyrothricin Benzocain Benzalkoniumchlorid	0,6	(−8,6)	2,44
		26,4	(+4,3)	0,94
Mit anderen Stoffen				
Dequonal	Benzalkoniumchlorid Dequaliniumchlorid	0,8	(+9,1)	1,28
Frubienzym	Lysozym Cetylpyridiniumchlorid	0,5	(−1,0)	2,06
		1,2	(+5,1)	1,57
Summe		27,6	(+4,3)	0,97

36

Sonstige Mund- und Rachentherapeutika

Es handelt sich in dieser Gruppe fast ausschließlich um Präparate mit pharmakologisch fragwürdigen Kombinationen und einer Vielzahl von vor allem pflanzlichen Bestandteilen (Tabelle 36.4). Allenfalls sind unspezifische Wirkungen zu erwarten, da die Bestandteile nicht

Tabelle 36.4: Verordnungen von sonstigen Mund- und Rachentherapeutika 1998 Angegeben sind die 1998 verordneten Tagesdosen, die Änderungen gegenüber 1997 und die mittleren Kosten je DDD 1998.

Präparat	Bestandteile	DDD in Mio.	Änderung in %	DDD-Kosten in DM
Tonsilgon N	Eibischwurzel Kamillenblüten Schachtelhalmkraut Walnußblätter Schafgarbenkraut Eichenrinde Löwenzahnkraut	6,6	(+9,9)	1,04
Pyralvex	Rhabarberwurzelextrakt Salicylsäure	3,3	(−7,9)	0,41
Tonsiotren	Atropin. sulf. D5 Hepar sulf. D3 Kalium bichrom. D4 Silicea D2 Merc. biiodat. D8	2,9	(+0,5)	1,01
Dentinox N	Kamillentinktur Lidocain-HCl Polidocanol	2,7	(−3,2)	0,37
Kamillosan Mundspray N	Kamillenauszug Pfefferminzöl Anisöl	2,3	(+9,5)	0,43
Solcoseryl	Kälberblutextrakt Polidocanol	1,3	(+6,2)	0,79
Summe		19,0	(+2,8)	0,74

36

ausreichend dosiert oder, was insbesondere für den Kälberblutextrakt (*Solcoseryl*) zutrifft, ausreichend geprüft sind.

Tonsilgon enthält sieben pflanzliche Bestandteile und wird in der Roten Liste 1998 zur Behandlung rezidivierender und chronischer Atemwegsinfekte, insbesondere Tonsillitis, aufgeführt. Inwieweit die enthaltenen pflanzlichen Inhaltsstoffe hier wirksam sind, bleibt dahingestellt. Um so erstaunlicher ist, daß *Tonsilgon* nach deutlicher Zunahme weiterhin an der dritten Stelle der Verordnungen in der gesamten Indikationsgruppe steht (Tabelle 36.1). Nach einer Anpassung der definierten Tagesdosis an die aktuellen Herstellerangaben liegen die DDD-Kosten deutlich höher als in den vorangehenden Jahren.

Im Sinne einer wirtschaftlichen Verordnungsweise bei den Mund- und Rachentherapeutika sollte die indikative Eingrenzung der Verordnungsfähigkeit gemäß den Verordnungsrichtlinien weiterhin beachtet und verstärkt auf sinnvoll zusammengesetzte Präparate zurückgegriffen werden. Bei der bestehenden Erwartungshaltung der Patienten sollte auch zukünftig verstärkt an deren Eigenverantwortung appelliert werden.

Literatur

Bundesgesundheitsamt (1990): Entwurf der Aufbereitungsmonographie Benzalkoniumchlorid vom 27.07.1990.

Bundesgesundheitsamt (1991): Aufbereitungsmonographie Cetalkoniumchlorid, Bundesanzeiger vom 29.02.1992: S. 1512.

Bundesgesundheitsamt (1993): Aufbereitungsmonographie Cetylpyridiniumchlorid, Bundesanzeiger vom 03.09.1993: S. 8559.

Bundesgesundheitsamt (1994): Aufbereitungsmonographie Chlorhexidin und Chlorhexidinsalze. Bundesanzeiger vom 24.08.1994: 9126.

Daschner F. (1998) Antibiotika am Krankenbett, 9. Auflage, S. 235–236.

Fricke U. (1984): Arzneimittel bei Erkältungskrankheiten. Pharm. Ztg. 129: 1164–1175.

Fricke U., Keseberg A., Liekfeld H. (1990): Empfehlungen für die Selbstmedikation; Leitsymptom Halsschmerz. Pharm. Ztg. 135: 28–31.

Raetzke P. (1993): Chlorhexidin. Ein Wirkstoff bereichert die Zahnheilkunde. Dtsch. Apoth. Ztg. 133: 3997–4000.

Wunderer H. (1986): Mund- und Rachentherapeutika. Dtsch. Apoth. Ztg. 126: 2281–2292.

36

37. Muskelrelaxantien

U. Schwabe

Zentral wirkende Muskelrelaxantien werden zur Behandlung krankhafter Tonuserhöhungen der Skelettmuskulatur eingesetzt. Grundsätzlich lassen sich zwei verschiedene Indikationen unterscheiden.

Die *spastische Tonuserhöhung der Skelettmuskulatur* ist durch zentralmotorische Störungen bedingt und tritt beispielsweise bei Schlaganfall oder multipler Sklerose auf. Durch eine einschleichende Dosierung von Muskelrelaxantien wird versucht, die bestehende Spastik zu reduzieren, ohne daß die meist gleichzeitig bestehenden Lähmungserscheinungen zu stark hervortreten. Eine wirksame Therapie ist mit den zentral angreifenden Mitteln Baclofen, Diazepam, Memantin, Tetrazepam und Tizanidin möglich. Schwächere Wirkungen hat das direkt auf die Muskulatur wirkende Dantrolen.

Weiterhin können *lokale Muskelverspannungen* durch Entzündungen, Verletzungen oder degenerative Wirbelsäulenerkrankungen ausgelöst werden. Sie reagieren in den meisten Fällen auf Ruhigstellung, physikalische Maßnahmen und Analgetika wie Acetylsalicylsäure oder Paracetamol. Schmerzhafte Muskelspasmen, die die Funktion beeinträchtigen und nicht ausreichend auf die konservativen Maßnahmen ansprechen, können mit zentral wirksamen Muskelrelaxantien aus der Gruppe der Benzodiazepine (Diazepam, Tetrazepam) behandelt werden.

Die Verordnungen der Muskelrelaxantien haben sich 1998 in der gesamten Indikationsgruppe kaum verändert (Tabelle 37.1). Gleiches gilt für die Umsatzentwicklung und die Zahl der in dieser Indikationsgruppe häufig verordneten Präparate.

Tabelle 37.1: Verordnungen von Muskelrelaxantien 1998
Angegeben sind die verordnungshäufigsten Präparate mit Verordnungsrang, Verordnungen und Umsatz 1998 im Vergleich zu 1997.

Rang	Präparat	Verordnungen in Tsd.	Änd. %	Umsatz Mio. DM	Änd. %
192	Musaril	771,9	−11,9	27,2	−11,8
210	Mydocalm	730,7	+54,4	27,6	+69,2
508	Dolo-Visano M	377,3	−20,3	9,1	−12,4
587	Limptar N	323,7	−2,8	15,2	+1,4
599	Lioresal	319,9	+8,9	20,3	−18,5
653	Tetrazepam-ratiopharm	297,0	+3,7	5,3	+2,8
812	Sirdalud	235,3	−11,6	10,6	−18,3
866	Tethexal	222,6	+0,3	4,0	+2,6
1331	Myospasmal	132,3	+6,1	1,8	+7,7
1353	Ortoton	129,8	−13,3	6,8	−3,2
1372	tetrazep von ct	128,0	+4,4	1,7	+0,3
1555	Baclofen-ratiopharm	107,6	+21,0	7,4	+15,5
1664	Tetramdura	96,5	−29,8	2,0	−20,2
1679	Mobiforton	95,6	−18,0	1,8	−19,7
1738	Tetra-saar	90,7	−19,8	1,6	−10,7
Summe		4058,8	−0,4	142,5	−0,3
Anteil an der Indikationsgruppe		89,3 %		78,1 %	
Gesamte Indikationsgruppe		4546,0	−0,5	182,4	−1,2

Verordnungsspektrum

Am häufigsten wurde weiterhin das Benzodiazepin Tetrazepam verordnet. Führendes Tetrazepampräparat ist weiterhin *Musaril*, obwohl seine Verordnungen unter der Konkurrenz von sieben verordnungshäufigen Generika erneut rückläufig waren (Tabelle 37.2). Tetrazepam hat grundsätzlich ähnliche muskelrelaxierende und sedierende Eigenschaften wie das seit langem für diese Indikation eingesetzte Diazepam. Auch im Abhängigkeitspotential unterscheidet es sich nicht wesentlich von anderen Benzodiazepinen. Tetrazepam ist erst in höheren Dosierungen (50–150 mg/Tag) wirksam als Diazepam (5–10 mg/Tag). Hinzu kommt, daß *Musaril* trotz der steigenden Verwendung von Generika immer noch achtmal so teuer ist wie Diazepampräparate (0,23 DM/Tag, vgl. Tabelle 40.2). Auch die Tetrazepamgenerika sind um ein vielfaches teurer als das ebenso gut wirkende Diazepam und damit ebenfalls substituierbar.

Lioresal mit dem Wirkstoff Baclofen ist nur bei zentral bedingten spastischen Tonuserhöhungen der Muskulatur indiziert. Es handelt

37

Tabelle 37.2: Verordnungen von Muskelrelaxantien 1998
Angegeben sind die 1998 verordneten Tagesdosen, die Änderungen gegenüber
1997 und die mittleren Kosten je DDD 1998.

Präparat	Bestandteile	DDD in Mio.	Änderung in %	DDD- Kosten in DM
Tetrazepam				
Musaril	Tetrazepam	14,3	(−10,0)	1,91
Tetrazepam-ratiopharm	Tetrazepam	3,6	(+7,5)	1,46
Tethexal	Tetrazepam	2,7	(+7,7)	1,45
Tetramdura	Tetrazepam	1,2	(−19,6)	1,63
Myospasmal	Tetrazepam	1,2	(+11,9)	1,53
tetrazep von ct	Tetrazepam	1,1	(+4,6)	1,54
Mobiforton	Tetrazepam	1,1	(−19,5)	1,67
Tetra-saar	Tetrazepam	1,0	(−2,9)	1,60
		26,3	(−5,6)	1,73
Baclofen				
Lioresal	Baclofen	6,8	(+8,5)	2,98
Baclofen-ratiopharm	Baclofen	3,0	(+24,3)	2,49
		9,8	(+12,9)	2,83
Andere Muskelrelaxantien				
Limptar N	Chininsulfat	15,3	(+1,1)	0,99
Mydocalm	Tolperison	7,0	(+62,7)	3,97
Sirdalud	Tizanidin	3,6	(−0,9)	2,94
Dolo-Visano M	Mephenesin	1,7	(−18,8)	5,22
Ortoton	Methocarbamol	1,6	(−8,1)	4,34
		29,2	(+8,4)	2,37
Summe		65,3	(+2,9)	2,18

37

sich um das am stärksten wirksame Arzneimittel bei dieser Indikation.

Chinin (*Limptar N*) wird seit längerer Zeit zur Behandlung nächtlicher Wadenkrämpfe empfohlen, obwohl die Belege aus kontrollierten Studien widersprüchlich sind (Mandal et al. 1995). Eine Metaanalyse von acht Placebo-kontrollierten Studien hat kürzlich ergeben, daß Chinin die Wadenkrampfhäufigkeit um 21 % senkt (Man Son Hing et al. 1998). Im Vergleich zu Placebo traten jedoch unter Chininmedikation mehr Nebenwirkungen, insbesondere Ohrensausen, auf. Unter Berücksichtigung des Nebenwirkungsprofils empfehlen die Autoren daher als erstes nichtmedikamentöse Maßnahmen, z.B. aktive Dorsalflexion des Fußes, und erst, wenn diese erfolglos sind, einen Versuch mit Chinin.

Tolperison (*Mydocalm*) wurde bereits vor 40 Jahren entwickelt und gelangte 1994 erstmals unter die 2000 meistverordneten Arzneimittel. 1998 stiegen die Verordnungen sprunghaft an (Tabelle 37.2). Als zentralwirkendes Muskelrelaxans wird es bei Muskelverspannungen und Spastik angewendet.

Sirdalud enthält den Wirkstoff Tizanidin, der dem Clonidin strukturverwandt ist, und hat ähnliche sedative und hypotensive Nebenwirkungen. Die Wirksamkeit bei zentral und peripher bedingten Muskelspasmen ist belegt. Es gilt daher als sinnvolle Alternative zu Baclofen bei Patienten mit spinal bedingter Spastizität. Die Verordnung hat 1997 wieder zugenommen.

Mephenesin (*Dolo-Visano M*) ist ein zentral wirkendes Myotonolytikum, das für die Behandlung schmerzhafter Muskelspasmen angewendet wird. Der klinische Nutzen von Mephenesin dürfte aufgrund der kurzen Wirkdauer (Halbwertszeit 1 h) und der sedierenden Nebenwirkungen nur begrenzt sein. Die Verordnungen waren 1998 rückläufig.

Methocarbamol (*Ortoton*) gehört ebenfalls zur Gruppe der zentralen Myotonolytika und hat ähnliche Wirkungen wie Mephenesin. In zwei älteren Arbeiten war es bei Patienten mit Rücken- oder Nackenschmerzen sowie traumatisch oder entzündlich bedingten Schmerzen auf der Basis subjektiver Symptome nach 2–7 Tagen etwas besser wirksam als Placebo (Tisdale und Ervin 1975, Valtonen 1975). In einer kontrollierten Studie erzeugte Methocarbamol deutliche Anstiege mehrerer Sedationsparameter (Preston et al. 1992).

37

Literatur

Mandal A.K., Abernathy T., Nelluri S.N., Stitzel V. (1995): Is quinine effective and safe in leg cramps? J. Clin. Pharmacol. 35: 588–593.

Man Son Hing M., Wells G., Lau A. (1998): Quinine for nocturnal leg cramps: a meta-analysis including unpublished data. J. Gen. Intern. Med. 13: 600–606.

Preston K.L., Wolf B., Guarino J.J., Griffiths R.R. (1992): Subjective and behavioral effects of diphenhydramine, lorazepam and methocarbamol: evaluation of abuse liability. J. Pharmacol. Exp. Ther. 262: 707–720.

Tisdale S.A., Ervin D.K. (1975): A controlled study of methocarbamol (Robaxin®) in acute painful musculoskeletal conditions. Curr. Ther. Res. 17: 525–530.

Valtonen E.J. (1975): A double-blind trial of methocarbamol versus placebo in painful muscle spasm. Curr. Med. Res. Op. 3: 382–385.

38.   Ophthalmika

M. J. LOHSE

Die Indikationsgruppe der Ophthalmika umfaßt Präparate, die lokal
oder in einzelnen Fällen auch systemisch bei Augenkrankheiten gegeben werden. Solche Präparate werden ganz überwiegend von Oph-
thalmologen, daneben vor allem von Allgemeinmedizinern verordnet
(vgl. Kapitel 52). Sie erreichen hohe Verordnungszahlen, tragen aber
wegen günstiger Kosten zu den Gesamtumsätzen des Arzneimittelmarktes weniger bei. Insgesamt hat es 1998 bei den Verordnungen
von Ophthalmika deutliche Rückgänge gegeben, die im Mittel fast
6 % betrugen, bei einzelnen Präparaten jedoch erheblich höher aus-
fielen. Diesem abnehmenden Trend haben sich im wesentlichen
Neuerungen, wie die Glaukommittel *Trusopt, Alphagan, Xalatan*, das

38

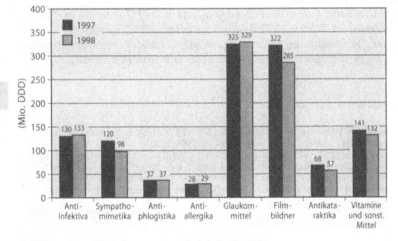

Abbildung 38.1: Verordnungen von Ophthalmika 1998
DDD der 2000 meistverordneten Arzneimittel

Antiallergikum *Alomide*, der Filmbildner *Liposic* sowie die Gyrase-hemmstoffe entzogen (Tabelle 38.1).

Die hier erfaßten Präparate der Ränge bis 2000, die für ein kleines Indikationsgebiet sehr zahlreich sind, machen 87 % der Verordnungen von Ophthalmika aus. Abbildungen 38.1 und 38.2 geben die 2000 verordnungsstärksten Präparate bzw. den Gesamtmarkt wieder.

Die zahlreichen hier erfaßten Präparate zeigen, daß eine erstaunliche Breite von Arzneimitteln für Augenkrankheiten eingesetzt wird. Die sehr heterogene Gruppe der Ophthalmika kann nur bei Aufgliederung in die einzelnen Arzneimittelgruppen sinnvoll betrachtet werden. Von den definierten Tagesdosen (DDD) entfielen früher fast zwei Drittel auf die Gruppen Glaukommittel, „Antikataraktika" und Sympathomimetika. Im Laufe der letzten Jahre haben sich hier erhebliche Umschichtungen ergeben (Abbildungen 38.1 und 38.2). Insbesondere haben die Verordnungen von Glaukommitteln in den achtziger Jahren erheblich zugenommen und sich anschließend auf hohem Niveau stabilisiert. Die Filmbildner haben sich mit kontinuierlichen Zuwächsen als zweitstärkste Gruppe etabliert; allerdings sind hier seit 1996 wieder Abnahmen zu verzeichnen. Dagegen sind die Verordnungen der in ihrer Wirksamkeit zweifelhaften „Antikataraktika" kontinuierlich zurückgegangen. Prozentual bemerkenswert zugenommen, nämlich etwa auf das Doppelte, haben in den letzten zehn Jahren auch die Verordnungen von Antiinfektiva, Vitaminpräparaten und Antiallergika, wenn auch die Gesamtmengen dieser Präparate nicht so erheblich sind.

Beim Vergleich mit früher publizierten Werten muß bedacht werden, daß vor zwei Jahren entsprechend den WHO-Empfehlungen einige DDDs neu festgelegt wurden. So wurde bei allen Glaukommitteln eine beidseitige Therapie angenommen. In Abbildung 38.2 sind jedoch die Verordnungen auch für die früheren Jahre mit den neu festgelegten DDDs vorgenommen, so daß die Trends der Verordnungen korrekt wiedergegeben werden.

38

Antiinfektiva

Antiinfektive Ophthalmika (Tabellen 38.2 und 38.3) werden zur Behandlung von Infektionen des vorderen Augenabschnittes eingesetzt. Diese Infektionen äußern sich zumeist als Konjunktividen. Für die bakterielle Konjunktivitis werden im allgemeinen lokal

Tabelle 38.1: Verordnungen von Ophthalmika 1998
Angegeben sind die verordnungshäufigsten Präparate mit Verordnungsrang, Verordnungen und Umsatz 1998 im Vergleich zu 1997.

Rang	Präparat	Verordnungen in Tsd.	Änd. %	Umsatz Mio. DM	Änd. %
81	Bepanthen Augen-/Nasensalbe	1337,1	−9,0	6,8	−10,3
211	Kanamytrex	728,2	+1,9	7,4	+13,2
231	Dexa-Gentamicin	682,4	+6,0	7,2	+19,5
256	Refobacin Augensalbe/Tropf.	624,9	−6,8	4,2	−6,3
257	Floxal	623,3	+22,3	8,1	+22,2
263	Inflanefran	617,9	−1,4	8,9	+1,4
270	Trusopt	606,9	+16,6	61,1	+31,2
297	Corneregel	558,5	−13,3	4,8	−5,5
361	Livocab Augentropfen	487,6	+11,1	21,3	+11,5
368	Lacophtal	478,4	−17,6	6,9	−6,7
372	Isopto-Max	474,4	+2,6	8,3	+10,1
381	Artelac	471,3	−6,0	10,2	+11,5
423	Vividrin Augentropfen	431,9	−9,2	7,1	−11,7
448	Tim Ophthal	416,6	+9,9	8,2	+32,8
471	Vidisic	399,3	−29,0	4,5	−23,3
503	Timomann	379,9	−3,7	7,2	+11,8
513	Oculotect	375,0	−8,3	5,7	+13,1
542	Lacrisic	353,2	−2,1	4,6	+13,3
547	Dexamytrex	350,6	+2,3	4,3	+1,4
586	Gentamicin-POS	324,1	−8,2	1,9	−6,2
631	Oculotect fluid	306,5	−4,6	4,8	+15,3
634	Cromohexal-Augentropfen	305,3	+8,9	4,8	+12,7
640	Ecolicin	301,9	+21,3	3,5	+21,9
658	Liposic	295,2	+288,8	3,5	+337,4
671	Vistagan	290,6	−6,6	8,7	−14,7
680	Chibro-Timoptol	288,4	−14,8	8,4	−22,3
712	Betamann	270,7	−8,1	8,4	−12,2
715	Yxin	269,5	−16,1	1,9	−15,7
743	Dexium	258,1	−6,7	23,5	−4,1
749	Siccaprotect	255,8	−26,0	2,8	−30,7
751	Antikataraktikum N	255,4	−19,0	5,6	+2,0
753	Protagent	253,7	−4,5	6,3	+4,8
754	Fucithalmic	253,7	+0,8	3,2	+2,4
762	Polyspectran Augen-/Ohrentr.	252,3	+9,0	2,5	+21,6
784	Arufil	242,1	+11,9	1,9	+15,5
790	Blephamide Augensalbe/Tr.	241,5	+10,0	3,7	+25,3
801	Liquifilm	240,1	−32,3	3,1	−25,4
809	Oxytetracycl. Pred. Jenapharm	236,6	−11,3	3,3	−5,2
828	Lacrimal	231,6	−22,0	2,5	−21,6
848	Xalatan	228,4	+306,1	27,0	+442,9
857	Isoglaucon	226,2	−19,2	6,5	−16,3
863	Dispatim	223,4	−2,5	6,5	−0,6

38

Tabelle 38.1: Verordnungen von Ophthalmika 1998 (Fortsetzung)
Angegeben sind die verordnungshäufigsten Präparate mit Verordnungsrang, Verordnungen und Umsatz 1998 im Vergleich zu 1997.

Rang	Präparat	Verordnungen in Tsd.	Änd. %	Umsatz Mio. DM	Änd. %
882	Vidisept	217,5	−20,6	2,6	−17,7
909	Dispatenol	211,6	−34,7	2,5	−28,6
918	Dexa-Polyspectran N	208,4	+4,0	3,0	+16,7
929	Terracortril Augensalbe/-Tr.	205,9	−10,4	1,7	−9,7
950	Sophtal-POS N	199,3	+3,7	2,1	+11,0
980	Proculin	193,0	−21,4	1,4	−16,9
990	Ficortril Augensalbe	189,6	−3,7	1,6	−0,3
998	Arutimol	188,6	−3,7	5,6	+18,6
1001	Ophtalmin	188,2	−25,0	1,7	−16,8
1026	Kanamycin-POS	181,9	+19,1	1,1	+19,4
1036	Thilo-Tears	180,8	−17,5	3,0	−7,7
1061	Lacrimal O.K.	172,8	−3,6	6,0	+5,2
1092	Solan M	167,2	−8,3	2,5	+2,3
1126	Normoglaucon	161,5	−13,4	10,3	−5,2
1141	Dobica	159,7	−10,0	9,1	−9,2
1146	Terramycin Augensalbe	159,3	−5,5	0,6	−4,8
1191	Spersadexolin	149,9	−14,0	2,9	−9,1
1194	Irtan	149,5	+4,8	5,6	+5,4
1196	Voltaren ophtha	149,3	−5,2	6,8	−4,6
1202	Ultracortenol	148,7	−3,8	2,5	−3,4
1211	Dacrin	147,4	+2,4	1,2	+3,0
1230	Kollateral A+E Drag.	145,2	+2,7	8,3	+3,3
1235	Cromoglicin-ratioph. Augentr.	144,7	+15,4	2,2	+6,9
1262	Berberil N	140,8	−11,5	1,0	−1,8
1266	Pilomann	140,5	−20,5	2,2	−15,0
1293	Efflumidex	137,2	+15,5	1,9	+20,5
1316	Alphagan	134,2	(neu)	9,9	(neu)
1323	Vidirakt S mit PVP	133,7	−28,7	1,6	−31,3
1352	Oxytetracyclin Augensalbe	129,8	−9,9	1,2	+20,6
1363	Ocuflur	128,7	−5,2	5,7	+0,3
1385	Alomide	126,6	+35,7	1,8	+39,4
1387	Noviform Augensalbe	126,4	−19,9	2,0	−15,3
1388	Timohexal	126,4	−6,8	3,2	−5,7
1407	Clonid Ophtal	123,1	−0,9	2,5	+10,9
1409	Polyspectran Augensalbe	122,8	−10,1	1,2	−5,3
1436	Vitamin A-POS	119,9	−10,5	0,9	+20,2
1472	Pilocarpin Ankerpharm	116,8	−25,4	1,5	−5,3
1481	Dexa-sine	115,3	+7,8	2,2	+16,0
1486	Biciron	114,8	−23,7	0,9	−15,7
1487	Mycinopred	114,8	−3,5	1,6	−3,5
1488	Heparin-POS	114,7	−13,0	1,1	−10,1
1492	Oculotect Gel/sine Tropfen	114,5	−6,3	1,8	+46,1
1502	Aquapred Augentropfen	113,8	−24,0	1,0	−16,4
1510	Arteoptic	113,3	−8,6	3,5	−17,5
1521	Sic Ophtal	112,4	+26,6	1,0	+54,7

38

Tabelle 38.1: Verordnungen von Ophthalmika 1998 (Fortsetzung)
Angegeben sind die verordnungshäufigsten Präparate mit Verordnungsrang, Verordnungen und Umsatz 1998 im Vergleich zu 1997.

Rang	Präparat	Verordnungen in Tsd.	Änd. %	Umsatz Mio. DM	Änd. %
1532	Prednisolon Augensalbe	110,1	+6,3	1,4	+7,0
1547	Betoptima	108,2	−12,2	3,1	−24,0
1558	Ciloxan	107,5	+25,9	1,3	+26,8
1587	Timpilo	103,8	−20,5	10,9	−8,7
1599	Pilocarpol	102,6	−25,1	1,2	−11,8
1622	LentoNit	100,7	−20,3	1,6	−14,3
1641	Spersallerg	99,1	−1,9	1,5	−1,3
1657	Dexa Biciron	97,1	−0,7	1,3	+19,8
1669	Timolol POS	96,2	−6,1	2,3	−1,1
1706	Hydrocortison-POS N	93,3	+3,9	0,9	+26,4
1770	Borocarpin S	88,4	−20,0	1,4	−19,0
1771	Allergocrom Augentropfen	88,3	−22,1	1,2	−16,0
1773	Konjunktival	88,3	−11,6	1,2	+3,5
1793	Allergopos N	86,7	−21,4	0,7	−13,2
1796	Regepithel	86,5	−13,5	0,8	−1,7
1809	Panthenol-Augensalbe	85,6	−2,5	0,5	+17,9
1887	Lacrigel	79,5	−24,8	0,8	−21,3
1889	Vitreolent Plus	79,3	−18,0	2,7	−16,8
1929	Oculosan N	77,1	−9,0	1,6	−1,5
1976	Levophta	73,6	−2,9	2,0	−0,2
1978	Ophtopur N	73,5	−23,4	0,6	−18,3
1983	Timosine	73,1	−20,8	4,7	−26,5
1986	Chibroxin	72,7	+1,3	0,9	+16,1
Summe		25260,2	−4,6	520,0	+8,8
Anteil an der Indikationsgruppe		86,6 %		89,2 %	
Gesamte Indikationsgruppe		29181,7	−5,6	582,6	+6,3

38 anwendbare Antibiotika verordnet. Auch wenn ein Antibiogramm in der Regel nicht erforderlich ist, empfiehlt sich die Kenntnis der aktuellen und regional oft spezifischen Resistenzlage. Als Erreger kommen vor allem Staphylokokken, Pneumokokken und Haemophilus in Betracht. In einer größeren Resistenzstudie aus den USA wurde folgende Reihenfolge der Wirksamkeit bestimmt: Chloramphenicol, Bacitracin plus Polymyxin B, Gentamicin, Gyrasehemmstoffe, Neomycin, Erythromycin (Everett et al. 1995). Neuere Resistenzstudien aus Amerika (Jensen und Felix 1998) und Japan (Ooishi und Miyao 1997) zeigen vor allem hohe Sensitivität gegenüber Fluorchinolonen und relativ hohe Resistenzraten gegenüber Erythromycin. Vergleichbare Daten liegen für Deutschland nicht vor.

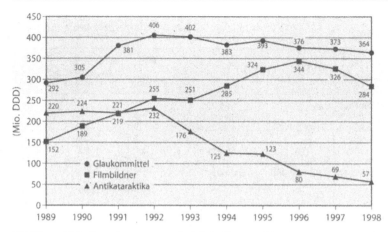

Abbildung 38.2: Verordnungen von Ophthalmika 1989 bis 1998 Gesamtverordnungen nach definierten Tagesdosen (ab 1991 mit neuen Bundesländern)

In einer vergleichenden Untersuchung zur experimentellen Konjunktivitis durch *Staph. aureus* wurde allerdings gefunden, daß Antiseptika wie Ethacridin (*Biseptol*) oder Povidon-Iod zu schnellerer Elimination der Bakterien und Regression der Symptome führten als die Kombination aus Bacitracin, Polymyxin B und Neomycin (Behrens-Baumann und Begall 1993). Insofern ist nicht gesichert, daß Antibiotika bei einfacher bakterieller Konjunktivitis notwendig sind. Bei schweren Infektionen des vorderen Augenabschnittes, etwa Keratitis, ist dagegen eine antibiotische Therapie dringend geboten; bei schweren Hornhautulzera ist ein Antibiogramm erforderlich, während in weniger schweren Fällen empirisch mit Breitspektrumantibiotika behandelt werden kann (McLeod et al. 1996).

Gefahren bestehen bei einigen Antibiotika wegen lokaler Irritation oder Allergisierung bei längerdauernder Anwendung. In den meisten Fällen sollte eine Behandlung zehn Tage nicht überschreiten. Ein ideales Antibiotikum für die Lokalbehandlung gibt es nach wie vor nicht. Empfohlen werden zum einen Kombinationen nur lokal anwendbarer Antibiotika (Polymyxin B, Colistin, Bacitracin, Gramicidin, mit Einschränkungen Neomycin), von denen einige, wie besonders Neomycin, lokal irritierend und allergisierend wirken. Andererseits wird zu den auch systemisch angewandten Aminoglykosiden

38

Tabelle 38.2: Verordnungen antiinfektiver Ophthalmika 1998 (Monopräparate) Angegeben sind die 1998 verordneten Tagesdosen, die Änderungen gegenüber 1997 und die mittleren Kosten je DDD 1998.

Präparat	Bestandteile	DDD in Mio.	Änderung in %	DDD-Kosten in DM
Antibiotika				
Kanamytrex	Kanamycin	15,5	(+4,0)	0,48
Refobacin Augensalbe/Tropf.	Gentamicin	10,9	(−6,7)	0,39
Fucithalmic	Fusidinsäure	7,6	(+0,8)	0,42
Gentamicin-POS	Gentamicin	5,2	(−9,0)	0,36
Kanamycin-POS	Kanamycin	3,3	(+17,6)	0,35
Oxytetracyclin Augensalbe	Oxytetracyclin	1,9	(−9,9)	0,63
		44,3	(−0,8)	0,43
Gyrasehemmer				
Floxal	Ofloxacin	15,7	(+22,6)	0,52
Ciloxan	Ciprofloxacin	2,7	(+25,9)	0,49
Chibroxin	Norfloxacin	1,8	(+1,3)	0,52
		20,2	(+20,8)	0,52
Adstringentien				
Noviform Augensalbe	Bibrocathol	1,6	(−19,9)	1,23
Summe		66,1	(+4,3)	0,47

sowie Erythromycin geraten, bei denen Resistenzentwicklung ein Problem darstellt (siehe unten).

Monopräparate

38

Die Verordnungen von antibiotischen Monopräparaten waren 1998 insgesamt stabil (Tabelle 38.2). Allerdings hat es dabei Umschichtungen von den länger eingeführten Präparaten zu den Gyrasehemmern gegeben. Die Gyrasehemmer scheinen gute Wirksamkeit und gute lokale Penetration mit geringen unerwünschten Wirkungen zu kombinieren (O'Brien et al. 1995, Hanioglu-Kargi et al. 1998). Mit an der Spitze stehen nach wie vor die Aminoglykoside Kanamycin und Gentamicin. Sie gelten als gut wirksam und relativ nebenwirkungsarm. Die Entwicklung von Resistenz ist möglich. Neben diesen beiden Aminoglykosiden finden sich unter den Monopräparaten das schon lange verwendete Oxytetracyclin und seit einigen Jahren die Fusidin-

Tabelle 38.3: Verordnungen antiinfektiver Ophthalmika 1998 (Kombinationen)
Angegeben sind die 1998 verordneten Tagesdosen, die Änderungen gegenüber
1997 und die mittleren Kosten je DDD 1998.

Präparat	Bestandteile	DDD in Mio.	Änderung in %	DDD-Kosten in DM
Antibiotikakombinationen				
Ecolicin	Erythromycin Colistin	3,5	(+20,7)	1,00
Polyspectran Augen-/Ohrentr.	Polymyxin B Neomycin Gramicidin	3,5	(+9,0)	0,72
Terramycin Augensalbe	Oxytetracyclin Polymyxin B	0,8	(−5,5)	0,81
Polyspectran Augensalbe	Polymyxin B Bacitracin Neomycin	0,8	(−10,1)	1,60
		8,5	(+9,7)	0,92
Antibiotika und Glucocorticoide				
Dexa-Gentamicin	Gentamicin Dexamethason	13,1	(+6,9)	0,55
Dexamytrex	Gentamicin Dexamethason	6,5	(+1,5)	0,66
Isopto-Max	Neomycin Polymyxin B Dexamethason	6,4	(+3,0)	1,30
Aquapred Augentropfen	Chloramphenicol Prednisolon	5,7	(−24,0)	0,17
Spersadexolin	Chloramphenicol Tetryzolin Dexamethason	3,7	(−14,0)	0,78
Oxytetracycl. Pred. Jenapharm	Oxytetracyclin Prednisolon	3,4	(−11,3)	0,98
Mycinopred	Polymyxin B Neomycin Prednisolon	3,3	(−3,5)	0,47
Dexa-Polyspectran N	Polymyxin B Neomycin Dexamethason	2,9	(+4,0)	1,05
Terracortril Augensalbe/-Tr.	Oxytetracyclin Hydrocortison Polymyxin B	2,1	(−10,3)	0,81
		47,1	(−4,0)	0,71

38

Tabelle 38.3: Verordnungen antiinfektiver Ophthalmika 1998 (Kombinationen) (Fortsetzung)
Angegeben sind die 1998 verordneten Tagesdosen, die Änderungen gegenüber 1997 und die mittleren Kosten je DDD 1998.

Präparat	Bestandteile	DDD in Mio.	Änderung in %	DDD-Kosten in DM
Sulfonamidkombinationen				
Blephamide Augensalbe/Tr.	Sulfacetamid Prednisolon	11,6	(+14,2)	0,32
Summe		67,2	(+0,4)	0,67

säure (*Fucithalmic*), die vor allem gegen Staphylokokken wirksam ist.

Auf die Vorteile von Adstringentien wurde oben bereits eingegangen. Bei dem allein hier vertretenen Adstringens Bibrocathol (*Noviform*) sind die Verordnungen möglicherweise wegen der höheren DDD-Kosten weiter zurückgegangen. Nachteilig ist tagsüber die Galenik der Bibrocatholpräparate, die nur als Salbe verfügbar sind. In Tabelle 38.9 ist mit dem Salicylsäure-haltigen *Sophtal-POS N* ein weiteres als Antiseptikum im Handel befindliches Präparat aufgeführt; Salicylsäure wirkt topisch angewandt vor allem keratolytisch.

Kombinationspräparate

Die Verordnungen von Kombinationspräparaten mit Antiinfektiva blieben 1998 nach Rückgängen im Vorjahr ebenfalls stabil (Tabelle 38.3). In dieser Tabelle sind zum einen Kombinationen verschiedener lokal wirksamer Antibiotika, zum anderen aber die von den Zahlen her weit überwiegenden Kombinationen mit Glucocorticoiden zusammengefaßt.

Die reinen Antibiotikakombinationen sind seit langem etabliert und in ihren Wirkungen dokumentiert. Zwei dieser Präparate enthalten Neomycin bzw. Bacitracin, die leicht zu Allergien führen. Deshalb ist bei der Verwendung solcher Präparate Vorsicht geboten, besonders bei langfristiger oder häufiger Verordnung. Auffallend ist, trotz der ungünstigen Resistenzlage, der auch schon im Vorjahr beobachtete deutliche Anstieg der ebenfalls lang etablierten Kombination Erythromycin/Colistin (*Ecolicin*).

38

Immer noch in erheblichem Umfang sind Kombinationen von Antibiotika und Glucocorticoiden verwendet worden (Tabelle 38.3). Etwa jede dritte Verordnung von Antibiotika fällt auf ein Kombinationspräparat mit Glucocorticoiden. Die Verschreibung solcher Pharmaka entbindet in gewisser Weise von einer ausführlichen Diagnostik, da sowohl bei einer allergischen wie auch einer bakteriellen Genese einer Konjunktivitis mit einer Besserung zu rechnen ist. Dieser Eindruck der Besserung wird noch verstärkt, wenn ein Präparat wie z. B. *Spersadexolin* zusätzlich noch ein Sympathomimetikum enthält, das für eine Vasokonstriktion sorgt und damit eine symptomatische Abnahme der Rötung des Auges mit sich bringt. Die ungezielte Verwendung von Glucocorticoiden am Auge ist jedoch mit Risiken verbunden (siehe unten). Eine Kombination von Steroiden und Antibiotika kann daher in den meisten Fällen nicht begründet werden.

Der Rückgang bei den Chloramphenicol-haltigen Präparaten *Aquapred Augentropfen* und *Spersadexolin* hat sich noch weiter fortgesetzt. Trotz guter Wirksamkeit und lokaler Verträglichkeit und günstigem Preis mögen hierfür hämatologische Nebenwirkungen verantwortlich sein, die sehr selten auch nach lokaler Gabe am Auge beobachtet worden sind (Fraunfelder und Bagby 1983).

Die topische Anwendung von Sulfonamiden muß wegen der hohen Sensibilisierungsrate als obsolet gelten. Als einziges Präparat erscheint unter den 2000 führenden Arzneimitteln nur noch die Sulfonamidkombination *Blephamide Augensalbe/Tropfen*, bei dem es im letzten Jahr erstaunlicherweise wieder Zuwächse gegeben hat.

Sympathomimetika

38

Sympathomimetika werden zur symptomatischen Therapie besonders bei chronischen Reizzuständen der Bindehaut, die keine spezifische Diagnose erlauben, eingesetzt. Ihre Wirkung beruht im wesentlichen auf der Verengung von Gefäßen und damit einer Abschwellung der Schleimhäute. Es handelt sich um alphasympathomimetisch wirkende Substanzen, zum Teil in Kombination mit Antiseptika, wie im vorhergehenden Abschnitt bereits angesprochen wurde. Diese Präparate werden häufig bei unspezifischen Reizzuständen der Konjunktiven eingesetzt. Dabei darf aber nicht übersehen werden, daß diese Therapie rein symptomatisch ist (wenn auch oft angenehm für den Patienten), daß es bei chronischer Applikation sogar reflektorisch zu

Tabelle 38.4: Verordnungen von sympathomimetischen Ophthalmika 1998
Angegeben sind die 1998 verordneten Tagesdosen, die Änderungen gegenüber
1997 und die mittleren Kosten je DDD 1998.

Präparat	Bestandteile	DDD 1997 in Mio.	Änderung in %	DDD-Kosten in DM
Monopräparate				
Yxin	Tetryzolin	20,1	(−17,8)	0,09
Proculin	Naphazolin	12,9	(−21,4)	0,11
Berberil N	Tetryzolin	8,7	(−19,0)	0,12
Biciron	Tramazolin	7,7	(−23,7)	0,11
		49,3	(−19,9)	0,10
Kombinationspräparate				
Ophtalmin	Oxedrin Naphazolin Antazolin	15,7	(−24,5)	0,11
Spersallerg	Antazolin Tetryzolin	7,9	(−1,9)	0,19
Oculosan N	Zinksulfat Naphazolin	7,5	(−6,2)	0,21
Ophtopur N	Zinkborat Naphazolin	6,5	(−25,7)	0,10
Dacrin	Hydrastinin Oxedrin	4,2	(+2,4)	0,29
Konjunktival	Naphazolin Pheniramin	3,9	(−17,9)	0,30
Allergopos N	Antazolin Tetryzolin	3,2	(−21,4)	0,23
		48,9	(−16,4)	0,17
Summe		98,2	(−18,2)	0,14

38

einer Erweiterung der Gefäße kommen kann, die nur jeweils kurzfristig nach der Applikation des Medikaments verschwindet, und daß die Anwendung zur Austrocknung des Auges und damit zu vermehrter (aber nicht mehr bemerkter) Reizung führen kann. Aus dem symptomatischen Charakter dieser Therapie erklären sich vermutlich die in den letzten Jahren beobachteten Rückgänge entsprechender Verordnungen.

Die einzelnen Alphasympathomimetika unterscheiden sich in ihrem Wirkungsspektrum nicht und müssen daher als therapeutisch gleichwertig gelten. Im allgemeinen ist die Anwendung eines Monopräparates vollkommen ausreichend. Der Großteil von Verordnungen fällt auf die preisgünstigen Präparate (Tabelle 38.4).

Bei einer allergischen Genese der Konjunktivitis werden häufig Sympathomimetika in Verbindung mit Antihistaminika eingesetzt. Ob diese Kombinationen sinnvoll sind, muß ebenso wie für die Kombination von zwei Alphasympathomimetika (etwa im *Ophtalmin*) oder die Kombination eines Alphasympathomimetikums mit einer anderen fraglich vasokonstriktorischen Substanz (wie im *Dacrin*) in Frage gestellt werden. Brauchbare Daten liegen hierzu nicht vor. Erfreulicherweise sind in den letzten Jahren besonders fragwürdige Bestandteile wie Campher und zahlreiche Pflanzenextrakte aus allen relevanten Kombinationen herausgenommen worden (*Berberil N*, *Ophtopur N*, *Oculosan N*, *Allergopos N*).

Antiphlogistische Ophthalmika

Glucocorticoide werden in der Ophthalmologie bei Iridozyklitis, verschiedenen Erkrankungen der Cornea und zur Unterdrückung von Narbenwucherungen an Lidern und Cornea eingesetzt. Besserung, aber keine Heilung, versprechen sie bei der allergischen Konjunktivitis sowie Skleritis und Episkleritis. Trotz teilweise gegenläufiger Herstellerempfehlungen sind Glucocorticoide, auch in Kombination mit Antibiotika, nicht zur Behandlung der infektiösen Konjunktivitis geeignet. Hierbei sind sie nicht nur nutzlos, sondern wegen mehrerer Risiken sogar schädlich (Straub 1986, Strempel 1994). Dazu gehören vor allem das Aufflammen von infektiösen Prozessen, besonders Pilzinfektionen, aber auch vereinzelt die Auslösung eines Glaukoms schon innerhalb weniger Wochen bei prädisponierten Patienten und die Entwicklung von Linsentrübungen nach Anwendung über ein oder mehrere Jahre. Grundsätzlich gewarnt werden muß vor der Anwendung von Glucocorticoiden, wenn die Hornhaut nicht intakt ist. Aus diesen Gründen sollte jede längerdauernde Anwendung von Glucocorticoiden am Auge sorgfältig überwacht werden.

38

Zum Einsatz kommen verschiedene Glucocorticoide, die sich nicht nur in ihrer Potenz, sondern auch in ihrer Resorbierbarkeit erheblich unterscheiden. So ist die Resorption von Prednisolonacetat (*Inflanefran*, *Ultracortenol*) höher als die von Phosphatsalzen der Glucocorticoide (*Dexa-sine*). Dagegen ist – gleiche Resorption vorausgesetzt –

Tabelle 38.5: Verordnungen von antiphlogistischen Ophthalmika 1998
Angegeben sind die 1998 verordneten Tagesdosen, die Änderungen gegenüber
1997 und die mittleren Kosten je DDD 1998.

Präparat	Bestandteile	DDD in Mio.	Änderung in %	DDD-Kosten in DM
Glucocorticoide				
Inflanefran	Prednisolon	12,8	(+0,1)	0,69
Ultracortenol	Prednisolon	3,0	(−9,7)	0,82
Efflumidex	Fluorometholon	2,7	(+15,5)	0,71
Dexa-sine	Dexamethason	2,2	(+3,1)	0,96
Ficortril Augensalbe	Hydrocortison	1,9	(−3,7)	0,85
Prednisolon Augensalbe	Prednisolon	1,6	(+6,3)	0,91
Hydrocortison-POS N	Hydrocortison	0,6	(+3,9)	1,57
		24,8	(+0,7)	0,78
Glucocorticoidkombinationen				
Dexa Biciron	Dexamethason Tramazolin	3,2	(−0,7)	0,41
Nichtsteroidale Antiphlogistika				
Voltaren ophtha	Diclofenac	4,4	(−5,2)	1,53
Ocuflur	Flurbiprofen	4,1	(−0,5)	1,38
		8,5	(−3,0)	1,46
Summe		36,6	(−0,3)	0,91

die Potenz von Dexamethason deutlich höher als die von Prednisolon
und Hydrocortison. In den Kombinationspräparaten mit Sympathomimetika (Tabelle 38.5) und Antibiotika (Tabelle 38.3) findet vor
allem Dexamethason Verwendung, häufig in Form der schlechter
resorbierten Phosphatsalze. Bei den Monopräparaten dagegen überwiegt die Verwendung von Prednisolonacetat. Die Verordnungen von
Glucocorticoiden sind 1998 stabil gewesen (Tabellen 38.3 und 38.5).

Separat aufgeführt werden die nichtsteroidalen Antiphlogistika
Flurbiprofen (*Ocuflur*) und Diclofenac (*Voltaren ophtha*) (Tabelle
38.5). Diese Präparate werden hauptsächlich zur Entzündungshemmung nach Operationen sowie zur Vermeidung intraoperativer Miosis eingesetzt, bei denen ihre antiinflammatorische Potenz der der
Glucocorticoide gleichkommt (Wright et al. 1997). Nach deutlichen
Zunahmen in den Vorjahren haben auch hier die Verordnungen leicht
abgenommen. Hier ist allerdings zu bedenken, daß diese Therapie
ganz wesentlich auch in der Klinik durchgeführt wird.

Antiallergika

Bei der Konjunktivitis mit allergischer Ursache ist eine Prophylaxe mit Cromoglicinsäure und ähnlich wirkenden Substanzen möglich. Ihre Wirkung wird auf eine Hemmung der Mastzelldegranulation zurückgeführt, der genaue Wirkmechanismus ist jedoch unklar. Diese Präparate wirken nicht sofort, sondern müssen bei Allergikern vorbeugend vor der in Aussicht stehenden Exposition (z. B. Pollen) gegeben werden. Cromoglicinsäure kann in vielen Fällen anstelle von Corticosteroiden eingesetzt werden und ist dann wegen der sehr viel geringeren Nebenwirkungen vorzuziehen (Hingorani und Lightman 1995). Allerdings kann Cromoglicinsäure, wenn auch wohl sehr selten, selbst anaphylaktische Reaktionen auslösen (Ibanez et al. 1996). Die Verordnungen dieser Präparate haben sich nach einem Einbruch im Jahre 1997 nun stabilisiert (Tabelle 38.6). Innerhalb dieser Gruppe hat es dabei Umschichtungen von den klassischen Cromoglicin-Präparaten zu neueren Degranulationshemmern und zum Antihistaminikum Levocabastin gegeben.

Bei der Cromoglicinsäure dominieren inzwischen die Generika. Bei den Preisen muß berücksichtigt werden, daß bei den verschiedenen Präparaten in unterschiedlichem Ausmaß die Verordnungen von Kombinationspackungen (Augentropfen und Nasensprays) oder Eindosis-Packungen zu scheinbar unterschiedlichen DDD-Kosten führen (Tabelle 38.6).

Nedocromil (*Irtan*) wirkt ähnlich wie Cromoglicinsäure und ist klinisch mindestens ebenso effektiv wie diese (Kjellman und Stevens 1995, Hingorani und Lightman 1995). Gegenüber der viermal täglichen Gabe der Cromoglicinsäure scheint die zweimal tägliche Anwendung meist auszureichen. Dieses Präparat wurde zunächst erfolgreich 1994 eingeführt, hat aber 1997 vermutlich aufgrund des deutlich höheren Preises stark an Verordnungen eingebüßt und 1998 nur eine geringe Zunahme erreicht.

Lodoxamid (*Alomide*) gilt ebenfalls als Degranulationshemmer, zeichnet sich aber gegenüber der Cromoglicinsäure durch schnelleren Wirkungseintritt aus (Fahy et al. 1992). Dieses dem Nedocromil daher vergleichbare, jedoch deutlich preisgünstigere Präparat findet sich seit 1997 unter den verordnungshäufigsten Arzneimitteln und weist wiederum einen deutlichen Zuwachs auf.

Mit Levocabastin (*Livocab* und *Levophta)* hat sich ein neuer topischer H_1-Rezeptorantagonist unter den führenden Arzneimitteln eta-

38

Tabelle 38.6: Verordnungen von antiallergischen Ophthalmika 1998
Angegeben sind die 1998 verordneten Tagesdosen, die Änderungen gegenüber
1997 und die mittleren Kosten je DDD 1998.

Präparat	Bestandteile	DDD in Mio.	Änderung in %	DDD-Kosten in DM
Cromoglicinsäure				
Vividrin Augentropfen	Cromoglicinsäure	6,5	(−6,8)	1,08
Cromohexal-Augentropfen	Cromoglicinsäure	4,6	(+1,7)	1,05
Cromoglicin-ratio. Augentr.	Cromoglicinsäure	2,1	(+11,0)	1,09
Allergocrom Augentropfen	Cromoglicinsäure	1,8	(−21,7)	0,68
		14,9	(−4,4)	1,02
Weitere Degranulationshemmer				
Irtan	Nedocromil	2,0	(+4,8)	2,74
Alomide	Lodoxamid	1,9	(+40,5)	0,96
		4,0	(+19,4)	1,88
H$_1$-Antihistaminika				
Livocab Augentropfen	Levocabastin	7,9	(+18,6)	2,68
Levophta	Levocabastin	2,5	(−2,9)	0,82
		10,4	(+12,7)	2,24
Summe		29,3	(+4,0)	1,57

bliert. Diese Substanz erreicht bei allergischer Konjunktivitis ähnliche Therapieergebnisse wie andere topische Antiallergika, wirkt aber als hochaffiner Rezeptorantagonist schneller und länger als Cromoglicinsäure (Dechant und Goa 1991). In einer direkt vergleichenden Studie wurde Überlegenheit auch gegenüber dem Nedocromil gefunden (Hammann et al. 1996). Allerdings sind die Ergebnisse insgesamt nicht wesentlich besser als bei anderen antiallergisch wirkenden Substanzen, wozu die hohe Placeborate von 30–80 % beiträgt (Noble und McTavish 1995). Die unterschiedlichen Therapiekosten sind nur scheinbar, da beim Livocab häufig Kombipackungen (Augentropfen + Nasenspray) verordnet werden.

38

Glaukommittel

Als Glaukom wird eine Anzahl von ätiologisch verschiedenen Krankheiten bezeichnet, deren gemeinsames Kennzeichen die pathologische Steigerung des Augeninnendrucks ist. Wegen der Gefahr zunehmender Gesichtsfeldausfälle ist eine Dauertherapie angezeigt, die das Ziel hat, den Augeninnendruck über 24 Stunden hinweg unter 20 mm Hg zu senken. Dabei ist wichtig zu wissen, daß selbst in entwickelten Ländern etwa die Hälfte der Glaukompatienten nicht von ihrer Erkrankung wissen (Quigley 1996). Bei der Forschung nach den Ursachen gewinnen genetische Veränderungen an Bedeutung (Stone et al. 1997, Michels-Rautenstrauß et al. 1997).

In der Therapie des Glaukoms hat es in den letzten Jahren eine Reihe von Neuerungen gegeben (Moroi und Lichter 1996, Alward 1998, Pfeiffer 1998). Zur Auswahl stehen hier verschiedene Gruppen von Arzneimitteln, die entweder den Kammerwasserabfluß erhöhen (Cholinergika) oder die Kammerwasserproduktion reduzieren (Betarezeptorenblocker, Alpha$_2$-Sympathomimetika). Neue Therapiemöglichkeiten stellen das stark alpha$_2$-selektive Brimonidin, der lokal wirksame Carboanhydrasehemmer Dorzolamid und das Prostaglandinderivat Latanoprost dar.

Nebenwirkungen der klassischen Therapie mit Cholinergika bestehen in der Miosis, die das Sehen in der Dämmerung sowie bei Bestehen von Linsentrübungen stört, und bei jungen Patienten besonders in der akkommodativen Myopie. Die Anwendung von Betarezeptorenblockern kann systemische Nebenwirkungen mit sich bringen. Daher stellen insbesondere Asthma bronchiale und AV-Überleitungsstörungen Kontraindikationen dar. Lokale Nebenwirkung der Therapie mit Betarezeptorenblockern kann ein Sicca-Syndrom sein, das vor allem bei Kontaktlinsenträgern zu Problemen führt.

38

Die DDD für die Glaukommittel wurden vor zwei Jahren zur Vereinheitlichung entsprechend den DDD der WHO neu definiert. Bei Pilocarpinpräparaten wurden sie auf 0,4 ml (4 Tr. täglich), bei Betarezeptorenblockern auf 0,2 ml (2 Tr. täglich), bei allen anderen Präparaten entsprechend den Herstellerempfehlungen festgelegt. Dabei bezieht sich die DDD auf *zwei* Augen, auch wenn Glaukome bei etwa einem Drittel der Patienten nur einseitig bestehen. Für die Eindosispackungen wurde angenommen, daß eine Packung pro Tag verwendet wird, auch wenn strikt genommen wegen der Gefahr bakterieller Kontamination bei jeder Applikation eine neue Packung angebrochen werden sollte, was diese Therapieform noch weiter verteuern würde. Dieses Problem der Verteuerung der Glaukomtherapie durch Eindosispackungen ist im Detail von Hertel und Pfeiffer (1994) untersucht worden. Insgesamt ist durch diese Neudefinitionen der direkte Vergleich mit früher veröffentlichten Werten nicht möglich, jedoch sind die in Abbildung 38.2 gezeigten Daten durchgängig mit den aktuellen DDDs errechnet.

Nach deutlichen Steigerungen in den Vorjahren haben sich die Verordnungen von Glaukommitteln in der letzten Zeit stabilisiert (Abbildung 38.2, Tabelle 38.7). Unter den verschiedenen Arzneimittelgruppen haben sich aber die bisher beobachteten Umschichtungen weiter fortgesetzt: überragende Stellung der Betarezeptorenblocker und Rückgang der Cholinergika. Besonders auffällig ist die Zunahme bei den neuen Therapieprinzipien.

Cholinergika

Cholinergika werden allein oder in Kombination mit Betarezeptorenblockern eingesetzt. Ganz überwiegend wird hier Pilocarpin benutzt, dessen Verordnungen vermutlich wegen der unerwünschten Wirkungen weiter abgenommen haben. Abnahmen hat es auch bei den Verordnungen der Kombinationen von Pilocarpin mit Betarezeptorenblockern gegeben, die bei ungenügender Wirksamkeit der Einzelkomponenten indiziert sind. Beim Vergleich der in der Tabelle angegebenen Kombinationspräparate mit Betarezeptorenblockern und Pilocarpin muß berücksichtigt werden, daß entsprechend den Herstellerempfehlungen die DDD-Werte für *Timpilo* auf 0,2 ml (zweimal tgl.), für *Normoglaucon* auf 0,4 ml (viermal tgl.) festgelegt wurden.

38

Alpha$_2$-Sympathomimetika

Bei den Alpha$_2$-Sympathomimetika sind 1998 mit *Isoglaucon* und *Clonid Ophtal* zwei Clonidin-Präparate vertreten, deren Verordnungen sich weiterhin unterschiedlich entwickelten. *Isoglaucon* nahm 1998 weiter ab, während das preisgünstigere *Clonid Ophthal* stabil blieb. Damit hat das alpha$_2$-selektive Clonidin das früher verwendete Dipivefrin, einen gut penetrierenden Adrenalinester ohne Rezeptorselektivität, weitgehend verdrängt. Das kürzlich eingeführte Brimonidin (*Alphagan*) ist noch stärker alpha$_2$-selektiv (Walters 1996).

Tabelle 38.7: Verordnungen von Glaukommitteln 1998
Angegeben sind die 1998 verordneten Tagesdosen, die Änderungen gegenüber
1997 und die mittleren Kosten je DDD 1998.

Präparat	Bestandteile	DDD in Mio.	Änderung in %	DDD-Kosten in DM
Cholinergika				
Pilomann	Pilocarpin	8,2	(−21,4)	0,27
Pilocarpin Ankerpharm	Pilocarpin	7,0	(−13,2)	0,22
Borocarpin S	Pilocarpin	6,3	(−19,2)	0,22
Pilocarpol	Pilocarpin	6,0	(−21,7)	0,21
		27,5	(−19,0)	0,23
Alpha$_2$-Sympathomimetika				
Isoglaucon	Clonidin	25,9	(−16,2)	0,25
Clonid Ophtal	Clonidin	13,6	(−0,2)	0,18
Alphagan	Brimonidin	7,1	(neu)	1,39
		46,5	(+4,8)	0,41
Betarezeptorenblocker				
Tim Ophthal	Timolol	29,9	(+12,5)	0,27
Timomann	Timolol	27,7	(−2,9)	0,26
Vistagan	Levobunolol	22,7	(−2,2)	0,38
Chibro-Timoptol	Timolol	21,0	(−13,8)	0,40
Betamann	Metipranolol	20,2	(−7,0)	0,42
Arutimol	Timolol	16,6	(+17,0)	0,34
Dispatim	Timolol	16,3	(−0,3)	0,40
Timohexal	Timolol	9,2	(−6,6)	0,34
Arteoptic	Carteolol	8,4	(−4,8)	0,41
Betoptima	Betaxolol	7,5	(−13,9)	0,41
Timosine	Timolol	7,4	(−19,3)	0,63
Timolol POS	Timolol	6,9	(−6,5)	0,33
		193,9	(−2,6)	0,36
Cholinergikakombinationen				
Normoglaucon	Pilocarpin Metipranolol	11,5	(−12,2)	0,89
Timpilo	Pilocarpin Timolol	8,0	(−14,7)	1,36
		19,5	(−13,3)	1,08
Carboanhydrasehemmer				
Trusopt	Dorzolamid	28,5	(+22,4)	2,14
Prostaglandinderivate				
Xalatan	Latanoprost	12,8	(+452,6)	2,10
Summe		328,8	(+1,0)	0,62

38

Bei beiden Substanzen ist an die Möglichkeit systemischer Nebenwirkungen zu denken, insbesondere Blutdruckabfall und Sedation (Nordlund et al. 1995, Schuman 1996).

Betarezeptorenblocker

Betarezeptorenblocker stellen die seit einigen Jahren die Therapie des Glaukoms dominierende Arzneimittelgruppe dar. Als Standard gilt dabei nach wie vor Timolol, von dem mehrere Nachfolgepräparate in das hier untersuchte Marktsegment vorgedrungen sind. Keiner der neueren Betarezeptorenblocker hat sich – bei insgesamt guter Wirksamkeit – im Vergleich mit Timolol als überlegen erwiesen (Sorensen und Abel 1996). Die Verordnungen der Betarezeptorenblocker haben sich 1998 gehalten, mit zunehmender Betonung preisgünstiger Timololgenerika.

Carboanhydrasehemmer

Der systemisch angewandte Carboanhydrasehemmstoff Acetazolamid spielt nur noch bei akuten Anfällen und in der kurzfristigen Glaukomtherapie eine Rolle. Eine interessante Neuerung stellt hier das 1995 eingeführte lokal anwendbare Dorzolamid (*Trusopt*) dar. Wirksamkeit und Verträglichkeit sind für dieses Präparat gut dokumentiert (Strahlman et al. 1995, Pfeiffer 1996). Allerdings deuten jüngere Daten darauf hin, daß Dorzolamid akut weniger wirksam ist als systemisches Acetazolamid (Maus et al. 1997) und chronisch weniger wirksam als Timolol (Heijl et al. 1997). Derzeit liegt seine Bedeutung vor allem in der Monotherapie bei Unverträglichkeit von Betarezeptorenblockern sowie in der Kombination mit diesen (Balfour und Wilde 1997).

38

Prostaglandinderivate

Eine weitere neue Therapiemöglichkeit zur Behandlung des Weitwinkelglaukoms stellt das Prostaglandinanalogon Latanoprost (*Xalatan*) dar, das sich durch gute therapeutische Wirksamkeit, aber offenbar auch erhebliche lokale Nebenwirkungen auszeichnet (Patel und Spencer 1996). Zu diesen gehören Pigmentierungen der Iris bei bis zu 10 % der Patienten sowie Wachstum und Pigmentierungen von Lidhaaren (Johnstone 1997). Systemische unerwünschte Wirkungen umfassen vor allem Muskel- und Gelenkschmerzen sowie allergische Hautreaktionen (Watson et al. 1996). Das Nutzen/Risiko-Verhältnis dieser Substanz ist derzeit noch nicht abschließend zu beurteilen. In Anbetracht dieser Unsicherheit ist es überraschend, welch schnelle Akzeptanz das *Xalatan* gefunden hat.

Vergleichende Betrachtung

Die neuen Strategien der medikamentösen Therapie des Glaukoms haben zu einem erheblichen Rückgang der Zahl der notwendig gewordenen drucksenkenden Glaukomoperationen geführt, wobei die Langzeiterfolge der medikamentösen Therapie im Vergleich mit operativem Vorgehen vermutlich erst in vielen Jahren wirklich beurteilbar werden. Glaukome, die mit konservativen Methoden nicht beherrscht werden können, sind aber wesentlich seltener geworden. Neuere Therapieprinzipien bereichern das Spektrum der Möglichkeiten.

Die jetzt auf hohem Niveau sich stabilisierenden Verordnungszahlen lassen hoffen, daß die Glaukomtherapie den überwiegenden Teil der Erkrankten erfaßt. Fragwürdige Präparate spielen in diesem Indikationsgebiet keine Rolle. Die medikamentöse Glaukomtherapie erweist sich als sinnvolle und kostengünstige Behandlung einer schwerwiegenden Krankheit.

Filmbildner

38

Die Anwendung von Filmbildnern ist beim Syndrom des trockenen Auges (Keratoconjunctivitis sicca) indiziert. Bei diesem Syndrom handelt es sich entweder um eine Hyposekretion der wäßrigen Phase des präkornealen Films oder um eine Störung der Zusammensetzung des aus einer Lipidschicht, einer wäßrigen Schicht und einer Muzinschicht bestehenden präkornealen bzw. präkonjunktivalen Films. Dies hat zur Folge, daß der Tränenfilm instabil wird, zu früh „aufreißt" und dadurch sowohl Sehstörungen als auch subjektive Beschwerden bewirkt werden. Eine kausale Therapie ist meist nicht möglich. Allerdings sollte versucht werden, äußere Reize wie Rauch und schlecht klimatisierte zugige Luft zu meiden (Kampik et al. 1996). Weiter ist zu bedenken, daß eine Keratokonjunktivitis sicca durch die unkritische Verordnung von Adstringentien und Sympathomimetika („Weißmachern") verschlechtert oder gar provoziert werden kann (Strempel 1994).

Als Präparate werden Lösungen mit inerten Substanzen verwendet, die die Tränenflüssigkeit substituieren und das Epithel besser benetzen können. Meist enthalten sie noch Zusätze, die eine längere Verweildauer im Bindehautsack bewirken. Diese Therapie ist nur symptomatisch, und es sollte daher zuvor geklärt werden, ob als Ursache eine Erkrankung (rheumatische Erkrankung, Vitamin-A-Mangel, Östrogenmangel) in Frage kommt. Da alle diese Pharmaka relativ häufig appliziert werden müssen, können die in den Augentropfen enthaltenen Konservierungsstoffe eine Schädigung des Hornhautepithels herbeiführen (Kampik et al. 1996). Deshalb sind in jüngerer Zeit von einigen Arzneimitteln auch Konservierungsmittel-freie Formen eingeführt worden, die jeweils eine Tagesdosis einzeln abgepackt enthalten. Diese sinnvolle Strategie bedeutete bisher eine deutliche Erhöhung der Kosten, die sich z.B. beim *Protagent* zeigt. Von *Artelac*, *Lacophtal* und *Oculotect* sind jetzt jedoch auch preisgünstigere Präparate ohne Konservierungsmittel verfügbar, die auf Anhieb eine hohe Akzeptanz erreichten.

Die Tabelle 38.8 unterteilt die Filmbildner in Mono- und Kombinationspräparate strikt nach der von den Herstellern vorgenommenen Einteilung, auch wenn diese nicht immer nachvollziehbar ist. Bei der Berechnung der definierten Tagesdosen dieser Präparate wurde von einer durchschnittlichen definierten Tagesdosis von 0,4 ml (4 Tropfen für jedes Auge) ausgegangen, um Vergleichbarkeit zu gewährleisten, auch wenn die Herstellerangaben teilweise hiervon abweichen. Ähnlich wie bei den Glaukommitteln wurde weiter bei den Einzeldosispackungen jeweils eine Packung als DDD definiert, auch wenn strikt gesehen für jede einzelne Applikation eine neue Packung genommen werden sollte.

Auffallend ist, daß sich bei diesen Präparaten über Jahre hinweg ein deutlicher Zuwachs der Verordnungen fand, wobei auch erfolgreiche Neueinführungen dem Anstieg der Verordnungen bereits etablierter Präparate keinen Abbruch taten. Eine jüngere solche Neueinführung, die relativ große Akzeptanz gefunden hat, ist das *Liposic*, das Carbomer sowie (unter anderen) als Hilfsstoff Triglyceride enthält.

38

Tabelle 38.8: Verordnungen von Filmbildnern 1998
Angegeben sind die 1998 verordneten Tagesdosen, die Änderungen gegenüber
1997 und die mittleren Kosten je DDD 1998.

Präparat	Bestandteile	DDD in Mio.	Änderung in %	DDD-Kosten in DM
Monopräparate				
Artelac	Hypromellose	29,2	(−4,3)	0,35
Lacophtal	Povidon	28,5	(−15,0)	0,24
Oculotect fluid	Povidon	18,6	(+2,1)	0,26
Liquifilm	Polyvinylalkohol	14,5	(−31,2)	0,21
Protagent	Povidon	13,4	(−2,9)	0,47
Arufil	Povidon	13,2	(+18,2)	0,15
Vidisept	Povidon	12,8	(−20,9)	0,20
Lacrimal	Polyvinylalkohol	12,8	(−21,3)	0,19
Liposic	Carbomer	12,2	(+331,2)	0,28
Vidirakt S mit PVP	Povidon	9,2	(−27,1)	0,18
Sic Ophtal	Hypromellose	6,0	(+34,5)	0,17
Lacrigel	Hydroxyethyl-cellulose	4,4	(−17,0)	0,19
		174,9	(−6,0)	0,26
Kombinationen				
Oculotect	Retinolpalmitat Hypromellose	22,2	(−6,9)	0,26
Vidisic	Cetrimid Polyacrylsäure	21,3	(−28,3)	0,21
Lacrisic	Hypromellose Glycerol Povidon	20,5	(−2,3)	0,22
Siccaprotect	Dexpanthenol Polyvinylalkohol	15,4	(−28,0)	0,18
Dispatenol	Dexpanthenol Polyvinylalkohol	13,0	(−32,4)	0,19
Lacrimal O.K.	Polyvinylalkohol Povidon	9,5	(−5,4)	0,63
Thilo-Tears	Carbomer Mannitol	8,5	(−20,4)	0,36
		110,3	(−18,8)	0,26
Summe		285,2	(−11,4)	0,26

38

Seit 1985 hat sich die Anwendung dieser Präparate verfünffacht, so
daß die Filmbildner nun nach den Glaukommitteln das zweitgrößte
Segment der Ophthalmika darstellen. Dies legt die Vermutung nahe,
daß in den letzten Jahren besonders die durch äußere Bedingungen

(trockene Luft, klimatisierte Räume, Bildschirmarbeit) verursachten Beschwerden Anlaß für die Verordnung von Filmbildnern geworden sein müssen. Daneben ist auch eine psychosomatische Beteiligung durch eine jüngere Studie nahegelegt worden (Erb et al. 1996). Im Jahr 1996 wurde ein Höhepunkt der Verordnungen erreicht, der inzwischen um fast 20 % unterschritten wurde. Hierfür dürften vermutlich eher Budget- als therapeutische Gründe verantwortlich sein.

Sonstige Ophthalmika

In dieser Gruppe wurden Präparate zusammengefaßt, die sich in keine der vorhergehenden therapeutischen Gruppen einordnen lassen. Hierzu gehören vor allem die Gruppen der sogenannten „Antikataraktika" und Vitaminpräparate.

Einen immer noch wesentlichen, aber seit 1992 kontinuierlich abnehmenden Teil davon machen die sogenannten Antikataraktika aus, Präparate, von denen die Hersteller geltend machen, daß sie bei Katarakt oder Sehminderung aus anderen Gründen eine Besserung ermöglichen (Tabelle 38.9). Ein solcher Effekt ist jedoch bisher nicht belegt worden und kann auch nicht wahrscheinlich gemacht werden. Die häufig wechselnden Zusammensetzungen bei solchen Präparaten legen diesen Schluß ebenfalls nahe. So ist aus dem *Vitreolent N*, einem Iod-haltigen Präparat mit der Gefahr der Hyperthyreoseauslösung (Geisthövel 1984), das völlig anders zusammengesetzte *Vitreolent Plus* geworden. Die Verordnungen von Antikataraktika sind dem langfristigen Trend folgend 1998 weiter gefallen (s. auch Abbildung 38.2).

38   Einige vitaminhaltige Ophthalmika finden sich unter den 2000 verordnungshäufigsten Präparaten (Tabelle 38.9), unter ihnen das mit fast 1,5 Mio. Verordnungen am häufigsten verschriebene Ophthalmikum *Bepanthen Augen-/Nasensalbe*. Diese Präparate dürften im wesentlichen ähnlich wie die Filmbildner indifferent wirken und z. B. zur Reduktion von Fremdkörpergefühl besonders bei abendlicher Gabe geeignet sein, auch wenn für Dexpanthenol-haltige Tränenflüssigkeit in einer jüngeren Studie spezifische Wirkungen berichtet wurden (Göbbels und Gross 1996). Bemerkenswert ist die Vielzahl von Vitamin-A-(Retinol-)haltigen Präparaten, die für zahlreiche Indikationen, insbesondere auch zur „unterstützenden Behandlung", angeboten werden. Die allgemeine Wirksamkeit solcher Präparate wird

Tabelle 38.9: Verordnungen von sonstigen Ophthalmika 1998
Angegeben sind die 1998 verordneten Tagesdosen, die Änderungen gegenüber
1997 und die mittleren Kosten je DDD 1998.

Präparat	Bestandteile	DDD in Mio.	Änderung in %	DDD-Kosten in DM
Sogenannte Antikataraktika				
Antikataraktikum N	Inosinmonophosphat	32,3	(−15,2)	0,17
Vitreolent Plus	Cytochrom C Adenosin Nicotinamid	12,2	(−22,0)	0,22
LentoNit	Kaliumiodid Calciumchlorid Natriumthiosulfat	12,1	(−15,5)	0,14
		56,6	(−16,8)	0,18
Vitaminpräparate				
Bepanthen Augen-/ Nasensalbe	Dexpanthenol	34,2	(−10,2)	0,20
Corneregel	Dexpanthenol	23,1	(−8,1)	0,21
Solan M	Retinolpalmitat	10,1	(−7,2)	0,25
Oculotect Gel/sine Tropfen	Retinolpalmitat	5,7	(+2,8)	0,32
Kollateral A+E Drag.	Moxaverin Retinolacetat α-Tocopherolacetat	5,2	(+2,0)	1,61
Vitamin A-POS	Retinolpalmitat	2,0	(−10,5)	0,46
Regepithel	Retinolpalmitat Thiaminchlorid Calciumpantothenat	1,7	(−13,5)	0,46
Panthenol-Augensalbe	Dexpanthenol	1,4	(−2,5)	0,32
		83,4	(−7,7)	0,32
Sonstige Mittel				
Dexium	Calciumdobesilat	23,2	(−4,6)	1,01
Sophtal-POS N	Salicylsäure	14,0	(+2,2)	0,15
Dobica	Calciumdobesilat	8,0	(−10,1)	1,15
Heparin-POS	Heparin	3,3	(−12,6)	0,35
		48,6	(−4,3)	0,74
Summe		188,6	(−9,9)	0,38

38

aus ihren anerkannten Wirkungen bei echtem Vitamin-A-Mangel abgeleitet. Sie ist aber nur für diesen Spezialfall belegt, und bei der Mehrzahl der Patienten sind spezifische Wirkungen des Vitamins nicht wahrscheinlich (Moroi und Lichter 1996).

In der Tabelle 38.9 sind schließlich weitere Präparate aufgelistet, die keiner der bisher aufgeführten Arzneimittelgruppen zugeordnet werden können. Mehr als die Hälfte der Verordnungen entfällt auf Calciumdobesilat (*Dexium, Dobica*). Seit langem wird als Wirkung dieses Mittels eine Verminderung der Kapillarpermeabilität geltend gemacht, neuerdings wurde auch eine Vermehrung der NO-Produktion beobachtet. Daraus wird ein Anwendungsanspruch bei diabetischer Retinopathie, venöser Insuffizienz und Hämorrhoiden abgeleitet. Calciumdobesilat-haltige Präparate werden seit 1974 in der Roten Liste aufgeführt, haben aber die Indikationsgruppe mehrfach gewechselt (1974 Gefäßabdichtende Mittel, 1976 Venenmittel, 1987 Durchblutungsfördernde Mittel, 1992 Venenmittel, 1995 Ophthalmika). In der Augenheilkunde ist die Wirksamkeit nicht belegt, da in einer zweijährigen klinischen Studie kein Unterschied zwischen Calciumdobesilat (1,5 g/Tag) und Placebo auf die Progression der diabetischen Retinopathie beobachtet wurde (Haas et al. 1995).

Literatur

Alward W.L.M. (1998): Medical management of glaucoma. N. Engl. J. Med. 339: 1298–1307.

Balfour J.A., Wilde M.I. (1997): Dorzolamide. A review of ist pharmacology and therapeutic potential in the management of glaucoma and ocular hypertension. Drugs Aging 19: 384–403.

Behrens-Baumann W., Begall T. (1993): Antiseptics versus antibiotics in the treatment of the experimental conjunctivitis caused by Staphylococcus aureus. Ger. J. Ophthalmol. 2: 409–411.

Dechant K.L., Goa K.L. (1991): Levocabastine. A review of its pharmacological properties and therapeutic potential as a topical antihistamine in allergic rhinitis and conjunctivitis. Drugs 41: 202–224.

Erb C., Horn A., Günthner A., Saal J.G., Thiel H.J. (1996): Psychosomatische Aspekte bei Patienten mit primärer Keratoconjunctivitis sicca. Klin. Monatsbl. Augenheilkd. 208: 96–9.

Everett S.L., Kowalski R.P., Karenchak L.M., Landsittel D., Day R., Gordon Y.L. (1995): An in vitro comparison of the susceptibilities of bacterial isolates from patients with conjunctivitis and blepharitis to newer and established topical antibiotics. Cornea 14: 382–387.

Fahy G.T., Easty D.L., Collum L.M., Benedict-Smith A., Hillery M., Parsons D.G. (1992): Randomised double-masked trial of lodoxamide and sodiumcromoglycate in allergic eye disease. A multicentre study. Eur. J. Ophthalmol. 1992: 144–149.

38

Fraunfelder F.T., Bagby G.C. (1983): Ocular chloramphenicol and aplastic anemia. N. Engl. J. Med. 308: 1536.

Geisthövel W. (1984): Hyperthyreose nach jodhaltigen Augentropfen. Dtsch. Med. Wochenschr. 109: 1304–1305.

Göbbels M., Gross D. (1996): Klinische Studie der Wirksamkeit einer Dexpanthenol-haltigen künstlichen Tränenflüssigkeit (Siccaprotect) bei der Behandlung des trockenen Auges. Klin. Monatsbl. Augenheilkd. 209: 84–88.

Haas A., Trummer G., Eckhardt M., Schmut O., Uyguner I., Pfeiffer K.P. (1995): Einfluß von Kalziumdobesilat auf die Progression der diabetischen Retinopathie. Klin. Monatsbl. Augenheilkd. 207: 17–21.

Hammann C., Kammerer R., Gerber M., Spertini F. (1996): Comparison of effects of topical levocabastine and nedocromil sodium on the early response in a conjunctival provocation test with allergen. J. Allergy Clin. Immunol. 98: 1045–1050.

Hanioglu-Kargi S., Basci N., Soysal H., Bozkurt A., Gursel E., Kayaalp O. (1998): The penetration of ofloxacin into human aqueous humor given by various routes. Eur. J. Ophthalmol. 8: 33–36.

Heijl A., Strahlman E., Sverrisson T., Brinchman-Hansen O., Puustjarvi T., Tipping R. (1997): A comparison of dorzolamide and timolol in patients with pseudoexfoliation and glaucoma or ocular hypertension. Ophthalmology 104: 137–142.

Hertel F., Pfeiffer N. (1994): Einzeldosisapplikationen in der Glaukomtherapie. Ophthalmologe 91: 602–605.

Hingorani M., Lightman S. (1995): Therapeutic options in ocular allergic disease. Drugs 50: 208–221.

Ibanez M.D., Laso M.T., Martinez San Irineo M., Alonso E. (1996): Anaphylaxis to disodium cromoglycate. Ann. Allergy Asthma Immunol. 77: 185–186.

Jensen H.G., Felix C. (1998): In vitro antibiotic susceptibilities of ocular isolates in North and South America. In vitro antibiotic testing group. Cornea 17: 79–87.

Johnstone M.A. (1997): Hypertrichosis and increased pigmentation of eyelashes and adjacent hair in the region of the ipsilateral eyelids of patients treated with unilateral topical latanoprost. Am. J. Ophthalmol. 124: 544–547.

Kampik A., Meßmer E., Thoma K. (1996): Das Auge – Konjunktivitis und Sicca Syndrom. Schriftenreihe der Bayerischen Landesapothekerkammer, Heft 53.

Kjellman N.I., Stevens M.T. (1995): Clinical experience with Tilavist: an overview of efficacy and safety. Allergy 50: 14–22.

Maus T.L., Larsson L.I., McLaren J.W., Brubaker R.F. (1997): Comparison of dorzolamide and acetazolamide as suppressors of aqueous humor flow in humans. Arch. Ophthalmol. 115: 45–49.

McLeod S.D., Kolahdouz-Isfahani A., Rostamian K., Flowers C.W., Lee P.P., McDonnell P.J. (1996): The role of smears, cultures, and antibiotic sensitivity testing in the management of suspected infectious keratitis. Ophthalmology 103: 23–28.

Michels-Rautenstrauß K., Rautenstrauß B., Mardin C.Y., Budde W., Pfeiffer R.A. (1997): Genetische Grundlagen der Glaukome. Dt. Ärzteblatt A-2996–3000.

Moroi S.E., Lichter P.E. (1996): Ocular Pharmacology. In: Hardman J.G., Limbird L.E. (eds.): Goodman & Gilman's The Pharmacological Basis of Therapeutics, 9th ed., McGraw-Hill, New York, pp. 1619–1645.

Noble S., McTavish D. (1995): Levocabastine. An update of its pharmacology, clinical efficacy and tolerability in the topical treatment of allergic rhinitis and conjunctivitis. Drugs 50: 1032–1049.

Nordlund J.R., Pasquale L.R., Robin A.L. et al. (1995): The cardiovascular, pulmonary, and ocular hypotensive of 0.2 % brimonidine. Arch. Ophthalmol. 113: 77–83.

38

O'Brien T.P., Maguire M.G., Fink N.E., Alfonso E., McDonnell P. (1995): Efficacy of ofloxacin vs cefazolin and tobramycin in the therapy for bacterial keratitis. Arch. Ophthalmol. 113: 1257–1265.

Ooishi M., Miyao M. (1997): Antibiotic sensitivity of recent clinical isolates from patients with ocular infections. Ophthalmologica 211, Suppl. 1, 15–24.

Patel S.S., Spencer C.M. (1996): Latanoprost. A review of ist pharmacological properties, clinical efficacy and tolerability in the management of primary open-angle glaucoma. Drugs Aging 9: 363–378.

Pfeiffer N. (1996): Lokaler Carboanhydrasehemmer Dorzolamid: Entwicklung und Eigenschaften. Ophthalmologe 93: 103–118.

Pfeiffer N. (1998): Moderne medikamentöse Glaukomtherapie. Dtsch. Ärztebl. 95:A3292-A3297.

Quigley H.A. (1996): Number of people with glaucoma worldwide. Brit. J. Ophthalmol. 80: 389–393.

Schuman J.S. (1996): Clinical experience with brimonidine 0.2 % and timolol 0.5 % in glaucoma and ocular hypertension. Surv. Ophthalmol. 41 (Suppl.) S27–37.

Sorensen S.J., Abel S.R. (1996): Comparison of the ocular beta-blockers. Ann. Pharmacother. 30: 43–54.

Stone E.M., Fingert J.H., Alward W.L.M. et al. (1997): Identification of a gene that causes primary open angle glaucoma. Science 275: 668–670.

Strahlman E., Tipping R., Vogel R. (1995): A double-masked, randomized 1-year study comparing dorzolamide (Trusopt), timolol, and betaxolol. International dorzolamide study group. Arch. Ophthalmol. 113: 985–986.

Straub W. (1986): Wann sind Kortikosteroide bei Augenerkrankungen indiziert? Dtsch. Ärztebl. 83: 2935–2937.

Strempel I. (1994): Zum Problem des „Trockenen Auges". Dtsch. Ärztebl. 91: C-204–208.

Walters T.R. (1996): Development and use of brimonidine in treating acute and chronic elevations of intraocular pressure: a review of safety, efficacy, dose response, and dosing studies. Surv. Ophthalmol. 41: S19-S26.

Watson P., Stjernschantz J., Latanoprost Study Group (1996): A six-month, randomized, double-masked study comparing latanoprost with timolol in open-angle glaucoma and ocular hypertension. Ophthalmology 103: 126–137.

Wright M., Butt Z., McIlwaine G., Fleck B. (1997): Comparison of the efficacy of diclofenac and betamethasone following strabismus surgery. Brit. J. Ophthalmol. 81: 299–301.

38

39. Parkinsonmittel

U. SCHWABE

Die Parkinsonsche Krankheit ist eine fortschreitende neurologische Erkrankung des extrapyramidalmotorischen Systems. Ursache ist eine in ihrer Ätiologie letztlich unbekannte Degeneration von Nervenzellen in der Substantia nigra, die zu einem „striatalen" Dopaminmangelsyndrom führt und mit einer erhöhten cholinergen Aktivität einhergeht. Die klassischen Symptome sind Akinese, Rigor und Tremor. Daneben können vegetative und psychische Veränderungen auftreten.

Ziel der Arzneitherapie ist es, das fehlende Dopamin zu substituieren und die gesteigerte cholinerge Aktivität zu dämpfen. Levodopa bildet die Basis der Parkinsontherapie vor allem bei älteren Patienten in allen Stadien. Es bessert vor allem die Akinese, während Rigor wenig und Tremor kaum ansprechen. Im Frühstadium der Erkrankung sind bei jüngeren Patienten mit leichter Ausprägung der Symptomatik Anticholinergika geeignet, wenn Tremor und Rigor vorherrschen. Steht im Frühstadium Akinese im Vordergrund, kann Amantadin zeitweise hilfreich sein. Generell sollte zu Beginn einer medikamentösen Therapie die Arzneimittelanamnese überprüft werden, da bei älteren Patienten in 40 % der Fälle die Parkinsonsymptomatik auf eine vorangehende Neuroleptikatherapie zurückzuführen war (Avorn et al. 1995).

Die Verordnung von Parkinsonmitteln hat 1998 in der gesamten Indikationsgruppe geringfügig zugenommen (Tabelle 39.1). Eine Übersicht über die verordneten Tagesdosen zeigt, daß die Levodopapräparate und Anticholinergika die größten Gruppen bilden (Abbildung 39.1). Wie im Vorjahr haben die dopaminergen Mittel insgesamt weiter zugenommen, während die Anticholinergika abermals rückläufig sind (Tabellen 39.2 und 39.3).

Der MAO-B-Hemmer Selegilin (*Movergan*) war 1998 nicht mehr unter den 2000 verordnungshäufigsten Präparaten vertreten, nach-

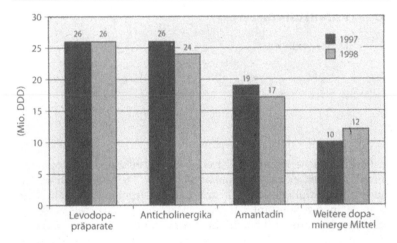

Abbildung 39.1: Verordnungen von Parkinsonmitteln 1998
DDD der 2000 meistverordneten Arzneimittel

dem er auch schon 1997 deutlich weniger verordnet worden war. Die rückläufige Entwicklung ist vermutlich Folge einer offenen Studie über die Übersterblichkeit von Parkinsonpatienten nach kombinierter Behandlung mit Levodopa und Selegilin (Lees et al. 1995). Die Studie hat erhebliche Kontroversen über die Rolle von Selegilin bei der Therapie des Morbus Parkinson ausgelöst und führte auch in Großbritannien zu einem erheblichen Verordnungsrückgang dieses MAO-B-Hemmers (Ben-Shlomo et al. 1998).

Dopaminerge Mittel

39   Levodopapräparate

Levodopa wird ausschließlich in Kombination mit Hemmstoffen der Dopadecarboxylase (Benserazid, Carbidopa) verwendet, die den peripheren Stoffwechsel von Levodopa hemmen und dadurch die zerebrale Verfügbarkeit von Levodopa als Vorstufe von Dopamin erhöhen. Durch diese sinnvolle Kombination werden wesentlich geringere Dosierungen von Levodopa benötigt und seine peripheren vegetativen Nebenwirkungen vermindert. Ein Problem der Levodopatherapie besteht offenbar darin, daß viele Patienten unzureichend auf die The-

Tabelle 39.1: Verordnungen von Parkinsonmitteln 1998
Angegeben sind die verordnungshäufigsten Präparate mit Verordnungsrang, Verordnungen und Umsatz 1998 im Vergleich zu 1997.

Rang	Präparat	Verordnungen in Tsd.	Änd. %	Umsatz Mio. DM	Änd. %
110	Madopar	1152,1	+2,0	86,8	+4,4
397	Akineton	461,3	−11,1	18,0	−9,0
473	Nacom	398,4	−6,0	42,1	−4,2
663	Tiapridex	293,3	+6,8	37,9	+13,1
745	PK-Merz	257,6	−12,1	26,1	−2,1
883	Tremarit	217,2	−17,9	9,4	−29,2
1245	Biperiden-neuraxpharm	144,0	−11,3	3,0	−11,4
1342	Parkotil	131,3	+0,1	38,1	+8,7
1490	Dopergin	114,5	−4,3	18,0	+16,1
1506	Sormodren	113,6	−13,6	6,0	−11,5
1637	Isicom	99,4	+11,5	7,8	+18,0
1692	Parkopan	94,5	−8,6	2,6	−3,2
1900	Amantadin-ratiopharm	78,8	−6,8	3,8	−7,6
1958	Tasmar	74,5	+298,3	23,8	+364,3
	Summe	3630,6	−3,0	323,5	+8,0
	Anteil an der Indikationsgruppe	84,2 %		73,5 %	
	Gesamte Indikationsgruppe	4310,6	+0,3	440,1	+12,9

rapie eingestellt sind und vor allem mit zu hohen Dosen behandelt werden. Durch Dosisreduktion wurde die Parkinsonsymptomatik bei 43 % der Patienten gebessert, nur bei 11 % war die Levodopadosis zu niedrig (Emskötter et al. 1989).

Der größte Teil der Verordnungen entfällt auf *Madopar* (Tabelle 39.2). Weiter zugenommen hat vor allem die Carbidopakombination *Isicom*, die einen deutlichen Kostenvorteil gegenüber den beiden alteingeführten Standardpräparaten bietet.

Dopaminrezeptoragonisten

39

Der Dopaminagonist Lisurid (*Dopergin*) wirkt beim Morbus Parkinson ähnlich, aber schwächer als Levodopa. Lisurid wird genauso wie Bromocriptin als Begleitmedikation bei nachlassender Wirkung von Levodopa und bei „on-off"-Phänomenen eingesetzt.

Pergolid (*Parkotil*) ist ein weiterer Dopaminagonist, der 1996 erstmals in die Gruppe der häufig verordneten Arzneimittel gelangt ist und 1998 trotz hoher DDD-Kosten einen weiteren Verordnungszu-

Tabelle 39.2: Verordnungen von dopaminergen Parkinsonmitteln 1998
Angegeben sind die 1998 verordneten Tagesdosen, die Änderungen gegenüber
1997 und die mittleren Kosten je DDD 1998.

Präparat	Bestandteile	DDD in Mio.	Änderung in %	DDD-Kosten in DM
Levodopa				
Madopar	Levodopa Benserazid	16,6	(+3,3)	5,23
Nacom	Levodopa Carbidopa	7,7	(−8,7)	5,48
Isicom	Levodopa Carbidopa	2,2	(+19,9)	3,58
		26,5	(+0,6)	5,17
Dopaminrezeptoragonisten				
Parkotil	Pergolid	1,7	(+10,4)	22,46
Dopergin	Lisurid	1,7	(+3,3)	10,85
		3,4	(+6,8)	16,72
COMT-Hemmer				
Tasmar	Tolcapon	2,3	(+369,3)	10,47
Dopaminrezeptorantagonisten				
Tiapridex	Tiaprid	6,5	(+10,0)	5,87
Summe		38,6	(+7,7)	6,60

wachs erreicht hat. Wie Bromocriptin und Lisurid wird es als Zusatztherapie zu Levodopa eingesetzt, wirkt aber vergleichsweise länger
und zeigt auch noch bei solchen Fällen eine klinische Besserung, die
nicht mehr auf andere Dopaminagonisten ansprechen.

39

COMT-Hemmer

Hemmstoffe der Catechol-O-Methyltransferase (COMT) sind eine
neue Klasse von Arzneimitteln zur Behandlung des Morbus Parkinson. Die COMT katalysiert in zahlreichen Geweben den Abbau der
endogenen Catecholamine, aber auch der therapeutisch eingesetzten
Dopaminvorstufe Levodopa zu inaktiven Metaboliten. COMT-Hemmer vermindern bei der Komedikation mit Levodopapräparaten den
Abbau von Levodopa zu 3-O-Methyldopa. Dadurch wird die Biover-

fügbarkeit von Levodopa erhöht und seine Eliminationshalbwertszeit verlängert, so daß seine Wirkungsdauer zunimmt und weniger motorische Fluktuationen resultieren. Als erster COMT-Hemmer wurde Tolcapon (*Tasmar*) im September 1997 für die Zusatzbehandlung beim Morbus Parkinson in Deutschland eingeführt. Das Präparat wurde 1998 bereits in großem Umfang eingesetzt (Tabelle 39.2), so daß allein in Deutschland ca. 10000 Parkinsonpatienten mit diesem Präparat behandelt wurden. Nach Berichten über schwere Hepatotoxizität bei Tolcapon-behandelten Patienten (z.B. Assal et al. 1998), darunter drei Todesfälle, wurde am 17. November 1998 das Ruhen der Zulassung von *Tasmar* durch die European Medicines Evaluation Agency (EMEA) angeordnet.

Als zweiter COMT-Hemmer wurde Entacapon (*Comtess*) im Oktober 1998 eingeführt, der als Alternative zu Tolcapon eingesetzt werden kann. Während mit Tolcapon bereits während der klinischen Prüfung in Placebo-kontrollierten Studien gelegentlich Leberenzymanstiege (3,5% der Fälle) beobachtet wurden, trat diese Nebenwirkung mit Entacapon nur in seltenen Fällen auf.

Dopaminrezeptorantagonisten

Tiapridex (Tiaprid) ist ein D_2-Dopaminrezeptorantagonist, der bei Dyskinesien verschiedener Ursachen eingesetzt wird, unter anderem auch bei Dyskinesien nach Gabe von Levodopapräparaten. Die Berichte über die klinische Wirksamkeit sind widersprüchlich. In einer kontrollierten Studie zur Dosisfindung wurde keine signifikante Abnahme Levodopa-induzierter Hyperkinesen beobachtet, wenn niedrige Tapriddosen verwendet wurden, die nicht von einer gleichzeitigen Zunahme der Parkinsonsymptomatik begleitet waren (Mejer Nielsen 1983).

39

Amantadin

Amantadin (*PK-Merz, Amantadin-ratiopharm*) wirkt schwächer, aber schneller als Levodopa und erzeugt weniger unerwünschte Wirkungen. Amantadin erhöht die synaptische Verfügbarkeit von Dopamin und blockiert N-Methyl-D-Aspartat-Rezeptoren. Die Verordnungen waren 1998 erneut rückläufig (Tabelle 39.3).

Tabelle 39.3: Verordnungen von Anticholinergika und Amantadin 1998
Angegeben sind die 1998 verordneten Tagesdosen, die Änderungen gegenüber
1997 und die mittleren Kosten je DDD 1998.

Präparat	Bestandteile	DDD 1997 in Mio.	Änderung in %	DDD-Kosten in DM
Anticholinergika				
Akineton	Biperiden	11,4	(−6,8)	1,58
Sormodren	Bornaprin	3,8	(−11,1)	1,58
Parkopan	Trihexyphenidyl	3,0	(−11,1)	0,87
Biperiden-neuraxpharm	Biperiden	2,9	(−7,8)	1,05
Tremarit	Metixen	2,7	(−16,0)	3,51
		23,7	(−9,3)	1,65
Amantadin				
PK-Merz	Amantadin	13,4	(−12,8)	1,94
Amantadin-ratiopharm	Amantadin	3,6	(−10,8)	1,04
		17,0	(−12,3)	1,75
Summe		40,8	(−10,6)	1,69

Anticholinergika

Anticholinergika sind bei der Parkinsonschen Krankheit insgesamt
weniger effektiv als die dopaminergen Mittel. Primär werden sie für
die Behandlung von Rigor und Tremor bei jungen Patienten eingesetzt. Bei älteren Pateinten sollen Anticholinergika wegen der Beeinträchtigung kongitiver Fähigkeiten vermieden werden (Silver und
Ruggieri 1998). Wenn die Verordnungen trotzdem relativ hoch liegen,
so beruht das vor allem auf dem hohen Anteil von *Akineton*. Dieses
Präparat wird vermutlich weitaus häufiger für das medikamentös
ausgelöste Parkinsonoid benötigt, das nach Gabe von Neuroleptika
bei der Behandlung von schizophrenen Psychosen in Form von Früh-
dyskinesien auftritt. Auch 1998 sind die verordneten Tagesdosen bei
allen Präparaten zurückgegangen (Tabelle 39.3).

39

Literatur

Assal F., Spahr L., Hadengue A., Rubicci-Brandt L., Burkhard P.R. (1998): Tolca-
pone and fulminant hepatitis. Lancet 352: 958.
Avorn J., Bohn R.L., Mogun H., Gurwitz J.H., Monane M. et al. (1998): Neuroleptic
drug exposure and treatment of parkinsonism in the elderly: a case-control
study. Am. J. Med. 99: 48–54.

Ben-Shlomo Y., Churchyard A., Head J., Hurwitz B., Overstall P. et al. (1998): Investigation by Parkinson's disease research group of United Kingdom into excess mortality seen with combined levodopa and selegiline treatment in patients with early, mild Parkinson's disease: further results of randomised trial and confidential inquiry. Brit. Med. J. 316: 1191–1196.

Emskötter T., Lachemayer L., Heidenreich C. (1989): Probleme der L-Dopa-Therapie im Verlauf des Parkinson-Syndroms. Fortschr. Neurol. Psychiat. 57: 192–197.

Lees A.J. (1995): Comparison of therapeutic effects and mortality data of levodopa and levodopa combined with selegiline in patients with early, mild Parkinson disease. Brit. Med. J. 311: 1602–1606.

Mejer Nielsen B. (1983): Tiapride in levodopa-induced involuntary movements. Acta Neurol. Scand. 67: 372–375.

Silver D.E., Ruggieri S. (1998): Initiating therapy for Parkinson's disease. Neurology 50 (Suppl. 6): S18-S22; discussion S44-S48.

39

40. Psychopharmaka

M. J. Lohse und B. Müller-Oerlinghausen

Unter Psychopharmaka werden verschiedene Gruppen von Arzneimitteln zusammengefaßt, die der Beeinflussung psychischer Erkrankungen dienen (Abbildung 40.1). Dazu zählen zunächst vier große Gruppen: die Tranquillantien, die in dem untersuchten Marktsegment fast ausschließlich von den Benzodiazepinen gestellt werden, die Antidepressiva und die Neuroleptika, wobei hier Präparate mit unterschiedlicher chemischer Struktur eingesetzt werden, sowie die pflanzlichen Psychopharmaka. Die Gruppe der Antidementiva (Nootropika) wird wegen ihrer Abgrenzung in der Roten Liste und der kontroversen Diskussion über ihre Wirksamkeit in einem eigenen Kapitel besprochen (s. Kapitel 7).

40

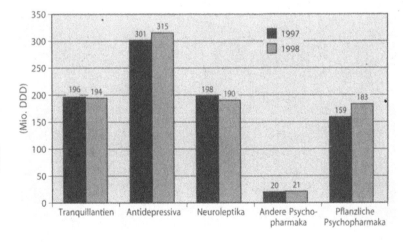

Abbildung 40.1: Verordnungen von Psychopharmaka 1998
DDD der 2000 meistverordneten Arzneimittel

Für die Antidepressiva bestehen relativ klar definierte Indikationen, die sich zunehmend nicht nur auf depressive Störungen beziehen, wie z. B. ihre Verwendung bei Angsterkrankungen und Schmerzsyndromen zeigt. Hauptindikationen der Neuroleptika sind die schizophrenen und manischen Psychosen. Ihre Verwendung als Tranquillantien wird kontrovers beurteilt, da auch bei niedrigen Dosierungen extrapyramidale Wirkungen beobachtet wurden. Unschärfer sind dagegen die Indikationen für die Tranquillantien, die bei einer Vielzahl von psychischen und somatischen Störungen eingesetzt werden (Hollister et al. 1993). Die spannungs- und erregungsdämpfende Wirkung dieser Präparate ist unbestritten. Ihre Hauptindikationen sind in der kurzfristigen Behandlung von Angstzuständen, eventuell bis zum Wirksamwerden von anderen Maßnahmen wie etwa einer Psychotherapie bei neurotischen Angstzuständen oder einer antidepressiven Therapie bei der endogenen Depression zu sehen. Eine weitere Indikation stellt die Sedierung bei schweren somatischen Erkrankungen sowie vor diagnostischen Eingriffen dar. Ein unzureichend untersuchter und von den meisten Autoren nicht akzeptierter Indikationsbereich ist dagegen die Anwendung von Tranquillantien zur langdauernden Behandlung wiederkehrender Angstzustände, da sie möglicherweise der Chronifizierung psychischer Symptome und sicher der Entstehung von Abhängigkeit Vorschub leistet. Tranquillantien werden nicht unbedingt zu häufig, sondern wohl oft zu lange verordnet.

Verordnungsspektrum

Bei den Psychopharmaka wurden die definierten Tagesdosen (DDD) seit dem Arzneiverordnungsreport 1998 den entsprechenden DDDs der WHO angepaßt. Dadurch ergeben sich im Vergleich zu den in früheren Jahren errechneten Werten zum Teil beträchtliche Verschiebungen. In einigen Fällen – insbesondere bei den Neuroleptika – entsprechen die DDDs der WHO vermutlich nicht dem in Deutschland im ambulanten Bereich üblichen Vorgehen. So wurde etwa die DDD für Haloperidol vom bisherigen Wert 3 mg auf den WHO-Wert von 8 mg angehoben, entsprechend sind die verordneten Tagesdosen abgesunken. Bei der Berechnung der zeitlichen Veränderungen, so auch in Abbildung 40.2, wurden die Verordnungszahlen der vergangenen Jahre mit den neuen DDDs neu berechnet, so daß die relativen Veränderungen stimmig sind. In Bereichen, in denen es Diskrepanzen zwi-

40

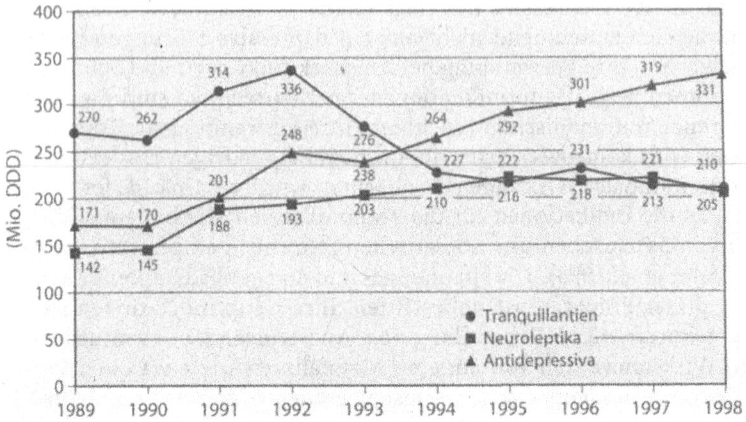

Abbildung 40.2: Verordnungen von Psychopharmaka 1989 bis 1998 Gesamtverordnungen nach definierten Tagesdosen (ab 1991 mit neuen Bundesländern)

schen den DDDs der WHO und der vermutlichen Praxis in Deutschland gibt, können die berechneten DDDs ebenso wie die Tagesbehandlungskosten deutlich von den tatsächlichen Werten abweichen. Auch Aussagen über die Häufigkeit des Einsatzes bestimmter Arzneimittelgruppen lassen sich angesichts dieser Differenzen nur sehr schwer machen. Zuverlässig angeben lassen sich jedoch die zeitlichen Veränderungen der Verordnungen sowie der Gesamtverbrauch auch im internationalen Vergleich. Wo solche Probleme ein signifikantes Ausmaß annehmen, ist im Text jeweils darauf hingewiesen.

Die Verordnungen von Psychopharmaka haben 1998 geringfügig abgenommen, während der Umsatz deutlich zugenommen hat (Tabelle 40.1). Diese relative Verteuerung dürfte ganz wesentlich auf die verstärkte Verordnung von neueren Antidepressiva zurückgehen. Daneben ist aber auch die Preisgestaltung der Hersteller hieran mitbeteiligt. So sind für das Leponex, das sich zunehmender Beliebtheit erfreut, die Preise in letzter Zeit deutlich angehoben worden.

Bemerkenswert ist die Tatsache, daß die führenden Präparate der Tabelle 40.1, nämlich Eunerpan, Insidon und Jarsin, alle für leichtere und vermutlich oft nicht genau diagnostizierte Beschwerden, wie ängstlich-depressive Syndrome und psychosomatische Störungen und insbesondere im Alter gern verschrieben werden. Eunerpan gilt als „mild wirkendes" Neuroleptikum, das vor allem in der Geriatrie

Tabelle 40.1: Verordnungen von Psychopharmaka 1998
Angegeben sind die verordnungshäufigsten Präparate mit Verordnungsrang, Verordnungen und Umsatz 1998 im Vergleich zu 1997.

Rang	Präparat	Verordnungen		Umsatz	
		in Tsd.	Änd. %	Mio. DM	Änd. %
54	Eunerpan	1596,2	−2,8	50,7	−2,3
65	Insidon	1510,0	+0,2	54,2	−0,2
74	Jarsin	1391,0	+7,3	57,0	+11,3
87	Diazepam-ratiopharm	1309,8	+7,1	4,6	+9,6
88	Adumbran	1285,7	−11,3	13,3	−10,7
105	Saroten	1192,0	−7,9	35,9	−11,9
118	Aponal	1109,9	−14,6	40,3	−11,8
125	Tavor	1074,9	−1,2	20,3	+2,1
159	Dipiperon	880,3	−6,5	31,6	−3,1
170	Stangyl	848,6	−1,3	51,8	+8,6
199	Atosil	749,1	−10,6	14,3	−11,5
239	Sedariston Konzentrat Kaps.	658,9	−3,6	21,1	−1,0
240	Normoc	657,2	−10,0	9,6	−5,8
281	Bromazanil	583,1	−3,2	7,2	+2,4
290	Oxazepam-ratiopharm	573,4	−9,9	3,8	−20,4
329	Leponex	514,5	−23,4	80,2	+14,8
353	Truxal	493,9	−31,5	10,8	−17,3
375	Haldol	473,6	−6,5	29,8	−5,2
378	Faustan	471,9	+3,9	1,9	+6,2
404	Ritalin	447,4	−23,6	12,6	+38,8
417	Felis	433,8	+45,8	17,6	+54,6
432	Rudotel	429,8	−13,9	11,5	−13,4
442	Tranxilium	421,5	−8,9	12,2	−6,1
512	Tafil	375,9	+1,0	9,9	+2,7
532	Neurocil	359,2	−26,9	12,6	−9,1
557	Imap 1,5 mg	343,5	−34,1	12,5	−33,5
565	Amitriptylin-neuraxpharm	337,7	−4,3	7,4	+3,6
576	Doxepin-neuraxpharm	332,0	+13,2	13,5	+21,6
577	Prothazin	331,2	−13,7	8,0	−15,6
579	Lexotanil	329,2	−11,1	5,4	−0,2
590	Promethazin-neuraxpharm	323,0	−7,1	7,0	−9,8
600	durazanil	319,8	−8,6	4,7	−4,5
619	Remotiv	311,1	+2,4	11,9	+14,9
623	Akatinol Memantine	310,3	+1,0	53,4	+16,3
635	Anafranil	304,8	−3,4	19,2	+6,3
639	Risperdal	303,2	+28,4	71,7	+47,8
646	Dogmatil / -forte	300,2	−20,7	19,2	−17,9
651	Taxilan	297,8	−16,2	15,4	−13,6
662	Neuroplant	293,4	+0,0	11,3	+2,5
673	Melleril	290,5	−16,9	14,4	−6,8
679	Hyperforat	288,5	−15,8	5,6	−15,2
686	Amineurin	286,1	−7,6	6,7	−8,2
746	Sinquan	256,7	−30,2	8,6	−23,8
763	Praxiten	252,0	−20,0	3,8	−20,1
768	Esbericum	249,8	−12,0	8,8	−6,4

40

Tabelle 40.1: Verordnungen von Psychopharmaka 1998 (Fortsetzung)
Angegeben sind die verordnungshäufigsten Präparate mit Verordnungsrang, Verordnungen und Umsatz 1998 im Vergleich zu 1997.

Rang	Präparat	Verordnungen in Tsd.	Änd. %	Umsatz Mio. DM	Änd. %
818	Doxepin-Dura	234,1	−1,0	4,9	+1,9
871	Aurorix	219,9	−18,4	35,2	−3,4
881	Quilonum	217,7	−2,9	10,1	−0,4
887	Ludiomil	216,1	−14,8	7,6	−9,7
891	Fluspi	215,1	+191,8	7,9	+238,3
892	oxa von ct	214,9	−14,0	1,4	−17,5
898	Zyprexa	213,4	+153,3	85,5	+167,6
910	Equilibrin	211,4	−17,2	8,9	−15,0
928	Psychotonin M/N/300	205,9	−14,1	10,3	+1,0
930	Remergil	205,8	+40,8	38,1	+74,4
943	Distraneurin	202,2	−14,8	9,1	−10,4
970	Hyperesa	195,9	+28,1	6,1	+41,4
978	Sedariston Tropfen	193,9	−22,2	4,4	−33,2
999	Cipramil	188,4	+71,9	31,8	+91,1
1000	Spilan	188,4	+103,5	8,5	+153,4
1003	Hypnorex	188,1	+9,1	7,9	+12,3
1008	Fluanxol depot	186,5	−1,4	23,9	+1,0
1021	Frisium	183,3	−9,2	4,4	−9,0
1039	Meresa / -forte	179,8	−21,9	12,3	−19,8
1043	Tranquase	178,8	+8,9	0,7	−2,9
1089	Levomepromazin-neuraxpharm	167,6	−4,3	6,8	+2,3
1094	Fluctin	166,8	−17,5	38,6	−6,5
1104	Seroxat	164,9	+40,5	35,0	+41,2
1119	Haloperidol-ratiopharm	162,2	−19,5	3,4	−20,4
1205	Helarium Hypericum	147,8	+9,5	5,4	+12,1
1206	Ciatyl-Z	147,6	−5,6	11,7	−2,4
1210	Fluanxol	147,5	−20,3	4,7	−5,7
1214	Dominal	147,1	−3,3	5,5	+5,5
1220	Lyogen/Depot	146,2	−8,1	14,4	−6,7
1226	Radepur	145,5	−18,2	3,4	−19,0
1227	Thombran	145,4	−7,8	8,5	−0,1
1244	Texx	144,0	(>1000)	4,3	(>1000)
1247	Lorazepam-neuraxpharm	143,6	+15,9	2,0	+17,9
1252	Novoprotect	143,2	−17,3	2,9	−20,4
1275	Neogama	139,8	−25,4	10,4	−22,9
1289	Zoloft	137,8	+122,6	21,0	+156,0
1318	Trevilor	134,0	+60,6	26,0	+76,2
1322	Fevarin	133,8	−7,2	23,2	+2,1
1346	Demetrin/Mono Demetrin	131,1	−8,9	3,3	−6,8
1356	Diazepam Desitin Rectiole	129,5	+1,8	3,6	+8,7
1364	Tolvin	128,7	−20,5	9,2	−19,4
1379	Doxepin-ratiopharm	127,0	+17,3	4,3	+26,8
1416	Gityl	122,2	−6,9	1,7	−7,5
1419	Imap	122,0	−41,2	7,6	−42,4
1426	Perazin-neuraxpharm	121,3	+5,2	6,5	+19,3

40

Tabelle 40.1: Verordnungen von Psychopharmaka 1998 (Fortsetzung)
Angegeben sind die verordnungshäufigsten Präparate mit Verordnungsrang, Verordnungen und Umsatz 1998 im Vergleich zu 1997.

Rang	Präparat	Verordnungen		Umsatz	
		in Tsd.	Änd. %	Mio. DM	Änd. %
1442	Decentan	119,4	−6,3	6,4	−5,2
1462	Antares	117,5	−6,4	6,6	−3,2
1485	Diazepam Stada	115,0	+34,3	0,7	+39,7
1489	Haloperidol-neuraxpharm	114,6	−5,2	3,4	−0,9
1503	Valocordin-Diazepam	113,8	+19,3	0,5	+28,2
1513	Nipolept	112,9	−10,9	8,6	+6,2
1586	Bromazep	104,0	+6,4	1,1	+7,2
1608	Tofranil	102,0	−14,9	3,9	−18,0
1648	Doneurin	98,1	−6,0	2,8	+9,2
1670	Sinophenin	96,2	−9,5	1,8	−14,5
1691	Nortrilen	94,6	−22,5	3,2	−22,5
1714	Campral	92,8	−8,8	12,3	−0,7
1720	Fluoxetin-ratiopharm	92,6	+3,1	14,9	−9,1
1737	Kivat	90,7	−24,2	2,9	−22,4
1740	Sigacalm	90,4	−21,1	1,0	−16,4
1744	Mareen 50	90,2	−4,8	3,3	+5,7
1777	Gladem	88,1	+54,5	13,0	+68,6
1843	Trimipramin-neuraxpharm	83,5	−1,4	2,4	−0,8
1846	Protactyl	83,1	−12,5	1,7	−9,7
1879	Deprilept	80,7	−9,5	1,9	−9,7
1902	Chlorothixen	78,7	+8,2	1,7	+17,7
1906	Tagonis	78,4	−1,1	18,2	+5,7
1921	Noctazepam	77,7	−20,8	0,7	−22,7
1927	Sulpirid von ct	77,2	+11,2	3,6	−1,1
1965	Herphonal	74,4	−16,5	3,4	−13,8
1972	Imipramin-neuraxpharm	73,9	+11,6	2,8	+19,0
1999	Laubeel	71,7	+13,6	1,6	+20,0
2000	Aristoforat	71,7	+11,6	2,5	+15,0
Summe		36073,0	−5,2	1632,4	+9,0
Anteil an der Indikationsgruppe		90,0 %		91,5 %	
Gesamte Indikationsgruppe		40091,4	−4,0	1784,0	+10,0

zur Behandlung von Unruhezuständen eingesetzt wird. Insidon ist ein relativ schlecht untersuchtes Antidepressivum, das eventuell auch als Anxiolytikum verwendet wird, um nicht Benzodiazepine einsetzen zu müssen. Da aus Datenschutzgründen eine Verknüpfung der Verordnungen mit Diagnosen nicht möglich ist, lassen sich diese Gründe für die Verordnungszunahme nur vermuten.

Die zeitliche Betrachtung der einzelnen Psychopharmakagruppen des Gesamtmarktes (Abbildung 40.2) zeigt den kontinuierlichen –

40

nur durch die deutsche Vereinigung für einige Jahre unterbrochenen
– Rückgang der Verordnungen von Benzodiazepinen, und kontinuierliche Anstiege bei Neuroleptika und vor allem Antidepressiva. Die
Rückgänge der Benzodiazepine finden sich ebenfalls bei den entsprechenden Hypnotika (s. Kapitel 27).

Tranquillantien

Tranquillantien werden bevorzugt zur Dämpfung von Angst- und
Spannungszuständen, jedoch auch im Kontext antimanischer, anti-
psychotischer und antidepressiver Therapie eingesetzt. Gegenwärtig
werden hierzu fast ausschließlich Benzodiazepine verwendet. Unter
den 2000 verordnungshäufigsten Arzneimitteln befindet sich eine
große Zahl von Präparaten, die sich aber auf wenige Wirkstoffe konzentrieren (Tabelle 40.2). Bei den meisten Substanzen haben sich
Abnahmen der definierten Tagesdosen ergeben. Ausnahmen bilden
vor allem die preiswerten Generika des ausgesprochen langwirksamen Diazepam. Im Verlauf der letzten zwölf Jahre hat sich die Verordnung von Tranquillantien in Westdeutschland ungefähr halbiert.
Ähnliches gilt auch für die als Hypnotika eingesetzten Benzodiazepine (s. Abbildung 27.1). Offenbar haben die wiederholten Appelle an
die Ärzteschaft, das Risiko einer Benzodiazepinabhängigkeit zu
beachten, ihre Wirkung nicht verfehlt. Es wäre wichtig, die Frage der
Verordnungen dieser Substanzen durch entsprechende Studien
erneut zu untersuchen, um festzustellen, ob das gegenwärtige Niveau
sinnvoll ist, bzw. ob es in bestimmten Indikationen zur Untermedika-
tion und fragwürdigen Substitution durch andere Psychopharmaka
gekommen ist (Linden und Gothe 1993, Woods und Winger 1995).
Neue Leitlinien der Arzneimittelkommission der deutschen Ärzteschaft zur Behandlung von Angststörungen werden derzeit erarbeitet.

40

Bisher gibt es keine eindeutigen Belege für ein unterschiedliches
Wirkprofil verschiedener Benzodiazepine. Allerdings legt die große
Heterogenität der GABA/Benzodiazepin-Rezeptoren nahe, daß solche
unterschiedlichen Wirkungen prinzipiell möglich sind. Mit Zolpidem
(s. Kapitel 27) ist auch eine benzodiazepinartig wirkende Substanz
mit anderem Wirkprofil im Handel. Klare Unterschiede bestehen bei
den derzeit als Tranquillantien eingesetzten Benzodiazepinen lediglich in der Pharmakokinetik der einzelnen Präparate und in ihrem

Tabelle 40.2: Verordnungen von Tranquillantien 1998
Angegeben sind die 1998 verordneten Tagesdosen, die Änderungen gegenüber 1997 und die mittleren Kosten je DDD 1998.

Präparat	Bestandteile	DDD in Mio.	Änderung in %	DDD-Kosten in DM
Bromazepam				
Normoc	Bromazepam	14,3	(−7,3)	0,67
Bromazanil	Bromazepam	12,4	(−0,6)	0,58
durazanil	Bromazepam	7,3	(−4,7)	0,64
Lexotanil	Bromazepam	7,2	(−8,0)	0,75
Gityl	Bromazepam	2,5	(−10,2)	0,68
Bromazep	Bromazepam	2,1	(+7,5)	0,53
		45,8	(−4,8)	0,65
Oxazepam				
Adumbran	Oxazepam	13,6	(−9,7)	0,98
Oxazepam-ratiopharm	Oxazepam	5,9	(−9,1)	0,64
Praxiten	Oxazepam	5,0	(−19,3)	0,76
oxa von ct	Oxazepam	2,2	(−15,1)	0,63
Sigacalm	Oxazepam	1,0	(−12,7)	0,97
Noctazepam	Oxazepam	0,6	(−23,2)	1,10
		28,3	(−12,3)	0,85
Diazepam				
Diazepam-ratiopharm	Diazepam	30,1	(+12,3)	0,15
Faustan	Diazepam	7,9	(+9,0)	0,24
Tranquase	Diazepam	5,7	(+10,4)	0,12
Diazepam Stada	Diazepam	5,1	(+40,2)	0,13
Valocordin-Diazepam	Diazepam	2,8	(+19,3)	0,18
Diazepam Desitin Rectiole	Diazepam	0,5	(+2,2)	7,05
		52,1	(+14,0)	0,23
Andere Benzodiazepine				
Tavor	Lorazepam	21,8	(+0,4)	0,93
Rudotel	Medazepam	10,7	(−13,9)	1,07
Tranxilium	Dikaliumclorazepat	10,6	(−6,1)	1,16
Tafil	Alprazolam	10,4	(+2,3)	0,95
Frisium	Clobazam	4,4	(−10,7)	0,99
Lorazepam-neuraxpharm	Lorazepam	3,4	(+18,3)	0,60
Demetrin/Mono Demetrin	Prazepam	2,2	(−7,6)	1,52
Radepur	Chlordiazepoxid	2,1	(−19,7)	1,63
Laubeel	Lorazepam	1,8	(+20,4)	0,87
		67,5	(−3,5)	1,02
Summe		193,7	(−1,2)	0,69

40

Preis. Substanzen mit einer Halbwertszeit unter 24 Stunden sind Bromazepam, Oxazepam und Lorazepam. Bei allen übrigen hier aufgeführten Benzodiazepinen liegt die Halbwertszeit der Wirksubstanz oder ihrer Metaboliten bei mehreren Tagen, so daß langdauernde Effekte zu erwarten sind. Natürlich hat dies Auswirkungen auf die jeweiligen kognitiven und psychomotorischen Nebenwirkungen, die vor allem bei älteren Patienten in Erscheinung treten. In diesem Zusammenhang ist erwähnenswert, daß die Mehrzahl (ca. 80 %) der Benzodiazepinverordnungen über 60jährige Patienten betrifft (siehe Arzneiverordnungs-Report '96). Hier ist nicht nur die besondere Empfindlichkeit älterer Patienten, sondern die allgemein deutlich verzögerte Metabolisierung und Ausscheidung von Benzodiazepinen zu bedenken, die vor allem bei den langwirksamen Substanzen zur Kumulation führen können.

Antidepressiva

Antidepressiva sind prinzipiell bei allen Formen depressiver Störungen indiziert, wobei jedoch die Wertigkeit der verschiedenen therapeutischen Strategien von der genaueren diagnostischen Zuordnung abhängig ist (Arzneimittelkommission 1997). In jüngerer Zeit finden Antidepressiva auch bei einer Reihe weiterer psychiatrischer Erkrankungen Verwendung, wie etwa Panikattacken, generalisierten Angstsyndromen, Bulimia nervosa, Eßstörungen, Zwangsstörungen und Phobien, im Kindes- und Jugendalter bei Enuresis nocturna und elektivem Mutismus sowie schließlich bei der Kombinationstherapie chronischer Schmerzen (Benkert und Hippius 1996).

Antidepressiva werden häufig durch drei wesentliche verschiedene Wirkungskomponenten charakterisiert, die für die einzelnen Substanzen unterschiedlich stark ausgeprägt sein sollen (Riederer et al. 1993). Dies sind in grober Orientierung dämpfende, stimmungsaufhellende und aktivierende Wirkungen. Die meisten gebräuchlichen Antidepressiva wirken in etwa gleichem Maße stimmungsaufhellend. Als Prototypen für die dämpfenden Wirkungen gelten Amitriptylin bzw. Doxepin, für die aktivierenden Wirkungen Desipramin. Eine moderne, wenn auch für die Praxis vielleicht zu komplizierte Klassifizierung der Antidepressiva wurde im sog. Asolo-Schema versucht (Rüther et al. 1995).

40

Unter den 2000 verordnungshäufigsten Arzneimitteln findet sich eine Vielzahl Antidepressiva mit unterschiedlichen Inhaltsstoffen, die nach kontinuierlichen Zunahmen inzwischen deutlich über 300 Mio. definierte Tagesdosen erreichen (Tabellen 40.3 und 40.4 sowie Abbildung 40.2).

Im letzten Jahrzehnt haben sich die Verordnungen von Antidepressiva etwa verdoppelt, und dieser Trend setzt sich fort (Abbildung 40.2). Jedoch ist die Entwicklung der einzelnen Wirkstoffgruppen unterschiedlich. Während die nicht-selektiven Monoamin-Rückaufnahme-Inhibitoren (NSMRI) mit etwa gleichbleibendenen DDDs verordnet wurden, zeigt sich bei den selektiven Serotonin-Rückaufnahme-Inhibitoren (SSRI) und dem Mianserinabkömmling Mirtazapin ein stetiger Zuwachs. Bei den NSMRIs dominieren Amitriptylin und Doxepin als die klassischen trizyklischen Substanzen mit stärker sedierenden Wirkungen (Tabelle 40.3). Innerhalb dieser Substanzen hat es weiter preislich bedingte Umschichtungen gegeben. Imipramin wird etwas weniger verordnet, Maprotilin geht weiter zurück, obwohl eine jüngere Studie für diese Substanz gute Wirksamkeit und geringe unerwünschte Wirkungen fand (Schnyder und Koller-Leiser 1996).

Diese Trends – gleichbleibende Verordnungen klassischer Antidepressiva bei gleichzeitig deutlich steigenden Verordnungen neuerer Substanzen – legen die Vermutung nahe, daß neue Indikationen für Antidepressiva erschlossen werden. Die geringeren unerwünschten Wirkungen und neue, wissenschaftlich begründete Indikationen (z.B. Zwangssyndrome, Eßstörungen) könnten höhere Verordnungszahlen rechtfertigen. Ähnliche Daten wurden für die USA so interpretiert, daß insbesondere die SSRIs auch aufgrund populistischer Berichte zu „life-style"-Medikamenten stilisiert wurden (Olfson et al. 1998). Über diese Fragen muß angesichts der Zahlen auch für Deutschland kritisch nachgedacht werden.

Neben den zahlreichen in ihren Wirkungen gut belegten Präparaten fallen die weiterhin hohen Verordnungszahlen von Insidon (Opipramol) auf, dessen unzureichend belegte antidepressive Wirksamkeit oben bereits erwähnt wurde. Der vorpublizierte Entwurf der Aufbereitungskommission bewertet die Substanz für die Indikation „Depression" negativ, und auch die Indikation „Angst- und Spannungszustände" ist als unzureichend belegt kritisiert worden (Benkert und Hippius 1996). Auf die möglichen anxiolytischen Wirkungen von Opipramol konzentriert sich in jüngerer Zeit das Interesse. Pharmakologisch läßt sich Opipramol weder den Antidepressiva

40

Tabelle 40.3: Verordnungen nichtselektiver Monoamin-Rückaufnahme-Inhibitoren (NSMRI) 1998
Angegeben sind die 1998 verordneten Tagesdosen, die Änderungen gegenüber 1997 und die mittleren Kosten je DDD 1998.

Präparat	Bestandteile	DDD in Mio.	Änderung in %	DDD-Kosten in DM
Amitriptylin				
Saroten	Amitriptylin	40,8	(−5,8)	0,88
Amitriptylin-neuraxpharm	Amitriptylin	11,2	(+5,2)	0,66
Amineurin	Amitriptylin	9,8	(−6,9)	0,68
Novoprotect	Amitriptylin	4,3	(−15,4)	0,68
		66,1	(−4,9)	0,80
Doxepin				
Aponal	Doxepin	20,7	(−9,3)	1,95
Doxepin-neuraxpharm	Doxepin	10,1	(+19,9)	1,34
Sinquan	Doxepin	5,1	(−23,9)	1,68
Doxepin-ratiopharm	Doxepin	3,8	(+29,9)	1,13
Doxepin-Dura	Doxepin	3,1	(−0,4)	1,55
Mareen 50	Doxepin	2,5	(+6,7)	1,28
Doneurin	Doxepin	2,1	(+10,5)	1,32
		47,5	(−1,7)	1,64
Trimipramin				
Stangyl	Trimipramin	27,7	(+10,5)	1,87
Herphonal	Trimipramin	1,1	(−12,9)	3,10
Trimipramin-neuraxpharm	Trimipramin	0,9	(−1,3)	2,56
		29,8	(+9,0)	1,93
Maprotilin				
Ludiomil	Maprotilin	6,5	(−11,2)	1,16
Deprilept	Maprotilin	2,1	(−8,2)	0,92
		8,7	(−10,5)	1,10
Weitere Wirkstoffe				
Insidon	Opipramol	34,9	(+4,5)	1,55
Equilibrin	Amitriptylinoxid	12,6	(−12,7)	0,71
Anafranil	Clomipramin	8,4	(+8,5)	2,29
Thombran	Trazodon	2,1	(+1,0)	4,08
Nortrilen	Nortriptylin	1,9	(−17,9)	1,63
Tofranil	Imipramin	1,9	(−17,4)	2,04
Imipramin-neuraxpharm	Imipramin	1,9	(+16,0)	1,52
		63,7	(−0,3)	1,58
Summe		215,7	(−1,4)	1,38

40

Tabelle 40.4: Verordnungen von weiteren Antidepressiva 1998
Angegeben sind die 1998 verordneten Tagesdosen, die Änderungen gegenüber
1997 und die mittleren Kosten je DDD 1998.

Präparat	Bestandteile	DDD in Mio.	Änderung in %	DDD-Kosten in DM
Selektive Serotonin-Rückaufnahme-Inhibitoren				
Cipramil	Citalopram	10,6	(+103,6)	2,99
Fluctin	Fluoxetin	9,7	(−5,9)	4,00
Seroxat	Paroxetin	8,6	(+39,6)	4,05
Zoloft	Sertralin	7,0	(+155,6)	3,01
Fevarin	Fluvoxamin	5,9	(+2,3)	3,90
Trevilor	Venlafaxin	5,6	(+77,6)	4,67
Fluoxetin-ratiopharm	Fluoxetin	4,8	(+2,7)	3,09
Tagonis	Paroxetin	4,5	(+5,7)	4,01
Gladem	Sertralin	4,3	(+68,0)	3,02
		61,1	(+36,0)	3,63
Alpha$_2$-Antagonisten				
Remergil	Mirtazapin	6,8	(+23,8)	5,56
Tolvin	Mianserin	3,5	(−19,8)	2,66
		10,3	(+4,7)	4,59
MAO-Inhibitoren				
Aurorix	Moclobemid	9,3	(−6,5)	3,80
Lithiumsalze				
Quilonum	Lithium	10,4	(−1,2)	0,98
Hypnorex	Lithiumcarbonat	8,2	(+11,6)	0,97
		18,5	(+4,1)	0,97
Summe		99,2	(+20,3)	3,25

noch den Tranquillantien zuordnen (Müller und Siebert 1998). Bei
generalisierter Angststörung erwies sich Opipramol (200 mg/Tag)
dem Alprazolam (2 mg/Tag) in einer kontrollierten Doppelblindstudie an 312 Patienten als gleichwertig (Volz und Möller 1998). Die gleichen Autoren berichten auch über eine signifikante Wirksamkeit bei
somatoformen Störungen in einer Doppelblindstudie an 200 Patienten. Weitere Studien in dieser Richtung wären für eine Neubewertung
des Opipramol hilfreich.

Bei der Mehrzahl der SSRI sind Zuwächse zu verzeichnen. Ihre
Wirksamkeit ist inzwischen gut belegt, allerdings scheinen sie bei der
melancholischen Depression den klassischen nicht-selektiven Substanzen teilweise unterlegen zu sein (Perry 1996, Amsterdam 1998).

40

Für einige SSRIs ist auch die rezidivprophylaktische Wirksamkeit mäßig gut belegt, obwohl die Studiendauer für eine valide Aussage fast immer zu kurz ist (Montgomery et al. 1994, Franchini et al. 1996). Bei dieser Substanzgruppe fehlen im Unterschied zu den NSMRI sedierende und vegetative Nebenwirkungen weitgehend. Ein Nachteil von Fluoxetin ist im Vergleich zu neueren SSRIs die lange Halbwertszeit der Substanz (3 Tage) und vor allem des aktiven Metaboliten Norfluoxetin (7 Tage) sowie ausgeprägte Wechselwirkungen mit anderen Pharmaka durch Hemmung des Cytochrom P450-Systems (Baumann 1996). Citalopram und Sertralin sind diesbezüglich günstiger zu beurteilen. Damit sind die Zuwächse bei diesen Präparaten und die Stagnation bei den Fluoxetin-Präparaten als sinnvoll zu bewerten. Auffallend sind die Zuwächse beim Venlafaxin, das sich in einer Metaanalyse als besonders gut wirksam und verträglich erwies (Einarson et al. 1999). Als stark beworbener Vorteil der neueren Substanzen gilt ihre niedrige, akute Toxizität im Hinblick auf das hohe Suizidrisiko depressiver Patienten. Jedoch muß dazu kritisch bemerkt werden, daß sich nach epidemiologischen Studien aus verschiedenen Ländern nur ein kleiner Prozentsatz suizidaler Patienten mittels des jeweils verschriebenen Antidepressivums das Leben nimmt (Müller-Oerlinghausen und Berghöfer 1999). Bei Patienten mit Herzinsuffizienz stellt der Einsatz der neueren Substanzen wohl die risikoärmere Alternative dar (Braun und Strasser 1997). Andererseits verlangt das andere Profil unerwünschter Wirkungen (z.B. Schlaflosigkeit, neurologische Störungen und Störungen der Sexualfunktion) weiterhin Aufmerksamkeit und eine differenzierte Verordnungsweise (Trindade et al. 1998).

Weniger verordnet wurde Mianserin, vermutlich weil das vom gleichen Hersteller neu auf den Markt gebrachte mehr als doppelt so teure Mirtazapin jetzt stärker beworben wird. Sein potentieller therapeutischer Stellenwert und seine möglichen Vorteile gegenüber dem Mianserin können trotz eines theoretisch interessanten pharmakologischen Profils (Kasper 1996) noch nicht beurteilt werden.

Mit Moclobemid (Aurorix) begann 1992 eine Renaissance der Monoaminoxidase(MAO)-Hemmstoffe. Moclobemid unterscheidet sich von bisher verfügbaren Substanzen dadurch, daß es für den relevanten Subtyp A der MAO relative Selektivität aufweist und daß die Hemmwirkung reversibel ist. Dadurch dürften hypertensive Krisen, wie sie durch den Verzehr tyraminhaltiger Nahrungsmittel ausgelöst werden können, seltener sein als bei den klassischen Monoaminoxidase-Hemmstoffen (Berlin und Lecrubier 1996). Ob seine Wirksamkeit freilich der des unselektiven MAO-Hemmstoffs Tranylcypromin ganz entspricht, bleibt zweifelhaft (Laux et al. 1995). Eine schlechtere Wirksamkeit wurde im Vergleich mit Clomipramin beobachtet (Volz et al. 1996).

Klar umrissen in Indikationen wie auch Nebenwirkungen ist die Anwendung von Lithiumpräparaten zur Prophylaxe von manisch-depressiven Phasen und zur Therapie von Manien (Müller-Oerling-hausen et al. 1997). Angesichts dieser Datenlage ist es zu begrüßen, daß die Verordnungen der beiden führenden Lithiumpräparate in den vergangenen Jahren wiederum zugenommen haben. Insgesamt dürfte die Zahl der Lithium-behandelten Patienten in der Bundesrepublik angesichts des auch volkswirtschaftlich eindrucksvollen Nutzens dieser Prophylaxe eher zu niedrig liegen (Lehmann und Müller-Oerlinghausen 1993).

Ob es zum Lithium wirksame Alternativen der Phasenprophylaxe unipolarer Depressionen gibt, ist wiederholt untersucht worden. Carbamazepin ist als Phasenprophylaktikum dem Lithium wohl nicht gleichwertig (Dardennes et al. 1995). Die prophylaktische Wirksamkeit nichtselektiver Monoaminaufnahme-Hemmstoffe läßt sich wegen der beschränkten Zahl von Studien leider nur aus Metaanalysen ableiten, wobei sich trendmäßig eine etwas bessere Wirksamkeit von Lithium gegenüber freilich nicht hoch dosiertem Amitriptylin bei den unipolaren Depressionen zeigt. Eine ausgezeichnete rezidivprophylaktische Wirksamkeit wurde in einer Dreijahresstudie mit hochdosiertem Imipramin nachgewiesen (Frank et al. 1990). Eine große prospektive deutsche Langzeitstudie fand eine bessere Rezidivprophylaxe über 2,5 Jahre mit Lithium im Vergleich zu 100 mg/d Amitriptylin (Greil et al. 1996). Eine suizidpräventive Wirksamkeit bei Patienten mit affektiven Psychosen ist bislang für keine andere Substanz außer Lithiumsalzen gezeigt worden (Schou 1998).

Neuroleptika

40

Neuroleptika werden primär zur Behandlung schizophrener und manischer Psychosen eingesetzt. Jedoch werden sie auch bei anderen Indikationen, z.B. Erregungszuständen im Rahmen oligophrener Syndrome oder bei chronischen Schmerzzuständen, verwendet. Die wesentliche Wirkung dieser Arzneimittel besteht in der Abschwächung produktiver psychotischer Symptome, daneben aber auch in einer Verminderung des Antriebes, Verlangsamung der Reaktion und Erzeugung von Gleichgültigkeit gegenüber äußeren Reizen. Dabei bleiben die intellektuellen Funktionen und die Bewußtseinslage weitgehend erhalten.

Aufgrund des – gerade in Deutschland – sehr breiten Anwendungsspektrums der Neuroleptika ist die Angabe definierter Tagesdosen außerordentlich schwierig. Neuroleptika können von niedrigsten Dosen als Tranquillantien bis hin zu Höchstdosen in der Behandlung akuter Psychosen eingesetzt werden, und es ist selten möglich, einzelne Darreichungsformen eindeutig einer bestimmten Verwendung zuzuordnen. Deshalb wurden seit 1997 durchweg (soweit definiert) die neuen DDDs der WHO verwendet. Diese in Skandinavien erarbeiteten DDDs beruhen allerdings vor allem auf der akuten antipsychotischen Therapie und liegen damit für den ambulanten Bereich relativ hoch. So betragen die DDDs für die meisten oral angewendeten Phenothiazine 300 mg, für Prothipendyl 240 mg, für Fluphenazin 10 mg, für Haloperidol 8 mg, für Benperidol 300 mg, für Pipamperon 200 mg, für Clozapin 300 mg und für Flupentixol 6 mg. Lediglich beim Perazin mit 100 mg und beim Benperidol mit 1,5 mg liegen die WHO-DDDs relativ niedrig. Durch Abweichungen in der tatsächlichen Praxis von den WHO-Richtwerten können sich beträchtliche Abweichungen bei der Summe der berechneten DDDs und den Tagesbehandlungskosten (DDD-Kosten) ergeben. Trotzdem scheint die Verwendung der WHO-DDDs derzeit die objektivste Bezugsgröße darzustellen. Von dieser wurde lediglich dann abgewichen, wenn auf Grund der Fachinformationen festgestellt werden kann, daß ein Präparat praktisch ausschließlich für einen anderen als von der WHO erfaßten Zweck vorgesehen ist, und wenn die Verordnungspraxis dies unterstützt. Dies ist der Fall bei den als Tranquillantien niedrigdosierten Neuroleptika Fluspirilen (1,5 mg/7 Tage) und Flupentixol (DDD 1,5 mg) sowie für das als stark dämpfendes Antihistaminikum anzusehende Promethazin (DDD 75 mg). Die entsprechenden Präparate sind in Tabelle 40.5 gekennzeichnet.

Die Verordnungen von Neuroleptika haben 1998 geringfügig abgenommen (Tabelle 40.5). Dies betrifft vor allem Phenothiazine und Butyrophenone sowie einige Fluspirilen-Präparate, während bei den atypischen Neuroleptika wie Clozapin, Risperidon, Olanzapin die Verordnungen teilweise erheblich zunahmen. Damit haben sich die Neuroleptika in den letzten sechs Jahren auf einem konstanten

40

Tabelle 40.5: Verordnungen von Neuroleptika 1998
Angegeben sind die 1998 verordneten Tagesdosen, die Änderungen gegenüber 1997 und die mittleren Kosten je DDD 1998.

Präparat	Bestandteile	DDD in Mio.	Änderung in %	DDD-Kosten in DM
Phenothiazine				
Taxilan	Perazin	14,0	(−14,5)	1,10
Atosil[b]	Promethazin	13,9	(−8,0)	1,03
Promethazin-neuraxpharm[b]	Promethazin	9,5	(−10,9)	0,74
Lyogen/Depot	Fluphenazin	8,5	(−4,5)	1,69
Prothazin[b]	Promethazin	8,0	(−13,9)	0,99
Perazin-neuraxpharm	Perazin	7,1	(+21,8)	0,91
Melleril	Thioridazin	3,5	(−4,2)	4,11
Neurocil	Levomepromazin	3,1	(−5,4)	4,04
Levomepromazin-neuraxpharm	Levomepromazin	2,3	(+1,6)	2,94
Decentan[a]	Perphenazin	1,9	(−5,5)	3,44
Dominal[a]	Prothipendyl	1,7	(−0,7)	3,20
Protactyl	Promazin	0,5	(−7,5)	3,26
Sinophenin[b]	Promazin	0,4	(−17,7)	4,10
		74,5	(−7,1)	1,54
Butyrophenone				
Haldol	Haloperidol	20,2	(−2,8)	1,48
Eunerpan	Melperon	8,3	(−3,1)	6,08
Dipiperon	Pipamperon	6,6	(−8,5)	4,80
Haloperidol-neuraxpharm	Haloperidol	3,5	(+2,6)	0,98
Haloperidol-ratiopharm	Haloperidol	3,3	(−2,7)	1,03
		41,8	(−3,4)	2,84
Andere Neuroleptika				
Imap 1,5 mg[b]	Fluspirilen	10,5	(−33,8)	1,19
Leponex	Clozapin	9,3	(+5,8)	8,58
Zyprexa	Olanzapin	6,3	(+165,5)	13,50
Fluspi	Fluspirilen	6,1	(+174,5)	1,28
Truxal[b]	Chlorprothixen	5,9	(−17,1)	1,82
Fluanxol depot	Flupentixol	5,2	(+1,7)	4,60
Risperdal	Risperidon	4,9	(+33,0)	14,57
Fluanxol[a]	Flupentixol	4,6	(−11,9)	1,03
Ciatyl-Z	Zuclopenthixol	4,4	(−2,3)	2,69
Nipolept	Zotepin	4,2	(+12,0)	2,04
Kivat[b]	Fluspirilen	2,9	(−22,4)	1,00
Imap	Fluspirilen	2,4	(−42,4)	3,11
Dogmatil / -forte	Sulpirid	2,4	(−14,5)	8,10
Meresa / -forte	Sulpirid	1,5	(−19,3)	7,98

40

Tabelle 40.5: Verordnungen von Neuroleptika 1998 (Fortsetzung)
Angegeben sind die 1998 verordneten Tagesdosen, die Änderungen gegenüber
1997 und die mittleren Kosten je DDD 1998.

Präparat	Bestandteile	DDD in Mio.	Änderung in %	DDD-Kosten in DM
Neogama	Sulpirid	1,3	(−21,0)	7,72
Chlorothixen	Chlorprothixen	0,7	(+19,3)	2,30
Sulpirid von ct	Sulpirid	0,6	(+6,4)	5,97
		73,4	(−1,0)	5,11
Summe		189,8	(−4,0)	3,21

Die mit [a] gekennzeichneten Präparate werden auch, die mit [b] gekennzeichneten
überwiegend oder ausschließlich als niedrigdosierte Neuroleptika eingesetzt. Bei
der Berechnung der definierten Tagesdosen sind die entsprechenden
Dosierungsempfehlungen berücksichtigt worden.

Niveau gehalten (Abbildung 40.2). Unter den 2000 am häufigsten verordneten Arzneimitteln findet sich eine große Anzahl von Neuroleptika, die verschiedenen chemischen Gruppen angehören und von sehr
unterschiedlicher neuroleptischer Potenz sind. Dazu gehört auch das
deutlich seltener verordnete Benzamidderivat Sulpirid mit hoher
Selektivität für D_2-Dopaminrezeptoren, das in niedriger Dosis nach
einer noch nicht publizierten kontrollierten Studie eine milde bis
mäßige antidepressive Wirkung besitzen soll und dessen antipsycho-
tische Wirkung bei der Schizophrenie mit Tagesdosen von 800–1200
mg in mehreren Studien gut belegt ist (Caley und Weber 1995).

   Die Verwendung niedrig dosierter Neuroleptika als Tranquillantien wird kontrovers diskutiert, da Neuroleptika erhebliche Nebenwirkungen haben und auch bei niedrig dosierten Neuroleptika Einzelfälle von Spätdyskinesien, d. h. einer der schwersten, da oft irrever-
siblen, Nebenwirkungen dieser Substanzklasse beobachtet wurden
(Kappler et al. 1994). Die Verordnung dieser Präparate, häufig sogar
als injizierbare Depotform, hängt vielleicht mit der zunehmend kritisch gewordenen Einstellung gegenüber Benzodiazepinen zusammen. Die Abbildung 40.2 zeigt, daß der Rückgang der Benzodiazepine in den letzten Jahren von einer Zunahme bei Antidepressiva und
Neuroleptika begleitet war, wobei es sich vermutlich um eine direkte
Kompensation handelt (Linden und Gothe 1993). Sorgfältige Phase-
IV-Studien zum Vergleich niedrig dosierter Neuroleptika mit Benzodiazepinen existieren unseres Wissens nach wie vor nicht. Angesichts

40

des Spektrums unerwünschter Wirkungen von Neuroleptika scheint jedoch Vorsicht geboten. Die Rückgänge bei dem früheren Spitzenreiter unter den Neuroleptika, dem *Imap 1,5 mg*, sind vor diesem Hintergrund verständlich und wohl sinnvoll, werden aber in beträchtlichem Ausmaß durch Zunahmen bei den 0,75 ml Ampullen von *Fluspi* kompensiert.

Auffällig sind aber vor allem die Zuwächse bei den atypischen Neuroleptika, die keine oder weniger Spätdyskinesien erzeugen. Dazu gehört in erster Linie Clozapin, aber auch das kürzlich eingeführte Risperidon. Das Clozapin (*Leponex*) erweist sich weiterhin als eine unverzichtbare Substanz in der Psychiatrie, auch wenn seine Verschreibung wegen Blutzellschäden nur unter sehr restriktiven Auflagen des Herstellers möglich ist, z.B. wöchentliche Leukozytenkontrolle in den ersten Monaten, danach monatliche Kontrolle. Die Verordnungen dieses Präparates haben erneut kräftig zugenommen, der Preis allerdings auch. Der besondere Vorteil besteht darin, daß Spätdyskinesien unter Clozapin niemals gesehen wurden (Claghorn et al. 1987, Kane et al. 1988). Clozapin wirkt an sehr vielen verschiedenen Rezeptoren, wobei nach wie vor nicht klar ist, was seine pharmakologische Sonderstellung bedingt (Hartman et al. 1996). Obwohl für die Anwendung bei Kindern und Jugendlichen unter 16 Jahren nicht zugelassen, hat sich das Präparat offenbar gerade auch bei diesem Patientenkreis bewährt (Elliger et al. 1994).

Die intensive Suche nach Clozapin-ähnlichen Wirkstoffen hat zur erfolgreichen Einführung des freilich sehr teuren Olanzapin geführt, dessen endgültiger Stellenwert im Vergleich zu Clozapin, mit dessen Rezeptorprofil es nicht identisch ist, abzuwarten bleibt. Erste Fälle von Blutzellschäden unter Olanzapin sind kürzlich berichtet worden (Dettling et al. 1999). Zotepin und Risperidon blockieren sowohl D_2- als auch $5HT_2$-Rezeptoren (Kornhuber 1994). Risperidon war in Phase-III-Studien in niedriger Dosierung (6 mg) ähnlich wirksam wie Haloperidol bei geringeren extrapyramidalmotorischen Wirkungen (Chouinard et al. 1993, Marder und Meibach 1994). Dagegen führen Carter et al. (1995) aus, daß Risperidon zwar eine erhebliche Verteuerung der stationären antipsychotischen Therapie, aber keine Verbesserung der Häufigkeit unerwünschter Wirkungen gebracht habe. Extrapyramidale Wirkungen wurden von diesen Autoren bereits bei mittleren Dosierungen von 3,5 mg/d beobachtet. Vergleiche von Risperidon mit Neuroleptika geringerer Potenz fehlen. Die Langzeitwirkungen und der letztliche klinische Wert dieser Substanz können

40

daher noch nicht bewertet werden. Insgesamt ist es bisher noch fraglich, ob der hohe Preis von Risperidon und Olanzapin tatsächlich
dem therapeutischen Fortschritt entspricht und ob der starke Anstieg
der Verordnungen, der derzeit von verschiedensten Seiten gefordert
wird, gerechtfertigt ist.

Weitere Psychopharmaka

In der Gruppe „weitere Psychopharmaka" sind verschiedene chemisch definierte Psychopharmaka aufgeführt, die therapeutisch aber
nicht zusammengehören (Tabelle 40.6).

Glutamatantagonisten

Für Memantin (*Akatinol Memantine*) sind in der Vergangenheit verschiedene Wirkmechanismen postuliert worden. Ein nicht-kompeti-
tiver Antagonismus an NMDA-Glutamatrezeptoren scheint sich zu
bestätigen (Chen und Lipton 1997). Die Substanz scheint zur Behandlung zentral und peripher bedingter Spastik geeignet zu sein, hat
kürzlich aber auch die Zulassung für die Behandlung von Hirnleistungsstörungen erhalten, ohne jedoch bei den Nootropika eingeordnet zu werden. Auch für diese Substanzen gelten die für Nootropika
allgemein dargestellten Probleme (s. auch Kapitel 7, Antidementiva).
Ihre therapeutische Wertigkeit wird klinisch noch zu bestimmen
sein, derzeit wird sie pharmakologisch intensiv untersucht. Ihre weiterhin zunehmenden Verordnungen sind bemerkenswert.

Psychostimulantien

40

Das Stimulans Methylphenidat (*Ritalin*) wurde 1998 nochmals um
über 20 % mehr verordnet. Im Gegensatz zur Meinung, in der Bundesrepublik bestünde eine gefährlich häufige Verordnung von Psychopharmaka für Kinder, bestand bisher bei der Indikation „hyperki-
netische Verhaltensstörung" eher der Verdacht, daß Psychostimulan-
tien bisher unterverordnet wurden (Elliger et al. 1990). Offensichtlich
setzt sich diese Auffassung in Angleichung an internationale Trends
jetzt durch. Dennoch muß aufgrund bekannt gewordener Vorfälle vor

Tabelle 40.6: Weitere Psychopharmaka 1998
Angegeben sind die 1998 verordneten Tagesdosen, die Änderungen gegenüber
1997 und die mittleren Kosten je DDD 1998.

Präparat	Bestandteile	DDD 1997 in Mio.	Änderung in %	DDD-Kosten in DM
Glutamatantagonisten				
Akatinol Memantine	Memantin	12,6	(+2,4)	4,24
Psychostimulantien				
Ritalin	Methylphenidat	4,7	(+21,5)	2,65
Mittel zur Behandlung von Alkoholfolgekrankheiten				
Campral	Acamprosat	1,9	(−0,8)	6,61
Distraneurin	Clomethiazol	1,5	(−27,1)	6,21
		3,3	(−14,4)	6,43
Summe		20,7	(+2,9)	4,23

der Verordnung überhöhter Dosen sowie laxer Indikationsstellung gewarnt werden. Nur eine exakte, möglichst kinderpsychiatrisch abgesicherte Diagnose und eine sorgfältige Verlaufskontrolle können die Verordnung rechtfertigen. Auch die Narkolepsie stellt eine mögliche Indikation für Methylphenidat dar.

Mittel zur Behandlung von Alkoholfolgekrankheiten

Die Verordnungen von Clomethiazol (*Distraneurin*) sind 1998 zurückgegangen. Zur ambulanten Behandlung bei Alkohol- oder Medikamentenabhängigen ist es kontraindiziert. Der kürzlich vertretenen Meinung, Clomethiazol sei heute praktisch obsolet (Färber und Tölle 1996), ist von verschiedener kompetenter Seite widersprochen worden.

Acamprosat (*Campral*) ist ein Agonist an GABA-Rezeptoren, der nach zwei kontrollierten Studien Alkoholwirkungen vermindern und dadurch die Alkoholaufnahme reduzieren soll. Allerdings sind diese Studien aus methodischen Gründen kritisiert worden (Arzneimittelbrief 1996). Eine kürzlich erschienene Übersicht bewertet die Substanz positiv (Swift 1999). Das Präparat soll nur im Gesamtkonzept einer Alkoholentwöhnung verwendet werden.

40

Tabelle 40.7: Verordnungen von pflanzlichen Psychopharmaka 1998
Angegeben sind die 1998 verordneten Tagesdosen, die Änderungen gegenüber
1997 und die mittleren Kosten je DDD 1998.

Präparat	Bestandteile	DDD in Mio.	Änderung in %	DDD-Kosten in DM
Johanniskraut				
Jarsin	Johanniskrautextrakt	42,7	(+8,7)	1,33
Felis	Johanniskrautextrakt	21,0	(+62,3)	0,84
Remotiv	Johanniskrautextrakt	12,6	(+12,0)	0,94
Psychotonin M/N/300	Johanniskrautextrakt	11,9	(−0,0)	0,87
Esbericum	Johanniskrautextrakt	10,4	(−8,5)	0,85
Neuroplant	Johanniskrautextrakt	10,3	(+1,7)	1,09
Spilan	Johanniskrautextrakt	9,8	(+107,7)	0,87
Texx	Johanniskrautextrakt	6,1	(>1000)	0,71
Hyperforat	Johanniskrautextrakt	5,3	(−11,9)	1,04
Helarium Hypericum	Johanniskrautextrakt	4,4	(+11,7)	1,20
Aristoforat	Johanniskrautextrakt	3,7	(+37,2)	0,67
		138,3	(+20,5)	1,03
Kava-Kava-Wurzelstock				
Antares	Kava-Kava-Wurzelstockextrakt	8,8	(−3,3)	0,75
Kombinationen				
Sedariston Konzentrat Kaps.	Johanniskrautextrakt	21,0	(−0,4)	1,01
	Baldrianwurzelextrakt			
Hyperesa	Baldrianextrakt Johanniskrautextrakt	9,1	(+38,7)	0,67
Sedariston Tropfen	Baldrianwurzelextrakt Melissenblätterextrakt Johanniskrautextrakt	6,1	(−19,9)	0,72
		36,2	(+2,6)	0,87
Summe		183,3	(+15,2)	0,99

40

Pflanzliche Psychopharmaka

Pflanzliche Psychopharmaka sind in Tabelle 40.7 aufgeführt. Es handelt sich dabei vor allem um Präparate, die Johanniskrautextrakt, zum Teil in Kombination mit Baldrian, enthalten. Daneben spielen in den letzten Jahren Extrakte des Kava-Kava-Wurzelstocks eine zunehmende Rolle, für die multiple Wirkungen auf das Zentralnervensy-

stem geltend gemacht werden. Nach Rückgängen im Vorjahr sind die
Verordnungen von Johanniskraut-Präparaten 1998 wieder deutlich
angestiegen, während die von Kava-Kava-Präparaten stagnierten. Die
Wirksamkeit von pflanzlichen Psychopharmaka ist in vielen Fällen
aus klinisch-pharmakologischer Sicht nicht in ausreichender Weise
nachgewiesen. Jedoch haben besonders die Wirkungen von Hyperi-
cum in letzter Zeit verstärkt wissenschaftliches Interesse gefunden
(Schulz und Hänsel 1996). Positive Wirkungen wurden für Johanniskrautextrakte bei leichten Depressionen in einer Metaanalyse kontrollierter Studien festgestellt (Linde et al. 1996), die allerdings in
einem zugehörigen Editorial wegen der methodischen Unzulänglichkeiten der Primärstudien kritisiert wurde (Smet und Nolen 1996).
Derzeit erscheint eine Wirksamkeit bei leichten bis höchstens mittelschweren depressiven Verstimmungen wahrscheinlich, bei schweren
Depressionen sollten solche Präparate nicht angewendet werden. Die
Wirksamkeit einer über 4–6 Wochen hinausgehenden Therapie ist
nicht belegt (Schulz und Hänsel 1996). Allerdings können solche
Befunde für einzelne Präparate angesichts der unterschiedlichen
Dosierungen und der Schwierigkeiten, diese Präparate zu standardi-
sieren, nicht generalisiert werden. Ende 1995 hat das Bundesamt für
Arzneimittel und Medizinprodukte die Standardisierung der Johanniskrautpräparate auf Hypericin verlassen, weil der eigentliche Wirkstoff nicht bekannt sei und möglicherweise nicht mit dem Hypericingehalt korreliere. Man kann sich fragen, ob gar keine Standardisierung wirklich besser sei als eine fragwürdige (Schütt und Hölzl 1996).
Inzwischen wird Hyperforin als der möglicherweise wirksame
Bestandteil diskutiert (Laakmann et al. 1998). Bei den Kava-Präpara-
ten enthalten die meistverordneten den weniger standardisierten und
in seiner Wirksamkeit schlechter geprüften Extrakt des Kava-Kava
und nicht D,L-Kavain (Volz und Hänsel 1994).

Ganz generell fehlen ausreichende Studien zu Langzeitwirkungen
und zur Toxikologie dieser pflanzlichen Präparate. Allerdings sind
bisher auch keine häufigen Meldungen über unerwünschte Wirkungen bekannt geworden.

40

Literatur

Amsterdam J.D. (1998): Selective serotonin reuptake efficacy in severe and melancholic depression. J. Psychopharmacol. 12 (Suppl. B): S99–S111.

Arzneimittelkommission der deutschen Ärzteschaft (Hrsg.) (1997): Empfehlungen zur Therapie der Depression. 1. Aufl. Sonderheft Arzneiverordnung in der Praxis. September 1997.

Arzneimittelbrief (1996): Acamprostat zur Behandlung der Alkoholkrankheit. Arzneimittelbrief 30: 92–93.

Baumann P. (1996): Pharmacokinetic-pharmacodynamic relationship of the selective serotonin reuptake inhibitors. Clin. Pharmacokinet. 31: 444–469.

Benkert O., Hippius H. (1996): Psychiatrische Pharmakotherapie, 6. Aufl., Springer-Verlag, Berlin.

Berlin I., Lecrubier Y. (1996): Food and drug interactions with monoamine oxidase inhibitors: How safe are the newer agents? CNS Drugs 5: 403–413.

Braun M., Strasser R.H. (1997): Trizyklische Antidepressiva und kongestive Kardiomyopathie. Der Internist 38: 1236–1238.

Caley C.F., Weber S.S. (1995): Sulpiride: an antipsychotic with selective dopaminergic antagonist properties. Ann. Pharmacother. 29: 152–160.

Carter C.S., Mulsant B.H., Sweet R.A., Maxwell R.A., Coley K. et al. (1995): Risperidone use in a teaching hospital during its first year after market approval: economic and clinical implications. Psychopharmacol. Bull. 31: 719–25.

Chen H.S., Lipton S.A. (1997): Mechanism of memantine block of NMDA-activated channels in rat retinal ganglion cells: uncompetitive antagonism. J. Physiol. 499: 27–46.

Chouinard G., Jones B., Remington G., Bloom D., Addington D. et al. (1993): A Canadian multicenter placebo-controlled study of fixed doses of risperidone and haloperidol in the treatment of chronic schizophrenic patients. J. Clin. Psychopharmacol. 13: 25–40.

Claghorn J., Honigfeld G., Abuzzahab F.S., Wang R., Steinbook R. et al. (1987): The risks and benefits of clozapine versus chlorpromazine. J. Clin. Psychopharmacol. 7: 377–384.

Dardennes R., Even C., Bange F., Heim A. (1995): Comparison of carbamazepine and lithium in the prophylaxis of bipolar disorders – a metaanalysis. Brit. J. Psychiat. 166: 378–381.

Dettling M., Hellweg R., Cascorbi I., Deichle U., Weise L., Müller-Oerlinghausen B. (1999): Genetic determinants of drug-induced agranulocytosis: potential risk of olanzapine? Pharmacopsychiatry 32: im Druck.

Einarson T.R., Arikian S.R., Casciano J., Doyle J.J. (1999): Comparison of extended-release venlafaxine, selective serotonin reuptake inhibitors, and tricyclic antidepressants in the treatment of depression: a meta-analysis of randomized controlled trials. Clin. Ther. 21: 296–308.

Elliger T., Englert E., Freisleder F.J., Friedrich M., Gierow B. et al. (1994): Zur Behandlung schizophrener Psychosen des Kindes- und Jugendalters mit Clozapin (Leponex). Konsensuskonferenz vom 4. März 1994, Kinder und Jugendpsychiatrie. Z. Kinder-Jugendpsychiat. 22: 325–327.

Elliger T.J., Trott G.E., Nissen G. (1990): Prevalence of psychotropic medication in childhood and adolescence in the Federal Republic of Germany. Pharmacopsychiatry 23: 38–44.

Färber D., Tölle R. (1996): Warnende Hinweise zur Verschreibung von Clomethiazol (Distraneurin®). Dtsch. Ärztebl. 93: A-2098.

40

Franchini L., Zanardi R., Gasperini M., Perez J., Smeraldi E. (1996): Fluvoxamine and lithium in long-term treatment of unipolar subjects with high recurrence rate. J. Affect. Disord. 38: 67–69.

Frank E., Kupfer D.J., Perel J.M. (1990): Three-years outcomes for maintenance therapies in recurrent depression. Arch. Gen. Psychiatry 47: 1093–1099.

Greil W., Ludwig-Mayerhofer W., Erazo N., Engel R.R., Czernik A. et al. (1996): Comparative efficacy of lithium and amitriptyline in the maintenance treatment of recurrent unipolar depression: a randomised study. J. Affect. Disord. 40: 179–190.

Hartman D., Monsma F., Civelli O. (1996): Interaction of antipsychotic drugs with dopamine receptor subtypes. In: Csernansky J.G. (Hrsg.): Antipsychotics, Handb. Exp. Pharmacol., Bd. 120, Springer-Verlag, Berlin, S. 43–75.

Hollister L.E., Müller-Oerlinghausen B., Rickels K., Shader R.I. (1993): Clinical uses of benzodiazepines. J. Clin Psychopharmacol. 13 (Suppl. 1): 1S-169S.

Kane J., Honigfeld G., Singer J., Meltzer H. (1988): Clozapine for the treatment-resistant schizophrenic. Arch. Gen. Psychiatry 45: 789–796.

Kappler J., Menges C., Ferbert A., Ebel H. (1994): Schwere „Spät"dystonie nach „Neuroleptanxiolyse" mit Fluspirilen. Nervenarzt 65: 66–68.

Kasper S. (1996): Mirtazapin. Klinisches Profil eines noradrenalin- und serotonin-spezifischen Antidepressivums. Arzneimitteltherapie 14 (9): 257–259.

Kornhuber J. (1994): Potentielle Antipsychotica mit neuartigen Wirkmechanismen. In: Riederer P., Laux G., Pöldinger W. (Hrsg.): Neuropsychopharmaka, Bd. 4: Neuroleptica. Springer-Verlag, Wien New York, S. 185–196.

Laakmann G., Schüle C., Baghai T., Kieser M. (1998): St. John's wort in mild to moderate depression: The relevance of hyperforin for clinical efficacy. Pharmacopsychiatry 31 (Suppl.): 54–59.

Laux G., Volz H.-P., Müller H.-J. (1995): Newer and older monoamine oxidase inhibitors. CNS Drugs 3: 145–158.

Lehmann K., Müller-Oerlinghausen B. (1993): Kosten-/Nutzen-Kalkulation der Lithium-Langzeit-Prophylaxe. Klin. Pharmakol. Aktuell 4: 68–70.

Linde K., Ramirez G., Mulrow C.D., Pauls A., Weidenhammer W., Melchart D. (1996): St John's wort for depression – an overview and meta-analysis of randomised clinical trials. Brit. Med. J. 313: 253–258.

Linden M. (1990): Benzodiazepin-Substitution. Psychiatr. Prax. 21: 339–340.

Linden M., Gothe, H. (1993): Benzodiazepine substitution in medical practice. Analysis of pharmacoepidemiological data based on expert interviews. Pharmacopsychiatry 26: 107–113.

Marder S.R., Meibach R.C. (1994): Risperidone in the treatment of schizophrenia. Am. J. Psychiatry 151: 825–835.

Montgomery S.A., Roberts A., Patel A.G. (1994): Placebo-controlled efficacy of antidepressants in continuation treatment. Int. Clin. Psychopharmacology 9: 49–53.

Müller W.E., Siebert B. (1998): Opipramol im Vergleich zu anderen Therapeutika – Neue pharmakologische Daten. Fortschr. Neurol. Psychiat. 66 (Suppl. I): S9–S12.

Müller-Oerlinghausen B., Berghöfer A. (1999): Antidepressants and suicidal risk. J. Clin. Psychiatry 60 (suppl. 2): S94–S99.

Müller-Oerlinghausen B., Greil W., Berghöfer A. (Hrsg.) (1997): Die Lithiumtherapie. Nutzen Risiken Alternativen. Springer-Verlag, Berlin Heidelberg New York.

Olfson M., Marcus S.C., Pincus H.A., Zito J.M., Thompson J.W., Zarin D.A. (1998): Antidepressant prescribing practices of outpatient psychiatrists. Arch. Gen. Psychiatry 55: 310–316.

40

Perry P.J. (1996): Pharmacotherapy for major depression with melancholic features: Relative efficacy of tricyclic versus selective serotonin reuptake inhibitor antidepressants. J. Affect. Disord. 39: 1–6.

Riederer P., Laux G., Pöldinger W. (Hrsg.) (1993): Neuropsychopharmaka, Bd. 3: Antidepressiva und Phasenprophylaktika. Springer-Verlag, Wien New York.

Rüther E., Ahrens B., Dieterle D., Erzgikeit A., Gaertner H.J. et al. (1995): Das Asolo-Schema zur therapierelevanten multidimensionalen Klassifizierung der Antidepressiva. Psychopharmakotherapie 2: 158–164.

Schnyder U., Koller-Leiser A. (1996): A double-blind, multicentre study of paroxetine and maprotiline in major depression. Can. J. Psychiatry 41: 239–44.

Schou M. (1998): Has the Time Come to Abandon Prophylactic Lithium Treatment? A review for clinicians. Pharmacopsychiatry 31: 210–5.

Schulz V., Hänsel R. (Hrsg.) (1996): Rationale Phytotherapie. Ratgeber für die ärztliche Praxis. Springer-Verlag, Berlin Heidelberg New York.

Schütt H., Hölzl J. (1996): Hypericin: nur eine unwirksame Leitsubstanz? Pharm. Ztg. 141: 3678–3680.

Smet P.A.G.M., Nolen W.A. (1996): St John's wort as an antidepressant. Brit. Med. J. 313: 241–242.

Swift R.M. (1999): Drug therapy for alcohol dependence. N. Engl. J. Med. 340: 1482–1490.

Trindade E., Menon D., Topfer L.A., Coloma C. (1998): Adverse effects associated with selective serotonin reuptake inhibitors and tricyclic antidepressants: a meta-analysis. Canad. Med. Ass. J. 159: 1245–1252.

Volz H.P., Hänsel R. (1994): Kava-Kava und Kavain in der Psychopharmakotherapie. Psychopharmakotherapie 1: 33–39.

Volz H.P., Gleiter C.H., Möller H.J. (1996): Monoaminoxidasehemmer in der Psychiatrie. Nervenarzt 67: 339–347.

Volz H.P., Möller H.J. (1998): Opipramol bei Angst- und Somatisierungsstörungen. Fortschr. Neurol. Psychiat. 66 (Suppl. I): S21–S24.

Woods J.H., Winger G. (1995): Current benzodiazepine issues. Psychopharmacology 118: 107–115.

40

41. Rhinologika und Otologika

K.-F. Hamann

Mit Rhinologika und Otologika sind Arzneimittel zusammengefaßt worden, die überwiegend lokal bei verschiedenen Erkrankungen des äußeren Ohres und des Mittelohres sowie bei bestimmten Erkrankungen der Nasenhaupthöhlen und bei Beteiligung der Nasennebenhöhlen eingesetzt werden. Die Beliebtheit der Lokaltherapeutika geht auf den alten Volksglauben zurück, Krankheiten dort behandeln zu müssen, wo sie sich bemerkbar machen. Der Hauptteil der Verordnungen fällt auf die Sympathomimetika in der Gruppe der Rhinologika, während alle anderen Rhinologika und auch die Otologika eine geringere Rolle spielen (Abbildung 41.1). Gegenüber dem Vorjahr ist die Gesamtzahl der Verordnungen von Rhinologika gestiegen, die

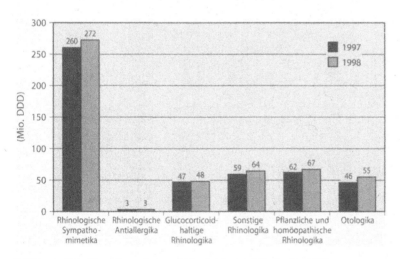

Abbildung 41.1: Verordnungen von Rhinologika und Otologika 1998
DDD der 2000 meistverordneten Arzneimittel

41

Tabelle 41.1: Verordnungen von Rhinologika 1998
Angegeben sind die verordnungshäufigsten Präparate mit Verordnungsrang, Verordnungen und Umsatz 1998 im Vergleich zu 1997.

Rang	Präparat	Verordnungen		Umsatz	
		in Tsd.	Änd. %	Mio. DM	Änd. %
5	Olynth	5345,2	−5,7	24,2	−7,4
10	Sinupret	3811,9	+11,1	54,8	+18,1
12	Nasengel/Spray/Tr.-ratioph.	3663,4	+15,0	15,9	+18,4
39	Otriven Lösung etc.	1949,9	+8,1	8,0	+5,4
84	Rhinomer	1327,7	+5,3	13,3	+6,9
195	Dexa-Rhinospray N	762,3	−1,2	18,4	+8,5
215	Euphorbium compositum Spray	712,5	−4,0	6,4	−2,9
264	Nasivin	616,8	−2,0	4,1	+2,2
428	Coldastop	430,6	−14,5	5,2	−11,5
453	Rhinex	413,3	−1,6	2,2	+0,3
463	Emser Nas.-Spray Siem./Hex.	403,3	+302,4	3,6	+305,5
525	Nasengel/Spray/Tropfen AL	365,7	+12,7	1,5	+12,2
695	Rinofluimucil-S	281,8	−16,3	5,1	+1,7
724	Ellatun/N	266,1	−0,4	2,5	+22,5
729	Solupen D	264,8	+20,9	3,3	+47,0
742	Imidin N/S	258,6	+14,6	1,4	+17,5
864	Pulmicort nasal	222,8	−4,9	11,9	−4,4
872	Flutide Nasal	219,9	+33,0	9,6	+35,7
1011	Beclomet-Nasal Orion	186,3	−10,7	6,9	+0,7
1112	Sinfrontal	163,2	+12,2	2,7	−13,8
1155	Sinuselect	157,3	−15,7	2,3	−10,0
1199	Tetrilin	149,0	+449,7	1,3	+458,8
1217	Livocab Nasenspray	146,9	−2,5	4,4	−1,8
1225	Nisita	145,7	−35,8	1,4	−36,0
1259	Rhinopront Kaps.	141,0	+1,9	1,8	+5,6
1314	Gelonasal	134,4	+86,3	0,7	+86,8
1369	Nasan	128,0	−1,2	0,6	−1,6
1384	Rhinopront Saft	126,6	+3,5	1,2	+8,2
1389	Syntaris	126,2	−11,3	3,4	−11,9
1400	Dexa-Siozwo N	124,1	+3,1	1,7	+3,9
1408	Sinusitis Hevert N	122,9	−1,8	2,3	+0,0
1614	Olynth Salin	101,5	+396,5	0,7	+409,8
1631	Schnupfen Endrine	99,9	+2,8	0,5	+7,7
1659	Siozwo N	97,0	−19,8	0,8	−19,5
1695	Nasicur	94,4	(neu)	0,9	(neu)
1780	Arbid N	87,9	+0,7	0,8	−3,6
1800	Vividrin Nasenspray	86,2	−3,8	1,2	−4,9
1826	Cromohexal Nasenspray	84,4	−11,3	1,2	−6,7
1863	Beclorhinol	82,0	+49,9	2,5	+34,3
1956	Emser Salz Siemens Beutel	74,8	+41,9	1,6	+58,3
1974	Beconase	73,8	−5,6	2,7	−5,7
1998	xylo von ct	71,8	+19,6	0,3	+21,4
	Summe	24122,0	+5,6	235,1	+9,0
	Anteil an der Indikationsgruppe	95,0 %		94,0 %	
	Gesamte Indikationsgruppe	25403,6	+4,5	250,0	+7,7

Tabelle 41.2: Verordnungen von Otologika 1998
Angegeben sind die verordnungshäufigsten Präparate mit Verordnungsrang, Verordnungen und Umsatz 1998 im Vergleich zu 1997.

Rang	Präparat	Verordnungen in Tsd.	Änd. %	Umsatz Mio. DM	Änd. %
154	Otobacid N	906,0	−6,4	11,6	−0,9
225	Panotile N	692,4	−6,5	14,2	+12,8
323	Otalgan	525,1	−4,9	4,2	+34,0
1183	Otovowen	151,4	+22,7	2,3	+32,6
1589	Otodolor	103,5	−3,1	0,6	−2,1
1597	Polyspectran HC	102,8	−1,0	1,7	+12,3
Summe		2481,1	−4,4	34,6	+10,6
Anteil an der Indikationsgruppe		87,2 %		88,6 %	
Gesamte Indikationsgruppe		2844,3	−4,5	39,1	+9,0

von Otologika trotz gestiegener Umsätze zurückgegangen (Tabellen 41.1 und 41.2).

Rhinologika und Otologika zählen, bezogen auf die Einzelverordnung, zu den preiswerten Therapeutika, erreichen jedoch relativ hohe Umsätze, weil sie in der Behandlung von sehr häufig auftretenden Erkrankungen zum Einsatz kommen.

Rhinologika

Im Vordergrund der symptomatischen Behandlung mit Rhinologika steht die Beseitigung der behinderten Nasenatmung. Sie ist das am meisten störende Symptom aller Rhinitisformen, wobei in manchen Fällen noch Niesreiz und eine Hypersekretion der Schleimhäute hinzukommen. Zur lokalen Applikation stehen schleimhautabschwellende Alphasympathomimetika, Corticosteroide und Antiallergika zur Verfügung. Darüber hinaus gibt es Präparate zur systemischen Anwendung, Homöopathika oder Kombinationen von Alphasympathomimetika und Antihistaminika. Letztere besitzen eher Nebenwirkungen als die Lokaltherapeutika. Die bei manchen Rhinitisformen eingesetzten Sekreto-Mukolytika werden in Kapitel 16 abgehandelt.

Die im Zusammenhang mit banalen Erkältungskrankheiten auftretende *akute Rhinitis* ist im allgemeinen harmlos und weist eine hohe Selbstheilungsrate auf. Der Gesichtspunkt einer Vorbeugung

41

von Komplikationen in den Nasennebenhöhlen und die durch starke Blutfüllung der Schleimhäute bedingte „verstopfte Nase" machen je nach Leidensdruck dennoch eine Therapie notwendig. Sinnvoll ist dazu die Anwendung von Alphasympathomimetika. Durch ihren abschwellenden Effekt läßt sich zum einen die Nasenluftpassage selbst verbessern, zum anderen werden auch die Ostien der Nasennebenhöhlen für den natürlichen Selbstreinigungsmechanismus frei gemacht. Schließlich muß man auch versuchen, ein Zuschwellen der Ostien der Tuba Eustachii zu verhindern und so den Mittelohr-Belüftungsmechanismus aufrechtzuerhalten, damit kein lästiger Ohrendruck entsteht. Die Therapiedauer sollte sieben Tage nicht überschreiten, damit nicht durch den vasokonstriktorischen Effekt eine trophische Störung der Schleimhaut mit anschließender Nekrosebildung auftritt. Dieser Gesichtspunkt gewinnt vor allem bei langanhaltenden Beschwerden an Bedeutung.

Der Begriff „nasale Hyperreaktivität" umfaßt alle übersteigerten Reaktionsformen der Nasenschleimhaut auf physikalische, chemische oder pharmakologische Reize, die zu den bekannten Symptomen Obstruktion, Sekretion und Niesreiz führen (Bachert 1997). Sie beruht auf unterschiedlichen, sich teilweise überlappenden Pathomechanismen. Dazu gehören auch die allergische Rhinitis und die früher sog. „vasomotorische Rhinitis", der neben lokalen Reizfaktoren auch psychosomatische Faktoren zugrunde liegen können.

Die Behandlung der nasalen Hyperreaktivität richtet sich, wenn möglich, nach Ätiologie und Pathogenese, vor allem aber gegen die dominierenden Symptome. Zur medikamentösen Therapie werden Degranulationshemmer (Cromoglicinsäure), die am besten prophylaktisch anzuwenden sind, topische und systemische Corticosteroide, Alphasympathomimetika sowie topische und systemische Antihistaminika eingesetzt. Gegenüber den klassischen, mit sedierenden Nebenwirkungen behafteten Antihistaminika stehen seit einigen Jahren auch Antihistaminika ohne diese störenden Begleiterscheinungen zur Verfügung (siehe Kapitel 3, Antiallergika).

41

Alphasympathomimetika

Die Sympathomimetika bilden die weitaus größte therapeutische Gruppe unter den Rhinologika (Abbildung 41.1). Der Hauptteil der Verordnungen entfällt auf die drei führenden Xylometazolinpräparate

Olynth, *Nasengel/Spray/Tropfen-ratiopharm* und *Otriven* (Tabelle 41.3). In einigen Präparaten taucht wieder Naphazolin (z. B. *Rhinex*) auf – wenn auch in geringer Dosierung –, dessen Handelsname *Privin* dem bei übertriebenem Gebrauch auftretenden Symptomenkomplex den Namen gegeben hat („Privinismus"). Alle Wirkstoffe gehören zur Gruppe der Alpha$_1$-Sympathomimetika und gelten als therapeutisch gleichwertig. Bemerkenswert ist, daß vermutlich als Folge des Arzneimittelbudgets die Gruppe der preisgünstigen Xylometazoline zugenommen hat. Allerdings haben zwei erstmals vertretene Präpa-

Tabelle 41.3: Verordnungen rhinologischer Alphasympathomimetika 1998 Angegeben sind die 1998 verordneten Tagesdosen, die Änderungen gegenüber 1997 und die mittleren Kosten je DDD 1998.

Präparat	Bestandteile	DDD in Mio.	Änderung in %	DDD-Kosten in DM
Xylometazolin				
Olynth	Xylometazolin	109,6	(−2,4)	0,22
Nasengel/Spray/Tr.-ratioph.	Xylometazolin	70,7	(+14,5)	0,22
Otriven Lösung etc.	Xylometazolin	37,3	(+10,9)	0,22
Nasengel/Spray/Tr. AL	Xylometazolin	5,7	(+15,3)	0,26
Imidin N/S	Xylometazolin	3,3	(+15,2)	0,43
Nasan	Xylometazolin	2,0	(−2,8)	0,30
Gelonasal	Xylometazolin	2,0	(+87,8)	0,34
Schnupfen Endrine	Xylometazolin	1,7	(+0,4)	0,31
xylo von ct	Xylometazolin	1,0	(+14,4)	0,31
		233,2	**(+5,5)**	**0,23**
Andere Sympathomimetika				
Rhinex	Naphazolin	11,8	(−3,0)	0,19
Ellatun/N	Tramazolin	10,8	(−2,1)	0,23
Nasivin	Oxymetazolin	9,8	(−0,1)	0,42
Tetrilin	Tetryzolin	1,8	(+452,4)	0,70
		34,3	**(+2,7)**	**0,29**
Kombinationen				
Rinofluimucil-S	Acetylcystein Tuaminoheptansulfat	3,2	(−16,3)	1,59
Siozwo N	Naphazolin Pfefferminzöl	1,4	(−19,8)	0,56
		4,6	**(−17,4)**	**1,28**
Summe		**272,2**	**(+4,6)**	**0,25**

41

rate (*Gelonasal, Tetrilin*) trotz hoher DDD-Kosten stark zugenommen. Die Gruppe der teureren Kombinationspräparate, vor allem *Rinofluimucil-S*, nahm deutlich ab (Tabelle 41.3).

Die schleimhautabschwellenden Sympathomimetika ermöglichen eine sichere Linderung der behinderten Nasenatmung, wie sie bei akuter Rhinitis im Rahmen von Erkältungskrankheiten, aber auch bei der allergischen Rhinitis auftritt. Allerdings kommt es bei diesen Substanzen zu einem Reboundphänomen nach 4–6 Stunden mit verstärkter Schleimhautschwellung, die eine erneute Anwendung notwendig macht. Um diesen Circulus vitiosus nicht zu stabilisieren, sollte die Anwendung auf sieben Tage begrenzt sein, maximal auf 14 Tage (Günnel und Knothe 1973).

Hinzu kommt, daß der vasokonstriktorische Effekt bei Daueranwendung zu einer Mangeldurchblutung der Schleimhaut führt und damit zu einer Beeinträchtigung ihrer Hauptfunktion, der Schleimbildung. Die Folge davon ist, daß weniger Schleim produziert wird. Die Nase trocknet aus, es kommt zur Borkenbildung, in extremen Fällen zusätzlich zu Nekrosen mit dem Endbild einer Ozäna (Stinknase). Um einem Mißbrauch vorzubeugen, sollten die Sympathomimetika zur rhinologischen Anwendung nur in kleinsten Packungen von 10 ml verschrieben werden.

Antiallergika

Bei den lokal wirksamen Antiallergika sind die Cromoglicinsäure und Levocabastin (*Livocab*) von Bedeutung. Während die Cromoglicinsäure als Degranulationshemmer prophylaktisch das Auftreten allergischer Symptome verhindern soll, wird der H_1-Antagonist Levocabastin bedarfsorientiert nur bei vorhandenen Symptomen eingesetzt. Im Gegensatz zu manchen systemisch verabreichten Antiallergika ist für diese topisch applizierten Substanzen nicht mit sedierenden Nebenwirkungen zu rechnen. Alle Präparate dieser Gruppe haben abgenommen, auch *Livocab-Nasenspray*, das durch hohe Tagestherapiekosten auffällt (Tabelle 41.4).

41

Tabelle 41.4: Verordnungen von rhinologischen Antiallergika 1998
Angegeben sind die 1998 verordneten Tagesdosen, die Änderungen gegenüber
1997 und die mittleren Kosten je DDD 1998.

Präparat	Bestandteile	DDD in Mio.	Änderung in %	DDD-Kosten in DM
Degranulationshemmer				
Cromohexal Nasenspray	Cromoglicinsäure	0,7	(−5,0)	1,62
Vividrin Nasenspray	Cromoglicinsäure	0,6	(−3,8)	1,87
		1,4	(−4,5)	1,74
H_1-Antihistaminika				
Livocab Nasenspray	Levocabastin	1,4	(−2,5)	3,10
Summe		2,8	(−3,5)	2,43

Glucocorticoide

Lokal applizierte Glucocorticoide besitzen zwar zuverlässige Wirkungen in der Behandlung der allergischen Rhinitis, manche sind aber je nach Wirkstoff nicht frei von systemischen Nebenwirkungen. Der Wirkungseintritt ist allerdings langsam. In manchen Fällen können Corticosteroide auch zu einer Schrumpfung von Nasenpolypen führen.

Unter den Monopräparaten haben das führende (*Pulmicort nasal*) und das preiswerteste (*Syntaris*) Präparat dieser Gruppe weiter abgenommen, das teuerste (*Flutide nasal*) und auch *Beclorhinol* stark zugenommen (Tabelle 41.5). Die Wirkstoffe Budesonid und Flunisolid weisen neben der guten lokalen Wirkung keine bisher klinisch bemerkbaren Corticosteroidnebenwirkungen auf. Gleiches gilt für Beclometason und das neue Fluticason (Tabelle 41.5).

Die Kombinationen *Dexa-Rhinospray N, Solupen D* und *Dexa-Siozwo N* enthalten jedoch Dexamethason. Für diese Substanz ist bekannt, daß mit systemischen Nebenwirkungen zu rechnen ist. Die Anwendung erscheint trotz der relativ geringen Dexamethasonmengen nicht mehr gerechtfertigt, da andere Corticosteroide ohne solche Nebenwirkungen zur Verfügung stehen. Die Verordnungen dieser Präparate sind bis auf *Dexa-Rhinospray N* gestiegen (Tabelle 41.4).

41

Tabelle 41.5: Verordnungen von glucocorticoidhaltigen Rhinologika 1998
Angegeben sind die 1998 verordneten Tagesdosen, die Änderungen gegenüber
1997 und die mittleren Kosten je DDD 1998.

Präparat	Bestandteile	DDD in Mio.	Änderung in %	DDD-Kosten in DM
Monopräparate				
Pulmicort nasal	Budesonid	7,4	(−4,9)	1,60
Flutide Nasal	Fluticason	5,5	(+33,0)	1,75
Beclomet-Nasal Orion	Beclometason	5,3	(−6,7)	1,29
Syntaris	Flunisolid	4,2	(−12,6)	0,80
Beclorhinol	Beclometason	2,2	(+48,9)	1,13
Beconase	Beclometason	1,8	(−5,6)	1,46
		26,6	(+2,4)	1,39
Kombinationen				
Dexa-Rhinospray N	Tramazolin Dexamethason	15,2	(−1,2)	1,20
Solupen D	Naphazolin Oxedrintartrat Dexamethason	4,4	(+20,9)	0,74
Dexa-Siozwo N	Naphazolin Dexamethason Pfefferminzöl	1,8	(+3,1)	0,98
		21,4	(+3,0)	1,09
Summe		48,0	(+2,7)	1,26

Sonstige Rhinologika

Selbst hergestellte Salzlösungen oder Fertigpräparate wie *Nisita* und
Emser Sole haben keine direkten Wirkungen auf die Durchgängigkeit
der Nase, bewirken aber durch eine pH-Verschiebung eine Alkalisie-
rung des Schleimes und damit eine Verflüssigung. Besonders bei lang
anhaltenden Rhinitiden mit starker Borkenbildung kommt dieses
rational begründete Therapieprinzip in Frage (Tabelle 41.6).

41

Die therapeutischen Effekte oral applizierter Präparate, die Antihistaminika und Sympathomimetika enthalten, sind mehrfach in
Frage gestellt worden (Bachert 1996). Antihistaminika sind zwar bei
Erkältungskrankheiten statistisch signifikant wirksam, die Effekte
waren jedoch minimal und häufig von sedativen Nebenwirkungen
begleitet (American Medical Association 1986). Sympathomimetika

Tabelle 41.6: Verordnungen sonstiger Rhinologika 1998
Angegeben sind die 1998 verordneten Tagesdosen, die Änderungen gegenüber 1997 und die mittleren Kosten je DDD 1998.

Präparat	Bestandteile	DDD in Mio.	Änderung in %	DDD-Kosten in DM
Salzlösungen				
Rhinomer	Meerwasser	32,8	(+4,6)	0,41
Emser Nas.-Spray Siem./Hex.	Natürl. Emser Salz	6,7	(+302,4)	0,54
Nisita	Emser Salz	2,1	(−36,4)	0,66
Emser Salz Siemens Beutel	Natürl. Emser Salz	1,3	(+58,4)	1,24
Olynth Salin	Natriumchlorid	0,8	(+394,8)	0,81
		43,6	(+17,3)	0,47
Antihistaminika				
Rhinopront Kaps.	Carbinoxamin Phenylephrin	0,9	(+0,2)	1,87
Rhinopront Saft	Carbinoxamin Phenylpropanolamin	0,4	(+3,5)	2,86
Arbid N	Diphenylpyralin	0,3	(+2,5)	2,96
		1,6	(+1,4)	2,30
Vitaminpräparate				
Coldastop	Retinolpalmitat α-Tocopherolacetat	17,2	(−14,5)	0,30
Nasicur	Dexpanthenol	1,7	(neu)	0,53
		18,9	(−6,0)	0,32
Summe		64,2	(+8,9)	0,47

wie Phenylephrin sind bei oraler Gabe weniger wirksam als lokal in der Nase und können darüber hinaus systemische Nebenwirkungen wie Blutdruckanstieg und Kopfschmerzen verursachen (Bachert 1996). Ihre Verordnungen blieben praktisch unverändert.

Vitamine haben keine spezifischen pharmakologischen Wirkungen bei lokaler Applikation auf die Nasenschleimhaut. Die Vitaminkombination *Coldastop* nahm weiter ab (Tabelle 41.6). Erstmals vertreten ist ein Dexpanthenolspray (*Nasicur*), der nach einer kontrollierten Studie bei Rhinitis sicca wirksamer als Placebo war (Kehrl und Sonnemann 1998).

41

Pflanzliche und homöopathische Rhinologika

Bei den pflanzlichen Rhinologika ist das Kombinationspräparat *Sinupret* vertreten (Tabelle 41.7), das früher als pflanzliches Expektorans in der Roten Liste klassifiziert wurde. Dieses Phytopharmakon hat 1997 die Nachzulassung erhalten, obwohl die als Wirksamkeitsnachweis vorgelegten Daten keiner strengen wissenschaftlichen Überprüfung standhalten (Chibanguza et al. 1984, Neubauer und März 1994, Ernst et al. 1997). Fünf verschiedene Inhaltsstoffe sollen antivirale, antiinflammatorische und sekretolytische Wirkungen besitzen, deren pharmakologische Zuordnung jedoch nicht nachvollziehbar ist. Seine Verordnungen haben zugenommen.

Ein großer Teil der Verordnungen entfällt auf die homöopathischen Kombinationspräparate (Tabelle 41.7). Spezifische pharmakologische Wirkungen sind für diese Kombinationen nicht bekannt. Die relativ häufige Anwendung des vergleichsweise teuren Homöopathikums *Euphorbium compositum Spray* beruht sicherlich darauf, daß es vielfach als Placebo angesehen wird (Tabelle 41.7). Wahrscheinlich wissen aber nur wenige Patienten, daß dieses Präparat Nasenschleimhaut des Schweines und die auch in der Homöopathie kritisierte Sinusitis-Nosode (verdünnter eitriger Nasenschleim) enthält. Es ist im Vergleich zum Vorjahr etwas weniger verordnet worden. Das Argument, daß diese Produkte als Placebo wegen des Fehlens von Nebenwirkungen eingesetzt werden können, wird bedenklich bei ernsten Erkrankungen, bei denen eine wirkungsvolle Therapie versäumt wird. Die Verordnung von *Sinusitis Hevert N*, des mit Abstand teuersten Präparates, hat wie auch die der anderen Homöopathika abgenommen. Es ist zu hoffen, daß nicht die wiederholten Appelle an die Kassenärzte zur kostenbewußten Verschreibung Anlaß geben, auf wissenschaftlich unbegründete Präparate auszuweichen.

Otologika

41

Otologika sind Arzneimittel zur Applikation in den äußeren Gehörgang. Sie werden eingesetzt zur Behandlung des Ohrekzems, der Otitis externa und der chronischen Otitis media. Für die Therapie der *akuten* Otitis media sind Otologika *nicht* geeignet, da diese Substanzen den Ort der Erkrankung wegen des verschlossenen Trommelfells nicht erreichen können.

Tabelle 41.7: Verordnungen von pflanzlichen und homöopathischen Rhinologika 1998
Angegeben sind die 1998 verordneten Tagesdosen, die Änderungen gegenüber
1997 und die mittleren Kosten je DDD 1998.

Präparat	Bestandteile	DDD in Mio.	Änderung in %	DDD-Kosten in DM
Pflanzliche Mittel				
Sinupret	Enzianwurzel Primelblüten Ampferblätter Holunderblüten Eisenkraut	50,2	(+12,7)	1,09
Homöopathika				
Euphorbium compositum Spray	Euphorbium D4 Pulsatilla D2 Mercurius biiod. D8 Mucosa nasalis suis D8 Hepar sulfuris D10 Argentum nitr. D10 Sinusitis-Nosode D13 Luffa operculata D2	8,6	(−2,6)	0,74
Sinuselect	Cinnabaris D8 Carbo vegetabilis D8 Silicea D8 Mercur. solub. D8 Kalium bichromic. D4 Calc. sulfuric. D4 Hydrastis D4 Thuja D8	3,6	(−11,8)	0,64
Sinfrontal	Chininum arsen. D12 Cinnabaris D4 Ferrum phosphoricum D3 Mercur. solub. D5	2,9	(−17,5)	0,93
Sinusitis Hevert N	Echinacea D2 Galphimia D2 Luffa D2 Apis D4 Atropin. sulf. D4 Baptisia D4 Cinnabaris D3 Crotalus D8 Hepar. sulf. D3 Kal. bichromic. D8 Lachesis D8 Mercur. biiod. D9 Silicea D2 Spongia D6	1,3	(−1,5)	1,81
		16,4	(−7,6)	0,83
Summe		66,7	(+6,9)	1,03

41

Bei der *Otitis externa* handelt es sich um eine banale Entzündung der Haut des äußeren Gehörgangs. Sie wird meist verursacht durch Bakterien, die über Mikroläsionen in die Haut eindringen können. Im allgemeinen tritt die Otitis externa als diffuse Form auf, ganz selten als Gehörgangsfurunkel. Wegen der entzündlich bedingten Schwellung kommt es zu starken Schmerzen mit erheblichem Leidensdruck. Die Abschwellung der Gehörgangshaut selbst bringt meist schon den gewünschten Erfolg und Abheilung der Entzündung. Daher stehen in der Therapie der diffusen Otitis externa Ohrentropfen mit antibiotischem, abschwellendem und analgetischem Effekt im Vordergrund (Federspil 1984, Weerda 1994).

Die *chronische Mittelohrentzündung* entsteht, von Ausnahmen abgesehen, als primär chronische Erkrankung. Sie ist gekennzeichnet durch einen mesotympanalen oder epitympanalen Defekt, durch den es immer wieder zum Eindringen von Mikroorganismen und damit zum Aufflammen der Entzündung kommt. Die chronische Mittelohrentzündung macht sich fast nie durch Schmerzen bemerkbar, sondern vielmehr durch eine pathologische Ohrsekretion und Schwerhörigkeit. Die sinnvolle Therapie einer chronischen Mittelohrentzündung besteht in der Tympanoplastik. Allerdings sind die Erfolgschancen von tympanoplastischen Operationen sehr vom Reizzustand der Mittelohrschleimhaut abhängig. Man versucht daher immer, eine chronische Mittelohrentzündung ohne akute Reizzeichen zu operieren. Dieser Gesichtspunkt berechtigt zur Vorbehandlung mit Otologika, die das Ziel hat, die pathologische Ohrsekretion zum Stillstand zu bringen.

Lokalanästhetika-Kombinationen

Kombinationen wie *Otalgan* und *Otodolor* werden mit dem Ziel einer lokalen Schmerzbehandlung eingesetzt. Selbst wenn der lokalanästhetische Effekt wegen der geringen Resorption durch die Haut nur gering ist, wird er durch das abschwellende Agens unterstützt. Reicht diese Therapie nicht aus, müssen systemisch wirkende Analgetika zusätzlich eingesetzt werden. Die Verordnung von *Otalgan* hat deutlich zugenommen, die von *Otodolor* abgenommen (Tabelle 41.8).

41

Tabelle 41.8: Verordnungen von Otologika 1998
Angegeben sind die 1998 verordneten Tagesdosen, die Änderungen gegenüber 1997 und die mittleren Kosten je DDD 1998.

Präparat	Bestandteile	DDD in Mio.	Änderung in %	DDD-Kosten in DM
Lokalanästhetikakombinationen				
Otalgan	Phenazon Procain Glycerol	31,4	(+35,4)	0,14
Otodolor	Phenazon Procain Glycerol	0,2	(−3,1)	2,61
		31,6	(+35,0)	0,15
Antibiotikakombinationen				
Panotile N	Polymyxin B Fludrocortison Lidocain	9,6	(+9,6)	1,48
Polyspectran HC	Polymyxin B Bacitracin Hydrocortison	0,4	(−3,1)	4,20
		10,0	(+9,0)	1,59
Glucocorticoidpräparate				
Otobacid N	Dexamethason Cinchocain Butandiol	9,9	(−6,4)	1,17
Homöopathika				
Otovowen	Aconitum D6 Capsicum D4 Chamomilla Ø Echinacea purp. Ø Hydrastis D4 Hydrargyrum D6 Jodum D4 Natrium tetraboracicum D4 Sambucus nigra Ø Sanguinaria Ø	3,3	(+24,4)	0,71
Summe		54,8	(+19,6)	0,63

41

Antibiotika-Kombinationen

In der Therapie der Otitis externa diffusa kommen auch Präparate mit dem Ziel einer lokalen antibiotischen Wirkung zur Anwendung. Wegen des Keimspektrums, das sich hauptsächlich aus Pseudomonas aeruginosa und Proteus zusammensetzt, wird Polymyxin B bevorzugt (Federspil 1984).

Seine Spitzenstellung hat *Panotile N* mit einer Zunahme der Verordnungen behauptet (Tabelle 41.8). Abgenommen hat das teurere *Polyspectran HC*, das neben Polymyxin B noch das Antibiotikum Bacitracin enthält. In beiden Präparaten ist ein Corticosteroid enthalten, das die akuten Entzündungserscheinungen zurückdrängen soll. Nach heutiger Auffassung stellen Viruserkrankungen wie der Zoster oticus keine absolute Kontraindikation für Corticosteroide dar.

Glucocorticoide

Ein Glucocorticoid ist in dem Kombinationspräparat *Otobacid N* enthalten, dem neben Dexamethason noch ein Lokalanästhetikum (Cinchocain) zugesetzt ist. Es wird bevorzugt beim Ohrekzem zur Behandlung des Juckreizes palliativ eingesetzt. Seine Verordnung zeigt eine Abnahme (Tabelle 41.8).

Weiterhin ist mit *Otovowen* ein Homöopathikum als Otologikum vertreten. Auch wenn eine Zunahme der Verordnungen stattgefunden hat, gilt, daß pharmakologische Wirkungen ebensowenig nachgewiesen sind wie die Wirksamkeit.

Literatur

American Medical Association (1986): Decongestant, cough and cold preparations. Drug Evaluations, 6th ed., Saunders Company, Philadelphia London, pp. 369–391.

Bachert C. (1996): Klinik der Umwelterkrankungen von Nase und Nasennebenhöhlen. Eur. Arch. Otorhinolaryngol. (Suppl. I): 75–153.

Bachert C. (1997): Die nasale Hyperreaktivität. HNO 45: 189–201.

Chibanguza G., März R., Sterner W. (1984): Zur Wirksamkeit und Toxizität eines pflanzlichen Sekretolytikums und seiner Einzeldrogen. Arzneim.-Forsch. 34: 32–36.

Ernst E., März R.W., Sieder Ch. (1997): Akute Bronchitis: Nutzen von Sinupret. Fortschr. Med. 115: 52–53.

41

Federspil P. (1984): Moderne HNO-Therapie. In: Kuemmerle H.-P., Hitzenberger G., Spitzy K.-H. (Hrsg.): Die medikamentöse Behandlung in der Hals-Nasen-Ohren-Heilkunde. 4. Aufl., Ecomed Verlagsgesellschaft mbH, Landsberg München.

Günnel F., Knothe J. (1973): HNO-Therapiefibel. Steinkopff, Darmstadt.

Kehrl W., Sonnemann U. (1998): Dexpanthenol-Nasenspray als wirksames Therapieprinzip zur Behandlung der Rhinitis sicca anterior. Laryngorhinootologie 77: 506–512.

Neubauer N., März R.W. (1994): Placebo-controlled, randomized double-blind clinical trial with Sinupret® sugar coated tablets on the basis of a therapy with antibiotics and decongestant nasal drops in acute sinusitis. Phytomedicine 1: 177–181.

Weerda H. (1994): Entzündungen des äußeren Ohres. In: Helms J. (Hrsg.): Oto-Rhino-Laryngologie in Klinik und Praxis, Bd. 1, Thieme, Stuttgart, S. 494–510.

41

42. Schilddrüsentherapeutika

R. Ziegler und U. Schwabe

Schilddrüsentherapeutika werden eingesetzt, um eine Unterfunktion zu substituieren bzw. bei Tendenz zur Unterfunktion eine Kropfprophylaxe zu betreiben oder eine Überfunktion der Schilddrüse zu behandeln. Dementsprechend werden innerhalb dieser Indikationsgruppe drei verschiedene Arzneimittelgruppen unterschieden. Schilddrüsenhormone werden gegeben, um bei Unterfunktion die mangelnde Hormonbildung der Drüse zu substituieren. Sie dienen auch der TSH-Suppression bei der endemischen Struma infolge Iodfehlverwertung oder Iodmangel. Bei letzterem werden vermehrt Iodidpräparate verabreicht, insbesondere solange die Struma noch nicht regressiv bzw. knotig verändert ist. Thyreostatika werden bei

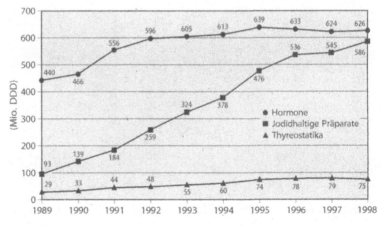

Abbildung 42.1: Verordnungen von Schilddrüsentherapeutika 1989 bis 1998 Gesamtverordnungen nach definierten Tagesdosen (ab 1991 mit neuen Bundesländern)

42

Tabelle 42.1: Verordnungen von Schilddrüsentherapeutika 1998
Angegeben sind die verordnungshäufigsten Präparate mit Verordnungsrang, Verordnungen und Umsatz 1998 im Vergleich zu 1997.

Rang	Präparat	Verordnungen in Tsd.	Änd. %	Umsatz Mio. DM	Änd. %
3	L-Thyroxin Henning	5621,5	−0,6	96,0	+1,3
21	Euthyrox	2359,7	−0,1	40,8	+2,1
36	Jodid Tabletten	2047,7	−2,5	26,7	−0,0
97	Jodthyrox	1242,8	−1,8	35,3	+5,4
164	Jodetten	871,8	+1,6	12,4	+3,9
207	Thyronajod	735,7	+56,8	19,0	+66,5
221	Carbimazol Henning	702,3	−10,0	13,9	−7,6
250	Eferox	640,2	−2,2	9,7	−0,1
495	Berlthyrox	383,5	−8,0	6,3	−5,0
615	Novothyral	312,8	−6,7	12,1	−1,4
649	Methizol	298,6	+70,0	5,2	+67,9
819	Thyreotom	234,0	−20,0	6,3	−12,9
1154	Favistan	157,4	−11,4	3,3	−4,1
1505	Thyreocomb N	113,6	+11,7	2,8	+17,6
1603	Jodid-ratiopharm	102,4	(neu)	1,0	(neu)
1747	Thiamazol Henning	89,8	−0,5	1,6	+3,2
1913	Kaliumiodid BC	78,2	+3,0	1,1	+3,2
1953	Prothyrid	75,1	−4,7	2,2	−0,9
	Summe	16067,0	+1,1	295,8	+4,5
	Anteil an der Indikationsgruppe	97,9 %		97,3 %	
	Gesamte Indikationsgruppe	16406,0	+0,3	304,1	+3,7

Schilddrüsenüberfunktion gegeben, um eine übermäßige Hormonproduktion der Schilddrüse zu blockieren.

Die Verlaufsbeobachtung der DDD zeigt 1998 im Vergleich zum Vorjahr ein Plateau bei den Hormonen, die in den beiden davor liegenden Jahren vom Höchstpunkt (1995) etwas abgefallen waren (Abbildung 42.1). Bei der vergleichenden Betrachtung sollte berücksichtigt werden, daß die definierten Tagesdosen seit dem Arzneiverordnungs-Report 1998 einheitlich auf die WHO-Angaben umgestellt wurden (z.B. Levothyroxin 150 µg, bisher nach Preisvergleichsliste 100 µg), so daß die DDD-Werte nicht direkt mit den in den Vorjahren veröffentlichten Zahlen verglichen werden können. Die iodhaltigen Präparate umfassen sowohl die reinen Iodidpräparate als auch die Kombinationen von Iodid plus Schilddrüsenhormon. Erfreulicherweise sieht man eine ordentliche Zunahme der Gesamtgruppe, die ja vor allem der immer noch unbefriedigenden Strumaprophylaxe und -therapie dient. Im Vorjahr schien hier ein Plateau zu „drohen" – der

42

jetzt sichtbare neuerliche Verschreibungsanstieg ist eine Beruhigung. Neben den Hormon-plus-Iodid-Kombinationen (+15,7 %) sind auch die Iodide (+3,6 %) wieder leicht ansteigend (Tabelle 42.2).

Die weitaus häufigste Schilddrüsenerkrankung in Deutschland ist der Iodmangelkropf, der bei 30 % der Bevölkerung, entsprechend ca. 25 Millionen Strumaträgern, nachgewiesen worden ist (Gutekunst 1990). Die Kropfhäufigkeit weist offenbar kein typisches Nord-Süd-Gefälle auf, wie früher vermutet wurde. Wesentlich seltener dagegen ist die Schilddrüsenüberfunktion, die insgesamt nur 5 % bis 10 % aller Schilddrüsenerkrankungen ausmacht. Erstmals nehmen die Thyreostatikaverschreibungen leicht ab (Abbildung 42.1). Hier könnte das Maximum der Demaskierung der Autonomien durch Jodexposition erreicht sein. Dies wäre ein gutes Zeichen, daß die Folgen des früher noch stärkeren Iodmangels in dieser Hinsicht ihren Höhepunkt erreicht hätten.

Unter den verordnungshäufigsten Arzneimitteln finden sich diesmal 18 Schilddrüsentherapeutika (Tabelle 42.1). Das Angebot ist vielfältig und umfaßt neben vier Levothyroxinpräparaten drei Hormonkombinationen, drei Kombinationen von Schilddrüsenhormon mit Iodid, vier Iodidpräparate und schließlich vier Thyreostatika. Der weitaus größte Teil der Verordnungen entfällt auf Schilddrüsenhormone und weiterhin zunehmend auf Iodidpräparate, während der Anteil der Thyreostatika nur sehr gering ist und jetzt erstmals leicht abfällt (Abbildung 42.1). Diese prozentualen Anteile entsprechen ungefähr auch der Morbiditätsstruktur der Schilddrüsenerkrankungen. Die Zunahme aller DDD geht mit einem geringfügigen Zuwachs der Verordnungen (+0,3 %) zugunsten der Mittel für Strumaprophylaxe und -therapie einher (Tabelle 42.1).

Schilddrüsenhormone

Bei den Schilddrüsenhormonen entfällt der Hauptteil der verordneten Tagesdosen wie bisher auf die beiden führenden Monopräparate *L-Thyroxin Henning* und *Euthyrox* (Tabelle 42.2).

Alle Kombinationspräparate von Liothyronin (Triiodthyronin) und Levothyroxin nehmen weiter ab. In diesem Sinne setzt sich der bisherige Trend fort. Damit haben sich Empfehlungen durchgesetzt, die dem Monopräparat Levothyroxin eindeutig den Vorzug geben. Bei der Langzeittherapie ist ein gleichmäßiger Hormonspiegel im Serum

Tabelle 42.2: Verordnungen von Schilddrüsentherapeutika 1998
Angegeben sind die 1998 verordneten Tagesdosen, die Änderungen gegenüber 1997 und die mittleren Kosten je DDD 1998.

Präparat	Bestandteile	DDD in Mio.	Änderung in %	DDD-Kosten in DM
Levothyroxin				
L-Thyroxin Henning	Levothyroxin	353,1	(+1,6)	0,27
Euthyrox	Levothyroxin	150,9	(+2,3)	0,27
Eferox	Levothyroxin	38,3	(−0,7)	0,25
Berlthyrox	Levothyroxin	22,2	(−4,0)	0,28
		564,5	(+1,4)	0,27
Hormonkombinationen				
Novothyral	Liothyronin Levothyroxin	37,4	(−7,4)	0,32
Thyreotom	Liothyronin Levothyroxin	11,2	(−15,3)	0,56
Prothyrid	Liothyronin Levothyroxin	7,3	(−3,1)	0,30
		55,9	(−8,6)	0,37
Schilddrüsenhormone plus Iodid				
Jodthyrox	Levothyroxin Kaliumiodid	120,0	(−0,2)	0,29
Thyronajod	Levothyroxin Kaliumiodid	69,0	(+59,6)	0,28
Thyreocomb N	Levothyroxin Kaliumiodid	10,7	(+18,4)	0,26
		199,8	(+15,7)	0,29
Kaliumiodid				
Jodid Tabletten	Kaliumiodid	226,8	(−0,3)	0,12
Jodetten	Kaliumiodid	140,1	(+3,2)	0,09
Kaliumiodid BC	Kaliumiodid	9,8	(+2,3)	0,11
Jodid-ratiopharm	Kaliumiodid	9,7	(neu)	0,10
		386,4	(+3,6)	0,11
Thyreostatika				
Carbimazol Henning	Carbimazol	30,2	(−8,1)	0,46
Favistan	Thiamazol	21,2	(−4,8)	0,15
Methizol	Thiamazol	14,5	(+66,3)	0,36
Thiamazol Henning	Thiamazol	5,4	(−2,2)	0,30
		71,2	(+2,8)	0,34
Summe		1277,8	(+3,7)	0,23

42

durch das pharmakologisch langlebige Levothyroxin (Halbwertszeit 5 bis 8 Tage) wesentlich besser zu erreichen als durch das kurzlebige Liothyronin (Halbwertszeit 1 bis 2 Tage). Bei der Verwendung von Kombinationspräparaten beider Schilddrüsenhormone entstehen unerwünschte Spitzen des Triiodthyroninspiegels im Serum mit entsprechend unerwünschten Nebenwirkungen bei höherer Dosierung. Hinzu kommt, daß die mittleren DDD-Kosten bei den Kombinationen unnötigerweise deutlich höher als bei Levothyroxin liegen, so daß die Therapie mit den Monopräparaten auch wirtschaftlicher ist. Bei den relativ niedrigen DDD-Kosten aller Schilddrüsentherapeutika fällt der Kostenfaktor allerdings nicht so sehr ins Gewicht. Bemerkenswert ist, daß die Verschreibungen der Schilddrüsenhormonpräparate auf einem seit etwa vier Jahren gleich bleibenden Niveau stagnieren. Eine Zunahme zeigt sich jedoch bei der reinen Iodprophylaxe, aber auch bei den Levothyroxin plus Iodidkombinationen.

Iodidhaltige Präparate

Seit 1986 zeigen die iodidhaltigen Präparate hohe Steigerungsraten in den Verordnungen. Hierin spiegelt sich die erfolgreiche Propagierung der Strumaprophylaxe mit Iodid wider, die auch nach neueren Studien verstärkt befürwortet wird, sei es als Primärprophylaxe oder nach ein- bis zweijähriger Levothyroxintherapie als Anschlußprophylaxe. Nach einer erstmaligen Unterbrechung des Anstiegs im Vorjahr (1997) setzt sich jetzt der weitere erwünschte Anstieg neuerlich fort.

Unverändert deutlich nahmen die Verordnungen der Kombinationspräparate aus Levothyroxin und Kaliumiodid zu, vor allem durch *Thyronajod*, das als weiterhin aufsteigendes Präparat kräftig zulegte, während das führende *Jodthyrox* stagnierte (Tabelle 42.2). Die Wahl der Kombination von Levothyroxin plus Iodid spricht auch für eine Übergangstherapie in der Absicht, beim Patienten später Levothyroxin durch Iodid zu ersetzen. Zur Notwendigkeit der Iodidpräparate ist anzumerken, daß in den neuen Bundesländern bedauerlicherweise die gesetzliche Iodsalzprophylaxe entfallen ist (Meng und Schindler 1998). Diese Länder benötigen jetzt vermehrt Präparate zur Strumaprophylaxe.

42

Thyreostatika

Für die medikamentöse Therapie der Schilddrüsenüberfunktion werden unter den 2000 meistverordneten Arzneimitteln vier Präparate eingesetzt (Tabelle 42.2). Carbimazol (ein Vertreter) hat abgenommen, während sich bei Thiamazol (drei Vertreter) ein unterschiedlicher Verlauf mit Umverteilung zugunsten *Methizol* zeigt, für die der Grund zunächst nicht ersichtlich ist, zumal die DDD-Kosten höher als bei anderen Thiamazolpräparaten liegen. Carbimazol wird im Organismus in seinen aktiven Metaboliten Thiamazol umgewandelt. Da es Carbimazol-refraktäre Fälle gibt, die auf Thiamazol ansprechen, wird zunehmend empfohlen, nur mit dem aktiven Metaboliten zu behandeln (Grußendorf 1996). Außerdem ist Thiamazol (10 mg) in äquimolaren Mengen 2–3fach billiger als das Prodrug Carbimazol (15 mg).

Bemerkenswert ist die erstmals seit Jahren zu registrierende leichte Abnahme der Thyreostatika-DDD insgesamt (Abbildung 42.1). Sie rührt offenbar von dem Ausscheiden von *Methimazol* aus der Gruppe der meistverordneten Präparate her, da die Summe der vier Marktführer des Jahres 1998 davon nicht betroffen ist. In vorsichtiger Interpretation könnte das Erreichen und Überschreiten des Gipfels der Thyreostatikaverschreibungen bedeuten, daß die Demaskierung von Autonomien durch Iodidexposition abnimmt, wie es in der Schweiz nach Erreichen einer verbesserten Iodversorgung gesehen wurde. Auch Meng (persönliche Mitteilung) teilte dies aus den neuen Bundesländern mit.

Wirtschaftliche Aspekte der Kropfbehandlung

Unter den Schilddrüsenpräparaten haben die Verordnungen der iodhaltigen Vertreter 1998 nochmals zugenommen. Es ist anzunehmen, daß der größte Teil der Patienten diese Behandlung als Strumaprophylaxe gegen den Iodmangelkropf benötigt hat. Angesichts der hohen Kropfhäufigkeit in der Bundesrepublik kann man davon ausgehen, daß sogar 40 Mio. Menschen potentiell behandlungsbedürftig sind (Hampel et al. 1995). Damit ist zu erwarten, daß die Therapie mit Schilddrüsenpräparaten auch in den kommenden Jahren noch zunehmen wird. Sehr genau sind die Iodidverordnungen zu beobachten, um ggf. einer ungünstigen „Iodidmüdigkeit" durch Aufklä-

42

rung entgegenzusteuern. Daß sich die Verordnungszahlen für Schilddrüsentherapeutika nach Einführung des GSG relativ wenig geändert haben, belegt, daß es sich weitgehend um „harte" Indikationen handelt.

Angesichts des endemischen Iodmangels in Deutschland haben Endokrinologen seit langem gefordert, eine wirksame Kropfprophylaxe bei der Bevölkerung durchzuführen. Als Methode der Wahl bietet sich die Kropfprophylaxe mit iodiertem Speisesalz an. In unseren Nachbarländern wie Österreich, Schweiz, der ehemaligen Tschechoslowakei und der ehemaligen DDR wurde die Iodsalzprophylaxe bereits mit großem Erfolg eingeführt. In Schweden ist der Kropf seit Einführung der Iodsalzprophylaxe weitgehend beseitigt. Allerdings ist anzumerken, daß die Iodsalzprophylaxe oder auch Iodidgabe bei der seltenen Strumaform der Iodfehlverwertung nicht wirksam ist.

Es ist ausgerechnet worden, daß das Gesundheitswesen pro Jahr mehr als zwei Milliarden DM für die ambulante Diagnostik und Behandlung von Schilddrüsenerkrankungen ausgibt (Pfannenstiel 1998). Mit der gesetzlichen Iodsalzprophylaxe könnten mittelfristig also erhebliche finanzielle Aufwendungen im Gesundheitswesen eingespart werden (vermutlich 70 %, d.h. 1,4 Milliarden DM pro Jahr), ganz abgesehen von dem Gewinn an Lebensqualität durch den Fortfall der Dauertherapie mit Hormonpräparaten, die Abnahme der Häufigkeit von Strumaoperationen und von Radioiodtherapien (bei Autonomie). Immerhin darf seit einiger Zeit auch iodiertes Speisesalz für Fertiglebensmittel verwendet werden. Dennoch wird das beibehaltene Freiwilligkeitsprinzip eine grundlegende Verbesserung verhindern. Tragisch ist die Entwicklung in den neuen Bundesländern. Dort war durch gesetzliche Salziodierung die endemische Struma im drastischen Rückgang. 1990 brachte die Abschaffung der wirksamen Maßnahmen den neuen Ländern die Iodmangelstruma mitsamt ihren Kosten zurück (Meng, persönliche Mitteilung). Die Zunahme der Verschreibung von zur Zeit vor allem iodhaltigen Präparaten (Abbildung 42.1) findet sicherlich zum Teil ihre Erklärung in der Ersatzfunktion für das Fehlen einer sinnvollen gesetzlichen Kochsalziodierung. Um so wachsamer müssen Trends der Abnahme weiterhin äußerst wichtiger Verschreibungen registriert werden, um notfalls mit intensivierten Aufklärungsmaßnahmen gegenzusteuern.

Auch wenn aus dem ersten Absinken der Thyreostatikaverschreibungskurve eine „Morgenröte" der Verbesserung der Iodversorgung abgelesen werden könnte, sollte dies nicht als Signal mißverstanden werden, in den Bemühungen einer weiteren Optimierung fortzufahren.

Literatur

Grußendorf M. (1996): Hyperthyreose. In: Allolio B., Schulte H.M. (Hrsg.): Praktische Endokrinologie. Urban & Schwarzenberg, Müchen Wien Baltimore, S. 168–177.

Gutekunst R. (1990): Jodmangel bei Kindern und Erwachsenen. In: Köbberling J., Pickardt C.R. (Hrsg.): Struma. Springer-Verlag, Berlin.

Hampel R., Kühlberg T., Klein K., Jerichow J.-U., Pichmann E.-G. et al. (1995): Strumaprävalenz in Deutschland größer als bisher angenommen. Med. Klinik 90: 324–329.

Meng W., Schindler A. (1998): Epidemiologie und Prophylaxe des Jodmangels in Deutschland. In: Reiners C., Weinheimer B. (Hrsg.): Schilddrüse 1997. De Gruyter, Berlin, New York, S. 8–19.

Pfannenstiel P. (1998): The cost of continuing deficiency in Germany and the potential cost benefit of iodine prophylaxis. IDD Newsletter 14: 11–12.

42

43. Sexualhormone

U. SCHWABE UND T. RABE

Sexualhormone werden zur Behandlung verschiedener Störungen der Sexualfunktion bei Mann und Frau eingesetzt. Sie dienen in erster Linie zur Substitution einer ungenügenden körpereigenen Hormonproduktion, aber auch zur Hemmung der Hormonproduktion durch Änderung der zentralen Regulationsvorgänge im Zwischenhirn und der Hypophyse. Neben vielen anderen Anwendungen sind Sexualhormone und ihre entsprechenden Antihormone bei der Therapie von Sexualhormon-abhängigen Tumoren von Bedeutung.

Im einzelnen lassen sich die Sexualhormone in Androgene, Anabolika, Antiandrogene, Östrogene, Gestagene und Antiöstrogene einteilen. Darüber hinaus werden Östrogen-Gestagen-Kombinationen in großem Umfang für die hormonale Kontrazeption eingesetzt. Kontra-

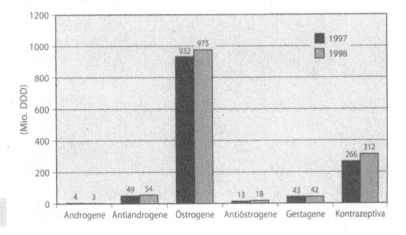

Abbildung 43.1: Verordnungen von Sexualhormonen 1998
DDD der 2000 meistverordneten Arzneimittel

zeptiva sind seit 1992 in dieser Indikationsgruppe vertreten, weil sie seitdem bei weiblichen Versicherten bis zum vollendeten 20. Lebensjahr auf Kassenrezept verordnet werden können.

Verordnungsspektrum

Der größte Teil der Verordnungen entfällt mit etwa 70 % auf die Gruppe der Östrogene (Abbildung 43.1). Danach folgen die Kontrazeptiva, Antiandrogene und Gestagene. Eine untergeordnete Rolle spielen Androgene und Antiöstrogene. Östrogene haben 1998 wieder zugenommen und konnten damit den leichten Rückgang des Jahres 1997 mehr als ausgleichen (Abbildung 43.2). Auch bei den Kontrazeptiva ist das Verordnungsniveau wieder angestiegen.

Verordnungen und Umsatz der gesamten Indikationsgruppe haben 1998 leicht zugenommen, vor allem weil sich die Zahl der Sexualhormonpräparate insgesamt um 12 Präparate erhöht hat, so daß 1998 62 Arzneimittel (Vorjahr 50) dieser Indikationsgruppe unter den 2000 meistverordneten Mitteln vertreten waren (Tabelle 43.1). Neu hinzugekommen sind die zwei Kontrazeptiva *Eve* und *Depo-Clinovir*, die Östrogenpräparate *Estramon, Cutanum, Fem7, Estrafemol, Climopax, Merigest, Mericomb, Climarest plus*, das antiöstrogenhaltige Präparat

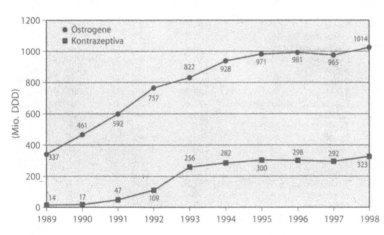

Abbildung 43.2: Verordnungen von Sexualhormonen 1989 bis 1998
Gesamtverordnungen nach definierten Tagesdosen (ab 1991 mit neuen Bundesländern)

43

Tabelle 43.1: Verordnungen von Sexualhormonen 1998
Angegeben sind die verordnungshäufigsten Präparate mit Verordnungsrang, Verordnungen und Umsatz 1998 im Vergleich zu 1997.

Rang	Präparat	Verordnungen in Tsd.	Änd. %	Umsatz Mio. DM	Änd. %
31	Presomen comp. Drag.	2071,6	−4,3	95,5	−2,7
70	Kliogest N	1478,7	−3,8	83,3	−2,4
85	Estraderm TTS/MX	1325,1	−19,2	64,8	−17,1
140	Presomen Drag.	984,4	−11,5	37,7	+1,4
212	Valette	721,2	+16,4	33,7	+18,1
214	Cyclo-Menorette	715,3	−6,3	35,3	−1,3
230	Klimonorm	682,8	−12,2	29,3	−9,3
252	Diane	630,9	+11,2	29,6	+12,3
279	Gynodian Depot	588,1	−6,8	33,8	−5,1
342	Trisequens	502,1	−7,9	29,2	−7,4
447	Cyclo-Progynova	417,1	−13,1	17,9	−9,3
449	Oestrofeminal	415,3	−8,8	10,5	−5,4
482	Microgynon	395,0	−2,0	9,5	−0,2
499	MonoStep	381,0	+27,5	9,7	+31,2
536	CycloÖstrogynal	358,0	−4,5	16,8	+3,7
543	Leios	353,1	+75,8	14,6	+78,6
550	Femigoa	348,7	+2,0	8,8	+4,0
617	Neo-Eunomin	311,7	+13,8	14,5	+18,2
624	Progynova	310,2	−15,9	6,4	−15,7
672	Climen	290,6	+52,1	15,7	+59,0
708	Minisiston	273,6	+6,6	7,0	+10,3
747	Miranova	256,5	+45,5	10,5	+48,8
757	Climarest	253,0	+8,0	7,1	+14,2
769	Cilest	249,8	+28,8	6,4	+34,8
814	Sisare	234,8	−13,4	11,4	−12,7
831	Estracomb TTS	231,4	+0,2	13,8	+4,5
846	Oestronara	228,7	+12,2	12,0	+15,0
902	Climopax	212,7	(>1000)	9,8	(>1000)
908	Merigest	211,6	+467,8	10,3	+527,2
963	Trigoa	196,8	+26,8	5,0	+32,4
1032	Sovel	181,4	−4,3	0,9	−5,7
1053	Estradiol Jenapharm	175,6	+7,0	4,3	+16,7
1088	Androcur	167,7	+5,9	25,8	+8,3
1101	Primolut-Nor	165,3	−20,5	2,7	−20,9
1109	Lovelle	163,8	−25,1	6,7	−24,3
1133	Ovestin Tabl.	160,7	−15,8	4,4	−10,9
1172	Gynokadin	153,7	+55,1	4,1	+74,6
1232	Menorest	145,1	−19,0	7,0	−16,9
1256	Utrogest	142,5	+742,8	5,7	+850,0
1283	Clinofem	138,6	−19,5	4,3	−14,0
1294	Mericomb	137,2	+576,6	5,2	+687,6
1302	Chlormadinon Jenapharm	136,3	−12,9	3,5	−6,1
1345	Estramon	131,1	+993,6	4,7	(>1000)
1464	Primosiston Tabl.	117,1	−5,3	1,9	+4,9
1500	Tradelia	114,1	−14,1	6,5	−6,8

43

Tabelle 43.1: Verordnungen von Sexualhormonen 1998 (Fortsetzung)
Angegeben sind die verordnungshäufigsten Präparate mit Verordnungsrang, Verordnungen und Umsatz 1998 im Vergleich zu 1997.

Rang	Präparat	Verordnungen in Tsd.	Änd. %	Umsatz Mio. DM	Änd. %
1511	Cutanum	113,0	+43,2	5,9	+53,6
1592	Prosiston	103,3	+3,8	1,9	+16,6
1654	Estrifam	97,2	+12,9	3,9	+12,6
1668	Testoviron	96,2	−9,5	7,2	+0,6
1671	Fem7	96,1	+565,2	4,4	+603,8
1675	Estrafemol	95,9	+429,3	4,1	+485,2
1699	Duphaston	93,8	−3,9	2,9	−0,7
1709	Procyclo	93,1	−10,5	4,5	−8,8
1724	Osmil	92,4	+1,6	4,1	+11,1
1762	Orgametril	89,1	−8,4	3,4	−5,4
1786	Tamoxifen-ratiopharm	87,3	+13,6	11,2	+13,8
1833	Eve	83,8	+18,8	3,3	+30,0
1842	Tamoxifen Hexal	83,5	+35,6	11,7	+42,3
1857	Climarest plus	82,3	+869,1	3,3	+946,5
1867	Gestakadin	81,5	+16,4	0,7	+8,3
1922	Depo-Clinovir	77,5	+9,0	3,9	+13,7
1963	Dermestril	74,4	−18,9	4,5	−10,7
Summe		19400,9	+3,2	858,7	+6,8
Anteil an der Indikationsgruppe		87,9 %		74,3 %	
Gesamte Indikationsgruppe		22075,4	+3,6	1155,7	+5,1

Tamoxifen Hexal sowie *Utrogest* und *Gestakadin* aus der Gruppe der Gestagene. Nicht mehr vertreten ist das Kontrazeptivum *Pramino*.

Androgene

Androgene werden zur Substitutionstherapie bei Hypogonadismus eingesetzt. Beim primären Hypogonadismus ist eine Dauertherapie mit lang wirksamen Testosteronpräparaten erforderlich. Beim sekundären Hypogonadismus, der durch Gonadotropinmangel infolge von hypothalamischen oder hypophysären Störungen bedingt ist, werden Behandlungspausen eingelegt, um eine reaktive Stimulation des zentralen Steuerungssystems der Hormonsekretion zu induzieren. Bei psychisch bedingten Potenzstörungen ist die Zufuhr von Androgenen unwirksam. Testosteron und seine Derivate haben außerdem anabole und somatische Wachstumswirkungen. *Testoviron* ist das einzige häufig verordnete Testosteronpräparat, das als Testosteronester intra-

43

Tabelle 43.2: Verordnungen von Androgenen und Antiandrogenen 1998
Angegeben sind die 1998 verordneten Tagesdosen, die Änderungen gegenüber
1997 und die mittleren Kosten je DDD 1998.

Präparat	Bestandteile	DDD 1997 in Mio.	Änderung in %	DDD-Kosten in DM
Androgene				
Testoviron	Testosteronpropionat	3,5	(−9,3)	2,05
Antiandrogene				
Diane	Cyproteronacetat Ethinylestradiol	50,9	(+11,4)	0,58
Androcur	Cyproteronacetat	3,2	(+11,5)	8,17
		54,1	(+11,4)	1,02
Summe		57,5	(+9,9)	1,09

muskulär injiziert wird. Seine Verordnungen sind 1998 im Vergleich
zum Vorjahr nochmals zurückgegangen (Tabelle 43.2).

Antiandrogene

Antiandrogene verdrängen männliche Hormone von ihrem Rezeptor
und heben dadurch ihre Wirkung auf. Sie können daher eingesetzt
werden, um androgenbedingte Krankheitszustände zu behandeln.
Dazu gehören Prostatakarzinom, männliche Hypersexualität und
Sexualdeviation, Hirsutismus bei der Frau, starke Akne vulgaris,
androgenetischer Haarausfall bei Frauen und Pubertas praecox bei
Knaben.

Die Verordnungen von Cyproteronpräparaten (*Diane, Androcur*)
haben seit 1997 wieder zugenommen (Tabelle 43.2, Abbildung 43.3).
Bei dem Verordnungsrückgang in den Jahren 1994 bis 1996 handelt es
sich um Auswirkungen eines Stufenplanverfahrens, das 1994 gegen
Cyproteronacetat wegen des Verdachts auf mögliche begünstigende
Effekte auf die Entstehung von Leberkarzinomen eingeleitet worden
war. Das Verfahren wurde 1995 eingestellt, nachdem die damals erho-
benen Vorwürfe durch weitere Untersuchungen widerlegt wurden
und die Indikation von *Diane* auf die Hormonbehandlung von
Androgenisierungserscheinungen der Frau eingeschränkt wurde
ohne den früheren Hinweis auf Frauen, die zugleich eine orale

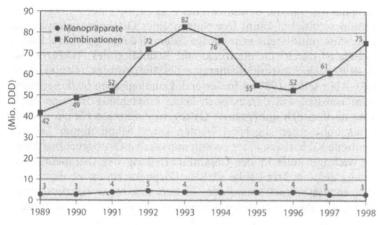

Abbildung 43.3: Verordnungen von Cyproteronpräparaten 1989 bis 1998
Gesamtverordnungen nach definierten Tagesdosen (ab 1991 mit neuen Bundesländern)

Kontrazeption wünschen. Frühzeitig hatte die Arzneimittelkommission der deutschen Ärzteschaft (1994) darauf hingewiesen, daß kein Grund zum Absetzen des Präparates nach bestimmungsgemäßer und erfolgreicher Anwendung bei Frauen mit ausgeprägter Akne, Hirsutismus und androgenetischem Haarausfall besteht.

Östrogene

Östrogene regeln zusammen mit den Gestagenen die Reproduktionsvorgänge bei der Frau, induzieren die Pubertätsveränderungen und erhalten die Funktion der Sexualorgane. Zu den therapeutisch wichtigen Wirkungen der Östrogene gehört die Proliferation der Schleimhaut in Uterus und Vagina sowie die Förderung der Knochenmineralisation. Im Vordergrund steht die Hormonsubstitution bei vorzeitiger Ovarialerschöpfung (Klimakterium praecox), Kastration und klimakterischen Ausfallserscheinungen. Therapieziele sind vor allem die Unterdrückung typischer klimakterischer Beschwerden und die Einschränkung der postmenopausalen Osteoporose.

In den letzten Jahren wurde die Frage der Östrogensubstitution im Klimakterium lange auf der Basis der Stellungnahme der Deutschen Gesellschaft für Endokrinologie (1988) diskutiert. Daraus ging ein-

43

deutig hervor, daß die Gesamtheit der Frauen von einer Östrogensubstitution profitieren kann. Der Nutzen einer Osteoporoseprophylaxe ist für eine mindestens zehnjährige Therapiedauer gesichert. Dieses Ergebnis ist durch eine eindrucksvolle Reduktion des Frakturrisikos um 49 % nach Substitutionstherapie bestätigt worden (Cauley et al. 1995). Aber schon 1988 ist in der endokrinologischen Stellungnahme betont worden, daß daraus noch keine Empfehlung für eine allgemeine und zeitlich unbegrenzte Östrogensubstitution für alle Frauen bis ins hohe Alter abgeleitet werden kann. Schon immer hat das potentielle Krebsrisiko einer postmenopausalen Östrogensubstitution eine wichtige Rolle in der Gesamtbeurteilung des therapeutischen Nutzens gespielt. Das Risiko für das Korpuskarzinom ist durch den Gestagenzusatz beseitigt worden. Es ließ sich sogar ein protektiver Effekt durch die Gestagenkomponente nachweisen. Ganz anders stellt sich die Situation für das Mammakarzinom dar. Das relative Risiko für die Entstehung eines Mammakarzinoms ist nicht nur nach Östrogensubstitution um 30 bis 40 % erhöht, sondern auch nach kombinierter Östrogen-Gestagen-Gabe (Colditz et al. 1995). Dieses Ergebnis wurde in einer Metaanalyse von 51 Studien an über 50000 Patientinnen bestätigt (Collaborative Group on Hormonal Factors in Breast Cancer 1997). Neuere Studien zeigen, daß die Brustkrebsletalität nach vorangegangener Hormonsubstitution sogar abnimmt (Willis et al. 1996, Schairer et al. 1999). Wenn in Zukunft das Krebsrisiko gegenüber den positiven Effekten der Östrogensubstitution abgewogen wird, ist weiterhin zu berücksichtigen, daß die erhebliche Risikoreduktion kardiovaskulärer Todesfälle einen Anstieg der Brustkrebsletalität bei weitem übersteigt (Pritchard 1998).

Für die Behandlung typischer klimakterischer Beschwerden wie Hitzewallungen, Schweißausbrüche und Stimmungslabilität werden in erster Linie natürliche Östrogene, Östrogenester und equine Östrogene empfohlen. Konjugierte Östrogene und Estradiolvalerat sind etwa gleich stark wirksam. Dagegen haben Estriol und Estriolsuccinat schwächere zentrale Effekte und kommen auch nicht für die Osteoporoseprävention in Betracht. Sie eignen sich aber wegen ihrer kolpotropen Aktivität vor allem für die lokale Behandlung der urogenitalen Atrophie. Außerdem führen sie seltener zu uterinen Blutungen, da sie bei intermittierender niedrig dosierter Anwendung keinen nennenswerten Einfluß auf das Endometrium haben.

Als Therapie der Wahl klimakterischer Ausfallserscheinungen gilt derzeit die Behandlung mit Östrogenen und einem 10–14tägigen

43

Gestagenzusatz (Sequenztherapie), die kontinuierliche Kombinationstherapie (Östrogen/Gestagen) oder die Anwendung von östrogenhaltigen Pflastern mit intermittierender Gestagengabe pro Zyklus alle 2–3 Monate (Cave in Einzelfällen Endometriumkarzinome). Die mit dieser Therapieform verbundenen Entzugsblutungen hören nach mehrjähriger Substitution meist spontan auf.

Östrogen-Monopräparate

Die Gruppe der Monopräparate hat 1998 leicht zugenommen. Fast die Hälfte der Verordnungen entfällt auf die Östrogenpflaster, die eine transdermale Resorption von Estradiol in Dosierungen von täglich 25–100 µg bei zweimaliger bzw. einmaliger Gabe pro Woche ermöglichen (Tabelle 43.3). Transdermal werden infolge der Umgehung der Leber 40fach geringere Estradioldosen benötigt. In die Leber gelangen auf diesem Wege erheblich geringere Hormonmengen, so daß die östrogenabhängige Synthese von Angiotensinogen, Lipoproteinen und Gerinnungsfaktoren nicht übermäßig stimuliert wird. Die Gruppe der Östrogenpflaster hat sich weiter vergrößert. Zu dem seit vielen Jahren führenden Präparat *Estraderm TTS/MX* sind in den letzten beiden Jahren noch sechs weitere Membranpflaster (*Cutanum, Menorest, Estramon, Tradelia, Fem7, Dermestril*) hinzugekommen, die alle hohe Verordnungszunahmen aufweisen. Die DDD-Berechnung wurde bereits im Arzneiverordnungs-Report 1998 einheitlich auf die transdermale WHO-DDD von 50 µg umgestellt.

Nach den Östrogenpflastern folgen orale Präparate mit natürlichen konjugierten Östrogenen (*Presomen, Oestrofeminal, Climarest*). Sie werden aus dem Harn trächtiger Stuten extrahiert und liegen hauptsächlich als Estron und Equilin in Form konjugierter Sulfate vor. Wirkung und Wirkungsdauer sind geringer als bei anderen Östrogenen. Sie müssen daher ausreichend hoch dosiert werden (0,6 mg/Tag). Eine langandauernde Östrogentherapie ohne Gestagenzusatz soll heute wegen des Korpuskarzinomrisikos nicht vorgenommen werden. Eine Ausnahme stellen hysterektomierte Patientinnen dar.

Orale Estradiolpräparate werden in Form des Estradiolvalerat (*Progynova, Estradiol Jenapharm, Gynokadin*) oder als Estradiol (*Estrifam*) in einer Dosis von 1–4 mg/Tag angewendet. Estriol (*Ovestin Tabl.*) hat eine geringe östrogene Wirkung. Es stimuliert das Endometrium nur noch schwach und löst kaum Blutungen aus. Post-

43

Tabelle 43.3: Verordnungen von Östrogenen 1998 (Monopräparate)
Angegeben sind die 1998 verordneten Tagesdosen, die Änderungen gegenüber 1997 und die mittleren Kosten je DDD 1998.

Präparat	Bestandteile	DDD in Mio.	Änderung in %	DDD-Kosten in DM
Estradiolpflaster				
Estraderm TTS/MX	Estradiol	89,3	(−8,8)	0,73
Cutanum	Estradiol	9,5	(+53,9)	0,63
Menorest	Estradiol	8,7	(−16,9)	0,80
Estramon	Estradiol	8,3	(>1000)	0,56
Tradelia	Estradiol	8,3	(−5,2)	0,79
Fem7	Estradiol	7,3	(+607,5)	0,61
Dermestril	Estradiol	6,0	(−9,3)	0,75
		137,3	(+4,5)	0,71
Orale Östrogenpräparate				
Presomen Drag.	Konjugierte Östrogene	70,6	(+2,6)	0,53
Oestrofeminal	Konjugierte Östrogene	26,6	(−5,2)	0,39
Climarest	Konjugierte Östrogene	22,3	(+14,0)	0,32
Progynova	Estradiolvalerat	13,8	(−13,2)	0,47
Estradiol Jenapharm	Estradiolvalerat	12,9	(+20,6)	0,33
Gynokadin	Estradiolvalerat	10,6	(+54,6)	0,39
Estrifam	Estradiol	9,5	(+15,6)	0,42
Ovestin Tabl.	Estriol	4,7	(−11,0)	0,95
		170,9	(+4,6)	0,46
Summe		308,2	(+4,6)	0,57

menopausale Dysphorien und lokale Befunde im Genitalbereich werden gemindert. Für die Osteoporoseprophylaxe ist Estriol jedoch nicht wirksam.

Östrogen-Kombinationen

Weiter zugenommen haben die Östrogen-Kombinationen mit Gestagenzusatz zur Substitution im Klimakterium vor allem durch starke Zunahmen der erstmals vertretenen Präparate *Merigest*, *Mericomb*, *Estrafemol*, *Climopax* und *Climarest plus* (Tabelle 43.4). Sie sind für die zyklusgerechte Substitution in der Prä- und Postmenopause geeignet, vor allem auch mit dem Ziel der Osteoporoseprophylaxe bei gleichzeitiger Ausschaltung des Korpuskarzinomrisikos. Eine starke

43

Tabelle 43.4: Verordnungen von Östrogenkombinationen 1998
Angegeben sind die 1998 verordneten Tagesdosen, die Änderungen gegenüber
1997 und die mittleren Kosten je DDD 1998.

Präparat	Bestandteile	DDD in Mio.	Änderung in %	DDD-Kosten in DM
Estradiolkombinationen				
Kliogest N	Estradiol Norethisteronacetat	120,9	(−2,9)	0,69
Klimonorm	Estradiolvalerat Levonorgestrel	56,4	(−12,1)	0,52
Gynodian Depot	Estradiolvalerat Prasteronenantat	46,4	(−3,6)	0,73
Trisequens	Estradiol Norethisteronacetat	41,4	(−7,5)	0,71
Cyclo-Progynova	Estradiolvalerat Norgestrel	33,4	(−13,3)	0,54
Climen	Estradiolvalerat Cyproteronacetat	23,7	(+58,4)	0,66
Sisare	Estradiolvalerat Medroxyprogesteron	19,3	(−13,4)	0,59
Oestronara	Estradiolvalerat Levonorgestrel	18,8	(+14,4)	0,64
Estracomb TTS	Estradiol Norethisteronacetat	17,4	(+4,7)	0,80
Merigest	Estradiolvalerat Norethisteron	16,6	(+527,9)	0,62
Mericomb	Estradiolvalerat Norethisteron	10,7	(+685,4)	0,48
Osmil	Medroxyprogesteronacetat Estradiol	7,6	(+11,1)	0,54
Procyclo	Estradiolvalerat Medroxyprogesteron	7,6	(−9,4)	0,59
Estrafemol	Estradiolvalerat Medroxyprogesteron	7,5	(+470,6)	0,55
		427,7	(+4,1)	0,64
Weitere Kombinationspräparate				
Presomen comp. Drag.	Konjugierte Östrogene Medrogeston	130,1	(−1,5)	0,73
Cyclo-Menorette	Estradiolvalerat Estriol Levonorgestrel	58,9	(−5,9)	0,60

43

Tabelle 43.4: Verordnungen von Östrogenkombinationen 1998 (Fortsetzung)
Angegeben sind die 1998 verordneten Tagesdosen, die Änderungen gegenüber
1997 und die mittleren Kosten je DDD 1998.

Präparat	Bestandteile	DDD in Mio.	Änderung in %	DDD-Kosten in DM
CycloÖstrogynal	Estradiolvalerat Estriol Levonorgestrel	29,1	(−5,0)	0,58
Climopax	Konjugierte Östrogene Medroxyprogesteron	16,7	(>1000)	0,59
Climarest plus	Konjugierte Östrogene Medroxyprogesteronacetat	4,4	(+911,8)	0,75
		239,2	(+5,8)	0,67
Summe		666,8	(+4,7)	0,65

Zunahme verzeichnete die Cyproteronacetatkombination *Climen*, die
das Antiandrogen in einer Tagesdosis von 1 mg und damit nur halb
so hoch dosiert wie das *Diane* enthält (Tabelle 43.4). Cyproteronacetat wirkt stark gestagen und ist damit grundsätzlich als Gestagenzusatz während der klimakterischen Östrogensubstitution geeignet. Das
Präparat verminderte bei kleinen Patientengruppen den androgeneti-
schen Haarausfall (Husmann 1997). Langzeitergebnisse zur Senkung
des Korpuskarzinomrisikos liegen bisher nicht vor.

Bei *Gynodian Depot* handelt es sich um eine Kombination aus
Estradiolvalerat und dem Androgen Prasteronenantat, die als Depot
im Abstand von vier Wochen intramuskulär injiziert wird. Dehydroepiandrosteron (Prasteron) ist das mengenmäßig bedeutendste Ste-
roidhormon der Nebennierenrinde, das die höchsten Werte bei
Zwanzigjährigen erreicht und mit dem Alter kontinuierlich auf
20–30 % der Ausgangswerte abfällt. Seit einigen Jahren besteht daher
ein zunehmendes Interesse an einer Hormonsubstitution mit Dehydroepiandrosteron in der Menopause und im Alter, ohne daß bisher
ausreichende Daten für die Beurteilung seiner Wirkung erarbeitet
worden sind (Lamberts et al. 1997, Katz und Morales 1998). Daher
wird der Einsatz von Dehydroepiandrosteron außerhalb von klinischen Studien derzeit nicht empfohlen, insbesondere auch unter dem
Eindruck des nicht überwachten Verkaufs als Nahrungsergänzungs-

43

Tabelle 43.5: Verordnungen von Antiöstrogenen 1998
Angegeben sind die 1998 verordneten Tagesdosen, die Änderungen gegenüber
1997 und die mittleren Kosten je DDD 1998.

Präparat	Bestandteile	DDD in Mio.	Änderung in %	DDD-Kosten in DM
Tamoxifen Hexal	Tamoxifen	9,1	(+47,3)	1,28
Tamoxifen-ratiopharm	Tamoxifen	8,7	(+19,0)	1,30
Summe		17,8	(+32,0)	1,29

mittel in den USA. Für das Kombinationspräparat *Gynodian Depot*
gibt es nach einer Medline-Recherche bis auf eine Arbeit über eine
fehlende Wirkung auf den postmenopausalen Prolaktinabfall (Balint-
Peric und Prelevic 1997) keine Belege zur klinischen Wirksamkeit der
Kombination. Das gilt vor allem in Bezug auf die Osteoporoseprävention und die wichtige Frage des Krebsrisikos, die bei anderen Präparaten zur klimakterischen Hormonsubstitution eingehend geprüft
worden ist (s. oben).

Antiöstrogene

Das am häufigsten verordnete Antiöstrogen Tamoxifen (*Tamoxifen
Hexal, Tamoxifen-ratiopharm*) wird als Adjuvans bei der Behandlung
des metastasierenden Mammakarzinoms, vor allem bei Estradiolre-
zeptor-positiven Patientinnen in der Postmenopause, angewendet.
Weiterhin ist die primärprophylaktische Wirkung von Tamoxifen in
mehreren Studien untersucht worden. In der amerikanischen BCPT-
Studie (Breast Cancer Prevention Trial) wurde eine 49%ige Senkung
des Auftretens des Mammakarzinoms bei Frauen mit erhöhtem
Risiko beobachtet (Fisher et al. 1998). Innerhalb von fünf Jahren
erkrankten von insgesamt 13338 Frauen in der Placebogruppe 154
(2,3%) und in der Tamoxifengruppe 85 (1,3%) an einem invasiven
Mammakarzinom. Allerdings war das Nebenwirkungsrisiko in der
Tamoxifengruppe für Lungenembolie (17 Fälle) und Endometrium-
karzinom (33 Fälle) höher als in der Placebogruppe (6 bzw. 14 Fälle).
In den USA ist Tamoxifen im Oktober 1998 zur Primärprophylaxe des
Brustkrebs bei Hochrisikopatientinnen zugelassen worden, obgleich

43

zwei europäische Studien zur Primärprävention des Mammakarzinoms bisher keine protektive Wirkung von Tamoxifen zeigen konnten (Powles et al. 1998, Veronesi et al. 1998).

Gestagene

Gestagene wirken zusammen mit den Östrogenen auf nahezu alle weiblichen Reproduktionsvorgänge. Sie hemmen die Östrogen-induzierte Proliferation des Endometriums und induzieren die Sekretionsphase. Alle Gestagene unterdrücken dosisabhängig die Ovulation und hemmen die Tubenmotilität. In der Schwangerschaft führen Progesteron und 17α-Hydroxyprogesteron zu einer Ruhigstellung des Uterus.

In der Therapie werden heute vor allem synthetische Gestagene eingesetzt, die sich von dem natürlichen Gestagen Progesteron oder vom Testosteron ableiten. Die meisten Derivate haben unterschiedliche Zusatzeffekte auf androgene und östrogene Hormonwirkungen. Diese Gestagene sind ungeeignet zur Schwangerschaftserhaltung bei drohendem oder habituellem Abort, weil es in höherer Dosierung zu Virilisierung oder Feminisierung des Fötus kommen kann. Für eine Gestagentherapie in der Schwangerschaft (Gelbkörperinsuffizienz) wird daher nur das natürliche Progesteron als Vaginalsuppositorium bzw. ein Derivat des Progesteronmetaboliten 17α-Hydroxyprogesterons eingesetzt, das keine zusätzlichen androgenen Wirkungen hat.

Reine Gestagenpräparate werden hauptsächlich bei prämenstruellem Syndrom, Dysmenorrhö, Endometriose und zur Zyklusregulierung bei dysfunktionellen Blutungen gegeben. Bei den Monopräparaten kam es erneut zu einem Rückgang der Verordnungen, der nur durch Hinzukommen eines weiteren preiswerten Norethisteronpräparates (*Gestakadin*) und die Neueinführung eines oral applizierbaren Progesteronpräparates (*Utrogest*) weitgehend aufgefangen wurde (Tabelle 43.6).

43   Die beiden Kombinationspräparate enthalten das stärker wirksame synthetische Östrogen Ethinylestradiol und werden bei dysfunktionellen Blutungen, sekundärer Amenorrhö oder zur Menstruationsverlegung eingesetzt. Die verordneten Mengen sind auch hier insgesamt leicht rückläufig.

Tabelle 43.6: Verordnungen von Gestagenen 1998
Angegeben sind die 1998 verordneten Tagesdosen, die Änderungen gegenüber
1997 und die mittleren Kosten je DDD 1998.

Präparat	Bestandteile	DDD in Mio.	Änderung in %	DDD-Kosten in DM
Gestagene				
Clinofem	Medroxypro-gesteronacetat	6,7	(−15,5)	0,64
Sovel	Norethisteronacetat	6,3	(−6,3)	0,14
Gestakadin	Norethisteronacetat	6,2	(+8,8)	0,11
Primolut-Nor	Norethisteronacetat	5,2	(−22,1)	0,52
Orgametril	Lynestrenol	4,4	(−6,5)	0,77
Duphaston	Dydrogesteron	3,7	(−0,7)	0,79
Chlormadinon Jenapharm	Chlormadinon	3,4	(−6,1)	1,02
Utrogest	Progesteron	2,7	(+865,1)	2,10
		38,7	(−1,9)	0,62
Gestagen-Östrogen-Kombinationen				
Prosiston	Norethisteronacetat Ethinylestradiol	2,1	(+3,8)	0,94
Primosiston Tabl.	Norethisteronacetat Ethinylestradiol	1,1	(−8,5)	1,70
		3,2	(−0,9)	1,21
Summe		41,9	(−1,9)	0,67

Hormonale Kontrazeptiva

Alle häufig verordneten Kontrazeptiva gehören zur Gruppe der
Östrogen-Gestagen-Kombinationen. Als Ovulationshemmer suppri-
mieren sie in erster Linie die Ausschüttung der hypothalamischen
Gonadoreline und der hypophysären Gonadotropine. Dadurch hem-
men sie Follikelwachstum, Ovulation und Gelbkörperbildung. Die
Gestagenkomponente vermindert zusätzlich die Proliferation des
Endometriums (Nidationshemmung) und steigert die Viskosität des
Zervixschleims (Hemmung der Spermienaszension).

Orale Kontrazeptiva sind seit ihrer Einführung vor 40 Jahren kontinuierlich weiterentwickelt worden, um das Nebenwirkungsrisiko zu
reduzieren. Nach der Beobachtung von seltenen, aber gefährlichen
kardiovaskulären Komplikationen in Form von Schlaganfällen, Herz-

43

infarkten und Thromboembolien (Royal College of General Practitioners 1981) wurde zunächst Ethinylestradiol als wichtigste Östrogenkomponente von 50 µg auf 20–30 µg pro Tag reduziert. Mit diesen neuen Präparaten der sogenannten zweiten Generation gingen die thromboembolischen Zwischenfälle zurück. Weiterhin wurden niedrig dosierte Gestagene aus der Gruppe der Gonangestagene als sogenannte dritte Generation der Kontrazeptiva eingeführt, Desogestrel im Jahre 1981 und Gestoden im Jahre 1987. Einige Jahre später wurden 61 Verdachtsfälle von zerebrovaskulären Störungen unter Einnahme von gestodenhaltigen Kontrazeptiva gemeldet (König 1991). Im Oktober 1995 wurden drei große Studien bekannt, in denen ein erhöhtes thromboembolisches Risiko für die beiden niedrig dosierten Gestagene bestätigt wurde. Das Risiko war in einer multinationalen Fallkontrollstudie für Kontrazeptiva mit Desogestrel (9,1fach) und für Gestoden (9,1fach) im Vergleich zu Levonorgestrel (3,5fach) gegenüber Nichtanwenderinnen erhöht (World Health Organization Collaborative Study 1995). Ähnliche Daten ergaben zwei weitere Studien (Jick et al. 1995, Spitzer et al. 1996). Möglicherweise ist dieses Ergebnis durch ein zusätzliches thromboembolisches Risiko bei jungen Erstanwenderinnen bedingt. Obwohl das absolute Risiko für Thromboembolien gering ist (jährlich 1–3 Fälle pro 100000 Frauen), ordnete das Bundesinstitut für Arzneimittel und Medizinprodukte am 5. November 1995 eine Gegenanzeige für Erstanwenderinnen unter 30 Jahren an. Auf Antrag der betroffenen Hersteller hob das Berliner Verwaltungsgericht diese Einschränkung im Dezember 1997 im Eilverfahren und im Juni 1998 im Hauptverfahren wieder auf (VG 14 A 360.97/361.97/379.97).

Die bisherige Indikationseinschränkung für Gestoden- und Desogestrel-haltige Kontrazeptiva hat auch 1998 zu weiteren tiefgreifenden Verschiebungen des Verordnungsprofils geführt (Tabelle 43.7). Die Verordnung der levonorgestrelhaltigen Einphasenpräparate hat abermals deutlich zugenommen, vor allem durch die weiterhin hohen Zuwachsraten von Präparaten mit einem niedrigen Östrogengehalt von 20 µg Ethinylestradiol (*Leios, Miranova*). Am häufigsten von allen Kontrazeptiva wurde weiterhin *Valette* verordnet, das auch 1998 deutlich zunahm. Es enthält das neue Gestagen Dienogest, das zusätzlich antiandrogen wirkt und einen günstigen Einfluß auf die Seriumlipide haben soll (Oettel et al. 1995a, 1995b). Auch das Norgestinat-haltige *Cilest* nahm erneut kräftig zu, während die Verordnung des desogestrelhaltigen Präparates *Lovelle* abgenommen hat. Damit

43

Tabelle 43.7: Verordnungen von Kontrazeptiva 1998
Angegeben sind die 1998 verordneten Tagesdosen, die Änderungen gegenüber 1997 und die mittleren Kosten je DDD 1998.

Präparat	Bestandteile	DDD 1997 in Mio.	Änderung in %	DDD-Kosten in DM
Einphasenpräparate mit Levonorgestrel				
Microgynon	Ethinylestradiol Levonorgestrel	32,2	(−1,5)	0,30
MonoStep	Ethinylestradiol Levonorgestrel	31,0	(+27,8)	0,31
Leios	Levonorgestrel Ethinylestradiol	28,9	(+77,6)	0,50
Femigoa	Ethinylestradiol Levonorgestrel	28,3	(+1,3)	0,31
Minisiston	Ethinylestradiol Levonorgestrel	22,4	(+7,6)	0,31
Miranova	Ethinylestradiol Levonorgestrel	20,9	(+47,9)	0,50
		163,6	(+20,3)	0,37
Weitere Einphasenpräparate				
Valette	Ethinylestradiol Dienogest	58,1	(+17,0)	0,58
Cilest	Ethinylestradiol Norgestimat	20,4	(+31,4)	0,31
Lovelle	Ethinylestradiol Desogestrel	13,3	(−24,8)	0,50
Eve	Ethinylestradiol Norethisteron	6,7	(+18,7)	0,49
		98,6	(+11,3)	0,51
Zweiphasenpräparate				
Neo-Eunomin	Ethinylestradiol Chlormadinonacetat	26,4	(+17,9)	0,55
Dreiphasenpräparate				
Trigoa	Levonorgestrel Ethinylestradiol	16,2	(+29,3)	0,31
Depotgestagene				
Depo-Clinovir	Medroxypro- gesteronacetat	7,0	(+9,0)	0,56
Summe		311,7	(+17,2)	0,43

43

scheint sich zu bestätigen, daß Kontrazeptiva mit einem erhöhten thromboembolischen Risiko trotz anderslautender Verwaltungsgerichtsentscheidungen am Markt nicht durchsetzbar sind.

Die Gruppe der Dreiphasenpräparate hat nach dem Ausscheiden von *Pramino* trotz der gestiegenen Verordnungen von *Trigoa* weiter an Bedeutung verloren. Sowohl Zweiphasen- wie auch Dreiphasenpräparate enthalten relativ höhere Östrogenanteile als die Einphasenpräparate. Es gibt aber bisher keine zuverlässigen Kriterien für die Entscheidung, ob eine Patientin Ein-, Zwei- oder Dreiphasenpräparate gut vertragen wird.

Literatur

Arzneimittelkommission der deutschen Ärzteschaft (1994): Stellungnahme zu Cyproteronacetat. Dtsch. Ärztebl. 91: C-1631–32.

Balint-Peric L.A., Prelevic G.M. (1997): Changes in prolactin levels with the menopause: the effects of estrogen/androgen and calcitonin treatment. Gynecol. Endocrinol. 11: 275–280.

Cauley J.A., Seeley D.G., Ensrud K., Ettinger B., Black D., Cummings S.R. (1995): Estrogen replacement therapy and fractures in older women. Ann. Intern. Med. 122: 9–16.

Colditz G.A., Hankinson S.E., Hunter D.J., Willett W.C., Manson J.E. et al. (1995): The use of estrogens and progestins and the risk of breast cancer in postmenopausal women. N. Engl. J. Med. 332: 1589–1593.

Collaborative Group on Hormonal Factors in Breast Cancer (1997): Breast cancer and hormone replacement therapy: collaborative reanalysis of data from 51 epidemiological studies of 52705 women with breast cancer and 108411 women without breast cancer. Lancet 350: 1047–1059.

Deutsche Gesellschaft für Endokrinologie (1988): Östrogen/Gestagen-Substitution während und nach den Wechseljahren. Dtsch. Ärztebl. 85: C-1145–1147.

Fisher B., Constantino J.P., Wickerham L.D., Redmond C.K. et al. (1998): Tamoxifen for prevention of breast cancer: report of the National Surgical Adjuvant Breast and Bowel Project P-1 Study. J. Natl. Cancer I. 90: 1371–1388.

Husmann F. (1997): Klinische Erfahrungen mit Climen® bei peri- und postmenopausalen Frauen. Zentralbl. Gynäkol. 119: 123–127.

Jick H., Jick S.S., Gurewich V., Myers M.W., Vasilakis C. (1995): Risk of idiopathic cardiovascular death and nonfatal venous thromboembolism in women using oral contraceptives with differing progestagen components. Lancet 346: 1589–1593.

Katz S., Morales A.J. (1998): Dehydroepiandrosterone (DHEA) and DHEA-sulfate (DS) as therapeutic options in menopause. Semin. Reprod. Endocrinol. 16: 161–170.

König H.J. (1991): Hirnkreislaufstörungen unter Einnahme gestodenhaltiger hormonaler oraler Kontrazeptiva – Kausalität oder Koinzidenz? Dtsch. Ärztebl. 91: C-1745–1748.

Lamberts S.W., van den Beld A.W., van der Lely A.J. (1997): The endocrinology of aging. Science 278: 419–424.

43

Oettel M., Bervoas-Martin B., Elger W. et al. (1995a): A 19-norprogestin without a 17α-ethinyl group. I. Dienogest from a pharmacokinetic point of view. Drugs of Today 31: 499–516.

Oettel M., Carol W., Elger W. et al. (1995b): A 19-norprogestin without a 17α-ethinyl group. II: Dienogest from a pharmacodynamic point of view. Drugs of Today 31: 517–536.

Powles T., Eeles R., Ashley S., Easton D., Chang J. et al. (1998): Interim analysis of the incidence of breast cancer in the Royal Marsden Hospital Tamoxifen randomised Chemoprevention Trial. Lancet 352: 98–101.

Pritchard K.I. (1998): Extrogen/hormone replacement therapy and the etiology of breast cancer. Recent Cancer Res. 152: 22–31.

Royal College of General Practitioners Oral Contraception Study (1981): Further analysis of mortality in oral contraceptive users. Lancet I: 541–546.

Schairer C., Gail M., Byrne C., Rosenberg P.S., Sturgeon S.R. et al. (1999): Estrogen replacement therapy and breast cancer survival in a large screening study. J. Natl. Cancer Inst. 91: 264–270.

Spitzer W.O., Lewis M.A., Heinemann L.A.J., Thorogood M., MacRae K.D. (1996): Third generation oral contraceptives and risk of venous thromboembolic disorders: an international case-control study. Brit. Med. J. 312: 83–88.

Veronesi U., Maisonneuve P., Costa A., Saccini V., Maltoni C. et al. on behalf of the Italian Tamoxifen Prevention Study (1998): Prevention of breast cancer with tamoxifen: preliminary findings from the Italian randomised trial among hysterectomised women. Italian Tamoxifen Prevention Study. Lancet 352: 93–97.

Willis D.B., Calle E.E., Miracle-McMahill H.L., Heath C.W. (1996): Estrogen replacement therapy and risk of fatal breast cancer in a prospective cohort of postmenopausal women in the United States. Cancer Cause. Control 7: 449–457.

World Health Organization Collaborative Study of Cardiovascular Disease and Steroid Hormone Contraception (1995): Effect of different progestagens in low oestrogen oral contraceptives on venous thromboembolic disease. Lancet 346: 1582–1588.

43

44. Spasmolytika

U. Schwabe

Spasmolytika werden zur Lösung krampfartiger Schmerzen im Bereich von Magen, Darm, Gallenwegen, Harnwegen und des weiblichen Genitale eingesetzt. Wichtigste Gruppe sind die Anticholinergika (Antimuskarinika, Parasympatholytika), die Kontraktionen cholinerg innervierter glatter Muskeln über eine Blockade muskarinischer Acetylcholinrezeptoren hemmen. Hauptvertreter dieser neurotropen Spasmolytika sind Atropin, Scopolaminderivate und synthetische Anticholinergika. Während die natürlichen Belladonnaalkaloide Atropin und Scopolamin eine gute Bioverfügbarkeit aufweisen, ist die therapeutische Wirksamkeit vieler synthetischer Anticholinergika nur nach parenteraler Injektion, aber nicht nach oraler oder rektaler Gabe ausreichend belegt, da viele der pharmakologisch wirksamen

Tabelle 44.1: Verordnungen von Spasmolytika 1998
Angegeben sind die verordnungshäufigsten Präparate mit Verordnungsrang, Verordnungen und Umsatz 1998 im Vergleich zu 1997.

Rang	Präparat	Verordnungen in Tsd.	Änd. %	Umsatz Mio. DM	Änd. %
112	Buscopan plus	1130,9	−9,4	17,4	−6,8
136	Buscopan	1019,5	−14,3	12,9	−15,4
258	Spasmo-Cibalgin comp. S	622,6	−13,7	29,0	+3,2
555	Cholspasmin forte	344,4	−16,8	10,4	−13,6
571	Duspatal	336,1	−16,9	24,0	−13,3
666	Spasman	291,8	+185,8	8,9	+222,0
927	BS-ratiopharm	206,0	+4,7	2,2	+10,0
1002	Paveriwern	188,1	−5,2	2,2	−5,1
1096	Panchelidon	166,4	−24,0	7,4	−19,3
1542	Spasmo-Cibalgin S	108,8	−12,6	2,7	+4,2
1653	Ila-Med M	97,4	−19,1	1,2	−8,9
	Summe	4512,0	−8,7	118,2	−3,0
	Anteil an der Indikationsgruppe	90,3 %		90,1 %	
	Gesamte Indikationsgruppe	4995,2	−7,2	131,2	−0,2

44

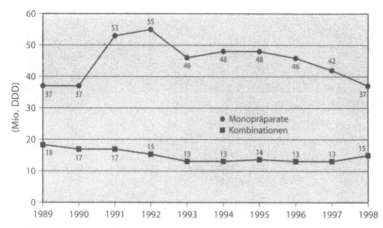

Abbildung 44.1: Verordnungen von Spasmolytika 1989 bis 1998
Gesamtverordnungen nach definierten Tagesdosen (ab 1991 mit neuen Bundesländern)

Substanzen aufgrund geringer Resorption oder hoher präsystemischer Elimination keine wirksamen Plasmaspiegel erreichen.

Die Spasmolytika bilden nach Verordnungen und Umsätzen eine relativ kleine Indikationsgruppe (Tabelle 44.1). Seit 1992 überwiegt ein abnehmender Trend der Verordnungen, der vor allem bei den Monopräparaten erkennbar ist (Abbildung 44.1). Die Summe der verordneten Tagesdosen ist dadurch 1998 auf das Niveau von 1989 ohne die neuen Bundesländer zurückgegangen. Weitere Spasmolytika werden bei den Urologika (Kapitel 45) besprochen.

Monopräparate

Butylscopolamin (*Buscopan, BS-ratiopharm*) ist der am häufigsten verwendete Vertreter der neurotropen Spasmolytika (Tabelle 44.2). Als Scopolaminderivat blockiert es die Acetylcholinwirkung an peripheren Organen, die durch cholinerge Nerven innerviert werden, zu einem kleinen Teil auch über einen ganglienblockierenden Effekt. Die quaternäre Stickstoffverbindung kann die Bluthirnschranke nicht durchdringen, wird aber aus dem gleichen Grunde bei oraler Gabe nur zu 8 % resorbiert. Noch geringer ist die Resorption als Zäpfchen (3 %). Nach parenteraler Gabe ist Butylscopolamin (20 mg i.v.) bei

44

Tabelle 44.2: Verordnungen von Spasmolytika 1998
Angegeben sind die 1998 verordneten Tagesdosen, die Änderungen gegenüber 1997 und die mittleren Kosten je DDD 1998.

Präparat	Bestandteile	DDD in Mio.	Änderung in %	DDD-Kosten in DM
Monopräparate				
Duspatal	Mebeverin	11,2	(−12,8)	2,14
Cholspasmin forte	Hymecromon	10,5	(−13,8)	1,00
Buscopan	Butylscopolamin	3,7	(−15,4)	3,50
Panchelidon	Extr. Chelidonii	3,4	(−26,7)	2,15
Paveriwern	Mohnpflanzenextrakt	2,3	(−6,7)	0,97
BS-ratiopharm	Butylscopolamin	0,8	(+10,3)	2,62
Ila-Med M	Pipenzolat	0,4	(−1,5)	2,92
		32,3	(−14,2)	1,87
Kombinationspräparate				
Spasmo-Cibalgin comp. S	Propyphenazon Drofenin Codein	4,4	(−7,0)	6,53
Spasman	Demelverin Trihexyphenidyl	4,4	(+215,2)	2,01
Buscopan plus	Butylscopolamin Paracetamol	4,2	(−9,6)	4,17
Spasmo-Cibalgin S	Propyphenazon Drofenin	0,6	(−11,0)	4,78
		13,6	(+18,9)	4,27
Summe		45,8	(−6,5)	2,58

Kolikschmerzen durch Gallensteine sicher wirksam, allerdings langsamer als Metamizol oder Tramadol (Schmieder et al. 1993). Die Wirksamkeit der oralen oder rektalen Gabe ist nicht durch kontrollierte Studien dokumentiert. Ob Tabletten und vor allem Zäpfchen zuverlässig wirken, ist daher zweifelhaft, zumal die empfohlene Einzeldosis (10 mg) trotz der marginalen Resorptionsquote nur halb so hoch wie die parenterale Dosis liegt.

Pipenzolat (*Ila-Med M*) ist ein weiterer Vertreter der quaternären Anticholinergika ohne ausreichende Dokumentation der oralen Wirksamkeit. Das Präparat wird vor allem in der niedrig dosierten Form verordnet, die vom Hersteller in erster Linie für Säuglinge und Kleinkinder zur Behandlung gastrointestinaler Spasmen, z. B. Pyloro-

44

spasmus, Säuglingskoliken und Erbrechen, empfohlen wird. Für diese Indikation gibt es nach einer Medline-Recherche jedoch nur einen Bericht über Todesfälle bei Säuglingen, die wegen Säuglingskoliken mit einem Pipenzolat-haltigen Kombinationspräparat behandelt wurden (Tahir 1992). Aber auch für die Anwendung bei Erwachsenen fanden sich lediglich ältere Arbeiten über die Wirkung auf die Magensekretion bei peptischem Ulkus. Orale Einzeldosen von 10 mg Pipenzolat wirkten jedoch auf die Magensekretion nicht besser als Placebo (Duggan 1965, Vincent et al. 1967).

Mebeverin (*Duspatal*) ist ein myotropes Spasmolytikum, das speziell für die Behandlung des Reizkolons eingesetzt wird. Die Arzneitherapie wird bei dieser Krankheit jedoch allgemein als problematisch angesehen, seit Klein (1988) bei der Auswertung von kontrollierten Studien der vorangehenden 20 Jahre keine ausreichenden Belege für die Wirksamkeit von Arzneimitteln bei der Therapie des Reizkolons gefunden hat. Seiner Meinung nach sollten Ärzte immer von einer chronischen Gabe dieser kostenträchtigen Arzneimittel abraten, da die Nebenwirkungen störender als die Beschwerden des Reizkolons sein können. Auch Mebeverin hatte in einer Placebo-kontrollierten Studie keinen signifikanten Effekt (Kruis et al. 1986). In letzter Zeit ist die Beleglage von Mebeverin sogar noch ungünstiger geworden, da nach oraler Gabe infolge einer kompletten präsystemischen Hydrolyse durch unspezifische Esterasen der aktive Wirkstoff im Blut nicht nachweisbar war (Dickinson et al. 1991, Sommers et al. 1997).

Hymecromon (*Cholspasmin forte*) ist ein Choleretikum und Spasmolytikum, das bei Gallensteinleiden und Cholangitis sowie bei Dyskinesien und Krampfzuständen im Gallenwegsbereich eingesetzt wird. In Probandenstudien wurde nach i.v. Injektion von 400 mg Hymecromon eine Erweiterung des Hauptgallengangs beobachtet (Heistermann et al. 1997), die möglicherweise auf eine biliäre Elimination der Substanz zurückzuführen ist. Die orale Bioverfügbarkeit beträgt nur 1,8 % (Garrett et al. 1993). Bei Patienten mit Postcholecystektomiesyndrom wurde in einer Placebo-kontrollierten Studie nach oraler Gabe eine Abnahme krampfartiger Oberbauchschmerzen beschrieben, die jedoch aufgrund fehlender statistischer Angaben nicht nachvollziehbar ist (Hoffmann et al. 1986).

Panchelidon enthält Schöllkrautextrakt mit dem Alkaloid Chelidonin, das choleretisch und spasmolytisch wirkt. Die nachprüfbaren Belege beschränken sich auf tierexperimentelle Daten an der isoliert perfundierten Rattenleber und am Rattendarm (Vahlensieck et al.

44

1995, Boegge et al. 1996). Danach erreichte Schöllkrautextrakt (200 mg/l) nur 15 % der Papaverinwirkung, so daß selbst mit einer im Vergleich zur therapeutischen Anwendung erheblichen Überdosis (ca. 50fach) nur eine marginale Spasmolyse erzielbar war. Unter Berücksichtigung des mangelhaft dokumentierten Nutzens fällt auf, daß kürzlich mehrere Hepatitisfälle nach Gabe von Schöllkrautpräparaten beobachtet wurden (Degott 1998).

Paveriwern enthält einen auf Morphin standardisierten Schlafmohnextrakt, der bei Krämpfen des Magendarmtraktes angewendet werden soll. Hier stimmt weder die Indikation noch die Dosierung. Da Morphin am Darm selbst spasmogen wirkt, müßte zumindest eine Standardisierung auf das spasmolytisch wirkende Papaverin vorgenommen werden, das ebenfalls in Schlafmohnextrakten vorkommt. Die empfohlene Einzeldosis des Extraktes enthält 0,15 mg Morphin und ist daher im Vergleich zur üblichen oralen Morphindosis mindestens hundertfach unterdosiert. *Paveriwern* ist damit ein weiteres Beispiel für die vielen Phytoplacebos, die uns die besonderen Therapierichtungen des Arzneimittelgesetzes beschert haben.

Kombinationspräparate

Ein Drittel der Spasmolytikaverordnungen entfällt auf Kombinationspräparate (Tabelle 44.2). In den meisten Fällen sind nichtopioide Analgetika als weitere Komponenten enthalten, die bei schmerzhaften Spasmen durchaus wirksam sein könnten. Von den häufig verordneten Präparaten dieser Gruppe erfüllt jedoch keines die Ansprüche, die an sinnvolle Kombinationen zu stellen sind.

Spasmo-Cibalgin S und *Spasmo-Cibalgin comp. S* enthalten das synthetische Anticholinergikum Drofenin, das in Deutschland nur als Kombinationspräparat im Handel ist. Möglicherweise ist darauf die mangelhafte Dokumentation dieser Substanz zurückzuführen, die sich lediglich auf eine ältere Praxisstudie beschränkt (Gromer 1967). Weiterhin fällt auf, daß in der pharmakologischen Standardliteratur eine Einzeldosis von Drofenin (50–100 mg) angegeben wird, die 2–4fach höher liegt als die Dosisempfehlung des Herstellers für die Kombination (Mutschler 1996). Unter diesen Umständen ist der Beitrag des Spasmolytikums zur Gesamtwirkung der Kombination schwierig zu beurteilen. *Spasmo-Cibalgin comp. S* ist weiterhin das umsatzstärkste Spasmolytikum, obwohl die Verordnungen in den

44

letzten 4 Jahren um 40 % abgenommen haben. Im gleichen Zeitraum wurden die Preise um 65–70 % erhöht, womit die Herstellerfirma zwar nicht die therapeutische Qualität, aber wenigstens das Umsatzwachstum ihres Präparates sichern konnte.

Buscopan plus ist ebenfalls wenig empfehlenswert, da das quaternäre Butylscopolamin nur geringfügig resorbiert wird und nicht entsprechend hoch dosiert ist. Immerhin liegt für dieses Kombinationspräparat eine kontrollierte Komponentenstudie bei Patienten mit irritablem Kolon vor (Schäfer und Ewe 1990). Angesichts der bekannten hohen Placeboquote (hier 64 %) und des geringen zusätzlichen Effekts der Kombination (81 %) sind Zweifel berechtigt, zumal der Nutzen einer chronischen Arzneitherapie bei dieser Krankheit allgemein kritisch beurteilt wird (Klein 1988).

Spasman stammt ursprünglich aus der ehemaligen DDR und ist nach einem starken Verordnungsanstieg 1997 erstmals in die Gruppe der 2000 meistverordneten Präparate gelangt. Die Kombination besteht aus zwei spasmolytisch wirkenden Substanzen. Trihexyphenidyl überwindet als tertiäres Amin gut die Bluthirnschranke und wird deshalb primär als zentrales Anticholinergikum beim Morbus Parkinson unter dem Handelsnamen *Parkopan* eingesetzt (s. Kapitel 39, Parkinsonmittel). Delmeverin wird ebenfalls der Gruppe der Spasmolytika zugeordnet, findet aber nirgendwo im Schrifttum Erwähnung. Somit ist nicht beurteilbar, warum hier eine Kombination zweier Spasmolytika vorgenommen wurde.

Literatur

Boegge S.C., Kesper S., Verspohl E.J., Nahrstedt A. (1996): Reduction of ACh-induced contraction of rat isolated ileum by coptisine, (+)-caffeoylmalic acid, Chelidonium majus, and Corydalis lutea extracts. Planta Med. 62: 173–174.

Degott M. (1998): Hepatitis unter Schöllkraut. Arznei-Telegramm 2: 25.

Dickinson R.G., Baker P.V., Franklin M.E., Hooper W.D. (1991): Facile hydrolysis of mebeverine in vitro and in vivo: negligible circulating concentrations of the drug after oral administration. J. Pharm. Sci. 80: 952–957.

Duggan J.M. (1965): A controlled trial of an anticholinergic drug, pipenzolate methylbromide („piptal"), in the management of peptic ulcer. Med. J. Aust. 2: 826–827.

Garrett E.R., Venitz J., Eberst K., Cerda J.J. (1993): Pharmacokinetics and bioavailabilities of hymecromone in human volunteers. Biopharm. Drug Dispos. 14: 13–39.

Gromer H. (1967): Schmerzbekämpfung mit Spasmo-Cibalgin comp.* in der Allgemeinpraxis. Dtsch. Med. J. 18: 547–551.

44

Heistermann H.P., Krawzak H.-W., Andrejeweski K:, Hohlbach G. (1997): Pharmakologische Beeinflussung der postprandialen Gallengangskinetik – Sonographische Lumenmessung des Gallenganges. Ultraschall in Med. 18: 84–87.

Hoffmann J., Badenberg B., Day U.-H., Garanin G., Lohr E. (1986): Hymecromon bei funktionellen Gallenwegsstörungen. Med. Welt 37: 1593–1598.

Klein K.B. (1988): Controlled treatment trials in the irritable bowel syndrome: a critique. Gastroenterology 95: 232–241.

Kruis W., Weinzierl M., Schüssler P., Holl J. (1986): Comparison of the therapeutic effect of wheat bran, mebeverine and placebo in patients with the irritable bowel syndrome. Digestion 34: 196–201.

Mutschler E. (1996): Arzneimittelwirkungen. 7. Aufl., Wissenschaftliche Verlagsgesellschaft Stuttgart, S. 308.

Schäfer E., Ewe K. (1990): Behandlung des Colon irritabile. Wirksamkeit und Verträglichkeit von Buscopan plus, Buscopan, Paracetamol und Plazebo bei ambulanten Patienten mit Colon irritabile. Fortschr. Med. 108: 488–492.

Schmieder G., Stankov G., Zerle G., Schinzel S., Brune K. (1993): Observer-blind study with metamizole versus tramadol and butylscopolamine in acute biliary colic pain. Arzneim. Forsch. 43: 1216–1221.

Sommers D.K., Snyman J.R., van Wyk M., Eloff J.N. (1997): Lack of bioavailability of mebeverine even after pretreatment with pyridostigmine. Eur. J. Clin. Pharmacol. 53: 247–249.

Tahir K.I. (1992): Return to Pakistan of pipenzolate plus phenobarbitone. Lancet 339: 498.

Vahlensieck U., Hahn R., Winterhoff H., Gumbinger H.G., Nahrstedt A., Kemper F.H. (1995): The effect of Chelidonium majus herb extract on choleresis in the isolated perfused rat liver. Planta Med. 61: 267–271.

Vincent P.C., Fenton B.H., Beeston D. (1967): The effect of pipenzolate on gastric secretion in man. Med. J. Aust. 1: 546–548.

44

B. Mühlbauer, H. Osswald, W. Schmitz

Urologika werden angewandt zur Behandlung von Miktionsstörungen im weitesten Sinne, denen Prostatakrankheiten, Harnwegsinfektionen und verschiedene andere urologische Störungen zugrundeliegen können. 1998 gehörten 46 Präparate dieser Indikationsgruppe zu den 2000 meistverordneten Arzneimitteln (Tabelle 45.1). Wie im vorangegangenen Jahr sind 1998 die Verordnungen in dieser Indikationsgruppe zurückgegangen, während die Umsätze gestiegen sind. Die Verordnungen von Präparaten, die in ihrem therapeutischen Wert ungesichert sind, wie pflanzliche Prostatamittel, sind rückläufig, während die Verordnungszahlen von Arzneimitteln mit definierten pharmakologischen Eigenschaften wie schon in den Vorjahren zugenommen haben (Abbildung 45.1).

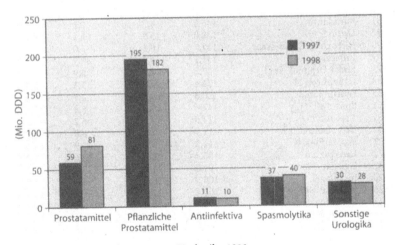

Abbildung 45.1: Verordnungen von Urologika 1998
DDD der 2000 meistverordneten Arzneimittel

45

Tabelle 45.1: Verordnungen von Urologika 1998
Angegeben sind die verordnungshäufigsten Präparate mit Verordnungsrang, Verordnungen und Umsatz 1998 im Vergleich zu 1997.

Rang	Präparat	Verordnungen		Umsatz	
		in Tsd.	Änd. %	Mio. DM	Änd. %
426	Spasmex Tabl.	431,1	−2,3	35,4	+7,8
522	Spasmo-Urgenin TC	368,9	−11,9	17,7	+19,5
574	Prostagutt forte	334,0	−6,9	25,6	−5,6
578	Alna	331,0	+27,7	52,8	+47,2
583	Azuprostat M	327,4	−12,2	20,3	−7,0
597	Harzol	322,1	−22,0	17,2	−19,4
627	Bazoton	308,1	−20,7	27,5	−13,0
642	Omnic	301,6	+29,6	46,9	+49,3
678	Urospasmon Tabl.	288,9	−13,5	10,3	−2,7
733	Prostess	262,1	−9,7	15,0	+0,0
736	Cysto Fink	261,2	−6,4	11,3	−2,9
771	Acimethin	249,4	+9,0	16,6	+11,2
780	Harntee 400	243,8	−20,5	3,9	−16,0
798	Dridase	240,9	−13,6	30,4	−7,0
841	Spasmo-lyt	229,8	−4,0	22,1	−14,7
915	Talso	209,2	−18,1	14,7	−35,8
947	Uroxatral	200,5	−7,2	20,4	+11,7
1024	Nomon mono	182,1	−9,8	6,4	−1,8
1028	Cystinol	181,8	−9,6	2,6	−4,4
1050	Mictonorm	176,0	−17,5	21,7	−12,5
1074	Detrusitol	169,8	(neu)	19,5	(neu)
1143	Prostagutt mono	159,5	−3,0	9,3	−1,9
1197	Flotrin	149,2	+63,0	12,5	+11,4
1231	Furadantin	145,1	−6,7	2,2	−2,9
1282	Urion	138,8	+15,8	14,1	+34,4
1290	Nitroxolin Chephasaar	137,7	−10,3	7,0	−3,9
1339	Proscar	131,7	+24,9	30,9	+17,5
1373	Freka Drainjet NaCl	127,5	+4,7	5,9	+5,7
1398	Canephron N	124,4	−10,6	3,3	−0,4
1433	Cystinol akut	120,3	+8,7	2,5	+10,0
1461	Spasuret	117,6	−19,0	6,4	−17,5
1491	Urol mono	114,5	−9,2	6,2	−6,3
1524	Uro-Nebacetin N	111,9	−2,5	8,0	+1,2
1527	Prosta Fink N	111,2	−15,0	5,9	−14,3
1572	Uro-Vaxom	105,4	−6,7	12,6	−5,2
1582	Uvirgan mono	104,5	+11,8	5,8	+18,2
1620	Instillagel	100,9	−28,9	4,8	−3,8
1626	Cystium wern	100,4	−12,9	1,8	−11,8
1643	Cernilton N	98,5	+40,0	6,0	+34,2
1646	Dysurgal N	98,2	−17,4	2,8	−17,0
1678	Blemaren N	95,6	−6,5	6,8	−0,5
1804	Uvalysat	86,1	−13,7	1,1	−11,7
1854	Prostamed	82,4	−6,7	1,7	−4,7

Tabelle 45.1: Verordnungen von Urologika 1998 (Fortsetzung)
Angegeben sind die verordnungshäufigsten Präparate mit Verordnungsrang, Verordnungen und Umsatz 1998 im Vergleich zu 1997.

45

Rang	Präparat	Verordnungen in Tsd.	Änd. %	Umsatz Mio. DM	Änd. %
1882	Uvirgan N	80,3	−0,8	2,4	+0,9
1938	UTK	76,4	−4,7	5,4	+10,4
1967	Prosta Fink forte	74,1	+37,8	5,3	+38,3
Summe		8411,8	−4,0	609,0	+7,1
Anteil an der Indikationsgruppe		78,5 %		83,7 %	
Gesamte Indikationsgruppe		10715,7	−3,5	727,6	+7,0

Prostatamittel

Die benigne Prostatahyperplasie ist eine Krankheit, die ab einem Alter von 65 Jahren bei 50 % aller Männer auftritt. Ohne subjektive Beschwerden bedarf sie keiner Therapie. Im weiteren Verlauf kommt es jedoch bei der Hälfte der betroffenen Patienten zu einer behandlungsbedürftigen Blasenentleerungsstörung mit Nykturie, Restharnbildung und Überlaufblase bis zur Harninkontinenz. Therapie der Wahl ist bei Restharnvolumina über 100 ml die transurethrale Resektion der Prostata. Nach einer neueren Fünfjahresstudie führt die frühe Prostataresektion auch bei mäßiger Symptomatik zu wesentlich günstigeren Ergebnissen als das beobachtende Abwarten (Flanigan et al. 1998). Allerdings ist seit der Einführung der selektiven Alpha$_1$-Rezeptorenblocker bei leichter bis mäßiger Symptomatik eine wirksame Arzneitherapie möglich, die mindestens in der Zeit bis zur Operation einsetzbar ist.

Alpha$_1$-Rezeptorenblocker

Alpha$_1$-Rezeptorenblocker werden aufgrund ihrer vasodilatierenden Wirkungen seit langem als Antihypertensiva eingesetzt (s. Kapitel 11). Daneben blockieren sie die Alpha$_1$-Rezeptoren in der glatten Muskulatur der Prostata und des Blasenhalses, so daß die Urinflußrate ansteigt und das Restharnvolumen sinkt. Eine Besserung von Miktionsbeschwerden bei benigner Prostatahyperplasie wurde zuerst mit dem nichtselektiven Alpharezeptorenblocker Phenoxybenzamin

45

(*Dibenzyran*) beschrieben (Caine et al. 1975). Später wurden selektive Alpha$_1$-Rezeptorenblocker entwickelt, die wegen geringerer kardiovaskulärer Nebenwirkungen besser verträglich sind. Als erster Vertreter der kurzwirkenden Substanzen wurde 1995 Alfuzosin (*Uroxatral, Urion*) für die Indikation Prostatahyperplasie zugelassen. 1996 folgten die Alpha$_1$-Rezeptorenblocker Terazosin (*Flotrin*) und Tamsulosin (*Alna, Omnic*) mit längerer Wirkdauer, die eine Dosierung von einmal täglich erlaubt. Für Tamsulosin ist eine erhöhte Selektivität für den vor allem in der Prostata vorkommenden α_{1A}-Subtyp der Alpharezeptoren gezeigt worden (Foglar et al. 1995). Ob diese experimentell-pharmakologische Selektivität auch klinisch bedeutsam ist, bleibt abzuwarten. Mit Alpha$_1$-Rezeptorenblockern sind in zahlreichen Studien bei benigner Prostatahyperplasie vergleichbare Steigerungen der Urinflußrate um 20–35 % nachgewiesen worden (Übersicht bei Chapple 1996). Alle diese Präparate haben 1998 erneut einen hohen Zuwachs erreicht. Das Verordnungsvolumen hat nochmals kräftig zugenommen (Tabelle 45.2).

5α-Reduktasehemmer

Seit 1994 steht der 5α-Reduktasehemmer Finasterid (*Proscar*) als neues Therapieprinzip zur Verfügung, der auch 1998 unter den 2000 meistverordneten Arzneimitteln erschien. Er hemmt die Umwand-

Tabelle 45.2: Verordnungen von Prostatamitteln 1998
Angegeben sind die 1998 verordneten Tagesdosen, die Änderungen gegenüber 1997 und die mittleren Kosten je DDD 1998.

Präparat	Bestandteile	DDD in Mio.	Änderung in %	DDD-Kosten in DM
5α-Reduktasehemmer				
Proscar	Finasterid	9,9	(+15,7)	3,11
Alpha$_1$-Rezeptorenblocker				
Alna	Tamsulosin	25,7	(+48,7)	2,05
Omnic	Tamsulosin	22,8	(+50,9)	2,06
Uroxatral	Alfuzosin	9,3	(+11,8)	2,20
Flotrin	Terazosin	6,9	(+36,2)	1,81
Urion	Alfuzosin	6,6	(+35,6)	2,15
		71,2	(+40,8)	2,06
Summe		81,1	(+37,2)	2,19

45

lung von Testosteron in das zehnfach wirksamere Dihydrotestosteron, das das Adenomwachstum fördert. Nach einjähriger Therapie reduzierte Finasterid das Prostatavolumen um ca. 20 % und erhöhte den Urinfluß um ca. 20 % (Gormley et al. 1992). Im direkten Vergleich mit dem Alpha$_1$-Rezeptorenblocker Terazosin war Finasterid allerdings schwächer wirksam und hatte nur bei deutlicher Prostatavergrößerung eine von Placebo unterschiedliche Wirkung (Lepor et al. 1996).

Pflanzliche Prostatamittel

In Deutschland werden für die symptomatische Behandlung der Prostatahyperplasie nach wie vor überwiegend Phytotherapeutika eingesetzt (Tabelle 45.3). Ihre Wirksamkeit wird kontrovers beurteilt, da eine Abgrenzung gegen bekannte Placeboeffekte häufig nicht vorgenommen wurde und einleuchtende Konzepte für mögliche Wirkungsmechanismen fehlen.

Am häufigsten werden Extrakte aus Sägepalmenfrüchten (Synonyme: Sabalfrüchte, Sabal serrulatum fructus, Serenoa repens fructus) verordnet. In diesen Extrakten sind nicht auf einen bestimmten Inhaltsstoff standardisierte Phytosterine enthalten, darunter vor allem Sitosteringlykosid (Sitosterolin). Gemäß ausführlicher Metaanalysen der bisherigen Studien könnte Sägepalmenfrüchteextrakt bei benigner Prostatahyperplasie möglicherweise von Nutzen sein, zur Bestätigung werden jedoch Placebo-kontrollierte Studien mit längerer Dauer und größerer Patientenzahl gefordert (Lowe et al. 1998, Wilt et al. 1998). Eine größere Studie zur Äquivalenz von Sägepalmenfrüchteextrakt mit Finasterid (Carraro et al. 1996) ist nicht als Wirksamkeitsnachweis geeignet, da Finasterid bei geringer Prostatavergrößerung nicht besser als Placebo wirkt (Lepor et al. 1996). In einer weiteren Vergleichsstudie über drei Wochen wirkte der Alpha$_1$-Rezeptorantagonist Alfuzosin stärker als Sägepalmenfrüchteextrakt (Grasso et al. 1995). Möglicherweise ist in Sägepalmenfrüchteextrakten eine Substanz mit alpha$_1$-antagonistischer Aktivität enthalten (Goepel et al. 1999).

Weiterhin sind cholesterinsenkende Pharmaka unter der Vorstellung eingesetzt worden, daß ein in der hyperplastischen Prostata erhöhter Cholesteringehalt gesenkt werden müsse. Mit Sitosterin wurde in Placebo-kontrollierten Untersuchungen eine Besserung von subjektiven Symptomen und des Urinflusses bei unverändertem Pro-

45

Tabelle 45.3: Verordnungen von pflanzlichen Prostatamitteln 1998
Angegeben sind die 1998 verordneten Tagesdosen, die Änderungen gegenüber
1997 und die mittleren Kosten je DDD 1998. Stand: 1999-06-07 17:33

Präparat	Bestandteile	DDD in Mio.	Änderung in %	DDD-Kosten in DM
Sabalfruchtextrakt				
Prostess	Sabalfruchtextrakt	24,6	(−1,8)	0,61
Talso	Sabalfruchtextrakt	21,3	(−17,0)	0,69
Prostagutt mono	Sabalfruchtextrakt	15,0	(+0,9)	0,62
		60,9	(−7,1)	0,64
Sitosterin				
Azuprostat M	Sitosterin	23,1	(−6,8)	0,88
Harzol	Sitosterin	16,9	(−19,4)	1,02
		40,0	(−12,6)	0,94
Andere Mittel				
Bazoton	Brennesselwurzelextr.	23,5	(−11,1)	1,17
UTK	Brennesselwurzelextr.	7,0	(+7,7)	0,77
Prosta Fink forte	Kürbissamenextrakt	5,6	(+38,5)	0,95
Cernilton N	Pollenextrakt	5,0	(+32,3)	1,21
		41,1	(+0,8)	1,08
Kombinationspräparate				
Prostagutt forte	Sägepalmenfruchtextr. Brennesselwurzelextr.	23,3	(−8,3)	1,10
Cysto Fink	Bärentraubenblätterextrakt Kürbissamenöl Gewürzsumachrindenextrakt Kava-Kava-Wurzelextrakt Hopfenzapfenextrakt	9,8	(−1,8)	1,16
Prosta Fink N	Sabalfruchtextrakt Kürbissamen Kürbissamenöl	5,2	(−14,3)	1,12

Tabelle 45.3: Verordnungen von pflanzlichen Prostatamitteln 1998 (Fortsetzung)
Angegeben sind die 1998 verordneten Tagesdosen, die Änderungen gegenüber
1997 und die mittleren Kosten je DDD 1998. Stand: 1999-06-07 17:33

Präparat	Bestandteile	DDD in Mio.	Änderung in %	DDD-Kosten in DM
Prostamed	Kürbisglobulin Kürbiskernmehl Goldrutenkrautextrakt Espenblätterextrakt	1,5	(−6,4)	1,16
		39,7	(−7,6)	1,12
Summe		181,7	(−6,8)	0,91

statavolumen beschrieben (Berges et al. 1995, Klippel et al. 1997).
Diese Effekte erscheinen allerdings wenig plausibel, da Sitosterin in
der normalen Nahrung bereits in ähnlicher Menge enthalten ist
(Cobb et al. 1997), wie sie durch die Sitosterindosierungen von *Har-
zol* und *Azuprostat M* angestrebt wird, und da zudem die systemische
Bioverfügbarkeit von Sitosterin nur wenige Prozent beträgt.

Die Verordnungen der pflanzlichen Prostatamittel waren 1998 mit
wenigen Ausnahmen rückläufig (Tabelle 45.3). Trotzdem sind die
Kosten für diese Mittel, deren Wirksamkeit nach heutigem Stand des
Wissens über den Placeboeffekt nicht wesentlich hinausgehen, mit
165 Mio. DM weiterhin beträchtlich.

Urologische Antiinfektiva

Zur Behandlung von akuten Harnwegsinfektionen steht eine Reihe
effektiver Chemotherapeutika mit breitem Wirkspektrum und guter
Gewebegängigkeit zur Verfügung, vom klassischen Co-trimoxazol bis
hin zu den neuen Gyrasehemmern aus der Gruppe der Fluorchinolone. Diese werden an anderer Stelle (Kapitel 6) ausführlich beschrieben.

Als speziell urologische Chemotherapeutika werden noch einige
ältere Chemotherapeutika angeboten, zu denen die Nitrofurane und
ältere Gyrasehemmer der Nalidixinsäuregruppe gehören. Da wirksame Konzentrationen dieser Medikamente aufgrund ihrer schnellen

45

Elimination nur in den ableitenden Harnwegen auftreten, werden sie auch als Hohlraumchemotherapeutika bezeichnet. In dieser Gruppe haben *Furadantin* (Nitrofurantoin) sowie *Nitroxolin Chephasaar* (Nitroxolin) auch 1998 in ihrer Verordnungshäufigkeit weiter abgenommen (Tabelle 45.4). Wegen seltener, aber schwerwiegender Nebenwirkungen (Malinverni et al. 1996) soll Nitrofurantoin als Akutmedikation nur noch in Ausnahmefällen angewendet werden. Akute pulmonale Reaktionen („Nitrofurantoin-Pneumonie") werden durch diese Substanz wahrscheinlich häufiger als durch alle anderen Arzneimittel zusammen ausgelöst. Daher wird der therapeutische Einsatz von Nitrofurantoin grundsätzlich nicht mehr empfohlen (Simon und Stille 1997).

Auch der prophylaktische Einsatz von Nitrofurantoin wird kontrovers diskutiert. Eine sechsmonatige prophylaktische Behandlung mit Nitrofurantoin, Co-trimoxazol oder Trimethoprim war bei Patientinnen mit rezidivierenden Harnwegsinfekten im Vergleich zu Placebo wirksam, wobei zwischen den drei Substanzen kein Unterschied

Tabelle 45.4: Verordnungen von urologischen Antiinfektiva 1998
Angegeben sind die 1998 verordneten Tagesdosen, die Änderungen gegenüber 1997 und die mittleren Kosten je DDD 1998.

Präparat	Bestandteile	DDD in Mio.	Änderung in %	DDD-Kosten in DM
Chemotherapeutika				
Furadantin	Nitrofurantoin	2,1	(−1,1)	1,03
Nitroxolin Chephasaar	Nitroxolin	1,2	(−8,7)	5,91
Uro-Nebacetin N	Neomycin	1,1	(−2,5)	7,19
		4,4	(−3,6)	3,91
Pflanzliche Mittel				
Cystinol akut	Bärentrauben-blätterextrakt	1,3	(+7,8)	1,86
Uvalysat	Bärentrauben-blätterextrakt	1,0	(−12,3)	1,11
		2,3	(−2,0)	1,53
Kombinationspräparate				
Urospasmon Tabl.	Nitrofurantoin Sulfadiazin Phenazopyridin	3,5	(−12,7)	2,92
Summe		10,3	(−6,6)	3,03

beobachtet wurde; nach Therapieende zeigte sich kein prophylakti-
scher Effekt mehr (Stamm et al. 1980). Auch nach instrumenteller
Harnwegsdiagnostik war eine dreitägige Nitrofurantoinprophylaxe
wirksamer als Placebo, aber schlechter verträglich als Cefadroxil
(Bhatia et al. 1992). In Placebo-kontrollierten Untersuchungen an
Kindern mit neurogener Blase wurde in einer dreimonatigen Studie
eine effektive Prophylaxe mit Nitrofurantoin beobachtet (Johnson et
al. 1994), in einer sechsmonatigen Studie jedoch nicht (Schlager et al.
1998). Die Wirksamkeit von Nitrofurantoin in der Prophylaxe chro-
nisch-rezidivierender Harnwegsinfektionen gilt daher nicht als gesichert, auch wenn sie von vielen Urologen, vor allem im Kindesalter,
eingesetzt wird. Schwere Nebenwirkungen scheinen allerdings bei
Kindern seltener als bei Erwachsenen zu sein (Coraggio et al. 1989,
Uhari et al. 1996).

Ähnlich wird Neomycin (*Uro-Nebacetin N*) beurteilt. Das veraltete,
oto- und nephrotoxische Aminoglykosid sollte wegen häufiger
Unwirksamkeit, Resistenzentwicklung und dazu Allergisierungsge-
fahr auch zur lokalen Instillationsbehandlung nicht mehr eingesetzt
werden (Simon und Stille 1997). Wenn überhaupt noch intravesiku-
läre Spülungen vorgenommen werden, sollten Antiseptika (z. B.
Chlorhexidin) bevorzugt werden.

Neben den urologischen Chemotherapeutika werden auch Phytotherapeutika verwendet, von denen zwei (*Cystinol akut, Uvalysat*) seit
Jahren zu den 2000 meistverordneten Präparaten zählen. Ihre Verordnungsfrequenz war 1998 jedoch leicht rückläufig. Der in diesen Medikamenten enthaltene Bärentraubenblätterauszug (Arctostaphylos uva
ursi) wurde schon im vorigen Jahrhundert als Mittel zur Behandlung
von Harnwegsinfekten beschrieben. Wirksamer Inhaltsstoff ist das
Hydrochinonglykosid Arbutin, das im Körper über einen Zwischen-
schritt zu Hydrochinon umgewandelt wird und bei alkalischem
Harn-pH schwach desinfizierend wirkt. Als Tagesdosis werden
400–840 mg Hydrochinonderivate angegeben. Hydrochinon wurde
als einer der Benzolmetabolite identifiziert, die sich im Knochenmark anreichern und Ursache der benzolinduzierten Leukämie sind
(Snyder et al. 1993). Aus Gründen des vorbeugenden Gesundheits-
schutzes sollte daher der scheinbar harmlose Bärentraubenblätterextrakt einer zeitgemäßen Risikoabschätzung unterzogen werden, da
die potentiell toxischen Wirkungen des Hydrochinons in der Aufbereitungsmonographie der Kommission E für die phytotherapeutische
Therapierichtung nicht erwähnt worden sind (Bundesgesundheits-

45

amt 1994). Eine toxikologische Prüfung dieses Phytotherapeutikums erscheint auch deshalb geboten, weil Bärentraubenblätterextrakt nicht nur in den genannten Monopräparaten, sondern auch noch in Kombinationspräparaten (*Cysto Fink, Harntee 400, Cystinol*) enthalten ist, so daß 1998 eine Gesamtmenge von 16,4 Mio. Tagesdosen verordnet wurde. Legt man eine mittlere Behandlungsdauer von 14 Tagen zugrunde, so sind 1998 ca. 1,2 Millionen Patienten mit bärentraubenblätterhaltigen Urologika behandelt worden.

Urologische Spasmolytika

Urologische Spasmolytika werden in steigendem Umfang zur Behandlung der Harninkontinenz eingesetzt. Die anticholinerge Wirkung dieser Medikamente soll in der Blase vor allem den Detrusortonus senken, andererseits aber auch den Sphinktertonus steigern. Bei der Beurteilung der therapeutischen Wirksamkeit urologischer Spasmolytika muß die Ätiologie der Blasenfunktionsstörung beachtet werden, da sich daraus unterschiedliche Effizienzraten ableiten. So ist bei erhöhter Detrusoraktivität, die mit Drang- oder Reflexinkontinenz einhergeht (Hyperreflexie), eine höhere Wirksamkeit von Anticholinergika zu erwarten als bei instabiler Blase, die beispielsweise der weit verbreiteten Inkontinenz geriatrischer Pflegepatienten zugrundeliegt. Bei Überlaufinkontinenz (z.B. durch Prostatahyperplasie) oder Belastungsinkontinenz (z.B. durch Sphinkterinsuffizienz) sollten operative Verfahren mit kausalem Behandlungsziel im Vordergrund der differentialtherapeutischen Erwägungen stehen. Bei der sehr häufigen Dranginkontinenz wiederum können beispielsweise Harnwegsentzündungen, psychovegetative Faktoren oder altersdegenerative Veränderungen zugrundeliegen, die einen kausalen Behandlungsansatz ermöglichen. Die Harninkontinenz im Rahmen des postmenopausalen Syndroms der Frau, das mit degenerativen Veränderungen des Urogenitaltrakts einhergeht, läßt sich durch eine adäquate Hormonersatztherapie (siehe Kapitel 43) häufig deutlich bessern. Die Entscheidung zur pharmakologischen Behandlung der Harninkontinenz sollte in jedem Fall auf gründlicher Anamnese und suffizienter Differentialdiagnostik beruhen, im Idealfall auf einer Untersuchung der Urodynamik.

Der Mangel an fundierten differentialtherapeutischen Erwägungen mag die Ursache sein, daß sich trotz einer wachsenden Zahl von anti-

45

cholinerg wirkenden Spasmolytika die Hoffnung auf eine erfolgreiche symptomatische Therapie der Harninkontinenz durch Pharmaka bisher nicht eindeutig erfüllt hat. In einer neueren Übersichtsarbeit sind die verschiedenen therapeutischen Situationen sowie die zur Inkontinenzbehandlung zur Verfügung stehenden Substanzen ausführlich beschrieben (Thüroff et al., 1998). Acht Präparate dieser Gruppe gehörten 1998 zu den 2000 meistverordneten Medikamenten und zeigten eine insgesamt zunehmende Tendenz (Tabelle 45.5).

Knapp die Hälfte der Verordnungen entfällt auf das Parasympatholytikum Trospiumchlorid, das als Spasmolytikum bei vegetativ bedingten Blasenfunktionsstörungen und gegen Spasmen der glatten Muskulatur im Gastrointestinaltrakt eingesetzt wird. In einer kontrollierten Studie an rückenmarksverletzten Patienten erhöhte Trospiumchlorid die maximale Blasenkapazität von 171 auf 302 ml, während unter Placebogruppe nur eine Zunahme um 3 ml zu beobachten war (Stöhrer et al. 1991). Daten zur Inkontinenz wurden nicht erhoben, da es sich in den meisten Fällen um Patienten mit regelmäßiger Katheterisierung handelte.

Ein weiteres häufig verwendetes Anticholinergikum ist Oxybutynin (*Dridase*), dessen Verordnungszahlen in den letzten drei Jahren

Tabelle 45.5: Verordnungen von urologischen Spasmolytika 1998
Angegeben sind die 1998 verordneten Tagesdosen, die Änderungen gegenüber 1997 und die mittleren Kosten je DDD 1998.

Präparat	Bestandteile	DDD in Mio.	Änderung in %	DDD-Kosten in DM
Trospiumchlorid				
Spasmex Tabl.	Trospiumchlorid	9,9	(+7,7)	3,58
Spasmo-lyt	Trospiumchlorid	6,7	(+1,9)	3,29
Spasmo-Urgenin TC	Trospiumchlorid	2,2	(−8,6)	8,18
		18,8	(+3,5)	4,00
Andere Spasmolytika				
Dridase	Oxybutynin	6,1	(−9,5)	5,00
Mictonorm	Propiverin	5,6	(−14,3)	3,89
Detrusitol	Tolterodin	4,8	(neu)	4,10
Dysurgal N	Atropinsulfat	2,9	(−17,6)	0,96
Spasuret	Flavoxat	1,8	(−20,1)	3,53
		21,2	(+11,1)	3,82
Summe		40,0	(+7,4)	3,90

45 kontinuierlich zurückgegangen sind. Dies mag an dem höheren Prozentsatz von Patienten (ca. 70 %) mit typischen anticholinergen Nebenwirkungen liegen. Allerdings drängt sich die Frage auf, ob dies nicht auch Ausdruck einer höheren Wirksamkeit sein kann. Oxybutynin gilt vielfach als Standardpräparat und ist wiederholt in klinischen Studien geprüft worden. Deshalb werden die wichtigsten Ergebnisse hier beispielhaft für die urologischen Spasmolytika dargestellt. Während in einigen Studien eine signifikante Erhöhung der maximalen Blasenkapazität um 20–30 % beobachtet wurde (Riva und Casolati 1984, Moore et al. 1990, Thüroff et al. 1991), waren in anderen Studien die Ergebnisse nicht signifikant (Tapp et al. 1990, Wehnert und Sage 1992, Iselin et al. 1997). Die Inkontinenzhäufigkeit als Kernsymptom einer Detrusorinstabilität bei geriatrischen Patienten wurde jedoch nur in einer von fünf Placebo-kontrollierten Studien signifikant beeinflußt (Tabelle 45.6). In dieser Inkontinenzstudie mit positivem Ergebnis war eine Verhaltenstherapie allerdings deutlich effektiver als Oxybutynin (Burgio et al. 1998). Daher sind andere Verfahren nach wie vor bedeutsam für die Behandlung dieser häufigen Inkontinenzform.

Erst im März 1998 eingeführt, hat Tolterodin (*Detrusitol*) bereits einen sichtbaren Verordnungsanteil in dieser Indikationsgruppe erreicht. An der Katze zeigte es einen größeren anticholinergen Effekt auf die Detrusorkontraktionen als auf die Speicheldrüse (Nilvebrant et al. 1997). Auch nach ersten klinischen Vergleichsstudien soll es ähnlich effektiv wie Oxybutynin sein, aber weniger anticholinerge Nebenwirkungen haben (Appell 1997, Hills et al. 1998). Ob sich diese

Tabelle 45.6: Wirkung von Oxybutynin auf die Inkontinenz bei geriatrischen Patienten mit erhöhter Detrusoraktivität. Ergebnisse randomisierter, doppelblinder, Placebo-kontrollierter Studien mit dem Anticholinergikum Oxybutynin.

Studie	Fall-zahl	Dauer (Tage)	Placebo	Oxy-butynin	Differenz	Signi-fikanz
Inkontinenzfrequenz						
Ouslander et al. (1988)	14	42	2,2/d	2,3/d	+0,1/d	keine
Zorzitto et al. (1989)	18	8	2,7/d	2,5/d	−0,2/d	keine
Szonyi et al. (1995)	57	42	0/d	0,3/d	+0,3/d	keine
Ouslander et al. (1995)	75	3	2,6/d	2,2/d	0,4/d	keine
Burgio et al. (1998)	197	56	1,2/d	0,8/d	−0,4/d	p<0,009

Beobachtungen unter Studienbedingungen auch in der täglichen Praxis bewahrheiten werden, muß die Zukunft zeigen.

Dysurgal N enthält das klassische Anticholinergikum Atropin. Die Einzeldosis liegt mit 0,25 mg im Dosisbereich für Kleinkinder und damit deutlich niedriger als bei den üblichen Atropinpräparaten (0,5–1 mg). Der selektive Alpha$_2$-Rezeptorenblocker Yohimbin ist im Jahr 1998 nicht mehr unter den 2000 meistverordneten Arzneimitteln erschienen.

Urolithiasismittel und Kathetermittel

Medikamente zur Behandlung der Urolithiasis sind 1998 etwas häufiger verordnet worden als 1997. Sie haben nur einen geringen Anteil am gesamten Verordnungsvolumen der Urologika (Tabelle 45.7). Citrathaltige Präparate (*Blemaren N*) erhöhen die renale Bicarbonatausscheidung und bewirken dadurch eine Harnalkalisierung. Sie werden zur Prophylaxe von Cystin- und Harnsäuresteinen eingesetzt. Zusätzlich kann durch sie eine Hypocitraturie, die mit einem erhöhten Risiko für calciumhaltige Nierensteine einhergeht, korrigiert werden. *Acimethin* enthält die Aminosäure Methionin, die zur Ansäuerung des Urins führt. Neben seiner Indikation zur Prophylaxe von Phosphatsteinen wird es außerdem als Antidot bei Paracetamolvergiftung als SH-Gruppendonor eingesetzt. Außerdem verbessert die Ansäuerung des Urins die Wirksamkeit einiger Antibiotika und Chemotherapeutika (z.B. Tetracycline, Cloxacillin) in den ableitenden Harnwegen.

Instillagel enthält das Lokalanästhetikum Lidocain zusammen mit einem Antiseptikum und wird lokal zur Vermeidung von Schmerzen bei der transurethralen Harnblasenkatheterisierung angewendet. Zur Pflege und Spülung von Blasenverweilkathetern werden Natriumchloridlösungen eingesetzt. Nur noch ein Fertigarzneimittel (*Freka Drainjet NaCl*), das lediglich sterile isotone Kochsalzlösung enthält, findet sich 1998 unter den 2000 meistverschriebenen Präparaten. Ob der Rückgang in dieser Indikationsgruppe auf das größere Kostenbewußtsein zurückzuführen ist oder auf die auch in der ambulanten Versorgung immer häufiger eingesetzte suprapubische Harnblasenkatheterisierung, kann aus den vorliegenden Daten nicht ersehen werden.

Tabelle 45.7: Verordnungen von Urolithiasis- und Kathetermitteln 1998
Angegeben sind die 1998 verordneten Tagesdosen, die Änderungen gegenüber
1997 und die mittleren Kosten je DDD 1998.

Präparat	Bestandteile	DDD in Mio.	Änderung in %	DDD-Kosten in DM
Urolithiasismittel				
Acimethin	L-Methionin	5,2	(+10,8)	3,20
Blemaren N	Citronensäure Kaliumhydrogencarbonat Natriumcitrat	2,4	(−6,5)	2,85
		7,6	(+4,7)	3,09
Kathetermittel				
Instillagel	Lidocain Chlorhexidindigluconat	1,8	(−3,6)	2,61
Freka Drainjet NaCl	Natriumchlorid	1,3	(+4,7)	4,61
		3,1	(−0,4)	3,43
Summe		10,7	(+3,2)	3,19

Sonstige Urologika

Bei den „sonstigen Urologika" handelt es sich um eine heterogene
Gruppe meist pflanzlicher Arzneimittel, die zur Behandlung von
Miktionsstörungen und Harnwegsinfektionen angeboten werden.
Zum Teil überschneiden sich die empfohlenen Anwendungsgebiete
dieser Substanzen mit denen von Urologika spezifischer Indikationen, die bereits in anderen Abschnitten dieses Kapitels besprochen
wurden (s. oben).

In den letzten Jahren sind viele Kombinationspräparate in Monopräparate umgewandelt worden, wodurch jedoch die grundsätzlichen
Probleme dieser Gruppe nicht gelöst wurden. Noch immer werden
zahlreiche Präparate (z.B. *Harntee 400, Canephron N, Cystinol*) zur
„unspezifischen Durchspülungstherapie" bei Harnwegsinfektionen
bis hin zur Pyelonephritis angeboten. Es handelt sich um veraltete
Therapiekonzepte, die sogar gefährlich sein können, wenn dadurch
eine rasche und wirksame antibiotische Therapie versäumt wird.
Dies gilt um so mehr, wenn in unkontrollierter Selbstmedikation

Tabelle 45.8: Verordnungen von sonstigen Urologika
Angegeben sind die 1998 verordneten Tagesdosen, die Änderungen gegenüber
1997 und die mittleren Kosten je DDD 1998.

Präparat	Bestandteile	DDD in Mio.	Änderung in %	DDD-Kosten in DM
Monopräparate				
Nomon mono	Kürbissamenextrakt	7,0	(−8,4)	0,91
Uro-Vaxom	E.coli-Fraktionen	5,1	(−5,7)	2,46
Uvirgan mono	Kürbissamenextrakt	3,5	(+15,4)	1,67
Urol mono	Riesengoldrutenextrakt	1,8	(−8,3)	3,50
		17,4	(−3,6)	1,78
Kombinationspräparate				
Harntee 400	Birkenblätterextrakt	3,3	(−19,4)	1,18
	Ringelblumenextrakt			
	Schachtelhalmextrakt			
	Fenchelfruchtextrakt			
	Queckenwurzelextrakt			
	Wacholderfruchtextrakt			
	Süßholzwurzelextrakt			
	Hauhechelwurzelextrakt			
	Orthosiphonblätterextr.			
	Phaseolifruchtextrakt			
	Virgaureablätterextrakt			
	Bärentraubenblätterextrakt			
Cystium wern	Fenchelöl	2,7	(−12,4)	0,69
	Campherbaumöl			
Canephron N	Tausendgüldenkraut	2,3	(−7,0)	1,41
	Liebstöckelwurzel			
	Rosmarinblätter			
Uvirgan N	Brennesselwurzelextrakt	1,1	(−2,3)	2,24
	Kürbiskernöl			
	Hauhechelwurzelextrakt			
Cystinol	Birkenblätterextrakt	1,0	(−7,6)	2,57
	Schachtelhalmextrakt			
	Riesengoldrutenextrakt			
	Bärentraubenblätterextrakt			
		10,4	(−12,3)	1,35
Summe		27,8	(−7,0)	1,62

45 nicht verschreibungspflichtige Präparate angewandt werden, deren Umsatzvolumen hier nicht erfaßt ist. Desweiteren können in bestimmten Situationen (z. B. Herz- oder Niereninsuffizienz) durch Flüssigkeitsretention gefährliche Hypervolämien auftreten. Auch wenn für neue Monopräparate wie *Urol mono* die „Durchspülungstherapie" als Anwendungsgebiet amtlich zugelassen wurde, bleibt diese Indikation weiterhin medizinisch fragwürdig.

Die in Tabelle 45.8 gelisteten Präparate zeigen 1998 einen rückläufigen Trend, der auch in Zukunft zu erwarten ist. Insgesamt sind jedoch 1998 durch die sonstigen Urologika Kosten von ca. 45 Mio. DM verursacht worden, die wissenschaftlich nicht begründet sind.

Literatur

Appell R.A. (1997): Clinical efficacy and safety of tolterodine in the treatment of overactive bladder: a pooled analysis. Urology 50 (Suppl. 6A): 90–96.

Berges R.R., Windeler H., Trampisch H.J., Senge T. and the β-sitosterol study group (1995): Randomised, placebo-controlled, double-blind clinical trial of β-sitosterol in patients with benign prostatic hyperplasia. Lancet 345: 1529–1532.

Bhatia N.N., Karram M.M., Bergman A., Evans R.P. (1992): Antibiotic prophylaxis following lower urinary tract instrumentation. Urology 39: 583–585.

Bundesgesundheitsamt (1994): Aufbereitungsmonographie Uvae ursi folium (Bärentraubenblätter). Bundesanzeiger Nr. 109, S. 6213, 15.6.1994.

Burgio K.L., Locher J.L., Goode P.S., Hardin J.M., McDowell B.J. et al. (1998): Behavioral vs drug treatment for urge urinary incontinence in older women. A randomized controlled trial. JAMA 280: 1995–2000.

Caine M., Raz S., Ziegler M. (1975): Adrenergic and cholinergic receptors in the human prostate., prostatic capsule, and bladder neck. Brit. J. Urol. 27: 193–202.

Carraro J.C., Raynaud J.P., Koch G., Chisholm G.D., Di Silverio F. et al. (1996): Comparison of phytotherapy (Permixon) with finasteride in the treatment of benign prostate hyperplasia: a randomized international study of 1,098 patients. Prostate 29: 231–240.

Chapple C.R. (1996): Selective α_1-adrenoceptor antagonists in benign prostatic hyperplasia: rationale and clinical experience. Eur. Urol. 29: 129–144.

Cobb M.M., Salen G., Tint G.S. (1997): Comparative effect of dietary sitosterol on plasma sterols and cholesterol and bile acid synthesis in a sitosterolemic homozygote and heterozygote subject. J. Am. Coll. Nutr. 16: 605–613.

Coraggio M.J., Gross T.P., Roscelli J.D. (1989): Nitrofurantoin toxicity in children. Pediatr. Infect. Dis. J. 8: 163–166.

Flanigan R.C., Reda D.J., Wasson J.H., Anderson R.J., Abdellatif M., Bruskewitz R.C. (1998): 5-year outcome of surgical resection and watchful waiting for men with moderately symptomatic benign prostatic hyperplasia: a Department of Veterans Affairs cooperative study. J. Urol. 160: 12–16.

Foglar R., Shibata K., Horie K., Hirasawa A., Tsujimoto G. (1995): Use of recombinant α_1-adrenoceptors to characterize subtype selectivity of drugs for the treatment of prostatic hypertrophy. Eur. J. Pharmacol. 288: 201–207.

Goepel M., Hecker U., Krege S., Rubben H., Michel M.C. (1999): Saw palmetto extracts potently and noncompetitively inhibit human alpha$_1$-adrenoceptors in vitro. Prostate 38: 208–215.

Gormley G.J., Stoner E., Bruskewitz R.C., Imperato McGinley J., Walsh P.C. et al. (1992): The effect of finasteride in men with benign prostatic hyperplasia. N. Engl. J. Med. 327: 1185–1191.

Grasso M., Montesano A., Buonaguidi A., Castelli M., Lania C. et al. (1995): Comparative effects of alfuzosin versus Serenoa repens in the treatment of symptomatic benign prostatic hyperplasia. Arch. Esp. Urol. 48: 97–103.

Hills C.J., Winter S.A., Balfour J.A. (1998): Tolterodine. Drugs 55: 813–820.

Iselin C.E., Schmidlin F., Borst F., Rohner S., Graber P. (1997): Oxybutynin in the treatment of early detrusor instability after transurethral resection of the prostate. Brit. J. Urol. 79: 915–919.

Johnson H.W., Anderson J.D., Chambers G.K., Arnold W.J., Irwin B.J., Brinton J.R. (1994): A short-term study of nitrofurantoin prophylaxis in children managed with clean intermittent catheterization. Pediatrics 93: 752–755.

Klippel K.F., Hiltl D.M., Schipp B. (1997): A multicentric, placebo-controlled, double-blind clinical trial of β-sitosterol (phytosterol) for the treatment of benign prostatic hyperplasia. Brit. J. Urol. 80: 427–432.

Lepor H., Williford W.O., Barry M.J., Brawer M.K., Dixon C.M. et al. (1996): The efficacy of terazosin, finasteride, or both in benign prostatic hyperplasia. N. Engl. J. Med. 335: 533–539.

Lowe F.C., Dreikorn K., Borkowski A., Braeckman J., Denis L. et al. (1998): Review of recent placebo-controlled trials utilizing phytotherapeutic agents for treatment of BPH. Prostate 37: 187–193.

Malinverni R., Hoigné R., Sonntag R. (1996): Sulfonamides, other folic acid antagonists and miscellaneous antibacterial drugs. In: Dukes M.N.G. (ed.): Meyler's side effects of drugs. 13th ed. Elsevier, Amsterdam Lausanne New York Oxford Shannon Tokyo, pp. 843–871.

Moore K.H., Hay D.M., Imrie A.E., Watson A., Goldstein M. (1990): Oxybutynin hydrochloride (3 mg) in the treatment of women with idiopathic detrusor instability. Brit. J. Urol. 66: 479–485.

Nilvebrant L., Hallen B., Larsson G. (1997): Tolterodine, a new bladder selective muscarinic receptor antagonist: preclinical pharmacological and clinical data. Life Sci. 60: 1129–1136.

Ouslander J.G., Blaustein J., Connor A., Pitt A. (1988): Habit training and oxybutynin for incontinence in nursing home patients: a placebo-controlled trial. J. Am. Geriatr. Soc. 36: 40–46.

Ouslander J.G., Schnelle J.F., Uman G., Fingold S., Nigam J.G. et al. (1995): Does oxybutynin add to the effectiveness of prompted voiding for urinary incontinence among nursing home residents? A placebo-controlled trial. J. Am. Geriatr. Soc. 43: 610–617.

Riva D., Casolati E. (1984): Oxybutynin chloride in the treatment of female idiopathic bladder instability. Results from double blind treatment. Clin. Exp. Obst. Gyn. 11: 37–42.

Schlager T.A., Anderson S., Trudell J., Hendley J.O. (1998): Nitrofurantoin prophylaxis for bacteriuria and urinary tract infection in children with neurogenic bladder on intermittent catheterization. J. Pediatr. 132: 704–708.

Simon C., Stille W. (1997): Antibiotika-Therapie in Klinik und Praxis. 9. Aufl., Schattauer, Stuttgart New York, S. 194–195, 211–214.

45

45

Snyder R., Witz G., Goldstein B.D. (1993): The toxicology of benzene. Environ. Health Perspect. 100: 293–306.

Stamm W.E., Counts G.W., Wagner K.F., Martin D., Gregory D. et al. (1980): Antimicrobial prophylaxis of recurrent urinary tract infections: a double-blind, placebo-controlled trial. Ann. Intern. Med. 92: 770–775.

Stöhrer M., Bauer P., Giannetti B.M., Richter R., Burgdörfer H., Mürtz G. (1991): Effect of trospium chloride on urodynamic parameters in patients with detrusor hyperreflexia due to spinal cord injuries. Urol. Int. 47: 138–143.

Szonyi G., Collas D.M., Ding Y.Y., Malone-Lee J.G. (1995): Oxybutynin with bladder retraining for detrusor instability in elderly people: a randomized controlled trial. Age Ageing 24: 287–291.

Tapp A.J.S., Cardozo L.D., Versi E., Cooper D. (1990): The treatment of detrusor instability in postmenopausal women with oxyxbutynin chloride: a double blind placebo controlled study. Brit. J. Obstet. Gynaec. 97: 521–526.

Thüroff J.W., Bunke B., Ebner A., Faber P., de Geeter P. et al. (1991): Randomized, double-blind, multicenter trial on treatment of frequency, urgency and incontinence related to detrusor hyperactivity: oxybutynin versus propantheline versus placebo. J. Urol. 145: 813–817.

Thüroff J.W., Chartier-Kastler E., Corcus J., Humke J., Jonas U. et al. (1998): Medical treatment and medical side effects in urinary incontinence in the elderly. World J. Urol. 16 (suppl): S48–S61.

Uhari M., Nuutinen M., Turtinen J. (1996): Adverse reactions in children during long-term antimicrobial therapy. Pediatr. Infect. Dis. 15: 404–418.

Wehnert J., Sage S. (1992): Therapie der Blaseninstabilität und Urge-Inkontinenz mit Propiverin hydrochlorid (Mictonorm®) und Oxybutyninchlorid (Dridase®) – eine randomisierte Cross-over-Vergleichsstudie. Akt. Urol. 23: 7–11.

Wilt T.J., Ishani A., Stark G., MacDonald R., Lau J., Mulrow C. (1998): Saw palmetto extracts for treatment of benign prostatic hyperplasia: a systematic review. JAMA 280: 1604–1609.

Zorzitto M.L., Holliday P.J., Jewett M.A.S., Herschorn S., Fernie G.R. (1989): Oxybutynin chloride for geriatric urinary dysfunction: a double-blind placebo-controlled study. Age Ageing 18: 195–200.

46. Venenmittel

U. Fricke

Venenmittel werden zur adjuvanten Therapie von venösen Rückfluß-
störungen infolge primärer Varikosis oder chronischer Veneninsuffizienz eingesetzt. Ursachen können Venenerweiterungen mit Klappen-
insuffizienz oder Stenosen und Verschlüsse, meist durch tiefe Beinvenenthrombosen, sein. Die Befunde reichen – neben subjektiven
Beschwerden wie Schwere- und Spannungsgefühl sowie Schmerzen –
je nach Dauer der Störung von Ödemen, Corona phlebectatica para-
plantaris, weißer Atrophie, Dermatoliposklerose, Hyperpigmentie-
rung bis hin zum Ulcus cruris. Primäres Ziel einer Behandlung dieser
Erkrankungen ist die Verbesserung der Zirkulation in den erkrankten Gefäßen durch Aktivierung der Muskelpumpe sowie die Beseitigung von Stauung, Schwellung und trophischen Hautschäden.

Bei allen Venenkrankheiten sind Allgemeinmaßnahmen wie
Gewichtsreduktion bei Übergewicht, körperliche Bewegung, Vermeiden von langem Sitzen oder Stehen sowie Hochlagerung der Beine
beim Sitzen Grundlage der Therapie. Bei Varizen stehen neben der
Kompressionsbehandlung (Kompressionsverband, -strumpf) operative Maßnahmen und Varizenverödung durch Sklerosierung im Vordergrund. Beim postthrombotischen Syndrom ist die Kompressionsbehandlung Therapie der Wahl (Schultz-Ehrenburg 1985, Stöberl
1994, Hach-Wunderle 1995, Arzneimittelkommission der deutschen
Ärzteschaft 1997, Choucair und Phillips 1998, Gallenkemper et al.
1998).

Die Wirkung der Kompressionstherapie ist durch beschleunigte
Ulkusheilung, Senkung der Ulkusrezidivrate und Verminderung der
prozentualen Häufigkeit des postthrombotischen Syndroms in kontrollierten Studien belegt (Tabelle 46.1). Gefordert werden in der
Regel Kompressionsstrümpfe der Klasse III (Stemmer et al. 1980, Veraart et al. 1997). Eine systemische medikamentöse Therapie bei der
chronisch-venösen Insuffizienz (CVI) kann nach den Leitlinien der

Tabelle 46.1: Wirkung der Kompressionstherapie auf die chronisch-venöse Insuffizienz

46

Studie	Pat.	Dauer	Kontrollen	Kompressionsstrumpf	Signifikanz
Ulkusheilung					
Mayberry et al. (1991)	113	5,3 Mo.	55 %[a]	97 %	p<0,0001
Partsch & Horakowa (1994)	50	3 Mo.	52 %[b]	84 %	p<0,05
Ulkusrezidivrate					
Mayberry et al. (1991)	73	30 Mo.	100 %[a]	16 %	p<0,0001
Harper et al. (1992)	214	36 Mo.	24 %[c]	15 %[d]	n.a.
Samson & Showalter (1996)	53	28 Mo.	79 %[a]	4 %	n.a.
Postthrombotisches Syndrom					
leicht-mäßig	194	76 Mo.	47 %	20 %	p<0,001
schwer	194	76 Mo.	23 %	11 %	p<0,001
Brandjes et al. (1997)					

[a]Fehlende Patientencompliance, [b]Kompressionsverband, [c]Kompressionsstrumpf Klasse II, [d]Kompressionsstrumpf Klasse III, n.a. nicht angegeben

Deutschen Gesellschaft für Phlebologie mit Substanzen indiziert sein, für die eine Wirksamkeit nachgewiesen ist, insbesondere wenn physikalische Maßnahmen keinen ausreichenden Erfolg haben oder nicht möglich sind. Außerdem kann eine systemische medikamentöse Therapie symptombezogen bei der CVI oder besonderen Begleitumständen eingesetzt werden, z.B. Antiphlogistika bei entzündlicher Dermatoliposklerose, Rheologika in fortgeschrittenen Stadien (Gallenkemper et al. 1998). Eine Therapie mit Venenmitteln (z.B. Ödemprotektiva) wird in der Standardliteratur nicht erwähnt oder sogar als nicht erforderlich abgelehnt (Creager und Dzau 1998, Creutzig 1994, Mutschler 1996, Arzneimittelkommission der deutschen Ärzteschaft 1997, Tilsner et al. 1998). Vor der Behandlung der Stauungsbeschwerden mit Diuretika wird sogar ausdrücklich gewarnt.

Verordnungsspektrum

Nach kontinuierlichem Rückgang in den Vorjahren hat die Verordnung von Venenmitteln auch 1998 weiter abgenommen. Betroffen sind vor allem die topischen Venentherapeutika (Abbildung 46.1). Damit folgt das Verordnungsverhalten weitgehend den Leitlinien zur

46

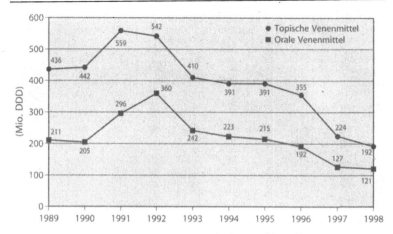

Abbildung 46.1: Verordnungen von Venenmitteln 1989 bis 1998
Gesamtverordnungen nach definierten Tagesdosen (ab 1991 mit neuen Bundesländern)

Diagnostik und Therapie der chronisch-venösen Insuffizienz (siehe „Topische Venenmittel").

Die Zahl der insgesamt verordneten Venenmittel hat sich im Vergleich zum Vorjahr allerdings kaum verändert. Nicht mehr unter den 2000 meistverordneten Fertigarzneimitteln ist *Essaven Gel*. Dafür sind mit *Aescorin*, ein bereits früher häufiger verordnetes orales Venenmittel, sowie mit *Thrombocutan N*, ein weiteres Heparin-haltiges Externum, hinzugekommen. Beide sind die jeweils preiswertesten Vertreter in ihrem Marktsegment. Häufiger als im Vorjahr wurden darüber hinaus als orales Venenmittel *Venoruton* und als topische Zubereitungen *Heparin AL* und *Venoruton Emulgel* verordnet (Tabelle 46.2).

Orale Venenmittel

Zahlreiche Fertigarzneimittel sind derzeit als Venenmittel auf dem deutschen Markt vertreten, darunter außergewöhnlich viele fragwürdige Präparate, für die eine Wirkung kaum zu erwarten ist. Eine Reihe von Fertigarzneimitteln ist darüber hinaus zumeist unterdosiert (Künzel 1995).

Tabelle 46.2: Verordnungen von Venenmitteln 1998
Angegeben sind die verordnungshäufigsten Präparate mit Verordnungsrang, Verordnungen und Umsatz 1998 im Vergleich zu 1997.

Rang	Präparat	Verordnungen in Tsd.	Änd. %	Umsatz Mio. DM	Änd. %
152	Vetren Gel/Salbe	918,5	−29,1	10,9	−29,3
213	Heparin-ratioph.Gel/Salbe N	716,4	−7,5	9,4	−6,4
219	Venoruton	704,8	+1,9	63,8	+3,4
249	Thrombareduct Gel/Salbe	642,5	−12,9	9,8	−12,1
362	Hepa-Gel/Salbe Lichtenstein	486,0	−5,0	4,2	−3,0
399	Venostasin retard/N/S	456,3	−2,9	34,2	−0,2
561	Exhirud-Gel/Salbe	340,9	−15,6	8,2	−13,0
685	Hepathromb Creme	286,4	−16,2	3,3	−17,2
691	Aescusan/retard	283,0	−5,2	14,1	−1,0
890	Hepathrombin-Gel/Salbe	215,4	−21,5	2,9	−21,7
925	Venalot-Depot Drag.	206,4	−17,8	13,3	−17,0
1086	Venoplant	167,9	−18,1	11,3	−16,1
1158	Heparin AL	156,7	+3,7	1,2	+2,2
1254	Hirudoid Gel/Salbe	142,9	−9,0	3,4	−8,6
1267	Troxerutin-ratiopharm	140,5	−5,2	5,6	−3,9
1301	Venopyronum N forte/retard	136,7	−13,9	9,3	−6,9
1376	Phlebodril Kaps.	127,1	−17,4	4,7	−14,2
1399	Perivar/-N forte	124,4	−10,1	8,2	−0,7
1673	Venalitan N	96,0	−3,3	2,5	−4,4
1787	Heparin Riker Salbe/Gel	87,3	−26,0	1,1	−27,7
1795	Aescorin N/forte	86,6	+1,8	4,2	+18,7
1855	Veno SL	82,4	−5,4	3,5	−0,2
1894	Venoruton Emulgel	79,1	+5,9	1,2	+6,1
1912	Diu Venostasin	78,2	−19,4	4,1	−13,5
1962	Heparin-ratiopharm comp.	74,4	−15,2	1,1	−13,7
1971	Thrombocutan N	73,9	+146,4	0,5	+126,6
	Summe	6910,7	−11,9	235,9	−5,9
	Anteil an der Indikationsgruppe	83,1 %		83,5 %	
	Gesamte Indikationsgruppe	8318,1	−11,9	282,3	−5,9

Unter den 2000 meistverordneten oralen Venenmitteln dominieren nach definierten Tagesdosen (DDD) die sogenannten Ödemprotektiva (Tabelle 46.3). Sie werden überwiegend in Form von Monopräparaten eingesetzt und enthalten Pflanzenextrakte (Roßkastaniensamen) oder halbsynthetische Derivate pflanzlicher Inhaltsstoffe (Hydroxyethylrutoside, Troxerutin).

Tabelle 46.3: Verordnungen oraler Venenmittel 1998
Angegeben sind die 1998 verordneten Tagesdosen, die Änderungen gegenüber 1997 und die mittleren Kosten je DDD 1998.

Präparat	Bestandteile	DDD in Mio.	Änderung in %	DDD-Kosten in DM
Roßkastaniensamenextrakt				
Venostasin retard/N/S	Roßkastaniensamenextr.	20,0	(−0,9)	1,71
Aescusan/retard	Roßkastaniensamenextr.	8,3	(+4,7)	1,69
Venoplant	Roßkastaniensamenextr.	7,7	(−16,5)	1,47
Venopyronum N forte/ retard	Roßkastaniensamenextr.	5,4	(−12,6)	1,73
Aescorin N/forte	Roßkastaniensamenextr.	4,3	(+9,3)	0,98
		45,7	(−3,7)	1,60
Hydroxyethylrutoside				
Venoruton	Hydroxyethylrutoside	39,2	(+2,5)	1,63
Troxerutin-ratiopharm	Troxerutin	3,8	(−4,5)	1,46
Veno SL	Troxerutin	2,2	(−2,3)	1,55
		45,2	(+1,6)	1,61
Kombinationen				
Perivar/-N forte	Troxerutin Heptaminol Ginkgo-biloba-Extrakt	5,4	(−11,1)	1,52
Venalot-Depot Drag.	Cumarin Troxerutin	4,2	(−17,2)	3,19
Phlebodril Kaps.	Mäusedornwurzel-stockextrakt Trimethylhesperidin-chalkon	3,0	(−16,8)	1,56
Diu Venostasin	Triamteren Hydrochlorothiazid Roßkastaniensamenextr.	2,0	(−13,4)	2,01
		14,6	(−14,4)	2,07
Summe		105,5	(−3,2)	1,67

Roßkastaniensamenextrakt

Der Samen der Roßkastanie (Aesculus hippocastanum) enthält ein komplexes Gemisch verschiedener Triterpenglykoside (Triterpensaponine), das sich wiederum in eine wasserlösliche Fraktion (α-Aescin) und eine aus Wasser leicht kristallisierbare Fraktion (β-Aescin)

46

trennen läßt. Sowohl α-Aescin als auch β-Aescin sind ihrerseits Gemische aus z. T. mehr als 30 Einzelstoffen (Hänsel und Haas 1983). Roßkastaniensamenextrakte werden auf Triterpenglykoside standardisiert und als Aescin berechnet. Saponine haben ihren Namen vom gemeinen Seifenkraut (Saponaria officinalis), das einen hohen Anteil solcher Triterpenglykoside enthält. Die in Lösungen seifenartig schäumenden Saponine wirken aufgrund ihrer Oberflächenaktivität membranschädigend und führen unter anderem zur Hämolyse, nach der sie früher auch standardisiert wurden. Die ödemprotektive Wirkung des Aescins wird davon abgeleitet, daß es zu einer sphärischen Anschwellung der Erythrozyten und nachfolgend über den dadurch ausgelösten Wasserentzug zu einem Anstieg des kolloidosmotischen Drucks und des Hämatokrits kommen soll (Gessner und Orzechowski 1974). Daraus wird unter anderem eine Wirkung beim Hirnödem und bei traumatischen Schwellungen abgeleitet, die z. B. für das Aescinpräparat *Reparil* (5–20 mg i. v.) in Anspruch genommen wird. Weitere Untersuchungen zeigen, daß Aescin eine Prostaglandinfreisetzung aus Venen induziert, die durch Cyclooxygenaseinhibitoren hemmbar ist (Longiave et al. 1978). Diese Daten weisen auf eine Phospholipase-A_2-Aktivierung hin, wie sie bei Entzündungsreaktionen vorkommt. Eine geringfügige Abnahme lysosomaler Enzymaktivitäten im Plasma, die mit Roßkastaniensamenextrakt in einer kontrollierten Pilotstudie an Patienten mit Varikosis beobachtet wurde, beruht nur auf einem nicht aussagekräftigen Vorher-Nachher-Vergleich (Kreysel et al. 1983). Nach intravenöser Gabe von 25 mg Aescin sind Störungen der Nierenfunktion und nach 40 mg Aescin akutes Nierenversagen beschrieben worden (Hellberg et al. 1975). Die therapeutische Breite von Aescin ist also gering. Entsprechende Risiken durch orale Roßkastanienpräparate sind allerdings bisher nicht beobachtet worden und auch wenig wahrscheinlich, da nach oraler Gabe von retardiertem Roßkastaniensamenextrakt mit 50 mg Aescin nur maximale Plasmakonzentrationen von 5 ng/ml gemessen wurden (Schaffler et al. 1993), was einer Bioverfügbarkeit von lediglich ca. 0,5 % entspricht. Trotzdem haben verschiedene Hersteller immer wieder versucht, ödemprotektive Effekte bei Venenkrankheiten nachzuweisen (Hitzenberger 1989).

Die Positivmonographie der Kommission E für den Trockenextrakt aus Roßkastaniensamen gilt nur für Zubereitungen, die eine Tagesdosierung von 100 mg Aescin, entsprechend 250–312,5 mg Extrakt, in retardierter Darreichungsform gewährleisten (Bundesgesundheitsamt 1994). Andere Zubereitungen wie Roßkastanienblätter, -rinde und -blüten sind dagegen negativ monographiert worden (N.N. 1994).

Eine Placebo-kontrollierte klinische Studie an insgesamt 240 Patienten mit chronisch-venöser Insuffizienz ergab nach zweimal täglicher Gabe von retardiertem Roßkastaniensamenextrakt (entsprechend 2mal 50 mg Aescin) über 12 Wochen eine ähnliche Abnahme des wasserplethysmometrisch gemessenen Unterschenkelvolumens wie die vergleichsweise durchgeführte Kompressionsbehandlung (Diehm et al. 1996). Allerdings waren die gemessenen Änderungen, obwohl statistisch signifikant, mit 43,8 ml (Roßkastaniensamenextrakt) bzw. 46,7 ml (Kompressionsstrumpf) nur gering und entsprechen damit lediglich etwa 2 % des mittleren Unterschenkelvolumens von 2200 ml bzw. nur ca. 25 % des angenommenen Ödemvolumens bei Patienten mit chronisch-venöser Insuffizienz, das im Mittel mit 220 ml angegeben wird. Darüber hinaus gingen die Autoren von einer durch Kompressionsbehandlung erreichbaren mittleren Volumenabnahme von 100 ml aus und stuften eine Änderung unter 50 ml selbst als klinisch „irrelevant" ein. In kritischen Kommentaren zu der Arbeit wurde darauf hingewiesen, daß – wie auch schon früher mitgeteilt (Rudofsky et al. 1986) – bereits im Tagesverlauf Schwankungen des Unterschenkelvolumens um 20–70 ml beobachtet werden (Vayssairat et al. 1996). Auch in mehreren anderen Studien ist die Beinvolumenabnahme geringer als nach Kompressionstherapie (Tabelle 46.4).

Hydroxyethylrutoside

Für Hydroxyethylrutoside ist bei Patienten mit chronischer Veneninsuffizienz in Kurzzeitstudien eine Besserung subjektiver Beschwerden und auch einiger objektiver Meßparameter beschrieben. Allerdings wird der globale Therapieerfolg bereits unter Placebo mit 25–90 % (vs. 73–100 % unter der Therapie mit Hydroxyethylrutosiden) angegeben (Wadworth und Faulds 1992). Auch ist die nach mehrwöchiger Behandlung mit Tagesdosen von 500–1200 mg erreichbare Reduktion des wasserplethysmometrisch ermittelten Beinvolumens trotz statistisch signifikanter Ergebnisse mit 2–31 ml klinisch kaum relevant (siehe Tabelle 46.4). Nur in einer neueren Studie mit kleiner Patientenzahl wird nach viermonatiger Behandlung mit Hydroxyethylruto-

46

siden eine deutlich höhere Abnahme des opto-elektronisch gemessenen Beinvolumens ausgewiesen (Neumann und van den Broek 1995). Im gleichen Zeitraum war jedoch der klinische Effekt unter einer Kompressionsbehandlung mit einer Reduktion des Beinvolumens um 230 ml (nach einmonatiger Behandlung 254 ml) wesentlich stärker ausgeprägt. Wenig effektiv und in der Regel von Placebo nicht verschieden sind Hydroxyethylrutoside in der Behandlung venöser Unterschenkelgeschwüre. Problematisch erscheint darüber hinaus die schlechte Resorption der Hydroxyethylrutoside nach oraler Gabe. Weniger als 10 % einer Dosis erreichen nach Untersuchungen an gesunden Probanden den großen Kreislauf (Wadworth und Faulds 1992). Auch die Dosierung ist kritisch. Tagesdosen von 600 mg Hydroxyethylrutosid weisen keinen signifikanten Unterschied zu Placebo aus. Allgemein kann man davon ausgehen, daß die von einigen Herstellern aus Kostengründen als wirksam deklarierte Minimaldosierung häufig nicht zum Erreichen des therapeutischen Wirkspiegels führt (Greeske 1994).

Tabelle 46.4: Wirkung von Venenmitteln und Kompressionstherapie auf das Beinvolumen in Placebo-kontrollierten Studien

Studie	Fallzahl	Dauer (Wo.)	Beinvolumen-Abnahme	Signifikanz
Roßkastaniensamenextrakt				
Steiner & Hillemanns (1986)	20	2	120 ml	p<0,001
Lohr et al. (1986)	74	8	15 ml	n.a.
Rudofsky et al. (1986)	39	4	36 ml	p<0,001
Diehm et al. (1992)	39	7	84 ml	p<0,01
Diehm et al. (1996)	240	12	44 ml	p<0,005
Hydroxyethylrutoside				
Nocker & Diebschlag (1987)	30	3	2–16 ml	p<0,005
Nocker et al. (1989)	30	12	10–18 ml	P<0,05
Rehn et al. (1994)	90	12	8–18 ml	p<0,05
Neumann & van den Broek (1995)	23	16	90 ml	p<0,05
Rehn et al. (1996)	100	12	27–30 ml	p<0,001
Großmann (1997)	64	12	31 ml[1]	p<0,05
Kompressionstherapie				
Neumann & van den Broek (1995)	23	16	230 ml[2]	p<0,001
Diehm et al. (1996)	240	12	47 ml[2]	p<0,002
Großmann (1997)	56	12	33 ml[2]	n.a.

[1] Berechnet als Differenz aus Kompression plus Oxerutin im Vergleich zu Kompression allein, [2] Kompressionsstrumpf Klasse II, n.a. nicht angegeben

Kombinationen

Bei Kombination verschiedener Wirkprinzipien ist nicht bekannt, ob sich unterschiedliche ödemprotektive Stoffe in ihrer Wirkung verstärken. Auch der Beitrag des indirekten Sympathomimetikums Heptaminol (in *Perivar*) zur angestrebten Wirkung ist unklar. Die Einnahme Cumarin-haltiger Venenmittel (*Venalot-Depot*) kann mit schwerwiegenden Leberschäden einhergehen. Dies hat 1997 in Frankreich und Belgien zur Marktrücknahme entsprechender Fertigarzneimittel geführt (Koch et al. 1997, N.N. 1997).

Insgesamt dürfte die ungesicherte Wirksamkeit der Venenmittelkombinationen dazu beigetragen haben, daß auch 1998 die Verordnungen nach DDD deutlicher rückläufig waren als bei den Monopräparaten.

46

Diuretika

Auch Diuretika sind für die *Dauerbehandlung* venös bedingter Ödeme *nicht* geeignet, weil durch die potentielle Hämokonzentration der venöse Abfluß erschwert sein kann und daraus eine Stase mit erhöhter Thromboseneigung resultiert. Prinzipiell zu vermeiden sind Schleifendiuretika. Spezifische „Venendiuretika" gibt es nicht (Arzneimittelkommission der deutschen Ärzteschaft 1997, Berufsverband der Phlebologen e.V. 1994, Creutzig 1994, Fülgraff und Palm 1997). Allenfalls zur Einleitung einer Kompressionstherapie wird eine kurzzeitige Anwendung von Thiaziddiuretika zur Ausschwemmung venös bedingter Ödeme anerkannt. Als einziges Fertigarzneimittel dieses Marktsegments hält sich trotz erneuter deutlicher Abnahme *Diu Venostasin,* eine überteuerte Kombination aus Hydrochlorothiazid, Triamteren und Roßkastaniensamenextrakt. Die Verordnungszahlen dieses Präparates sind allerdings seit dem Höchstwert im Jahre 1992 um über 60 % zurückgegangen.

Topische Venenmittel

Bei den topischen Venenmitteln werden überwiegend heparinhaltige Monopräparate verordnet. Heparinähnlich wirken Mucopolysaccharidpolyschwefelsäureester (*Hirudoid*). *Exhirud* enthält einen auf

46

Hirudin standardisierten Extrakt aus dem medizinischen Blutegel. Hirudin ist ein Polypeptid und hemmt als selektiver Thrombininhibitor bereits in sehr niedrigen Konzentrationen die plasmatische Gerinnung und die thrombininduzierte Thrombozytenaggregation. Als einzige topische Kombination ist nach Wegfall von *Essaven* nur noch *Heparin-ratiopharm comp.* vertreten. Auch dieses wurde abermals deutlich seltener verordnet als im Vorjahr (Tabelle 46.5).

Die lokale Anwendung von Venenmitteln ist in den Leitlinien zur Diagnostik und Therapie der chronisch-venösen Insuffizienz (CVI) nicht erwähnt. Auch andere lokale medikamentöse Maßnahmen wer-

Tabelle 46.5: Verordnungen topischer Venenmittel 1998
Angegeben sind die 1998 verordneten Tagesdosen, die Änderungen gegenüber 1997 und die mittleren Kosten je DDD 1998.

Präparat	Bestandteile	DDD in Mio.	Änderung in %	DDD-Kosten in DM
Heparin				
Vetren Gel/Salbe	Heparin	35,6	(−28,4)	0,31
Heparin-ratioph. Gel/Salbe N	Heparin	28,8	(−7,5)	0,33
Thrombareduct Gel/Salbe	Heparin	26,2	(−10,6)	0,37
Hepa-Gel/Salbe Lichtenstein	Heparin	19,4	(−5,0)	0,22
Hepathromb Creme	Heparin	10,5	(−16,4)	0,31
Hepathrombin-Gel/Salbe	Heparin	9,4	(−20,3)	0,31
Heparin AL	Heparin	5,1	(+3,5)	0,24
Venalitan N	Heparin	4,2	(−2,1)	0,60
Heparin Riker Salbe/Gel	Heparin	3,5	(−26,0)	0,31
Venoruton Emulgel	Heparin	3,2	(+5,9)	0,37
Thrombocutan N	Heparin	2,9	(+145,7)	0,16
		148,8	(−14,0)	0,32
Heparinoide				
Hirudoid Gel/Salbe	Mucopoly-saccharidpoly-schwefelsäure-ester	4,7	(−14,3)	0,73
Organpräparate				
Exhirud-Gel/Salbe	Blutegelextrakt	8,3	(−17,0)	0,99
Kombinationen				
Heparin-ratiopharm comp.	Heparin Arnikatinktur Roßkastanien-tinktur	3,5	(−15,8)	0,32
Summe		165,3	(−14,2)	0,36

den wegen der hohen Sensibilisierungsrate (bis zu 80 %) weitgehend in Frage gestellt (Gallenkemper et al. 1998). Darüber hinaus ist nach wie vor zweifelhaft, ob Heparin bzw. Heparinoide wegen ihres hohen Molekulargewichts und ihrer stark negativen Ladung in ausreichenden Mengen durch die Haut bis zu den subkutanen Venen vordringen können (Dinnendahl und Fricke 1999). Auch die perkutane Penetration von Hirudin ist gering. Systemisch-therapeutisch wirksame Konzentrationen werden nicht erreicht (Bundesgesundheitsamt 1990a, 1990b, Majerus et al. 1996). Eine über den Massageeffekt hinausgehende Wirksamkeit ist nicht belegt (Arzneimittelkommission der deutschen Ärzteschaft 1988, Mutschler 1996, Fülgraff und Palm 1997). Lediglich in einer älteren kontrollierten Untersuchung mit einer Heparinoid-haltigen Salbe (*Hirudoid*) wurde eine Besserung bei Infusionsthrombophlebitiden beobachtet (Mehta et al. 1975). Eine Wirksamkeit im Sinne einer Prophylaxe von Thrombosen sowie eine Besserung daraus resultierender Folgezustände kann damit jedoch nicht begründet werden. Auch ein Expertengremium des Berufsverbandes der Allgemeinärzte Deutschlands (BDA) kommt zu dem Ergebnis, daß topische Venenmittel bei chronisch venöser Insuffizienz (Stadium II und III) nicht empfohlen werden können, da ein pharmakologischer Effekt fragwürdig ist (Künzel 1995). Schließlich stehen dem begrenzten Nutzen der Lokaltherapeutika in der Behandlung der chronisch-venösen Insuffizienz Risiken in Form von Allergisierungen und Kontaktekzemen gegenüber (Transparenzkommission 1984, Arzneimittelkommission der deutschen Ärzteschaft 1988, Fülgraff und Palm 1997).

46

Literatur

Arzneimittelkommission der deutschen Ärzteschaft (1988): Arzneiverordnungen, 16. Aufl., Deutscher Ärzte-Verlag, Köln.
Arzneimittelkommission der deutschen Ärzteschaft (1997): Arzneiverordnungen, 18. Aufl., Deutscher Ärzte-Verlag, Köln.
Berufsverband der Phlebologen e.V. (1994): Therapierichtlinie zur medikamentösen Therapie bei phlebologischen Krankheitsbildern.
Brandjes P.M., Büller H.R., Heijboer H., Huisman M.V., de Rijk M., Jagt H., ten Cate J.W. (1997): Randomised trial of effect of compression stockings in patients with symptomatic proximal-vein thrombosis. Lancet 349: 759–762.
Bundesgesundheitsamt (1990a): Monographie: Heparin zur topischen Anwendung. Bundesanzeiger Nr. 165: 4542.
Bundesgesundheitsamt (1990b): Monographie: Extrakt aus Hirudo medicinalis. Bundesanzeiger Nr. 165: 4542.

Bundesgesundheitsamt (1994): Monographie: Hippocastani semen (Roßkastanien-samen)/Trockenextrakt (DAB 10) aus Roßkastaniensamen. Bundesanzeiger Nr. 133: 360.

46   Choucair M., Phillips T.J. (1998): Compression therapy. Dermatol. Surg. 24: 141–148.

Creager M.A., Dzau V.J. (1998): Vascular diseases of the extremities. In: Fauci A.S. et al. (eds.): Harrison's principles of internal medicine. 14th ed., McGraw-Hill, New York, pp. 1398–1406.

Creutzig A. (1994): Krankheiten der Gefäße. In: Classen M., Diehl V., Kochsiek K. (Hrsg.): Innere Medizin. Urban & Schwarzenberg, München Wien Baltimore, S. 1021–1066.

Diehm C., Vollbrecht D., Amendt K., Comberg H.U. (1992): Medical edema protec-tion – Clinical benefit in patients with chronic deep vein incompetence. Vasa 21: 188–192.

Diehm C., Trampisch H.J., Lange S., Schmidt C. (1996): Comparison of leg com-pression stocking and oral horse-chestnut seed extract therapy in patients with chronic venous insufficiency. Lancet 347: 292–294.

Dinnendahl V., Fricke U. (Hrsg.) (1999): Arzneistoff-Profile. Basisinformation über arzneiliche Wirkstoffe. Stammlieferung 1982 mit 1. bis 14. Ergänzungslieferung 1999. Govi-Verlag GmbH, Pharmazeutischer Verlag, Eschborn.

Fülgraff G., Palm D. (Hrsg.) (1997): Pharmakotherapie, klinische Pharmakologie. 10. Aufl., Gustav Fischer Verlag, Stuttgart Jena Lübeck Ulm.

Gallenkemper G., Bulling B.-J., Gerlach H., Jünger M., Kahle B. et al. (1998): Leitli-nien zur Diagnostik und Therapie der chronischen venösen Insuffizienz (CVI) Phlebologie 27: 32–35.

Gessner G., Orzechowski G. (1974): Gift- und Arzneipflanzen von Mitteleuropa. 3. Aufl., Carl Winter Universitätsverlag, Heidelberg, S. 169.

Greeske K. (1994): Rationale Venentherapie mit pflanzlichen Arzneimitteln. Pharm. Ztg. 139: 1665–1669.

Großmann K. (1997): Vergleich der Wirksamkeit einer kombinierten Therapie mit Kompressionsstrümpfen und Oxerutin (Venoruton®) versus Kompressions-strümpfe und Plazebo bei Patienten mit CVI. Phlebol. 26: 105–110.

Hach-Wunderle V. (1995): Venöser Gefäßstatus. Internist 36: 525–543.

Hänsel R., Haas H. (1983): Therapie mit Phytopharmaka. Springer-Verlag, Berlin Heidelberg New York Tokyo.

Harper D.R., Ruckley C.V., Dale J.J., Callam M.C., Allan P. et al. (1992): Prevention of recurrence of chronic leg ulcer: a randomized trial of different degrees of compression. In: Raymond-Martimbeau P., Prescott M., Zummo M. (eds.): Phlé-bologie 92, John Libbey Eurotext, Paris, pp. 902–903.

Hellberg K., Ruschewski W., de Vivie R. (1975): Medikamentös bedingtes post-ope-ratives Nierenversagen nach herzchirurgischen Eingriffen. Thoraxchir. Vask. Chir. 23: 396–399.

Hitzenberger G. (1989): Die therapeutische Wirksamkeit des Roßkastaniensamen-extraktes. Wien. Med. Wochenschr. 139: 385–389.

Koch S., Beurton I., Bresson-Hadni S., Monnot B., Hrusovsky S. et al. (1997): Hepa-tite aigue cytolytique à la coumarine. Deux cas. Gastroenterol. Clin. Biol. 21: 223–225.

Kreysel H.W., Nissen H.P., Enghofer E. (1983): A possible role of lysosomal enzy-mes in the pathogenesis of varicosis and the reduction in their serum activity by Venostasin. Vasa 12: 377–381.

Künzel D. (1995): Die Behandlung der chronisch-venösen Insuffizienz in der haus-ärztlichen Praxis. Ein BDA-Leitfaden.

Lohr E., Garanin G., Jesau P., Fischer H. (1986): Ödempräventive Therapie bei chronischer Veneninsuffizienz mit Ödemneigung. Münch. Med. Wochenschr. 128: 579–581.

Longiave D., Omini C., Nicosia S., Berti F. (1978): The mode of action of Aescin on isolated veins: relationship with PGF. Pharmacol. Res. Comm. 10: 145–152.

Majerus P.W., Broze G.J., Miletich J.P., Tollefsen D.M. (1996): Anticoagulant, thrombolytic, and antiplatelet drugs. In: Goodman & Gilman's The Pharmacological basis of therapeutics. 9th ed. McGraw Hill, New York, pp. 1341–1359.

Mayberry J.C., Moneta G.L., Taylor L.M., Porter J.M. (1991): Fifteen-year results of ambulatory compression therapy for chronic venous ulcers. Surgery 109: 575–581.

Mehta P.P., Sagar S., Kakkar V.V. (1975): Treatment of superficial thrombophlebitis: A randomized double-blind trial of heparinoid cream. Brit. Med. J. 3: 614–616.

Mutschler E. (1996): Arzneimittelwirkungen. Wissenschaftliche Verlagsgesellschaft mbH, Stuttgart, S. 500–501.

Neumann H.Á.M., van den Broek M.J.T.B. (1995): A comparative clinical trial of graduated compression stockings and O-(β-hydroxyethyl)-rutosides (HR) in the treatment of patients with chronic venous insufficiency. Lymphology 19: 8–11.

N.N. (1994): „Negativ"Monographien: Eine Übersicht. Pharm. Ztg. 139: 107–113.

N.N. (1997): Frankreich/Belgien: Aus für „Venenmittel" Cumarin (in Venalot Depot u.a.). Arzneitelegramm 3: 27.

Nocker W., Diebschlag W. (1987): Dosis-Wirkungsstudie mit O-(Beta-Hydroxy-äthyl)-rutosid-Trinklösungen. Vasa 16: 365–369.

Nocker W., Diebschlag W., Lehmacher W. (1989): 3monatige, randomisierte doppelblinde Dosis-Wirkungsstudie mit O-(Beta-Hydroxyäthyl)-rutosid-Trinklösungen. Vasa 18: 235–238.

Partsch H., Horakova M.A. (1994): Kompressionsstrümpfe zur Behandlung venöser Unterschenkelgeschwüre. Wien. Med. Wschr. 144: 242–249.

Rehn D., Unkauf M., Vix J.-M. (1994): O-(β-Hydroxyethyl)rutoside bei Venenleiden. Pharm. Ztg. 139: 2152–2158.

Rehn D., Brunnauer H., Diebschlag W., Lehmacher W. (1996): Investigation of the therapeutic equivalence of different galenical preparations of O-(β-hydroxyethyl)-rutosides following multiple dose peroral administration. Arzneim. Forsch. 46: 488–492.

Rudofsky G., Neiss A., Otto K., Seibel K. (1986): Ödemprotektive Wirkung und klinische Wirksamkeit von Venostasin retard im Doppelblindversuch. Phlebol. Proktol. 15: 47–54.

Samson R.H., Showalter D.P. (1996): Stockings and the prevention of recurrent venous ulcers. Dermatol. Surg. 22: 373–376.

Schaffler K.L. et al. (1993): Pharmakokinetik von Aescin nach p.o. Gabe von 50 mg Aescin in Form einer Retardkapsel an Probanden. Dokumentation Dr. Willmar Schwabe Bioanalytik.

Schultz-Ehrenburg U. (1985): Aktuelle Behandlungsrichtlinien und Differentialdiagnostik des Ulcus cruris venosum. Hautarzt 36: 212–217.

Steiner M., Hillemanns H.G. (1986): Untersuchung zur ödemprotektiven Wirkung eines Venentherapeutikums. Münch. Med. Wochenschr. 128: 551–552.

Stemmer R., Marescaux J., Furderer C. (1980): Die Kompressionsbehandlung der unteren Extremitäten speziell durch Kompressionsstrümpfe. Hautarzt 31: 355–365.

Stöberl C. (1994): Kompressionstherapie beim postthrombotischen Syndrom. Wien. Med. Wochenschr. 144: 233–237.

Tilsner V., Kalmar P., Piepko A. (1998): Venenerkrankungen. In: Domschke W. et al. (Hrsg.): Therapie-Handbuch. Urban & Schwarzenberg, München Wien Baltimore, S. C 20.

46

Transparenzkommission (1984): Transparenzliste für das Indikationsteilgebiet periphere venöse Durchblutungsstörungen. Bundesanzeiger vom 19.12.1984.

Vayssairat M., Debure C., Maurel A., Gaitz J.P. (1996): Horse-chestnut seed extract for chronic venous insufficiency. Lancet 347: 1182.

Veraart J.C., Pronk G., Neumann H.A. (1997): Pressure differences of elastic compression stockings at the ankle region. Dermatol. Surg. 23: 935–939.

Wadworth A.N., Faulds D. (1992): Hydroxyethylrutosides. A review of its pharmacology, and therapeutic efficacy in venous insufficiency and related disorders. Drugs 44: 1013–1032.

46

47. Vitamine und Neuropathiepräparate

K. Mengel

Vitamine sind lebensnotwendige organische Verbindungen, die unter normalen Bedingungen in ausreichenden Mengen in der Nahrung enthalten sind. Eine zusätzliche Gabe von Vitaminpräparaten ist nur bei ungenügender Zufuhr (z. B. Reduktionskost, Vegetarier), erhöhtem Bedarf (z. B. Säuglinge, Schwangere, Dialysepatienten) oder bei Resorptionsstörungen (z. B. perniziöse Anämie) indiziert. Nach den Arzneimittelrichtlinien dürfen Vitamine generell nicht zu Lasten der gesetzlichen Krankenkassen verordnet werden, ausgenommen bei nachgewiesenen Vitaminmangelzuständen, die durch entsprechende Ernährung nicht behoben werden können, und als Antidot.

Der weitaus überwiegende Anteil der verordneten Tagesdosen entfällt auf die Vitamin-D-Präparate, die ihrerseits überwiegend bei Kin-

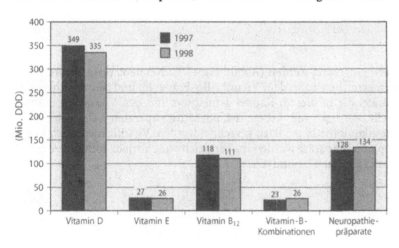

Abbildung 47.1: Verordnungen von Vitaminen und Neuropathiepräparaten 1998
DDD der 2000 meistverordneten Arzneimittel

594 K. Mengel

47

Tabelle 47.1: Verordnungen von Vitaminen 1998
Angegeben sind die verordnungshäufigsten Präparate mit Verordnungsrang, Verordnungen und Umsatz 1998 im Vergleich zu 1997.

Rang	Präparat	Verordnungen		Umsatz	
		in Tsd.	Änd. %	Mio. DM	Änd. %
72	D-Fluoretten	1445,0	−11,1	16,5	−10,1
167	Zymafluor D	858,4	−13,8	9,6	−9,8
277	Vigantoletten	596,0	+6,5	7,3	+11,5
625	Neuro-Lichtenstein N	309,8	+11,0	5,5	+10,3
778	Medivitan N	244,4	−10,7	14,4	−2,9
985	Vitamin-B-Kompl. N Lichtenst.	191,0	−4,5	2,9	−1,1
1013	Vit.B-Komplex forte-ratioph.	185,4	+22,5	4,7	+24,6
1129	Ospur D3	161,0	+10,1	2,3	+12,6
1184	Spondyvit	151,2	−5,3	12,4	−11,2
1253	B12-Steigerwald	143,0	−12,2	2,0	−12,5
1298	Fluor-Vigantoletten	137,0	−0,8	1,5	+0,9
1361	Vitamin-B12-ratiopharm	128,9	−19,8	1,1	−4,2
1392	Rocaltrol	125,0	+11,7	22,5	+16,6
1470	Konakion	116,9	−10,4	3,1	−11,1
1534	Doss	109,8	−6,0	15,1	−0,6
1726	Neuro-Lichtenstein	92,3	+23,1	1,2	+21,8
1821	Polybion N	84,6	−6,0	1,0	+5,3
1845	Panthenol Jenapharm	83,4	+4,6	1,5	+10,5
1877	Vitamin B12 Jenapharm	80,9	+5,1	1,1	+4,8
1886	Vitasprint B12	79,5	+16,7	5,9	+22,8
Summe		5323,5	−5,0	131,6	+1,1
Anteil an der Indikationsgruppe		76,2 %		72,1 %	
Gesamte Indikationsgruppe		6984,9	−4,1	182,4	+0,9

dern eingesetzt werden (Abbildung 47.1). Nennenswerte Verordnungen erreichen außerdem Vitamin-B_{12}-Präparate und Neuropathiepräparate, die in diesem Kapitel gemeinsam mit den Vitaminen dargestellt werden, weil neben α-Liponsäurepräparaten zahlreiche Vitaminkombinationen dazu gerechnet werden. Vitamine wie auch Neuropathiepräparate wurden im Vergleich zum Vorjahr weniger verordnet (Tabellen 47.1 und 47.2).

Tabelle 47.2: Verordnungen von Neuropathiepräparaten 1998
Angegeben sind die verordnungshäufigsten Präparate mit Verordnungsrang, Verordnungen und Umsatz 1998 im Vergleich zu 1997.

Rang	Präparat	Verordnungen in Tsd.	Änd. %	Umsatz Mio. DM	Änd. %
241	Neuro-ratiopharm N	656,6	+360,6	14,1	+365,1
295	Keltican N	561,2	+4,1	38,0	+7,2
488	Neurotrat S	390,9	−10,7	14,7	−6,9
497	Thioctacid	382,0	−17,9	65,0	−15,7
833	Milgamma NA/100	230,6	−11,8	18,5	−8,5
899	Neurium	213,3	+24,6	31,9	+31,0
958	Neuro-ratiopharm	197,6	−78,5	3,0	−82,3
1437	Liponsäure-ratiopharm	119,8	+2,6	11,0	+8,4
1705	Tromlipon	93,3	−0,9	15,5	+13,5
1769	Neuro Effekton B	88,5	(>1000)	2,3	(>1000)
1828	Fenint	84,2	−24,6	16,7	−22,7
1837	Neurobion N	83,7	+7,2	2,2	+8,0
1883	duralipon	80,2	−1,6	13,8	+7,1
1888	Medivitan N Neuro	79,4	−13,2	2,1	−13,7
Summe		3261,3	−7,3	248,9	−2,8
Anteil an der Indikationsgruppe		82,7%		74,5%	
Gesamte Indikationsgruppe		3944,7	−5,1	333,9	+2,8

47

Vitamine

Vitamin D

Vitamin D_3 (Colecalciferol) wird in großem Umfang routinemäßig zur Rachitisprophylaxe gegeben. Die Verordnung von etwa 335 Mio. Tagesdosen von Vitamin D (Tabelle 47.3) bedeutet, daß täglich etwa 900.000 Säuglinge und Kleinkinder mit dem Vitamin substituiert werden. Damit erhalten vermutlich nach wie vor alle Kinder im ersten Lebensjahr die Vitamin-D-Prophylaxe. Dieses Vorgehen ist dadurch begründet, daß der Gehalt der Muttermilch an Vitamin D häufig unzureichend ist. Säuglinge sollten pro Tag im Normalfall 10 µg (entspr. 400 I.E.) oral bekommen. Die am häufigsten verwendeten Präparate enthalten 12,5 µg Colecalciferol pro Tablette. Industriell gefertigte Säuglingsnahrung enthält teilweise Vitamin D, was berücksichtigt werden sollte.

Weitaus häufiger als reines Vitamin D (z.B. *Vigantoletten*) wurden Kombinationen mit Natriumfluorid verordnet. Der Zusatz von Fluo-

Tabelle 47.3: Verordnungen von Vitaminen 1998
Angegeben sind die 1998 verordneten Tagesdosen, die Änderungen gegenüber 1997 und die mittleren Kosten je DDD 1998.

47

Präparat	Bestandteile	DDD in Mio.	Änderung in %	DDD-Kosten in DM
Vitamin D				
D-Fluoretten	Colecalciferol Natriumfluorid	125,4	(−10,5)	0,13
Vigantoletten	Colecalciferol	83,5	(+12,7)	0,09
Zymafluor D	Colecalciferol Natriumfluorid	74,5	(−13,9)	0,13
Ospur D3	Colecalciferol	30,0	(+12,1)	0,08
Fluor-Vigantoletten	Colecalciferol Natriumfluorid	11,6	(+0,3)	0,13
Doss	Alfacalcidol	6,7	(−0,8)	2,24
Rocaltrol	Calcitriol	3,3	(+16,1)	6,75
		335,0	(−3,9)	0,22
Vitamin E				
Spondyvit	α-Tocopherol	25,8	(−4,2)	0,48
Vitamin K				
Konakion	Phytomenadion	1,4	(+3,9)	2,17
Vitamin B$_{12}$				
B12-Steigerwald	Cyanocobalamin	66,5	(−11,9)	0,03
Vitamin B12 Jenapharm	Cyanocobalamin	38,2	(+5,2)	0,03
Vitamin-B12-ratiopharm	Cyanocobalamin	6,1	(−3,6)	0,18
		110,8	(−6,2)	0,04
Pantothensäurederivate				
Panthenol Jenapharm	Dexpanthenol	1,6	(+10,3)	0,90
Summe		474,7	(−4,4)	0,20

rid in kleinen Mengen hat sich zur Kariesprophylaxe seit langem bewährt. Es ist aber darauf zu achten, daß keineswegs noch zusätzlich Fluorid verabreicht wird, weil anderenfalls die bekannten Fluoroseschäden zu befürchten sind, besonders Zahnfluorose.

In geringerem Umfang wird Vitamin D$_3$ bei der Osteoporose als adjuvante Therapie zur Förderung der intestinalen Calciumresorption verabreicht. An dieser Stelle sind auch die beiden Vitamin D$_3$-Metabolite Alfacalcidol (*Doss*) und Calcitriol (*Rocaltrol*) zu nennen.

Calcitriol (1,25-Dihydroxycolecalciferol) ist die finale biologisch aktive Form des Vitamin D_3, die bei ungenügender renaler Synthese infolge fortschreitender Niereninsuffizienz mit renaler Osteopathie indiziert ist. Alternativ kann Alfacalcidol (1α-Hydroxycalciferol) eingesetzt werden, das in der Leber zu Calcitriol hydroxyliert wird. Die definierten Tagesdosen werden seit 1998 einheitlich mit dem WHO-Wert von 1 μg für beide Vitamin-D-Derivate berechnet und sind daher nicht direkt mit den früher publizierten Werten vergleichbar. Beide Präparate sind erheblich teurer als Vitamin D_3, insbesondere *Rocaltrol* (Tabelle 47.3).

47

Vitamin E

Vitamin E (Tocopherol) wirkt als natürliches Antioxidans in der Lipidphase von Zellmembranen gegen freie Sauerstoffradikale und schützt ungesättigte Fettsäuren gegen Oxidation. Die therapeutische Anwendung wird seit langem kontrovers diskutiert, wie es auch für die vielen anderen Antioxidantien der Fall ist (Maxwell 1995). Die Wirksamkeit ist bei zahlreichen Indikationen nicht oder nicht ausreichend belegt, für die besonders bei Laien geworben wird, die teilweise aber auch in der Roten Liste aufgeführt werden (Arteriosklerose, Krebs, vorzeitiges Altern, Herzmuskelschäden, klimakterische Beschwerden, Sterilität, Potenzstörungen, Hexenschuß, Leistungsschwäche etc.). Auch bei Patienten mit koronarer Herzkrankheit sind die Resultate kontrollierter Studien widersprüchlich. In der britischen CHAOS-Studie wurde zwar das Risiko nicht tödlicher Herzinfarkte reduziert, gleichzeitig war jedoch die Gesamtmortalität in der Tocopherolgruppe leicht, aber nicht signifikant erhöht (Stephens et al. 1996). In der finnischen ATBC-Studie wurde kein Unterschied bei größeren koronaren Ereignissen zwischen Tocopherol und Placebo beobachtet (Virtamo et al. 1998). Die Verordnungen des einzigen Vitamin-E-Präparats unter den meistverordneten 2000 Arzneimitteln nahmen weiter ab (Tabelle 47.3).

Vitamin K

Vitamin-K-Mangel beeinträchtigt die Synthese von Prothrombin und anderen Gerinnungsfaktoren. Ursachen dieser seltenen Störung kön-

nen eine Malabsorption von Fetten oder eine Hemmung der bakteriellen Vitamin-K-Synthese im Darm nach langdauernder Antibiotika-
therapie sein. Auch bei Neugeborenen und insbesondere bei Frühge-
borenen sind Vitamin-K-abhängige Gerinnungsfaktoren häufig
erniedrigt, weshalb eine routinemäßige Gabe von Vitamin K nach der
Geburt empfohlen wird. 1992 kamen vorübergehend Zweifel auf, ob
durch die Injektion das Krebsrisiko bei Kindern erhöht wird. Daher
wird die Routineprophylaxe jetzt oral durchgeführt (Thorp et al.
1995). Nach einer neueren Studie kann die parenterale Applikation
von Vitamin K als Risikofaktor für Krebs im Kindesalter nahezu ausgeschlossen werden (von Kries et al. 1997). Außerdem wird Vitamin
K bei Überdosierung von oralen Antikoagulantien als Antidot gegeben, wobei allerdings der relativ langsame Wirkungseintritt zu
berücksichtigen ist.

Vitamin B$_{12}$

Vitamin B$_{12}$ (Cyano- bzw. Hydroxocobalamin) wird für die parenterale Behandlung der perniziösen Anämie benötigt, bei der infolge des
Mangels an Intrinsic Factor eine orale Resorption nicht möglich ist.
Gelegentlich können die damit verbundenen neurologischen Störungen (bis hin zu funikulärer Myelose) auch isoliert auftreten oder den
hämatologischen Symptomen vorausgehen. Andere B$_{12}$-Mangelzu-
stände sind extrem selten. Bei allen nicht hämatologischen Indikationen ist eine therapeutische Wirkung nicht belegt (American Medical
Association 1986). Entsprechend korrekte Indikationsangaben finden
sich bei *Vitamin-B12-ratiopharm* und *Vitamin B12 Jenapharm*, während *B12-Steigerwald* neben dem B$_{12}$-Mangel immer noch „Leberpar-
enchymschäden" aufführt. Trotz verbleibender Zweifel an dem kor-
rekten Einsatz dieses Mittels wurde für alle B$_{12}$-Präparate die definierte Tagesdosis der WHO von 20 µg parenteral der Berechnung
zugrundegelegt (Tabelle 47.3).

Dexpanthenol

Dexpanthenol ist das alkoholische Analogon der Pantothensäure, die
in jeder Körperzelle als Bestandteil des Coenzym A vorhanden ist
und an zahlreichen biochemischen Reaktionen beteiligt ist. Klinisch

Tabelle 47.4: B-Vitamin-Kombinationen
Angegeben sind die 1998 verordneten Tagesdosen, die Änderungen gegenüber 1997 und die mittleren Kosten je DDD 1998.

Präparat	Bestandteile	DDD in Mio.	Änderung in %	DDD-Kosten in DM
Neuro-Lichtenstein N	Thiaminchlorid Pyridoxin	10,9	(+14,1)	0,50
Vitamin-B-Komplex Lichtenstein N	Thiamin Riboflavin Pyridoxin Nicotinamid Calciumpantothenat Folsäure	5,2	(+1,9)	0,56
Vit.B-Komplex forte-ratiopharm	Thiamin Riboflavin Nicotinamid Calciumpantothenat Pyridoxin Cyanocobalamin Biotin	4,1	(+22,5)	1,14
Vitasprint B12	L-Glutamin O-Phosphono-DL-serin Cyanocobalamin	2,2	(+18,4)	2,67
Medivitan N	Hydroxocobalamin Folsäure Pyridoxin Lidocain	1,7	(−4,5)	8,65
Polybion N	Thiaminnitrat Riboflavin Nicotinamid Calciumpantothenat Pyridoxin Biotin	0,9	(+5,0)	1,09
Neuro-Lichtenstein	Thiamin Pyridoxin Cyanocobalamin	0,7	(+20,7)	1,66
Summe		25,7	(+11,4)	1,38

47

manifeste Mangelerscheinungen werden kaum beobachtet (Bässler et al. 1997). *Panthenol Jenapharm* wurde 1992 erstmals in der Roten Liste als Magen-Darm-Mittel klassifiziert, das zur Behandlung von Mund- und Magenschleimhautentzündungen und postoperativer Darmatonie empfohlen wurde. Seit 1998 wird das Präparat unter Fortfall der gastrointestinalen Indikation bei den Vitaminen aufgelistet, vermutlich weil Dexpanthenol in diesen Anwendungsgebieten auf dem Entwurf zur Änderung der Verordnung über unwirtschaftliche Arzneimittel vom 18.3.1997 steht. Aber auch für die jetzt noch verbliebenen Restindikationen (z.B. entzündliche Atemwegserkrankungen) gibt es nach einer Medline-Recherche über die letzten 30 Jahre keine klinische Evidenz.

B-Vitaminkombinationen

Ein kleiner Anteil der Verordnungen entfällt auf die B-Vitaminkombinationen, die 1998 nach dem Rückgang im Vorjahr wieder zunahmen. Diese Präparate nehmen immer noch unangemessen breite Indikationsgebiete in Anspruch. Besonders ausgeprägt ist dieses Verhalten bei *Medivitan N*, das vom Hersteller für Neuropathien, Leberkrankheiten, Kachexie, Alkoholabusus und antibiotische Therapie angeboten wird. Darüber hinaus wurde sogar in Kirchenzeitungen unter dem Motto „Erschöpfung braucht ärztliche Hilfe" mit einer vertrauensvoll blickenden Person für eine „Vitalisierungskur mit Medivitan N" bei Erschöpfung, Vitalitätsverlust oder Schwächeperioden geworben. Vitamininjektionen bei Patienten ohne nachgewiesenen Mangel und ohne klare Diagnose sind auch in anderen Ländern eine weit verbreitete Praxis. Die meisten Patienten lassen die Injektionstherapie nicht mehr fortsetzen, wenn sie angemessen informiert wurden (Lawhorne und Ringdahl 1989).

Erneut erfolgreich war das Präparat *Vitasprint B$_{12}$*, das neben Cyanocobalamin noch Glutamin und Phosphono-DL-serin enthält. Nach einem deutlichen Verordnungsanstieg ist es wiederum unter den häufig verordneten Arzneimitteln vertreten. Es lohnt sich offensichtlich, wenn man für Vitaminpräparate einprägsame Indikationen wie „geistige Leistungsschwäche", „Lernschwierigkeiten von hypermotorischen Kindern" und „Leistungssportler" angibt und sie mundgerecht als Trinkfläschchen darreicht.

Neuropathiepräparate

α-Liponsäure

α-Liponsäure und viele der Kombinationspräparate mit neurotropen Vitaminen werden seit 1994 als sogenannte Neuropathiepräparate zu einer Gruppe in der Roten Liste zusammengefaßt (Tabelle 47.5). Gelegentlich wird die α-Liponsäure zur Gruppe der B-Vitamine gerechnet. Sie ist jedoch kein typisches Vitamin, da nutritive Mangelzustände nicht bekannt sind. Bedeutsam ist ihre Funktion als enzymatischer Cofaktor der Pyruvatdehydrogenase. Aufgrund von zusätzlichen antioxidativen Eigenschaften soll sie eine günstige Wirkung auf Schmerzen und Parästhesien bei der diabetischen Neuropathie haben (Mehnert et al. 1995). In einer Studie an 328 Diabetikern mit peripherer Neuropathie über 19 Tage besserte α-Liponsäure (600–1200 mg/d i. v.) die Gesamtsymptomatik um 71–83 % im Vergleich zu 58 % in der Placebogruppe (Ziegler et al. 1995). Das Ergebnis wird dadurch relativiert, daß die Patienten mit einer Blutglukose von 200 mg/dl und einem HbA_{1c}-Wert von 9,1 % schlecht eingestellt waren. Bei der Pathogenese dieser häufigen Komplikation des Diabetes mellitus spielt die Hyperglykämie offenbar eine entscheidende schädigende Rolle. Bedeutsam für die Prophylaxe diabetischer Spätkomplikationen ist daher eine strikte normnahe Blutzuckereinstellung durch intensivierte Insulintherapie. Hierdurch ließ sich das Auftreten einer Neuropathie um 60 % reduzieren (Diabetes Control and Complication Trial Research Group 1993). International üblich sind daher sorgfältige Stoffwechselkontrollen und ein korrekter Gebrauch analgetisch wirkender Substanzen (Fedele und Giugliano 1997, Foster 1998). Eine Besserung der Schmerzsymptomatik wurde durch Amitriptylin bei 28 von 38 Patienten mit diabetischer Neuropathie (74 %) im Vergleich zu 19 von 46 Patienten der Placebogruppe (41 %) nachgewiesen (Max et al. 1992). Ähnliche Ergebnisse wurden in zahlreichen anderen Studien mit Antidepressiva erhalten (McQuay et al. 1996). Bei 70 Diabetikern mit kardialer autonomer Neuropathie wurden nach viermonatiger oraler Liponsäuretherapie nur geringe Herzfrequenzänderungen beobachtet, die ohne wesentliche klinische Relevanz waren, da sich autonome kardiovaskuläre Symptome nicht signifikant änderten (Ziegler et al. 1997).

Kürzlich wurde eine weitere Studie an 335 Diabetespatienten mit symptomatischer distaler Neuropathie publiziert. Eine dreiwöchige

47

47

Tabelle 47.5: Verordnungen von Neuropathiepräparaten 1998
Angegeben sind die 1998 verordneten Tagesdosen, die Änderungen gegenüber 1997 und die mittleren Kosten je DDD 1998.

Präparat	Bestandteile	DDD in Mio.	Änderung in %	DDD-Kosten in DM
α-Liponsäure				
Thioctacid	α-Liponsäure	24,5	(−14,0)	2,65
Neurium	α-Liponsäure	17,3	(+29,3)	1,84
Tromlipon	α-Liponsäure	8,0	(+13,1)	1,95
Fenint	α-Liponsäure	6,3	(−15,0)	2,65
duralipon	α-Liponsäure	6,2	(+9,6)	2,25
Liponsäure-ratiopharm	α-Liponsäure	5,6	(+10,6)	1,96
		67,9	(+1,2)	2,27
Neuropathiekombinationen				
Neuro-ratiopharm N	Thiamin Pyridoxin	26,6	(+364,1)	0,53
Keltican N	Uridintriphosphat Uridindiphosphat Uridinmonophosphat Cytidinmonophosphat	13,7	(+5,8)	2,77
Neurotrat S	Thiamin Pyridoxin	10,4	(−10,9)	1,41
Milgamma NA/100	Benfotiamin Pyridoxin	7,0	(−10,9)	2,64
Neuro Effekton B	Thiamin Pyridoxin	2,5	(>1000)	0,93
Medivitan N Neuro	Thiamin Pyridoxin	2,1	(−14,6)	1,00
Neuro-ratiopharm	Thiamin Pyridoxin Cyanocobalamin	2,0	(−89,1)	1,49
Neurobion N	Thiamin Pyridoxin	1,6	(+4,6)	1,37
		66,0	(+7,7)	1,44
Summe		133,8	(+4,3)	1,86

intravenöse α-Liponsäuretherapie (600 mg tgl.) gefolgt von einer 6monatigen oralen Gabe (1800 mg tgl.) hatte keinen Einfluß auf neuropathische Beschwerden, der sich klinisch relevant von einem Placeboeffekt unterschied (Ziegler et al. 1999). Die unverhältnismäßig hohe Kosten der intravenösen α-Liponsäureinfusionen (27–67 DM tgl.) sowie auch die Kosten der oralen Therapie (1,84–2,65 DM pro DDD) sind unter diesen Bedingungen nicht mehr zu rechtfertigen. Schon früher ist die α-Liponsäure als Arzneimittel ohne gesicherte Wirkung in der Diabetestherapie kritisiert worden (Heise et al. 1995). Die Kosten dieser Therapie betrugen 1998 207 Mio. DM, wozu weitere Generikapräparate beigetragen haben, die noch nicht in die Gruppe der 2000 meistverordneten Präparate gelangt sind.

47

Kombinationspräparate

Ein großer Teil der Verordnungen (Tabelle 47.5) konzentriert sich auf die Kombinationen von Thiamin (B_1), Pyridoxin (B_6) und Cyanocobalamin (B_{12}). Diese Vitamine werden als sogenannte „neurotrope" Vitamine bei zahlreichen neurologisch bedingten Schmerzzuständen propagiert. Hauptgrund dürfte die Ähnlichkeit der Symptomatik mit entsprechenden Mangelerscheinungen von Thiamin (Polyneuropathien) und Pyridoxin (Neuritiden, epileptiforme Krämpfe) sein.

Bis 1993 waren alle diese Präparate in der Roten Liste als Vitaminkombinationen eingeordnet. Erst 1994 wurde die neue Indikationsgruppe der „Neuropathiepräparate" eingerichtet, in der die meisten Vitamin-B-Kombinationen Aufnahme fanden. Vermutlich steht diese Umklassifikation mit der Neufassung der Arzneimittelrichtlinien (Ziffer 17.2) in Zusammenhang, die im August 1993 in Kraft trat und neue Verordnungseinschränkungen für Vitaminpräparate vorsah. Trotz der Umbenennung sind die neugeschaffenen Neuropathiepräparate weiterhin als Vitaminpräparate anzusehen, die genauso wie andere Vitaminpräparate gleicher Zusammensetzung nur eingeschränkt verordnungsfähig sein sollten, nämlich im wesentlichen nur bei nachgewiesenem Vitaminmangel, der nicht durch entsprechende Ernährung behoben werden kann.

Unstrittig ist die Verordnung von B-Vitaminen z. B. bei Beriberi-Polyneuropathie, Isoniazid-induzierter Pyridoxinmangel-Neuropathie und Cobalaminmangel-Neuropathie. Diese Mangelzustände der B-Vitamine treten aber nur unter besonderen Bedingungen auf (z. B. Alkoholismus, Malabsorptionssyndrome). Liegt kein Mangel vor, so sprechen Neuritiden und andere Krankheiten auch auf hohe Thiamindosen nicht an (Mutschler 1996). Das lipidlösliche Thiaminderivat Benfotamin (in *Milgamma NA/100*) steigerte zwar bei 24 Patien-

47

ten mit diabetischer Polyneuropathie die Nervenleitgeschwindigkeit von 40 auf 42 m/s, hatte aber keinen signifikanten Effekt auf das Vibrationsempfinden (Stracke et al. 1996).

Über die prinzipiellen Überlegungen hinaus gibt es seit Jahren Diskussionen über die richtige Dosierung von Vitaminen. Unter hoch dosierter Pyridoxineinnahme kann es zu einer schweren sensiblen ataktischen Neuropathie kommen (Brandt et al. 1998). Nach Bässler et al. (1997) kann ein exakter Grenzbereich der toxischen Dosierung nicht angegeben werden, er wird aber bei einer Therapie über längere Zeit zwischen 300 und 500 mg/d vermutet. Einige Neuropathiepräparate werden in diesen hohen Dosen empfohlen, z. B. *Medivitan N Neuro, Neurotrat S forte, Neurobion N forte, Milgamma NA/100*. Eine hochdosierte Pyridoxingabe ist nur bei seltenen hereditären Stoffwechselkrankheiten (z. B. Homozysteinurie, Zysteinurie, primäre Oxalose Typ I) als Monotherapie indiziert (Bässler 1989).

Keltican N ist eine Nukleotidkombination, die früher als Analgetikum und seit 1992 als Neuraltherapeutikum klassifiziert wurde. Es enthält mehrere Uridinphosphate und Cytidinmonophosphat in einer Gesamtmenge von 4–5 mg. Das Mittel soll als „physiologisches Neurotropikum" schmerzhafte Neuritiden und Myopathien bessern, obwohl nicht belegt ist, daß die kleinen Dosen nach oraler Gabe überhaupt resorbiert werden und den endogenen Nukleotidpool erhöhen.

Literatur

American Medical Association (1986): Drug evaluations, 6th ed. Saunders Company, Philadelphia London, pp. 589–601.

Bässler K.H. (1989): Nutzen und Gefahren einer Megavitamintherapie mit Vitamin B_6. Dtsch. Ärztebl. 86: B-2404–2408.

Bässler K.H. , Golly I., Loew D., Pietrzik K., Grühn E. (1997): Vitamin-Lexikon. Gustav Fischer Verlag, Stuttgart/Govi Frankfurt/Main.

Brandt T., Dichgans J., Diener H.C. (Hrsg.) (1998): Therapie und Verlauf neurologischer Erkrankungen. 3. Aufl. Kohlhammer, Stuttgart, S. 1046.

Diabetes Control and Complication Trial Research Group (1993): The effect of intensive treatment of diabetes on the development and progression of long-term complications in insulin-dependent diabetes mellitus. N. Engl. J. Med. 329: 977–986.

Fedele D., Giugliano D. (1997): Peripheral diabetic neuropathy. Drugs 54: 414–421.

Foster D.W. (1998): Diabetes mellitus. In: Fauci A.S., Braunwald E., Isselbacher K.J., Wilson J.D., Martin J.B. et al. (eds.): Harrison's principles of internal medicine, 14th ed. McGraw-Hill, New York St. Louis San Francisco, pp. 2060–2081.

Heise T., Heinemann L., Bucher E., Richter B., Berger M., Sawicki P.T. (1995): Kosten von Medikamenten ohne gesicherte Wirkung in der Diabetestherapie. Dtsch. Ärztebl. 92: C-2236–2241.

Kries R. von, Göbel, U., Hachmeister A., Kaletsch U., Michaelis J. (1997): Vitamin-K-Prophylaxe und Krebs bei Kindern. Dtsch. Ärztebl. 94: B-960.

Lawhorne L., Ringdahl D. (1989): Cyanocobalamin injections for patients without documented deficiency. Reasons for administration and patient responses to proposed discontinuation. JAMA 261: 1920–1923.

Max M.B., Lynch S.A., Muir J., Shoaf S.E., Smoller B., Dubner R. (1992): Effects of desipramine, amitriptyline and fluoxetine on pain in diabetic neuropathy. N. Engl. J. Med. 326: 1250–1256.

Maxwell S.R.J. (1995): Prospects for the use of antioxidant therapies. Drugs 49: 345–361.

McQuay H.J., Tramèr M., Nye B.A., Carroll D., Wiffen P.J., Moore R.A. (1996): A systematic review of antidepressants in neuropathic pain. Pain 68: 217–227.

Mehnert H. Schmidt K., Stracke H., Sachse G. (1995): Diabetische Polyneuropathie. Münch. Med. Wschr. 137: 83–86.

Mutschler E. (1996): Arzneimittelwirkungen. 7. Aufl. Wissenschaftl. Verlagsgesellschaft, Stuttgart, S. 626.

Stephens N.G., Parsons A., Schofield P.M., Kelly F., Cheeseman K. et al. (1996): Randomised controlled trial of vitamin E in patients with coronary disease: Cambridge Heart Antioxidant Study (CHAOS). Lancet 347: 781–786.

Stracke H., Lindemann A., Federlin K. (1996): A Benfotiamine-vitamin B combination in treatment of diabetic poyneuropathy. Exp. Clin. Endocrinol. Diabetes 104: 311–316.

Thorp J.A., Gaston L., Caspers D.R., Pal M.L. (1995): Current concepts and controversies in the use of Vitamin K. Drugs 49: 376–387.

Virtamo J., Rapola J.M., Ripatti S., Heinonen O.P., Taylor P.R. et al. (1998): Effect of vitamin E and beta carotene on the incidence of primary nonfatal myocardial infarction and fatal coronary heart disease. Arch. Intern. Med. 158: 668–675.

Ziegler D., Hanefeld M., Ruhnau K.J., Meißner H.P., Lobisch M. et al. (1995): Treatment of symptomatic diabetic peripheral neuropathy with the antioxidant α-lipoic acid: A 3-week multicentre randomized controlled trial (ALADIN Study). Diabetologia 38: 1425–1433.

Ziegler D., Hanefeld M., Ruhnau K.-J., Hasche H., Lobisch M. et al. (1999): Treatment of symptomatic diabetic polyneuropathy with the antioxidant α-lipoic acid (ALADIN III Study). Diabetes Care 22: 1296–1301.

Ziegler D., Schatz H., Conrad F., Gries F.A., Ulrich H., Reichel G. (1997): Effects of treatment with the antioxidant alpha-lipoic acid on cardiac autonomic neuropathy in NIDDM patients (DEKAN Study). Diabetes Care 20: 369–373.

47

48. Spezialpräparate

U. Schwabe

Seit einigen Jahren hat sich eine Gruppe von Spezialpräparaten aus kleinen Anfängen heraus zu einem dynamisch wachsenden Bereich der medikamentösen Therapie entwickelt. Viele der hier betrachteten Arzneimittel enthalten innovative Wirkstoffe und sind damit die Basis für neu entwickelte Therapieprinzipien. Die besondere Wachstumsdynamik, aber auch die hohen Kosten dieser Spezialpräparate gaben Anlaß, den Umfang und die Struktur dieses Therapiesektors einer gesonderten Analyse zu unterziehen.

Definition

Ausgangspunkt für die Einführung dieser Arzneimittel ist häufig die Entwicklung spezieller Behandlungsverfahren in klinischen Zentren und Arbeitskreisen gewesen. Aus diesem Grunde ist für diese Arzneimittelgruppe die Bezeichnung „Spezialpräparate" gewählt worden, wohl wissend, daß dieser Begriff weder wissenschaftlich noch arzneimittelrechtlich präzise definierbar ist, sondern sich vornehmlich aus den praktischen Gegebenheiten ableitet. Die hier zusammengestellten Arzneimittel werden in steigendem Umfang vor allem in der Transplantationsmedizin, in der Onkologie, bei AIDS-Patienten und in der Reproduktionsmedizin eingesetzt. Regelmäßig geschieht die Anwendung in enger Kooperation zwischen klinischer und ambulanter Medizin. Die weitere Betreuung dieser Patienten nach Einleitung der klinischen Therapie durch niedergelassene Ärzte und poliklinische Fachambulanzen bringt es mit sich, daß Spezialpräparate zunehmend auch als Langzeittherapie in der Nachsorge verordnet werden. Zu dieser Entwicklung trägt gewiß auch bei, daß vor allem im operativen Bereich viele Eingriffe in Spezialpraxen und Praxiskliniken durchgeführt werden, z. B. bei der minimal invasiven Chirurgie und in der Reproduktionsmedizin.

Die hier analysierten Verordnungen von Spezialpräparaten beziehen sich vom Versorgungsstatus also nicht auf Klinikpräparate, die über Krankenhausapotheken für die Behandlung stationärer Patienten benötigt werden, sondern ausschließlich auf Arzneimittel, die von niedergelassenen Kassenärzten verordnet und über öffentliche Apotheken abgegeben werden. Ebenfalls nicht einbezogen sind hier zahlreiche innovative Arzneimittel, die üblicherweise primär ambulant ohne eine vorangehende klinische Therapie eingesetzt werden, wie z. B. Protonenpumpenblocker, Cholesterinsynthesehemmer und Angiotensinrezeptorantagonisten. Auf diese drei Arzneimittelgruppen ist 1998 ein auffällig hoher Zuwachs bei Verordnungen und Umsatz entfallen.

48

Verordnungsspektrum

Bei den Spezialpräparaten handelt es sich in der Regel um Arzneimittel mit relativ kleinen Verordnungszahlen von 10000 bis 70000 Arzneimittelpackungen pro Jahr. Sie wurden meistens in den letzten Jahren neu eingeführt, aber aufgrund des geringen Verordnungsvolumens noch nicht bei der regelmäßigen Auswertung der 2000 verordnungshäufigsten Präparate erfaßt. Weiterhin sind bereits 1996 überproportionale Umsatzanstiege bei speziellen Indikationsgruppen mit kleinen Verordnungsvolumina aufgefallen. Darüber hinaus wurden auch solche Indikationsgruppen berücksichtigt, die nur in einem kleinen Segment verordnungsintensive Spezialpräparate enthalten, während die anderen Präparate normale Standardtherapeutika darstellen, wie z. B. die antiretroviralen Therapeutika in der Indikationsgruppe der Antibiotika und Chemotherapeutika.

Das Segment der Spezialpräparate ist in den letzten zehn Jahren erheblich schneller als der Gesamtarzneimittelmarkt gewachsen, hat sich aber 1998 nur noch geringfügig vergrößert (Abbildung 48.1). Das Umsatzvolumen erreichte mit 3,6 Mrd. DM bereits 10 % des Gesamtmarktes, während die 6,8 Mio. Verordnungen dieses Bereiches mit 0,8 % der Gesamtverordnungen verschwindend gering sind. Die höchsten Kosten entfielen auch 1998 wieder auf die Immuntherapeutika und die Arzneimittel für die onkologische Therapie (Tabelle 48.1). Die größte Zuwachsrate erreichten Antithrombotika und

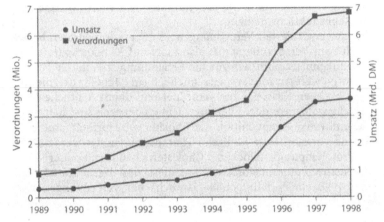

Abbildung 48.1: Entwicklung von Verordnung und Umsatz von Spezialpräparaten 1989 bis 1998

Hypophysenhormone, während bei den antiretroviralen Therapeutika 1998 nach dem stürmischen Wachstum der beiden vorangehenden Jahre der Umsatz konstant geblieben ist (Tabelle 48.1). Nach den erheblichen Mehrausgaben der Jahre 1996 und 1997 mit fast 2,5 Mrd. DM haben die Spezialpräparate 1998 nur noch um 122 Mio. DM (+3,5 %) und damit weniger als der Gesamtmarkt zugenommen.

Tabelle 48.1: Verordnungen von Spezialpräparaten 1998

Arzneimittelgruppen	Verordnungen in Tsd.	Änd. %	Umsatz Mio. DM	Änd. %
Antianämika	446,2	+10,6	302,3	+13,2
Antithrombotika	2378,3	+11,0	402,6	+26,2
Antiretrovirale Therapeutika	446,9	−5,2	292,3	0,6
Hypophysenhormone	199,3	+14,8	312,5	+18,2
Immuntherapeutika	1223,7	−2,4	988,5	−2,3
Onkologische Präparate	1534,7	−3,4	771,0	−2,9
Supportive Tumortherapeutika	313,1	−1,2	279,2	1,4
Weitere Spezialpräparate	281,9	−14,5	250,0	−2,1
Summe	6824,1	+2,2	3598,4	+3,5

48

Die Spezialpräparate sind sehr teuer, werden aber in der Regel nur bei einem begrenzten Patientenkreis eingesetzt. Damit sind sie von besonderer Bedeutung für die Kernaufgaben der gesetzlichen Krankenversicherung, teure Krankheitsrisiken solidarisch abzusichern und dadurch Lebenschancen zu erhalten.

Im folgenden werden die wichtigsten Gruppen der Spezialpräparate pharmakologisch und therapeutisch analysiert, soweit Arzneimittel betroffen sind, die noch nicht in den einzelnen Kapiteln der Standardtherapie dargestellt sind. Aus Gründen der statistischen Sicherheit werden bei Präparaten mit weniger als 50000 Verordnungen keine Veränderungsraten gegenüber 1997 und bei Präparaten mit weniger als 25000 Verordnungen keine Einzelwerte für Verordnungen und Umsatz angegeben.

Antianämika

In der Indikationsgruppe der Antianämika ist der Teilbereich des Erythropoetin auch 1998 etwa doppelt so stark wie die anderen Präparategruppen angestiegen, hat aber nicht mehr die hohen Steigerungsraten der Jahre 1994 bis 1997 erreicht.

Erythropoetin hat seine klare Indikation für die Behandlung der renalen Anämie insbesondere bei Dialysepatienten. Die hohen Steigerungsraten der vergangenen Jahre hängen wahrscheinlich mit der Empfehlung höherer Hämatokritwerte von 33–36 % zusammen (s. Kapitel 4, Antianämika). Ein großer Teil des Erythropoetins wird von besonders ermächtigten Dialysezentren direkt von den Herstellern bezogen. Ein Mißbrauch als Dopingmittel über kassenärztliche Verordnungen ist unwahrscheinlich.

Tabelle 48.2: Verordnungen von Antianämika 1998

Präparat	Wirkstoff	Verordnungen		Umsatz	
		in Tsd.	Änd. %	Mio. DM	Änd. %
Erythropoetin					
Erypo	Epoetin alfa	307,4	+5,9	193,5	+8,5
Neorecormon	Epoetin beta	135,6	(>1000)	106,2	(>1000)
Recormon	Epoetin beta	<25,0	.	<25,0	
Summe		446,2	+10,6	302,3	+13,2

Antithrombotika

Als spezielle Antithrombotika sind niedermolekulare Heparine und Thrombozytenaggretationshemmer zusammengestellt worden (Tabelle 48.3). Anders als die Vitamin-K-Antagonisten und die Acetylsalicylsäure, die seit vielen Jahrzehnten vorrangig zur Prophylaxe thromboembolischer Krankheiten eingesetzt werden und in ihrem Verordnungsvolumen weitgehend konstant geblieben sind, haben diese Spezialpräparate seit 1993 um das Dreifache zugenommen. In diesem Zeitraum sind auch mehrere neue niedermolekulare Heparine eingeführt worden.

Niedermolekulare Heparine werden seit langem standardmäßig für die stationäre Thromboseprophylaxe eingesetzt, obwohl sie dabei die unfraktionierten Standardheparine wegen der etwa doppelt so hohen Kosten bisher nicht vollständig verdrängt haben. Für einige Indikationen, wie z. B. die Behandlung tiefer Venenthrombosen, wird aus Gründen der Kostenersparnis in zunehmendem Maße die häusliche Heparintherapie propagiert, ein Vorschlag, der durch reproduzierbare Ergebnisse aus kontrollierten Studien belegt ist (siehe Kapitel 13, Antikoagulantien und Thrombozytenaggregationshemmer). Nach den Verordnungsdaten scheint das Verfahren zunehmend an Bedeutung zu gewinnen, obwohl im Vergleich zur standardmäßigen

Tabelle 48.3: Verordnungen von Antithrombotika 1998

Präparat	Wirkstoff	Verordnungen in Tsd.	Änd. %	Umsatz Mio. DM	Änd. %
Niedermolekulare Heparine					
Mono Embolex	Certoparin	464,5	+2,2	67,2	+7,9
Fraxiparin	Nadroparin	419,3	+14,5	64,0	+27,6
Clexane	Enoxaparin	356,5	+4,3	68,8	+14,0
Fragmin	Dalteparin	221,6	+15,5	38,9	+60,9
Clivarin	Reviparin	118,9	−11,2	11,1	−1,1
		1580,3	+6,2	250,0	+20,1
Thrombozytenaggregationshemmer					
Tiklyd	Ticlopidin	702,0	+7,3	126,3	+13,9
Iscover	Clopidogrel	55,5	(neu)	15,9	(neu)
Plavix	Clopidogrel	40,0	(neu)	10,5	(neu)
		797,5	+21,9	152,6	+37,7
Summe		2278,3	+11,0	402,6	+26,2

Thromboseprophylaxe mit oralen Antikoagulantien eine tägliche Heparininjektion erforderlich ist. Verglichen mit Phenprocoumon (z.B. *Marcumar*) liegen die Arzneimittelkosten der niedermolekularen Heparine etwa 20fach höher, trotzdem ist die ambulante Heparintherapie erheblich kostengünstiger als die stationäre Thrombosebehandlung. Eine weitere Rolle spielt die Thromboseprophylaxe bei ambulanten Patienten mit Gipsverbänden (s. Kapitel 13).

48

Bei den Thrombozytenaggregationshemmern ist die zunehmende Verwendung der deutlich teureren Arzneimittel aus der neuen Gruppe der ADP-Rezeptorantagonisten weniger gut erklärbar. Ticlopidin ist genauso wie Acetylsalicylsäure ein oraler Thrombozytenaggregationshemmer und damit ebenfalls primär bei ambulanten Patienten einsetzbar. Wegen zusätzlicher Risiken (z.B. Agranulozytose und Thrombozytopenie) soll es zudem nur bei Unverträglichkeit von Acetylsalicylsäure angewendet werden. Das neueingeführte Clopidogrel (*Iscover, Plavix*) hat im Vergleich zu Ticlopidin wesentlich weniger hämatologische Risiken und ist bereits im ersten Jahr seiner Einführung relativ häufig verordnet worden. Im direkten Vergleich mit Acetylsalicylsäure hatte Clopidogrel nur eine geringe Überlegenheit (CAPRIE Steering Committee 1996). Bei der klinischen Therapie des Myokardinfarkts und der Apoplexie sowie nach interventionellen kardiologischen Eingriffen werden jedoch die ADP-Rezeptorantagonisten häufiger für die nachfolgende Thromboseprophylaxe eingesetzt, weil sie bei speziellen Indikationen der Acetylsalicylsäure überlegen sind (siehe Kapitel 13).

Antiretrovirale Therapie

Antiretrovirale Arzneimittel haben sich innerhalb der letzten zehn Jahre zum Eckstein in der Behandlung der HIV-Infektion entwickelt. Die damit mögliche Unterdrückung der HIV-Replikation ist die wichtigste Komponente für die Lebensverlängerung und die bisher erreichte Verbesserung der Lebensqualität von HIV-Patienten. Standardmäßig wird derzeit mit einer Kombinationstherapie aus zwei Nukleosidanaloga (z.B. Zidovudin und Lamivudin) und einem HIV-Proteasehemmer (z.B. Indinavir) begonnen. Im allgemeinen wird empfohlen, jedem Patienten eine Therapie anzubieten, der weniger als 500 CD4-positive T-Lymphozyten pro µl Blut oder über 20000 RT-PCR-Kopien der HIV-RNS pro ml Plasma hat (Centers for Disease Control and Prevention 1998).

Als erstes antiretrovirales Arzneimittel wurde Zidovudin (*Retrovir*) 1987 in der Therapie eingeführt. Später folgten als weitere Nukleosidanaloga 1992 Didanosin (*Videx*), 1994 Zalcitabin (*Hivid Roche*) sowie 1996 Lamivudin (*Epivir*) und Stavudin (*Zerit*). Ende 1996 wurden die HIV-Proteasehemmer Saquinavir (*Invirase*), Ritonavir (*Norvir*) und Indinavir (*Crixivan*) als neues Therapieprinizip zugelassen. Im Jahre 1998 sind ein weiterer HIV-Proteasehemmer (Nelfinavir) und der erste nichtnukleosidische reverse Transkriptaseinhibitor (NNRTI) Nevirapin (*Viramune*) zugelassen worden, die auch beide bereits in größerem Umfang verordnet wurden. Durch die beiden neuen Mittel sind Verordnungsrückgänge bei den bisher eingeführten antiretroviralen Arzneimitteln ausgeglichen worden, so daß sich die Verordnungen der Gesamtgruppe in etwa auf dem Vorjahresniveau gehalten haben (Tabelle 48.4).

Hypophysenhormone

Im Rahmen der technisch assistierten Reproduktionsmedizin werden in zunehmendem Maße Gonadotropine für die Stimulation der Follikelreifung benötigt. Neben dem bisher verwendeten Urofollitropin

Tabelle 48.4: Verordnungen von antiretroviralen Therapeutika 1998

Präparat	Wirkstoff	Verordnungen in Tsd.	Änd. %	Umsatz Mio. DM	Änd. %
Nukleosidanaloga					
Zerit	Stavudin	99,7	+40,0	58,5	+41,7
Epivir	Lamivudin	93,6	−24,4	50,7	−24,5
Retrovir	Zidovudin	72,0	−48,3	35,9	−48,9
Videx	Didanosin	44,6		16,3	
Hivid	Zalcitabin	<25,0		<25,0	
		316,7	−17,2	165,0	−16,7
Nichtnukleosid-Reverse-Transkriptase-Inhibitioren (NNRTI)					
Viramune	Nevirapin	<25,0	(neu)	<25,0	(neu)
HIV-Proteasehemmer					
Crixivan	Indinavir	51,2	+50,0	47,2	+51,1
Viracept	Nelfinavir	<25,0	(neu)	<25,0	(neu)
Invirase	Saqiunavir	<25,0		<25,0	
Norvir	Ritonavir	<25,0		<25,0	
		111,6	+25,2	115,1	+24,5
Summe		446,9	−5,2	292,3	+0,6

(*Fertinorm*), das aus dem Harn postmenopausaler Frauen gewonnen wird, steht seit 1996 auch gentechnisch hergestelltes humanes Follitropin (*Gonal*) zur Verfügung. Das synthetische Follitropin ist wirksamer als Urofollitropin und kann daher in geringerer Dosis und mit kürzeren Behandlungszeiten bis zum Erreichen der Ovulation eingesetzt werden. Vermutlich wird aus diesem Grunde vermehrt *Gonal* eingesetzt (Tabelle 48.5). Nafarelin wird unter anderem als Gonadorelinanalogon zur Desensitisierung der Hypophyse bei der Vorbereitung der Ovulationsauslösung benutzt.

48

Seit der Einführung des synthetischen Wachstumshormons im Jahre 1985 sind eindrucksvolle Erfolge bei der Steigerung des Längenwachstums von Kindern mit hypophysärem Minderwuchs erzielt worden. Ursprünglich wurde für diesen Zweck aus menschlichen Hypophysen extrahiertes Material verwendet, das jedoch in der Menge stark limitiert war und schließlich sogar vom Markt genommen werden mußte, weil einige Patienten nach der Behandlung mit diesen Humanpräparaten eine Creutzfeld-Jakob-Krankheit entwickelt hatten. Die gentechnische Herstellung gewährleistet ein ausreichendes Angebot für die Therapie. Die Behandlungskosten liegen aber mit 30000 DM pro Jahr immer noch sehr hoch.

Seit 1996 ist Wachstumshormon auch zur Substitution bei Erwachsenen mit ausgeprägtem Wachstumshormonmangel zugelassen. In kontrollierten Studien bei Erwachsenen mit diesem Hormonmangel gibt es Hinweise auf eine erhöhte Knochendichte, eine verbesserte

Tabelle 48.5: Verordnungen von speziellen Hormonpräparaten 1998

Präparat	Wirkstoff	Verordnungen in Tsd.	Änd. %	Umsatz Mio. DM	Änd. %
In-vitro-Fertilisation					
Gonal	Follitropin alpha	89,8	+48,5	110,9	+49,6
Fertinorm	Urofollitropin	53,1	+9,8	49,5	+12,0
Synarela	Nafarelin	<25,0		<25,0	
		163,9	+30,0	168,1	+35,1
Wachstumshormon					
Genotropin	Somatotropin	<25,0		<125,0	
Norditropin	Somatotropin	<25,0		<25,0	
		35,4		144,5	
Summe		199,3	+14,8	312,5	+18,2

Leistungsfähigkeit der Muskulatur und eine Senkung des Körperfettgehalts (Baum et al. 1996). Viele Fragen zur routinemäßigen Anwendung sind jedoch noch ungeklärt (Mantzoros und Moses 1996, Biller und Daniels 1998).

Ein ungelöstes Problem ist vor allem die Kosten-Nutzen-Relation, weil die Behandlungskosten bei Erwachsenen wegen des höheren Körpergewichts noch höher liegen (ca. 80000 DM pro Jahr). Im Vergleich zum Vorjahr haben die Verordnungskosten der beiden Somatropinpräparate nur noch wenig zugenommen (Tabelle 48.4).

48

Immuntherapeutika

Als Immuntherapeutika sind vier Gruppen von Arzneimitteln aufgelistet worden, die unterschiedliche indikative Schwerpunkte haben. Alle vier Gruppen enthalten wichtige Spezialpräparate, darunter im Bereich der Interferone und der Immunsuppressiva viele innovative Wirkstoffe, bei den Hyposensibilisierungsmitteln dagegen Substanzen, die sich schon seit langem im therapeutischen Einsatz befinden.

Die Interferone sind 1998 mit Ausnahme des Interferon-beta-1a-Präparates (*Avonex*) weniger verordnet worden. Auffällig ist der deutliche Rückgang der beiden Interferon-alfa-Präparate (*Roferon, Intron A*). Gemäß der ursprünglichen Zulassung sind sie in der Roten Liste immer noch bei den Zytostatika eingeordnet, haben aber inzwischen ihren indikativen Schwerpunkt bei der Behandlung der chronischen Hepatitis B und C (siehe Kapitel 31, Leber- und Gallenwegstherapeutika). Einen besonders hohen Zuwachs hat die Verordnung von *Avonex* erreicht, das bei der Behandlung der schubweise verlaufenden multiplen Sklerose gegenüber *Betaferon* den Vorteil der einmal wöchentlichen Injektion aufweist.

Die Immunsuppressiva bilden nach der Zahl der Verordnungen die größte Gruppe der Immuntherapeutika. Sie haben ihre primäre klinische Bedeutung für die Transplantationschirurgie und die ambulanten Nachbetreuung der ständig steigenden Zahl von erfolgreich transplantierten Patienten (siehe Kapitel 27, Immuntherapeutika). Anders als in den vorangehenden Jahren haben sich die Verordnungen 1997 in der Gesamtgruppe nur wenig verändert, während innerhalb der Gruppe deutliche Verschiebungen zugunsten der beiden neu eingeführten Substanzen Tacrolimus (*Prograf*) und Mycophenolatmofetil (*CellCept*) eingetreten sind.

Tabelle 48.6: Verordnungen von Immuntherapeutika 1998

Präparat	Wirkstoff	Verordnungen in Tsd.	Änd. %	Umsatz Mio. DM	Änd. %
Interferone					
Roferon	Interferon alfa-2a	66,4	−32,6	114,3	−26,0
Intron A	Interferon alfa-2b	47,6		73,3	
Betaferon	Interferon beta-1b	41,2		100,7	
Avonex	Interferon beta-1a	33,1		74,9	
		188,3	−18,0	363,2	−11,2
Immunsuppressiva					
Sandimmun	Ciclosporin	372,8	−10,7	242,5	−6,6
Imurek	Azathioprin	208,3	+1,8	49,8	+0,9
Prograf	Tacrolimus	69,8	+60,8	68,9	+74,1
Azathioprin-ratiopharm	Azathioprin	49,8		9,5	
CellCept	Mycophenolatmofetil	45,7		45,0	
		746,4	−0,6	415,8	+6,5
Hyposensibilisierungsmittel					
Novo Helisen	Allergenextrakte	56,1	+42,8	22,5	+59,0
Stalmed	Allergenextrakte	46,5		26,1	
Stallergenes	Allergenextrakte	32,9		18,3	
Purethal	Allergenextrakte	30,7		12,7	
Bencard	Allergenextrakte	<25,0		<25,0	
BU-Pangramin	Allergenextrakte	<25,0		<25,0	
		205,8	+16,1	96,9	+21,3
Immunglobuline					
Intraglobin	Immunglobulin	<25,0		<25,0	
Sandoglobulin	Immunglobulin	<25,0		<25,0	
Polyglobin	Immunglobulin	<25,0		<25,0	
Octagam	Immunglobulin	<25,0		<25,0	
Hepatect	Immunglobulin	<25,0		<25,0	
Cytotect Biotest	Immunglobulin	<25,0		<25,0	
		83,2	−13,6	112,6	−14,9
Summe		1223,7	−2,4	988,5	−2,3

48

Bei den Hyposensibilisierungsmitteln hat sich 1998 der bereits in den beiden Vorjahren beobachtete Verordnungsanstieg weiter fortgesetzt. Auf den Nutzen und die besonderen Risiken dieser Präparate ist bei der Besprechung der Antiallergika (Kapitel 7) hingewiesen worden. Diese Mittel gehören zur Gruppe der Spezialpräparate, weil ihre Anwendung gemäß einer WHO-Empfehlung nur in spezialisierten

Zentren erfolgen soll, die über eine Ausrüstung zur Notfallbehandlung anaphylaktischer Zwischenfälle verfügen.

Immunglobuline sind klassische Standardtherapeutika zur Substitution eines Antikörpermangels. In der klinischen Medizin erfolgt die indikationsgerechte Anwendung seit langem nach verbindlichen Therapieleitlinien. Anders als 1997 war die Verordnung 1998 deutlich rückläufig, ohne daß die Ursachen dafür erkennbar sind.

48

Onkologische Therapeutika

Die Arzneimittel für die Behandlung von Tumorpatienten stammen aus unterschiedlichen pharmakologischen Gruppen. Bis auf wenige Ausnahmen erreichen sie nur kleine Verordnungszahlen, so daß sie in der Auswertung der 2000 verordnungshäufigsten Präparate kaum in Erscheinung treten (siehe Kapitel 28, Immuntherapeutika und Zytostatika). Die hier vorgenommene Sonderauswertung zeigt die ganze Breite der onkologischen Therapie, die weit über den engeren Bereich der eigentlichen Zytostatika hinausreicht und auch einige Arzneimittel der supportiven Therapie von Tumorpatienten berücksichtigt, wie z. B. die Linderung von Nebenwirkungen der Zytostatikatherapie durch hämatopoetische Wachstumsfaktoren (koloniestimulierende Faktoren), Bisphosphonate und spezielle Antiemetika aus der Gruppe der 5-HT$_3$-Rezeptorantagonisten (Tabelle 48.8). Hier werden allerdings nur die Verordnungen von Fertigarzneimitteln analysiert, so daß die in der ambulanten Therapie häufig verwendeten Zytostatikarezepturen nicht erfaßt werden.

Zytostatika umfassen einen breiten Bereich von verschiedenartigen Substanzen. Der größte Teil der Verordnungen entfällt auf den Folsäureantagonisten Methotrexat, der mit drei Präparaten vertreten ist und ca. 40 % der Zytostatikaverordnungen erreicht. Vermutlich wird Methotrexat zum Teil auch bei rheumatischer Arthritis als remissionsinduzierendes Mittel verordnet, obwohl es für diese Indikation inzwischen ein eigenes Handelspräparat (*Lantarel*) gibt. Einen weiteren starken Verordnungszuwachs zeigt das 1996 neu eingeführte Gemcitabin (*Gemzar*), ein Nukleosidanalogon, das erstmals bei Patienten mit fortgeschrittenem Pankreaskarzinom die Möglichkeit einer Tumorrückbildung eröffnet (Tabelle 48.7). Inzwischen wird Gemcitabin auch mit Erfolg bei fortgeschrittenem Mammakarzinom eingesetzt. Andere seit langem eingesetzte Zytostatika aus der Gruppe der

Tabelle 48.7: Verordnungen von onkologischen Präparaten 1998

Präparat	Wirkstoff	Verordnungen in Tsd.	Änd. %	Umsatz Mio. DM	Änd. %
Zytostatika					
Methotrexat Medac	Methotrexat	100,5	+4,7	22,7	+49,4
Gemzar	Gemcitabin	82,8	+23,8	27,6	+30,2
Methotrexat Lederle	Methotrexat	52,7	−25,2	6,2	−25,0
MTX Hexal	Methotrexat	51,2	+17,3	5,8	+33,1
Litalir	Hydroxycarbamid	51,2	+12,0	14,3	+29,7
Leukeran	Chlorambucil	37,3		2,9	
Taxol	Paclitaxel	29,6		48,5	
Endoxan	Cyclophosphamid	28,7		2,2	
Puri-Nethol	Mercaptopurin	<25,0		<25,0	
Mitomycin Medac	Mitomycin	<25,0		<25,0	
Syrea	Hydroxycarbamid	<25,0		<25,0	
Farmorubicin	Epirubicin	<25,0		<25,0	
Proleukin	Aldesleukin	<25,0		<25,0	
Navelbine	Vinorelbin	<25,0		<25,0	
Vepesid	Etoposid	<25,0		<25,0	
		523,5	**+2,8**	**212,2**	**+14,0**
Gonadorelinanaloga					
Zoladex	Goserelin	112,9	−18,4	102,2	−15,8
Enantone	Leuprolin	110,3	−13,5	86,5	−20,6
Decapeptyl	Triptorelin	66,9	+0,7	35,6	−12,9
Trenantone	Leuprolin	53,1	+3,4	69,4	+4,0
Profact	Buserelin	39,9		36,5	
		383,2	**−10,1**	**330,2**	**−11,7**
Hormone					
Megestat	Megestrolacetat	<25,0		<25,0	
Estracyt	Estramustinphosphat	<25,0		<25,0	
Farlutal	Medroxyprogesteron	<25,0		<25,0	
Cellmustin	Estramustinphosphat	<25,0		<25,0	
MPA Hexal	Medroxyprogesteron	<25,0		<25,0	
Clinovir	Medroxyprogesteron	<25,0		<25,0	
		60,8	**−21,6**	**50,8**	**−20,1**
Antiöstrogene					
Tamoxifen-ratiopharm	Tamoxifen	87,3	+13,6	11,2	+13,8
Tamoxifen Hexal	Tamoxifen	83,5	+35,6	11,7	+42,3
Nolvadex	Tamoxifen	51,4	−6,4	12,7	−7,3
Tamokadin	Tamoxifen	42,3		5,4	
Tamoxifen von ct	Tamoxifen	38,7		5,0	
Tamoxifen Heumann	Tamoxifen	34,7		7,6	
Tamobeta	Tamoxifen	<25,0		<25,0	
Zemide	Tamoxifen	<25,0		<25,0	
Nourytam	Tamoxifen	<25,0		<25,0	
Tamox-Puren	Tamoxifen	<25,0		<25,0	
		399,6	**+5,3**	**65,9**	**+0,6**

48

Tabelle 48.7: Verordnungen von onkologischen Präparaten 1998 (Fortsetzung)

Präparat	Wirkstoff	Verordnungen in Tsd.	Änd. %	Umsatz Mio. DM	Änd. %
Antiandrogene					
Fugerel	Flutamid	29,6		5,7	
Flutamid-ratiopharm	Flutamid	26,9		1,9	
Casodex	Bicalutamid	25,4		24,9	
Flutamex	Flutamid	<25,0		<25,0	
		86,2	−29,0	33,5	−27,4
Aromatasehemmer					
Arimidex	Anastrozol	40,9		36,7	
Femara	Letrozol	29,5		27,3	
Lentaron Depot	Formestan	<25,0		<25,0	
Orimeten	Aminoglutethimid	<25,0		<25,0	
		81,5	+9,4	78,3	+33,2
Summe		1534,7	−3,4	771,0	−2,9

48

Alkylantien (Cyclophosphamid) und der zytostatischen Antibiotika (Mitomycin, Epirubicin) sind dagegen überwiegend leicht rückläufig.

Besonders zahlreich sind die verschiedenen Arzneimittelgruppen zur hormonsuppressiven Tumortherapie vertreten. Zur Behandlung des Mammakarzinoms werden vor allem das Antiöstrogen Tamoxifen und in zunehmendem Maße auch der neu entwickelte Aromatasehemmer Anastrozol (*Arimidex*) eingesetzt, während die Suppression mit hochdosierten Gestagenen (Medroxyprogesteron) in den Hintergrund tritt (Tabelle 48.7). Wichtigste hormonsuppressive Mittel beim Prostatakarzinom sind die Gonadorelinanaloga, die den Testosteronspiegel über eine Downregulation der Hypophyse auf Kastrationswerte senken, und die Antiandrogene, welche die Testosteronwirkung am Testosteronrezeptor blockieren. In beiden Gruppen sind Verordnungen jedoch 1998 deutlich zurückgegangen (Tabelle 48.7).

Bei den Arzneimittelgruppen zur supportiven Tumortherapie zeigen die hämatopoetischen Wachstumsfaktoren (Filgrastim, Lenograstim) eine rückläufige Entwicklung (Tabelle 48.8). Diese Mittel stimulieren die Ausreifung neutrophiler Granulozyten und verkürzen daher die Dauer der Zytostatika-induzierten Neutropenie bei myelosuppressiver Therapie. Bisphosphonate werden in steigendem Umfang für die symptomatische Therapie der tumorinduzierten Hyperkalzämie durch osteolytische Knochenmetastasen oder häma-

Tabelle 48.8: Verordnungen von supportiven Tumortherapeutika 1998

Präparat	Wirkstoff	Verordnungen in Tsd.	Änd. %	Umsatz Mio. DM	Änd. %
Koloniestimulierende Faktoren					
Neupogen	Filgrastim	48,5		108,6	
Bisphosphonate					
Aredia	Pamidronsäure	65,9	−8,9	50,2	+26,0
Ostac	Clodronsäure	39,3		39,9	
Bonefos	Clodronsäure	<25,0		<25,0	
Bondronat	Ibandronsäure	<25,0		<25,0	
		133,0	−8,2	124,2	+9,2
Spezielle Antiemetika					
Zofran	Ondansetron	93,0	+11,4	34,9	+14,3
Navoban	Tropisetron	38,6		11,6	
		131,5	+13,6	46,5	+17,5
Summe		313,1	−1,2	279,2	+1,4

48

tologische Neoplasien eingesetzt. Die beiden 5-HT$_3$-Rezeptorantago-
nisten Ondansetron (*Zofran*) und Tropisetron (*Navoban*) haben seit
einigen Jahren ihren festen Platz zur Behandlung des akuten Erbrechens bei hochemetogener Zytostatika- und Strahlentherapie und
sind 1998 vermehrt eingesetzt worden (Tabelle 48.8).

Weitere Spezialpräparate

Als weitere Spezialpräparate sind einige Arzneimittel für kleinere
Spezialindikationen zusammengefaßt worden. Dazu gehören neurologische Spezialpräparate (Acamprosat, Riluzol, Botulinumtoxin) und
Antidota sowie weitere Spezialpräparate zur Behandlung von peripheren arteriellen Durchblutungsstörungen (Alprostadil), lebensbedrohlichen Cytomegalievirusinfektionen (Ganciclovir), Hämophilie-
patienten (Gerinnungsfaktor VIII) und zur inhalativen Therapie von
Mukoviszidosepatienten (Dornase alfa). Bis auf das stark angestiegene Octreotid (*Sandostatin*) zeigen die meisten übrigen Präparate
Verordnungsrückgänge (Tabelle 48.9).

Tabelle 48.9: Verordnungen von weiteren Spezialpräparaten 1998

Präparat	Wirkstoff	Verordnungen in Tsd.	Änd. %	Umsatz Mio. DM	Änd. %
Neurologische Spezialpräparate					
Campral	Acamprosat	92,8	−8,8	12,3	−0,7
Rilutek	Riluzol	<25,0		<25,0	
Dysport	Botulinumtoxin	<25,0		<25,0	
Botox	Botulinumtoxin	<25,0		<25,0	
		136,0	−3,0	55,0	+7,8
Antidota					
Leucovorin	Calciumfolinat	<25,0		<25,0	
Desferal	Deferoxamin	<25,0		<25,0	
Ribofolin	Calciumfolinat	<25,0		<25,0	
		45,7	−19,2	31,7	−22,8
Weitere Spezialpräparate					
Prostavasin	Alprostadil	48,4		37,4	
Sandostatin	Octreotid	<25,0		<25,0	
Pulmozyme	Dornase alfa	<25,0		<25,0	
Recombinate	Gerinnungsfaktor VIII	<25,0		<25,0	
Cymeven	Ganciclovir	<25,0		<25,0	
		100,2	−24,6	163,4	+0,1
Summe		281,9	−14,5	250,0	−2,1

Literatur

Baum H.B.A., Biller B.M.K., Finkelstein J.S., Baker Cannistrato K., Oppenheim D.S. et al. (1996): Effects of physiologic growth hormone therapy on bone density and body composition in patients with adult-onset growth hormone deficiency. Ann. Intern. Med. 125: 883–890.

Biller B.M.K., Daniels G.H. (1998): Neuroendocrine regulation and diseases of the anterior pituitary and hypothalamus. In: Fauci A.S. et al. (eds.): Harrison's Principles of Internal Medicine. 14th ed., pp. 1972–1999.

CAPRIE Steering Committee (1996): A randomised, blinded, trial of clopidogrel versus aspirin in patients at risk of ischaemic events (CAPRIE). Lancet 348: 1329–1339.

Centers for Disease Control and Prevention (1998): Report of the NIH Panel to define principles of therapy of HIV infection and guidelines for the use of antiretroviral agents in HIV-infected adults and adolescents. Morbidity and Mortality Weekly Report 47 (RR-5): 1–63.

Mantzoros C.S., Moses A.C. (1996): Whither recombinant human growth hormone? Ann. Int. Med. 125: 932–934.

49. Arzneimittel der besonderen Therapierichtungen (Naturheilmittel)

U. SCHWABE

Arzneimittel der besonderen Therapierichtungen Phytotherapie, Homöopathie und anthroposophischer Medizin sind seit 1978 im deutschen Arzneimittelrecht verankert. Als alternative oder komplementäre Arzneimittel oder Naturheilmittel erfreuen sie sich in der Bevölkerung großer Beliebtheit und erfüllen ein verbreitetes Bedürfnis nach natürlichen Heilmethoden und sanfter Medizin. Nach aktuellen Umfragen sind mehr als 60 % der Befragten der Meinung, daß viele Krankheiten durch alternative Arzneimittel gelindert oder sogar geheilt werden können (Stein 1998). Sie gelten als mild wirkend und gut verträglich und damit als angenehme Alternative zu chemischen Arzneistoffen, die als nebenwirkungsreich und potentiell gefährlich angesehen werden. Vermutlich sind auch viele Patienten durch die technisierte Medizin desillusioniert und sehnen sich nach persönlicher Betreuung bei Vertretern natürlicher Heilverfahren. Über 90 Prozent der Patienten wünschen sich daher, daß Naturheilmittel weiterhin zur Leistungspflicht der gesetzlichen Krankenversicherung gehören sollen. Tatsächlich spielen Arzneimittel der besonderen Therapierichtungen in der kassenärztlichen Arzneiverordnung traditionell eine nicht unerhebliche Rolle.

Auch in anderen Ländern steigt die Popularität alternativer Heilverfahren. In den USA zeigte eine Befragung über die Bedeutung alternativer Therapien, daß der Anteil der Anwender seit 1990 von 34 % auf 42 % zunahm (Eisenberg et al. 1998). Phytopharmaka sind dort seit 1994 als Nahrungsergänzungsmittel von den FDA-Vorschriften ausgenommen (Angell und Kassirer 1998). Auch in Großbritannien und Australien wendeten 30–70 % der Patienten komplementäre Therapieverfahren an (Fisher und Ward 1994, MacLennan et al. 1996). In den USA gibt es daher zunehmend Bemühungen, die alternativen Heilverfahren in die medizinische Lehre und Forschung zu integrieren. Genauso wie in Deutschland bieten viele Universitäten

Unterricht über alternative Therapieverfahren an. Die biomedizinische Forschung unterstützt die Untersuchung dieser Methoden. An den bekannten National Institutes of Health ist zum Beispiel 1992 ein Büro für komplementäre und alternative Medizin mit einem Jahresetat von 50 Mio. Dollar eingerichtet worden. Ein Vertreter dieser Institution plädierte kürzlich in einem Editorial dafür, durch Forschung in der alternativen Medizin herauszufinden, was daran sicher und wirksam ist (Jonas 1998). Von 28 staatlich unterstützten Forschungsprojekten wurden jedoch nur 9 als Arbeiten publiziert, die allerdings entweder in wenig anerkannten Zeitschriften erschienen, oder nicht ausreichend kontrollierte Studien enthielten, um irgendwelche Aussagen über die Wirksamkeit alternativer Therapien zu erlauben (Angell und Kassirer 1998).

Im folgenden soll im Rahmen des Arzneiverordnungs-Reports erstmals ein Überblick über die Entwicklung und den Umfang ärztlicher Verordnungen von phytotherapeutischen, homöopathischen und anthroposophischen Arzneimitteln in Deutschland gegeben werden. Einleitend wird dazu die arzneimittelrechtliche Stellung dieser Arzneimittel kurz erläutert.

Arzneimittelrechtliche Stellung

Die besonderen Therapierichtungen haben in Deutschland eine lange Tradition, zumal die Homöopathie und die anthroposophische Medizin sogar in Deutschland entstanden sind. Sie haben sich aus unterschiedlichen Ursprüngen heraus entwickelt und werden nach besonderen Vorstellungen angewendet. Die größte praktische Bedeutung hat zweifellos die Phytotherapie, die ausschließlich Arzneimittel aus Pflanzen, Pflanzenteilen, Pflanzenbestandteilen in bearbeitetem oder unbearbeitetem Zustand anwendet. Pflanzliche Arzneimittel werden aber auch in der Homöopathie und der anthroposophischen Medizin angewendet, so daß nur solche Arzneimittel als Phytopharmaka verstanden werden, die nicht zur homöopathischen oder anthroposophischen Therapierichtung gehören (Bundesgesundheitsamt 1981).

In Deutschland wurde für die Prüfung der alternativen Arzneimittel die Aufbereitung von Literatur und Erfahrungswissen gewählt. Im deutschen Arzneimittelgesetz wurden den nicht verschreibungspflichtigen Arzneimitteln der besonderen Therapierichtungen erleichterte Zulassungsbedingungen eingeräumt, weil sie von den üblichen Anforderungen an den Wirksamkeitsnachweis durch pharmakologisch-toxikologische und klinische Prüfung ausgenommen sind, wenn ihre Wirkungen bereits bekannt und aus dem wissenschaftlichen Erkenntnismaterial ersichtlich sind.

Wie dehnbar der Begriff „wissenschaftliches Erkenntnismaterial" ist, hat über fast 20 Jahre die praktische Umsetzung des Arzneimittelgesetzes gezeigt. So haben viele pflanzliche Präparate ihre Existenz nur der Tatsache zu verdanken, daß die Zulassung auf der Basis der Aufbereitungsmonographien der Kommission E für die phytotherapeutische Therapierichtung des vormaligen Bundesgesundheitsamtes erfolgte. Als Beleg für die Wirksamkeit galt unter anderem die Aufnahme in angesehene Übersichtsartikel, Handbücher oder Lehrbücher sowie Erfahrungswissen in Verbindung mit aussagekräftigen experimentellen Ergebnissen (Bundesgesundheitsamt 1981). Damit erfüllten Phytotherapeutika zwar die geltenden arzneimittelrechtlichen Voraussetzungen als besondere Therapierichtung, erreichen aber nicht den wissenschaftlichen Standard, der bereits damals möglich war und für chemisch definierte Wirkstoffe im Arzneimittelgesetz gefordert wird.

Fraglich ist jedoch, ob dieses naturheilkundliche Reservat auch in Zukunft Bestand hat. Bereits vor über zehn Jahren hat das Europäische Parlament (1987) zur Rolle der Naturheilmittel festgestellt, daß es sowohl aus gesundheitspolitischer Sicht als auch aus naturwissenschaftlicher Betrachtung heraus erforderlich ist, alle Arzneimittel ohne Diskriminierungen und Ausnahmen nach einheitlichen und wissenschaftlich zuverlässigen Kriterien zu beurteilen. In einer neueren Entschließung wurde gefordert, daß die Beurteilung mit Hilfe der in jeder Humantherapie üblichen Methoden erfolgen soll, die sich auf die jeweils aktuellen wissenschaftlichen Erkenntnisse, insbesondere der Biologie und Statistik, gründen (Europäisches Parlament 1997). Die EU-Kommission hat schließlich 1997 ein Vertragsverletzungsverfahren gegen die Bundesrepublik Deutschland eingeleitet, weil sie in dem deutschen Nachzulassungsverfahren für Arzneimittel einen Verstoß gegen das Gemeinschaftsrecht sieht. Insbesondere wurde an der deutschen Regelung bemängelt, daß auch anderes wissenschaftliches Erkenntnismaterial bei der Nachzulassung von Altarzneimitteln vorgelegt werden kann und daß die Arzneimittelhersteller bei einem förmlichen Verzicht auf die Nachzulassung die Arzneimittel noch bis zum Jahre 2004 vertreiben dürfen. Bis zu 1,3 Mrd. DM Strafe müßte die Bundesregierung als Vertragsverletzung an Brüssel zahlen, wenn

49

sie nicht bald das deutsche Arzneimittelgesetz im europäischen Sinne ändert. Aus diesem Grunde wird inzwischen eine EU-konforme Neuregelung des Arzneimittelgesetzes vorbereitet (10. AMG-Novelle).

Phytotherapeutika

49

Phytotherapeutika sind aus Pflanzen gewonnene Arzneimittel, die jedoch nicht nur in der phytotherapeutischen Therapierichtung sondern, wie bereits erwähnt, auch in anderen besonderen Therapierichtungen und in der Medizin angewendet werden. Damit gibt es bisher keine allgemein anerkannte Definition der Phytotherapie. Ursprünglich wurden viele der klassischen Arzneistoffe der Pharmakologie als Pflanzenextrakte verwendet, bis es gelang, die wirksamen Reinsubstanzen zu isolieren, wie beispielsweise Digitoxin aus dem roten Fingerhut (Digitalis purpurea), Morphin aus Schlafmohn (Papaver somniferum) und Atropin aus der Tollkirsche (Atropa belladonna). In dieser Form werden sie seit langem therapeutisch eingesetzt, weil sie frei von Verunreinigungen sind und damit genauer dosiert werden können als im Wirkstoffgehalt schwankende Pflanzenextrakte. Alle diese biosynthetischen Arzneistoffe haben starke pharmakologische Wirkungen und unterscheiden sich damit nicht von chemisch synthetisierten Wirkstoffen. Auch in neuerer Zeit werden innovative Arzneimittel aus Pflanzen oder Pilzen gewonnen. Erinnert sei nur an das Zytostatikum Paclitaxel (*Taxol*) aus der amerikanischen Eibe Taxus brevifolia und den HMG-CoA-Reduktasehemmer Lovastatin (*Mevinacor*) aus dem Pilz Aspergillus terreus.

Daneben gibt es zahlreiche pflanzliche Arzneimittel, die komplexe Zubereitungen aus Pflanzen enthalten. Diese Präparationen aus Pflanzen, die einen oder mehrere Wirkstoffe in mehr oder minder angereicherter Form zusammen mit Begleitstoffen enthalten, wurden von Vertretern der pharmazeutischen Hersteller als Phytopharmaka definiert (Vogel 1986). Diese Definition ist auch von der Kommission E für die phytotherapeutische Therapierichtung beim vormaligen Bundesgesundheitsamt übernommen worden. Isolierte Naturstoffe wie Herzglykoside werden aus dieser Definition ausgeschlossen. Ob sich die Phytopharmakahersteller mit dieser Abgrenzung im Sinne einer besonderen Therapierichtung einen Gefallen getan haben, ist auch innerhalb der Phytotherapie umstritten. Wissenschaftlich orientierte Vertreter der Phytotherapie halten diese Einteilung nicht für zweckmäßig und plädieren dafür, alle Pflanzenpräparate als Phytopharmaka zu bezeichnen und zur genauen Unterscheidung die einzelnen Präparate mit Zusatzangaben zu versehen (Wagner und Wiesenauer 1995). Andere Phytotherapeuten glauben dagegen, daß eine Drogengesamtwirkung nur selten auf einen Wirkstoff zurückzuführen sei und sich aus einem komplexen Gesamteffekt von Wirk- und Begleitstoffen ergebe. Selbst Goethe wird zitiert, um zu begründen, daß die größte Detailkenntnis der stofflichen Zusammensetzung einer Pflanze nicht ausreiche, wenn wir nicht zugleich deren geistiges Band, d.h. das Geheimnis ihrer Komposition, ergründen (Weiss und Fintelmann 1997). Realiter reduziert sich die Bezeichnung Phytotherapeutika dann allerdings auf eine Restliste von Naturstoffgemischen aus vielen Bestandteilen, über deren Identität und Wirkung vielfach Unklarheit herrscht. So wurde die Standardisierung von Johanniskrautextrakten auf Hypericin kürzlich vom Bundesinstitut für Arzneimittel und Medizinprodukte verlassen, weil sich herausgestellt hat, daß experimentelle Wirkungen der Extrakte nicht mit dem Hypericingehalt korrelieren (Schütt und Hölzl 1996).

49

Verordnungsprofil

Die Phytotherapeutika sind seit vielen Jahren die größte Arzneimittelgruppe der besonderen Therapierichtungen (Tabelle 49.1). Allerdings hat das Verordnungsvolumen seit dem Höhepunkt im Jahre 1996 deutlich abgenommen und ist auch 1998 noch unter dem Stand von 1993 geblieben, als es den ersten starken Einbruch nach dem Inkrafttreten des Gesundheitsstrukturgesetzes gab (Abbildung 49.1). Der Verordnungsanteil am Gesamtmarkt beträgt 6,6 %. Der Umsatzanteil liegt mit 4,4 % niedriger, ein Hinweis darauf, daß Phytotherapeutika im Mittel billiger als chemisch definierte Arzneimittel sind (Tabelle 49.1). Viele häufig verordnete pflanzliche Arzneimittel sind aber deutlich teurer als wirksame Arzneimittel mit reinen Naturstoffen oder anderen Wirkstoffen wie z.B. Johanniskrautextrakte oder Crataegusextrakte (s. unten).

Die Aufgliederung der Verordnungen nach Indikationsgruppen zeigt, daß die Antitussiva und Expektorantien mit Abstand an der Spitze stehen, die auch im Gesamtmarkt mit dem zweiten Platz unter den Indikationsgruppen eine führende Rolle spielen (Tabelle 49.1). Die umsatzstärkste Gruppe sind die Antidementiva, obwohl das Ver-

49

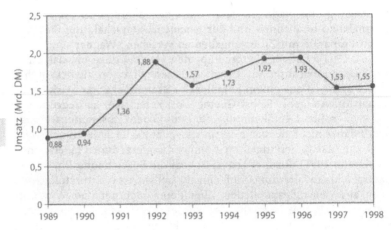

Abbildung 49.1: Umsatzentwicklung von Phytotherapeutika 1989–1998 (ab 1991 mit neuen Bundesländern)

ordnungsvolumen nur etwa ein Drittel der Antitussiva und Expektorantien beträgt. Auffällig ist weiterhin, daß die Antidementiva bei den Phytotherapeutika bereits auf Platz drei der Indikationsgruppen stehen, während sie im Gesamtmarkt nur eine untergeordnete Rolle spielen, was darauf zurückzuführen ist, daß Antidementiva überwiegend als Phytotherapeutika verordnet werden. Auch die folgenden Gruppen der Urologika und Kardiaka weisen einen hohen Anteil pflanzlicher Präparate auf.

Wirksamkeit von Phytotherapeutika

Die Wirksamkeit von Phytotherapeutika ist bis auf wenige Ausnahmen nicht ausreichend belegt. Hauptgrund dafür dürften die Regelungen des deutschen Arzneimittelgesetzes sein, das für nicht verschreibungspflichtige Arzneimittel erleichternde Ausnahmeregelungen vorsieht, die allerdings von der EU-Kommission bemängelt worden sind (siehe oben). Im folgenden soll die Situation anhand einiger führender Präparate der phytotherapeutischen Therapierichtung erläutert werden (Tabelle 49.2).

Typisches Beispiel für die wissenschaftlichen Defizite vieler Phytotherapeutika ist das Rhinologikum *Sinupret*, das seit mehreren Jahren am häufigsten verordnete pflanzliche Arzneimittel. Dieses pflanzliche

Tabelle 49.1: Verordnungen von Phytotherapeutika 1998
Angegeben sind die Verordnungen und Umsatz 1998 im Vergleich zu 1997

Indikationsgruppe	Verordnungen in Tsd.	Änd. %	Umsatz Mio. DM	Änd. %
Antitussiva und Expektorantien	15.308,1	6,5	204,8	11,5
Psychopharmaka	5.059,3	5,3	188,4	11,5
Antidementiva	5.013,3	0,3	298,0	3,2
Urologika	4.050,5	−9,1	199,3	−6,5
Rhinologika	3.992,5	10,1	57,0	17,0
Kardiaka	2.939,0	−11,0	98,2	−5,7
Antirheumatika und Antiphlogistika	2.836,3	−10,6	62,1	−5,6
Hypnotika/Sedativa	2.301,3	−4,1	59,6	1,1
Dermatika	1.791,8	−3,7	42,2	−7,1
Venenmittel	1.625,8	−3,2	99,3	3,7
Gynäkologika	1.615,7	2,4	46,2	12,3
Immunstimulantien	1.190,1	2,6	19,8	3,7
Prokinetika	1.115,2	2,5	22,0	10,5
Cholagoga	1.036,9	−8,5	39,8	−1,8
Mund- und Rachentherapeutika	922,7	4,5	11,1	7,5
Laxantien	518,3	0,2	12,0	5,3
Antidiarrhoika	496,9	0,5	9,6	−1,3
Spasmolytika	393,9	−16,5	10,5	−17,5
Lebertherapeutika	357,1	−10,7	31,6	−9,4
Gichtmittel	284,2	−2,9	6,2	−2,8
Carminativa	218,3	−14,2	3,2	−6,7
Zytostatika	119,8	22,1	27,1	32,9
Hämorrhoidenmittel	97,7	−0,5	1,6	4,6
Antiallergika	58,2	−18,8	2,4	−13,2
Lipidsenker	32,2	−17,3	1,5	−15,0
Antihypertonika	28,7	−23,7	0,8	−11,5
Summe	**53.403,9**	**0,2**	**1.554,4**	**2,9**
Anteil am Gesamtmarkt	**6,6 %**		**4,4 %**	

49

Kombinationspräparat enthält fünf Bestandteile (s. Kapitel 41, Tabelle 41.6) und soll nach Angaben der Herstellerfirma bei akuten und chronischen Entzündungen der Nasennebenhöhlen eingesetzt werden. Einzelne pflanzliche Bestandteile von *Sinupret* wurden positiv monographiert, jedoch mit Tagesdosen (Enzianwurzel 3 g, Primelblüten 3 g, Holunderblüten 10–15 g), die 30–140fach höher als die Dosisangaben für *Sinupret* liegen. Der Bestandteil Eisenkraut (Herba verbenae) wurde in der Aufbereitungsmonographie negativ bewertet, da die Wirksamkeit nicht belegt ist, allerdings mit der feinsinnigen Ergänzung, daß aufgrund der sekretolytischen Wirkung von Eisenkraut ein positiver Beitrag zur Wirksamkeit von fixen Kombinationen

49

Tabelle 49.2: Die verordnungshäufigsten Präparate der Phytotherapie 1998
Angegeben sind die verordnungshäufigsten Präparate mit Verordnungsrang, Verordnungen und Umsatz 1998 im Vergleich zu 1997.

Rang	Präparat	Verordnungen in Tsd.	Änd. %	Umsatz Mio. DM	Änd. %
10	Sinupret	3.811,9	+11,1	54,8	+18,1
17	Gelomyrtol/-forte	2.709,1	+0,9	45,8	+8,0
23	Prospan	2.296,2	+17,6	29,2	+17,6
71	Tebonin	1.461,5	+2,4	103,9	+7,5
74	Jarsin	1.391,0	+7,3	57,0	+11,3
116	Iberogast	1.115,2	+2,5	22,0	+10,5
137	Gingium	1.010,6	−1,4	49,9	+0,3
166	Ginkobil	865,8	−3,1	47,1	+4,4
187	Crataegutt	806,1	−8,4	34,2	−1,8
233	Korodin Herz-Kreislauf	673,6	−7,8	15,7	−2,8
235	Bronchipret Saft/Tr.	667,4	+12,6	5,9	+17,9
239	Sedariston Konzentrat Kaps.	658,9	−3,6	21,1	−1,0
260	rökan	620,3	−15,7	46,3	−11,7
261	Kytta-Sedativum f	620,1	−13,9	16,5	−13,0
274	Remifemin plus	602,2	+17,6	20,0	+25,9
314	Bronchicum Tropfen N	536,0	−11,9	6,9	−3,3
325	Tonsilgon N	520,1	+12,0	+6,9	+13,5
343	Bronchicum Elixir N	500,7	+0,8	6,0	+7,6
345	Hedelix	500,6	+10,2	5,6	+16,7
359	Bromhexin-8-Tropfen N	489,8	−15,4	4,2	−13,7
	Summe Rang 1 bis 20	21.857,0	+9,3	599,2	+0,1
	Gesamtmarkt der Phytotherapeutika	53.403,9	+0,2	1554,4	+2,9

bei Katarrhen der oberen Luftwege denkbar sei (Bundesgesundheitsamt 1990). Eine Medline-Recherche über die letzten 30 Jahre ergab, daß außer älteren Erfahrungsberichten nur eine Arbeit zum Nachweis einer erhöhten Bronchialsekretmenge mit der 50fachen Humandosis von *Sinupret* bei Kaninchen publiziert wurde (Chibanguza et al. 1984). Eine damals angekündigte Veröffentlichung über Effekte bei gesunden Probanden ist bisher nicht erschienen. Später wurde in einer Placebo-kontrollierten Studie an 160 Patienten mit akuter Sinusitis, die alle gleichzeitig Antibiotika und schleimhautabschwellende Nasentropfen erhielten, beobachtet, daß nach 14 Tagen in der Sinupretgruppe mehr Patienten (60 %) als in der Placebogruppe (25 %) asymptomatisch wurden (Neubauer und März 1994). Die Daten sind jedoch wenig plausibel, weil in vergleichbaren Studien in zwei Wochen bereits eine alleinige Antibiotikatherapie bei 68–72 % der

Patienten wirksam war und sogar in den Placebogruppen bei 40–52 % der Patienten Symptomfreiheit erzielt wurde (Lindbaek et al. 1996, van Buchem et al. 1997). Eine weitere unkontrollierte Anwendungsbeobachtung mit *Sinupret* an 3187 Patienten kann nicht als anerkannte Methode für den Nachweis der Wirksamkeit gewertet werden (Ernst et al. 1997). Trotz dieser schmalen Beleglage ist diesem Präparat offenbar aufgrund eines Votums der Kommission E für Phytotherapie die Zulassung erteilt worden, so daß der Hersteller jetzt verständlicherweise für sein Produkt mit dokumentierter Qualität und Wirksamkeit wirbt. So wurde aus einer denkbaren Wirksamkeit eine reale Zulassung, obwohl nach dem Arzneimittelgesetz auch für Phytotherapeutika zu begründen ist, daß jeder arzneilich wirksame Bestandteil einen Beitrag zur positiven Beurteilung des Arzneimittels leistet (§ 25, Abs. 2, Nr. 5a AMG).

Gelomyrtol enthält einen Myrtenblätterextrakt mit der Bezeichnung Myrtol, der auf Cineol und zwei andere Bestandteile ätherischer Öle standardisiert ist. Zur Leitsubstanz Cineol liegen seit einigen Jahren GCP-gerechte Daten zur Pharmakokinetik, aber keine ausreichenden Wirksamkeitsbelege vor (siehe Kapitel 16, Antitussiva und Expektorantien).

Prospan ist eines von mehreren Präparaten mit einem Efeublätterextrakt, der allerdings noch nicht einmal auf einen Inhaltsstoff standardisiert ist. Auch hier stehen keine nachprüfbaren Belege über die klinische Wirksamkeit zur Verfügung (siehe Kapitel 16, Antitussiva und Expektorantien).

Tebonin ist der führende Vertreter der Ginkgopräparate. Die Beleglage des Ginkgoextrakts wird im Kapitel Antidementiva (Kapitel 17) dargestellt. Besonders zu erwähnen ist eine in den USA durchgeführte, Placebo-kontrollierte Ginkgostudie, die allerdings bei der klinischen Globalbeurteilung keinen signifikanten Unterschied von Ginkgoextrakt im Vergleich zu Placebo ergab. Damit waren die amerikanischen Anforderungen an die Zulassung nicht erfüllbar, was vermutlich der Grund dafür ist, daß Ginkgoextrakte in den USA weiterhin nur als Nahrungsergänzungsmittel auf dem Markt sind. In Deutschland hat die Herstellerfirma dagegen unter Hinweis auf diese Studie mit dem Slogan „unumstritten wirksam" für sein Produkt geworben. Als weitere Präparate mit Ginkgoextrakten sind *Gingium*, *Ginkobil* und *rökan* unter den 20 führenden Phytotherapeutika vertreten.

Jarsin enthält einen Johanniskrautextrakt, der bei vorübergehenden depressiven Störungen, psychovegetativen Störungen (z.B.

49

49

Schlafstörungen), Ängstlichkeit und Spannungszuständen eingesetzt wird. Dieses pflanzliche Psychopharmakon steht damit an der Grenze zwischen Antidepressiva und Tranquillantien und ist gegen beide Gruppen von Psychopharmaka vergleichend geprüft worden. Bei leichten Depressionen wurden positive Wirkungen für Johanniskrautextrakt in einer Metaanalyse kontrollierter Studien festgestellt, die allerdings wegen der methodischen Unzulänglichkeiten der Primärstudien kritisiert wurde (siehe Kapitel 40, Psychopharmaka). Bei der schwachen und zudem ungenügend dokumentierten Wirksamkeit der Johanniskrautextrakte stellt sich daher die Frage, ob der Einsatz dieser Präparate bei vergleichsweise hohen Kosten zu rechtfertigen ist. Denn die Johanniskrautpräparate sind ein anschauliches Beispiel dafür, daß pflanzliche Arzneimittel entgegen landläufiger Meinung keineswegs preiswert, sondern im Vergleich zu wirksamen Arzneistoffen oft teurer sind. Die DDD-Kosten von *Jarsin* (1,33 DM/Tag) liegen etwa doppelt so hoch wie die von Amitriptylingenerika (0,66 DM/Tag) und sogar neunfach höher als die von Diazepamgenerika (0,15 DM/Tag). Allein durch Umstellung der Therapie von marginal wirksamen pflanzlichen Psychopharmaka auf wirksame Antidepressiva oder Tranquillantien könnten in Deutschland jährlich ca. 90–160 Mio. DM eingespart werden. Ähnliche Beispiele gibt es für viele der in Tabelle 49.1 genannten Indikationsgruppen.

Crataegutt ist ein Weißdornpräparat, das als pflanzliches Kardiakum bei nachlassender Leistungsfähigkeit des Herzens in einer Tagesdosis von 160–900 mg angewendet wird. Weißdornextrakte wirken an isolierten Herzpräparaten in Konzentrationen von 50–500 µg/ml vermutlich über eine Hemmung der Na/K-ATPase positiv inotrop (Ammon und Kaul 1994). Ob diese Konzentrationen im Blut tatsächlich erreicht werden, ist unklar, weil keine Daten über die Pharmakokinetik am Menschen vorliegen. Weiterhin wirkte Weißdornextrakt an isolierten Herzen sowohl bezüglich des Dosisbereichs wie auch des erreichbaren Maximaleffektes schwächer als Digoxin, Milrinon und Adrenalin (Joseph et al. 1995). In Placebo-kontrollierten Studien an herzinsuffizienten Patienten mit dem Schweregrad NYHA II wurden positive Ergebnisse beobachtet, die jedoch nicht als einwandfreie Belege der klinischen Wirksamkeit angesehen werden können. Bei einer Dosierung von 300 mg Weißdornextrakt pro Tag über 4 Wochen waren die Effekte auf Arbeitstoleranz, Druckfrequenzprodukt und klinische Symptomatik nicht signifikant, was auf die zu niedrige Dosis zurückgeführt wurde, die jedoch der Crataegus-Monographie

entsprach (Bödigheimer und Chase 1994). Mit einer geringeren Dosis
(160 mg/Tag) wurde dagegen ein signifikanter Unterschied der
Druckfrequenzprodukte in dem wenig aussagekräftigen Vorher-
Nachher-Vergleich gemessen, während die Gruppenunterschiede
nicht auf Signifikanz geprüft wurden (Weikl et al. 1996). Ähnlich
waren die Ergebnisse in einer weiteren Studie mit höherer Dosis, bei
der signifikante Unterschiede der Arbeitstoleranz nur im Paardiffe-
renzentest, aber offenbar nicht bei den Gruppenunterschieden zwischen Verum- und Placebogruppe gefunden wurden, wie aus den
dazu fehlenden Angaben geschlossen werden muß (Schmidt et al.
1994). Bei Messung der fahrradergometrischen Leistung wurde ebenfalls kein signifikanter Gruppenunterschied zwischen Verum und Placebo festgestellt, sondern nur in einer anaeroben Schwelle und im
Globalbefund subjektiver Beschwerden (Förster et al. 1994). Schließlich wurde in einer Vergleichsstudie von Captopril und Crataegusex-
trakt in beiden Gruppen eine Zunahme der Arbeitstoleranz beobachtet, die jedoch wegen des fehlenden Vergleichs zu den potentiellen
Änderungen einer Placebogruppe nicht aussagekräftig ist (Tauchert
et al. 1994). In allen klinischen Crataegusstudien fehlt eine saubere
Dokumentation der Begleitmedikation mit Diuretika, die als zusätzli-
che Medikation erlaubt war. Wenn man die marginalen Effekte der
Crataegusextrakte mit der lebensverlängernden Wirkung der ACE-
Hemmer und Betarezeptorenblocker vergleicht, dann liegen Welten
zwischen der heutigen Standardtherapie der Herzinsuffizienz und der
Gabe pflanzlicher Kardiaka (siehe Kardiaka, Kapitel 29). Darüber
hinaus sind die Crataeguskosten ähnlich wie bei den pflanzlichen
Psychopharmaka umgekehrt proportional zu ihrem therapeutischen
Nutzen. Die Verordnungskosten von *Crataegutt* (1,14 DM/Tag) liegen
fünffach höher als die von Digitoxinpräparaten (0,20 DM/Tag). Sogar
die moderne Therapie der Herzinsuffizienz mit ACE-Hemmern ist
erheblich billiger als die Gabe veralteter pflanzlicher Kardiaka, wenn
dafür die heute führenden Captoprilgenerika (0,44 DM/Tag) eingesetzt werden (siehe ACE-Hemmer, Kapitel 1, Tabelle 1.2).

An diesen wenigen Beispielen wird deutlich, daß selbst bei den viel
verordneten phytotherapeutischen Präparaten keine ausreichenden
Belege für eine therapeutische Wirksamkeit vorhanden sind. Auch in
den übrigen Indikationsgruppen, die in Tabelle 49.1 zusammengestellt sind, gibt es nur wenige Einzelpräparate, die mit hinreichender
Sicherheit wirksam sind. Dazu gehören beispielsweise bei den Gichtmitteln die Colchicin-haltigen Herbstzeitlosenextrakte und bei den

49

Laxantien Plantago-ovata-Präparate aus der Gruppe der Quellmittel. Somit wird verständlich, daß die Phytotherapeutika 1998 mit 53 Mio. Verordnungen und einem Umsatz von 1,6 Mrd. DM einen überproportional großen Anteil (ca. 25 %) an den Verordnungen umstrittener Arzneimittel hatten (siehe Überblickskapitel, Tabelle 9).

49 Homöopathika

Die Homöopathie ist die älteste der besonderen Therapierichtungen. Sie wurde vor über 200 Jahren von dem Arzt Samuel Hahnemann mit einer Arbeit über die Auffindung der Heilkräfte der Arzneisubstanzen begründet (Hahnemann 1796) und später in seinem Hauptwerk „Organon der rationellen Heilkunde" ausführlich dargestellt (Hahnemann 1810), das auch heute noch als Grundlage der homöopathischen Lehre angesehen wird. Wesentliche Prinzipien der Homöopathie sind die Ähnlichkeitsregel, die Arzneiprüfung am Gesunden, die Dosierungslehre mit homöopathischen Potenzen (Verdünnungen) und das individuelle Krankheitsbild. Das Grundprinzip ist die Heilung der Patienten nach dem Simile-Prinzip durch ein potenziertes (verdünntes) Agens, das im unverdünnten Zustand bei gesunden Versuchspersonen Symptome auslöst, die den zu behandelnden Krankheitssymptomen des Patienten ähneln (similia similibus curantur).

Zum Verständnis der Homöopathie muß man berücksichtigen, daß die Arzneitherapie zu Beginn des 19. Jahrhunderts nur über wenige wirksame Arzneimittel verfügte und durch eine unheilvolle Trias von Aderlaß, Brechmitteln und Abführmitteln geprägt war. Das Geheimnis der ärztlichen Erfolge Hahnemanns bestand vermutlich vor allem darin, den ausgebluteten, antimon- und quecksilbervergifteten Patienten dadurch geholfen zu haben, daß er sie mit diesen drastischen Prozeduren verschonte und durch sanfte Arzneien die Selbstheilungskräfte des Körpers stärkte. Eine weitere wichtige und modern anmutende Forderung von ihm war die Monotherapie, weil bei Kombinationen nur schwierig zu beurteilen sei, welche Substanz die eigentliche Wirkung vermittelt hat. Damit stellte er sich gegen die damalige Lehre, möglichst viele wundersame Arzneimittel auf kunstvolle Rezepte zu schreiben.

Nachweis homöopathischer Arzneimittelwirkungen

Seit den ersten Publikationen Hahnemanns hat es zwischen seinen Anhängern und Gegnern heftige Auseinandersetzungen gegeben, die bis heute nicht zur Ruhe gekommen sind. Trotzdem glauben immer noch viele Ärzte und Patienten an die Heilkräfte der Homöopathie, die sich ihren Platz als alternatives Therapieverfahren durch ein hohes Maß an Zuwendung, durch eine individuelle Arzneimittelauswahl und unschädliche Verdünnungen bewahrt hat.

49

Aus heutiger Sicht hat die Homöopathie vor allem ein Problem mit der Pharmakologie, da homöopathische Arzneimittel auch dann noch eine biologische Aktivität behalten sollen, wenn sie kein Molekül des ursprünglichen Arzneistoffs mehr enthalten und ohne stoffliche Materie über einen Abdruck im „Gedächtnis des Wassers" auf den kranken Körper wirken sollen. Wegen der Schwierigkeiten mit dem Wirksamkeitsnachweis wurde den Homöopathika im deutschen Arzneimittelgesetz ein Sonderstatus eingeräumt. Danach kann bei homöopathischen Arzneien anstelle einer regulären Zulassung für ein Registrierungsverfahren optiert werden. Dafür sind lediglich Nachweise über die analytische Prüfung, Qualität und Unbedenklichkeit sowie die Herstellung nach dem homöopathischen Arzneibuch vorzulegen. Angaben über die pharmakologisch-toxikologische und klinische Prüfung sind nicht erforderlich, allerdings dürfen auch keine konkreten Indikationen in Anspruch genommen werden. Registrierte Homöopathika sind also die einzigen Arzneimittel, die ohne den sonst gesetzlich vorgeschriebenen Nachweis der Wirksamkeit verkauft werden dürfen.

Die unbestreitbaren Heilerfolge der Homöopathie werden vor diesem Hintergrund nicht mehr pharmakologisch, sondern psychologisch über einen Placeboeffekt erklärt. Placebo-kontrollierte Studien haben jedoch widersprüchliche Ergebnisse geliefert. Beispielhaft seien zwei viel diskutierte Arbeiten genannt. In einer britischen Studie zeigten homöopathisch behandelte Patienten mit Heufieber nach 14tägiger Behandlung mit Pollenextrakten C30 eine signifikante Verminderung der Symptome im Vergleich zu Placebo (Reilly et al. 1986). In einer deutschen Studie an Patienten mit chronischen Kopfschmerzen wurde die Kopfschmerzfrequenz über einen Zeitraum von 12 Wochen zum Teil über 40 % gesenkt, allerdings ohne signifikante Unterschiede zwischen homöopathischen Mitteln und Placebo (Walach et al. 1997). Drei Metaanalysen von zahlreichen weiteren Studien kamen zu dem Ergebnis, daß die klinischen Wirkungen der Homöopathie nicht ausschließlich als Placeboeffekte zu erklären sind, betonen jedoch gleichzeitig die ungenügende Evidenz dafür, daß die Homöopathie bei irgendeinem klinischen Zustand wirklich wirksam ist (Kleijnen et al. 1991, Boissel et al. 1996, Linde et al. 1997). Die Arzneimittelkommission der deutschen Ärzteschaft vertritt daher die Auffassung, daß die Homöopathie weiterhin eine arzneitherapeutische Methode ist, die außerhalb der wissenschaftlichen Medizin steht und daher nicht zu Lasten der Solidargemeinschaft finanziert werden sollte (Haustein et al. 1998).

49

Verordnungen von Homöopathika

Die Analyse der Homöopathikaverordnungen zeigt, daß ihr Anteil am Gesamtmarkt mit 2,4 % wesentlich kleiner ist, als vielfach angenommen wird (Tabelle 49.3). Unter den 2000 verordnungshäufigsten Arzneimitteln sind nur 29 Homöopathika vertreten. Deshalb wurde die Verordnungsanalyse auf die Präparate mit mindestens 25000 Verordnungen ausgedehnt, die in der zugrunde liegenden Rezeptstichprobe von 0,4 % noch mit ausreichender statistischer Sicherheit beurteilt werden können. Aber auch dann wurden nur 52,1 % der Verordnungen dieser Therapierichtung erfaßt, da sich die Verordnungen auf eine sehr große Zahl von ca. 7500 homöopathischen Arzneimitteln erstreckt, die als Homöopathika registriert sind oder einen Antrag auf Nachregistrierung gestellt haben (Thiele und Beckmann 1998). Die Verordnungskosten haben mit 0,9 % einen noch kleineren Anteil am Arzneimittelumsatz, ein Hinweis darauf, daß viele Homöopathika relativ preiswert sind. Unabhängig von der Frage nach der Wirksamkeit sollte dieser mögliche Kostenvorteil nicht überbewertet werden, da sich das Indikationsspektrum der Homöopathika von dem anderer Arzneimitteln doch recht auffällig unterscheidet.

Die führenden Indikationsgruppen der Homöopathika sind Grippemittel und Rhinologika/Otologika, die vor allem bei grippalen Infekten der Atemwege eingesetzt werden (Abbildung 49.2). Rechnet man die Verordnungen weiterer Indikationsgruppen hinzu, die häufig bei Grippe und Erkältungskrankheiten angewendet werden, wie z.B. Immuntherapeutika (Tabelle 49.5), Antitussiva, Mund- und Rachentherapeutika (Tabelle 49.10), dann entfallen fast 40 % der verordneten definierten Tagesdosen (DDD) auf Atemwegsinfektionen und Erkältungskrankheiten. Dieses Verordnungsprofil ist nicht nur medizinisch sondern auch sozialrechtlich auffällig. Hustendämpfende Mittel (Antitussiva), Schnupfenmittel (Rhinologika) und Arzneimittel bei Erkältungskrankheiten und grippalen Infekten (Grippemittel) gehören zu den sogenannten Bagatellarzneimitteln (§ 34 Abs. 1 SGB V), die üblicherweise bei geringfügigen Gesundheitsstörungen eingesetzt werden und daher von der Arzneimittelversorgung bei Erwachsenen ausgeschlossen sind.

Aber auch weitere Anwendungsgebiete häufig verordneter Homöopathika sind nach den geltenden Arzneimittelrichtlinien von 1993 nur eingeschränkt verordnungsfähig. Dazu gehören Antiarthrotika, Antidysmenorrhoika und Klimakteriumstherapeutika ausgenommen hormonelle Substitution, Prostaglandinsynthesehemmer und Chemotherapeutika. Damit sind fast die Hälfte der häufig verordneten Homöopathika nicht oder nur eingeschränkt verordnungsfähig. Die Forderungen der Arzneimittelkommission der deutschen Ärzteschaft, Homöopathika nicht über die gesetzliche Krankenversicherung zu finanzieren, sind damit schon seit 1993 Bestandteil der Arzneimittelrichtlinien des Bundesausschusses der Ärzte und Krankenkassen.

49

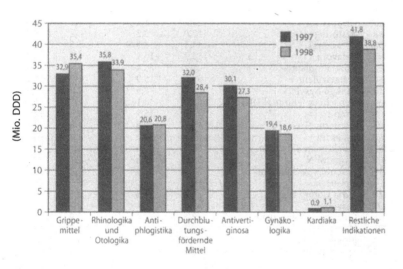

Abbildung 49.2: Verordnungen von Homöopathika 1998
DDD aller Präparate mit mindestens 25000 Verordnungen

Tabelle 49.3: Verordnungen von Homöopathika 1998
Angegeben sind die verordnungshäufigsten Präparate mit Verordnungsrand, Verordnungen und Umsatz 1998 im Vergleich zu 1997*.

49

Rang	Präparat	Verordnungen in Tsd.	Änd. %	Umsatz Mio. DM	Änd. %
43	Meditonsin H	1.765,4	11,0	23,7	14,5
123	Vertigoheel	1.081,4	−10,1	20,9	−9,0
146	Contramutan D/N	940,5	−3,0	18,8	3,5
215	Euphorbium compositum Spray	712,5	−4,0	6,4	−2,9
347	Monapax Saft/Supp./Tropfen	497,0	−4,1	7,8	4,3
377	Viburcol	472,3	4,9	3,7	6,5
535	Traumeel S	358,9	−7,5	5,6	−5,6
785	Traumeel Salbe	241,9	0,7	3,4	1,9
874	Ginkgo biloba comp.	219,5	−18,3	6,7	−14,1
879	Zeel Tabl./Amp.	218,5	−22,7	6,9	−18,2
894	Tonsiotren	214,2	0,5	2,9	1,1
960	Lymphomyosot	197,2	7,3	3,6	10,7
974	Mastodynon N	194,8	−3,6	5,6	5,3
1112	Sinfrontal	163,2	12,2	2,7	−13,8
1144	Diacard Liquidum	159,5	−15,9	4,4	−16,2
1155	Sinuselect	157,3	−15,7	2,3	−10,0
1166	Halicar	155,2	−6,5	3,0	−1,8
1183	Otovowen	151,4	22,7	2,3	32,6
1285	toxi-loges Tropfen	138,3	13,4	2,8	15,6
1311	toxi-Loges N	135,0	20,2	1,5	31,7
1407	Sinusitis Hevert N	122,9	−1,8	2,3	0,0
1443	Gripp-Heel	119,2	−1,4	1,1	6,8
1468	dysto-loges	117,0	3,2	2,2	9,2
1493	Zeel comp.	114,4	8,5	3,5	12,6
1497	Cefavora	114,2	−13,4	3,7	−5,6
1612	Klimaktoplant	101,7	−26,4	3,2	−14,4
1686	Metavirulent	95,0	15,9	1,7	23,1
1710	Ginkgo Syxyl	93,0	−8,5	2,2	−3,7
1864	Heuschnupfenmittel DHU	81,7	−0,1	2,3	6,6
2009	Osanit	71,0	15,9	0,8	18,4
2098	Feminon N	65,2	−0,8	1,8	2,4
2190	Cralonin	60,7	−5,3	1,4	−1,1
2197	Cefakliman Tabletten	60,2	−18,0	2,1	−1,5
2403	Engystol N	51,9	−25,8	1,1	−1,8
2417	Zincum valerianicum-Hevert	51,4	−7,4	1,8	−4,7
2445	Luffa Comp. Heel	50,8	24,6	0,5	25,5
2495	Nisylen	49,0		0,7	
2655	Cinnabaris Pentarkan	43,6		0,9	
2799	Homviotensin	39,3		1,5	
3013	ginkgo-loges	33,5		0,9	
3078	Spascupreel Supp./Tabl.	32,0		0,3	

* Für Präparate mit weniger als 50000 Verordnungen können aus Gründen der statistischen Sicherheit keine Veränderungswerte angegeben werden.

Tabelle 49.3: Verordnungen von Homöopathika (Fortsetzung)
Angegeben sind die verordnungshäufigsten Präparate mit Verordnungsrand, Verordnungen und Umsatz 1998 im Vergleich zu 1997.

Rang	Präparat	Verordnungen in Tsd.	Änd. %	Umsatz Mio. DM	Änd. %
3097	Ypsiloheel	31,4		0,4	
3104	Cefasept Amp./Trop.	31,3		0,7	
3176	Thuja Oligoplex	29,5		0,4	
3235	Confludin	28,4		0,9	
3283	ISO-Augentropfen C	27,6		0,3	
	Summe	9.889,8	−24,1	173,5	−23,0
	Anteil an der Arzneimittelgruppe	52,1 %		53,9 %	
	Summer aller Homöopathika	18.982,9	1,9 %	321,8	2,2 %
	Anteil am Gesamtmarkt	2,4 %		0,9 %	

49

Zusammensetzung homöopathischer Arzneimittel

Homöopathische Arzneimittel werden überwiegend als Kombinationspräparate (Komplexmittel) verordnet (Tabellen 49.4 bis 49.10). Damit hat sich die praktische Homöopathie weit von den ursprünglichen Vorstellungen Hahnemanns entfernt. Die gleichzeitige Anwendung nur eines einzigen Mittels („Unitas remedii") war von Hahnemann zu einer Grundforderung der Homöopathie erhoben worden, da nur so die besten Voraussetzungen für Reaktionsbeobachtungen gegeben seien. Vertreter dieser klassischen Richtung der Homöopathie haben diese Forderung weiterhin vertreten (Ritter 1962, Gebhardt 1994).

Auf die Einzelmittel entfallen unter den häufig verordneten Homöopathika nur drei Präparate (*Halicar, ginkgo-loges, Ginkgo Syxyl*), die homöopathische Arzneigrundstoffe in Form von Urtinkturen (∅) oder als hoch konzentrierte Dilutionen D1 enthalten. Hahnemann hat mit Urtinkturen häufig eine vorübergehende Verschlechterung bei seinen Patienten festgestellt. Nach Verdünnen der Arznei beobachtete er oft eine bessere Wirkung, wenn er eine zu große Reaktion des Patienten vermieden hatte. Davon leitete er seine Vorstellung der Verdünnung als Steigerung der Heilkraft ab, weshalb die Dilutionen zu

Tabelle 49.4: Verordnungen von homöopathischen Antiphlogistika und Antiarthrotika 1998
Angegeben sind die 1998 verordneten Tagesdosen (DDD), die Änderungen gegenüber 1997 und die mittleren Kosten je DDD 1998.

Präparat (Anwendungsgebiete)	Bestandteile	DDD in Mio.	Änderung in %	DDD-Kosten in DM
Antiphlogistika				
Traumeel Salbe (*Verletzungen etc.*)	Arnika D3 Calendula Ø Hamamelis Ø Echinacea ang. Ø Echinacea purp. Ø Chamomilla Ø Symphytum D4 Bellis perennis Ø Hypericum D6 Millefolium Ø Aconitum D1 Belladonna D1 Mercurius sol. D6 Hepar sulfuris D6	8,9	+0,9	0,38
Traumeel S (*Verletzungen etc.*)	Arnica D2 Calendula D2 Chamomilla D3 Symphytum D8 Millefolium D3 Belladonna D4 Asconium D3 Bellis perennis D2 Hypericum D2 Echinacea ang. D2 Echinacea purp. D2 Hamamelis D2 Mercurius solub. D8 Hepar sulfuris D8	8,6	−4,1	0,65
Zeel comp. (*Rheumatische Gelenkbeschwerden*)	Toxicodendron D2 Arnica D2 Solanum dulc. D2 Sanguinaria D2 Sulfur D6	3,3	+16,1	1,08
		20,8	+0,8	0,60

49

Tabelle 49.4: Verordnungen von homöopathischen Antiphlogistika und Antiarthrotika 1998 (Fortsetzung)

Angegeben sind die 1998 verordneten Tagesdosen (DDD), die Änderungen gegenüber 1997 und die mittleren Kosten je DDD 1998.

Präparat (Anwendungsgebiete)	Bestandteile	DDD in Mio.	Änderung in %	DDD-Kosten in DM
Antiarthrotika				
Zeel Tabl./Amp. (Arthrosis etc.)	Auszug Cartilago suis	7,3	−16,7	0,94
	Auszug Funiculus Umbilicalis suis			
	Auszug Embryo suis			
	Auszug Placenta suis			
	Rhus toxicodendron ∅			
	Arnica ∅			
	Dulcamara ∅			
	Symphytum ∅			
	Sanguinaria ∅			
	Sulfur ∅			
	Coenzym A			
	Nadid			
	Natriumoxalatacetat			
	α-Liponsäure			
Zeel T Salbe (Arthrosis etc.)	Cartilago suis D2	1,1	−23,8	0,44
	Funiculus umbilicalis suis D2			
	Embryo suis D2			
	Placenta suis D2			
	Toxicodendron D2			
	Arnica montana D2			
	Solanum dulcamara D2			
	Symphytum D8			
	Sanguinaria Canadensis D2			
	Sulfur D6			
	Nadidum D6			
	Coenzym A D6			
	α-Liponsäure D6			
	Natriumdiethyloxalaceticum D6			
	Acidum silicicum D6			
		8,4	−17,7	0,87
Summe		29,2	−5,3	0,68

49

Tabelle 49.5: Verordnungen von homöopathischen Grippemitteln und Immuntherapeutika
Angegeben sind die 1998 verordneten Tagesdosen (DDD), die Änderungen gegenüber 1997 und die mittleren Kosten je DDD 1998.

Präparat (Anwendungsgebiete)	Bestandteile	DDD in Mio.	Änderung in %	DDD-Kosten in DM
Grippemittel				
Meditonsin H (Grippale Infekte etc.)	Aconitinum D5 Atropinum sulf. D5 Mercurius cyanatus D8	17,8	+13,9	1,33
Contramutan D/N (Grippale Infekte etc.)	Echinacea ang. Ø Aconitum Ø Belladonna Ø Eupatorium perfol. Ø	9,1	−4,9	2,06
Metavirulent (Grippale Infekte etc.)	Influenzinum D30 Acidum sarcolact. D15 Aconitinum D4 Ferrum phosphoricum D8 Gelsemium D4 Luffa D12 Verratrum alb. D4 Gentiana lutea Ø	3,6	+21,7	0,48
Gripp-Heel (Grippe etc.)	Aconitum D4 Bryonia D4 Lachesis D12 Eupatorium D3 Phosphor D5	2,0	+4,7	0,54
Engystol N (Erkältungskrankheiten etc.)	Vincetoxicum hirundinaria D6 D10 D30 Sulfur D4 D10	1,5	+15,7	0,76
Nisylen (Erkältungskrankheiten etc.)	Aconitinum D3 Gelsemium D3 Ipecacuanha D3 Phosphorus D5 Bryonia D2 Eupatorium perfoliat. D1	1,5	−7,8	0,49
		35,4	+7,7	1,33

49

Tabelle 49.5: Verordnungen von homöopathischen Grippemitteln und Immuntherapeutika (Fortsetzung)
Angegeben sind die 1998 verordneten Tagesdosen (DDD), die Änderungen gegenüber 1997 und die mittleren Kosten je DDD 1998.

Präparat (Anwendungsgebiete)	Bestandteile	DDD in Mio.	Änderung in %	DDD-Kosten in DM
Immuntherapeutika				
toxi-loges Tropfen (Infektiöse Erkrankungen etc.)	Echinacea angustifolia ∅ Eupatorium perfol. ∅ Baptisia ∅ China ∅ Bryonia D4 Aconitum D4 Ipecacuanha D4 Likörwein	7,1	+11,6	0,39
toxi-Loges N (Abwehrschwäche, Grippe etc.)	Eupatorium perfol. ∅ Baptisia ∅ Aconitum D4 Ipecacuanha D4	1,6	+20,9	0,90
		8,8	+13,2	0,49
Summe		44,2	+8,7	1,16

49

einem Kennzeichen der Homöopathie wurden, allerdings auch mit dem Problem des Wegverdünnens bis zum Verschwinden des letzten Arzneimoleküls aus der Lösung. *Halicar* und die beiden homöopathischen Ginkgopräparate sind somit Präparate der sogenannten Niedrigpotenzen, die sich in meßbaren und damit möglicherweise auch wirksamen Arzneimittelkonzentrationen bewegen.

Die homöopathischen Konzentrationsangaben sind jedoch wenig transparent, weil es keine einheitlichen Regeln für die Herstellung homöopathischer Urtinkturen gibt. Bisher waren die jahrelangen Bemühungen vergeblich, die homöopathischen Arzneimittelhersteller zu metrischen Inhaltsangaben in Gramm pro Arzneiform oder Volumen zu bewegen (Forth 1996). Das gilt in besonderem Maße für potentiell toxische Schwermetalle wie Blei, Quecksilber oder Arsen. So enthält beispielsweise das am häufigsten verordnete Homöopathikum *Meditonsin* (Tabelle 49.3) 40 Gramm Mercurius cyanatus D8 in 100 ml Lösung. Dahinter verbirgt sich eine Verdünnung von 1:100 Millionen Quecksilbercyanid in einer Menge von 0,004 mg/l, eine Konzentration von Quecksilber, die immerhin vierfach über der

Tabelle 49.6: Verordnungen von homöopathischen Gynäkologika
Angegeben sind die 1998 verordneten Tagesdosen (DDD), die Änderungen gegenüber 1997 und die mittleren Kosten je DDD 1998.

Präparat	Bestandteile	DDD in Mio.	Änderung in %	DDD-Kosten in DM
Mastodynon N (*Zyklusstörungen*)	Agnus castus ∅ Caulophyllum thalictroides D4 Cyclamen D4 Ignatia D6 Iris D2 Lilium tigrinum D3	10,5	+1,8	0,54
Klimaktoplant (*Beschwerden der Wechseljahre etc.*)	Cimicifuga Trit. D2 Sepia Trit. D2 Lachesis Trit. D5 Ignatia Trit. D5	4,6	−14,5	0,71
Feminon N (*Menstruations-anomalien etc.*)	Pulsatilla pratensis D2 Vitex agnus castus D1 Cimicifuga racemosa D3 Phosphorus D4 Calcium carbonicum D10	2,0	−2,7	0,90
Cefakliman Tabletten (*Klimakterische Ausfallserscheinungen*)	Lachesis D12 Cimicifuga D5 Sepia D5 Lilium tigrinum D5	1,5	−6,9	1,37
Summe		18,6	−3,9	0,69

Grenzkonzentration im Trinkwasser liegt (Ollroge 1994). Die große Beliebtheit von *Meditonsin* würde wohl sicher darunter leiden, wenn der pharmazeutische Hersteller verpflichtet würde, das völlig obsolete Quecksilbercyanid, das in der Medizin schon lange verlassen wurde, mit der deutschen Bezeichnung in metrischen Angaben auf seinem Arzneimittel anzugeben. Aber vermutlich gehört auch das zum Zauber homöopathischer Arzneien.

Tabelle 49.7: Verordnungen von homöopathischen Herzkreislaufmitteln
Angegeben sind die 1998 verordneten Tagesdosen (DDD), die Änderungen gegenüber 1997 und die mittleren Kosten je DDD 1998.

Präparat	Bestandteile	DDD in Mio.	Änderung in %	DDD-Kosten in DM
Antihypertonika				
Homviotensin	Reserpin D3	3,8		0,40
(*Hypertonie*)	Rauwolfia D3			
	Viscum album D2			
Durchblutungsfördernde Mittel				
Ginkgo biloba comp.	Ginkgo biloba D3	20,3	−13,0	0,33
(*Gefäßverkalkung*)	Aurum colloidale D8			
Cefavora	Ginkgo biloba ∅	5,5	−9,5	0,67
(*Durchblutungs-*	Viscum album ∅			
störungen)	Crataegus ∅			
Ginkgo Syxyl	Ginkgo e folis D1	1,9	−4,2	1,14
ginkgo-loges	Ginkgo e folis D1	0,7		1,23
		28,4	−11,3	0,47
Kardiaka				
Diacard Liquidum	Valeriana ∅	12,0	−16,8	0,37
(*Funktionelle*	Aether sulfuricus D1			
Herzbeschwerden)	Camphora D2			
	Cactus D2			
	Crataegus D2			
Cralonin	Crataegus D2	4,9	−1,0	0,28
(*Koronardurchblutungs-*	Spigelia D1			
störungen etc.)	Kalium carbonicum D2			
Confludin	Crataegus ∅	1,1		0,80
(*Herzkreislaufschwäche*	Convallaria D4			
etc.)	Selenicereus			
	grandiflor. ∅			
	Scilla D4			
	Spigelia D2			
		18,0	−11,2	0,37
Summe		50,2	−14,8	0,43

49

Tabelle 49.8: Verordnungen von homöopathischen Hypnotika und Psychopharmaka 1998
Angegeben sind die 1998 verordneten Tagesdosen (DDD), die Änderungen gegenüber 1997 und die mittleren Kosten je DDD 1998.

Präparat (Anwendungsgebiete)	Bestandteile	DDD in Mio.	Änderung in %	DDD-Kosten in DM
dysto-loges (Vegetativ-endokrine Dystonie etc.)	Passiflora ∅ Melissa ∅ Gelsemium D4 Reserpinum D5 Spigelia D4 Coffea D6 Tabacum D6 Veratrum D6 Glonoinum D8	4,0	+5,0	0,55
Viburcol (Unruhezustände etc.)	Chamomilla D1 Belladonna D2 Dulcamara D4 Plantago major D3 Pulsatilla D2 Calcium carbonicum D8	2,4	+5,3	1,53
Zincum valerianicum-Hevert (Psychoneurosen etc.)	Aconitum napellus D12 Ambra D12 Castoreum D6 Cimicifuga D2 Cocculus D4 Coffea D12 Convallaria D4 Cypripedium pubesc. D3 Ignatia D6 Lilium tigrinum D4 Mitchella D3 Moschus D6 Nux vomica D4 Ol. Anisi D2 Passiflora D3 Platinum metallicum D8 Valeriana D2 Zincum valerianicum D3	1,5	−6,5	1,20
Ypsiloheel (Vegative Dystonie, Globus hystericus)	Asa foetida D4 Ignatia D4 Paris quadrifolia D4 Thuja D6 Pulsatilla D4 Lachesis D8 Moschus D6 Glononium D6	1,1	−7,1	0,37
Summe		9,0	+1,4	0,89

Tabelle 49.9: Verordnungen homöopathischer Rhinologika und Otologika
Angegeben sind die 1998 verordneten Tagesdosen (DDD), die Änderungen gegenüber 1997 und die mittleren Kosten je DDD 1998.

Präparat (Anwendungsgebiete)	Bestandteile	DDD in Mio.	Änderung in %	DDD-Kosten in DM
Euphorbium comp. Spray (*Chron. Sinusitiden etc.*)	Euphorbium D4 Pulsatilla D2 Mercurius biiod. D8 Mucosa nasalis suis D8 Hepar sulfuris D10 Argentum nitr. D10 Sinusitis-Nosode D13 Luffa operculata D2	8,6	−2,6	0,74
Lymphomyosot (*Lymphatismus, Tonsillarhypertrophie etc.*)	Myosotis arvensis D3 Veronica D3 Teucrium scorodon D3 Pinus silvestris D4 Gentiana lutea D5 Equisetum hyemale D4 Sarsaparilla D6 Scrophularia nodosa D3 Juglans D3 Calcium phosphor. D12 Natrium sulfuricum D4 Fumaria officinalis D4 Levothyroxinum D12 Aranea diadema D6 Geranium robertian. D4 Nasturtium offic. D4 Ferrum iodatum D12	7,6	+4,6	0,48
Sinuselect (*Sinusitis etc.*)	Calcium sulfuricum D4 Carbo vegetabilis D8 Cinnabaris D8 Hydrastis D4 Kalium bichromicum D4 Mercurius solubilis D8 Silicea D8 Thuja D8	3,6	−11,8	0,64
Heuschnupfenmittel DHU (*Pollinosis etc.*)	Luffa operculata D4 Galphimia D3 Cardiospermum D3	3,3	+8,9	0,69

49

Tabelle 49.9: Verordnungen homöopathischer Rhinologika und Otologika (Fortsetzung)
Angegeben sind die 1998 verordneten Tagesdosen (DDD), die Änderungen gegenüber 1997 und die mittleren Kosten je DDD 1998.

49

Präparat (Anwendungsgebiete)	Bestandteile	DDD in Mio.	Änderung in %	DDD-Kosten in DM
Otovowen (Mittelohrentzündung etc.)	Aconitum napellus D6 Capsicum annuum D4 Chamomilla recutita Ø Echinacea purpurea Ø Hydrargyrum cyanat. D6 Hydrastis canadensis D4 Jodum D4 Natrium tetraborac. D4 Sambuccus nigra Ø Sanguinaria canadensis Ø	3,3	+24,4	0,71
Sinfrontal (Nasennebenhöhlen-entzündungen etc.)	Chininum arsenic. Trit. D12 Cinnabaris Trit D4 Ferrum phosphor. Trit D3 Mercurius solub. Trit. D5	2,9	−17,5	0,93
Cinnabaris Pentarkan (Sinusitis)	Cinnabaris Trit. D3 Hydrastis Trit. D3 Kalium bichromat. Trit. D3 Echinacea Trit. D1 Barium chloratum Trit. D3	1,9	−46,7	0,46
Sinusitis Hevert N (Sinusitiden etc.)	Echinacea D2 Galphimia glauca D2 Luffa D2 Apis D4 Atropinum sulf. D4 Baptisia D4 Cinnabaris D3 Crotalus D8 Hepar sulfuricum D3 Kalium bichrom. D8 Lachesis D8 Thuja D8	1,3	−1,5	1,81

Tabelle 49.9: Verordnungen homöopathischer Rhinologika und Otologika (Fortsetzung)
Angegeben sind die 1998 verordneten Tagesdosen (DDD), die Änderungen gegenüber 1997 und die mittleren Kosten je DDD 1998.

Präparat (Anwendungsgebiete)	Bestandteile	DDD in Mio.	Änderung in %	DDD-Kosten in DM
Luffa comp. Heel (Homöopathische Nasentropfen)	Arelia racemosa Trit. D1 Arsenum jodatum Trit. D8 Lobelia inflata Trit. D6 Luffa operculata Trit. D12	0,8	+24,6	0,58
Cefasept Amp./Tr. (Rhinitis, Sinusitis etc.)	Lachesis D6 Hydrargyrum cyanat. D6 Kalium phosphoricum D4 Natrium phosphoricum D4 Aqua silicata Echinacea Ø	0,6		1,13
Summe		33,9	−5,2	0,71

49

Anthroposophische Arzneimittel

Ähnlich wie bei den häufig verordneten Homöopathika ist die Verordnungsentwicklung der anthroposophischen Arzneimittel 1998 gegenüber dem Vorjahr rückläufig (Tabelle 49.11). Ihr Anteil an den Verordnungen des Gesamtmarktes beträgt nur 0,2 %. Am häufigsten werden sie zur Behandlung von Geschwulstkrankheiten eingesetzt. Auf drei Mistelpräparate (Iscador, Helixor, Eurixor) entfallen ca. zwei Drittel der verordneten Tagesdosen (Tabelle 49.12). Die Anwendungsgebiete der meisten übrigen Präparate beziehen sich ähnlich wie bei der Homöopathie auf grippale Infekte und andere geringfügige Gesundheitsstörungen. An diesem Verordnungsprofil wird erkennbar, daß die Tumorbehandlung im Zentrum der anthroposophischen Medizin steht, die Krebs als die Schicksalskrankheit der heutigen Zeit ansieht. Die anthroposophische Medizin beruht auf den Vorstellungen Rudolf Steiners (1861–1925), der in der neuzeitlichen Entwicklung der Menschheit letztlich einen Abfall vom Geistigen zu erkennen glaubte und darin einen Weg in die Krankheit und die Selbstzerstörung vorgezeichnet sah. Krebs wird daher in der anthroposophischen Medizin als eine Schwächung des geistigen Wesens im Menschen ver-

Tabelle 49.10: Verordnungen von anderen Homöopatika 1998
Angegeben sind die 1998 verordneten Tagesdosen (DDD), die Änderungen gegenüber 1997 und die mittleren Kosten je DDD 1998.

Präparat (*Anwendungsgebiete*)	Bestandteile	DDD in Mio.	Änderung in %	DDD-Kosten in DM
Antitussiva				
Monapax Saft/Supp./Tr. (*Husten etc.*)	Sonnentau Ø Hedera helix Ø China D1 Cochenillelaus D1 Kupfersulfat D1 Ipecacuanha D4 Hyoscyamus D4	1,8	+1,0	4,43
Antivertiginosa				
Vertigoheel (*Schwindelzustände*)	Cocculus D4 Conium D3 Ambra D6 Petroleum D8	27,3	−9,5	0,77
Dermatika				
Halicar (*Ekzeme etc.*)	Cardiospermum Ø	3,9	−5,6	0,78
Thuja Oligoplex (*Polypen, Warzen etc.*)	Thuja D1 Clematis D2 Kalium jodatum D4 Marum verum D3 Phosphorus D6 Platinum chloratum D6	0,5		0,73
		4,4	−6,4	0,77
Mund- und Rachentherapeutika				
Tonsiotren (*Mandelentzündung etc.*)	Atropinum sulfur. Trit. D5 Hepar sulfuricum Trit. D3 Kalium bichromicum D4 Silicea Trit D2 Mercurius bijod. Trit. D8	2,9	+0,5	1,01
Osanit (*krampfartige Schmerzen beim Zahnen etc.*)	Magnesium phosph. C6 Calcium carbonicum C8 Chamomilla D6 Calcium phosph. D12	0,3	+15,9	2,30
		3,2	+1,9	1,15

49

Tabelle 49.10: Verordnungen von anderen Homöopatika 1998 (Fortsetzung)
Angegeben sind die 1998 verordneten Tagesdosen (DDD), die Änderungen gegenüber 1997 und die mittleren Kosten je DDD 1998.

Präparat (Anwendungsgebiete)	Bestandteile	DDD in Mio.	Änderung in %	DDD-Kosten in DM
Ophthalmika				
ISO-Augentropfen C (Konjunktivitis etc.)	Conium cp G5 D4 Euphrasia cp Ad2 D4 Hamamelis cp Ad2 D4 Populus cp Fluid D4 Thuja cp K1 D4	1,4	+18,0	0,20
Spasmolytika				
Spascupreel Supp./ Tabl. (Spasmen glattmuskulärer Hohlorgane etc.)	Citrullus colocynthis D4 Ammonium bromatum D4 Atropinum sulfuricum D6 Veratrum album D6 Magnesium phosphor. D6 Gelsemium sempervirens D6 Passiflora incarnata D2 Chamomilla recutita D3 Cuprum sulfuricum D6 Aconitum napellus D6 Amanita muscaria D4	0,8	−20,9	0,39
Summe		38,8	−7,4	0,94

49

standen und Heilung vor allem von der Stärkung der geistigen
Gestaltungskräfte erwartet (Ullrich 1988).

Arzneimittel der anthroposophischen Therapierichtung enthalten
sowohl pflanzliche Bestandteile wie auch homöopathische Dilutionen. Sie sind daher lediglich an der Formulierung der Anwendung zu
identifizieren, die gemäß der anthroposophischen Menschen- und
Naturerkenntnis erfolgt. Damit werden bewußt philosophische und
weltanschauliche Überzeugungen herangezogen, um die Anwendung
anthroposophischer Arzneimittel zu begründen. Die dabei entwickelten Vorstellungen und Analogien sind nur schwer nachvollziehbar. So
werden pflanzliche Mittel angewendet, weil die anthroposophische
Medizin im Menschen eine umgekehrte Pflanze mit der Wurzel im
Kopfbereich, mit den Blättern im rhythmischen System von Puls und
Atmung und den Blüten in den Stoffwechsel- und Regenerationsorga-
nen erkennt (Lorenz 1983).

Tabelle 49.11: Verordnungen von anthroposophischen Arzneimitteln 1998
Angegeben sind die verordnungshäufigsten Präparate mit Verordnungsrang, Verordnungen und Umsatz 1998 im Vergleich zu 1997*.

Rang	Präparat	Verordnungen		Umsatz	
		in Tsd.	Änd. %	Mio. DM	Änd. %
412	Iscador	440,4	−26,7	35,8	−15,4
1186	Helixor	150,8	−2,1	12,3	+23,9
2389	Euphrasia Augentropfen	52,6	+15,3	0,9	+44,1
2857	Euphrasia D3 Augentr.	37,7		0,5	
2989	Plantago Bronchialbalsam	34,1		0,4	
2991	Pneumodoron 1+2	34,1		0,5	
2993	Chamomilla comp.	34,1		0,3	
3090	Ferrum-Phosph. D6	31,7		0,2	
3155	Aconit Nervenöl	29,9		0,5	
3208	Aconitum comp. Ohrentr.	28,9		0,2	
3210	Hustenelixir Weleda	28,9		0,3	
	Summe	903,1	−17,9	52,0	−6,8
	Anteil an der Arzneimittelgruppe	59,6 %		62,7 %	
	Summe aller Anthroposophika	1.558,6	−10,2	87,1	0,6
	Anteil am Gesamtmarkt	0,2 %		0,2 %	

* Für Präparate mit weniger als 50000 Verordnungen können aus Gründen der statistischen Sicherheit keine Veränderungswerte angegeben werden.

Durch Mistelpräparate sollen Form- und Integrationskräfte zur Auflösung und Wiedereingliederung verselbständigter Wachstumsprozesse von gutartigen und bösartigen Geschwulstkrankheiten angeregt werden. Trotz jahrzehntelanger Anwendung der Mistelpräparate gibt es jedoch nach einer Metaanalyse von elf Studien an Patienten mit verschiedenen Tumorkrankheiten keine ausreichenden Belege für die therapeutische Wirksamkeit anthroposophischer Arzneimittel für die Tumortherapie (Kleijnen und Knipschild 1994).

Tabelle 49.12: Verordnungen anthroposophischer Arzneimittel
Angegeben sind die 1998 verordneten Tagesdosen (DDD), die Änderungen gegenüber 1997 und die mittleren Kosten je DDD 1998.

Präparat (*Anwendungsgebiete*)	Bestandteile	DDD in Mio.	Änderung in %	DDD-Kosten in DM
Zytostatika				
Iscador (*Geschwulstkrankheiten*)	Mistelextrakt	11,1	−17,3	3,24
Helixor (*Geschwulstkrankheiten*)	Mistelextrakt	3,7	+4,9	3,33
		14,8	−11,9	3,25
Grippemittel				
Plantago Bronchialbalsam (*Atemwegskrankheiten, grippale Infekte*)	gelbes Wachs Lärchen-Terpentin Campher Eukalyptusöl Thymianöl Plantago e foliis ferm D1 Drosera e planta tota D3 Petasites e radice ferm D1	0,7	−3,0	0,64
Pneumodoron 1+2 (*Fieberhafte Bronchitis*)	Aconitum napellus D2 Bryonia D2 Phosphorus D4 Tartratus stibiatus D2	0,4	−33,6	1,10
Ferrum-Phosph. D6 comp. (*Grippale Infekte etc.*)	Aconitum napellus D1 Bryonia radix D1 Eucalyptus Folium D1 Eupatorium perfoliat. D1 Ferrum phosphor. D6 Sabadilla Semen D1	0,3	−2,4	0,79
Hustenelixir Weleda (*Atemwegskrankheiten, grippale Infekte*)	Eibischwurzelextrakt Bittersüßstengeldekokt Anisdekokt Quendelkrautdekokt Thymiandekokt Drosera D5 Gerstenmalzextrakt Cephaelis ipecacana D1 Pulsatilla pratensis D3 Andomkrautdekokt	0,1	+34,2	2,24

49

Tabelle 49.12: Verordnungen anthroposophischer Arzneimittel (Fortsetzung)
Angegeben sind die 1998 verordneten Tagesdosen (DDD), die Änderungen gegenüber 1997 und die mittleren Kosten je DDD 1998.

Präparat (Anwendungsgebiete)	Bestandteile	DDD in Mio.	Änderung in %	DDD-Kosten in DM
Chamomilla comp. (*Fieberhafte Erkrankungen etc.*)	Belladonna D3 Chamomilla radix D2 Echinacea angustif. ∅ Papaver somnif. fructus D3 Argentum met. praep. D19	0,1	−43,9	2,86
		1,7	−15,0	1,08
Weitere Anwendungsgebiete Euphrasia D3 Augentr. (*Augenentzündungen*)	Euphrasia D3	1,9	−3,4	0,25
Aconitum comp. Ohrentropfen (*Otitis externa*)	Aconitum e tub. Term. D9 Quarz D9 Camphora Lavendulae atherolum	1,4	+19,1	0,17
Aconit-Nervenöl (*Neuralgien etc.*)	Aconitum e tub. Term. D9 Quarz D9 Camphora Lavendulae atherolum	1,0	+11,2	0,50
Euphrasia Augentr. (*Konjunktivitis etc.*)	Euphrasia D2 Euporbia-cyparissias D3 Juglans D3 Ruta D2 Sanguinaria D3 Scrophularia nodosa D2	0,8	+38,1	1,13
		5,2	+9,7	0,41
Summe		22,9	−8,0	2,38

49

Ausblick

Unter dem Kostendruck des Arzneimittelbudgets tendieren immer mehr Ärzte dazu, Präparate mit unsicherer Wirksamkeit weniger zu verordnen. Seit 1996 sind die Verordnungen von Phytotherapeutika deutlich zurückgegangen und haben sich 1998 nur wenig erholt. Bei den häufig verordneten Homöopathika und den Anthroposophika sind auch 1998 die Verordnungen zurückgegangen.

49

Die erfolgreichen Sparanstrengungen der Ärzteschaft und der Patienten sind bei den Arzneimitteln mit umstrittener Wirksamkeit unter erschwerten Bedingungen geleistet worden. Für die Einschränkungen bei den Arzneimitteln mit fraglicher Wirksamkeit fehlten klare gesetzliche Vorgaben. Es ist völlig unverständlich, daß 20 Jahre nach Inkrafttreten des Arzneimittelgesetzes immer noch 25.000 von 42.000 Fertigarzneimitteln in Deutschland ohne die gesetzlich geforderte Überprüfung von Qualität, Wirksamkeit und Unbedenklichkeit waren (Thiele und Beckmann 1998), während andere europäische Länder die Aufarbeitung ihres Arzneimittelmarktes gemäß den Vorgaben der Europäischen Gemeinschaft bis 1992 geleistet haben. Viele dieser Produkte dürfen sogar noch bis zum Jahre 2004 weiter verkauft werden, obwohl die Wirksamkeit im Rahmen der Aufbereitung negativ beurteilt wurde. Die zukünftige Modernisierung der Arzneitherapie wird nicht mehr mit dem Spardruck eines Arzneimittelbudgets und der Androhung von Honorarabzügen bei den Ärzten möglich sein. Die Entrümpelung des deutschen Arzneimittelmarktes kann nicht allein Ärzten und Patienten aufgebürdet werden. Die jahrzehntelangen Versäumnisse bei der Aufarbeitung der Altarzneimittel sollten durch klare Bewertungskriterien beseitigt werden, damit auch in Zukunft eine kontinuierliche Modernisierung der Arzneitherapie gewährleistet ist.

Literatur

Ammon H.P.T., Kaul R. (1994): Crataegus. Herz-Kreislauf-Wirkungen von Crataegusextrakten, Flavonoiden und Proxyanidinen. Teil 1: Historisches und Wirkstoffe. Dtsch. Apoth. Ztg. 134: 2433–2436; Teil 2: Wirkungen auf das Herz. Dtsch. Apoth. Ztg. 134: 2521–2535; Teil 3: Wirkungen auf den Kreislauf. Dtsch. Apoth. Ztg. 134: 2631–2636.

49

Angell M., Kassirer J.P. (1998): Alternative medicine – the risks of untested and unregulated remedies. N. Engl. J. Med. 339: 839–841.

Bödigheimer K., Chase D. (1994): Wirksamkeit von Weißdorn-Extrakt in der Dosierung 3mal 100 mg täglich. Multizentrische Doppelblindstudie mit 85 herzinsuffizienten Patienten im Stadium NYHA II. Münch. med. Wschr. 136 (Suppl. 1): S7–S11.

Boissel J.P., Cucherat M., Haugh M., Gauthier E. (Members of the Homoeopathic Medicine Research Group) (1996): Critical literature review on the effectiveness of homeopathy: overview of data from homeopathic medicine trials, Commission of the European Communities, Directorate-General XII, Science, Research and Development, Directorate E-RTD Actions: Life Sciences and Technologies, Medical Research. December 1996.

Buchem F.L. van, Knottnerus J.A., Schrijnemaekers V.J.J., Peeters M.F. (1997): Primary-care-based randomised placebo-controlled trial of antibiotic treatment in acute maxillary sinusitis. Lancet 349: 683–687.

Bundesgesundheitsamt (1981): Monographieentwürfe für anthroposophische und phytotherapeutische Arzneimittel. Dtsch. Apoth. Ztg. 52: 2910–2913.

Bundesgesundheitsamt (1990): Aufbereitungsmonographien Kommission E. Monographie: Verbenae herba (Eisenkraut). Bundesanzeiger Nr. 22a vom 01.02.1990.

Chibanguza G., März R., Sterner W. (1984): Zur Wirksamkeit und Toxizität eines pflanzlichen Sekretolytikums und seiner Einzeldrogen. Arzneim.-Forsch./Drug Res. 34: 32–36.

Eisenberg D.M., Davis R.B., Ettner S.L., Appel S., Wilkey S. et al. (1998): Trends in alternative medicine use in the United States, 1990–1997. JAMA 280: 1569–1575.

Ernst E., März R.W., Sieder Ch. (1997): Akute Bronchitis: Nutzen von Sinupret. Fortschr. Med. 115: 52–53.

Europäisches Parlament (1987): Bericht über die Rolle der Naturheilmittel (Phytopharmaka) in der Europäischen Gemeinschaft, Ausschuß für Umweltfragen, Volksgesundheit und Verbraucherschutz. Sitzungsdokumente Dok. 12–90, 4. Juni 1987.

Europäisches Parlament (1997): Entschließung zur Rechtsstellung nichtkonventioneller Medizinrichtungen. A4–0075/57 vom 29.5.1997.

Fisher P., Ward A. (1994): Complementary medicine in Europe. Brit. Med. J. 309: 107–111.

Förster A., Förster K., Bühring M., Wolfstädter H.D. (1994): Crataegus bei mäßig reduzierter linksventrikulärer Auswurffraktion. Ergospirometrische Verlaufsuntersuchung bei 72 Patienten in doppelblindem Vergleich mit Plazebo. Münch. med. Wschr. 136 (Suppl. 1): S21–S26.

Forth W. (1996): Potentiell toxische Schwermetalle als Therapeutikum in der Homöopathie. Dt. Ärztebl. 93: A-2318–A-2319.

Gebhardt K.-H. (1994): Homöopathie – Stellungnahme pro. Fortschr. Med. 112: 70–73.

Hahnemann S. (1796): Versuch über ein neues Prinzip zur Auffindung der Heilkräfte der Arzneisubstanzen. J. pract. Arzneyk. u. Wunderarneykunst 2: 391–439 und 465–561.

Hahnemann S. (1810): Organon der rationellen Heilkunde. Arnoldische Buchhandlung, Dresden.

Haustein K.-O., Höffler D., Lasek R., Müller-Oerlinghausen B. (1998): Außerhalb der wissenschaftlichen Medizin stehende Methoden der Arzneitherapie. Dt. Ärztebl. 95: A-800–A-805.

Jonas W.B. (1998): Alternative medicine – learning from the past, examining the present, advancing to the future. JAMA 280: 1616–1617.

Joseph G., Zhao Y., Klaus W. (1995): Pharmakologisches Wirkprofil von Crataegus-Extrakt im Vergleich zu Epinephrin, Amrinon, Milrinon und Digoxin am isoliert perfundierten Meerschweinchenherzen. Arzneim.-Forsch./Drug Res. 45: 1261–1265.

Kleijnen J., Knipschild P. (1994): Mistletoe treatment for cancer. Review of controlled trials in humans. Phytomedicine 1: 255–260.

Kleinjen J., Knipschild P., ter Riet G. (1991): Clinical trials of homoeopathy. Brit. Med. J. 302: 316–323.

Lindbaek M., Hjortdahl P., Johnsen U.L.-H. (1996): Randomised, double-blind, placebo-controlled trial of penicillin V and amoxycillin in treatment of acute sinus infections in adults. Brit. Med. J. 313: 325–329.

Linde K., Clausius N., Ramirez G., Melchart D., Eitel F. et al. (1997): Are the clinical effects of homoeopathy placebo effects? A meta-analysis of placebo-controlled trials. Lancet 350: 834–843.

Lorenz F. (1983): Den Mensch als Menschen sehen – Die Erweiterung des Heilwesens. In: Becker K.E., Schreiner H.-P. (Hrsg.): Rudolf Steiner – Praktizierte Anthroposophie. Frankfurt 1983, S. 87 ff.

MacLennan A.H., Wilson D.H., Taylor A.W. (1996): Prevalence and cost of alternative medicine in Australia. Lancet 347: 569–573.

Neubauer N., März R.W. (1994): Placebo-controlled, randomized double-blind clinical trial with Sinupret® sugar coated tablets on the basis of a therapy with antibiotics and decongestant nasal drops in acute sinusitis. Phytomedicine 1: 177–181.

Ollroge I. (1994): Grenzwerte. Richtwerte, Empfehlungen. In: Marquardt M., Schäfer S.G. (Hrsg.): Lehrbuch der Toxikologie. Wissenschaftsverlag, Mannheim, S. 914–936.

Reilly D.T., Taylor M.A., McSharry C., Aitchison T. (1986): Is homoeopathy a placebo response? Controlled trial of homoeopathic potency, with pollen in hayfever as model. Lancet II: 881–886.

Ritter H. (Hrsg.) (1962): Aktuelle Homöopathie. Hippokrates-Verlag, Stuttgart.

Schmidt U., Kuhn U., Ploch M., Hübner W.-D. (1994): Wirksamkeit des Extraktes LI 132 (600 mg/Tag) bei achtwöchiger Therapie. Plazebokontrollierte Doppelblindstudie mit Weißdorn an 78 herzinsuffizienten Patienten im Stadium II nach NYHA. Münch. med. Wschr. 136 (Suppl. 1): S13–S19.

Schütt H., Hölzl J. (1996): Hypericin: nur eine unwirksame Leitsubstanz? Pharm. Ztg. 141: 3678–3680.

Stein R. (1998): Empathie statt Phytotherapie. Unsicher wirkendes nicht mehr auf Kassenkosten verordnen. Ein Symposium der Arzneimittel-Kommission der deutschen Ärzteschaft. Dtsch. Ärztebl. 95: C1154–C1155.

Tauchert M., Ploch M., Hübner W.-D. (1994): Wirksamkeit des Weißdorn-Extraktes LI 132 im Vergleich mit Captopril. Münch. med. Wschr. 136 (Suppl. 1): S27–S33.

Thiele A., Beckmann J. (1998): Formalstatus von Arzneimitteln in Deutschland. Pharm. Ztg. 143: 48–50.

Ullrich H. (1988): Zwischen Heilkunst und Heilslehre. Einige kritische Anmerkungen zu den philosophischen Grundlagen der anthroposophischen Medizin – am Beispiel der Tumorbehandlung. Dt. Ärztebl. 85: C-1127–C-1132.

Vogel G. (1986): Die Lage der Phytotherapie, das zweite Arzneimittelgesetz und das Problem der Therapiefreiheit. Therapiewoche 36: 1054–1063.

Wagner H., Wiesenauer M. (Hrsg.) (1995): Phytotherapie. Phytopharmaka und pflanzliche Homöopathika. Gustav Fischer Verlag, Stuttgart, Jena, New York.

Walach H., Haeusler W., Lowes T., Mussbach D., Schamell U. et al. (1997): Classical homeopathic treatment of chronic headaches. Cephalalgia 17: 119–126.

49

Weikl A., Assmus K.-D., Neukum-Schmidt A., Schmitz J., Zapfe G. jun. et al. (1996): Crataegus-Spezialextrakt WS 1442. Fortschr. Med. 114: 291–296.
Weiss R.F., Fintelmann V. (Hrsg.) (1997): Lehrbuch der Phytotherapie, 8. Aufl., Hippokrates Verlag, Stuttgart.

49

50. Der Arzneimittelmarkt in der Bundesrepublik Deutschland

H. Schröder und G. W. Selke

Im bundesdeutschen Arzneimittelmarkt des Jahres 1998 setzt sich der langjährige Trend fort: Nach den deutlichen Zuzahlungseffekten des Vorjahres ist das Jahr 1998 durch eine weitere Betonung der Strukturkomponente geprägt. Dies bedeutet, daß der Ausgabentrend im Fertigarzneimittelmarkt erneut nach oben weist und erstmals somit der bisherige Ausgabengipfel von 1992 um 6,6 % übertroffen wird. Daß auch zukünftig mit einem erhöhten Ausgabenniveau zu rechnen sein wird, belegen bereits jetzt die ersten Quartalswerte der Ausgabenstatistik der Gesetzlichen Krankenversicherung für das Jahr 1999. Damit muß angesichts der nach wie vor deutlichen Strukturverschiebung hin zu hochpreisigen Arzneimitteln die Frage beantwortet werden, ob die gesetzlichen Regelungsmechanismen möglicherweise nicht mehr oder zu kurz greifen. Gegebenenfalls muß nach weitergehenden Maßnahmen gesucht werden, damit auch zukünftig die Arzneimittelversorgung der Solidargemeinschaft sichergestellt werden kann. Angesichts nach wie vor hoher Einsparpotentiale durch Generika, bei pharmakologisch-therapeutisch vergleichbaren Analogwirkstoffen und bei Arzneimitteln mit umstrittener Wirksamkeit muß der Warnruf einer drohenden Rationierung von Arzneimitteln gleichwohl als nur rhetorisch bewertet werden.

Manches Mal hilft der Blick hinaus über die eigenen Landesgrenzen, um zu sehen, welche Mechanismen in anderen nationalen Pharmamärkten angewendet werden, um ausufernde Arzneimittelausgaben in den Griff zu bekommen. Bei einem europaweiten Vergleich werden starke Unterschiede in den länderspezifischen Lösungen deutlich (Österreichisches Bundesinstitut für Gesundheitswesen 1998, Arzneimittel-Zeitung 1998):

- Die Anzahl der *zugelassenen und erstattungsfähigen Arzneimitteln* liegt in anderen europäischen Ländern in der Regel bei maximal einem Fünftel der in Deutschland verkehrsfähigen Anzahl von 50.000 Präparaten.

- Die *Preisbildung der Hersteller* wird in vielen Ländern staatlich beeinflußt. In Großbritannien beispielsweise erfolgt sie nach Verhandlungen mit einer staatlichen Behörde, bei der Obergrenzen für die Unternehmensgewinne vereinbart werden.
- *Positiv- und Negativlisten* existieren in vielen europäischen Ländern nebeneinander. Nur Finnland hat keins von beiden, und in Deutschland existieren eine eng begrenzte Negativliste (§ 34 Abs. 3 SGB V) sowie Verordnungseinschränkungen für Bagatellarzneimittel bei Erwachsenen (§ 34 Abs. 1 SGB V).
- Die verschiedenen *Zuzahlungsregelungen* in den einzelnen Ländern zeigen, wie sowohl sozialverträglich als auch therapeutisch sinnvoll Arzneimittel in Gruppen eingeteilt werden können. In Frankreich wird beispielsweise zwischen lebensnotwendigen Arzneimitteln, lebenswichtigen und unentbehrlichen Arzneimitteln, nicht lebenswichtigen Arzneimitteln und Präparaten einer Negativliste unterschieden.

Bei diesem europäischen Vergleich wird deutlich, daß es weniger auf die einzelnen Regelungsmechanismen ankommt als vielmehr auf die Verzahnung der einzelnen Komponenten. So kommt Finnland gerade deswegen ohne Positiv- und Negativliste aus, weil nur knapp 4.000 Präparate zugelassen sind, für die von staatlicher Seite eine obere Preisgrenze festgesetzt wird. Zugleich wird eine indikationsbezogene Dreiteilung des Marktes mit Auswirkungen auf die vom Patienten zu leistende Zuzahlung praktiziert. In Deutschland liegt mittlerweile der Gesetzesentwurf für eine „Strukturreform 2000" vor, der einige dieser Elemente wie beispielsweise die Schaffung einer Positivliste umfaßt. Weitergehende Vorschläge wie staatliche Preisfestsetzungen oder Regelungen zur Eigenbeteiligung über Dreiteilungsmodelle (Selke et al. 1999) werden derzeit nicht mehr diskutiert.

Entwicklung der Marktkomponenten

Die Entwicklung seit 1992 belegt eindrucksvoll, welcher Dynamik der bundesdeutsche Arzneimittelmarkt unterliegt (Abbildung 50.1). Dabei wird deutlich, daß für den Umsatzanstieg von 6,6 % zwischen 1992 und 1998 die Strukturkomponente die bestimmende Variable darstellt, die nur durch den massiven Verordnungsrückgang um 24 % und den leichten Preisrückgang um 5 % seit 1992 teilweise kompensiert wird. Die gegenläufige Entwicklung des stark positiven Struk-

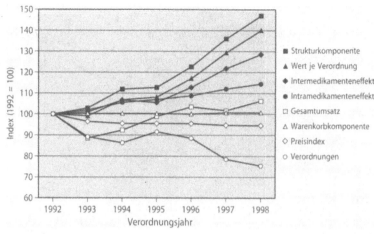

Abbildung 50.1: Preis-, Mengen- und Strukturentwicklung im GKV-Fertigarznei-mittelmarkt 1992 bis 1998

50

tureffekts und des gleichzeitig deutlich negativen Mengeneffekts seit 1992 kennzeichnet die Entwicklung der letzten Jahre, daß deutlich weniger, aber dafür um so teurer verordnet wird.

Die hochpreisige Verordnungsentwicklung manifestiert sich weiterhin in der Entwicklung der Verordnungen in Bezug zum Wert je Verordnung (Abbildung 50.2). Dort wird ebenfalls die Schere zwischen Verordnungszahl und Wert je Verordnung seit 1992 deutlich, die dazu geführt hat, daß das Umsatzniveau des Jahres 1992 deutlich überschritten wurde. Mit 44,29 DM ist eine Verordnung nunmehr durchschnittlich um über 40 % teurer als 1992.

An dem gestiegenen Arzneimittelumsatz partizipieren verschiedene Teilnehmer im Markt. Die Hersteller teilen sich diesen Umsatz mit den Vertriebspartnern des Großhandels und den Apotheken sowie der Mehrwertsteuer (Abbildung 50.3). Dabei entfallen auf die Hersteller im Jahr 1998 54,3 % des GKV-Fertigarzneimittelumsatzes. Auf den Vertrieb über Großhandel und die Distribution über die Apotheke entfallen 27,8 %. Für den bis Ende März 1998 bei 15 Prozent liegenden und seit 1. April 1998 geltenden Mehrwertsteuersatz von 16 Prozent hat die Gesetzliche Krankenversicherung im Jahr 1998 insgesamt 4,8 Mrd. DM gezahlt. Eine Umsatzsteuerbefreiung für ärztlich verordnete Arzneimittel wie in Großbritannien oder für rezeptpflich-

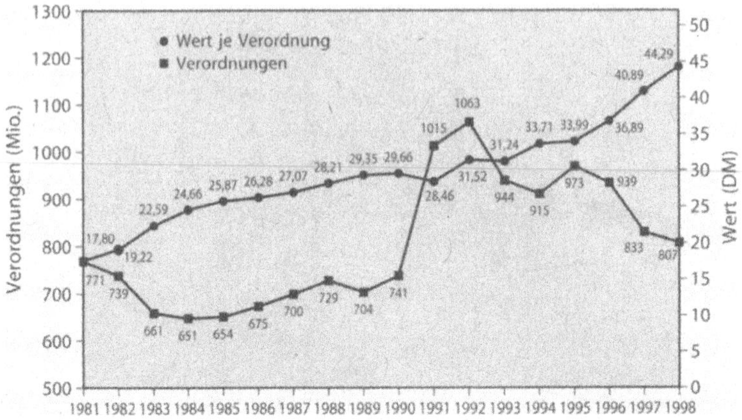

Abbildung 50.2: Entwicklung von Verordnungen und Wert je Verordnung 1981 bis 1998 (ab 1991 mit den neuen Bundesländern)

tige Arzneimitel wie in Schweden würde die Arzneimittelausgaben der gesetzlichen Krankenversicherung auch in Deutschland deutlich reduzieren. Vergleicht man die Aufteilung des Umsatzes mit den entsprechenden Werten des Jahres 1992, dann zeigt sich eine deutliche Verschiebung sowohl absolut als auch relativ hin zu den Herstellern, da die Vertriebskosten bei teuren Arzneimittelpackungen aufgrund der degressiven Großhandels- und Apothekenspannen geringer werden, zumal diese zum 1. Juli 1998 im hochpreisigen Bereich gekappt wurden. Seit 1992 ist der Anteil der Hersteller am GKV-Fertigarzneimittelumsatz um 3,2 % gestiegen, während er im gleichen Zeitraum bei den Apotheken um 9,0 % gesunken ist.

Gesetzliche Rahmenbedingungen

Die Ausgabenentwicklung der letzten Jahre bewirkt, daß der Arzneimittelbereich immer wieder im Mittelpunkt der Reformdiskussionen steht und Ziel gesetzlicher Maßnahmen ist. Eines der spezifisch deutschen Probleme liegt darin, daß das Arzneimittelangebot in der Bundesrepublik im internationalen Vergleich eindeutig unterreguliert ist. Arzneimittel sind „verkehrsfähig", wenn sie ihre Wirksamkeit durch klinische Prüfung belegt haben. Dabei ist entscheidend, daß laut Arzneimittelgesetz (AMG) die Zulassung nicht versagt werden kann,

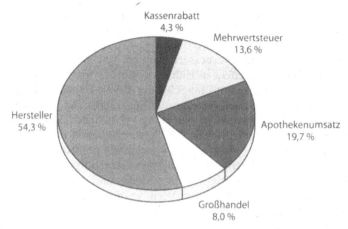

Abbildung 50.3: Die Aufteilung des GKV-Fertigarzneimittelumsatzes im Jahre 1998

50

„weil therapeutische Ergebnisse nur in einer beschränkten Zahl von Fällen erzielt worden sind". Vielmehr kann die Zulassung nur verweigert werden, wenn feststeht, daß mit dem Arzneimittel *keine* therapeutischen Ergebnisse erzielt werden. Diese Marktzugangsregelung, die vor allen Dingen darauf ausgerichtet ist, die Sicherheit im Verkehr mit Arzneimitteln zu gewährleisten, liefert zwar eine Minimalvoraussetzung, gewährleistet jedoch nicht die im Sozialgesetzbuch festgeschriebenen Ziele der Zweckmäßigkeit und Wirtschaftlichkeit. Im Jahre 1998 waren 17.000 Arzneimittel nach AMG zugelassen und 2000 weitere Arzneimittel verkehrsfähig (Thiele und Beckmann 1998). Daneben sind auch die 31.000 nicht auf Wirksamkeit hin geprüften „Alt-Arzneimittel", die dank einer großzügigen Übergangsfrist von 26 Jahren noch im Nachzulassungsverfahren sind, verkehrsfähig sowie die zum Großteil lediglich registrierten Homöopathika und Anthroposophika. Das Angebot umfaßt somit ungefähr 50.000 Arzneimittel, von denen ca. 60 % noch nicht durch die zuständige Behörde auf Wirksamkeit, Unbedenklichkeit und Qualität untersucht worden sind. Die Verordnung dieser „Alt-Arzneimittel" ist unter dem Gesichtspunkt der Versorgungsqualität kritisch zu bewerten und zumindest teilweise unwirtschaftlich im Sinne des SGB V.

Daneben unterhöhlen die kartellrechtlichen Auseinandersetzungen um die Arzneimittel-Richtlinien des Bundesausschusses der Ärzte und Krankenkassen sowie die Festbetragsfestsetzungen zunehmend die Steuerungsfähigkeit im Arzneimittelbereich. Die Neufassung der Arzneimittel-Richtlinien hätte zum 1. April 1999 durch Hinweise auf eine rationale und wirtschaftliche Arzneimitteltherapie die Qualität der Versorgung verbessern können. Darüber hinaus wurde auch noch ein Einspareffekt in Höhe von jährlich 650 Millionen DM diskutiert (Galle-Hoffmann und Schröder 1999). Daneben hätte die zum 1. April 1999 aktualisierte Festbetragsfestsetzung ein weiteres Wirtschaftlichkeitspotential in der Höhe von jährlich 550 Mio. DM freigesetzt (Arbeitsgemeinschaft der Spitzenverbände der Krankenkassen 1999). Es bleibt abzuwarten, wie sich die politisch angestrebten Veränderungen bezüglich Festbetragsfestsetzungen, Arzneimittel-Richtlinien oder Positivliste entwickeln und inwiefern damit Steuerungsinstrumentarien geschaffen werden, die eine rationale Arzneimitteltherapie begünstigen.

Innovation im Arzneimittelmarkt

Innovationen sind seit einigen Jahren auf dem deutschen Arzneimittelmarkt ein zentrales Thema. Die pharmazeutische Industrie sieht in den Innovationen den zentralen Schlüssel zur Verwirklichung zukünftiger Gewinnerwartungen. Gleichzeitig vertritt sie die Meinung, daß der Arzneimittelmarkt in Deutschland überregelementiert ist, so daß einerseits der Marktzugang erschwert wird und andererseits die Verwertungsbedingungen ungünstig beeinflußt werden. Dabei wird häufig auf die Budgets und Richtgrößen mit ihren indirekten potentiellen Auswirkungen auf die Hersteller hingewiesen. Ausgehend von diesen Überlegungen wird dann argumentiert, die Arzneimittelausgaben müßten stärker steigen, als Budgetierung oder Richtgrößen es zulassen, um den medizinischen Fortschritt in Form von Arzneimittelinnovationen auch den GKV-Versicherten in adäquater Form zugänglich machen zu können. Ein Argument zielt dabei auf den Begriff „Innovation", der seit der Einführung der Arzneimittelbudgets durch das Gesundheitsstrukturgesetz 1993 bedeutsam geworden ist, denn der § 84 Abs. 1 SGB V sieht vor, daß neben Faktoren wie Veränderungen der Zahl und der Altersstruktur der Versicherten, der Morbiditätsentwicklung, der Preisentwicklung etc. auch Innovationen bei der Anpassung der Arzneimittelbudgets zu berücksichtigen sind.

Allerdings wird der Begriff „Innovation" im Gesetzt nicht definiert. Einen Hinweis, was man unter dem Begriff „neuartige Wirkstoffe" subsumieren kann, gibt § 35 Abs. 1 des SGB V (Festbeträge). Dort werden patentgeschützte Wirkstoffe, deren Wirkungsweise neuartig ist und die eine therapeutische Verbesserung – auch wegen geringerer Nebenwirkungen – bedeuten, von der Festbetragsfestsetzung explizit ausgenommen. Als neuartig gilt dabei ein Wirkstoff, solange derjenige Wirkstoff, der als erster dieser Gruppe in Verkehr gebracht worden ist, unter Patentschutz steht. Damit genießen Metoo-Präparate zwar durch den Patentschutz eine besondere Behandlung bei der Festbetragsfestsetzung, sie jedoch als innovativ zu bezeichnen, würde die Absichten des Gesetzgebers wohl über die Maßen strapazieren.

Die Diskussion um eine sinnvolle inhaltliche Bestimmung des Innovationsbegriffs auch unter dem Gesichtspunkt der umfassenden Therapiequalität befindet sich in Deutschland noch in einem recht frühen Stadium. Deutlich ist jedoch bereits jetzt, daß es sich um eine Gratwanderung handelt: Es muß sowohl der Anspruch der Hersteller auf die Amortisierung der Entwicklungskosten als auch der Anspruch der Patienten in der Gesetzlichen Krankenversicherung auf eine moderne und qualitativ hochwertige sowie finanzierbare Arzneimittelversorgung ausgewogen berücksichtigt werden. Angesichts knapper Ressourcen muß nunmehr überlegt werden, wie in die Preisbildung für Arzneimittel zusätzliche Parameter wie Qualität und Nutzen, mithin Effizienzkriterien, einfließen können. Vor diesem Hintergrund ist zu hinterfragen, ob das erfolgreiche Durchlaufen des Zulassungsverfahrens als hinreichendes Kriterium für Arzneimittelinnovation akzeptiert werden kann. Arzneimittel werden durch das im Arzneimittelgesetz beschriebene Zulassungsverfahren „verkehrsfähig", wenn ihre Wirksamkeit in klinischen Studien belegt ist. Me-too-Präparate erfüllen zwar dieses Kriterium, entsprechen aber oft vom Preis her nicht dem im SGB V verankerten Grundsatz einer wirtschaftlichen Versorgung. Es ist die Frage zu stellen, ob nach Markteinführung eines Me-too-Präparats zukünftig ein den Zielen des SGB V genügender Preis zwischen Krankenkasse und Hersteller konsentiert werden muß.

Neue Wirkstoffe

Untersucht man die neu eingeführten Wirkstoffe nach ihrem therapeutischen Zusatznutzen zum Zeitpunkt der Markteinführung, wird deutlich, daß bei weitem nicht jede Neueinführung als innovativ zu bewerten ist. Die Arzneimittel mit neuen Wirkstoffen werden im Arzneiverordnungs-Report seit 1986 entsprechend der Klassifikation von Fricke und Klaus (1986–1996) bewertet. Diese pharmakologisch-therapeutische Klassifikation unterscheidet zwischen Arzneimitteln mit einem neuartigen Wirkstoff/Wirkprinzip (Kategorie A), der Verbesserung pharmakologischer Qualitäten bereits bekannter Wirkprinzipien (Kategorie B), Analogpräparaten mit marginalen Unterschieden zu eingeführten Wirkstoffen (Kategorie C) und Neueinführungen ohne ausreichend gesichertes Therapieprinzip (Kategorie D). Damit wird nicht nur die chemische Innovation bei der Arzneimittelbewertung berücksichtigt, sondern auch die therapeutische Qualität einbezogen. Denn nicht jede Neueinführung im Sinne des Patentrechts bedeutet zugleich einen therapeutischen Fortschritt für den Patienten.

Für das Jahr 1998 zeigt sich, daß der zahlenmäßige Anteil der im eigentlichen Sinne innovativen Präparate an allen neu auf den deutschen Markt gekommenen Wirkstoffen 34 % beträgt, weitere 29 % bieten zumindest eine spürbare Verbesserung. Die Anwendung dieser Bewertung auf die Wirkstoffe, die in den letzten dreizehn Jahren zugelassen wurden, zeigt, daß 46 % der Neueinführungen einen klaren therapeutischen Fortschritt im Sinne einer A- oder B-Klassifikation bieten (Abbildung 50.4). Der größte Teil der Marktneueinführungen entfällt jedoch auf Analogpräparate ohne therapeutischen Fortschritt, denn fast 53 % der Wirkstoffe seit 1986 stellen reine Nachahmerentwicklungen dar, bei denen oft nur Molekülvariationen vorgenommen werden. Dabei muß davon ausgegangen werden, daß die Amortisierungszeit für diese Wirkstoffe auf die Patentlaufzeit des Erstanbieters begrenzt bleibt. Darüber hinaus liegt der Zusatznutzen dieser Produkte nicht im therapeutischen, sondern im wirtschaftlichen Bereich. Gleichwohl sind unter den Analogpräparaten auch solche Wirkstoffe vertreten, für die erstmals ein therapeutischer Fortschritt in klinischen Studien nachgewiesen wurde, die für den pharmakologisch innovativen ersten Vertreter einer Gruppe nicht durchgeführt worden waren, wie z.B. die Lebensverlängerung durch Simvastatin bei Patienten mit koronarer Herzkrankheit (s. Kapitel 32, Lipidsenkende Mittel).

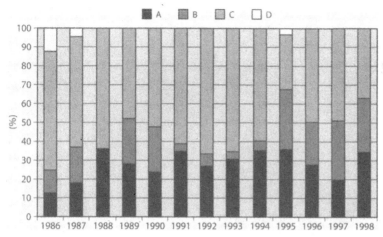

Abbildung 50.4: Bewertung neuer Wirkstoffe nach Fricke und Klaus 1986–1998

50

Analysiert man die neuen Wirkstoffe der letzten dreizehn Jahre nach ihrem Umsatzanteil in den einzelnen Jahren, so wird deutlich, daß diese Präparate 1998 bereits fast 10 Mrd. DM umsetzten (Abbildung 50.5). Die deutlichsten Zuwächse finden sich interessanterweise im Segment der Analogpräparate (C-Segment), die 1998 55 % des Umsatzes aller neuen Wirkstoffe zwischen 1986 und 1998 ausmachen. Diese neuen Analogpräparate haben im Jahre 1998 im Vergleich zum Vorjahr eine Umsatzsteigerung von 51 % erfahren (Abbildung 50.6). Die Schwäche der gesetzlichen Regelungsmechanismen für dieses Marktsegment wird von den pharmazeutischen Herstellern allem Anschein nach gezielt ausgenutzt.

Das von der pharmazeutischen Industrie vielfach zitierte Argument, daß die Erforschung und Entwicklung von bisher unbekannten Wirkstoffen hohe Kosten mit sich bringt, die am Markt refinanziert werden müssen, ist für wirklich neuartige Arzneistoffe in gewissen Grenzen durchaus nachvollziehbar. Die Nachahmerentwicklungen sind für die pharmazeutische Industrie jedoch mit deutlich geringerem Aufwand verbunden, da ihre Wirkstrukturen und ihre Synthese bereits bekannt sind und die Marktchancen ebenfalls bereits relativ konkret abgeschätzt werden können. Allerdings beziffern die Hersteller den Personal- und Finanzeinsatz für die kostenträchtige klinische Prüfung als kaum geringer als bei echten Innovationen. Würde dieses

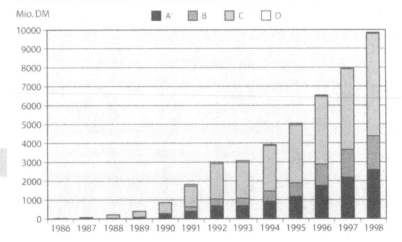

Abbildung 50.5: Umsätze neuer Wirkstoffe nach Qualitätskriterien 1986–1998

Argument zutreffen, müßte letztlich die Frage gestellt werden, ob solche Parallel- oder Sekundärentwicklungen bei den anerkannt hohen Kosten für die erfolgreiche Entwicklung eines neuen Wirkstoffs eine sinnvolle Verwendung der begrenzten Forschungsressourcen darstellen. Vielmehr ist anzunehmen, daß die überteuerte Finanzierung von Me-too-Entwicklungen eine Aushöhlung des Forschungsstandortes

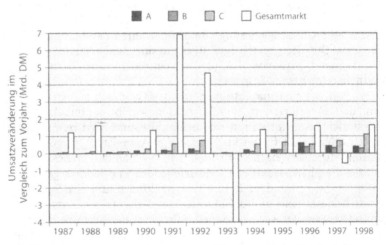

Abbildung 50.6: Umsatzveränderungen 1987 bis 1998 nach Qualitätskriterien

Deutschland durch Fehlallokation von Forschungsmitteln (Beispiel Glimepirid, s.u.) bedeuten, denn sie steigern die intendierte Wettbewerbsfähigkeit und die Zukunftssicherheit der Unternehmen nicht.

„Neuheit" im patentrechtlichen Sinne stellt ein notwendiges, aber sicherlich kein hinreichendes Kriterium für Innovation dar. Der einzufordernde Zusatznutzen solcher Me-too-Produkte kann jedenfalls nicht im therapeutischen, sondern nur noch im wirtschaftlichen Bereich liegen. „Im Unterschied zu innovativen Arzneimitteln beeinflussen ‚imitierende Produkte', wie Analogpräparate und Generika, nicht die gesundheitlichen Wirkungsziele, ihnen fällt vielmehr die Aufgabe zu, bei schon existierenden Produkten über Preissenkungen die Effizienz der Gesundheitsversorgung zu verbessern." (Wille 1994)

50

Zwar zeichnet sich mittlerweile zwischen den Marktbeteiligten Einigkeit darüber ab, daß innovative Arzneimittel faktisch zu Umsatzsteigerungen beitragen. Stark unterschiedlich werden jedoch die beträchtlichen Ineffizienzen im Marktsegment der Neueinführungen bewertet. Im Bereich der Me-too-Entwicklungen scheinen die erheblichen Anstrengungen der Außendienst-, Marketing- und Forschungsabteilungen der pharmazeutischen Hersteller dahingehend Erfolge zu zeitigen, daß die Ärzte davon überzeugt werden, „neu" sei gleichzusetzen mit „innovativ" und demzufolge mit „gut". Ein besonders prägnantes Beispiel ist der Markterfolg des oralen Antidiabetikums Glimepirid (*Amaryl*), das keine überzeugend belegten Vorteile im Vergleich zu dem seit 30 Jahren eingeführten Glibenclamid hat (s. Kapitel 8, Antidiabetika). Die Preisstellung dieses Wirkstoffs zeigt die erheblichen Auswirkungen einer Gesetzesänderung (7. SGB-V-Änderung vom 28.10.1996), die ab 31.12.1995 zugelassene Arzneimittel mit patentgeschützten Wirkstoffen von der Festbetragsregelung für pharmakologisch-therapeutisch vergleichbare Arzneimittel (§ 35 Abs. 1 Nr. 2, SGB V) ausnimmt. Eine Tagesdosis von Glimepirid, das am 25.11.1996 in den Handel kam, ist zwei- bis viermal so teuer wie die Glibenclamidpräparate, wodurch 1998 Mehrkosten von ca. 70 Mio. DM entstanden. Innovationsbedingte Budgeterhöhungsansprüche sind mit derartigen Marktentwicklungen nicht begründbar. Angesichts von Werbeaufwendungen der pharmazeutischen Industrie in Print- und TV-Medien in Höhe von jährlich 865 Mio. DM (Zentralverband der Werbewirtschaft 1999) muß aus Sicht der Verbraucher hinterfragt werden, ob hier eine sinnvollere Ressourcenverwendung angebracht wäre.

Die Preisgestaltung neuer Arzneimittel unterliegt nicht den Gesetzmäßigkeiten anderer Märkte. „Die ‚Preise' im Gesundheitswesen entstehen nicht als Ergebnis von Angebot und Nachfrage auf den anonymen Märkten der Ökonomielehrbücher, sondern resultieren aus Machtverhältnissen." (Braun et al. 1998) Diese Machtverhältnisse resultieren ganz entscheidend aus den gesetzlichen Regelungslücken, die es der pharmazeutischen Industrie ermöglichen, Preise festzulegen, ohne daß ein wie auch immer gearteter vernünftiger Ausgleich zwischen dem Herstellerinteresse nach Amortisation der Forschungskosten und dem Interesse der Patienten und ihrer Krankenkassen nach einer Preisbildung in Abhängigkeit von Kosten und Nutzen ermöglicht wird. Würden beispielsweise therapeutisch gleichwertige Wirkstoffe verordnet, könnten erhebliche Wirtschaftlichkeitspotentiale freigesetzt werden (vgl. Tabelle 8 im Einleitungskapitel).

Umstrittene Arzneimittel

Arzneimittel, deren therapeutischer Nutzen nicht oder zumindest nicht in ausreichendem Maße nachgewiesen worden ist, verlieren seit Jahren an Marktbedeutung. Vor nunmehr 13 Jahren erreichte diese Präparategruppe einen Verordnungsanteil von mehr als 47 % und einen Umsatzanteil von fast 41 %. 1998 haben sich die absoluten Verordnungszahlen um beinahe 45 % und die Umsatzzahlen um etwa 36 % reduziert. Die Gesetzliche Krankenversicherung bezahlte seit 1982 insgesamt mehr als 119 Milliarden DM – entsprechend einem Anteil von 27,3 % – für diese Arzneimittel.

Die früher gelegentlich geäußerte Meinung, die Patienten würden auf diese Arzneimittel nicht verzichten wollen, scheint jedenfalls wenig stichhaltig zu sein. Tatsächlich zeigte die WIdO-Frühjahrsstudie aus dem Jahre 1998, daß auch Patienten auf Qualität setzen. Insgesamt sind 74 % der deutschen Bevölkerung der Meinung, daß Arzneimittel, deren Wirksamkeit nicht einwandfrei nachgewiesen ist, grundsätzlich nicht auf Rezept ausgegeben werden sollten (WIdO 1999).

Dabei belasten Präparate dieses Marktsegments immer noch die Arzneimittelausgaben der Gesetzlichen Krankenkassen: Jede vierte Verordnung und jede siebte Mark findet sich in diesem Segment (Abbildung 4 des Einleitungskapitels). Dies legt nahe, daß die pharmakotherapeutische Weiterbildung und Betreuung der Ärzte einen zielführenden Weg zu einem rationaleren Umgang mit Arzneimitteln darstellen können. Die Erfahrungen bei Einführung des Gesundheitsstrukturgesetzes im Jahre 1993 wie auch die Entwicklung der letzten Jahre zeigen, daß diese Erkenntnisse den Ärzten durchaus vertraut sind. Nichtdestoweniger deutet die Entwicklung darauf hin, daß gesetzlich vorgesehene Regelungen etwa durch den Bundesausschuß der Ärzte und Krankenkassen oder der Ausschluß von Bagatellarzneimitteln durch das Sozialgesetzbuch unter anderem aufgrund juristischer Auseinandersetzungen nicht stringent genug umgesetzt werden konnten. Hier besteht offensichtlich weiterer Regelungsbedarf. Diese Lücke kann unter anderem durch ein Institut für Arzneimittel in der gesetzlichen Krankenversicherung mit einer Positivliste geschlossen werden, die ein Mittel zur Verbesserung der Markttransparenz darstellt, das sowohl von Patienten- und Kassenseite als auch von der Ärzteschaft gefordert wird.

50

Spezialpräparate

Die bereits im letztjährigen Arzneiverordnungs-Report beschriebene Gruppe der außerordentlich teuren Spezialpräparate hat im Verordnungsjahr 1998 ein leicht unterdurchschnittliches Umsatzwachstum von 3,5 % im Vergleich zum Gesamtmarkt erfahren. Wie bereits im Vorjahr übertrifft der Wert je Spezialpräparateverordnung in Höhe von 527 DM den durchschnittlichen Wert je Verordnung auf dem Gesamtmarkt um 483 DM. Analysiert man das Marktsegment der Spezialpräparate mit Hilfe der Komponentenzerlegung (vergleiche Kapitel 53), zeigt sich, daß die um 2,2 % gestiegenen Verordnungszahlen 1998 im Vergleich zum Vorjahr zu Mehrausgaben von 121 Mio. DM geführt haben. Die hohe Strukturkomponente auf dem Gesamtmarkt in Höhe von +8,1 % wurde in diesem Marktsegment mit einem Wert von +0,4 % jedoch deutlich unterschritten und war damit für eine Umsatzerhöhung von 15,7 Mio. DM gegenüber 1997 verantwortlich. Sie setzt sich aus einem Intermedikamenteneffekt von −34,9 Mio. DM (−1,0 %), einem Wechsel hin zu anderen Darreichungsformen und Wirkstärken mit einem Umsatzplus von 48,3 Mio. DM (+1,4 %) und einem durch die verstärkte Verordnung größerer Packungen induzierten Zuwachs in der Höhe von 2,3 Mio. DM (+0,1 %) zusammen (Abbildung 50.7).

Bei der Betrachtung der Spezialpräparate muß berücksichtigt werden, daß sie zum Teil bereits mehr als zehn Jahre alt sind und trotzdem auch noch im Jahre 1998 zu sehr hohen Preisen vertrieben wer-

50

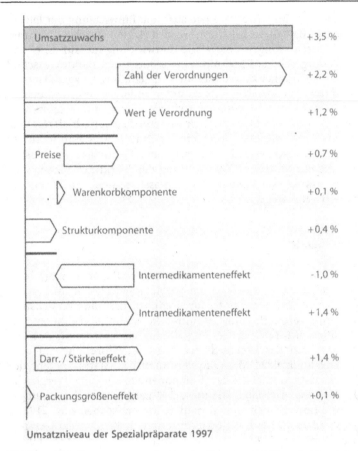

Umsatzniveau der Spezialpräparate 1997

Abbildung 50.7: Komponentenzerlegung der Umsatzentwicklung bei Spezialpräparaten 1997/1998

den. Von den knapp 3,6 Mrd. DM Umsatz dieser Präparate entfallen immerhin noch fast 40 % auf Präparate, die älter als zehn Jahre sind. Dies betrifft mehr als jede zweite verordnete Packung. In diesem Bereich wäre das von der pharmazeutischen Industrie vielfach genannte Argument der Sicherung des Forschungsstandortes Deutschland also selbst dann nicht haltbar, wenn es sich hierbei um deutsche Entwicklungen handelte. Einheitliche Preisverhandlungen der Gesetzlichen Krankenkassen mit den Herstellern könnten dazu

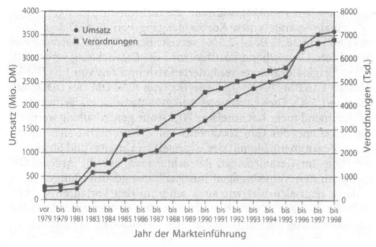

Abbildung 50.8: Verordnungen und Umsätze mit Spezialpräparaten des Jahres 1998 nach dem Jahr der Markteinführung

führen, daß nach einer „Schonfrist" zur Amortisation der Entwicklungs- und Forschungskosten die Leistungen zu einem angemessenen Preis eingekauft werden könnten. Dies würde im Gegenzug dazu führen, daß die pharmazeutische Industrie einen wirtschaftlichen Anreiz für Neuentwicklungen erhalten würde, was wiederum einen echten Beitrag zum Forschungsstandort Deutschland leisten würde. Durch die Verhandlung zwischen den beiden Marktbeteiligten könnte eine staatliche Preisvorgabe – wie sie in anderen europäischen Ländern praktiziert wird – umgangen werden.

Der Generikamarkt

Der Verordnungsanteil der Zweitanbieter in jenem Marktsegment, das im Jahre 1998 nicht mehr durch Patente geschützt war, hat sich im vergangenen Jahr von 40,2 auf 39,7 % des Gesamtmarktes verringert (siehe auch Tabelle 53.8). Der Umsatzanteil ist in diesem Zeitraum noch deutlicher, nämlich von 30,1 auf 28,5 %, gesunken (vgl. Abbildung 4 im Einleitungskapitel). Dies geht mit einem Trend zu teureren Generika einher: Die Generika verteuerten sich im Mittel von 30,67 DM pro Packung im Jahre 1997 auf 31,82 DM je Verordnung im vergangenen Jahr (+3,8 %), während die nicht mehr patentgeschützten Originalpräparate einen Kostenrückgang von 39,20 DM je Pakkung (1997) auf 38,42 DM (-2,0 %) verzeichneten. In der Betrachtung nach mittleren Tagestherapiekosten wird die Entwicklung verschärft deutlich: Originalpräparate veränderten sich im Preis von 1,21 DM je DDD auf 1,16 DM (-4,6 %), Generika von 0,98 DM je DDD auf 1,00 DM (+1,5 %). Dies kann unter anderem dadurch erklärt werden, daß zunehmend mehr hochpreisige Wirkstoffe generikafähig werden.

Die Abnahme des Generikaanteils am Gesamtmarkt steht allerdings im Zusammenhang mit der allgemeinen Umsatz- und Strukturentwicklung im Gesamtmarkt. Betrachtet man nur die Anteile der Generika an den Verordnungen innerhalb des generikafähigen Sektors, dann zeigt sich hier wie auch schon in den Vorjahren sowohl nach Verordnungen als auch nach Umsatz ein weiter wachsender Anteil (Abbildung 50.9). Aufgrund des allgemeinen Qualitätsstandards der Arzneimittelherstellung in Deutschland scheint der Trend in die richtige Richtung zu gehen. Tatsächlich ist es mittlerweile verzichtbar geworden, angesichts preiswerter Alternativen teure Originalpräparate zu verordnen.

Die Einsparpotentiale bei den Generika sind weiterhin beträchtlich. Dies ist im Einleitungskapitel in Tabelle 7 für die umsatzstärksten patentfreien Wirkstoffe ausgewiesen. Berechnungsgrundlage ist eine Aufteilung des generikafähigen Marktes nach Wirkstoff und Indikation auf der Grundlage des ATC-Codes. In einem ersten Schritt werden die DDD-Kosten berechnet, die innerhalb jeder dieser Gruppen für das jeweils preisgünstigste Präparat angefallen sind. Aus diesem günstigsten Preis läßt sich anhand der innerhalb jeder Gruppe tatsächlich verordneten Menge von Tagesdosen berechnen, wie hoch die Ausgaben bei optimal kostengünstiger Verordnungsweise gewesen wären; die Differenz zum tatsächlichen Umsatz ergibt dann das Einsparpotential. Dabei werden nur Präparate berücksichtigt, für die die ATC- und die DDD-Klassifikation vollständig vorliegen. Um Verzerrungen durch Produkte auszuschließen, die nur marginale Marktbedeutung haben, werden bei der Bestimmung des günstigsten Preises nur solche Produkte berücksichtigt, die mindestens 80 Tsd. Verordnungen im Jahre 1998 aufweisen (siehe auch Tabelle 53.8). Schließlich sind in den folgenden Überlegungen nur Wirkstoffe berücksichtigt worden, die nicht in der Tabelle 9 der im Einleitungskapitel aufgelisteten umstrittenen Arzneimittelgruppen enthalten sind.

50

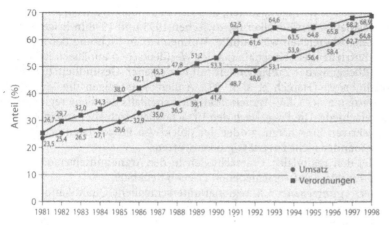

Abbildung 50.9: Anteil der Zweitanmelder am generikafähigen Markt 1981 bis 1998

Führt man diese Berechnung für den gesamten generikafähigen Markt durch, so findet man schon bei 20 Wirkstoffen die Möglichkeit, rd. 1,5 Mrd. DM an Ausgaben einzusparen (Tabelle 7 im Einleitungskapitel). Das gesamte Wirtschaftlichkeitspotential der Generika beläuft sich auf beinahe 2,5 Mrd. DM. Da es hier nur um Substitutionen teurerer Präparate durch wirkstoffidentische und preisgünstigere geht, sind die Einsparungen in diesem Bereich ohne jeglichen Abstrich bei der Qualität möglich; sie schaffen Raum für die Finanzierung innovativer und hochwirksamer Arzneimittel in anderen Bereichen.

Regionale Unterschiede im Arzneimittelverbrauch

Insbesondere seit der Wiedervereinigung werden immer wieder Vermutungen angestellt, in den fünf neuen Bundesländern liege eine höhere Morbidität im Vergleich zu den alten Bundesländern vor. Versuche, das deutlich hochpreisigere Verordnungsverhalten in Ostdeutschland auf solche morbiditätsbedingten Unterschiede hin zu untersuchen, scheitern bisher an der mangelndeln Verfügbarkeit von Individualdatensätzen, die es mit der gebotenen Methodik erlauben würden, empirische Aussagen über einen eventuell unterschiedlichen Gesundheitszustand in Ost und West zu machen. Einerseits gibt es

Hinweise aus Befragungsdaten, daß sich das subjektive Wohlbefinden der ostdeutschen Bevölkerung zwischen 1993 und 1998 in insgesamt 15 Lebensbereichen wie Familie, Wohnen etc. in Richtung der höheren Zufriedenheitseinschätzung der Westdeutschen annähert, jedoch ein Rückgang der Zufriedenheit mit der eigenen Gesundheit zu verzeichnen ist (Habich et al. 1999). Andererseits zeigen die Verordnungsdaten des GKV-Arzneimittelindex ebenfalls deutliche regionale Unterschiede. Die Frage nach den Ursachen läßt sich aber anhand der subjektiven Einschätzung oder der objektiven Prozeßdaten getrennt voneinander nicht zuverlässig beantworten.

50

Bei den regionalen Unterschieden in der Arzneimittelversorgung sind Einflüsse auf verschiedenen Ebenen denkbar:

- *Versorgungsebene*: z. B. regional unterschiedliche Qualifikation der Ärzte, Budgets, Richt- und Leitlinien etc.
- *Patientenebene*: z. B. regional unterschiedliche Morbidität, Sozioökonomie der Patienten, Inanspruchnahmeverhalten etc.
- *Arzneimittelebene*: z. B. regional unterschiedliche „pharmakommunikative Maßnahmen" der Hersteller etc.

Auch ohne strenge Kausalitäten nachweisen zu können, kann der vorliegende Beitrag jedoch eine vergleichende Darstellung von sieben regionalen Arzneimittelmärkten liefern, wie sie im nach Regionen differenzierten Hochrechnungsverfahren des GKV-Arzneimittelindex berücksichtigt werden. So findet sich die in der Marktforschung übliche Trennung nach „Nielsen-Regionen", d. h. die Unterscheidung zwischen der Region Nord (Schleswig-Holstein, Hamburg, Bremen und Niedersachsen), Nordrhein-Westfalen, der Region Mitte (Hessen, Rheinland-Pfalz, Saarland), Baden-Württemberg, Bayern und Berlin. Darüber hinaus wird eine Region Ost (Mecklenburg-Vorpommern, Sachsen-Anhalt, Sachsen, Brandenburg, Thüringen) abgegrenzt.

In Tabelle 50.1 finden sich die zentralen Kennzahlen zu den regional aufgeschlüsselten Arzneimittelmärkten. Überdurchschnittlich teuer wird demnach in Berlin mit 49,85 DM je Verordnung und 1,43 DM je Tagesdosis therapiert, gefolgt von der Region Nord (48,91 DM je Verordnung, 1,38 DM je Tagesdosis) und der Region Ost (47,97 DM je Verordnung, 1,36 DM je Tagesdosis). Bayern liegt mit 40,74 DM je Verordnung und 1,27 DM je Tagesdosis deutlich unter dem Durchschnitt.

Für die weitere Betrachtung nach Regionen muß die Anzahl der Versicherten in den einzelnen Regionen herangezogen werden. Dabei kann die amtliche Mitgliederstatistik der GKV-Versicherten (Stichtag

Tabelle 50.1: Kennzahlen zum Arzneimittelmarkt nach Großregionen im Jahr 1998

Region	Bundesländer	Wert je Verordnung in DM	Wert je DDD in DM
Nord	Schleswig-Holstein, Hamburg, Bremen und Niedersachsen	48,91	1,38
Nordrhein-Westfalen	Nordrhein-Westfalen	43,00	1,30
Mitte	Hessen, Rheinland-Pfalz, Saarland	41,68	1,30
Baden-Württemberg	Baden-Württemberg	41,46	1,28
Bayern	Bayern	40,74	1,27
Berlin	Berlin	49,85	1,43
Ost	Mecklenburg-Vorpommern, Sachsen-Anhalt, Sachsen, Brandenburg, Thüringen	47,97	1,36
Gesamt		44,29	1,32

50

1. Juli 1998) zu Hilfe genommen werden, in der die Versicherten nach Alter und Geschlecht und nach ihrem Wohnsitz auf die einzelnen Regionen aufgeteilt werden. Die höchsten Pro-Kopf-Werte mit 12,3 Verordnungen, 611,40 DM Umsatz und 428,4 Tagesdosen finden sich auch hier in Berlin (Tabelle 50.2). Am preiswertesten wird in Baden-Württemberg mit 460,24 DM pro Versicherter verordnet, gefolgt von Bayern mit 477,38 DM je Person. Am wenigsten wird in der Region Nord bei einem Pro-Kopf-Verbrauch von 10,5 Verordnungen und 374,7 Tagesdosen, dem Bundesland Baden-Württemberg mit 359,4 Tagesdosen und der Region Ost mit 10,7 Verordnungen je Versicherter verordnet. Im Durchschnitt wird bundesweit eine Zuzahlung im Fertigarzneimittelmarkt von 76,06 DM je Versicherter geleistet. Deutlich unterdurchschnittlich ist bei den Versicherten der Region Nord ein Betrag von 65,44 DM angefallen. Die höchste Selbstbeteiligung pro Person wurde im Jahr 1998 in Nordrhein-Westfalen mit 84,05 DM entrichtet.

Wie bereits in den Vorjahren wird damit deutlich, daß eine erhebliche regionale Variabilität des Verordnungsverhaltens in Deutschland vorliegt. Führt man eine Alters- und Geschlechtsstandardisierung des Pro-Kopf-Umsatzes von Fertigarzneimitteln durch, zeigt sich je nach Region ein relativ höheres oder niedrigeres Versorgungs-

Tabelle 50.2: Pro-Kopf-Kennzahlen zum Arzneimittelmarkt nach Großregionen im Jahr 1998

Region	Verordnungen	Wert je Versicherter Umsatz in DM	DDD	Zuzahlung für Fertigarznei- mittel in DM
Nord	10,5	515,40	374,7	65,44
Nordrhein-Westfalen	12,1	522,12	400,3	84,05
Mitte	12,2	510,54	393,6	79,75
Baden-Württemberg	11,1	460,24	359,4	75,79
Bayern	11,7	477,38	377,2	77,07
Berlin	12,3	611,40	428,4	79,27
Ost	10,7	515,08	379,6	71,56
Gesamt	11,3	500,90	377,7	76,06

50

niveau (Abbildung 50.10). Baden-Württemberg (–7,5 %) und Bayern (–4,5 %) zeigen bei der Standardisierung einen im Vergleich zum Bundesdurchschnitt unterdurchschnittlichen, Berlin (+14,0 %) und Nordrhein-Westfalen (+3,1 %) einen überdurchschnittlichen Arznei- mittelumsatz. Die weiteren Regionen weichen mit ihrem standardi- sierten Umsatz nur marginal vom faktisch vorliegenden Umsatz ab:

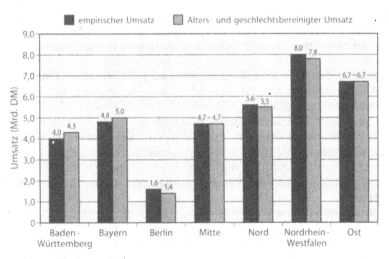

Abbildung 50.10: Faktischer und alters-/geschlechtsstandardisierter Arzneimittel- umsatz nach Regionen 1998

Mitte mit +0,2 %, Nord mit +0,5 % und Ost mit –0,1 %. Diese Ergebnisse lassen vermuten, daß eine Analyse in noch kleineren räumlichen Bezügen sinnvoll wäre, um beispielsweise den Einfluß von Stadt-Land-Differenzen oder Unterschieden in der regionalen Vertragspolitik untersuchen zu können.

Welches die Gründe für die regionale Variabilität der Arzneimittelversorgung sind, kann mit den Daten des GKV-Arzneimittelindex allerdings nicht untersucht werden. Unklar bleibt insbesondere, ob sie sich auf regionale Unterschiede zwischen Patienten, Versorgungsstruktur oder Arzneimittelmarketing zurückführen läßt.

Betrachtet man verschiedene Qualitätskriterien von Arzneimitteln nach ihrer regionalen Verteilung, zeigt sich bei den als umstritten bewerteten Arzneimitteln, daß diese mit einem Verordnungsanteil von 27,4 % überdurchschnittlich in Bayern, aber auch mit 25,4 % in Nordrhein-Westfalen und mit 25,3 % in Baden-Württemberg verordnet werden (Tabelle 50.3). Dieses Bild zeigt sich auch auf der Umsatzseite, wo Bayern mit einem Umsatzanteil dieses Marktsegments von 16,2 % deutlich überdurchschnittlich rangiert.

Neben diesen kontrovers diskutierten Arzneimittelgruppen kann das Einsparpotential bei Generika als weiterer Indikator für eine rationale Arzneimitteltherapie herangezogen werden. Mit einem über dem Bundesdurchschnitt liegenden zusätzlichen Einsparpotential bei Generika am Gesamtmarkt liegen die Region Mitte (7,4 %) und Nordrhein-Westfalen (7,3 %) an der Spitze. Hier wurden Generika also am

50

Tabelle 50.3: Anteile umstrittenerArzneimittelgruppen und Generikaeinpsarpotential nach Großregionen im Jahr 1998

Region	Umstrittene Arzneimittelgruppen		Einsparpotential Generika
	Verordnungs-anteil	Umsatzanteil	in % am Gesamtmarkt
Nord	24,0	13,5	6,8
Nordrhein-Westfalen	25,4	15,0	7,3
Mitte	25,0	15,0	7,4
Baden-Württemberg	25,3	14,7	6,7
Bayern	27,4	16,2	6,6
Berlin	23,4	12,8	6,6
Ost	22,4	14,2	6,9
Gesamt	24,8	14,6	7,0

wenigsten konsequent eingesetzt. Das geringste zusätzliche Einsparpotential – mit immerhin noch 6,6 % des dortigen Gesamtumsatzes – weisen die Regionen Bayern und Berlin auf.

Die in der Diskussion häufig genannten Spezialpräparate differieren ebenfalls stark zwischen den einzelnen Regionen (Tabelle 50.4). Sind in der Region Berlin und Nord die Verordnungs- und Umsatzzahlen dieser Präparategruppe deutlich überdurchschnittlich, liegen die entsprechenden Werte der anderen Regionen zum Teil deutlich darunter. Die Region Ost fällt hier mit einem Umsatzanteil von 8,2 % gegenüber dem Bundesdurchschnitt von 10,1 % am stärksten unterdurchschnittlich auf. Dagegen wird bei der Betrachtung der Me-too-Wirkstoffe deutlich, daß diese Präparate in der Region Ost deutlich überdurchschnittlich mit einem Verordnunganteil von 7,7 % und einem Umsatzanteil von 18,9 % repräsentiert sind. Es ist zu vermuten, daß dieser verstärkte Absatz von Me-too-Präparaten in der Region Ost auf die bereits erwähnten verstärkten „pharmakommunikativen Maßnahmen" zurückzuführen ist.

Epidemiologisch wünschenswert wäre sicherlich eine kleinräumigere Analyse, die jedoch mit dem hier vorliegenden Datenmaterial nicht möglich ist. Die im Entwurf der Gesundheitsreform 2000 enthaltenen Vorschläge zur anonymisierten Datenzusammenführung unter anderem von Arzneimittelabrechnungsdaten auf Seiten der Gesetzlichen Krankenkassen lassen solche Analysen in Zukunft möglicherweise zu.

Tabelle 50.4: Anteile Spezial- und Me-too-Präparate am Gesamtmarkt nach Großregionen im Jahr 1998

| Region | Spezialpräparate | | Me-too-Präparate | |
	Verordnungs-anteil	Umsatz-anteil	Verordnungs-anteil	Umsatzanteil
Nord	1,1	11,9	6,3	15,9
Nordrhein-Westfalen	0,8	10,0	5,7	15,3
Mitte	0,8	9,6	5,9	15,6
Baden-Württemberg	0,8	9,7	5,7	15,9
Bayern	0,8	9,4	5,8	16,0
Berlin	1,3	15,7	6,1	17,9
Ost	0,8	8,2	7,7	18,9
Gesamt	0,8	10,1	6,2	16,4

Zuzahlung der Versicherten

Zum Januar 1999 wurden mittlerweile zum sechsten Male seit 1988 die gesetzlichen Zuzahlungsregelungen im Arzneimittelbereich geändert. Der Gesetzgeber entlastet damit erstmals seit Jahren die Patienten geringfügig und belastet im Gegenzug die Gesetzlichen Krankenkassen. Betrachtet man die historische Entwicklung der Selbstbeteiligungsregelung, so wird deutlich, daß die Haltbarkeit der gesetzlichen Regelungen zunehmend kürzer wird. Dies kann als zunehmende Orientierungslosigkeit interpretiert werden. So wurden in einem Zeitraum von 59 Jahren (1923 bis 1981) die gesetzlichen Eigenbeteiligungsregelungen insgesamt siebenmal verändert, genau so oft wie in den 16 Jahren zwischen 1982 und 1997 (Tabelle 50.5). Dies bedeutet, daß die durchschnittliche Halbwertszeit der gesetzlichen Regelungen von 8,4 Jahren im erstgenannten Zeitraum auf unter 2,3 Jahre zwischen 1982 und 1999 gesunken ist. Nach der Absenkung zum 1. Januar 1999 besteht die Hoffnung, daß die Änderung der Zuzahlungsregelung mittelfristig nicht mehr als Instrument zur fortschreitenden Finanzentlastung der Solidargemeinschaft auf Kosten der Kranken herangezogen wird.

Allein im Jahre 1997 wurde das Instrument der Selbstbeteiligung zweimal verändert. Hat seit 1994 eine Regelung nach Packungsgröße N1, N2, N3 (3 DM für „kleine“, 5 DM für „mittlere“ und 7 DM für „große“ Packungen) gegolten, wurde ab dem 1. Januar 1997 dieser Betrag um 14 bis 22 % erhöht, auf dann 4, 6 und 8 DM. Mit dem sogenannten 2. Neuordnungsgesetz (2. NOG) wurde zum 1. Juli 1998 in dieser Systematik der Betrag um weitere 5 DM auf 9, 11 und 13 DM angehoben. Daneben wurde im 1. NOG – das ebenfalls zum 1. Juli 1997 in Kraft trat – eine Koppelung von Zuzahlungsbeträgen und Beitragssatzerhöhungen festgeschrieben. Damit sollte sich die von den Versicherten zu leistende Zuzahlung für jeweils 0,1 Prozentpunkt einer Beitragssatzerhöhung ihrer Krankenkasse um eine Mark erhöhen. Diese gesetzliche Regelung wurde jedoch nicht angewendet, da unter anderem vielfältige Anwendungsprobleme wie beispielsweise Kassenhopping, Festsetzung des Budgets und das schwierige Handling der unterschiedlichen kassenspezifischen Zuzahlungsbeträge in der Apotheke dagegensprachen. Eine Anwendung der Regelung ausgerechnet im Wahljahr 1998 erschien der vormaligen Bundesregierung zudem wohl wahltaktisch nicht sinnvoll. Nach der Wahl konnte die unpopuläre Anhebung der Regelung auf 9, 11, 13 DM je nach Pak-

Tabelle 50.5: Historische Betrachtung zur Selbstbeteiligungsregelung

Zeitraum	Regelung
1923 bis 1929	Regelsatz von 10 %, der in Einzelfällen auf 20 % verdoppelt werden konnte
1930 bis 1933	0,50 RM pro Rezept
1934 bis 1945	0,25 RM pro Rezept
1946 bis 1967	0,50 RM/DM pro Rezept
1968 bis 1969	1 DM pro Rezept
1970 bis 6/1977	20 %, aber maximal 2,50 DM pro Rezept
7/1977 bis 1981	1 DM pro verordnetem Medikament
1982	1,50 DM pro verordnetem Medikamet
1983 bis 1988	2 DM pro verordnetem Medikament (ab 4/1983 Ausgrenzung von „Bagatellarzneimitteln")
1989 bis 1992	3 DM pro verordnetem festbetragsfreiem Medikament, ggf. festbetragsbedingte Zuzahlungen, seit 7/1991 erweiterte Negativliste
1993	preisgestaffelte Zuzahlung (3 DM für Präparate unter 30 DM, 5 DM zwischen 30 DM und 50 DM, 7 DM über 50 DM)
1994	Packungsgrößen-gestaffelte Zuzahlung („kleine' Packung: 3 DM für N1, „mittlere' Packung: 5 DM für N2, „große' Packung: 7 DM für N3)
1/1997 bis 6/97	Packungsgrößen-gestaffelte Zuzahlung (4 DM für N1, 6 DM für N2, 8 DM für N3)
7/97 bis 12/98	Packungsgrößen-gestaffelte Zuzahlung (9 DM für N1, 11 DM für N2, 13 DM für N3)
ab 1/99	Packungsgrößen-gestaffelte Zuzahlung (8 DM für N1, 9 DM für N2, 10 DM für N3)

Quelle: eigene Zusammenstellung und Aktualisierung von Reichelt 1994

50

kungsgröße geringfügig zurückgeführt werden auf 8, 9, 10 DM je nach Packungsgröße. Durch die stärkere Absenkung der Großpackungen sollten insbesondere die chronisch Kranken entlastet werden, die in der Regel mehr größere Packungen verordnet bekommen.

Im Jahre 1998 waren insgesamt mehr als 39 % der Verordnungen von Zuzahlung befreit. Dies sind allerdings nur die nach § 61 SGB V definierten Härtefälle sowie Kinder und Schwangere. Daneben gibt es den in § 62 SGB V befreiten Personenkreis, der sich unterjährig wegen Überforderung von der Zuzahlung befreien lassen kann. Angesichts der massiven Zuzahlungserhöhung im Jahre 1997 wurde mit dem 1. NOG die gesetzlich verankerte Überforderungsgrenze abgesenkt. Damit können Patienten, deren Zuzahlungen im Laufe eines Kalenderjahres mehr als zwei Prozent ihres Bruttoeinkommens übersteigen, den über dieser Grenze liegenden Betrag von ihrer Krankenkasse zurückfordern. Bei chronisch Kranken liegt das entsprechende Überforderungslimit bei einem Prozent. Für das Jahr 1997 spricht das Bundesministerium für Gesundheit von 14 Millionen Kindern, 10 Millionen Zuzahlungsbefreiten, 250.000 Härtefällen (Überforderungsklausel von 2 %) und 65.000 Chronikern (Überforderungsklausel von 1 %). Die ensprechenden Werte für das Jahr 1998 werden aller Voraussicht nach höher liegen (bedingt durch die Zuzahlungsanhebung und die Änderung der Überforderungsklauseln), stehen allerdings noch nicht zur Verfügung. Ob dabei alle betroffenen Personen ihren Anspruch geltend gemacht haben, kann nicht beantwortet werden, jedoch ist zu befürchten, daß es aus Unkenntnis oder Scham den Intentionen des Gesetzes zum Trotz immer wieder zu großen finanziellen Härten kommt.

Neben den juristischen und technischen Problemen (vgl. Arzneiverordnungs-Report 1998, Kapitel 50), die die ständigen Zuzahlungsänderungen mit sich bringen, wird bei der Darstellung der Eigenbeteiligung der GKV-Versicherten bei Fertigarzneimitteln seit 1987 deutlich, daß auch 1998 die Patienten erneut erheblich höhere Eigenbeteiligungen entrichten mußten. 1998 hatten die Versicherten durch die erstmals für ein volles Jahr gültige Zuzahlungshöhe von 9, 11, 13 DM je nach Packungsgröße im Vergleich zum Vorjahr wiederum

50

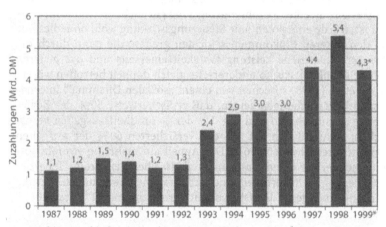

* Schätzung auf der Basis des Verordnungsvolumens 1998, der gesetzlichen Änderungen ab 1.1.99 und der Preise 6/99

Abbildung 50.11: Eigenbeteiligung der GKV-Versicherten bei Fertigarzneimitteln seit 1987

einen deutlichen Anstieg um 1 Mrd. DM (entsprechend einer Steigerung von knapp 23 %) zu verzeichnen (Abbildung 50.11). Für 1999 kann ein Zuzahlungsbetrag von 4,3 Mrd. DM (entsprechend einem Rückgang von 20 % gegenüber 1998) erwartet werden, da die Patienten dann nur noch die reduzierte Eigenbeteiligung von 8, 9, 10 DM je nach Packungsgröße leisten müssen.

Damit wurde auch 1999 wiederum nur eine „kleine" Reform der Zuzahlungsregelung vorgenommen, die zwar diesmal die Patienten entlastet, sich jedoch den Problemen des Marktes nicht stellt. Es bleibt abzuwarten, ob die zukünftigen Steuerungsinstrumente wie beispielsweise die Positivliste oder medizinische Versorgungsnetze hier weitere Impulse für einen rationalen und rationellen Umgang mit Arzneimittel geben können. Angesichts der positiven Rückmeldungen von Seiten der Versicherten der Gesetzlichen Krankenversicherungen über medizinische Versorgungsnetze scheint auch dies ein Weg zu sein, mögliche Ausweitungen der Zuzahlungen zu begrenzen: Nur 13,3 % der im Rahmen einer repräsentativen Umfrage im Auftrag der Kassenärztlichen Bundesvereinigung von Mai 1999 Befragten geben an, daß sie sich nicht in einem medizinischen Versorgungsnetz behandeln lassen würden, selbst wenn ihr bisheriger Arzt dort mitarbeiten würde (Kassenärztliche Bundesvereinigung 1999).

Unabhängig davon, daß eine ordnungspolitische Steuerung über die Gestaltung einer Zuzahlungsregelung gar nicht erst versucht worden ist, würde eine potentielle Steuerungswirkung wohl ohnedies nur bei den unteren Einkommensschichten greifen, die dann durch die geringere finanzielle Leistungsfähigkeit einerseits und das generell höhere Krankheitsrisiko andererseits gleich doppelt betroffen wären. Braun et al. (1998) sprechen von einem „sozialen Dilemma". Internationale Untersuchungen zeigen, daß typischerweise 50 % der Bevölkerung „gesund" sind und nur 3 % der Gesundheitsausgaben verursachen, während sich auf 5 % der Versicherten 60 % der Ausgaben konzentrieren (Evans 1996). „Der Appell an ‚mehr Eigenverantwortung' suggeriert einen Grad an Freiheit, über den große Teile der Bevölkerung nicht verfügen, und weckt falsche Erwartungen, was die Wirkung eines gesundheitsbewußten Verhaltens angeht" (Braun et al. 1998).

Literatur

Arbeitsgemeinschaft der Spitzenverbände der Krankenkassen (1999): Gemeinsame Presseerklärung: Vorschläge zur Neufestsetzung von Festbeträgen zum 1. April 1999 nach der Änderung der gesetzlichen Vorgaben bei Arzneimittel-Festbeträgen durch das GKV-Solidaritätsstärkungsgesetz. Essen.

Arzmittel-Zeitung (1998): Europäische Gesundheitssysteme und Pharmamärkte. Fakten und Trends. Eine aktuelle Dokumentation der Arzneimittel Zeitung. Neu-Isenburg.

Braun B., Kühn H., Reiners H. (1998) Das Märchen von der Kostenexplosion. Fischer, Frankfurt/Main.

Evans R. G. (1996): The Market and the State: What are their Responsive Roles in the Regulation of Health Care Systems? Vortrag auf dem 9. Kongress der International Association of Health Policy, Montreal, Kanada.

Fricke U., Klaus W. (1986–1996): Neue Arzneimittel. Wissenschaftliche Verlagsgesellschaft Stuttgart.

Galle-Hoffmann U., Schröder H. (1999): Neue Richtlinie: Sparen die Kassen 650 Millionen Mark?, in: Gesundheit und Gesellschaft. Ausgabe 3/99. Bonn.

Habich R., Noll H.-H., Zapf W. (1999): Subjektives Wohlbefinden in Ostdeutschland nähert sich westdeutschem Niveau, in: Informatiosndienst Soziale Indikatoren. Ausgabe 22. Juli 1999. Mannheim.

Kassenärztliche Bundesvereinigung (1999): Bevölkerungsbefragung zur Gesundheitsreform, Mai 1999. Köln.

Österreichisches Bundesinstitut für Gesundheitswesen (1998): Arzneimittel. Steuerung der Arzneimittelmärkte in neun europäischen Ländern. Wien.

Reichelt H. (1994): Steuerungswirkungen der Selbstbeteiligung im Arzneimittelmarkt. Gustav Fischer, Stuttgart.

Selke G. W., Klauber J., Schröder H. (1999): Strukturreform im Arzneimittelmarkt – Handlungsansätze im diskursiven Überblick, in: Soziale Sicherheit. 3/1999, S. 89–96. Bonn.

Thiele A., Beckmann J. (1998): Formalstatus von Arzneimitteln in Deutschland. Pharm. Ztg. 143: 48–50.

Wille E. (1994): Zum gesellschaftlichen Nutzen pharmazeutischer Innovationen. Frankfurt am Main.

WIdO (1999): Umfrage unter 3000 Versicherten: Patienten setzten auf Qualität, in: Gesundheit und Gesellschaft, 1/1999 Bonn.

Zentralverband der Werbewirtschaft (1999): zitiert nach Gesundheit und Gesellschaft Blickpunkt, Ausgabe 6. Juni 1999. Bonn.

50

51. Arzneimittelverordnungen nach Alter und Geschlecht

H. Schröder und G. W. Selke

Zu den wesentlichen Einflußfaktoren auf die Morbidität und damit auf den Arzneimittelverbrauch gehört, wie seit langem allgemein akzeptiert und belegt ist, das Alter des Patienten. Dies gilt sowohl für die Art als auch die Menge der Arzneimittel. Weniger offensichtlich ist zunächst der Einfluß des Geschlechts auf die Menge der Medikation. Im Rahmen der Analysen des GKV-Arzneimittelmarktes werden die erfaßten Arzneiverordnungen daher nach Alter und Geschlecht der Patienten differenziert.

Um die Größen der Altersgruppen, in denen die Arzneimittel verordnet werden, zu ermitteln, wurde auf die Erhebungen der Gesetzlichen Krankenversicherung (GKV) zur Struktur von Mitgliedern und mitversicherten Familienangehörigen für 1998 (KM6, Stichtag 1. Juli 1998) zurückgegriffen, die allerdings für sich genommen noch nicht die benötigte Feinheit aufweisen. Zur weitergehenden Differenzierung der Altersklasse „0 bis unter 15" wurden deshalb die Erhebungen der GKV zur Struktur von Mitgliedern und mitversicherten Familienangehörigen (Stand: Oktober 1986, hochgerechnet auf 1998) und die Daten des Statistischen Jahrbuchs 1998 herangezogen. Hieraus ergibt sich die in Tabelle 51.1 und Abbildung 51.1 dargestellte Alterspyramide für die GKV-Versicherten, die den folgenden Darstellungen zugrunde liegt. Setzt man hierzu die Daten der Arzneimittelverordnungen nach Altersgruppen in Beziehung, dann erhält man die in Tabelle 51.2 angegebenen Werte für die verordneten Tagesdosen der Arzneimittel nach Indikationsgruppen je Versicherter der GKV.

Die Aufschlüsselung der verordneten Mengen nach Alter und Indikationsgruppe weist interessante Unterschiede aus. Auch Arzneimittelgruppen, die im Gesamtmarkt keine große Rolle spielen, treten mitunter in einzelnen Altersgruppen deutlich hervor. Nicht immer haben diese Differenzen jedoch ihren Grund in Morbiditätsunterschieden, sondern können auch durch die Struktur der Erstattung

Tabelle 51.1: Alters- und Geschlechtsstruktur der GKV-Versicherten 1998

Altersgruppe	Männer (Tsd.)	Frauen (Tsd.)	Zusammen (Tsd.)
0 bis unter 5	1693,9	1614,0	3307,9
5 bis unter 10	1905,6	1821,2	3726,9
10 bis unter 15	2020,6	1927,3	3947,8
15 bis unter 20	2083,2	1980,6	4063,8
20 bis unter 25	1882,1	1960,7	3842,7
25 bis unter 30	2359,5	2411,7	4771,2
30 bis unter 35	3011,5	3108,9	6120,5
35 bis unter 40	2886,4	3039,6	5926,0
40 bis unter 45	2428,1	2608,4	5036,5
45 bis unter 50	2205,1	2444,0	4649,1
50 bis unter 55	1800,9	2002,6	3803,6
55 bis unter 60	2392,3	2609,7	5002,0
60 bis unter 65	2294,9	2529,4	4824,3
65 bis unter 70	1675,9	1977,5	3653,4
70 bis unter 75	1261,1	1956,3	3217,4
75 bis unter 80	823,3	1763,3	2586,5
80 bis unter 85	344,0	902,4	1246,4
85 bis unter 90	265,7	834,3	1100,1
90 und älter	113,0	379,8	492,8
Summe	33447,1	37871,7	71318,8

51

von Arzneimitteln durch die GKV begründet sein (siehe z. B. die Bemerkungen zu Sexualhormonen weiter unten). Die hier zugrunde gelegte Stichprobe erfaßt nur die von niedergelassenen Ärzten zu Lasten der GKV ausgestellten und in öffentlichen Apotheken eingelösten Rezepte (siehe Kapitel 53); der Selbstmedikationsmarkt wird hingegen nicht erfaßt. Dies betrifft einige Indikationsgruppen stärker, die in größerem Umfang rezeptfreie Arzneimittel umfassen – beispielsweise die Analgetika –, andere hingegen gar nicht. Zudem hat die seit 1997 deutlich gestiegene Zuzahlung dazu geführt, daß viele, auch rezeptpflichtige, Arzneimittel vollständig von den Patienten bezahlt werden müssen. Inwieweit diese Verschreibungen abrechnungstechnisch bedingt in der Stichprobe möglicherweise unterrepräsentiert sind, läßt sich derzeit nicht exakt quantifizieren.

Andererseits beziehen sich die angegebenen Mengen auf die verschriebenen, nicht aber auf die tatsächlich verbrauchten Arzneimittelmengen. Während man bei chronischen Indikationen davon ausgehen kann, daß diese beiden Mengen gleich sind, werden gerade bei akuten Erkrankungen sicherlich Packungen nicht vollständig aufgebraucht; vergleiche hierzu auch die Bemerkungen zu den Ophthal-

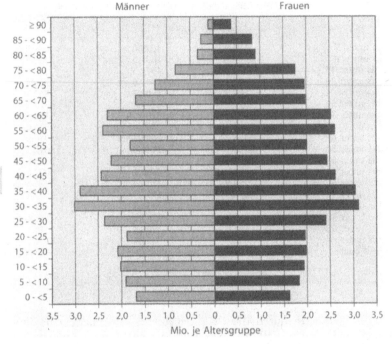

Abbildung 51.1: Alters- und Geschlechtsstruktur der GKV-Versicherten 1998

mika in Kapitel 52 sowie die Untersuchungen über weggeworfene Arzneimittel (Reumann 1997, Zimmer et al. 1992, Heeke und Günther 1993).

Altersverteilung der Verschreibungen

Im Jahre 1998 wurden in der Bundesrepublik Deutschland durchschnittlich 11,3 Arzneimittelpackungen mit 378 definierten Tagesdosen (DDD) für jeden Versicherten der Gesetzlichen Krankenversicherung verordnet. Gegenüber dem Vorjahr ist die Anzahl der Verschreibungen je Versicherter somit leicht gesunken, die in DDD gemessene Menge jedoch angestiegen. Wenn der Mittelwert der Tagesdosen in Fünfjahresschritten nach dem Alter aufgegliedert wird, ergibt sich die

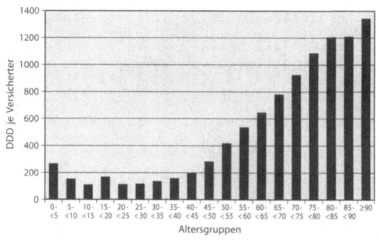

Abbildung 51.2: Arzneiverbrauch je Versicherter in der GKV 1998

in Abbildung 51.2 dargestellte Verteilung. Sie reicht von 107 DDD bei den 10- bis 14-jährigen Kindern bis zu 1338 DDD bei den Versicherten über 90 Jahre, entsprechend 0,3 bzw. 3,7 Tagesdosen pro Tag. Es gibt Hinweise darauf, daß gerade im Alter häufig eine Multimedikation stattfindet. Die Einnahme zahlreicher verschiedener Arzneimittel ist wegen oft schwer überschaubarer Wechselwirkungen jedoch nicht unproblematisch. „Manchmal wundere ich mich, wenn Patienten ... mir erzählen, daß sie gleichzeitig sechs verschiedene Medikamente einnehmen." (Erdmann 1995)

Im Durchschnitt wurden 1998 jedem Versicherten Arzneimittel mit Kosten in Höhe von 501 DM verordnet. All diese Maßzahlen divergieren natürlich sehr stark zwischen den einzelnen Altersgruppen. So zeigte bereits eine frühere Studie, daß auf 10 % der Versicherten bereits 53 % der Arzneimittelausgaben entfallen (Berg 1986). Die Versicherten mit einem Lebensalter ab 60 Jahren, die lediglich 24 % der Gesamtpopulation darstellen, vereinigten im Berichtsjahr 54 % des gesamten GKV-Fertigarzneimittelumsatzes auf sich, also mehr als das Doppelte des Bevölkerungsanteils. Im Durchschnitt wird jeder Versicherte über 60 Jahren mit etwa zweieinhalb Arzneimitteln dauerhaft behandelt. Beispielhaft sei hier das Verordnungsspektrum in der Altersgruppe 70 bis unter 75 Jahre dargestellt (Tabelle 51.2, Schrö-

Tabelle 51.2: Arzneiverbrauch in definierten Tagesdosen (DDD) je Versicherter in der Gesetzlichen Krankenversicherung im Jahre 1998 nach Indikationsgruppen

Indikationsgruppe	0-4	5-9	10-14	15-19	20-24	25-29	30-34	35-39	40-44	45-49	50-54	55-59	60-64	65-69	70-74	75-79	80-84	85-89	>=90	Summe
5 Analgetika/Antirheumatika	5,6	4,5	4,3	6,3	5,6	6,3	7,4	9,7	12,3	16,5	22,9	29,1	34,7	41,4	49,1	60,4	73,5	80,4	83,5	20,4
7 Antiallergika	1,3	3,1	4,9	5,7	4,6	4,8	4,4	4,5	4,1	4,3	3,9	3,8	3,2	2,9	2,5	2,8	3,3	4,6	8,5	4,0
8 Antianämika	0,4	0,3	0,4	1,2	2,7	4,0	3,7	2,3	1,6	1,7	1,4	1,1	1,4	1,7	2,3	3,3	4,0	5,1	7,8	2,0
9 Antiarrhythmika	0,0	0,0	0,0	0,0	0,0	0,1	0,1	0,4	0,7	1,1	2,4	4,0	6,3	9,0	11,1	11,5	8,8	7,1	5,4	2,7
10 Antibiotika/Antiinfektiva	7,7	7,8	4,9	6,0	5,1	4,9	5,4	5,2	4,4	4,2	4,5	4,4	4,2	4,2	4,1	4,1	4,1	4,4	8,5	5,0
11 Antidementiva (Nootropika)	0,0	0,0	0,1	0,1	0,2	0,3	0,3	0,5	0,8	1,3	2,3	3,9	6,1	9,7	14,8	20,6	27,6	28,5	28,4	4,1
12 Antidiabetika	0,1	0,3	0,8	1,6	1,7	1,7	2,7	3,1	4,9	8,7	15,3	22,0	34,8	43,1	49,1	56,8	56,3	48,8	41,5	15,0
14 Antiemetika-Antivertiginosa	0,5	0,4	0,2	0,2	0,2	0,3	0,3	0,4	0,4	0,7	1,0	1,3	1,8	2,7	4,0	6,4	9,6	12,0	11,5	1,5
15 Antiepileptika	0,4	0,8	1,4	1,6	2,0	2,3	2,4	3,0	2,8	2,6	2,8	2,6	2,5	2,6	2,7	2,7	2,5	2,1	3,3	2,3
17 Antihypertonika	0,1	0,0	0,0	0,1	0,3	0,7	1,4	3,2	7,7	15,4	26,5	38,9	52,3	63,5	70,1	75,4	68,6	58,1	57,8	21,3
19 Antihypotonika	0,0	0,1	0,0	1,3	1,2	1,1	1,3	1,6	1,9	1,6	2,3	2,1	2,2	2,4	2,7	2,8	3,4	5,4	8,2	1,7
20 Antikoagulantia	0,0	0,0	0,0	0,3	0,3	0,4	0,6	0,7	1,0	1,6	2,7	3,7	5,2	7,1	8,2	8,5	5,9	3,4	2,5	2,3
21 Antimykotika	4,8	0,8	1,4	1,6	1,8	2,0	2,0	2,2	2,4	2,7	3,0	3,3	3,4	3,4	3,3	3,6	4,1	4,6	7,0	2,6
23 Antiphlogistika	0,4	0,5	0,9	1,0	0,7	0,7	0,8	1,0	1,0	1,1	1,5	1,6	1,6	2,0	2,2	2,2	2,6	3,1	4,2	1,2
24 Antitussiva/Expektorantia	24,5	11,5	7,9	8,3	5,5	5,0	5,3	5,4	5,5	5,7	7,2	8,4	9,1	11,1	13,1	14,6	18,2	18,8	26,2	9,0
26 Balneotherapeutika und Mittel zur Wärmetherapie	3,0	2,0	1,0	0,5	0,4	0,4	0,4	0,3	0,4	0,5	0,6	0,6	0,5	0,7	0,6	0,6	1,0	0,9	1,6	0,7
27 Betarezeptorenblocker, Calciumantagonisten und ACE-Hemmer	0,2	0,1	0,2	0,5	0,9	1,9	3,5	7,1	14,0	25,3	42,2	62,4	83,9	105,3	120,0	133,0	134,2	119,3	115,4	36,7
28 Broncholytika/Antiasthmatika	4,8	6,0	6,4	6,4	6,7	8,0	9,4	10,9	12,6	15,1	20,8	25,8	32,8	43,9	48,2	43,9	38,0	28,6	35,9	18,3
31 Corticoide (Interna)	2,3	0,9	0,5	0,8	1,1	1,8	2,0	2,5	3,0	3,7	4,9	6,1	6,7	8,0	9,7	9,7	9,0	7,5	7,8	3,9
32 Dermatika	16,8	12,4	11,7	17,6	12,5	9,8	9,4	8,8	9,3	9,4	10,3	11,2	11,7	12,8	13,8	16,3	19,8	22,8	35,8	12,2
36 Diuretika	0,2	0,0	0,1	0,1	0,2	0,6	0,9	2,1	4,5	8,3	14,6	20,6	31,3	45,7	58,9	83,2	111,2	131,7	150,0	18,6
37 Durchblutungsfördernde Mittel	0,0	0,0	0,0	0,1	0,1	0,2	0,2	0,3	0,5	0,8	1,6	3,0	4,7	7,4	10,6	14,2	17,1	18,2	17,9	2,8
44 Gichtmittel	0,0	0,0	0,0	0,1	0,1	0,2	0,5	1,2	2,1	3,5	5,7	8,4	10,2	10,9	12,0	13,1	11,8	11,2	10,6	4,1
45 Grippemittel	2,0	2,5	2,3	1,9	1,1	0,9	0,8	0,8	0,7	0,6	0,6	0,6	0,5	0,5	0,4	0,4	0,4	0,3	1,0	1,0
46 Gynäkologika	1,1	0,6	0,3	1,4	2,0	2,7	3,3	3,3	4,0	6,1	9,3	9,6	8,8	8,9	8,6	8,9	8,4	7,6	8,4	5,0
47 Hämorrhoidenmittel	0,0	0,0	0,0	0,1	0,2	0,3	0,5	0,5	0,6	0,7	0,8	1,0	1,1	1,3	1,4	1,5	1,8	1,9	2,1	0,7
49 Hypnotika/Sedativa	0,8	0,1	0,1	0,3	0,6	0,7	1,0	1,5	2,1	2,8	4,3	5,6	6,7	8,4	12,0	15,7	21,0	24,5	28,7	4,2
50 Hypophysen-, Hypothalamushormone und -Hemmstoffe	0,1	0,4	0,5	0,2	0,2	0,9	1,0	0,9	0,5	0,3	0,2	0,2	0,3	0,7	1,2	1,6	2,1	1,7	1,7	0,6

Tabelle 51.2: Arzneiverbrauch in definierten Tagesdosen (DDD) je Versicherter in der Gesetzlichen Krankenversicherung im Jahre 1998 nach Indikationsgruppen (Fortsetzung)

	Indikationsgruppe	0–4	5–9	10–14	15–19	20–24	25–29	30–34	35–39	40–44	45–49	50–54	55–59	60–64	65–69	70–74	75–79	80–84	85–89	>=90	Summe
51	Immuntherapeutika und Zytokine	2,0	1,9	1,1	0,9	0,8	0,8	1,0	1,0	0,9	0,9	1,0	1,1	1,0	0,9	0,7	0,7	0,5	0,3	1,2	1,0
52	Infusions- und Standard-injektionslösungen usw.	1,1	0,5	0,2	0,1	0,0	0,1	0,1	0,1	0,1	0,1	0,1	0,2	0,2	0,3	0,3	0,3	0,4	0,5	0,8	0,2
53	Kardiaka	0,2	0,1	0,1	0,3	0,3	0,3	0,4	0,6	0,9	1,5	2,8	5,1	9,5	17,0	27,9	42,5	60,9	68,3	71,8	7,8
54	Karies- und Parodontosemittel usw.	46,7	50,0	20,1	6,9	0,6	0,4	0,3	0,3	0,1	0,2	0,2	0,3	0,2	0,1	0,0	2,1	0,0	0,1	6,2	6,6
55	Koronarmittel	0,1	0,0	0,0	0,0	0,0	0,1	0,1	0,3	1,1	2,8	6,5	13,2	24,3	42,2	62,0	85,3	113,8	114,6	105,0	15,8
56	Laxantia	1,1	0,4	0,3	0,2	0,2	0,3	0,4	0,4	0,6	0,9	1,3	1,9	2,4	3,3	5,2	8,8	14,5	21,6	30,5	2,2
57	Lebertherapeutika	0,3	0,1	0,1	0,1	0,1	0,1	0,2	0,2	0,3	0,5	0,6	0,7	1,0	1,2	1,7	2,4	4,0	5,9	9,4	0,7
58	Lipidsenker	0,0	0,0	0,1	0,1	0,2	0,3	0,7	1,9	4,1	7,0	12,0	19,5	24,3	28,6	27,5	22,1	12,6	5,9	7,7	8,5
60	Magen-Darm-Mittel	3,8	1,5	1,6	2,7	3,6	4,3	5,1	6,5	8,2	9,6	12,9	15,5	17,8	20,6	23,3	26,1	29,9	30,6	36,8	10,4
61	Migränemittel	0,0	0,0	0,0	0,2	0,3	0,3	0,7	0,7	0,8	1,1	1,2	1,1	0,9	0,7	0,6	0,5	0,5	0,4	0,9	0,6
62	Mineralstoffpräparate	0,4	0,4	0,5	1,0	1,8	3,0	3,1	2,3	2,2	3,2	4,9	6,9	8,9	11,1	14,8	17,2	17,8	18,0	17,7	5,2
63	Mund- und Rachentherapeutika	3,2	2,0	2,0	1,8	1,0	0,8	0,8	0,8	0,8	0,8	0,9	1,1	1,1	1,1	1,1	1,4	1,4	1,4	1,9	1,2
64	Muskelrelaxantia	0,0	0,0	0,1	0,2	0,2	0,4	0,6	0,7	1,1	1,2	1,7	1,9	2,0	2,0	2,3	2,7	2,9	2,5	2,4	1,1
67	Neuropathiepräparate	0,0	0,0	0,0	0,1	0,1	0,2	0,4	0,6	1,1	1,7	2,7	3,8	4,8	6,1	6,9	8,1	8,4	7,0	6,0	2,3
68	Ophthalmika	11,3	6,4	4,5	4,3	4,2	4,8	5,1	5,9	7,2	10,1	14,0	19,2	25,7	34,4	48,2	62,1	74,2	75,2	76,4	17,0
69	Otologika	4,0	2,8	1,4	0,9	0,5	0,4	0,4	0,4	0,3	0,4	0,4	0,4	0,4	0,4	0,5	0,6	0,6	0,6	1,1	0,8
70	Parkinsonmittel usw.	0,0	0,0	0,0	0,0	0,1	0,2	0,3	0,3	0,4	0,5	0,7	1,4	2,1	3,2	4,8	7,1	8,5	7,8	6,4	1,4
71	Psychopharmaka	0,2	0,6	1,0	1,2	3,0	5,2	7,8	11,2	13,6	17,2	19,9	22,3	21,7	23,4	27,6	32,0	36,7	38,2	47,3	13,6
72	Rhinologika	40,1	21,7	11,3	7,8	4,2	3,7	3,6	3,4	3,2	3,0	3,1	3,1	2,9	2,7	2,5	2,3	1,9	1,8	6,8	6,6
74	Schilddrüsentherapeutika	1,5	2,4	4,7	7,4	9,5	15,6	19,7	20,4	22,5	25,3	28,5	27,0	25,9	24,5	24,1	22,3	17,9	14,5	19,3	18,0
76	Sexualhormone und ihre Hemmstoffe	0,0	0,1	1,3	61,5	18,1	5,5	4,5	5,3	10,2	28,6	60,6	64,3	42,9	23,0	14,3	10,4	5,9	4,5	19,0	21,5
77	Spasmolytika	0,1	0,2	0,2	0,4	0,4	0,4	0,3	0,4	0,5	0,7	0,8	1,0	1,3	1,5	1,7	1,9	2,1	1,9	2,4	0,7
79	Thrombozyten-aggregationshemmer	0,1	0,1	0,2	0,2	0,1	0,2	0,2	0,4	0,9	1,7	3,4	5,7	9,1	12,5	15,1	19,4	22,8	21,1	17,4	4,3
82	Urologika	0,1	0,4	0,3	0,4	0,7	0,7	0,7	1,0	1,3	2,1	3,6	7,8	12,9	18,2	22,0	22,9	22,5	22,0	20,2	5,8
83	Venentherapeutika	0,2	0,4	1,1	1,1	1,0	0,9	1,4	1,4	1,7	2,7	4,0	5,9	7,4	9,6	13,2	16,5	20,2	19,9	19,7	4,4
84	Vitamine	67,1	0,7	0,6	0,8	0,7	1,1	1,6	1,9	2,9	4,2	4,7	7,6	9,0	11,0	15,5	19,8	23,7	22,2	25,9	8,4
85	Wundbehandlungsmittel	5,8	2,2	1,4	1,0	0,7	0,6	0,6	0,7	0,8	1,1	1,4	1,7	2,0	2,9	4,0	6,7	12,9	19,9	35,1	2,5
86	Zytostatika und Metastasenhemmer	0,2	0,2	0,1	0,0	0,1	0,2	0,2	0,4	0,6	1,1	1,4	2,0	1,9	2,1	2,5	2,2	1,5	0,8	1,2	0,9
	Gesamtmarkt GKV-Rezepte mit Fertigarzneimitteln	268,0	152,4	106,9	167,7	111,8	115,4	132,5	154,7	196,5	279,7	414,5	532,1	638,4	775,1	917,8	1078,8	1203,4	1207,4	1337,8	377,7

Ausgewiesen sind nur Indikationsgruppen mit mindestens 1,5 Mio. Verordnungen

der und Selke 1999). Auf jeden Versicherten in dieser Altersgruppe entfielen 1998 im Mittel 22 Arzneipackungen im Gegenwert von 1164 DM. Besonders relevant sind dabei Erkrankungen des Herz-Kreislauf-Systems, die im Alter vor allem mit Betarezeptorenblokkern/Calciumantagonisten/ACE-Hemmern, Antihypertonika, Koronarmitteln und Diuretika behandelt werden. Daneben sind auch Antidiabetika, Broncholytika/Antiasthmatika und Ophthalmika bedeutsam. Der Verbrauch nimmt mit steigendem Alter aber nicht gleichförmig zu. Während er bei Kardiaka, Koronarmitteln, Diuretika und Ophthalmika in den höheren Altersgruppen weiter stark zunimmt, bleibt er bei den übrigen genannten Gruppen weitgehend konstant.

Allerdings wäre der Schluß voreilig, daß der demographische Wandel die treibende Kraft hinter steigenden Ausgaben ist. Wie bereits früher gezeigt wurde (vgl. Arzneiverordnungs-Report '94), erklärt das Älterwerden unserer Gesellschaft den Kostenanstieg nur zu einem geringen Teil. Vielmehr scheinen Krankheitskosten ganz allgemein nicht per se mit wachsendem Alter zuzunehmen, sondern vielmehr mit der Nähe zum Tod (Braun et al. 1998). Daher können Mehrausgaben für unser Gesundheitssystem nicht pauschal mit einer wachsenden Lebenserwartung in unserer Gesellschaft erklärt werden.

Auffällig ist bei Frauen der Altersverlauf bei den Sexualhormonen. Hier zeigt sich ein deutlicher Gipfel bei den 15- bis 19-Jährigen, der durch die Erstattungsfähigkeit empfängnisverhütender Mittel in dieser Altersgruppe verursacht ist (vgl. Tabelle 51.2). Ab etwa 45 Jahren steigt die Kurve erneut stark an, um dann bei etwa 65 Jahren wieder deutlich abzusinken. Dieser zweite, breitere Gipfel wird durch die Hormonsubstitution nach der Menopause verursacht.

Geschlechtsverteilung der Verschreibungen

In den führenden Wirkstoffen der einzelnen Altersgruppen werden die relevanten Indikationen in den einzelnen Kohorten deutlich, aufgeschlüsselt nach Männern und Frauen (Abbildungen 51.3 und 51.4). Im Gegensatz zur entsprechenden Analyse im Vorjahr, in der die Anzahl verordneter Packungen untersucht worden war (siehe Arzneiverordnungs-Report 1998), werden diesmal die Arzneimittelmengen nach Tagesdosen aufgeführt. Dadurch, daß nun die Packungsgröße mit in die Betrachtung eingeht, ergibt sich ein deutlich anderes Bild.

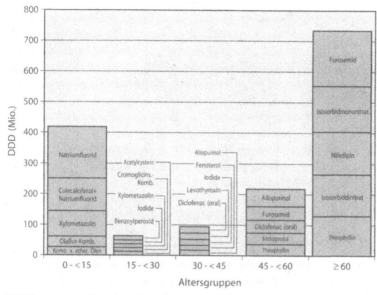

Abbildung 51.3: Führende Wirkstoffe nach DDD bei Männern 1998

Beispielsweise tauchen Schmerzmittel in keiner der Altersgruppen unter den führenden Wirkstoffen auf. Statt dessen sind typische Arzneimittel der Langzeitmedikation zu finden. Bei Kindern sind hier in erster Linie prophylaktisch eingesetzte Mittel sowie Wirkstoffe gegen Atemwegsinfekte zu finden, während sich bei der Altersmedikation auch hier die überragende Bedeutung von Erkrankungen des Herz-Kreislauf-Systems zeigt. An beiden Enden des Altersspektrums bestehen auch nur geringe Unterschiede im Arzneimittelverbrauch zwischen den Geschlechtern, während in den mittleren Altersgruppen deutliche Unterschiede zu Tage treten. Bei Frauen sind überwiegend Sexualhormone, in geringerem Maße auch Schilddrüsenhormone mengenmäßig bedeutsam, während bei Männern zunächst Atemwegspräparate, dann aber zunehmend Gicht- und Rheumamittel wichtig werden. Im Vergleich der Geschlechter zeigt sich auch, daß Herz-Kreislauf-Mittel bei Männern bereits in geringerem Lebensalter als bei Frauen verstärkt eingesetzt werden.

Diese Unterschiede müssen jedoch vor dem Hintergrund gesehen werden, daß Frauen insgesamt deutlich mehr Arzneimittel erhalten.

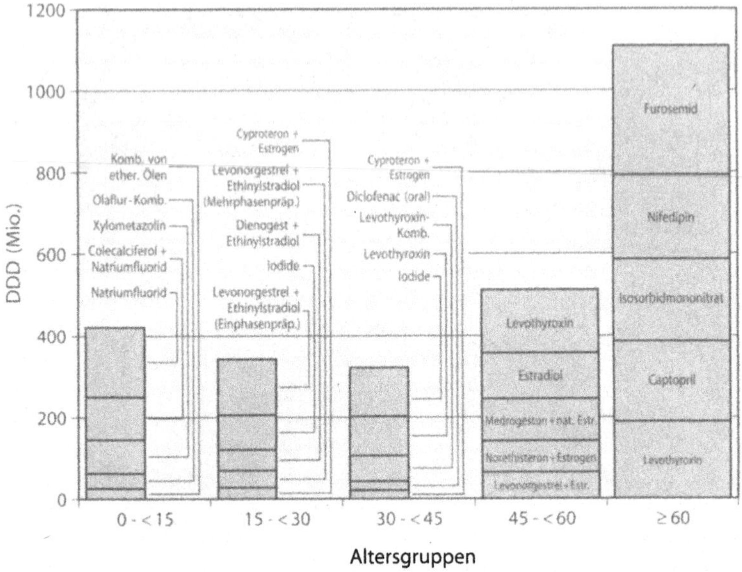

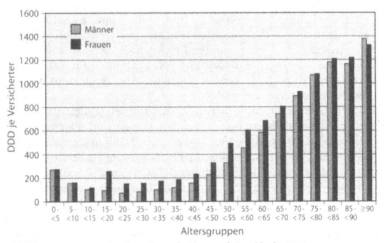

Abbildung 51.4: Führende Wirkstoffe nach DDD bei Frauen 1998

Abbildung 51.5: Arzneiverbrauch nach Alter und Geschlecht 1998

51

Abbildung 51.5 stellt einen Vergleich des geschlechtsspezifischen Verbrauchs für den Gesamtmarkt dar. Hier zeigt sich mit 444 Tagesdosen bei Frauen gegenüber 302 Tagesdosen bei Männern ein Mehrverbrauch von fast 50 %. Dabei macht sich wie bereits in den vorigen Jahren bemerkbar, daß Frauen fast die doppelte Menge an Psychopharmaka erhalten, während etwa bei den Indikationsgruppen Koronarmittel und Antitussiva/Expektorantien der Geschlechtsunterschied gering ausfällt. Insbesondere findet sich in einigen typischen Indikationsgruppen (Urologika, Gichtmittel, Broncholytika/Antiasthmatika) auch ein Mehrverbrauch der Männer (vgl. Arzneiverordnungs-Report '96).

Es gibt Hinweise darauf, daß die generell hohen Verordnungszahlen bei Frauen darauf zurückzuführen sind, daß diese häufiger den Arzt konsultieren. Bezogen auf den einzelnen Arztbesuch sind die Verordnungen zwischen Männern und Frauen annähernd gleich verteilt. Dies bestätigt auch die Studie von Schoettler (1992). In der Untersuchung zu Verordnungen über psychotrope Arzneimittel oder orale Antidiabetika anhand einer Stichprobe von ca. 27 000 Patienten aus 50 allgemeinmedizinischen Praxen stellte sich heraus, daß Männer und Frauen pro Kopf und Arztbesuch in annähernd gleichem Umfang Arzneimittel erhalten, daß jedoch 73 % aller Arztbesuche durch Frauen absolviert werden.

51

Umstrittene Arzneimittel

Auch Arzneimittel, deren therapeutischer Nutzen nicht hinreichend belegt ist (vgl. Tabelle 9 im Einleitungskapitel), werden bevorzugt an Frauen verschrieben (Abbildung 51.6). Zum generellen Arzneimittelmehrverbrauch bei Frauen tritt ein höherer prozentualer Anteil umstrittener Arzneimittel. Als Folge davon erhalten Frauen pro Kopf 53 % mehr umstrittene Arzneimittel als Männer, gemessen in DDD (78,7 DDD gegenüber 51,4). Mit zunehmendem Alter nivelliert sich der Unterschied zwischen den Geschlechtern allerdings.

Einzig in der Altersgruppe von 15 bis unter 20 Jahren findet sich bei jugendlichen Männern ein höherer Anteil an umstrittenen Arzneimitteln: Das hohe Verordnungsvolumen (unbestritten wirksamer) oraler Kontrazeptiva bei jungen Frauen führt hier zu einem relativ geringen Anteil umstrittener Arzneimittel. Absolut gesehen erhalten

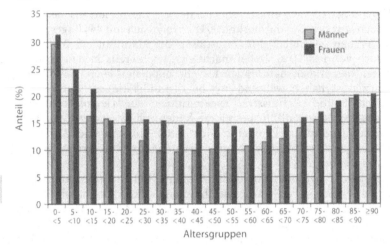

Abbildung 51.6: Umsatzanteil umstrittener Wirkstoffe nach Alter und Geschlecht 1998

aber auch sie mehr Präparate, die in diesem Sinne als therapeutisch entbehrlich eingestuft werden, als ihre männlichen Altersgenossen.

Auch in der Aufschlüsselung nach Arzneimittelgruppen zeigt sich bei den 20 verordnungsstärksten umstrittenen Arzneimittelgruppen durchweg ein Mehrverbrauch bei den Frauen (Abbildung 51.7). Besonders hoch fällt der Unterschied bei pflanzlichen Psychopharmaka (+250 %), Venentherapeutika (+245 %), pflanzlichen Kardiaka (+229 %) und Hypotonika (+223 %) aus.

Auffällig ist weiterhin, daß der Anteil der in Tabelle 9 des Einleitungskapitels genannten Arzneimittelgruppen bei Kindern besonders hoch ist und auch im Alter wieder ansteigt (Abildung 51.6). Von ärztlicher Seite wird in diesem Zusammenhang gelegentlich argumentiert, daß ein großer Teil der Erkrankungen nicht etwa im Dreischritt „eine Beschwerde – eine Diagnose – eine (kausal angreifende) Therapie" behandelt wird, sondern daß gerade in der allgemeinmedizinischen Praxis häufig Befindlichkeitsstörungen symptomatisch behandelt werden, ohne daß die Diagnoseebene zuverlässig erreicht wird. Daraus wird abgeleitet, daß dann „symptomatisch wirkende Medikamente" zum Einsatz kommen müßten statt solcher, deren Ursache-Wirkungs-Verhältnis geklärt ist (vgl. etwa Lau 1999).

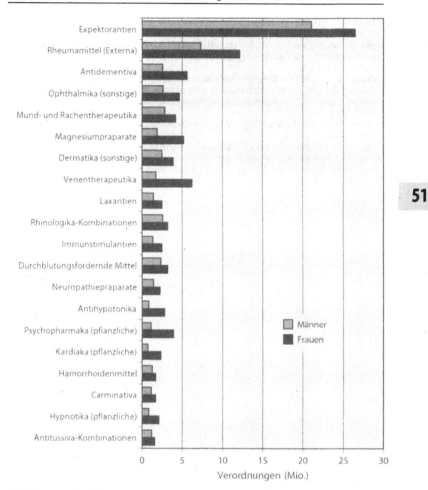

Abbildung 51.7: Verbrauch umstrittener Arzneimittelgruppen nach Geschlecht 1998

Literatur

Berg H. (1986): Bilanz der Kostendämpfungspolitik im Gesundheitswesen 1977–1984. Asgard-Verlag, Sankt Augustin.

Braun B., Kühn H., Reiners H. (1998): Das Märchen von der Kostenexplosion. Fischer, Frankfurt/Main.

Erdmann E. (1995): Werden in Deutschland zu viele Medikamente verordnet? Münch. Med. Wschr. 137 (Beilage): 11.

Heeke A., Günther J. (1993): Arzneimittel im Müll. Essen.

Lau K.-P. (1999): Die Positivliste: Was den Hausarzt erwartet. in: Der Hausarzt 11/99.

Reumann C. F. (1997): Altarzneimittel-Sammelaktion. In: DOK 21: 672–674. Bonn.

Schoettler P. (1992): Untersuchung der Verordnung von psychotropen Arzneimitteln und oralen Antidiabetika in der allgemeinmedizinischen Praxis (Dissertation). Kiel.

Schröder H., Selke G. W. (1999): Arzneimittelverordnungen nach Altersgruppen 1998. Bonn

Statistisches Bundesamt (1998): Statistisches Jahrbuch 1998. Wiesbaden.

Zimmer A., Zimmer A., Kreuter J. (1992): Rücklauf von Alt-Arzneimitteln in Apotheken. In: PZ Nr. 4 49, 137. Jg.: 20–29. Wiesbaden.

51

52. Arzneiverordnungen nach Arztgruppen

H. Schröder und G. W. Selke

Das Verordnungsverhalten der Ärzte bestimmt maßgeblich den Arzneimittelverbrauch. Im folgenden wird das Verordnungsverhalten im Vergleich der einzelnen Facharztgruppen analysiert. Aktuelle Auswertungen für das gesamte Bundesgebiet sind hier mit den Daten des GKV-Arzneimittelindex für elf Arztgruppen durchgeführt worden (vergleiche Schröder und Selke 1999).

Verschreibungsmengen nach Arztgruppen

Die in Abbildung 52.1 dargestellten verordneten Tagesdosen (DDD) nach Arztgruppen zeigen schon auf den ersten Blick ein klares Bild, das sich auch bei der Betrachtung der verordneten Arzneimittel*packungen* nach Facharztgruppen bestätigt: Allgemein- und praktische Ärzte verordnen weitaus am häufigsten Arzneimittel (55 %), mit weitem Abstand gefolgt von den Internisten (18 % aller verordneten Arzneimittelpackungen). Damit werden mehr als sieben von zehn Verordnungen von diesen beiden Arztgruppen ausgestellt, während bei allen anderen Fachärzten die Arzneitherapie vom Anteil am Gesamtmarkt her eine geringere Rolle spielt. Die Konzentration der Verordnungstätigkeit auf diese beiden Arztgruppen ist gegenüber dem Vorjahr nicht mehr weiter angestiegen. Während der Verordnungsanteil bei den Allgemeinmedizinern leicht gesunken ist (56 % im Vorjahr), blieb er bei den Internisten konstant. Der rückläufige Trend der Jahre 1992 (19,5 %) bis 1995 (14,2 %) und der Anstieg in den folgenden Jahren hat sich bei dieser Gruppe nun also stabilisiert. Der Umsatzanteil der Allgemeinmediziner am Gesamtmarkt (52 %) ist erneut weiter gesunken, während er bei den Internisten wiederum angestiegen ist auf nunmehr 23 %. Insbesondere die letztere Gruppe verschreibt also

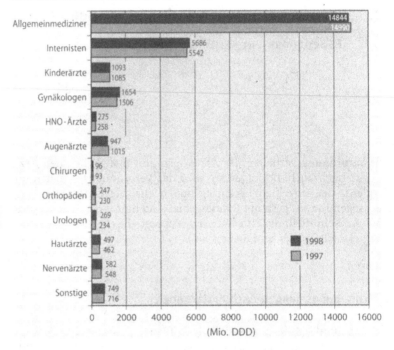

52

Abbildung 52.1: Arzneiverordnungen verschiedener Arztgruppen 1998

teurere Arzneimittel als der Durchschnitt aller Ärzte, wobei sich der Abstand weiter erhöht hat.

Weiterhin stellen die Allgemeinmediziner und Internisten allerdings die weitaus meisten Ärzte, so daß die Konzentration des Verordnungsgeschehens auf diese Gruppen nicht verwunderlich ist. In Tabelle 52.1 sind deshalb zum besseren Vergleich die Verordnungen, die Umsätze und definierten Tagesdosen (DDD) je Arzt der entsprechenden Facharztgruppe berechnet.

Im Jahre 1998 hat ein an der kassenärztlichen Versorgung teilnehmender Arzt im Mittel 6449 Fertigarzneimittel verordnet; das entspricht 215 Tsd. mittleren Tagesdosen mit einem Umsatzvolumen von 286 Tsd. DM je Arzt. Wie schon häufig in den vergangenen Jahren verordnete der einzelne Arzt auch 1998 erneut weniger Arzneimittel als im jeweiligen Vorjahr (–4,6 %), die allerdings wiederum teurer als

Tabelle 52.1: Arzneiverordnungen, Umsätze und definierte Tagesdosen je Arzt 1998, aufgeführt nach Facharztgruppen

Arztgruppe	Zahl der Ärzte	Verord-nungen je Arzt	Umsatz je Arzt (Tsd. DM)	DDD je Arzt (Tsd. DDD)
Allgemeinmediziner und Praktische Ärzte	44953	9787	414	330
Internisten	18601	7702	445	306
Kinderärzte	6602	9085	154	166
Gynäkologen	10523	3317	135	157
HNO-Ärzte	4097	4193	95	67
Augenärzte	5347	3864	87	177
Chirurgen	5301	1141	37	18
Orthopäden	5127	2554	65	48
Urologen	2724	3146	302	99
Hautärzte	3433	5960	214	145
Nervenärzte	8964	2258	169	65
Sonstige	9399	2373	204	80
Alle Ärzte	125071	6449	286	215

52

zuvor waren. Daher stieg der Umsatz je Arzt um 3,5 %. Der im Gesamtmarkt zu beobachtende Verordnungsrückgang verteilt sich 1998 im Gegensatz zum Vorjahr unterschiedlich auf die einzelnen Arztgruppen. Überdurchschnittliche Abnahmen sind bei Augenärzten (−6,5 %), Allgemeinärzten (−6,0 %), Internisten (−5,0 %) und Nervenärzten (−4,3 %) zu finden, während Orthopäden (+4,6 %), Gynäkologen (+3,6 %), HNO-Ärzte (+1,7 %), Hautärzte (+1,6 %) und Chirurgen (+1,2 %) sogar Zuwächse verzeichnen. Der Arzneikostenumsatz je Arzt sinkt nur bei den (auf hohem Preisniveau verordnenden) Urologen leicht ab (−1,5 %), während er bei allen anderen Gruppen steigt. Besonders betroffen sind hierbei die Gynäkologen (+13,5 %), Nervenärzte (+12,9 %), Hautärzte (+10,2 %) und Orthopäden (+9,5 %).

Bei diesen Kenngrößen werden zwischen den einzelnen Arztgruppen große Unterschiede deutlich. Besonders hoch ist die Verordnungsfrequenz bei Allgemeinmedizinern und Praktischen Ärzten, Internisten sowie Kinderärzten. Beim Umsatz und bei den mittleren Tagesdosen bleiben die Kinderärzte deutlich hinter den Allgemeinmedizinern und Internisten zurück, da sie vor allem akute Krankheiten behandeln und niedrig dosierte Präparate (Kinderdosen) verordnen.

Gegenüber dem Vorjahr hat sich die Arztzahl um 1805 (+1,5 %) erhöht. Überdurchschnittlich stark sind die Gruppen der Nervenärzte (+4,5 %), der Orthopäden (+2,0 %) und der Kinderärzte (+1,9 %) gewachsen, während die Anzahl der Chirurgen (-0,2 %) leicht abgenommen hat. Unterstellt man, die facharztgruppenspezifischen Verordnungsstrukturen wären gegenüber dem Vorjahr konstant geblieben, dann hätte allein die Veränderung der Arztzahlen zu einem Mehrumsatz im GKV-Fertigarzneimittelmarkt von 467 Mio. DM (+1,4 %) bei einem gleichzeitigen Anstieg der Verordnungszahlen um 9,6 Mio. (+1,1 %) geführt.

Analyse der Verordnungszahlen

52

Deutliche Unterschiede im Verordnungsverhalten der einzelnen Arztgruppen zeigen sich bei den Packungsgrößen und den Verordnungskosten (Tabelle 52.2). Die Anzahl der DDD je Verordnung gibt an, wieviele Tage lang die Medikation mit einer Verordnung durchgeführt werden kann. Dies ist somit ein Maß für die Größe der Packung. Im Vergleich der Arztgruppen muß allerdings bedacht werden, daß die verschiedenen Krankheitsbilder, die von den jeweiligen Arzt-

Tabelle 52.2: Maßzahlen zur Beschreibung der arztgruppenspezifischen Besonderheiten 1998

Arztgruppe	DDD je Verordnung	Umsatz je Verordnung in DM	Umsatz je DDD in DM
Allgemeinmediziner und Praktische Ärzte	33,7	42,34	1,25
Internisten	39,7	57,79	1,46
Kinderärzte	18,2	16,95	0,93
Gynäkologen	47,4	40,59	0,86
HNO-Ärzte	16,0	22,77	1,42
Augenärzte	45,8	22,55	0,49
Chirurgen	15,9	32,75	2,07
Orthopäden	18,9	25,60	1,36
Urologen	31,4	96,01	3,06
Hautärzte	24,3	35,96	1,48
Nervenärzte	28,7	74,74	2,60
Sonstige	33,6	86,15	2,56
Mittelwert	33,4	44,29	1,33

gruppen behandelt werden, unterschiedliche Verläufe haben und deshalb auch eine unterschiedlich lange Therapiedauer erfordern. Wie schon mehrfach in den vergangenen Jahren bemerkt, verschreiben Augenärzte im Mittel Mengen, die für eine Standardtherapiedauer von fast sieben Wochen ausreichend sind, wobei allerdings ein leichter Trend hin zu kleineren Packungen erkennbar ist. Weiterhin fehlen hier anscheinend geeignete kleine Packungsgrößen im Angebot der Arzneimittelhersteller. Die größten Packungen verschreiben aber erstmals nicht mehr die Augenärzte, sondern die Gynäkologen, bei denen eine Packung im Mittel für eine Therapiedauer von 47,4 Tagen ausreicht. Im Jahre 1989 hatte dieser Wert noch bei 25,7 Tagen gelegen. In der Zunahme spiegelt sich einerseits die Abgabe empfängnisverhütender Mittel an junge Frauen, andererseits aber auch die postmenopausale Hormonsubstitution wider. Hals-Nasen-Ohren-Ärzte dagegen kommen schon mit Verordnungen aus, die mit 16,0 DDD je Verordnung für gut zwei Wochen ausreichen.

52

Bei der Beurteilung dieser Zahlen muß sicherlich auch der Anteil der chronisch Kranken berücksichtigt werden; hier können hohe DDD-Volumina je Verordnung wirtschaftlich durchaus sinnvoll sein, denn größere Packungen gehen im allgemeinen mit niedrigeren Tagestherapiekosten einher. Die in Tabelle 52.2 dargestellten Umsätze je Verordnung und Umsätze je Tagesdosis (d. h.: mittlere Tagestherapiekosten) zeigen die großen Unterschiede in den Kosten der Arzneitherapie bei einzelnen Fachgebieten. Bezogen auf die einzelne Verordnung liegen die Verordnungskosten bei den Kinderärzten mit 16,95 DM am niedrigsten. Dagegen kosten die urologischen Verordnungen fast sechsmal so viel. Hier machen sich weiterhin die hohen Kosten der neuen Prostatamittel (Alpha$_1$-Rezeptorenblocker, siehe Kapitel 45) bemerkbar.

Bezieht man die Reichweite der verordneten Packungen mit in die Berechnung ein (Tagestherapiekosten im Arzneimittelbereich), fallen die Augenärzte dadurch auf, daß die hier verordneten Medikamente mit 0,49 DM unverändert die mit Abstand niedrigsten DDD-Kosten haben. Urologen dagegen verschreiben Medikamente, die mit 3,06 DM je DDD mehr als sechsmal so teuer sind. Ebenfalls überdurchschnittlich teure Präparate verordnen die Nervenärzte mit 2,60 DM je DDD, wenngleich sie eher zurückhaltend Rezepte ausstellen und mit 65 Tsd. DDD deutlich unter dem durchschnittlichen DDD-Aufkommen je Arzt (215 Tsd. DDD) liegen. In der Gruppe der Allgemeinmediziner entsprechen alle drei Indikatoren mehr oder

Tabelle 52.3: Arzneiverordnungen in definierten Tagesdosen (DDD) je Arzt der Fachgruppe in der Gesetzlichen Krankenversicherung im Jahre 1998 nach Indikationsgruppen

Indikationsgruppe	Allgemein-mediziner	Inter-nisten	Kinder-ärzte	Gynäko-logen	HNO-Ärzte	Augen-ärzte	Chirur-gen	Ortho-päden	Uro-logen	Haut-ärzte	Nerven-ärzte	Sonsti-ge	Insge-samt
5 Analgetika/Antirheumatika	20313,0	15509,7	4304,0	791,1	1499,3	257,8	5603,1	24939,9	1575,1	694,6	1594,8	3605,4	11659,9
7 Antiallergika	2930,1	2097,7	2350,7	40,6	7593,0	148,4	72,8	33,8	56,6	13985,7	84,8	1505,6	2236,5
8 Antianämika	1390,4	1373,7	341,8	2,6	16,0	2,6	20,0	50,5	72,4	127,1	27,4	327,8	1160,8
9 Antiarrhythmika	2690,7	3719,4	19,9	5,2	0,0	5,3	13,9	11,7	23,6	0,0	17,1	132,2	1534,7
10 Antibiotika/Antiinfektiva	4151,2	2681,9	6073,0	869,3	6574,5	111,1	494,1	176,1	4545,2	3117,5	47,8	2085,4	2877,6
11 Antidementiva (Nootropika)	3908,2	3245,4	20,6	16,0	3043,5	487,5	58,8	59,7	48,6	21,4	3966,3	431,9	2333,6
12 Antidiabetika	16148,1	17440,7	529,1	45,1	19,7	22,5	55,5	49,1	131,3	21,7	77,6	1355,6	8546,4
14 Antiemetika-Antivertiginosa	1477,4	1161,1	372,0	94,4	1837,6	4,3	17,3	136,3	25,5	2,2	438,4	137,8	840,4
15 Antiepileptika	1494,4	857,1	1241,1	9,8	14,8	0,0	16,3	14,1	1,1	14,1	6943,9	852,7	1295,2
17 Antihypertonika	23235,3	24503,2	120,5	88,9	80,4	24,6	158,9	70,3	414,7	45,5	88,2	1653,3	12163,4
19 Antihypotonika	1897,8	1576,0	166,1	232,0	19,8	1,7	33,5	14,4	55,1	6,2	283,6	143,2	980,1
20 Antikoagulantia	2211,3	2981,1	40,8	29,2	7,5	4,7	831,0	366,9	54,2	16,9	11,1	330,9	1320,7
21 Antimykotika	2022,9	914,4	1873,7	482,8	185,1	17,7	163,2	45,7	603,7	16033,0	22,2	365,4	1500,5
23 Antiphlogistika	1225,4	607,4	395,1	159,8	657,7	10,5	750,7	1335,3	403,7	149,5	55,8	258,8	710,0
24 Antitussiva/Expektorantia	9069,7	5773,0	12723,3	109,3	5797,9	22,6	108,3	50,3	171,5	69,8	53,9	1707,5	5134,6
26 Balneotherapeutika und Mittel zur Wärmetherapie	537,2	226,0	1376,2	43,5	2,3	1,2	73,8	183,2	89,8	3363,4	4,4	134,5	418,5
27 Betarezeptorenblocker, Calciumantagonisten und ACE-Hemmer	39844,7	42167,0	219,7	144,7	148,4	46,6	205,0	113,9	260,0	86,1	609,1	2946,3	20909,3
28 Broncholytika/Antiasthmatika	17106,8	18448,7	6139,5	103,0	583,8	33,0	102,6	54,7	66,2	777,9	43,3	15026,8	10407,3
31 Corticoide (Interna)	2857,6	4318,1	1263,5	160,1	753,4	354,3	615,7	2468,9	93,8	1938,0	762,7	2791,3	2236,2
32 Dermatika	8274,9	3436,0	10611,4	1305,4	1175,2	108,2	1065,7	411,4	837,1	90848,0	69,9	2165,9	6939,9
36 Diuretika	19674,9	21750,0	82,0	85,8	33,1	25,9	201,4	89,3	965,9	120,1	132,4	2835,2	10579,1
37 Durchblutungsfördernde Mittel	2973,4	2412,8	7,0	8,1	2909,6	512,3	257,8	41,7	69,9	86,0	626,5	168,1	1619,8
44 Gichtmittel	4431,2	4420,1	6,1	12,5	9,5	8,1	219,6	402,0	2988,2	21,4	4,8	290,1	2365,7
45 Grippemittel	1067,9	361,9	1953,9	12,5	436,6	17,5	13,5	4,9	30,6	5,8	2,1	46,1	562,1
46 Gynäkologika	1825,9	849,9	696,3	225322,7	32,1	9,1	27,6	19,6	2926,3	614,7	77,2	381,7	2832,6
47 Hämorrhoidenmittel	630,1	589,9	35,1	254,0	1,2	5,2	385,4	3,9	532,0	296,6	2,6	45,1	377,5
49 Hypnotika/Sedativa	4437,7	3333,4	354,7	92,7	102,7	17,4	62,8	87,6	122,4	38,9	3513,8	508,9	2421,4
50 Hypophysen-, Hypothalamushormone und -Hemmstoffe	105,6	109,4	229,9	1492,0	8,2	1,2	10,8	5,6	4934,0	8,1	145,8	483,8	347,4
51 Immuntherapeutika und Zytokine	865,4	698,9	1133,0	38,8	555,9	8,3	70,3	9,0	61,3	111,5	305,8	665,5	576,3
52 Infusions- und Standardinjektionslösungen usw.	138,5	110,5	715,4	5,5	99,4	1,6	19,4	36,1	57,8	5,5	22,3	103,2	120,8

Tabelle 52.3: Arzneiverordnungen in definierten Tagesdosen (DDD) je Arzt der Fachgruppe in der Gesetzlichen Krankenversicherung im Jahre 1998 nach Indikationsgruppen (Fortsetzung)

Indikationsgruppe	Allgemein-mediziner	Inter-nisten	Kinder-ärzte	Gynäko-logen	HNO-Ärzte	Augen-ärzte	Chirur-gen	Ortho-päden	Uro-logen	Haut-ärzte	Nerven-ärzte	Sonsti-ge	Insge-samt
53 Kardiaka	8855,0	7968,5	120,5	80,7	29,1	25,9	43,4	18,8	34,6	23,2	63,6	484,3	4427,9
54 Karies- und Parodontosemittel usw.	2643,0	335,5	33900,1	240,4	126,4	68,1	147,0	53,6	355,1	67,2	97,7	12184,5	3757,2
55 Koronarmittel	17064,1	18491,1	57,3	23,8	40,1	24,7	67,8	19,8	52,0	15,8	95,5	1103,9	8985,7
56 Laxantia	2311,3	2122,1	699,1	51,7	14,8	4,9	140,6	13,4	134,9	15,5	97,8	560,0	1247,2
57 Lebertherapeutika	783,0	711,6	192,4	21,4	9,7	1,7	15,8	2,9	20,8	10,7	28,7	124,7	412,6
58 Lipidsenker	8511,6	11601,5	39,4	38,1	2,8	13,8	64,7	30,3	89,7	15,8	44,4	810,7	4861,1
60 Magen-Darm-Mittel	10640,7	12257,8	1826,7	287,2	115,5	52,5	409,5	161,1	281,9	190,8	251,6	1689,6	5954,5
61 Migränemittel	630,8	442,0	20,6	59,8	22,3	7,7	25,8	48,9	38,1	15,4	293,2	80,7	331,1
62 Mineralstoffpräparate	4701,2	4912,2	299,5	3212,0	102,7	86,5	162,8	2819,7	275,2	1001,3	208,0	862,4	2949,0
63 Mund- und Rachentherapeutika	920,4	347,0	2125,5	34,3	1530,9	24,0	51,1	33,9	92,1	311,7	22,7	1833,9	702,2
64 Muskelrelaxantia	916,4	667,8	29,1	5,7	23,5	2,8	117,8	951,6	60,2	10,1	1112,5	937,4	627,4
67 Neuropathiepräparate	2015,8	2038,3	2,6	34,9	235,6	26,6	118,8	736,0	29,6	55,7	2651,3	286,0	1288,5
68 Ophthalmika	3960,5	1642,2	5255,8	58,3	4232,6	173882,5	133,6	61,7	73,8	1805,2	101,5	1484,3	9700,6
69 Otologika	636,1	175,0	2149,8	11,0	2446,6	5,6	15,9	7,4	9,0	26,1	6,1	94,6	458,9
70 Parkinsonmittel usw.	900,5	540,7	27,7	9,3	15,2	1,3	2,0	6,2	316,1	17,9	4814,6	304,8	775,9
71 Psychopharmaka	10598,2	7719,3	674,1	397,6	386,3	52,5	156,5	317,7	35,1	103,1	32957,4	4390,2	7762,6
72 Rhinologika	4016,8	1451,1	24953,6	74,7	20627,0	74,6	54,8	48,1	151,0	367,2	26,8	947,6	3750,2
74 Schilddrüsentherapeutika	17691,5	18576,8	3931,9	8715,7	1302,1	45,2	320,6	93,6		107,0	172,3	1981,1	10291,8
76 Sexualhormone und ihre Hemmstoffe	6821,2	3275,3	260,1	107419,2	109,6	39,4	191,9	101,4	3361,4	2335,8	75,0	1396,6	12255,6
77 Spasmolytika	757,5	810,8	144,8	79,5	9,6	3,6	29,6	30,3	291,8	4,8	15,6	77,9	423,6
79 Thrombozytenaggregations-hemmer	4617,4	4857,3	109,5	39,4	74,6	124,4	115,8	34,7	22,4	80,2	468,7	336,4	2466,7
82 Urologika	3872,8	2779,2	208,5	515,3	8,9	8,3	85,1	20,1	63597,1	36,8	75,6	352,1	3282,8
83 Venentherapeutika	4886,3	3278,0	266,9	300,0	53,1	42,9	1891,8	1716,1	242,3	1157,0	33,4	332,2	2503,0
84 Vitamine	5623,6	5341,3	28684,3	642,7	466,9	167,5	356,0	4673,2	444,3	213,5	803,5	1519,7	4800,3
85 Wundbehandlungsmittel	2466,3	1394,2	2717,8	244,1	478,6	22,4	1064,6	112,1	709,1	1843,6	23,5	554,2	1433,5
86 Zytostatika und Metastasen-hemmer	671,5	1154,9	80,6	280,9	16,6	33,0	10,7	173,3	857,8	197,1	58,7	412,1	509,8
Gesamtmarkt GKV-Rezepte mit Fertigarzneimitteln	330200,9	305696,4	165503,2	157171,8	671130,6	177153,0	18094,1	48184,1	98740,8	144648,6	64887,6	79714,5	215381,8

Ausgewiesen sind nur Indikationsgruppen mit mindestens 1,5 Mio. Verordnungen.

weniger dem durchschnittlichen Wert, während die Internisten jeweils deutlich darüber liegen. Einen Gesamtüberblick über die Anzahl der verordneten Tagesdosen je Arzt in den wesentlichen Indikationsgruppen gibt Tabelle 52.3.

Umstrittene Arzneimittel

Die Arzneimittel, deren therapeutischer Nutzen nicht ausreichend belegt ist (vgl. Tabelle 9 im Einleitungskapitel), werden von den einzelnen Arztgruppen in unterschiedlichem Maße verordnet (Abbildung 52.2). Von den Gesamtkosten in Höhe von 5,2 Mrd. DM entfällt der größte Anteil mit 3,1 Mrd. DM auf die Allgemeinmediziner (17 % ihres Arzneimittelumsatzes) und die Internisten mit rd. 940 Mio. DM (11 % ihres Arzneimittelumsatzes). Bei allen anderen Arztgruppen liegen die Arzneimittelkosten insgesamt deutlich niedriger, so daß absolut betrachtet auch die Ausgaben für umstrittene Arzneimittel

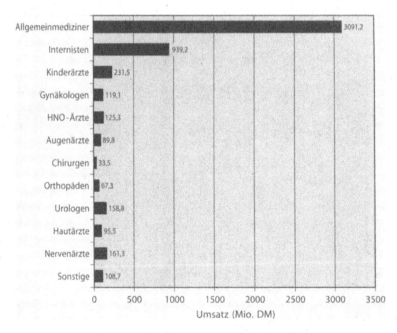

Abbildung 52.2: Umsatzanteil umstrittener Arzneimittel nach Arztgruppen 1998

geringer sind. Fraglos können die derzeitigen gesetzlichen Bestrebungen zur Einführung einer Positivliste zu mehr Qualität und gleichzeitig zu wirtschaftlicherer Verordnungsweise beitragen.

Einsparpotentiale bei Generika

Das im Einleitungskapitel ausgewiesene weiterhin bestehende Einsparpotential von 2,5 Mrd. DM (vgl. Tabelle 7 im Einleitungskapitel) durch Einsatz von Generika verteilt sich sehr unterschiedlich auf die einzelnen Arztgruppen. Ließen sich im Mittel 21,2 % des generikafähigen Umsatzes durch konsequenten Einsatz von Zweitanmelderpräparaten einsparen, liegt der Anteil bei Allgemeinmedizinern wie auch bei Internisten ziemlich genau auf diesem Prozentwert (Abbildung 52.3). Eine deutliche Abweichung nach oben läßt sich nur bei den Kinderärzten feststellen, bei denen sich auf diese Weise ohne Qualitätseinbuße 27,3 % des generikafähigen Umsatzes einsparen ließen.

52

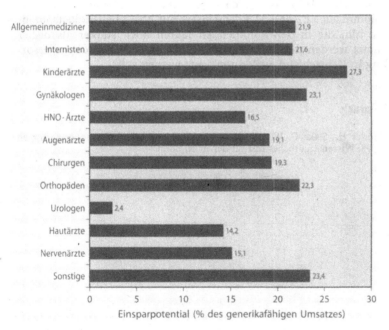

Abbildung 52.3: Einsparpotential bei Generika nach Arztgruppen 1998

Bei anderen Facharztgruppen wird das vorhandene Generikaangebot hingegen stärker genutzt. Beispielsweise lassen sich in der urologischen Praxis in diesem Bereich nur noch etwa 2,4 % der Kosten zusätzlich vermeiden. In den Unterschieden spiegelt sich natürlich auch die Tatsache, daß nicht alle Marktsegmente in gleichem Maße preisgünstige Generika aufzuweisen haben. Absolut gesehen besteht im allgemeinmedizinischen Bereich ein Potential von ca. 1,4 Mrd. DM, im internistischen Bereich ein solcher von 599 Mio. DM. Angesichts der insgesamt niedrigeren Verschreibungsmengen in den anderen Fachgruppen spielen die Potentiale von beispielsweise Kinderärzten (95,4 Mio. DM), Gynäkologen (70,5 Mio. DM) und Nervenärzten (72,2 Mio. DM) eine deutlich geringere Rolle. Jedoch bereiten die Verschreibungen von Fachärzten häufig den Boden für die von Hausärzten durchgeführte Folgetherapie.

52

Diese Berechnungen folgen der Methodik, die auch im Einleitungskapitel verwendet und in Kapitel 50 näher erläutert wurde. Insbesondere wurde hier eine eventuelle generische Substitution umstrittener Wirkstoffe nicht berücksichtigt. Damit weisen die Abbildungen 52.2 und 52.3 gemeinsam auf Wirtschaftlichkeitspotentiale hin, die in den kommenden Jahren noch stärker als bisher genutzt werden müssen, wenn die Effizienz der Gesundheitsversorgung in Deutschland weiter gesteigert werden soll.

Literatur

Schröder H., Selke G. W. (1999): Arzneimittelverordnungen nach Arztgruppen 1998. Wissenschaftliches Institut der AOK, Bonn.

53. Ergänzende statistische Übersicht

H. Schröder und G. W. Selke

In Ergänzung zu den Verordnungsdaten, die bereits im einleitenden Überblick über die Arzneiverordnungen dargestellt wurden, werden im folgenden zusätzliche Erläuterungen zur Berechnung definierter Tagesdosen und zur Analyse des GKV-Fertigarzneimittelmarktes in der gesamten Bundesrepublik gegeben. In tabellarischen Übersichten werden außerdem die Entwicklung aller Indikationsgebiete, der Arzneimittelverbrauch nach ATC-Grupen, die DDD-Analyse kleinerer Indikationsgruppen, die Verordnungsentwicklung neuer Wirkstoffe seit 1985, der Anteil der Zweitanmelderpräparate sowie die 2000 verordnungshäufigsten Arzneimittel dargestellt.

Grundlage der Auswertungen dieses Kapitels sind die etwa 483 Mio. zu Lasten der GKV ausgestellten Rezeptblätter. Daraus wird eine 4-Promille-Stichprobe gezogen, so daß die Analyse letztlich auf rd. 3,7 Mio. einzelnen Verordnungen basiert. Auf das einzelne Rezept entfielen 1998 im Durchschnitt 1,67 Verordnungen.

Die statistische Analyse des Arzneimittelmarktes basiert im GKV-Arzneimittelindex auf dem Konzept der Komponentenzerlegung. Die Umsatzentwicklung wird danach in die Preis-, Mengen- und Strukturkomponenten zerlegt. Einzelheiten zur Methode der statistischen Komponentenzerlegung sind bereits früher beschrieben worden (Reichelt 1987, Reichelt 1988).

Berechnung von definierten Tagesdosen

Als Maß für die verordnete Arzneimittelmenge wird in diesem Buch in erster Linie die definierte Tagesdosis (*defined daily dose*, DDD) verwendet. Gegenüber anderen Meßgrößen wie der Anzahl der abgegebenen Packungen oder dem damit erzielten Umsatz hat die DDD

den Vorteil, daß der therapeutisch begründete Verbrauch von Arzneimitteln direkt gemessen wird. Veränderungen bei anderen Einflüssen
auf das Verordnungsverhalten – etwa Änderungen der Packungsgrößen, der Dosisstärken oder der Preise – können den in DDD gemessenen Verbrauch nicht verfälschen. Zudem bietet diese Meßgröße den
Vorteil, auch international weithin verwendet zu werden, so daß vergleichende Untersuchungen des Arzneimittelverbrauchs möglich
werden (Merlo et al. 1996).

Die definierte Tagesdosis basiert auf der Menge eines Wirkstoffes
bzw. eines Arzneimittels, die typischerweise für die Hauptindikation
bei Erwachsenen pro Tag angewendet wird (WHO und Nordic Council on Medicines 1991, 1998). Für Arzneimittel, die ausschließlich bei
Kindern angewendet werden, wird allerdings die Kinderdosis eingesetzt. Es sollte jedoch berücksichtigt werden, daß die DDD keine
Dosierungsempfehlung darstellt, sondern primär eine technische
Maß- und Vergleichseinheit ist.

In der Regel wird die DDD als in mg gemessene Wirkstoffmenge
definiert. Bei Kombinationspräparaten, bei denen die Wirkstoff-
menge in der Regel nicht als Vergleichsbasis geeignet ist, wird die
Zahl der Einzeldosen in Form der einzelnen Arzneizubereitungen
(Tabletten, Kapseln, Ampullen, Suppositorien etc.) angegeben. Die
DDD für Arzneimittel aus der gleichen therapeutischen Gruppe werden zusammen ermittelt, um eine gute Vergleichbarkeit zwischen den
Dosierungen zu erhalten. Wenn für ein Arzneimittel sowohl eine
Initialdosierung wie eine Erhaltungsdosis angegeben wird, bezieht
sich die DDD grundsätzlich auf die Erhaltungsdosis. Wenn Unterschiede zwischen stationärer und ambulanter Behandlung gemacht
werden, werden in der Regel die Angaben für die ambulante Dosierung verwendet.

Für die Berechnung definierter Tagesdosen werden die Angaben
aus mehreren Quellen herangezogen. Bei Monopräparaten werden,
soweit bekannt, die DDD-Angaben der WHO (1998) benutzt. Im Rahmen einer systematischen Aktualisierung der DDD-Werte wurden
1997 ca. 50 Wirkstoffe von den älteren Angaben der Preisvergleichsliste auf die aktuellen DDD-Angaben der WHO-Liste umgestellt. In
den jeweiligen Kapiteln wurde diese Umstellung im Arzneiverordnungs-Report 1998 erwähnt, weil die Zahlenwerte nicht mehr direkt
mit den früher publizierten Werten vergleichbar sind. In den Zeitreihen der Verordnungsanalysen sind die Verordnungen auch für die
früheren Jahre mit den aktualisierten DDD-Werten berechnet wor-

den, so daß die jeweiligen Verordnungsentwicklungen korrekt dargestellt sind.

Soweit in der WHO-DDD-Liste keine Angaben enthalten sind, werden weiterhin die rechnerischen mittleren Tagesdosen der Preisvergleichsliste übernommen (Bundesausschuß der Ärzte und Krankenkassen 1992). Im übrigen werden für Monopräparate und alle Kombinationspräparate die Dosierungsempfehlungen der Hersteller
zugrunde gelegt (Rote Liste 1998). Wird ein Wirkstoff oder eine
Zweier-Kombination von mehreren Herstellern in den Handel
gebracht, wird der arithmetische Mittelwert der Dosierungsangaben
aller Hersteller berechnet und für die DDD-Berechnung eingesetzt.

Die DDD sind üblicherweise für verschiedene Arzneiformen identisch. Wenn die Bioverfügbarkeit für einzelne Darreichungsformen
jedoch unterschiedlich ist, können unterschiedliche DDD-Werte festgelegt werden. Bei topisch angewendeten Arzneimitteln gibt es häufig
keine genauen Dosierungsempfehlungen des Herstellers. Hier wurde
bei topischen Dermatika eine Standardfläche von 100 cm^2 zugrunde
gelegt, für die üblicherweise als Einzeldosis 1 g Creme oder Salbe
benötigt wird (Arndt und Clark 1979). Bei anderen topisch angewendeten Arzneimitteln wurden Herstellerangaben zur DDD-Berechnung verwendet, sofern keine WHO-DDD vorhanden sind. Falls auch
keine genauen Herstellerdosierungsempfehlungen erhältlich waren,
wurde in Analogie zu den Dermatika ebenfalls eine Standarddosis
von 1 g pro Einzeldosis zugrunde gelegt. Für Ophthalmika wurde bei
fehlender Dosisempfehlung als Standarddosis eine Einzeldosis von
0,1 g (d. h. je 1 Tropfen pro Auge) festgelegt.

Die in diesem Buch aufgeführten Arzneimittelnamen (Standardag-
gregatnamen) entsprechen den Bezeichnungen der Fertigarzneimittel
und nach Möglichkeit auch den Präparatenamen der Roten Liste. Die
Bezeichnungen von Packungsgrößen, Darreichungsformen oder Stärken eines Fertigarzneimittels werden nicht erwähnt, wenn sich keine
Unterschiede in den Bestandteilen oder der Indikation nach dem
ATC-Code ergeben. Zusätze zum Handelsnamen wie „mite", „forte"
oder „semi" werden in den Arzneimittelbezeichnungen des Arzneiverordnungs-Reports üblicherweise nicht erwähnt. Von diesem
Grundsatz wird nur dann abgewichen, wenn eine solche Zusatzbe-
zeichnung zur Benennung eines Arzneimittels benötigt wird, das von
einem anderen Fertigarzneimittel mit gleicher Hauptbezeichnung
wegen anderer Bestandteile oder einer ATC-relevanten abweichenden
Indikation getrennt werden muß.

53

Tabelle 53.1: Zusammenhang zwischen GKV-Ausgaben und Fertigarzneimittel-umsatz 1997/98 (gesamtes Bundesgebiet)

GKV-Ausgaben	Beträge in Mio. DM		Veränderung	
	1997	1998	in Mio. DM	in %
GKV-Ausgaben für Arzneimittel nach KV 45 und Schätzung	31955	33371	1416	4,4
Praxisbedarf (1997: 4 %) (1998: 4 %)	1278	1335	57	4,4
Zwischensumme	30677	32037	1360	4,4
Eigenanteil (1997: 11,8 %) (1998: 13,9 %)	4350	5511	1160	26,7
Zwischensumme	35027	37547	2520	7,2
Kassenrabatt (1997: 5 %) (1998: 5 %)	1844	1976	133	7,2
Brutto-Apothekenumsatz mit GKV-Rezepten	36870	39523	2653	7,2
Umsatz für Rezepturen, Verbandstoffe, Krankenpflegeartikel usw., sowie bei der Erfassung nicht identifizierte Rezepte (1997: 7,6 %) (1998: 9,6 %)	2790	3800	1011	36,2
GKV-Fertigarzneimittelumsatz	34081	35723	1642	4,8

53

Arzneimittelausgaben und Fertigarzneimittelumsatz

Der rechnerische Zusammenhang zwischen Arzneimittelausgaben und Fertigarzneimittelumsatz im GKV-Bereich ist in Tabelle 53.1 dargestellt. Vier Positionen machen eine Unterscheidung zwischen Arzneimittelausgaben und Fertigarzneimittelumsatz notwendig:

- Sprechstundenbedarf, der im Rahmen des GKV-Arzneimittelindex nicht berücksichtigt wird (ca. 4 %),
- Kassenrabatt (5 %),
- Eigenanteil der Versicherten (ab 1.1.1997: 4, 6, 8 DM nach Packungsgröße, ab 1.7.1997: 9, 11, 13 DM nach Packungsgröße),

- Verordnungen von Nichtfertigarzneimitteln (Rezepturen, Verbandstoffen, Krankenpflegeartikeln etc.)

Letztere werden im Rahmen des GKV-Arzneimittelindex nicht unter Fertigarzneimitteln geführt, sondern auf gesonderten Sammelpositionen erfaßt. Zu berücksichtigen ist dabei, daß auch nicht identifizierbare Verordnungspositionen in dieser Sammelposition summiert werden.

Von den Ausgaben der GKV in Höhe von 33371 Mio. DM wird zunächst der Sprechstundenbedarf abgezogen, der aufgrund verschiedener Arzneikostenstatistiken mit 4 % geschätzt wird. Dieser Sprechstundenbedarf ist im GKV-Arzneimittelindex nicht enthalten.

Im nächsten Schritt wird der Eigenanteil der Versicherten addiert, der im GKV-Arzneimittelindex zwangsläufig enthalten ist, in den GKV-Ausgaben dagegen nicht. Die Angabe des Eigenanteils von 13,9 % bezieht sich dabei auf den Brutto-Apothekenumsatz. Zu diesem Betrag wird der Kassenrabatt addiert. Das Ergebnis ist der Apothekenumsatz mit GKV-Arzneimittelverordnungen in Höhe von 39523 Mio. DM. Von diesem Umsatz wird der Umsatz der Nichtfertigarzneimittel (Rezepturen, Verbandstoffe, Krankenpflegeartikel etc.) abgezogen, um schließlich zum GKV-Fertigarzneimittelumsatz zu gelangen, der im Jahre 1998 35723 Mio. DM beträgt.

53

Tabellarische Übersicht zu den Indikationsgruppen

Eine Übersicht der verordnungsstärksten Indikationsgruppen nach der Gliederung der Roten Liste 1998 zeigt die Tabelle 53.2. Im folgenden werden die im Jahre 1998 an Versicherte der gesetzlichen Krankenversicherung im gesamten Bundesgebiet verordneten Fertigarzneimittel, getrennt nach Indikationsgruppen gemäß der Roten Liste 1998, dargestellt. In Tabelle 53.3 (Schröder und Selke 1999) wird für jede der alphabetisch aufgeführten Indikationsgruppen angegeben:

- Nummer in der Roten Liste und Bezeichnung der Indikationsgruppe,
- Brutto-Durchschnittswert je Verordnung in der Indikationsgruppe (Apothekenverkaufspreise inklusive Mehrwertsteuer),
- Anzahl der Verordnungen in der Indikationsgruppe und stückzahlmäßiger Marktanteil,

Tabelle 53.2: Die verordnungsstärksten Indikationsgruppen 1998

Rang 98 (97)		Indikationsgruppe	Verordnungen (Mio.)	Änderung in %	Umsatz (Mio. DM)	Änderung in %
1	(1)	Analgetika/Antirheumatika	93,4	−3,1	1826,6	0,8
2	(2)	Antitussiva/Expektorantien	57,7	−4,7	760,0	−6,5
3	(3)	Betarezeptorenbl., Ca-Ant., ACE-Hemmer	49,5	−7,1	3041,7	−3,5
4	(4)	Antibiotika/Antiinfektiva	45,8	0,3	2060,0	6,1
5	(5)	Magen-Darm-Mittel	43,9	−3,7	2325,6	10,4
6	(6)	Psychopharmaka	40,1	−4,0	1784,0	10,0
7	(7)	Dermatika	34,7	−2,7	887,9	2,8
8	(8)	Ophthalmika	29,2	−5,6	582,6	6,3
9	(9)	Broncholytika/ Antiasthmatika	28,3	−2,4	1873,4	3,6
10	(10)	Rhinologika	25,4	4,5	250,0	7,7
11	(11)	Sexualhormone	22,1	3,6	1155,7	5,1
12	(12)	Antidiabetika	20,3	−0,4	1612,5	9,7
13	(14)	Antihypertonika	19,0	7,1	2208,0	12,3
14	(13)	Koronarmittel	17,4	−10,4	837,6	−10,4
15	(16)	Schilddrüsentherapeutika	16,4	0,3	304,1	3,7
16	(15)	Diuretika	15,0	−9,0	527,9	−2,0
17	(17)	Hypnotika/Sedativa	14,5	−4,7	287,9	0,5
18	(18)	Mineralstoffpräparate	14,0	−2,7	394,6	6,8
19	(20)	Antimykotika	11,6	−2,5	507,4	2,7
20	(19)	Kardiaka	11,3	−15,4	217,6	−11,2
21	(21)	Urologika	10,7	−3,5	727,6	7,0
22	(22)	Antiallergika	10,7	−0,5	566,0	14,0
23	(23)	Gynäkologika	10,3	−2,6	209,6	1,7
24	(27)	Lipidsenker	9,0	9,8	1495,2	24,1
25	(25)	Antidementiva (Nootropika)	8,7	−5,6	572,3	−1,6
26	(26)	Mund- und Rachentherapeutika	8,6	2,8	103,9	5,7
27	(24)	Venentherapeutika	8,3	−11,9	282,3	−5,9
28	(28)	Wundbehandlungsmittel	7,3	−5,9	109,3	−4,8
29	(29)	Corticoide (Interna)	7,3	−4,4	266,5	−1,3
30	(30)	Vitamine	7,0	−4,1	182,4	0,9
31	(31)	Antiemetika/Antivertiginosa	6,1	−4,4	194,0	2,3
32	(32)	Durchblutungsfördernde Mittel	5,6	−12,2	336,8	−5,2
33	(33)	Gichtmittel	5,5	−2,4	110,6	−0,6
34	(35)	Antianämika	5,1	0,6	428,1	10,6
Summe der Ränge 1 bis 34			719,8	−3,2	29029,9	4,5
Gesamtmarkt GKV-Rezepte mit Fertigarzneimitteln			806,6	−3,2	35723,3	4,8

Angegeben sind nur Indikationsgruppen mit mindestens 5 Mio. Verordnungen.

- Umsatz in der Indikationsgruppe (nach Apothekenverkaufspreisen inklusive Mehrwertsteuer) und umsatzmäßiger Marktanteil.

Zusätzlich werden folgende Veränderungswerte errechnet:

- Veränderung des Gesamtumsatzes (zu Brutto-Apothekenverkaufspreisen) in der Indikationsgruppe (rechts in der Tabelle),
- Veränderung der Verordnungszahl (Zahl der Packungen),
- Veränderung des durchschnittlichen Wertes je Arzneimittelverordnung,
- Preisveränderungen in der Indikationsgruppe (Preisindex nach Laspeyres als Durchschnitt der zwölf Monate),
- Warenkorbkomponente als statistischer Korrekturfaktor, der die Abweichungen des Laspeyres-Preisindex von derjenigen Preiskomponente angibt, die sich aus effektiven Umsätzen und Verordnungen ergibt (Berücksichtigung von außer Handel genommenen Präparaten und Neueinführungen sowie saisonalen Schwankungen im Warenkorb),
- Strukturkomponente: für jede der ausgewiesenen Indikationsgruppen wird errechnet, in welchem Umfang sich der Durchschnittswert je verkaufter Einheit (Packung) verändert hat aufgrund einer strukturell veränderten Nachfrage nach anderen Packungsgrößen, Darreichungsformen, Stärken oder anderen Arzneimitteln innerhalb der Indikationsgruppe.

Der Struktureffekt wird gegliedert in:

- Intermedikamenteneffekt: Veränderung des Durchschnittswertes je verkaufter Einheit (Packung) aufgrund der Veränderung der Nachfrage nach *anderen Arzneimitteln*,
- Intramedikamenteneffekt: Veränderung des Durchschnittswertes je verkaufter Einheit (Packung) aufgrund Nachfrageveränderung nach *anderen Packungsgrößen, Stärken und Darreichungsformen identischer Arzneimittel.*

Der Intramedikamenteneffekt wird seinerseits untergliedert in:

- Darreichungsformen/Stärken-Effekt: Veränderung des Durchschnittswertes je verkaufter Einheit (Packung) aufgrund Nachfrageveränderung nach anderen Stärken und Darreichungsformen identischer Arzneimittel,
- Packungsgrößeneffekt: Veränderung des Durchschnittswertes je verkaufter Einheit (Packung) aufgrund Nachfrageveränderung nach anderen Packungsgrößen identischer Arzneimittel.

In der ersten Summenzeile ist unter der Bezeichnung „Gesamtmarkt GKV-Rezepte mit Fertigarzneimitteln" die Entwicklung des Gesamtmarktes für Fertigarzneimittel angegeben. Der Intermedikamenteneffekt wird unter der Rubrik „Gliederung des Intermedikamenteneffektes" aufgeschlüsselt in:

- Inter-Indikationsgruppeneffekt: Veränderung des Durchschnittswertes je verkaufter Einheit (Packung) aufgrund Veränderung der Nachfrage nach Arzneimitteln anderer Indikationsgruppen,
- Intra-Indikationsgruppeneffekt: Veränderung des Durchschnittswertes je verkaufter Einheit (Packung) aufgrund Veränderung der Nachfrage nach anderen Arzneimitteln innerhalb der einzelnen Indikationsgruppen.

Unter der ersten Summenzeile werden die Verordnungen der wichtigsten Gruppen von „Nicht-Fertigarzneimitteln", also Rezepturen, Hilfsmittel, Verbandstoffe, Homöopathika und Anthroposophika usw. ausgewiesen, und in der Abschlußzeile schließlich wird zusammenfassend der gesamte Apothekenumsatz mit GKV-Rezepten dargestellt.

53

Zur Interpretation der einzelnen Umsatzeffekte

Die Differenzierung der Umsatzsteigerung in einzelne Umsatzeffekte orientiert sich an verschiedenen Methoden der Indexberechnung. Ganz allgemein lautet das Konzept der Berechnung eines bestimmten Umsatzeffektes

entweder:

Vergleiche den tatsächlichen Umsatz der Berichtsperiode 1998 mit einem fiktiven Umsatz der Berichtsperiode, der entstanden wäre, wenn sich ausschließlich ein bestimmter Parameter (beispielsweise die Preise bei der Berechnung des Preisindex) so, wie tatsächlich beobachtet, verändert hätte, wenn aber alle anderen Parameter zur Berichtsperiode 1998 hin gleich geblieben wären (Paasche-Konzept);

oder:

Vergleiche einen fiktiven Umsatz der Basisperiode 1997, der entstanden wäre, wenn in der Basisperiode bereits der ins Auge gefaßte Parameter aus dem Jahre 1998 gegolten hätte (für die Berechnung des Preisindex: wenn in der Basisperiode bereits die Preise der Berichtsperiode 1998 gegolten hätten), mit dem tatsächlichen Umsatz der Basisperiode (Laspeyres-Konzept).

Erläuterung zu Tabelle 53.3: Indikationsgruppenübersicht 1998: Preis-, Mengen- und Strukturentwicklung 1998/1997 (gesamtes Bundesgebiet)

53

Indikationsgruppe Nr. Bezeichnung	Wert je VO	VO in Mio.	Ant. VO in %	Umsatz 98 in Mio. DM	Ant. Ums.	Verordnungen	Wert je VO	Preisindex	Warenkorbk.	Strukturk.	Intermed.	Intramed.	Dart./Strk.	Pack.größ.	Gesamtumsatz
❶	❷	❸	❹	❺	❻	❼	❽	❾	❿	⓫	⓬	⓭	⓮	⓯	⓰
2 Aldosteron-Antagonisten	72,59	1,4	0,2	100,8	0,3	−14,0	2,0	−0,6	0,0	2,7	−0,4	3,1	0,6	2,5	−12,3
5 Analgetika/ Antirheumatika	19,55	93,4	11,6	1826,6	5,1	−16,3	2,1	−0,7	0,0	2,9	−0,4	3,3	0,6	2,7	−14,2
						−3,1	3,9	−1,2	−0,2	5,4	0,7	4,6	0,7	3,9	0,8

Veränderungswerte:

1. Zeile: Indexwert in %
2. Zeile: Äquivalent in Mio. DM

❶ Nummer und Bezeichnung der Indikationsgruppe gemäß Roter Liste

❷ Durchschnittswert brutto je Verordnung in der Indikationsgruppe

❸ Anzahl der Verordnungen (verordneten Arzneimittelpackungen) in der Indikationsgruppe in Mio.

❹ Stückzahlmäßiger Marktanteil der Indikationsgruppe in Prozent

❺ Umsatz in der Indikationsgruppe in Mio. DM

❻ Umsatzmäßiger Marktanteil der Indikationsgruppe in Prozent

❼ Veränderung der Verordnungszahl

❽ Veränderung des durchschnittlichen Wertes je Verordnung

❾ Preisindex nach Laspeyres (Durchschnitt der 12 Monate)

❿ Warenkorbkomponente; statistischer Korrekturfaktor, der die Wirkung von saisonalen Schwankungen und Warenkorbveränderungen auf die Preiskomponente beschreibt

⓫ Veränderungen des durchschnittlichen Wertes je Verordnung in der Indikationsgruppe aufgrund struktureller Nachfrageveränderung gesamt

⓬ Veränderungen des durchschnittlichen Wertes je Verordnung aufgrund veränderter Nachfrage nach den unterschiedlichen Arzneimitteln (Standardaggregate) der Indikationsgruppe

⓭ Veränderung des durchschnittlichen Wertes je Verordnung aufgrund veränderter Nachfrage nach Stärken, Darreichungsformen und Pakkungsgrößen identischer Arzneimittel

⓮ Veränderung des durchschnittlichen Wertes je Verordnung aufgrund veränderter Nachfrage nach Stärken und Darreichungsformen identischer Arzneimittel

⓯ Veränderung des durchschnittlichen Wertes je Verordnung aufgrund veränderter Nachfrage nach Packungsgröße identischer Darreichungsformen und Stärken

⓰ Veränderung des Umsatzes

53

Tabelle 53.3: Indikationsgruppenübersicht 1998: Preis-, Mengen- und Strukturentwicklung 1997/1998

Veränderungswerte:
1. Zeile: Indexwert in %
2. Zeile: Äquivalent in Mio. DM

Indikationsgruppe Nr. Bezeichnung	Wert je VO	VO in Mio.	Ant. VO	Umsatz 98 in Mio. DM	Ant. Ums.	Verordnungen	Wert je VO	Preisindex	Warenkorbk.	Strukturk.	Intermed.	Intramed.	Dart./Strk.	Pack.[2] größ.	Gesamtumsatz
2 Aldosteron-Antagonisten	72,59	1,4	0,2	100,8	0,3	-14,0	2,0	-0,6	0,0	2,7	-0,4	3,1	0,6	2,5	-12,3
						-16,3	2,1	-0,7	0,0	2,9	-0,4	3,3	0,6	2,7	-14,2
5 Analgetika/Antirheumatika	19,55	93,4	11,6	1826,6	5,1	-3,1	3,9	-1,2	-0,2	5,4	0,8	4,6	0,7	3,9	0,8
						-56,7	70,4	-21,4	-3,8	95,6	13,1	82,5	12,8	69,7	13,7
7 Antiallergika	53,12	10,7	1,3	566,0	1,6	-0,5	14,6	0,9	0,1	13,4	13,0	0,4	-1,6	2,1	14,0
						-2,8	72,1	5,0	0,4	66,8	64,6	2,2	-8,7	10,9	69,3
8 Antianämika	84,55	5,1	0,6	428,1	1,2	0,6	9,9	0,9	-0,1	9,1	7,4	1,6	7,4	-5,8	10,6
						2,5	38,6	3,6	-0,4	35,4	30,8	4,6	29,0	-24,5	41,1
9 Antiarrhythmika	88,62	3,9	0,5	348,6	1,0	-4,2	0,9	-0,5	0,0	1,4	-0,2	1,6	-0,1	1,6	-3,4
						-15,4	3,2	-1,9	0,1	5,0	3,4	1,6	-0,3	1,7	-12,2
10 Antibiotika/Antiinfektiva	44,95	45,8	5,7	2060,0	5,8	0,3	5,7	0,3	-0,1	5,5	-0,3	5,8	-2,2	8,0	6,1
						6,6	110,9	5,4	-2,5	108,0	120,8	-12,8	-44,9	32,0	117,5
11 Antidementiva (Nootropika)	65,75	8,7	1,1	572,3	1,6	-5,6	4,3	-1,7	0,0	6,0	3,3	2,5	0,4	2,1	-1,6
						-33,1	24,0	-9,6	0,2	33,4	19,0	14,4	2,5	11,9	-9,1
12 Antidiabetika	79,52	20,3	2,5	1612,5	4,5	-0,4	10,1	1,0	0,0	9,0	5,1	3,7	1,4	2,3	9,7
						-5,7	147,6	15,1	-0,8	133,3	77,0	56,3	20,7	35,5	141,9
14 Antiemetika-Antivertiginosa	31,64	6,1	0,8	194,0	0,5	-4,4	7,0	2,1	0,1	4,8	3,9	0,8	-0,3	1,1	2,3
						-8,7	13,0	4,0	0,1	8,9	7,4	1,6	-0,5	2,1	4,3
15 Antiepileptika	80,99	4,8	0,6	387,6	1,1	-4,8	7,4	1,5	0,0	5,9	4,5	1,3	-0,9	2,2	2,2
						-19,0	27,4	5,6	-0,1	21,9	16,8	5,1	-3,4	8,5	8,4
17 Antihypertonika	115,98	19,0	2,4	2208,2	6,2	7,1	4,9	-0,4	1,3	3,9	-1,4	5,4	0,3	5,0	12,4
						143,4	99,5	-9,0	27,8	80,7	-28,4	109,0	7,0	102,0	242,9
19 Antihypotonika	34,56	4,0	0,5	137,6	0,4	-12,4	1,2	1,1	-0,1	0,2	-0,8	1,0	1,0	0,7	-11,3
						-19,4	1,8	1,6	-0,1	0,3	-1,2	1,5	0,4	1,1	-17,6
20 Antikoagulantia	96,34	3,4	0,4	324,0	0,9	6,0	11,5	1,9	-0,1	9,5	9,5	0,0	-4,7	4,9	18,2
						17,5	32,5	5,7	-0,3	27,1	27,1	0,0	-14,3	14,3	49,9
21 Antimykotika	43,82	11,6	1,4	507,4	1,4	-2,5	5,3	3,1	-0,1	2,3	0,9	1,4	0,8	0,6	2,7
						-12,8	26,0	15,1	-0,3	11,2	4,4	6,8	3,9	2,9	13,2
23 Antiphlogistika	27,63	4,6	0,6	126,5	0,4	-3,2	6,2	1,4	0,0	4,7	2,7	2,0	0,0	2,1	2,7
						-4,1	7,5	1,7	0,0	5,8	3,3	2,5	0,0	2,5	3,4
24 Antitussiva/Expektorantia	13,15	57,7	7,2	758,7	2,1	-4,7	-1,9	-2,5	-0,3	0,9	-0,3	1,2	0,0	1,2	-6,5
						-37,5	-15,1	-20,0	-2,2	7,0	-2,2	9,2	-0,4	9,5	-52,6

Tabelle 53.3: Indikationsgruppenübersicht 1998: Preis-, Mengen- und Strukturentwicklung 1997/1998 (Fortsetzung)

Veränderungswerte: 1. Zeile: Indexwert in %; 2. Zeile: Äquivalent in Mio. DM

Indikationsgruppe Nr. Bezeichnung	Wert je VO	VO in Mio.	Ant. VO	Umsatz 98 in Mio. DM	Ant. Ums.	Verord-nungen	Wert je VO	Preis-index	Waren-korbk.	Struk-turk.	Inter-med.	Intra-med.	Darr./Strk.	Pack'-größ.	Gesamt-umsatz
26 Balneotherapeutika und Mittel zur Wärmetherapie	23,74	1,8	0,2	42,2	0,1	-10,5	1,3	2,0	-0,3	-0,4	0,9	-1,3	1,1	-2,4	-9,3
						-4,9	0,6	0,9	-0,1	-0,2	0,4	-0,6	0,5	-1,1	-4,3
27 Beta-Rezeptorenblocker, Ca-Antag., ACE-Hemmer	61,45	49,5	6,1	3041,4	8,5	-7,1	3,9	-2,5	0,2	6,4	4,7	1,7	0,7	1,0	-3,5
						-227,3	117,8	-79,6	5,0	192,4	141,4	51,0	21,5	29,5	-109,5
28 Broncholytika/ Antiasthmatika	66,11	28,4	3,5	1874,8	5,2	-2,4	6,1	0,9	0,0	5,2	2,5	2,6	1,3	1,3	3,5
						-45,0	109,1	16,9	-0,4	92,7	46,2	46,5	23,0	23,5	64,2
29 Cholagoga und Gallenwegstherapeutika	55,44	1,3	0,2	71,1	0,2	-6,7	14,2	4,8	-0,3	9,3	8,2	1,0	0,3	0,7	6,5
						-4,8	9,1	3,2	-0,2	6,1	5,5	0,7	0,2	0,5	4,4
31 Corticoide (Interna)	36,55	7,3	0,9	266,5	0,7	-4,4	9,1	0,0	0,1	3,2	0,3	0,7	1,3	1,6	-1,3
						-12,1	8,7	0,1	0,2	8,4	0,8	2,9	3,4	4,2	-3,4
32 Dermatika	25,62	34,7	4,3	887,9	2,5	-2,7	5,6	1,6	1,1	2,8	1,4	1,4	-0,2	1,6	2,8
						-24,0	48,0	14,0	10,0	24,1	11,8	12,2	-1,5	13,7	24,1
36 Diuretika	35,17	15,0	1,9	527,9	1,5	-9,0	7,7	-0,9	-0,1	8,8	5,4	3,2	-1,4	4,6	-2,0
						-50,4	39,6	-4,6	-0,6	44,8	28,2	16,7	-7,4	24,1	-10,8
37 Durchblutungsfördernde Mittel	59,14	5,6	0,7	328,5	0,9	-12,7	6,6	-0,1	-0,2	6,7	5,7	1,0	0,6	0,4	-7,0
						-46,3	21,7	-0,2	-0,3	22,1	18,8	3,3	1,9	1,4	-24,6
44 Gichtmittel	20,11	5,5	0,7	110,6	0,3	-2,4	1,8	-0,8	-0,3	2,8	-0,8	3,6	0,9	2,7	-0,6
						-2,7	1,9	-0,9	-0,3	3,1	-0,9	3,9	0,9	3,0	-0,7
45 Grippemittel	13,18	2,8	0,4	37,3	0,1	5,2	4,7	2,5	-0,1	2,4	0,9	1,6	1,0	0,6	10,2
						1,8	1,6	0,9	-0,3	0,9	0,3	0,6	0,0	0,6	3,4
46 Gynäkologika	20,30	10,3	1,3	209,6	0,6	-2,6	4,5	2,8	-0,3	1,9	1,4	0,4	0,0	0,4	1,7
						-5,5	9,1	1,9	-0,5	3,8	2,9	0,4	0,0	0,4	3,5
47 Hämorrhoidenmittel	21,91	3,9	0,5	84,7	0,2	-2,5	6,7	5,7	-0,1	1,1	-0,1	1,2	0,4	0,8	4,0
						-2,1	5,4	5,7	-0,1	0,9	-0,1	1,0	0,3	0,7	3,3
49 Hypnotika/Sedativa	19,80	14,5	1,8	287,9	0,8	-4,7	5,5	4,6	0,0	4,1	3,2	0,9	0,2	0,7	0,5
						-13,9	15,4	1,4	0,0	11,5	9,0	2,5	0,6	1,9	1,5
50 Hypophysen-, Hypothalamushormone	581,30	1,6	0,2	914,0	2,6	-0,5	16,9	-0,2	0,1	17,1	9,2	7,2	9,1	-1,7	16,4
						-3,8	132,6	-1,8	0,8	133,6	74,5	59,1	74,0	-14,9	128,8

53

Tabelle 53.3: Indikationsgruppenübersicht 1998: Preis-, Mengen- und Strukturentwicklung 1997/1998 (Fortsetzung)

Veränderungswerte — 1. Zeile: Indexwert in % / 2. Zeile: Äquivalent in Mio. DM

Nr.	Indikationsgruppe Bezeichnung	Wert je VO	VO in Mio.	Ant. VO	Umsatz 98 in Mio. DM	Ant. Ums.	Verordnungen	Wert je VO	Preisindex	Warenkorbk.	Strukturk.	Intermed.	Intramed.	Darr/ Strk.	Pack.größ.	Gesamtumsatz
51	Immuntherapeutika u. Zytokine	203,03	4,3	0,5	869,7	2,4	-1,2 / -10,2	14,6 / 111,4	1,0 / 8,5	0,3 / 2,7	13,0 / 100,3	13,0 / 99,9	0,1 / 0,4	0,0 / -0,4	0,1 / 0,8	13,2 / 101,3
52	Infusions- und Stand.-Inj.lösungen	34,06	2,5	0,3	86,2	0,2	-9,9 / -9,2	5,9 / 5,1	0,8 / 0,7	0,2 / 0,2	4,8 / 4,1	-2,1 / -1,8	7,0 / 6,0	9,1 / 7,7	-1,9 / -1,7	-4,6 / -4,2
53	Kardiaka	19,24	11,3	1,4	217,6	0,6	-15,4 / -38,7	5,0 / 11,3	1,8 / 4,2	-0,2 / -0,4	3,3 / 7,6	2,1 / 4,9	1,2 / 2,7	0,3 / 0,7	0,9 / 2,0	-11,2 / -27,3
54	Karies- und Parodontosemittel usw.	12,90	1,8	0,2	23,3	0,1	11,3 / 2,4	-0,6 / -0,1	0,7 / 0,2	0,7 / 0,2	-2,0 / -0,5	-0,5 / -0,1	-1,5 / -0,3	-1,5 / -0,3	0,0 / 0,0	10,6 / 2,2
55	Koronarmittel	48,16	17,4	2,2	837,6	2,3	-10,4 / -97,2	0,0 / -0,4	-2,6 / -23,1	0,0 / 0,2	2,6 / 22,5	0,1 / 0,7	2,5 / 21,7	-0,1 / -0,8	2,6 / 22,5	-10,4 / -97,7
56	Laxantia	23,39	4,1	0,5	95,0	0,3	0,7 / 0,7	-2,0 / -1,9	-3,6 / -3,5	-0,1 / -0,1	1,7 / 1,6	-0,8 / -0,8	2,5 / 2,4	0,5 / 0,5	2,0 / 1,9	-1,3 / -1,3
57	Lebertherapeutika	62,51	1,6	0,2	97,8	0,3	1,4 / 1,4	-2,8 / -2,8	-1,6 / -1,5	-0,1 / -0,1	-1,1 / -1,1	-3,3 / -3,3	2,3 / 2,3	0,4 / 0,4	1,9 / 1,8	-1,4 / -1,4
58	Lipidsenker	166,00	9,0	1,1	1495,2	4,2	9,8 / 125,4	13,0 / 164,5	0,2 / 2,9	0,0 / 0,1	12,8 / 161,6	5,9 / 77,0	6,5 / 84,6	1,5 / 20,7	4,9 / 63,9	24,1 / 289,9
60	Magen-Darm-Mittel	53,00	43,9	5,4	2325,6	6,5	-3,7 / -82,9	14,6 / 302,6	-0,2 / -5,8	0,1 / 2,8	14,8 / 305,5	9,4 / 198,0	5,0 / 107,5	-0,5 / -10,5	5,5 / 118,0	10,4 / 219,6
61	Migränemittel	51,87	3,1	0,4	162,3	0,5	-4,2 / -6,3	28,0 / 36,3	3,4 / 4,1	0,1 / 0,1	24,5 / 32,1	21,7 / 28,8	2,3 / 3,3	-0,2 / -0,3	2,5 / 3,6	22,7 / 30,0
62	Mineralstoffpräparate	28,15	14,0	1,7	394,6	1,1	-2,7 / -10,3	9,8 / 35,5	1,1 / 4,3	0,1 / 0,5	8,4 / 30,7	5,3 / 19,7	2,9 / 11,0	-0,7 / -2,6	3,6 / 13,6	6,8 / 25,2
63	Mund- und Rachentherapeutika	12,14	8,6	1,1	103,9	0,3	2,8 / 2,8	2,7 / 2,7	3,0 / 3,0	-0,2 / -0,2	-0,1 / -0,1	-0,2 / -0,2	0,2 / 0,2	0,1 / 0,1	0,0 / 0,0	5,6 / 5,6
64	Muskelrelaxantia	40,13	4,5	0,6	182,4	0,5	-0,9 / -1,5	-0,8 / -1,5	-3,4 / -6,3	0,0 / 0,0	2,7 / 4,8	0,0 / 0,0	2,7 / 4,9	1,2 / 2,2	1,5 / 2,7	-1,2 / -2,3
67	Neuropathiepräparate	84,65	3,9	0,5	333,9	0,9	-5,1 / -17,1	8,3 / 26,2	-0,4 / -1,4	-0,1 / -0,3	8,8 / 27,9	5,3 / 17,0	3,4 / 10,9	2,3 / 7,6	1,0 / 3,3	2,8 / 9,1
68	Ophthalmika	19,97	29,2	3,6	582,6	1,6	-5,6 / -32,5	12,6 / 67,1	3,8 / 21,2	-0,3 / -1,9	8,8 / 47,8	7,1 / 38,8	1,6 / 9,0	1,0 / 5,9	0,6 / 3,1	6,3 / 34,6

53

Tabelle 53.3: Indikationsgruppenübersicht 1998: Preis-, Mengen- und Strukturentwicklung 1997/1998 (Fortsetzung)

Veränderungswerte: 1. Zeile: Indexwert in % — 2. Zeile: Äquivalent in Mio. DM

Nr.	Indikationsgruppe Bezeichnung	Wert je VO	VO in Mio.	Ant. VO	Umsatz 98 in Mio. DM	Ant. Ums.	Verordnungen	Wert je VO	Preis index	Warenkorbk.	Struktur.	Intermed. med.	Intramed. med.	Darr./ Strk.	Pack.größ.	Gesamtumsatz
69	Otologika	13,75	2,8	0,4	39,1	0,1	-4,5 / -1,7	14,1 / 5,0	3,7 / 1,4	-0,2 / -0,1	10,3 / 3,7	10,5 / 3,8	-0,2 / -0,1	-9,4 / -3,7	10,2 / 3,6	9,0 / 3,2
70	Parkinsonmittel usw.	102,09	4,3	0,5	440,1	1,2	0,3 / 1,3	12,6 / 49,2	-1,0 / -4,2	0,2 / 0,9	13,5 / 52,5	10,6 / 41,6	2,7 / 10,9	0,6 / 2,5	2,0 / 8,4	12,9 / 50,4
71	Psychopharmaka	44,50	40,1	5,0	1784,0	5,0	-4,0 / -69,8	14,6 / 231,8	1,2 / 20,6	0,1 / -0,8	13,3 / 212,0	9,5 / 153,8	3,5 / 58,2	-1,7 / -28,5	5,2 / 86,7	10,0 / 162,0
72	Rhinologika	9,84	25,4	3,1	250,0	0,7	4,6 / 10,8	3,1 / 7,4	3,9 / 9,1	-0,6 / -1,5	-0,1 / -0,1	0,5 / 1,3	-0,6 / -1,5	0,0 / 0,0	-0,6 / -1,5	7,9 / 18,2
74	Schilddrüsentherapeutika	18,54	16,4	2,0	304,1	0,9	0,3 / 0,9	3,4 / 10,0	1,9 / 5,7	-0,1 / -0,1	1,5 / 4,2	0,1 / 0,5	1,5 / 4,3	0,5 / 1,6	0,9 / 2,8	3,7 / 10,9
76	Sexualhormone und ihre Hemmstoffe	52,35	22,1	2,7	1155,7	3,2	3,6 / 40,0	1,4 / 15,6	0,3 / 3,8	0,0 / -0,8	1,1 / 12,6	-2,4 / -27,0	3,6 / 39,6	-0,2 / -2,3	3,8 / 42,0	5,1 / 55,6
77	Spasmolytika	26,26	5,0	0,6	131,2	0,4	-9,8 / -7,2	7,6 / 9,6	4,6 / 5,9	-0,2 / -0,5	3,2 / 4,2	0,6 / 0,6	2,7 / 3,6	0,2 / 0,3	2,5 / 3,3	-0,2 / -0,2
79	Thrombozytenaggregationshemmer	46,04	4,0	0,5	183,4	0,5	7,5 / 11,7	20,3 / 29,8	2,8 / -0,5	-0,3 / 25,9	17,4 / 21,1	13,9 / 4,9	3,1 / 1,7	1,1 / 3,2	2,0 / 41,5	29,3 / 41,5
82	Urologika	68,42	10,8	1,3	735,9	2,1	-3,2 / -23,1	11,4 / 76,5	1,5 / 10,8	0,0 / -1,1	9,9 / 66,8	6,3 / 43,5	3,3 / 23,3	-0,6 / -3,9	3,9 / 27,2	7,8 / 53,4
83	Venentherapeutika	33,94	8,3	1,0	282,3	0,8	-11,9 / -36,8	6,8 / 19,1	1,3 / 3,8	-0,1 / -0,4	5,5 / 15,7	5,0 / 14,3	0,5 / 1,4	0,7 / -0,7	-0,3 / -0,7	-5,9 / -17,8
84	Vitamine	26,12	7,0	0,9	182,4	0,5	-4,1 / -7,6	5,2 / 9,2	0,8 / 1,4	0,0 / 0,0	4,4 / 7,9	2,2 / 4,0	3,8 / 2,1	0,6 / 1,1	1,5 / 2,7	0,9 / 1,6
85	Wundbehandlungsmittel	14,92	7,3	0,9	109,3	0,3	-5,9 / -6,8	1,2 / 1,3	1,9 / 2,1	-0,1 / -0,6	-0,6 / -0,7	-0,5 / -0,6	-0,1 / -0,1	1,1 / -0,4	2,7 / 0,3	-4,8 / -5,5
86	Zytostatika und Metastasenhemmer	360,41	1,7	0,2	605,0	1,7	-8,9 / -55,5	15,0 / 82,9	1,9 / 11,0	0,1 / 0,5	12,8 / 71,4	13,9 / 77,2	-1,0 / -8,6	-2,0 / -12,1	1,1 / 6,3	4,8 / 27,5
99	Nicht in Roter Liste	19,59	0,7	0,1	14,6	0,0	-43,2 / -10,1	18,9 / 3,1	0,2 / 0,0	1,1 / 0,2	17,5 / 2,9	28,5 / 4,5	-8,6 / -1,6	2,0 / 0,3	-10,3 / -2,0	-32,4 / -7,0
	Gesamtmarkt GKV-Rezepte mit Fertigarzneimitteln	44,29	806,6	100,0	35723,2	100,0	-3,2 / -1142,3	8,3 / 2784,5	0,2 / 61,8	0,1 / 18,4	8,1 / 2704,3	5,6 / 1909,3	2,3 / 795,1	0,3 / 118,0	2,0 / 677,0	4,8 / 1642,3

53

53

Tabelle 53.3: Indikationsgruppenübersicht 1998: Preis-, Mengen- und Strukturentwicklung 1997/1998 (Fortsetzung)

Indikationsgruppe Nr. Bezeichnung	Wert je VO	VO in Mio.	Ant. VO	Umsatz 98 in Mio. DM	Ant. Ums.	Verord-nungen je VO	Wert je VO	Preis-index	Waren-korbk.	Struk-turk.	Inter-med.	Intra-med.	Darr./Strk. med.	Pack'-größ.	Gesamt-umsatz
						Veränderungswerte: 1. Zeile: Indexwert in %									
Andere Nichtfertigarznei-mittel (einschließlich nicht identifizierter Verordnungs-positionen)	83,7	7,7	5,7	645,7	16,9										
Rezepturen	41,9	25,6	18,9	1073,5	28,2										
Hilfsmittel	21,7	62,8	46,4	1361,4	35,7										
Verbandstoffe	17,8	30,8	22,8	548,6	14,4										
Homöopathika und Anthro-posophika	18,5	8,3	6,1	152,7	4,0										
Stückelung nach Ziffer 3	169,7	0,2	0,1	30,9	0,8										
Summe Nicht-Fertigarznei-mittel	28,2	135,4	100,0	3812,8	100,0										
Gesamtmarkt GKV-Rezepte	42,0	942,0	100,0	39536,0	100,0										

Gliederung des Intermedikamenteneffektes bei den Fertigarzneimitteln

Intermedeffekt gesamt	davon: Inter-Indik.	davon: Intra-Indik.
5,6	0,0	5,6
1909,3	0,0	1909,3

Diese konzeptionellen Überlegungen können auf alle ausgewiesenen Umsatzkomponenten angewandt werden. So gibt beispielsweise die Veränderung der Verordnungshäufigkeit (−3,2 %) an: Wären die Preise von der Basisperiode 1997 zur Berichtsperiode 1998 hin unverändert geblieben und hätte es in der Struktur der Verordnungen keine Veränderungen gegeben, dann wäre aufgrund der Verordnungsabnahme der Umsatz um 3,2 % gesunken. Der Preisindex (+0,2 %) gibt entsprechend an: Hätte sich die Zahl der Verordnungen von der Basisperiode 1997 zur Berichtsperiode 1998 hin nicht verändert und wäre auch die Struktur der Verordnungen gleich geblieben, so hätte sich der Umsatz aufgrund der Preissenkung leicht um 0,2 % erhöht.

In gleicher Weise kann mit der Interpretation aller anderen Umsatzeffekte, insbesondere auch aller Struktureffekte, verfahren werden. Es sei im übrigen ausdrücklich darauf hingewiesen, daß es sich bei der Darstellung der Struktureffekte als „Wanderungen" der Verordnungen lediglich um eine bildhafte Umschreibung handelt, die nicht in jedem Falle die Realität treffen muß. Rechnerisch beziehen sich die Struktureffekte auf Veränderungen der Relationen zwischen den Verordnungszahlen einzelner Produkte (Arzneimittel bzw. Packungsgrößen, Darreichungsformen, Stärken). Bei insgesamt rückläufiger Verordnungszahl etwa würden sich die Relationen selbstverständlich auch dann verändern, wenn ein Produkt A in geringer Zahl verordnet würde, Produkt B jedoch eine konstante Verordnungszahl aufwiese. In diesem Fall träte ein umsatzsteigernder Effekt ein, wenn das Produkt A das preisgünstigere wäre.

53

Weitere Übersichten zum Arzneimittelmarkt

Die verordnungsstärksten Indikationsgruppen der Roten Liste werden zusätzlich nach dem anatomisch-therapeutisch-chemischen Klassifikationssystem (ATC-System) der WHO dargestellt (Tabelle 53.4). Das ATC-System wurde bereits in der Anfangsphase der Projektarbeit für den GKV-Arzneimittelindex als international akzeptiertes Klassifikationssystem für Arzneimittel ausgewählt (Schwabe 1981) und im Laufe der Jahre für die spezifischen Belange des deutschen Arzneimittelmarktes erweitert (Schwabe 1995, Fricke 1999). Dabei wurde die Kompatibilität mit dem von der WHO veröffentlichten Standard gewahrt.

Tabelle 53.4: Arzneimittelverbrauch nach ATC-Gruppen

ATC	ATC-Gruppenname	Verordnungen (Mio.)	Umsatz (Mio. DM)	DDD (Mio.)
A01	Stomatologische Präparate	5,3	75,9	519,1
A02	Antacida, Ulkustherapeutika und Karminativa	21,4	1522,3	483,3
A03	Spasmolytika, Anticholinergika und Prokinetika	13,9	299,3	161,7
A04	Antiemetika und Mittel gegen Übelkeit	5,9	184,2	103,3
A05	Gallen- und Lebertherapeutika	2,4	145,9	66,1
A06	Laxantien	4,4	105,6	194,4
A07	Antidiarrhoika und intestinale Antiphlogistika/Antiinfektiva	10,0	381,0	89,0
A09	Digestiva, incl. Enzyme	2,7	220,8	47,5
A10	Antidiabetika	20,0	1602,2	1068,9
A11	Vitamine	5,9	168,3	450,1
A12	Mineralstoffe	14,1	429,4	401,2
B01	Antikoagulantien	7,2	499,9	474,0
B02	Antihämorrhagika	0,2	28,9	2,3
B03	Antianämika	5,3	427,7	306,6
B05	Plasmaersatzmittel und Infusionslösungen	2,3	68,2	15,3
C01	Herztherapie	31,9	1353,5	1819,5
C02	Antihypertonika	5,2	477,3	348,4
C03	Diuretika	16,3	638,0	1404,9
C04	Periphere Vasodilatatoren	12,2	699,6	464,3
C05	Vasoprotektoren	11,8	356,8	361,4
C06	Andere Herz- und Kreislaufpräparate	1,2	45,0	47,6
C07	Betarezeptorenblocker	18,6	1173,5	951,3
C08	Calciumkanalblocker	21,4	1444,2	1236,2
C09	Hemmstoffe des Renin-Angiotensin-Systems	22,9	2182,7	1704,3
C10	Lipidsenkende Mittel	8,7	1468,1	608,0
D01	Dermatologische Antimykotika	9,7	310,6	179,0
D02	Emollentia und Hautschutzmittel	5,1	97,1	184,5
D03	Therapeutika bei Wunden und Geschwüren	3,6	57,3	100,6
D04	Antipruriginosa, incl. topische Antihistaminika, Anästhetika etc.	4,7	68,1	104,9
D05	Antipsoriatika	0,8	79,0	33,6
D06	Topische Antibiotika und Chemotherapeutika	4,8	95,3	54,8
D07	Topische Corticosteroide	12,9	342,1	339,1
D08	Dermatologische Antiseptika und Desinfizientia	3,7	50,6	103,0
D09	Arzneistoffhaltige Verbandmittel	0,4	11,3	5,8
D10	Aknemittel	3,7	114,7	99,9
D11	Andere Dermatika	3,1	69,9	119,2
G01	Gynäkologische Antiinfektiva und Antiseptika	4,4	77,1	24,0
G02	Andere Gynäkologika	3,0	97,8	126,0

53

Tabelle 53.4: Arzneimittelverbrauch nach ATC-Gruppen (Fortsetzung)

ATC	ATC-Gruppenname	Verordnungen (Mio.)	Umsatz (Mio. DM)	DDD (Mio.)
G03	Sexualhormone und Modulatoren des Genitalsystems	23,6	1141,3	1702,7
G04	Urologika	10,2	705,8	413,0
H01	Hypophysen- und hypothalamische Hormone sowie Analoga	0,4	249,6	8,0
H02	Corticosteroide, systemisch	7,0	259,8	284,1
H03	Schilddrüsentherapeutika	16,2	299,7	1286,6
H05	Calciumstoffwechsel	0,3	33,2	2,3
J01	Systemische Antibiotika	43,2	1560,3	346,7
J02	Systemische Antimykotika	1,2	178,8	10,9
J04	Antimykobakterielle Pharmaka	0,1	13,7	4,5
J05	Systemische antivirale Mittel	0,8	352,9	12,6
J06	Immunseren und Immunglobuline	0,3	135,1	1,5
J07	Impfstoffe	0,6	48,0	0,6
L01	Antineoplastische Mittel	1,3	280,2	59,8
L02	Endokrine Therapie	1,0	482,4	70,2
L03	Immunstimulantien	3,6	592,9	62,2
L04	Immunsuppressiva	0,8	418,2	22,7
M01	Antiphlogistika und Antirheumatika	32,5	761,2	726,1
M02	Substanzen bei Gelenk- und Muskelschmerzen, topisch	20,0	261,8	354,3
M03	Muskelrelaxantien	4,2	212,5	75,0
M04	Gichtmittel	5,4	109,1	295,9
M05	Mittel zur Behandlung von Knochenkrankheiten	0,7	243,4	46,5
M09	Andere Mittel gegen Störungen des Bewegungsapparates	0,4	27,5	16,7
N01	Anästhetika	0,4	9,5	4,9
N02	Analgetika	46,1	993,1	515,2
N03	Antiepileptika	4,6	373,8	162,1
N04	Antiparkinsonmittel	4,0	409,3	97,0
N05	Psychopharmaka	41,7	1302,1	947,7
N06	Psychoanaleptika	12,2	721,8	364,9
N07	Andere Mittel für das Nervensystem	4,1	369,0	169,3
P02	Anthelmintika	0,5	12,2	1,1
P03	Ektoparasitizide	0,8	14,2	8,8
R01	Rhinologika	21,4	197,4	425,4
R02	Halsschmerzmittel	5,3	56,7	42,0
R03	Antiasthmatika	27,2	1829,2	1293,4
R04	Brusteinreibungen und andere Inhalate	3,4	44,7	81,6
R05	Husten- und Erkältungspräparate	59,7	796,2	694,5
R06	Systemische Antihistaminika des Respirationssystems	8,2	304,7	199,5
S01	Ophthalmika	27,7	564,9	1217,4
S02	Otologika	2,7	36,9	62,0
S03	Kombinierte Ophthalmologika/Otologika	0,6	7,3	6,8

53

Tabelle 53.4: Arzneimittelverbrauch nach ATC-Gruppen (Fortsetzung)

ATC	ATC-Gruppenname	Verord-nungen (Mio.)	Umsatz (Mio. DM)	DDD (Mio.)
V01	Allergene	0,4	187,0	55,7
V03	Alle übrigen therapeutischen Präparate	0,2	44,7	2,7
V04	Diagnostika	0,5	6,5	0,5
	Sonstige Gruppen	0,3	16,2	6,1
	Nicht klassifiziert	30,1	1588,4	2,6
	Gesamtmarkt GKV-Rezepte mit Fertigarzneimitteln	806,6	35723,2	26967,4

Die Klassifikation des ATC-Systems folgt medizinischen Prinzipien und ist daher unabhängig von Umgruppierungen, die von Herstellern in der Roten Liste vorgenommen werden. Sie erlaubt detaillierte Aussagen über die therapeutische Verwendung eines Arzneimittels. In der Klassifikation des ATC-Systems werden Arzneimittel in Gruppen mit fünf verschiedenen Ebenen klassifiziert. Die erste Ebene besteht aus 14 anatomischen Hauptklassen, die nacheinander in therapeutische und pharmakologische Hauptgruppen untergliedert werden. Darauf folgen chemisch-therapeutische Untergruppen und schließlich die Ebene der einzelnen chemischen Substanzen. In Tabelle 53.4 sind die Verordnungen, Umsätze und Tagesdosen des Jahres 1998 auf der zweiten Gliederungsebene, also der der therapeutischen Hauptgruppe, dokumentiert.

Präparate aus kleineren Indikationsgruppen der 2000 verordnungshäufigsten Arzneimittel, die nicht in den 47 indikationsbezogenen Kapiteln erfaßt sind, werden in der Tabelle 53.5 nach Verordnungen und Umsatz zusammengefaßt. In der Tabelle 53.6 sind diese Präparate den einzelnen Indikationsgruppen mit Angabe von Bestandteilen und definierten Tagesdosen (DDD) zugeordnet.

In Tabelle 53.7 werden die Neueinführungen von 1985 bis 1998 mit den Verordnungs- und Umsatzmengen von 1998 sowie den Änderungen gegenüber dem Vorjahr gezeigt. Diese neuen Wirkstoffe wiesen 1998 einen Umsatz in Höhe von 8431 Mio. DM mit einer Steigerungsrate von 22,1 % auf. Da es sich hierbei um vergleichsweise teure Präparate handelt, beträgt der Verordnungsanteil nur 9,4 %, der Umsatzanteil hingegen 23,6 %. Ausgewiesen sind die Präparate, die in mindestens einem Jahr seit 1985 mindestens 50 Tsd. Verordnungen erreicht haben und die 1998 noch mindestens 20 Tsd. Verordnungen aufweisen.

Des weiteren finden sich in Tabelle 53.8 die Verordnungs- und Umsatzwerte für alle nicht patentgeschützten Wirkstoffe, sofern sie mindestens 50 Tsd. Verordnungen aufwiesen, sowie die jeweiligen Anteile der Generika. In den Fällen, in denen kein Patentanmelder ermittelt werden konnte oder der ehemalige Patentanmelder seine Produkte bereits vor längerer Zeit vom Markt zurückgezogen hat, wurden ersatzweise der oder die langjährigen Marktführer als Quasi-Erstanbieter gewertet.

Zum Schluß sind die Verordnungs-, Umsatz- und DDD-Werte der 2000 meistverordneten Präparate geordnet nach ihrer Verordnungshäufigkeit aufgelistet (Tabelle 53.9).

Literatur

53

Arndt K.A., Clark R.A.F. (1979): Principles of topical therapy. In: Fitzpatrick T.B. et al. (eds.): Dermatology in general medicine, 2nd ed. McGraw-Hill Book Company, New York, pp. 1753–1758.

Bundesausschuß der Ärzte und Krankenkassen (Hrsg.) (1992): Preisvergleichsliste 1992. Deutscher Ärzte-Verlag, Köln.

Fricke U. (1999): ATC-Code. Anatomisch-therapeutisch-chemische Klassifikation für den deutschen Arzneimittelmarkt, 3. Aufl. (Diskette). Wissenschaftliches Institut der AOK, Bonn.

Merlo J., Wessling A., Melander A. (1996): Comparison of dose standard units for drug utilization studies. Eur. J. Clin. Pharmacol. 50: 27–30.

Reichelt H. (1987): Strukturkomponente „Packungsgröße" – Eine Meßzahl ohne Aussagekraft? In: Die Ortskrankenkasse, S. 485–488.

Reichelt H. (1988): Eine Methode der statistischen Komponentenzerlegung. WIdO-Materialien 31, Bonn.

Rote Liste Service GmbH (Hrsg.): Rote Liste 1998. ECV Editio Cantor, Aulendorf/ Württ.

Schwabe U. (1981): Pharmakologisch-therapeutische Analyse der kassenärztlichen Arzneiverordnungen in der Bundesrepublik Deutschland. Wissenschaftliches Institut der Ortskrankenkassen, Bonn.

Schwabe U. (1995): ATC-Code. Anatomisch-therapeutisch-chemische Klassifikation für den deutschen Arzneimittelmarkt. Wissenschaftliches Institut der AOK, Bonn.

Schröder H., Selke G.W. (1999): Der Fertigarzneimittelmarkt nach Indikationsgruppen 1998 im Vergleich zu 1997. Verordnungen, Umsätze und strukturelle Entwicklung. Wissenschaftliches Institut der AOK, Bonn.

WHO Collaborating Centre for Drug Statistics Methodology, Nordic Council on Medicines (1991): Guidelines for DDD, Oslo.

WHO Collaborating Centre for Drug Statistics Methodology (1998): Anatomical Therapeutic Chemical (ATC) classification index including Defined Daily Doses (DDD) for plain substances, Oslo.

Tabelle 53.5: Verordnungen weiterer häufig verordneter Arzneimittel 1998
Angegeben sind die verordnungshäufigsten Präparate mit Verordnungsrang, Verordnungen und Umsatz 1998 im Vergleich zu 1997.

Rang	Präparat	Verordnungen in Tsd.	Änd. %	Umsatz Mio. DM	Änd. %
43	Meditonsin H	1765,4	+11,0	23,7	+14,5
132	Isotone Kochsalzlsg. Braun	1033,4	−9,9	20,7	−12,9
186	Fluoretten	806,7	+11,7	10,7	+8,3
253	Isot. Kochsalzlsg. Fresenius	630,8	−8,4	10,4	−10,8
351	Elmex Gelee	494,5	+20,2	6,5	+20,8
388	Zymafluor Tabl.	467,8	+2,5	5,3	+2,9
425	Goldgeist	431,1	−1,6	7,8	+4,4
440	Betaisodona Lsg.etc.	422,1	−7,4	6,8	−2,0
460	Tempil N	404,4	−2,5	5,8	+3,6
591	Mercuchrom 2 %	322,9	−15,3	2,1	−14,8
716	Kamillen-Bad-Robugen	269,3	+1,6	4,5	+6,9
776	Minirin	245,3	+1,4	37,6	+7,6
781	Rivanol	243,2	+7,3	3,5	+4,8
817	Jacutin	234,1	−5,0	4,3	+1,9
850	Balneum Hermal F	227,8	−12,3	6,1	−10,3
1048	Balneum Hermal	177,1	+4,3	4,0	+1,5
1056	Helmex	174,0	−2,2	4,0	+3,1
1077	X-Prep	169,2	+3,8	2,3	+14,2
1115	Vermox	162,5	+8,8	3,5	+14,7
1153	HAES-steril	157,5	−29,0	23,8	−15,5
1228	Kytta Thermopack	145,4	−0,2	5,6	−1,0
1233	Dextro O.G.-T.	144,9	+15,0	1,5	+21,5
1251	Pravidel Tabl.	143,3	−12,1	12,3	−11,0
1308	Linola-Fett Ölbad	135,3	−8,8	2,4	−6,1
1374	Gen-H-B-Vax	127,4	+27,6	17,6	+24,1
1444	Gripp-Heel	119,2	−1,4	1,1	+6,8
1456	Balneum Hermal Plus	117,8	−5,0	3,0	−6,5
1483	Engerix B	115,1	+13,3	12,0	+6,3
1484	FSME-Immun	115,1	+50,0	5,6	+47,9
1512	Zoladex	112,9	−18,4	102,2	−15,8
1531	Enantone	110,3	−13,5	86,5	−20,6
1539	Molevac	109,1	−4,8	3,8	+2,2
1575	Prepacol	105,1	+1,3	1,2	+1,9
1687	Metavirulent	95,0	+15,9	1,7	+23,1
1727	Emla	92,1	+16,7	3,0	+24,8
1749	Gonal	89,8	+48,5	110,9	+49,6
1791	Doregrippin Tbl.	86,9	−2,9	0,9	−0,7
1803	Mestinon	86,1	+8,6	6,7	+22,7
1807	Kirim/-Gyn	85,9	−14,4	6,0	−14,4
1848	Kochsalzlösung Eifelfango	82,8	+5,8	1,9	+23,7
1850	Chinosol Tabletten	82,7	−1,9	0,8	+0,6
1884	Nephrotrans	80,1	+15,6	4,1	+16,3
1928	Beriglobin	77,2	+0,6	4,2	+10,9
1957	Pernionin Teilbad	74,6	+527,3	1,5	+599,6
1960	Delitex N	74,5	+4,4	0,9	+5,0
1985	Glucagen	73,0	+20,0	4,6	+22,1
	Summe	11520,2	+1,4	595,4	+0,7

Tabelle 53.6: Verordnungen weiterer häufig verordneter Arzneimittel 1998
Angegeben sind die 1998 verordneten Tagesdosen, die Änderungen gegenüber
1997 und die mittleren Kosten je DDD 1998.

Präparat	Bestandteile	DDD in Mio.	Änderung in %	DDD-Kosten in DM
Alkalose-/Acidosetherapeutika				
Nephrotrans	Natriumhydrogencarbonat	1,1	(+15,6)	3,82
Anthelmintika				
Vermox	Mebendazol	0,8	(+12,5)	4,42
Helmex	Pyrantel	0,2	(+4,7)	18,60
Molevac	Pyrvinium	0,1	(−4,8)	36,60
		1,1	(+9,1)	10,15
Antihypoglykämika				
Glucagen	Glucagon	0,1	(+20,0)	62,40
Antiparasitäre Mittel (extern)				
Goldgeist	Pyrethrumextrakt Piperonylbutoxid Chlorocresol Diethylenglycol	3,3	(+3,4)	2,37
Jacutin	Lindan	1,9	(−1,2)	2,30
Delitex N	Lindan	0,7	(+4,4)	1,19
		5,9	(+2,0)	2,20
Balneotherapeutika				
Balneum Hermal F	Erdnußöl Paraffin, dünnflüssig	20,5	(−12,4)	0,30
Balneum Hermal	Sojabohnenöl	11,3	(−2,3)	0,35
Balneum Hermal Plus	Sojabohnenöl Polidocanol	4,8	(−8,6)	0,62
Linola-Fett Ölbad	Paraffin, dickflüssig Hexadecyl(2-ethylhexa-noat)-Octadecyl(2-ethylhexanoat)-Iso-propylmyristat α-Dodecyl-ω-hydroxy-poly(oxyethylen)-2 (Dodecyltetradecyl)-ω-hydroxypoly(oxyethylen)-4,5-poly(oxypropylen)-5	2,9	(−10,7)	0,84

53

Tabelle 53.6: Verordnungen weiterer häufig verordneter Arzneimittel 1998 (Fortsetzung)
Angegeben sind die 1998 verordneten Tagesdosen, die Änderungen gegenüber 1997 und die mittleren Kosten je DDD 1998.

Präparat	Bestandteile	DDD in Mio.	Änderung in %	DDD-Kosten in DM
Kamillen-Bad-Robugen	Kamillenblütenextrakt	2,1	(+2,4)	2,12
Pernionin Teilbad	Benzylnicotinat	0,5	(+615,3)	2,83
Kytta Thermopack	Schweizer Jurahochmoor Fango Hartparaffin	0,1	(−0,2)	38,41
		42,3	(−7,6)	0,64
Cholinergika				
Mestinon	Pyridostigminbromid	2,4	(+5,2)	2,75
Desinfektionsmittel und Antiseptika				
Rivanol	Ethacridin	18,0	(+28,8)	0,20
Betaisodona Lsg.etc.	Povidon-Iod	13,9	(+2,3)	0,49
Mercuchrom 2 %	Merbromin	4,2	(−15,4)	0,51
Chinosol Tabletten	Chinolinolsulfat Kaliumsulfat	1,0	(−5,2)	0,86
		37,1	(+10,5)	0,36
Diagnostika				
X-Prep	Sennesfruchtextrakt	0,2	(+3,8)	13,55
Dextro O.G.-T.	Glucose	0,1	(+14,7)	10,08
Prepacol	Bisacodyl	0,1	(+1,3)	11,28
		0,4	(+6,6)	11,78
Grippemittel				
Meditonsin H	Aconitum D5 Atropinum sulf. D5 Mercurius cyanatus D8	59,4	(+13,9)	0,40
Metavirulent	Influenzinum D30 Acid. sarcolact. D15 Aconitum D4 Ferrum posph. D8 Gelsemium D4 Luffa D12 Veratrum alb. D4 Gentiana lutea ∅	3,6	(+21,7)	0,48

53

Tabelle 53.6: Verordnungen weiterer häufig verordneter Arzneimittel 1998
(Fortsetzung)
Angegeben sind die 1998 verordneten Tagesdosen, die Änderungen gegenüber
1997 und die mittleren Kosten je DDD 1998.

Präparat	Bestandteile	DDD in Mio.	Änderung in %	DDD-Kosten in DM
Gripp-Heel	Aconitum D4	2,0	(+4,7)	0,54
	Bryonia D4			
	Lachesis D12			
	Eupatorium D3			
	Phosphor D5			
Tempil N	Diphenylpyralin	1,8	(−2,5)	3,20
	Metamfepramon			
	Acetylsalicylsäure			
Doregrippin Tbl.	Paracetamol	0,5	(−2,9)	1,89
	Phenylephedrin			
		67,3	(+13,4)	0,49
Hypophysen- und Hypothalamushormone				
Zoladex	Goserelin	6,3	(−16,6)	16,32
Enantone	Leuprorelinacetat	4,9	(−21,6)	17,61
Minirin	Desmopressin	4,8	(+8,1)	7,80
Pravidel Tabl.	Bromocriptin	4,2	(−11,6)	2,94
Kirim/-Gyn	Bromocriptin	2,6	(−15,1)	2,33
Gonal	Follitropin alpha	1,2	(+49,5)	93,78
		23,9	(−10,6)	14,86
Infusions- und Standardinjektionslösungen				
Isotone Kochsalzlsg. Braun	Natriumchlorid	6,9	(−2,3)	2,99
Isot. Kochsalzlsg. Fresenius	Natriumchlorid	3,6	(−20,6)	2,92
Kochsalzlösung Eifelfango	Natriumchlorid	2,5	(+39,5)	0,78
HAES-steril	Polyhydroxyethylstärke	1,0	(−12,8)	24,80
	Natriumchlorid			
		13,9	(−3,7)	4,08
Karies- und Parodontosemittel				
Fluoretten	Natriumfluorid	242,0	(+0,7)	0,04
Elmex Gelee	Olaflur	113,2	(+20,0)	0,06
	Dectaflur			
	Natriumfluorid			

53

Tabelle 53.6: Verordnungen weiterer häufig verordneter Arzneimittel 1998 (Fortsetzung)
Angegeben sind die 1998 verordneten Tagesdosen, die Änderungen gegenüber 1997 und die mittleren Kosten je DDD 1998.

Präparat	Bestandteile	DDD in Mio.	Änderung in %	DDD-Kosten in DM
Zymafluor Tabl.	Natriumfluorid	111,2	(−8,7)	0,05
		466,4	(+2,2)	0,05
Lokalanästhetika und Neuraltherapeutika				
Emla	Lidocain Prilocain	0,6	(+23,2)	4,76
Sera, Immunglobuline und Impfstoffe				
Gen-H-B-Vax	Hepatitis-B-Oberflächenantigen	0,1	(+25,6)	121,60
Engerix B	Hepatitis-B-Oberflächenantigen	0,1	(+11,5)	100,94
FSME-Immun	Inaktiv. FSME-Virus	0,1	(+43,9)	48,29
Beriglobin	Immunglobulin	0,1	(+0,6)	54,30
		0,5	(+20,4)	86,31
Summe		663,1	(+2,4)	0,90

53

Tabelle 53.7: Verordnung neuer Arzneimittel im gesamten Bundesgebiet 1998

Präparat*	Wirkstoff	Verordnungen in Tsd.	Änd. %	Umsatz Mio. DM	Änd. %
Neue Wirkstoffe 1985					
Tarivid	Ofloxacin	1.062,5	−10,4	73,8	−8,6
Lendormin	Brotizolam	672,6	−3,2	10,0	−1,4
Bayotensin	Nitrendipin	535,9	−34,1	69,0	−35,1
Vistagan	Levobunolol	290,6	−6,6	8,7	−14,7
Nimotop	Nimodipin	236,4	−13,4	29,0	−11,7
Sirdalud	Tizanidin	235,3	−11,6	10,6	−18,3
Amciderm	Amcinonid	225,7	19,7	7,4	15,9
Hismanal	Astemizol	154,2	−30,8	7,2	−22,0
Aniflazym	Serrapeptase	103,0	−4,7	3,7	−4,0
Exoderil	Naftifin	99,8	−3,5	2,6	−3,5
Heitrin	Terazosin	35,2	−16,8	4,9	−18,1
Brelomax	Tulobuterol	34,0	28,5	1,3	36,2
Delonal	Alclometason	32,6	3,4	0,8	3,3
Atenos	Tulobuterol	32,1	−15,3	1,3	−13,6
		3.749,9	−12,9	230,4	−19,1
Neue Wirkstoffe 1986					
Dermatop	Prednicarbat	1.260,2	−1,6	28,7	−1,0
Concor	Bisoprolol	1.019,5	−4,1	62,5	−8,4
Selectol	Celiprolol	376,3	−12,5	27,3	−13,3
Pepdul	Famotidin	260,4	−20,7	35,8	−28,3
Fondril	Bisoprolol	77,7	−16,6	4,8	−9,7
Movergan	Selegilin	61,9	−26,7	11,8	−52,1
Cytotec	Misoprostol	61,2	−28,9	4,2	−25,8
Luret	Azosemid	28,7	−29,1	1,8	−24,4
		3.145,9	−7,6	176,9	−18,4
Neue Wirkstoffe 1987					
Ciprobay	Ciprofloxacin	1.650,0	12,2	132,4	16,2
Dridase	Oxybutynin	240,9	−13,6	30,4	−7,0
Mykontral Creme etc.	Tioconazol	66,1	−13,6	1,7	−10,7
Sonin	Loprazolam	26,9	−17,9	0,3	−17,4
		1.983,8	6,7	164,9	10,6
Neue Wirkstoffe 1988					
Erypo	Erythropoeitin	307,4	5,9	193,5	8,5
Irtan	Nedocromil	203,7	2,2	7,1	3,3
Tilade	Nedocromil	118,0	−8,5	11,3	−6,5
Zoladex	Goserelin	112,9	−18,4	102,2	−15,8
		742,0	−2,0	314,1	−1,4

53

Tabelle 53.7: Verordnung neuer Arzneimittel im gesamten Bundesgebiet 1998 (Fortsetzung)

Präparat*	Wirkstoff	Verordnungen in Tsd.	Änd. %	Umsatz Mio. DM	Änd. %
Neue Wirkstoffe 1989					
Antra	Omeprazol	3.169,3	22,9	542,0	31,8
Lisino	Loratadin	1.870,8	6,2	81,1	4,7
Acerbon	Lisinopril	835,2	−6,7	83,0	−6,9
Mevinacor	Lovastatin	733,5	−15,2	147,7	−11,3
Diblocin	Doxazosin	542,5	−9,1	76,7	−8,8
Cardular	Doxazosin	531,4	−10,6	75,5	−10,4
Elobact	Cefuroximaxetil	526,8	−5,3	52,7	1,8
Zinnat	Cefuroximaxetil	175,9	−6,0	18,6	1,0
Coversum	Perindopril	171,0	7,8	17,8	9,7
Coric	Lisinopril	168,8	−22,8	17,7	−22,2
Nizax	Nizatidin	86,2	−11,6	11,9	−8,0
Roxit	Roxatidin	45,7	−33,9	6,6	−38,4
Gastrax	Nizatidin	38,9	−33,7	5,5	−38,0
Zeisin	Pirbuterol	29,8	−25,4	2,1	−15,9
		8.925,6	2,9	1.138,7	7,8
Neue Wirkstoffe 1990					
Rulid	Roxithromycin	2.476,5	−1,6	122,3	0,0
Glucobay	Acarbose	2.217,3	−7,4	168,9	−1,6
Zyrtec	Cetirizin	2.134,1	−4,8	108,3	0,1
Propulsin	Cisaprid	1.256,4	−1,8	86,0	2,6
Zocor	Simvastatin	1.199,3	4,1	269,6	12,6
Delix	Ramipril	827,9	5,9	97,2	13,6
Denan	Simvastatin	619,9	−8,4	134,5	−0,5
Baymycard	Nisoldipin	423,2	−7,7	45,2	4,1
Vesdil	Ramipril	397,0	−11,9	46,6	−6,4
Fungata	Fluconazol	282,8	1,2	8,2	1,9
Vascal	Isradipin	201,8	−21,5	26,5	−13,4
Fluctin	Fluoxetin	166,8	−17,5	38,6	−6,5
Diflucan	Fluconazol	121,7	−18,5	42,7	−11,0
Triapten	Foscarnet	113,5	−13,3	3,1	−12,1
Nipolept	Zotepin	112,9	−10,9	8,6	6,2
Lomir	Isradipin	96,7	−31,6	13,1	−27,3
Antagonil	Nicardipin	95,1	−27,7	9,3	−19,8
Alimix	Cisaprid	72,5	−2,3	4,9	1,0
		12.856,8	−4,7	1.234,7	1,7

53

Tabelle 53.7: Verordnung neuer Arzneimittel im gesamten Bundesgebiet 1998
(Fortsetzung)

Präparat*	Wirkstoff	Verordnungen in Tsd.	Änd. %	Umsatz Mio. DM	Änd. %
Neue Wirkstoffe 1991					
Klacid	Clarithromycin	2.287,4	3,3	141,3	2,0
Stilnox	Zolpidem	1.764,5	13,4	52,1	15,6
Ximovan	Zopiclon	1.276,9	9,2	38,5	14,1
Bikalm	Zolpidem	737,5	8,6	21,9	9,3
Dilatrend	Carvedilol	604,4	49,2	77,9	54,8
Cynt	Moxonidin	553,8	12,8	64,6	16,4
Modip	Felodipin	533,8	−18,6	76,6	−11,6
Pravasin	Pravastatin	489,7	6,1	100,4	13,5
Accupro	Quinapril	457,7	−16,5	43,3	−17,0
Orelox	Cefpodoxim	445,9	3,1	28,6	2,7
Sempera	Itraconazol	438,0	10,5	109,7	19,9
Suprax	Cefixim	409,5	76,2	28,5	74,4
Querto	Carvedilol	371,8	17,4	48,8	23,9
Cephoral	Cefixim	294,6	13,2	21,8	13,4
Munobal	Felodipin	269,6	−14,0	39,4	−8,9
Physiotens	Moxonidin	268,2	9,7	32,6	15,5
Podomexef	Cefpodoxim	222,3	48,5	13,9	64,8
Aurorix	Moclobemid	219,9	−18,4	35,2	−3,4
Skinoren Creme	Azelainsäure	198,9	−4,2	7,6	2,2
Liprevil	Pravastatin	197,7	44,2	37,7	37,2
Fenizolan	Fenticonazol	123,4	−14,6	1,3	−8,3
Siros	Itraconazol	104,7	−9,9	4,1	−3,3
Target	Felbinac	39,2	−13,0	0,7	−9,4
Importal	Lactitol	34,2	−23,8	1,2	−25,0
Dolinac	Felbinac	29,9	−29,9	0,5	−30,9
Lomexin	Fenticonazol	20,2	−8,1	0,4	−15,4
		12.393,9	7,3	1.028,6	11,2
Neue Wirkstoffe 1992					
Unat	Torasemid	434,1	24,3	41,0	31,0
Torem	Torasemid	424,0	1,1	41,4	8,5
Fosinorm	Fosinopril	345,7	2,5	35,1	5,9
Lamisil Tabletten	Terbinafin	332,6	−2,6	69,5	5,1
Psorcutan	Calcipotriol	274,7	1,0	27,5	6,8
Dynacil	Fosinopril	221,3	4,4	22,0	4,7
Dynorm	Cilazapril	212,1	−17,6	23,3	−12,6
Loceryl	Amorolfin	182,0	−8,1	17,7	−6,7
Bambec	Bambuterol	146,5	−22,7	18,9	−15,1
Lamisil Creme	Terbinafin	109,4	−23,7	2,3	−23,1
Nivadil	Nilvadipin	92,0	−21,3	13,8	−16,3
Allergodil	Azelastin	88,3	7,2	2,3	−7,8
Sabril	Vigabatrin	55,5	−11,8	14,8	−13,2
Escor	Nilvadipin	30,2	−26,0	4,6	−26,4
Allergodil Tabs	Azelastin	25,5	22,9	0,8	46,9
		2.974,1	−2,3	335,1	1,8

53

Tabelle 53.7: Verordnung neuer Arzneimittel im gesamten Bundesgebiet 1998 (Fortsetzung)

Präparat*	Wirkstoff	Verordnungen		Umsatz	
		in Tsd.	Änd. %	Mio. DM	Änd. %
Neue Wirkstoffe 1993					
Zithromax	Azithromycin	2.001,6	7,1	94,1	7,5
Agopton	Lansoprazol	1.039,0	15,9	132,2	27,7
Ecural	Mometason	825,4	12,2	19,9	16,0
Keimax	Ceftibuten	567,2	23,8	38,3	24,0
Cibacen	Benazepril	465,6	−5,2	47,3	0,1
Imigran	Sumatriptan	435,4	5,5	60,7	4,6
Lorafem	Loracarbef	322,4	−31,1	23,3	−24,0
Lamictal	Lamotrigin	194,5	−0,3	63,7	18,0
Udrik	Trandolapril	108,7	−22,9	11,2	−23,7
Gopten	Trandolapril	41,4	−32,8	4,2	−33,6
		6.001,2	4,8	494,9	10,0
Neue Wirkstoffe 1994					
Norvasc	Amlodipin	2.219,1	8,4	318,2	14,3
Pantozol	Pantoprazol	950,3	27,1	136,7	43,4
Flutide	Fluticason	937,3	2,0	111,2	13,2
Rifun	Pantoprazol	812,9	33,2	114,8	48,4
Advantan	Methylprednisolonaceponat	654,8	13,3	13,5	13,0
Cranoc	Fluvastatin	504,0	−21,3	68,7	−6,1
Livocab Augentropfen	Levocabastin	487,6	11,1	21,3	11,5
Locol	Fluvastatin	323,3	−11,8	45,4	4,7
Atemur	Fluticason	315,3	−7,3	36,0	0,0
Risperdal	Risperidon	303,2	28,4	71,7 ·	47,8
Andante	Bunazosin	229,2	−10,9	29,2	−3,1
Globocef	Cefetamet	175,0	−39,9	12,0	−38,5
Livocab Nasenspray	Levocabastin	146,9	−2,5	4,4	−1,8
Proscar	Finasterid	131,7	24,9	30,9	17,5
Levophta	Levocabastin	73,6	−2,9	2,0	−0,2
Flutivate	Fluticason	42,7	−16,4	1,4	−10,9
		8.306,9	5,8	1.017,3	17,6
Neue Wirkstoffe 1995					
Serevent	Salmeterol	744,8	13,3	67,4	27,0
Lorzaar	Losartan	634,8	9,8	102,2	18,4
Trusopt	Dorzolamid	606,9	16,6	61,1	31,2
Aeromax	Salmeterol	252,7	−10,1	22,1	−2,9
Uroxatral	Alfuzosin	200,5	−7,2	20,4	11,7
Globocef	Cefetamet	175,0	−39,9	12,0	−38,5
Urion	Alfuzosin	138,8	15,8	14,1	34,4
Zalain	Sertaconazol	76,5	6,1	1,6	7,4
Quinodis	Fleroxacin	71,1	−1,1	2,2	−4,6
Prograf	Tacrolimus	69,8	60,8	68,9	74,1
Neurontin	Gabapentin	64,1	−6,5	15,8	0,9

53

Tabelle 53.7: Verordnung neuer Arzneimittel im gesamten Bundesgebiet 1998 (Fortsetzung)

Präparat*	Wirkstoff	Verordnungen in Tsd.	Änd. %	Umsatz Mio. DM	Änd. %
Almirid	Dihydroergo-cryptinmesilat	43,5	8,7	10,2	24,2
Iopidine	Apraclonidin	41,0	−35,5	2,7	−32,1
Valtrex	Valaciclovir	32,4	0,6	9,0	−7,4
Famvir	Famciclovir	29,2	28,4	9,7	5,6
		3.181,1	3,3	419,5	20,8
Neue Wirkstoffe 1996					
Mobec	Meloxicam	961,2	−24,4	43,4	−0,8
Diovan	Valsartan	376,1	6,8	62,2	19,4
Alna retard	Tamsulosin	331,0	27,7	52,8	47,2
Omnic	Tamsulosin	301,6	29,6	46,9	49,3
Humalog	Insulin lispro	241,1	56,2	52,3	89,7
Remergil	Mirtazapin	205,8	40,8	38,1	74,4
Differin	Adapalen	161,6	2,1	3,6	5,4
Trevilor	Venlafaxin	134,0	60,6	26,0	76,2
Epivir	Lamivudin	93,6	−24,4	50,7	−24,5
Campral	Acamprosat	92,8	−8,8	12,3	−0,7
Curatoderm	Tacalcitol	77,7	−28,3	6,3	−30,6
Betaferon	Interferon-beta	41,2	−11,1	100,7	−13,5
		2.416,7	−20,4	495,2	13,6
Neue Wirkstoffe 1997					
Sortis	Atorvastatin	1.634,5	127,4	336,0	167,8
Lipobay	Cerivastatin	665,5	593,6	109,2	735,6
Foradil	Formoterol	521,3	94,1	52,9	108,5
Oxis	Formoterol	498,6	380,1	38,2	385,0
Telfast	Fexofenadin	476,3	7.781,5	21,6	9.374,5
Atacand	Candesartan	366,4	6.454,2	57,7	9.043,0
Nebilet	Nebivolol	279,5	151,8	32,9	191,9
Teveten	Eprosartan	274,2	331,9	24,6	424,4
Blopress	Candesartan	251,6	4.979,2	39,5	6.865,3
Aprovel	Irbesartan	244,2	553,1	40,3	789,1
Ascotop	Zolmitriptan	241,6	417,6	24,0	489,6
Vaxar	Grepafloxacin	235,0	285,3	16,8	291,6
Biofenac	Aceclofenac	231,5	2.595,9	6,3	3.743,7
Xalatan	Latanoprost	228,4	306,1	27,0	442,9
Karvea	Irbesartan	212,9	417,3	34,3	573,4
Quadropril	Spirapril	159,3	31,3	14,3	74,6
Tasmar	Tolcapon	149,1	298,3	47,7	364,3
Zoloft	Sertralin	137,8	122,6	21,0	156,0
Alomide	Lodoxamid	126,6	35,7	1,8	39,4
Naramig	Naratriptan	114,5	2.552,7	13,0	2.416,4
Posicor	Mibefradil	106,5	63,3	13,6	93,3
Cerate	Mibefradil	101,1	101,1	13,2	135,9
Gladem	Sertralin	88,1	54,5	13,0	68,6

53

Tabelle 53.7: Verordnung neuer Arzneimittel im gesamten Bundesgebiet 1998 (Fortsetzung)

Präparat*	Wirkstoff	Verordnungen in Tsd.	Änd. %	Umsatz Mio. DM	Änd. %
Avonex	Interferon-beta	66,1	437,3	149,9	422,2
Femara	Letrozol	58,9	303,9	54,5	467,5
Aricept	Donepezil	56,3	1.042,7	27,2	1.159,3
Parkinsan	Budipin	53,2	181,0	9,8	172,0
Requip	Repinirol	45,6	136,0	8,0	180,3
Dostinex	Cabergolin	43,6	48,7	6,0	63,8
Fempress	Moexipril	34,5	58,7	3,2	50,6
Nefadar	Nefazodon	30,5	697,0	3,2	854,8
Serdolect	Sertindol	29,0	1.966,5	7,1	1.133,0
Vectavir	Peniclovir	24,8	28,1	0,6	30,8
		7.787,1	253,2	1.268,6	307,9
Neue Wirkstoffe 1998					
Tavanic	Levofloxacin	262,4		16,8	
Mizollen	Mizolastin	236,8		11,3	
Detrusitol	Tolterodin	169,8		19,5	
Singulair	Montelukast	136,1		26,3	
Alphagan	Brimonidin	134,2		9,9	
Zolim	Mizolastin	79,2		3,9	
Diastabol	Miglitol	69,7		4,5	
Trovan	Trovafloxacin	58,4		4,0	
Motens	Lacidipin	57,3		5,8	
Iscover	Clopidogrel	55,5		15,9	
Plavix	Clopidogrel	40,0		10,5	
		1.036,9		111,7	
Summe		75.501,9	9,4	8.430,7	22,1
Anteil am Gesamtmarkt (%)		9,4		23,6	

53

(*) Ausgewiesen sind alle Präparate, die in einem Jahr seit 1986 mindestens 50 Tsd. Verordnungen erreicht haben und die 1998 noch mindestens 20 Tsd. Verordnungen aufweisen.

Tabelle 53.8: Anteil der Generikapräparate an Verordnungen und Umsatz 1998

Wirkstoff	Gesamt-verordnungen		Gesamtumsatz	
	absolut in Tsd.	Generika-anteil (%)	absolut Tsd. DM	Generika-anteil (%)
Acemetacin	526,6	28,5	32955,6	15,1
Acetazolamid	83,5	39,0	4138,4	37,2
Acetylcystein	15337,7	100,0	215436,3	100,0
Acetylsalicylsäure	10474,7	90,8	70728,3	85,4
Aciclovir	1804,2	72,3	56852,7	68,0
Aescin	1486,6	93,3	87072,5	96,7
Alfacalcidol	202,4	85,5	25819,5	82,3
Allopurinol	4895,1	91,0	89643,6	89,4
alpha-Liponsäure	1347,7	71,7	206970,5	68,6
Amantadin	402,9	36,1	33259,7	21,6
Ambroxol	9570,9	52,8	94638,1	49,9
Amilorid + Hydrochlorothiazid	832,4	65,5	17974,3	62,4
Amitriptylin	2352,7	100,0	66255,8	100,0
Amorolfin	182,0	0,0	17729,6	0,0
Amoxicillin	4982,4	99,5	127638,2	99,5
Ampicillin	112,2	99,6	3171,4	99,2
Ascorbinsäure	306,8	93,5	5828,1	96,6
Atenolol	2274,1	81,8	76860,9	78,7
Atropin	243,9	100,0	4132,2	100,0
Azapropazon	54,9	100,0	778,3	100,0
Azathioprin	278,3	25,1	63433,3	21,5
Azelastin	120,9	5,8	3290,9	5,6
Azidamfenicol	71,7	100,0	511,1	100,0
Baclofen	473,9	32,5	31245,5	34,9
Bamipin	122,6	0,2	1247,7	0,1
Beclometason	1395,5	75,3	127949,7	68,2
Benperidol	105,9	41,8	7190,9	44,2
Benzbromaron	97,5	100,0	1828,2	100,0
Benzocain	241,7	32,4	3178,2	23,9
Benzoylperoxid	945,5	77,8	15102,1	74,8
Benzylpenicillin	96,3	100,0	2763,2	100,0
Beta-Acetyldigoxin	2837,2	27,1	30138,6	23,8
Betahistin	1233,2	100,0	41239,0	100,0
Betamethason	1320,1	47,0	40733,1	31,3
Beta-Sitosterin	789,9	100,0	45322,4	100,0
Bezafibrat	1142,0	79,0	79307,5	69,8
Bibrocathol	196,0	35,5	2437,8	20,0
Biperiden	666,6	30,8	22225,3	19,0
Bisacodyl	256,5	33,0	2543,7	21,1
Bisoprolol	2347,3	56,6	133054,4	53,0
Bituminosulfonate	357,2	100,0	7850,1	100,0
Bromazepam	2201,1	85,0	30588,3	82,5
Bromelaine	538,8	77,4	21160,4	67,5
Bromhexin	547,6	82,9	4749,9	73,6
Bromocriptin	317,8	47,6	31197,3	37,7

53

Tabelle 53.8: Anteil der Generikapräparate an Verordnungen und Umsatz 1998 (Fortsetzung)

Wirkstoff	Gesamt-verordnungen		Gesamtumsatz	
	absolut in Tsd.	Generika-anteil (%)	absolut Tsd. DM	Generika-anteil (%)
Bromperidol	67,6	36,4	4790,6	36,1
Budesonid	2693,5	28,7	312813,0	25,4
Bufexamac	1021,1	47,0	16956,1	41,5
Buflomedil	369,3	58,5	24615,9	55,9
Butylscopolaminiumbromid	1260,1	19,1	15522,3	16,8
Calcitonin	343,3	100,0	37856,4	100,0
Calciumdobesilat	417,8	38,2	32679,4	28,0
Calciumfolinat	81,8	72,4	58141,7	62,6
Captopril	7890,6	84,4	310522,8	65,2
Carbachol	76,5	50,5	2784,7	58,0
Carbamazepin	1974,7	55,0	161598,1	53,2
Carbimazol	716,7	98,0	14272,3	97,6
Carbocistein	104,9	14,4	2011,1	14,0
Carteolol	148,7	100,0	8306,7	100,0
Cefaclor	1474,8	89,5	63205,8	86,8
Cefalexin	156,0	93,9	8010,1	89,6
Cefuroximaxetil	702,8	0,0	71233,6	0,0
Celiprolol	430,2	12,5	30317,6	9,9
Cephadroxil	550,8	95,4	27432,8	94,5
Cetylpyridiniumchlorid	422,0	8,6	3307,1	8,7
Chenodeoxycholsäure	196,2	97,7	10585,5	95,7
Chinidin	73,1	100,0	6685,5	100,0
Chinin	349,1	100,0	15768,7	100,0
Chloralhydrat	346,1	2,6	4156,9	4,1
Chloramphenicol	98,3	100,0	585,9	100,0
Chlordiazepoxid	215,6	72,5	6127,8	59,0
Chlorhexidin	1371,4	30,8	16570,6	31,0
Chloroquin	66,5	0,4	2629,6	0,2
Chlorprothixen	572,6	100,0	12540,7	100,0
Choriongonadotrophin	157,7	71,9	10096,0	74,2
Cimetidin	500,5	87,7	23360,0	87,3
Cinnarizin	279,0	100,0	4378,7	100,0
Clemastin	530,4	19,5	9467,0	11,3
Clenbuterol	217,7	0,0	7867,0	0,0
Clindamycin	1193,3	60,8	63096,7	51,8
Clobutinol	714,0	19,5	6562,6	16,0
Clodronsäure	56,3	30,2	56949,5	29,9
Clomifen	130,2	99,8	4580,4	99,8
Clomipramin	412,1	100,0	22366,8	100,0
Clonazepam	232,3	14,2	8772,9	4,3
Clonidin	1117,6	62,6	40125,1	53,2
Clotrimazol	4451,4	94,8	56698,4	95,1
Codein	2288,3	91,3	25218,3	91,3
Colecalciferol	968,4	31,9	11419,9	32,5

53

Tabelle 53.8: Anteil der Generikapräparate an Verordnungen und Umsatz 1998 (Fortsetzung)

Wirkstoff	Gesamt-verordnungen absolut in Tsd.	Generika-anteil (%)	Gesamtumsatz absolut Tsd. DM	Generika-anteil (%)
Colestyramin	111,4	49,4	18679,7	36,6
Co-trimoxazol	4147,5	95,0	28277,0	93,0
Cromoglicinsäure	2586,1	91,5	81818,4	82,2
Crotamiton	62,0	87,2	1713,5	92,4
Cyanocobalamin	606,5	92,1	8501,3	91,0
Cyclandelat	350,3	0,0	30276,2	0,0
Dequaliniumsalze	281,4	97,8	6496,2	99,2
Dexamethason	1550,0	90,5	47193,3	53,4
Dexpanthenol	4896,4	53,9	37844,1	56,9
Dextromethorphan	161,6	96,6	1431,6	97,2
Diazepam	2499,7	96,3	13273,5	92,9
Diclofenac	26452,0	59,9	317185,8	60,7
Diflucortolon	68,7	0,0	1783,6	0,0
Digitoxin	3481,3	46,8	47406,5	45,0
Digoxin	327,8	69,7	5940,5	70,1
Dihydralazin	251,1	68,8	13567,4	69,0
Dihydrocodein	2957,3	6,3	44319,9	35,5
Dihydroergotamin	979,3	81,5	31631,7	81,1
Dihydroergotoxin	604,7	71,9	34112,9	72,1
Dihydrotachosterol	114,3	24,7	11111,1	21,1
Diltiazem	1403,8	50,0	84902,9	44,5
Dimenhydrinat	2425,9	38,9	46397,0	56,7
Dimeticon/Simethicon	2777,6	51,9	61207,5	56,5
Dimetinden	2397,8	35,2	41735,6	22,9
Diphenhydramin	502,5	100,0	5291,0	100,0
Dipivefrin	77,4	49,5	4422,7	50,6
Dipyridamol	75,7	31,5	2510,5	39,9
Doxazosin	1198,4	10,4	166479,5	8,6
Doxepin	2288,6	40,3	79080,6	38,2
Doxycyclin	4503,6	99,7	42441,0	98,2
Doxylamin	131,5	61,5	1763,1	54,5
Ergotamin	122,9	100,0	3294,8	100,0
Erythromycin	3246,2	92,2	70321,4	91,1
Estradiol	3311,9	100,0	135580,0	100,0
Estriol	1954,9	62,2	31502,3	55,6
Ethacridin	315,2	22,9	5135,4	30,9
Ethosuximid	72,6	81,4	6215,5	81,3
Etilefrin	1015,3	35,4	21723,2	38,5
Etofenamat	454,8	15,0	7030,0	15,7
Fenofibrat	737,7	93,1	82658,7	93,6
Fenoterol	1257,4	0,0	43822,5	0,0
Flavoxat	117,6	0,0	6437,2	0,0
Flumetason	93,2	91,7	2610,7	93,4
Flunisolid	345,8	63,5	43261,2	92,2

53

Tabelle 53.8: Anteil der Generikapräparate an Verordnungen und Umsatz 1998 (Fortsetzung)

Wirkstoff	Gesamt-verordnungen		Gesamtumsatz	
	absolut in Tsd.	Generika-anteil (%)	absolut Tsd. DM	Generika-anteil (%)
Flunitrazepam	1301,4	32,7	16967,0	24,1
Fluocortin	130,5	100,0	2639,2	100,0
Fluocortolon	435,1	0,0	21645,3	0,0
Fluorometholon	175,3	21,7	2408,1	19,1
Fluorouracil	87,8	100,0	4809,4	100,0
Fluoxetin	290,8	42,6	58438,0	34,0
Fluphenazin	277,7	23,7	27778,9	22,4
Flupredniden	53,6	0,0	1360,4	0,0
Flurazepam	748,4	46,8	11222,4	47,5
Flurbiprofen	134,5	95,7	6089,4	92,8
Fluspirilen	771,7	39,7	30779,3	34,8
Flutamid	121,1	75,6	14058,9	59,7
Folsäure	375,3	100,0	10182,6	100,0
Foscarnet	114,1	0,5	3785,7	16,9
Fosfomycin	103,4	100,0	1955,7	100,0
Framycetin	365,2	18,9	9816,9	27,1
Furosemid	5697,1	79,5	154055,9	75,9
Gentamicin	1702,1	35,8	18270,2	35,5
Ginkgo-biloba-Extrakt	5134,7	71,5	301324,0	65,5
Glibenclamid	6338,9	67,4	123088,1	59,3
Glibornurid	54,0	90,3	2501,7	89,3
Glucagon	73,0	100,0	4555,6	100,0
Glucose	223,7	100,0	3329,0	100,0
Glycerol	138,1	58,2	1056,0	50,8
Glyceroltrinitrat	2451,6	25,7	63025,3	28,5
Goserelin	112,9	0,0	102233,9	0,0
Guaifenesin	54,1	100,0	628,0	100,0
Haloperidol	977,6	51,6	42300,4	29,6
Harnstoff	886,5	67,2	18169,7	67,3
Heparin	4780,6	99,3	127769,5	98,4
Hexamidin	115,0	100,0	2201,6	100,0
Hexetidin	668,4	56,0	8812,2	55,4
Hydrochlorothiazid	719,0	56,0	21354,9	44,5
Hydrocortison	1671,6	88,7	45516,6	96,4
Hydroxycarbamid	66,8	23,5	18191,0	21,1
Hydroxyethylsalicylat	1675,4	100,0	11874,7	100,0
Hydroxyzin	230,1	34,8	7091,2	34,1
Hymecromon	408,2	100,0	12468,9	100,0
Hypromellose	611,3	100,0	11764,6	100,0
Ibuprofen	7288,5	99,8	142521,8	99,6
Imipramin	229,7	55,6	8509,1	54,6
Immunglobulin	255,5	100,0	143139,9	100,0
Indometacin	1819,7	91,0	34947,1	88,9
Insulin	4128,8	100,0	627052,8	100,0

53

Tabelle 53.8: Anteil der Generikapräparate an Verordnungen und Umsatz 1998 (Fortsetzung)

Wirkstoff	Gesamt-verordnungen		Gesamtumsatz	
	absolut in Tsd.	Generika-anteil (%)	absolut Tsd. DM	Generika-anteil (%)
Interferon	143,2	100,0	235524,6	100,0
Ipratropiumbromid	547,1	13,4	27461,3	43,8
Isosorbiddinitrat	5321,0	41,7	196876,3	34,9
Isosorbidmononitrat	4845,2	81,5	322890,9	86,1
Isotretinoin	205,9	28,4	41457,5	4,3
Kanamycin	985,6	100,0	9065,9	100,0
Ketoprofen	313,4	82,3	10347,2	60,0
Ketorolac	52,9	0,0	1978,6	0,0
Ketotifen	345,1	69,3	10539,2	60,9
Lactulose	2645,0	69,4	74914,1	65,0
Leuprorelin	168,7	100,0	160468,9	100,0
Levocarnitin	53,0	100,0	4697,4	100,0
Levomepromazin	546,9	34,3	19892,2	36,6
Levothyroxin-Natrium	9074,8	74,0	153982,1	73,5
Lidocain	237,2	98,9	4249,6	97,3
Lindan	341,0	31,4	5663,8	23,5
Lisurid	123,0	0,0	18373,8	0,0
Lithium	495,7	56,1	20199,1	49,8
Lonazolac	71,0	94,1	3346,1	96,2
Loperamid	2818,8	60,4	29908,4	56,4
Lorazepam	1398,9	23,2	26222,1	22,4
Lormetazepam	1488,3	10,5	25893,0	11,1
Lynestrenol	100,9	11,7	3815,7	11,3
Lysin-Acetylsalicylat	283,0	29,8	10434,2	9,9
Magaldrat	1772,8	49,2	43587,7	36,9
Maprotilin	502,7	57,0	14949,0	49,3
Meclozin	78,8	83,4	1172,1	87,4
Medazepam	445,9	100,0	11726,5	100,0
Medroxyprogesteron	265,0	69,6	24751,5	78,6
Menthol	54,6	99,4	753,2	96,5
Mepivacain	79,2	76,6	1337,9	74,1
Meprobamat	67,9	100,0	822,9	100,0
Mesalazin	679,7	11,5	152880,7	13,7
Metamizol	5431,4	72,8	48303,4	67,9
Metformin	3378,6	60,4	134125,8	56,9
Methotrexat	339,2	51,2	53160,3	58,1
Methyldopa	134,2	49,2	7281,4	51,4
Methylergometrin	226,2	19,5	2037,2	19,5
Methylprednisolon	918,8	31,2	70718,7	24,8
Metipranolol	270,7	100,0	8423,9	100,0
Metixen	227,6	0,0	9859,6	0,0
Metoclopramid	7070,9	70,9	66374,6	71,3
Metoprolol	6158,3	39,1	344272,7	25,4
Metronidazol	1196,3	82,2	25464,3	81,6

53

Tabelle 53.8: Anteil der Generikapräparate an Verordnungen und Umsatz 1998 (Fortsetzung)

Wirkstoff	Gesamt- verordnungen		Gesamtumsatz	
	absolut in Tsd.	Generika- anteil (%)	absolut Tsd. DM	Generika- anteil (%)
Mianserin	228,5	100,0	14861,3	100,0
Miconazol	651,1	52,4	12477,8	48,2
Minocyclin	609,7	93,9	25931,9	92,0
Moclobemid	219,9	0,0	35194,5	0,0
Molsidomin	2441,2	55,6	128299,9	44,4
Morphin	746,5	80,4	117041,6	93,7
Moxaverin	110,0	13,4	5897,2	11,0
Naftidrofuryl	1990,9	24,6	96490,7	25,5
Naftifin	99,8	0,0	2643,4	0,0
Naphazolin	654,7	99,4	4001,5	98,9
Naproxen	358,4	70,9	16878,9	50,4
Natamycin	69,4	18,4	1733,2	13,8
Natrium-Picosulfat	250,6	7,3	4698,8	5,0
Neomycin	210,3	98,7	14225,4	96,4
Nicergolin	283,0	59,9	36510,4	47,4
Nicotin	80,1	100,0	1291,7	100,0
Nifedipin	7598,2	83,4	330948,3	82,3
Nitrazepam	1128,0	94,2	7798,4	92,5
Nitrendipin	1781,7	69,9	93703,9	26,3
Nitrofurantoin	339,2	57,2	5634,7	61,6
Nitroxolin	137,9	100,0	6991,4	100,0
Norethisteron	498,4	66,8	5334,5	49,1
Norfenefrin	422,0	11,2	16523,6	7,9
Norfloxacin	497,8	17,2	20639,1	6,9
Nystatin	2116,5	82,6	58406,2	79,4
Oxazepam	2753,8	53,3	26027,0	48,8
Oxiconazol	113,6	100,0	1932,0	100,0
Oxybutynin	277,7	13,3	32963,4	7,7
Oxyfedrin	90,4	41,7	5911,8	34,9
Oxymetazolin	621,7	0,8	4188,2	1,3
Oxytetracyclin	156,3	100,0	1639,8	100,0
Pankreatin	1608,9	97,5	172502,9	96,3
Paracetamol	15245,6	78,2	54719,6	73,2
Paroxetin	263,0	100,0	53377,8	100,0
Pentaerythrityltetranitrat	1605,1	98,4	86088,8	98,0
Pentoxifyllin	2522,4	59,5	132381,6	56,9
Pentoxyverin	1399,8	0,1	16583,0	0,1
Pethidin	55,5	21,5	1761,9	14,5
Phenobarbital	237,5	86,7	2330,2	79,0
Phenoxymethylpenicillin	6273,1	82,6	103350,2	82,4
Phenprocoumon	1579,2	23,0	57818,1	22,3
Phenylephrin	56,3	100,0	511,0	100,0
Phenytoin	501,5	62,1	10213,4	64,4
Phytomenadion	128,2	100,0	3292,1	100,0

53

Tabelle 53.8: Anteil der Generikapräparate an Verordnungen und Umsatz 1998 (Fortsetzung)

Wirkstoff	Gesamt-verordnungen		Gesamtumsatz	
	absolut in Tsd.	Generika-anteil (%)	absolut Tsd. DM	Generika-anteil (%)
Pilocarpin	588,2	100,0	8010,3	100,0
Pimozid	69,5	1,7	4593,8	1,3
Pindolol	135,9	25,0	7346,3	15,4
Piracetam	1434,9	78,2	76088,6	74,2
Pirenzepin	122,6	61,2	4287,4	55,8
Piroxicam	1538,6	77,5	41920,4	73,4
Povidon-Iod	4426,5	60,7	66909,5	56,2
Prazosin	202,9	78,2	14572,6	75,5
Prednicarbat	1260,2	0,0	28665,9	0,0
Prednisolon	4220,5	63,5	76489,6	63,6
Prednison	1276,0	14,0	34288,2	15,6
Primidon	293,9	45,3	13982,4	40,2
Procain	60,4	83,2	832,7	79,1
Promethazin	1429,4	47,6	29815,8	51,9
Propafenon	593,7	32,5	49140,5	19,6
Propicillin	272,3	0,0	13348,5	0,0
Propranolol	1675,1	73,1	48345,4	74,0
Propyphenazon	50,9	100,0	335,9	100,0
Pyridostigminbromid	93,3	7,7	7004,3	4,8
Pyridoxin	77,8	89,0	1261,6	83,9
Ranitidin	5168,4	90,9	239530,6	76,3
Retinol	573,1	100,0	6749,6	100,0
Roxithromycin	2498,1	0,9	123351,6	0,8
Salbutamol	4241,7	63,1	127966,6	58,0
Salicylsäure	777,7	100,0	8351,4	100,0
Selegilin	171,1	63,8	28175,1	58,1
Selenverbindungen	92,0	62,5	1973,7	63,6
Sotalol	2317,0	63,0	135622,1	56,2
Spironolacton	601,4	62,4	37679,1	68,3
Sucralfat	181,5	10,6	7825,6	11,9
Sulfasalazin	354,1	70,2	53117,7	70,3
Sulpirid	1017,4	70,5	59895,5	68,0
Tamoxifen	485,5	89,4	79363,2	84,0
Temazepam	1179,2	10,6	17170,6	10,8
Terbutalin	935,2	46,5	30857,3	59,5
Terfenadin	546,8	76,8	13083,4	66,9
Testosteron	206,2	53,3	16808,4	57,4
Tetracyclin	214,4	92,8	4410,7	95,6
Tetrazepam	2055,5	62,4	49128,0	44,5
Tetryzolin	628,8	53,2	4665,9	56,7
Theophyllin	5661,7	97,8	268683,0	97,8
Thiamazol	610,2	74,2	11250,9	70,9
Thioridazin	410,0	17,1	17720,0	15,7
Tiaprofensäure	98,0	0,4	5522,6	0,5

53

Tabelle 53.8: Anteil der Generikapräparate an Verordnungen und Umsatz 1998 (Fortsetzung)

Wirkstoff	Gesamt-verordnungen		Gesamtumsatz	
	absolut in Tsd.	Generika-anteil (%)	absolut Tsd. DM	Generika-anteil (%)
Timolol	1879,1	100,0	48033,6	100,0
Tinidazol	84,2	6,3	2411,6	5,8
Tioconazol	66,5	99,4	1756,4	99,3
Tobramycin	90,1	66,2	6599,4	16,7
Tocopherol	404,4	98,6	23571,0	99,5
Tolnaftat	67,7	31,3	1738,7	21,4
Tolperison	730,7	0,0	27588,5	0,0
Tramadol	4475,3	64,1	197139,7	53,6
Tramazolin	434,9	89,1	3740,5	91,1
Tretinoin	96,6	1,3	1753,0	15,9
Triamcinolon	1162,7	97,9	22344,0	95,5
Triamteren + Hydrochlorothiazid	3636,1	65,9	74675,2	63,2
Trimethoprim	122,4	100,0	1890,6	100,0
Trimipramin	1006,5	100,0	57592,3	100,0
Trospiumchlorid	1090,9	59,0	79258,5	55,1
Troxerutin	1068,4	32,2	76329,3	15,7
Urogonadotropin	85,7	78,5	35406,1	78,4
Ursodeoxycholsäure	175,4	100,0	25358,9	100,0
Valproinsäure	889,4	59,7	74491,1	57,0
Verapamil	5812,6	64,4	212531,6	58,7
Vincamin	59,4	82,0	5583,1	75,4
Xantinolnicotinat	126,4	9,0	5767,8	10,5
Xylometazolin	12268,0	83,6	54842,6	84,0
Yohimbin	79,5	17,7	3724,6	17,2
Zuclopenthixol	147,6	0,0	11700,0	0,0
Alle 334 Wirkstoffe mit mind. 50 Tsd. Verordnungen	458759,2	68,7	14885167,6	63,2
Alle generikafähigen Wirkstoffe	461130,9	68,7	15312025,3	63,8
Gesamtmarkt GKV-Rezepte mit Fertigarzneimitteln	806644,8	39,3	35723255,33	27,3

53

Tabelle 53.9: Führende Arzneimittel 1998 nach Verordnungen

Rang	Präparat	Verordnung in Tsd.	Umsatz in Tsd. DM	DDD in Tsd.
1	Voltaren Emulgel	6507,9	71802,5	59788,0
2	Paracetamol-ratiopharm	5780,8	20709,7	27198,6
3	L-Thyroxin Henning	5621,5	96023,6	353080,0
4	ASS-ratiopharm	5556,9	35515,2	185231,7
5	Olynth	5345,2	24160,3	109582,8
6	ACC	5329,7	80445,9	98982,9
7	Mucosolvan	4521,4	47435,3	47491,4
8	NAC-ratiopharm	4306,4	51535,7	61369,3
9	Voltaren	4093,4	52709,5	84562,9
10	Sinupret	3811,9	54781,3	50238,0
11	Beloc	3669,5	251945,9	158964,6
12	Nasengel/Spray/Tr.-ratioph.	3663,4	15897,3	70685,5
13	ben-u-ron	3329,4	14639,6	14738,4
14	Antra	3169,3	541971,8	104699,2
15	Isoket	3100,3	128161,8	225441,5
16	Diclofenac-ratiopharm	3041,3	36064,1	70830,6
17	Gelomyrtol/-forte	2709,1	45848,3	44920,3
18	Paracodin/retard	2541,5	24692,5	9093,0
19	MCP-ratiopharm	2540,2	23410,6	23454,1
20	Rulid	2476,5	122332,2	17195,1
21	Euthyrox	2359,7	40814,6	150910,8
22	Spasmo-Mucosolvan	2352,0	43641,1	15301,7
23	Prospan	2296,2	29172,0	11191,8
24	Klacid	2287,4	141266,3	15876,9
25	Berodual	2258,3	179658,4	201125,1
26	Norvasc	2219,1	318168,3	198310,9
27	Glucobay	2217,3	168910,8	67977,6
28	Fluimucil	2197,4	26229,3	23533,4
29	Zyrtec	2134,1	108310,6	69738,3
30	Allopurinol-ratiopharm	2098,7	37236,5	111010,2
31	Presomen comp. Drag.	2071,6	95531,6	130056,7
32	Euglucon	2069,6	50145,9	117552,9
33	Novodigal Tabl.	2069,1	22954,9	71137,8
34	Isoptin	2068,4	87716,5	89752,1
35	Paspertin	2055,9	19080,1	17082,6
36	Jodid Tabletten	2047,7	26683,7	226764,6
37	Magnesium Verla N Drag.	2042,6	36259,8	45745,8
38	Zithromax	2001,6	94063,2	9320,4
39	Otriven Lösung etc.	1949,9	8048,3	37294,9
40	Lisino	1870,8	81093,4	51645,3
41	Perenterol	1865,7	35004,5	5254,8
42	Digimerck	1853,0	26071,5	128491,6
43	Meditonsin H	1765,4	23716,5	59445,2
44	Stilnox	1764,5	52123,9	32877,9
45	Paracetamol Stada	1754,2	5178,0	6174,7
46	Furosemid-ratiopharm	1730,9	42681,7	182558,0
47	Pulmicort	1697,0	221573,7	81593,7
48	Nitrolingual	1688,3	29836,1	57473,2
49	Depot-H-Insulin Hoechst	1663,6	255986,6	93419,6
50	Ciprobay	1650,0	132408,5	6379,2
	Summe	141215,4	4179649,1	4132545,8
	Kumulativer Anteil	17,51 %	11,70 %	15,26 %

53

Tabelle 53.9: Führende Arzneimittel 1998 nach Verordnungen (Fortsetzung)

Rang	Präparat	Verordnung in Tsd.	Umsatz in Tsd. DM	DDD in Tsd.
51	Sortis	1634,5	336027,8	158623,1
52	Gelonida Schmerz	1617,0	14295,9	5581,6
53	Tramal	1604,8	91399,1	22156,4
54	Eunerpan	1596,2	50706,8	8337,6
55	Pentalong	1579,9	84376,8	74128,4
56	Xanef	1573,8	161631,2	113222,6
57	Sultanol Aerosol	1566,6	53737,0	44632,0
58	Bronchoretard	1563,9	90271,7	115316,7
59	Ambroxol-ratiopharm	1561,2	16371,6	18368,5
60	Fenistil/-retard	1552,7	32160,2	17566,9
61	Captohexal	1542,8	37543,7	86092,3
62	Berlosin	1526,0	8417,4	4221,6
63	Insulin Actraphane HM	1525,9	264563,8	91296,5
64	Digitoxin AWD	1515,5	19785,8	96794,0
65	Insidon	1510,0	54160,9	34910,4
66	Diclac	1502,7	16885,5	33751,0
67	Dusodril	1500,9	71864,3	52536,7
68	Vomex A/N	1482,7	20108,4	8608,9
69	Novalgin	1479,6	15513,3	8233,0
70	Kliogest N	1478,7	83330,7	120937,3
71	Tebonin	1461,5	103874,4	50185,5
72	D-Fluoretten	1445,0	16516,9	125366,3
73	Sedotussin	1397,9	16564,0	11102,5
74	Jarsin	1391,0	57018,4	42722,9
75	Maaloxan	1391,0	43698,6	10000,5
76	Valoron N	1380,7	149815,4	28493,3
77	Ranitidin-ratiopharm	1363,2	52405,2	48084,1
78	Cotrim-ratiopharm	1357,1	8824,7	9031,3
79	Amaryl	1337,9	96340,1	131939,8
80	Glucophage	1337,5	57873,6	61065,6
81	Bepanthen Augen-/Nasensalbe	1337,1	6787,2	34193,3
82	Noctamid	1332,2	23016,8	40377,3
83	Fucidine Gel etc.	1332,0	23134,1	9171,0
84	Rhinomer	1327,7	13313,5	32775,5
85	Estraderm TTS/MX	1325,1	64822,1	89276,1
86	Lefax	1319,7	26256,9	7936,6
87	Diazepam-ratiopharm	1309,8	4630,2	30066,2
88	Adumbran	1285,7	13332,1	13601,1
89	Tromcardin Amp./Drag./Tabl.	1283,3	40792,6	30076,2
90	Ximovan	1276,9	38527,0	23905,4
91	Dermatop	1260,2	28665,9	40271,7
92	Adalat	1257,8	58440,8	70626,8
93	Propulsin	1256,4	86007,0	17742,1
94	Diclophlogont	1255,5	16202,5	29980,0
95	Codipront	1246,1	16466,1	6313,0
96	Maninil	1245,3	28310,7	60897,0
97	Jodthyrox	1242,8	35283,6	120023,7
98	Dytide H	1241,5	27498,9	91929,5
99	Lanitop	1240,3	22728,9	59594,3
100	Marcumar	1216,6	44903,1	111436,6
	Summe	211585,6	6924852,0	6686046,5
	Kumulativer Anteil	26,23 %	19,38 %	24,68 %

53

Tabelle 53.9: Führende Arzneimittel 1998 nach Verordnungen (Fortsetzung)

Rang	Präparat	Verordnung in Tsd.	Umsatz in Tsd. DM	DDD in Tsd.
101	Novaminsulfon-ratiopharm	1211,2	12926,1	7927,9
102	Corinfar	1201,4	58123,7	63651,3
103	Zocor	1199,3	269568,3	90947,5
104	Amoxicillin-ratiopharm	1192,0	32028,8	15744,5
105	Saroten	1192,0	35915,5	40827,0
106	Linola	1180,9	27312,0	38641,3
107	ferro sanol/duodenal	1173,3	35047,7	32017,6
108	Berotec Aerosol	1172,8	40202,6	126133,1
109	Lasix	1167,5	37171,6	125860,8
110	Madopar	1152,1	86774,4	16603,4
111	Aquaphor	1142,3	66753,7	92277,3
112	Buscopan plus	1130,9	17395,7	4166,9
113	Glibenclamid-ratiopharm	1125,0	14971,5	61501,0
114	Acemuc	1119,8	13693,0	17380,1
115	Calcium Sandoz Brausetabl.	1116,6	38693,0	26661,6
116	Iberogast	1115,2	22040,3	36469,1
117	Imodium	1115,1	13037,5	4216,1
118	Aponal	1109,9	40319,4	20681,1
119	Isocillin	1094,3	18184,7	6068,8
120	Capval	1088,9	10598,7	4340,2
121	Gastrosil	1083,7	11050,4	10770,6
122	Corvaton	1082,9	71273,3	85646,5
123	Vertigoheel	1081,4	20867,5	25336,0
124	ACE-Hemmer-ratiopharm	1076,0	25073,1	55295,5
125	Tavor	1074,9	20339,7	21848,9
126	Batrafen Creme etc.	1064,1	39047,0	15787,6
127	Tarivid	1062,5	73810,7	7029,2
128	Arelix	1061,9	58329,4	71221,7
129	Ranitic	1055,6	39742,1	36445,2
130	sab simplex	1042,8	27643,6	8950,7
131	Agopton	1039,0	132186,0	22267,5
132	Isotone Kochsalzlsg. Braun	1033,4	20676,4	6915,8
133	Betaisodona Salbe etc.	1028,1	16058,6	13918,5
134	Trental	1021,3	57011,8	37566,9
135	Concor	1019,5	62492,1	52586,9
136	Buscopan	1019,5	12918,2	3689,0
137	Gingium	1010,6	49924,7	25069,9
138	Godamed	1008,0	6873,5	83061,5
139	Diclo KD	993,8	8199,3	17673,7
140	Presomen Drag.	984,4	37716,7	70612,4
141	Mobec	961,2	43372,6	21152,4
142	Penicillin V-ratiopharm	959,9	15261,2	7016,2
143	Pantozol	950,3	136669,5	26750,7
144	Chlorhexamed	948,7	11419,4	6324,9
145	Magnetrans forte	947,9	24530,2	33901,1
146	Contramutan D/N	940,5	18765,9	9091,9
147	Flutide	937,3	111244,0	31497,8
148	PCM Paracetamol Lichtenstein	928,2	3103,4	3839,9
149	Kadefungin	922,3	12651,1	5148,0
150	Kepinol	920,0	7255,4	6281,4
	Summe	264846,1	8991116,9	8340861,5
	Kumulativer Anteil	32,83 %	25,17 %	30,79 %

Tabelle 53.9: Führende Arzneimittel 1998 nach Verordnungen (Fortsetzung)

Rang	Präparat	Verordnung in Tsd.	Umsatz in Tsd. DM	DDD in Tsd.
151	Lemocin	919,8	8333,5	3446,7
152	Vetren Gel/Salbe	918,5	10881,7	35591,3
153	Megacillin oral	910,1	14454,0	6360,6
154	Otobacid N	906,0	11591,8	9883,5
155	Aarane	904,6	119869,4	37151,1
156	Corangin	901,2	88038,6	85647,9
157	Riopan	900,7	27504,1	10138,2
158	Tegretal	889,5	75659,7	33658,2
159	Dipiperon	880,3	31606,4	6580,5
160	Briserin N	879,1	51016,2	80708,9
161	Effekton Creme	878,8	9876,1	8625,8
162	Rohypnol	875,3	12876,1	16867,2
163	Aspirin protect	872,2	9645,1	80274,8
164	Jodetten	871,8	12378,1	140082,1
165	HerzASS-ratiopharm	870,4	5803,5	84703,9
166	Ginkobil	865,8	47109,8	24199,5
167	Zymafluor D	858,4	9575,5	74481,9
168	diclo von ct	857,1	8242,8	14856,6
169	Sotalex	856,3	59338,4	52203,3
170	Stangyl	848,6	51759,5	27734,7
171	paracetamol von ct	848,6	2592,9	3005,1
172	Paracetamol BC	848,1	2346,6	2226,3
173	Fenistil Gel	845,1	9575,4	7898,9
174	dolomo TN	842,1	6451,8	3551,0
175	Rewodina	838,7	15126,1	25407,1
176	Acerbon	835,2	82997,4	56814,4
177	Delix	827,9	97228,5	88760,3
178	Ecural	825,4	19894,1	23446,4
179	Dolobene Gel	825,1	14271,7	21477,9
180	Arthotec	825,0	32781,9	17824,2
181	Lopirin	820,7	71435,6	34994,7
182	Amoxypen	820,2	20245,4	9351,0
183	Allergospasmin-Aerosol	819,8	109868,2	34094,2
184	Rifun	812,9	114770,7	22442,8
185	Bifiteral	810,2	26242,1	53087,8
186	Fluoretten	806,7	10664,2	242025,2
187	Crataegutt	806,1	34201,7	29422,1
188	Locabiosol	791,2	21393,0	13192,1
189	Panthenol-ratiopharm	783,1	6025,8	29520,5
190	Ismo	776,1	34756,6	40514,7
191	Decortin-H Tabl.	773,5	16478,2	47032,6
192	Musaril	771,9	27242,5	14270,7
193	Faktu	767,6	21149,9	9610,9
194	Obsidan	765,3	23129,9	16253,3
195	Dexa-Rhinospray N	762,3	18351,2	15246,7
196	Bromuc	761,7	17567,9	17521,5
197	Mirfulan Wund-Heilsalbe	755,8	12227,6	26545,6
198	Glibenhexal	755,3	9375,7	44592,3
199	Atosil	749,1	14336,6	13927,4
200	Serevent	744,8	67381,0	25113,9
	Summe	306526,2	10616787,9	10163229,8
	Kumulativer Anteil	38,00 %	29,72 %	37,52 %

Tabelle 53.9: Führende Arzneimittel 1998 nach Verordnungen (Fortsetzung)

Rang	Präparat	Verordnung in Tsd.	Umsatz in Tsd. DM	DDD in Tsd.
201	Nifedipin-ratiopharm	742,9	26603,9	36916,5
202	Tannosynt	742,6	11284,6	34454,7
203	Tridin	741,2	42308,0	16522,4
204	Bikalm	737,5	21929,7	13674,9
205	Nifehexal	737,1	36306,4	53577,3
206	Falicard	736,3	20387,2	21535,2
207	Thyronajod	735,7	19048,9	69020,9
208	Mevinacor	733,5	147676,4	42902,1
209	Verapamil-ratiopharm	732,4	20842,6	25759,8
210	Mydocalm	730,7	27588,5	6956,6
211	Kanamytrex	728,2	7409,7	15454,9
212	Valette	721,2	33712,2	58090,8
213	Heparin-ratioph.Gel/Salbe N	716,4	9436,5	28815,1
214	Cyclo-Menorette	715,3	35277,9	58878,4
215	Euphorbium compositum Spray	712,5	6374,9	8628,6
216	Lopedium	709,4	7314,2	2403,1
217	Furorese	707,2	31538,9	116154,3
218	Bepanthen Roche Salbe/Lsg.	706,6	7154,0	19144,2
219	Venoruton	704,8	63775,9	39192,7
220	Doxy Wolff	704,6	6533,6	9765,8
221	Carbimazol Henning	702,3	13932,9	30165,6
222	Tiklyd	702,0	126284,3	26223,3
223	Dilzem	701,7	47097,1	26674,8
224	Verahexal	700,6	28800,2	32482,9
225	Panotile N	692,4	14184,6	9615,9
226	Rhinotussal Saft	691,8	8916,4	2306,1
227	Insulin Actrapid HM	686,3	113864,2	40030,8
228	Aequamen	684,7	22918,5	18969,5
229	Indomet-ratiopharm	683,3	15203,9	19031,2
230	Klimonorm	682,8	29271,8	56417,1
231	Dexa-Gentamicin	682,4	7176,5	13085,1
232	Mobilat Gel/Salbe	675,0	13289,5	23607,5
233	Korodin Herz-Kreislauf	673,6	15740,0	44737,8
234	Lendormin	672,6	9971,1	13039,6
235	Bronchipret Saft/Tr.	667,4	5887,9	6418,9
236	Lipobay	665,5	109221,5	50632,3
237	Carnigen/Mono	664,5	23202,7	13764,0
238	Tramadolor	663,7	22055,8	6841,4
239	Sedariston Konzentrat Kaps.	658,9	21137,0	20970,3
240	Normoc	657,2	9614,8	14311,1
241	Neuro-ratiopharm N	656,6	14132,0	26611,4
242	Metoprolol-ratiopharm	656,3	22800,4	30057,0
243	Effortil/Depot	656,3	13368,6	8638,3
244	Advantan	654,8	13533,3	17617,7
245	Baycuten	647,6	21059,0	8173,6
246	Plastulen N	646,4	19719,7	35944,0
247	Ambrohexal	645,5	5209,0	5288,8
248	Sotahexal	643,6	33324,2	37952,3
249	Thrombareduct Gel/Salbe	642,5	9823,4	26216,2
250	Eferox	640,2	9690,6	38326,1
	Summe	341120,9	12019722,9	11545228,7
	Kumulativer Anteil	42,29 %	33,65 %	42,62 %

53

Tabelle 53.9: Führende Arzneimittel 1998 nach Verordnungen (Fortsetzung)

Rang	Präparat	Verordnung in Tsd.	Umsatz in Tsd. DM	DDD in Tsd.
251	Lorzaar	634,8	102227,4	48574,9
252	Diane	630,9	29568,9	50896,7
253	Isot. Kochsalzlsg. Fresenius	630,8	10444,3	3576,3
254	Broncho Spray	629,3	20338,3	25746,1
255	Decortin Tabl./Perlen	626,2	19642,1	35096,1
256	Refobacin Augensalbe/Tropf.	624,9	4194,1	10893,1
257	Floxal	623,3	8129,6	15679,6
258	Spasmo-Cibalgin comp. S	622,6	28951,0	4436,8
259	Radedorm	622,5	3601,0	12119,0
260	rökan	620,3	46270,1	22379,7
261	Kytta-Sedativum f	620,1	16480,1	19684,4
262	Denan	619,9	134522,1	42473,9
263	Inflanefran	617,9	8905,4	12826,3
264	Nasivin	616,8	4133,1	9847,8
265	Fungizid-ratiopharm Creme	615,2	5898,1	10685,2
266	OeKolp vaginal	613,4	7812,7	46663,4
267	Soledum Kapseln	612,9	8597,7	5826,0
268	Terzolin Creme/Lösung	612,9	19605,0	26015,8
269	Ibuhexal	608,6	13447,2	11609,3
270	Trusopt	606,9	61125,6	28528,1
271	Tannolact	605,9	10115,0	8906,3
272	Dilatrend	604,4	77871,4	25302,1
273	Euphylong	603,7	30523,9	35810,6
274	Remifemin plus	602,2	20044,3	28589,3
275	Kreon	599,9	70514,2	7096,7
276	Remestan	598,8	8572,8	10705,2
277	Vigantoletten	596,0	7256,6	83481,2
278	Allvoran	592,8	8481,3	13559,8
279	Gynodian Depot	588,1	33774,2	46410,6
280	Ibuprofen Stada`	586,9	11901,1	9671,1
281	Bromazanil	583,1	7173,3	12415,6
282	Verrumal	581,5	13021,7	15119,9
283	Tramadol-ratiopharm	580,3	19210,4	6132,2
284	Analgin	578,8	3119,0	1589,9
285	Talcid	578,7	13336,1	7311,7
286	Kalinor-Brausetabl.	576,6	20819,3	21628,3
287	Novaminsulfon Lichtenstein	575,4	7666,0	5054,3
288	Delix plus	575,1	82695,8	71837,8
289	Silomat	574,9	5515,4	2838,3
290	Oxazepam-ratiopharm	573,4	3792,7	5884,6
291	Diclo-ratiopharm Gel	572,9	5511,2	5134,4
292	Urbason	572,2	48767,2	30196,8
293	Keimax	567,2	38326,7	3147,1
294	Apsomol Dosieraerosol	563,4	11239,3	18391,3
295	Keltican N	561,2	38001,6	13735,6
296	Mono Mack	558,6	57256,2	76109,0
297	Corneregel	558,5	4846,0	23149,5
298	Afonilum	558,2	30158,7	36378,1
299	Dolo Posterine N	557,8	12847,5	7311,1
300	Arlevert	556,3	19990,8	13409,2
	Summe	370913,8	13295966,3	12635095,0
	Kumulativer Anteil	45,98 %	37,22 %	46,64 %

Tabelle 53.9: Führende Arzneimittel 1998 nach Verordnungen (Fortsetzung)

Rang	Präparat	Verordnung in Tsd.	Umsatz in Tsd. DM	DDD in Tsd.
301	Panthenol Lichtenstein	556,0	3895,7	22397,3
302	Diclo-Divido	554,3	8214,8	14732,0
303	Cynt	553,8	64621,1	44870,0
304	Cordanum	552,7	24507,7	21363,1
305	Insulin Protaphan HM	550,8	86024,2	30251,8
306	duranifin	549,8	24716,7	30943,1
307	PenHexal	545,3	8623,6	4299,1
308	ibuprof von ct	544,5	10775,5	8502,6
309	Amoxihexal	543,5	14417,4	7083,2
310	talvosilen	542,9	4265,4	1998,7
311	Diblocin	542,5	76674,3	37420,1
312	Parfenac	541,2	9924,3	13178,1
313	Erythromycin-ratiopharm	538,0	10626,7	3281,0
314	Bronchicum Tropfen N	536,0	6897,3	6654,4
315	Bayotensin	535,9	69042,9	38775,8
316	Enzym-Lefax N/Forte	535,3	26626,4	14547,9
317	Pidilat	535,3	20730,1	26442,1
318	Ovestin Creme/Ovula	533,9	8331,0	92120,2
319	Modip	533,8	76621,2	51400,8
320	Cardular	531,4	75476,6	36558,6
321	Acercomp	527,0	79056,4	43314,1
322	Elobact	526,8	52656,8	4770,2
323	Otalgan	525,1	4242,4	31385,7
324	Foradil	521,3	52929,2	21350,8
325	Tonsilgon N	520,1	6861,3	6597,2
326	Anaesthesulf P	519,2	6657,2	8616,6
327	Enalapril Berlin-Chemie	518,5	25909,2	21774,0
328	Accuzide	514,9	65915,0	42837,1
329	Leponex	514,5	80242,9	9346,9
330	Timonil	514,4	46262,7	20696,0
331	Grüncef	512,9	25235,1	2666,7
332	Amoxi-Wolff	511,9	11998,0	5564,0
333	Acenorm	510,1	31535,7	26291,7
334	Lotricomb Creme/Salbe	509,7	19358,5	7380,5
335	ASS von ct	508,9	2827,8	14791,1
336	Lactulose Stada	508,0	13578,5	35829,9
337	Decoderm tri Creme	506,4	14433,2	7040,4
338	Cranoc	504,0	68679,8	25544,0
339	Siofor	503,6	21023,6	21682,5
340	Uro-Tarivid	502,6	11201,3	754,0
341	Pentoxifyllin-ratiopharm	502,6	23740,0	18140,5
342	Trisequens	502,1	29209,1	41373,1
343	Bronchicum Elixir N	500,7	6048,5	3268,6
344	Nebacetin Puder etc.	500,7	9841,0	2844,4
345	Hedelix	500,6	5625,8	4275,4
346	Oxis	498,6	38171,7	13149,8
347	Monapax Saft/Supp./Tropfen	497,0	7782,7	1756,2
348	Vertigo-Vomex S	496,4	22809,0	13354,7
349	IbuTAD	496,1	12466,4	10581,2
350	Eryhexal	494,8	10898,2	3758,9
	Summe	397040,0	14734176,3	13612650,6
	Kumulativer Anteil	49,22 %	41,25 %	50,25 %

53

Tabelle 53.9: Führende Arzneimittel 1998 nach Verordnungen (Fortsetzung)

Rang	Präparat	Verordnung in Tsd.	Umsatz in Tsd. DM	DDD in Tsd.
351	Elmex Gelee	494,5	6500,4	113245,9
352	Solosin	494,4	14869,3	14227,9
353	Truxal	493,9	10827,5	5942,5
354	ASS-Hexal	493,4	2632,4	13094,8
355	Nifedipat	493,4	22948,8	30300,0
356	Mediabet	491,3	16199,5	14396,4
357	Ambroxol Heumann	490,9	4217,4	5149,5
358	Phlogenzym	490,6	35339,2	9710,1
359	Bromhexin-8-Tropfen N	489,8	4236,6	5747,4
360	Pravasin	489,7	100376,7	28067,0
361	Livocab Augentropfen	487,6	21279,4	7940,0
362	Hepa-Gel/Salbe Lichtenstein	486,0	4213,0	19438,7
363	Sigamuc	485,0	6234,4	5254,6
364	Renacor	483,3	71516,4	40776,8
365	Uniphyllin	481,9	30166,6	42346,9
366	Esberitox N	481,7	8291,8	5574,0
367	Aspecton N	479,6	6747,3	5014,1
368	Lacophtal	478,4	6914,7	28516,8
369	Lactulose-ratiopharm	477,8	11635,6	30980,5
370	Telfast	476,3	21579,8	16050,7
371	Magnesium-Diasporal N/orange	475,3	16246,3	24012,6
372	Isopto-Max	474,4	8313,3	6407,5
373	Atenolol-ratiopharm	474,3	14215,4	26183,1
374	Atrovent	473,9	15434,0	17186,3
375	Haldol	473,6	29790,7	20153,8
376	Captobeta	472,8	10925,5	27600,9
377	Viburcol	472,3	3672,8	2405,8
378	Faustan	471,9	1862,5	7914,4
379	Ödemase Tabl.	471,6	11662,3	46605,1
380	Magnesiocard	471,3	8253,0	10847,3
381	Artelac	471,3	10178,3	29204,8
382	Rectodelt	470,9	9286,2	12036,2
383	furo von ct	470,5	8215,3	37673,7
384	Dolo-Dobendan	470,5	4381,8	2345,2
385	Multilind Heilpaste	470,2	12479,9	10723,0
386	ISDN-ratiopharm	470,1	13575,4	23476,6
387	Doxy-ratiopharm	469,2	3773,7	7095,6
388	Zymafluor Tabl.	467,8	5349,5	111167,7
389	Diclac-Gel	467,7	6116,1	18318,2
390	Bisoprolol-ratiopharm	465,7	25378,9	23648,4
391	Cibacen	465,6	47324,9	46446,9
392	Gastronerton	465,1	3310,4	2983,2
393	Mono Embolex	464,5	67168,9	6421,8
394	Alfason Creme etc.	462,8	11964,3	7020,6
395	Molsihexal	462,7	18018,7	36822,9
396	arthrex Cellugel	461,9	4721,9	4192,3
397	Akineton	461,3	17998,5	11357,5
398	Accupro	457,7	43300,1	26385,9
399	Venostasin retard/N/S	456,3	34169,4	19987,9
400	Planum	455,1	6748,9	8613,9
	Summe	420817,8	15614740,1	14689664,0
	Kumulativer Anteil	52,17 %	43,71 %	54,23 %

Tabelle 53.9: Führende Arzneimittel 1998 nach Verordnungen (Fortsetzung)

Rang	Präparat	Verordnung in Tsd.	Umsatz in Tsd. DM	DDD in Tsd.
401	Ibuprofen Klinge	452,6	11867,8	9232,9
402	Dociton	450,5	12553,8	8751,3
403	Cibadrex	449,2	53512,9	35340,2
404	Ritalin	447,4	12590,9	4748,1
405	Ossofortin forte	447,1	25908,5	20976,0
406	Penicillat	446,0	6841,6	3437,2
407	Orelox	445,9	28565,4	2220,4
408	Vesdil plus	444,9	68063,2	58641,0
409	Katadolon	443,5	16151,7	3554,1
410	Zyloric	442,7	9475,6	25244,3
411	Mucotectan	441,0	5928,6	4810,9
412	Iscador	440,4	35768,2	11056,2
413	Posterisan Salbe/Supp.	438,8	7774,3	6385,2
414	Sempera	438,0	109672,2	5449,0
415	Imigran	435,4	60737,0	1949,9
416	Unat	434,1	41004,1	32601,7
417	Felis	433,8	17615,2	21022,5
418	Prednisolon-ratiopharm Tabl.	433,8	6263,6	22446,3
419	Mykundex Heilsalbe	433,6	8050,4	6263,6
420	allo von ct	433,4	6487,8	23820,7
421	Doxyhexal	432,6	4344,5	6730,1
422	Veramex	432,1	18639,1	20319,2
423	Vividrin Augentropfen	431,9	7092,9	6547,8
424	Triampur comp.	431,3	6131,6	18971,1
425	Goldgeist	431,1	7793,2	3284,1
426	Spasmex Tabl.	431,1	35407,4	9900,7
427	Diutensat	431,0	9820,9	33653,5
428	Coldastop	430,6	5190,8	17223,6
429	Magium K	430,5	11229,4	12849,7
430	Salofalk	430,3	97345,8	18536,0
431	Lorzaar plus	429,9	68194,7	32331,6
432	Rudotel	429,8	11471,4	10743,8
433	Dolgit Creme/Gel	427,8	6868,3	3425,0
434	Tavegil	427,0	8398,4	5838,4
435	Paracetamol Hexal	426,4	1485,9	2025,0
436	Tramundin	425,4	26841,2	6261,7
437	Torem	424,0	41444,1	30234,5
438	Baymycard	423,2	45167,2	16639,2
439	Dermoxin/Dermoxinale	422,8	13662,6	15198,8
440	Betaisodona Lsg.etc.	422,1	6792,0	13935,4
441	Captogamma	421,8	10348,9	23646,6
442	Tranxilium	421,5	12238,1	10561,3
443'	Tepilta Suspension	421,1	17395,5	6344,1
444	Fucidine plus	420,2	9719,7	2928,0
445	Fraxiparin	419,3	63998,3	5881,1
446	Catapresan	417,4	18770,1	15112,8
447	Cyclo-Progynova	417,1	17928,6	33429,9
448	Tim Ophthal	416,6	8168,2	29938,9
449	Oestrofeminal	415,3	10481,7	26560,4
450	Cefaclor-ratiopharm	415,2	16667,1	2085,9
	Summe	442406,4	16778610,5	15438754,1
	Kumulativer Anteil	54,85 %	46,97 %	56,99 %

53

Tabelle 53.9: Führende Arzneimittel 1998 nach Verordnungen (Fortsetzung)

Rang	Präparat	Verordnung in Tsd.	Umsatz in Tsd. DM	DDD in Tsd.
451	tensobon	413,7	36624,7	18050,6
452	Tenormin	413,6	16348,5	21981,0
453	Rhinex	413,3	2202,3	11840,7
454	Barazan	412,2	19213,2	2787,5
455	Augmentan	411,1	36128,0	1537,3
456	Suprax	409,5	28488,9	2296,2
457	dehydro sanol tri	407,1	16925,5	24541,3
458	Captohexal comp.	406,2	13998,8	40036,0
459	Ergo-Lonarid PD	405,2	8200,2	4469,3
460	Tempil N	404,4	5758,1	1797,4
461	Tryasol Codein	404,1	3599,0	1700,3
462	Sobelin	403,9	27807,0	1733,7
463	Emser Nas.-Spray Siem./Hex.	403,3	3615,5	6722,2
464	Sinuc	402,8	3955,2	5836,6
465	Monostenase	402,7	20240,0	28682,8
466	Ranibeta	402,1	14116,3	13414,9
467	Magnesium Verla Tabl./N Konz	400,8	8181,8	12421,0
468	Rytmonorm	400,8	39510,2	23683,1
469	Sinuforton	399,6	6342,5	4022,7
470	Doxycyclin-ratiopharm	399,3	2902,5	4644,3
471	Vidisic	399,3	4509,8	21286,7
472	ISDN Stada	399,2	17425,5	34134,6
473	Nacom	398,4	42116,4	7681,7
474	Dalmadorm	398,3	5894,4	7694,6
475	Bricanyl/Duriles	397,1	9244,8	6661,9
476	Vomacur	397,1	2768,2	1044,6
477	Vesdil	397,0	46557,1	41126,7
478	Uripurinol	397,0	8434,3	22738,8
479	MST Mundipharma	397,0	83233,5	7782,1
480	Transpulmin Balsam/ E	396,8	6745,4	9283,2
481	Ibuflam Lichtenstein	396,7	5386,1	5810,1
482	Microgynon	395,0	9532,7	32157,4
483	Lumbinon 10/Softgel	394,5	2510,5	7963,3
484	Babix-Inhalat N	393,3	3605,8	21924,9
485	Paracetamol comp. Stada	392,6	2462,6	1353,6
486	Tilidin-ratiopharm plus	391,2	27222,6	8442,7
487	IS 5 mono-ratiopharm	391,1	16330,5	28388,4
488	Neurotrat S	390,9	14678,4	10410,9
489	Bronchoforton Salbe	387,9	6603,5	9158,6
490	Nedolon P	387,0	3081,3	1131,4
491	Codipront mono/retard	386,9	4279,4	1516,8
492	Arcasin	386,3	6233,3	2531,3
493	Dobendan	385,7	3020,1	1029,5
494	Kompensan Liquid/Tabl.	383,5	9092,3	5011,5
495	Berlthyrox	383,5	6250,2	22163,7
496	H-Insulin Hoechst	383,2	60420,0	21896,2
497	Thioctacid	382,0	65044,7	24538,4
498	Zovirax Creme	381,4	6359,6	2485,7
499	MonoStep	381,0	9676,0	30992,9
500	Capozide	380,9	56327,7	50521,5
	Summe	462254,1	17637815,6	16119816,6
	Kumulativer Anteil	57,31 %	49,37 %	59,51 %

Tabelle 53.9: Führende Arzneimittel 1998 nach Verordnungen (Fortsetzung)

Rang	Präparat	Verordnung in Tsd.	Umsatz in Tsd. DM	DDD in Tsd.
501	Paracetamol AL	380,5	1212,9	1811,5
502	CEC	380,2	15810,7	1955,5
503	Timomann	379,9	7195,4	27694,6
504	Betnesol-V Creme etc.	379,2	14096,1	12298,5
505	Vasomotal	377,9	14785,3	13751,6
506	Linola-H N	377,8	9112,8	8051,0
507	Beloc comp	377,3	40241,1	32986,0
508	Dolo-Visano M	377,3	9074,8	1738,8
509	Rantudil	376,8	27965,7	12996,9
510	Selectol	376,3	27316,4	32975,5
511	Diovan	376,1	62171,2	29688,1
512	Tafil	375,9	9850,9	10390,5
513	Oculotect	375,0	5703,3	22178,9
514	doxy von ct	374,8	4207,4	5306,4
515	Novadral	374,7	15213,0	27408,6
516	Symbioflor I	373,6	10656,0	4343,2
517	Sandimmun	372,8	242494,4	7760,5
518	Titretta S/T	372,4	7470,7	2770,7
519	Querto	371,8	48822,8	16551,4
520	Tetra-Gelomyrtol	371,1	8722,9	2111,9
521	Remifemin	369,1	6911,0	18636,6
522	Spasmo-Urgenin TC	368,9	17674,1	2161,9
523	Atacand	366,4	57674,8	36749,4
524	Ambrodoxy	366,0	4241,7	4035,1
525	Nasengel/Spray/Tropfen AL	365,7	1494,6	5693,3
526	Theophyllin-ratiopharm	363,2	10616,0	23578,1
527	Mescorit	363,2	15348,8	15237,2
528	Kaveri	362,2	19721,7	10743,0
529	Claudicat	361,7	18147,5	15027,6
530	Doxam	360,3	3551,1	3805,8
531	Dona 200-S Drag.	359,8	21260,4	5996,3
532	Neurocil	359,2	12609,9	3122,1
533	Imbun	359,1	8219,6	5944,4
534	Traumeel S	358,9	5649,7	8631,4
535	Ergenyl	358,0	32003,3	13332,7
536	CycloÖstrogynal	358,0	16841,8	29144,4
537	Rhinotussal Kaps.	357,8	5533,4	2314,7
538	Transpulmin Kinderbalsam S	357,4	4121,9	8694,8
539	Clexane	356,5	68831,5	4629,0
540	Lactulose Neda	354,8	10406,7	20377,7
541	Spiro comp.-ratiopharm	353,8	25415,0	16316,1
542	Lacrisic	353,2	4593,4	20462,8
543	Leios	353,1	14582,2	28925,8
544	Bronchicum Mono Codein	352,8	5051,5	2540,4
545	Loperamid-ratiopharm	352,1	3765,7	1275,6
546	Nifedipin Stada	350,8	15507,2	18520,2
547	Dexamytrex	350,6	4296,6	6468,9
548	Arilin	350,4	3676,4	959,5
549	cotrim forte von ct	349,8	1611,2	2099,4
550	Femigoa	348,7	8837,7	28310,1
	Summe	480517,0	18648135,4	16758321,0
	Kumulativer Anteil	59,57 %	52,20 %	61,86 %

53

Tabelle 53.9: Führende Arzneimittel 1998 nach Verordnungen (Fortsetzung)

Rang	Präparat	Verordnung in Tsd.	Umsatz in Tsd. DM	DDD in Tsd.
551	Trancopal Dolo	348,0	10024,4	2046,7
552	Metohexal	346,3	11921,5	15500,4
553	ZUK Rheumagel/Salbe	345,8	2833,7	8644,6
554	Fosinorm	345,7	35053,4	25188,4
555	Cholspasmin forte	344,4	10448,6	10455,2
556	Tri.-Thiazid Stada	344,1	7777,5	26128,3
557	Imap 1,5 mg	343,5	12507,4	10472,7
558	Natil	343,1	29820,8	20317,0
559	Orfiril	342,5	27739,6	10911,6
560	Azubronchin	342,0	5879,9	6126,4
561	Exhirud-Gel/Salbe	340,9	8183,6	8260,6
562	Canifug Vaginal	340,3	4939,2	1577,3
563	Infectocillin	339,2	6132,3	2411,5
564	Phlogont Salbe/Gel	337,7	2162,6	7562,2
565	Amitriptylin-neuraxpharm	337,7	7366,4	11195,4
566	Chloraldurat Pohl	337,2	3984,7	4004,7
567	DET MS	337,1	10964,1	12083,3
568	Zentramin Bastian N Tabl.	336,9	13863,6	6483,2
569	ASS Stada	336,7	1330,8	5154,2
570	Staurodorm Neu	336,1	5133,3	6721,5
571	Duspatal	336,1	23985,7	11187,9
572	Halcion	334,4	3562,5	4214,7
573	Ranitidin Stada	334,0	13117,3	12034,0
574	Prostagutt forte	334,0	25551,1	23274,3
575	Lamisil Tabletten	332,6	69513,7	7951,8
576	Doxepin-neuraxpharm	332,0	13519,7	10069,1
577	Prothazin	331,2	7974,5	8023,5
578	Alna	331,0	52801,0	25734,7
579	Lexotanil	329,2	5352,2	7179,2
580	Ibu KD	328,9	4498,8	4700,2
581	Posterisan forte	328,5	7535,1	2603,2
582	Rheuma-Salbe Lichtenstein	327,8	2377,6	13112,7
583	Azuprostat M	327,4	20292,1	23073,9
584	Falithrom	325,6	11698,0	31160,8
585	Bromelain-POS	325,4	12641,6	8096,8
586	Gentamicin-POS	324,1	1878,9	5211,4
587	Limptar N	323,7	15248,4	15345,3
588	Pres	323,5	34162,5	24549,5
589	Locol	323,3	45398,4	16932,1
590	Promethazin-neuraxpharm	323,0	6971,7	9464,6
591	Mercuchrom	322,9	2113,0	4159,3
592	Piracetam-ratiopharm	322,7	11704,1	10116,0
593	Monoflam	322,6	2926,4	6869,7
594	Lorafem	322,4	23263,3	1541,3
595	Basal-H-Insulin Hoechst	322,3	50233,2	18235,1
596	Oralpädon	322,2	2898,9	402,8
597	Harzol	322,1	17216,1	16940,2
598	arthrex	321,9	4755,4	8530,3
599	Lioresal	319,9	20338,1	6817,2
600	durazanil	319,8	4659,4	7253,3
	Summe	**497136,8**	**19384391,6**	**17304351,0**
	Kumulativer Anteil	**61,63 %**	**54,26 %**	**63,88 %**

Tabelle 53.9: Führende Arzneimittel 1998 nach Verordnungen (Fortsetzung)

Rang	Präparat	Verordnung in Tsd.	Umsatz in Tsd. DM	DDD in Tsd.
601	Atehexal	316,9	9403,6	17294,9
602	Aciclovir-ratiopharm Creme	316,6	3512,4	2187,7
603	Mucophlogat	316,5	3279,9	3625,9
604	Esidrix	316,4	11849,9	22830,3
605	Gelusil/Lac	316,3	9200,4	3676,1
606	Ibuprofen Heumann	315,6	5825,1	4759,0
607	Migränerton	315,5	6843,0	4868,9
608	Atemur	315,3	36020,6	10122,7
609	Ossofortin	314,3	10669,4	7600,9
610	Refobacin Creme/Puder	314,0	3713,4	1800,6
611	Codicaps	313,7	4610,2	1997,7
612	Normabrain	313,2	19596,1	11177,5
613	Ultralan Creme etc.	312,9	11871,7	15276,2
614	Molsidomin Heumann	312,8	16895,3	24366,7
615	Novothyral	312,8	12104,5	37350,4
616	Aerodur	312,0	14241,9	15598,1
617	Neo-Eunomin	311,7	14485,9	26390,8
618	Ditec	311,5	35411,2	11946,4
619	Remotiv	311,1	11871,5	12615,0
620	Freka-cid	310,7	3496,9	3062,1
621	Nitrepress	310,6	5407,8	21695,0
622	Optiderm/-F Creme	310,4	8928,1	14534,7
623	Akatinol Memantine	310,3	53406,0	12604,9
624	Progynova	310,2	6428,4	13794,9
625	Neuro-Lichtenstein N	309,8	5473,4	10859,0
626	Guttaplast	309,1	1641,3	8354,4
627	Bazoton	308,1	27507,4	23522,5
628	Erypo	307,4	193545,1	2436,5
629	Didronel-Kit	307,1	61355,7	27634,6
630	Mobloc	306,8	44904,3	24265,5
631	Oculotect fluid	306,5	4831,6	18590,2
632	Herviros Lösung	306,3	3352,6	3829,1
633	Microklist	305,9	6778,4	2488,3
634	Cromohexal-Augentropfen	305,3	4784,8	4574,3
635	Anafranil	304,8	19237,3	8391,9
636	Blocotenol	304,7	10669,1	14456,5
637	Epi-Pevaryl Creme etc.	303,8	8146,0	4277,1
638	Phardol Rheuma-Balsam	303,3	3328,5	5776,3
639	Risperdal	303,2	71711,4	4920,8
640	Ecolicin	301,9	3491,6	3482,0
641	Diclofenbeta	301,8	3129,4	7259,3
642	Omnic	301,6	46853,1	22764,3
643	Sigafenac Gel	301,3	3269,2	2816,5
644	Dynexan A Gel	300,9	3353,7	8856,8
645	Doxycyclin Heumann	300,8	2574,9	4956,1
646	Dogmatil / -forte	300,2	19181,2	2366,9
647	Santax S	299,3	4777,9	1372,6
648	Optipect Kodein forte	299,3	3513,2	1371,8
649	Methizol	298,6	5209,6	14471,2
650	Capto-Isis	298,6	20571,8	14673,4
	Summe	512554,5	20286657,4	17854296,4
	Kumulativer Anteil	63,54 %	56,79 %	65,91 %

53

Tabelle 53.9: Führende Arzneimittel 1998 nach Verordnungen (Fortsetzung)

Rang	Präparat	Verordnung in Tsd.	Umsatz in Tsd. DM	DDD in Tsd.
651	Taxilan	297,8	15384,5	14017,5
652	Eucabal Balsam S	297,5	3476,0	4376,7
653	Tetrazepam-ratiopharm	297,0	5301,9	3642,9
654	Bezafibrat-ratiopharm	296,7	18632,2	15825,2
655	Nitrendepat	296,5	7194,4	21087,2
656	Sofra-Tüll	296,2	7157,8	3324,6
657	Anco	295,7	7990,5	6479,2
658	Liposic	295,2	3450,3	12243,5
659	Cephoral	294,6	21823,3	1564,8
660	Hexoral	293,9	3929,7	1541,6
661	Luvased	293,6	5495,8	8160,3
662	Neuroplant	293,4	11282,9	10348,6
663	Tiapridex	293,3	37924,9	6465,2
664	Arelix ACE	292,6	46343,7	22653,1
665	Soledum Hustensaft/-Tropfen	292,6	3426,5	1280,7
666	Spasman	291,8	8851,1	4400,1
667	Kamillosan Lösung	291,7	6167,7	1768,5
668	Sotalol-ratiopharm	291,2	15160,0	17702,6
669	Melrosum Hustensirup N	290,8	2935,7	946,7
670	Haemo-Exhirud	290,8	8775,3	6803,1
671	Vistagan	290,6	8739,4	22722,7
672	Climen	290,6	15696,0	23682,5
673	Melleril	290,5	14441,7	3512,6
674	Basodexan	290,4	5939,0	12088,6
675	Nootrop	289,9	20619,4	8708,4
676	Phytodolor/N	289,7	7759,9	6590,5
677	Soledum Balsam Lösung	288,9	3297,6	4350,8
678	Urospasmon Tabl.	288,9	10296,4	3530,3
679	Hyperforat	288,5	5563,3	5348,1
680	Chibro-Timoptol	288,4	8350,2	20983,8
681	Moduretik	287,1	6763,6	43882,5
682	Tantum Verde Lösung	287,1	3230,8	1148,2
683	Allopurinol Heumann	287,0	5166,1	14333,8
684	Kerlone	286,6	20879,8	20127,7
685	Hepathromb Creme	286,4	3255,7	10506,4
686	Amineurin	286,1	6659,0	9773,8
687	Penicillin V Stada	285,6	4832,7	2202,2
688	Fibrolan	284,9	18704,5	4733,7
689	Allopurinol AL	284,4	4084,8	15223,8
690	Phlogont Thermalsalbe	283,4	4248,8	4186,4
691	Aescusan/retard	283,0	14086,7	8321,2
692	Fungata	282,8	8159,2	212,1
693	Perocur	282,7	3613,2	1158,8
694	Pres plus	281,8	41799,6	23838,2
695	Rinofluimucil-S	281,8	5115,0	3220,2
696	Miroton N forte	280,5	15808,9	10502,3
697	Ampho-Moronal L-Tabl./Susp.	280,4	10295,2	2760,3
698	Nebilet	279,5	32936,2	20590,5
699	Theophyllard	278,8	15262,4	18316,6
700	Aknemycin Lösung/Salbe	278,5	4430,9	4040,4
	Summe	527002,2	208857397,9	18349525,8
	Kumulativer Anteil	65,33 %	58,39 %	67,74 %

Tabelle 53.9: Führende Arzneimittel 1998 nach Verordnungen (Fortsetzung)

Rang	Präparat	Verordnung in Tsd.	Umsatz in Tsd. DM	DDD in Tsd.
701	Tussamag N Saft/Trop.	277,2	2648,7	1206,4
702	Diclofenac AL	277,1	2239,7	5626,7
703	Ambroxol AL	276,2	1917,5	2302,1
704	Urem/-forte	275,9	3448,1	2017,6
705	Psorcutan	274,7	27457,1	9362,4
706	Teveten	274,2	24604,7	11389,0
707	Zinkorotat	273,6	6722,1	10198,3
708	Minisiston	273,6	6967,5	22365,2
709	Baycillin	272,3	13348,5	3240,4
710	MCP von ct	271,2	2141,3	2713,4
711	Bactoreduct	270,7	1488,3	1818,8
712	Betamann	270,7	8423,9	20157,3
713	Furosemid Heumann	270,4	4902,8	22119,8
714	Munobal	269,6	39417,2	27759,8
715	Yxin	269,5	1854,6	20092,1
716	Kamillen-Bad-Robugen	269,3	4505,5	2123,2
717	Umckaloabo	269,2	6787,2	5291,6
718	Enelbin-Paste N	268,9	4311,6	1613,5
719	Physiotens	268,2	32597,9	22237,8
720	Procorum	268,0	22767,2	14075,3
721	Antifungol Vaginal	267,6	3656,5	1450,2
722	Diabetase	267,6	9515,5	11204,8
723	Canifug Creme/Lösung	267,0	2993,8	4888,1
724	Ellatun/N	266,1	2479,9	10832,5
725	Ell-Cranell	266,1	9411,6	32849,4
726	Jellin	265,9	6916,1	5600,9
727	Kortikoid-ratiopharm/F	265,3	3433,7	3776,8
728	Lipidil	264,9	35746,3	21668,1
729	Solupen D	264,8	3266,9	4414,1
730	Naftilong	264,3	12847,3	12536,2
731	Tavanic	262,4	16750,9	1367,3
732	Kytta Plasma F/Salbe F	262,2	5633,2	4673,3
733	Prostess	262,1	15001,3	24571,1
734	Mitosyl	261,7	4660,4	6900,2
735	Prednisolon Jenapharm	261,5	3908,3	8933,5
736	Cysto Fink	261,2	11296,9	9753,2
737	Pepdul	260,4	35796,4	11412,9
738	Migräne-Kranit N Tabletten	259,9	6427,2	4357,5
739	Azur compositum	259,7	1857,2	1058,0
740	Agnucaston	259,3	8112,3	19603,9
741	Ranitidin von ct	259,0	9099,9	8253,8
742	Imidin N/S	258,6	1383,4	3253,9
743	Dexium	258,1	23533,7	23249,7
744	ß-Acetyldigoxin-ratiopharm	257,7	2183,9	8385,9
745	PK-Merz	257,6	26061,7	13407,5
746	Sinquan	256,7	8586,9	5104,2
747	Miranova	256,5	10527,6	20867,3
748	Piroxicam-ratiopharm	255,9	6944,3	6324,6
749	Siccaprotect	255,8	2836,0	15379,7
750	Hylak forte N	255,8	5758,2	3109,9
	Summe	**540284,3**	**213725764,4**	**18866425,2**
	Kumulativer Anteil	**66,98 %**	**59,83 %**	**69,65 %**

53

Tabelle 53.9: Führende Arzneimittel 1998 nach Verordnungen (Fortsetzung)

Rang	Präparat	Verordnung in Tsd.	Umsatz in Tsd. DM	DDD in Tsd.
751	Antikataraktikum N	255,4	5626,9	32272,4
752	Jellin polyvalent	255,2	7418,2	3045,3
753	Protagent	253,7	6273,7	13447,7
754	Fucithalmic	253,7	3220,0	7610,7
755	Azudoxat	253,4	2639,5	3570,5
756	Diltahexal	253,1	13270,4	9584,0
757	Climarest	253,0	7149,3	22327,4
758	Amoxibeta	252,9	6061,5	3417,9
759	Doxycyclin Stada	252,8	2742,7	3716,1
760	Aeromax	252,7	22051,4	8195,7
761	Echinacin	252,5	6101,9	2326,8
762	Polyspectran Augen-/Ohrentr.	252,3	2519,5	3480,0
763	Praxiten	252,0	3817,4	5045,3
764	Codiovan	251,9	39556,0	18724,9
765	Elacutan	251,9	5075,9	10283,2
766	Blopress	251,6	39544,3	25482,1
767	Euvegal-Dragees forte	251,6	8722,2	5339,2
768	Esbericum	249,8	8814,3	10381,4
769	Cilest	249,8	6371,1	20410,2
770	Linoladiol N Creme	249,5	4567,1	9642,3
771	Acimethin	249,4	16623,7	5194,2
772	tensobon comp	248,6	37755,2	39373,9
773	Aknemycin Emulsion	247,7	5763,4	3556,3
774	Emesan	247,1	2242,9	1026,5
775	Kalium-Mag.-Apogepha	246,1	5072,9	3997,9
776	Minirin	245,3	37649,1	4825,7
777	Nif-Ten	245,0	29527,8	22732,2
778	Medivitan N	244,4	14406,8	1665,8
779	Aprovel	244,2	40262,5	22333,2
780	Harntee 400	243,8	3926,5	3334,7
781	Rivanol	243,2	3547,1	18025,4
782	Hexoraletten N	243,0	2123,5	1215,0
783	Doxymono	242,6	1742,6	3644,3
784	Arufil	242,1	1916,0	13174,0
785	Traumeel Salbe	241,9	3359,0	8856,3
786	Erythromycin Wolff	241,8	4261,7	1462,3
787	Nifical	241,8	9071,2	10291,2
788	Ascotop	241,6	24027,6	1169,9
789	Aerobec	241,5	27285,8	15391,4
790	Blephamide Augensalbe/Tr.	241,5	3691,9	11643,1
791	Isomonit	241,3	9775,4	17304,0
792	Humalog	241,1	52251,6	13902,3
793	Fluomycin N	241,0	6038,2	724,5
794	Progestogel	241,0	7006,7	8767,7
795	Doximucol	241,0	2697,9	2588,4
796	Sanasthmax	240,9	34028,4	17274,5
797	Kaban Creme/Salbe	240,9	5757,7	8000,3
798	Dridase	240,9	30421,3	6083,8
799	Kytta-Gel	240,7	1577,8	5755,7
800	Captopril Heumann	240,4	5499,1	11669,4
	Summe	552624,5	22003431,1	19369712,1
	Kumulativer Anteil	68,51 %	61,59 %	71,50 %

Tabelle 53.9: Führende Arzneimittel 1998 nach Verordnungen (Fortsetzung)

Rang	Präparat	Verordnung in Tsd.	Umsatz in Tsd. DM	DDD in Tsd.
801	Liquifilm	240,1	3084,8	14456,0
802	Cedur	239,8	23976,2	14011,6
803	Infectomycin	239,4	9944,0	1281,9
804	Zantic	238,5	29874,0	9399,4
805	Betagalen	238,3	4210,9	4823,7
806	Practo-Clyss	237,6	3503,0	1021,8
807	Epipevisone	236,8	5728,1	3672,4
808	Mizollen	236,8	11338,9	7106,1
809	Oxytetracycl. Pred. Jenapharm	236,6	3311,6	3380,5
810	Nimotop	236,4	29026,2	2224,1
811	amoxi von ct	236,1	7021,3	3598,6
812	Sirdalud	235,3	10637,5	3618,0
813	Vaxar	235,0	16804,1	1508,5
814	Sisare	234,8	11401,2	19336,5
815	Effortil plus	234,2	9849,4	8999,9
816	Huminsulin Profil	234,2	30865,5	11186,7
817	Jacutin	234,1	4335,1	1882,8
818	Doxepin-Dura	234,1	4867,0	3130,3
819	Thyreotom	234,0	6341,7	11237,4
820	Bromhexin Berlin-Chemie	233,6	1702,1	3851,0
821	Penicillin V Heumann	232,7	3450,9	1786,4
822	Laxoberal	232,4	4463,4	11619,3
823	Vagiflor	232,2	4090,5	1620,9
824	Canesten Creme etc.	232,2	2754,4	3606,1
825	Molsidomin-retard ratiopharm	232,1	8831,8	19953,8
826	Paediathrocin	232,0	5532,9	1243,5
827	Enoxor	231,8	5527,7	770,7
828	Lacrimal	231,6	2491,4	12788,2
829	Biofenac	231,5	6306,9	3910,8
830	Zentropil	231,4	4816,7	12048,4
831	Estracomb TTS	231,4	13808,6	17350,0
832	Nystatin Lederle	231,0	9169,6	1946,4
833	Milgamma NA/100	230,6	18489,6	6994,0
834	Kalinor/retard	230,5	5635,2	3814,3
835	Amoxicillin Heumann	230,3	6545,6	3333,5
836	Meglucon	230,2	8472,9	10965,7
837	Salbutamol-ratiopharm	230,1	4643,4	9993,9
838	Ebrantil	230,1	33991,1	10249,5
839	Sostril	229,9	26963,5	8374,2
840	Remedacen	229,8	3887,5	3286,2
841	Spasmo-lyt	229,8	22079,0	6709,2
842	Durogesic	229,5	55633,0	8106,8
843	Andante	229,2	29158,1	15716,7
844	Mycospor Creme etc.	229,1	5139,1	6901,3
845	Thymipin N	228,9	2626,1	1146,6
846	Oestronara	228,7	11996,1	18753,0
847	Benzaknen	228,6	3798,6	8524,3
848	Xalatan	228,4	26955,6	12806,3
849	Fungizid-ratiopharm Vaginal	228,0	3202,8	1223,5
850	Balneum Hermal F	227,8	6119,8	20455,6
	Summe	564262,1	22577835,3	19745438,4
	Kumulativer Anteil	69,95 %	63,20 %	72,89 %

53

Tabelle 53.9: Führende Arzneimittel 1998 nach Verordnungen (Fortsetzung)

Rang	Präparat	Verordnung in Tsd.	Umsatz in Tsd. DM	DDD in Tsd.
851	Acic Hexal Creme	227,3	2397,1	1523,3
852	Duraglucon	227,1	5092,9	13232,4
853	Nitrendipin-ratiopharm	227,1	3774,9	15620,9
854	Indometacin Berlin-Ch.	227,0	4823,2	5480,5
855	Tilidalor	226,6	15667,2	4905,4
856	Aldactone Drag./Kaps.	226,4	11946,6	8865,3
857	Isoglaucon	226,2	6496,0	25854,6
858	Diprogenta Creme/Salbe	226,1	9913,3	4796,4
859	Amciderm	225,7	7355,5	6137,9
860	Rocornal	225,4	23254,7	8417,9
861	Marax	224,8	4511,5	1503,9
862	Azuranit	224,7	9253,6	8390,4
863	Dispatim	223,4	6513,2	16288,4
864	Pulmicort nasal	222,8	11881,0	7427,6
865	Supracyclin	222,7	2500,9	2973,3
866	Tethexal	222,6	3953,8	2732,6
867	Podomexef	222,3	13943,3	1018,4
868	Rheuma-Hek	222,0	8176,4	5075,5
869	Fragmin	221,6	38895,4	3490,4
870	Dynacil	221,3	21976,8	15237,4
871	Aurorix	219,9	35194,5	9267,4
872	Flutide Nasal	219,9	9618,8	5497,1
873	Inhacort	219,6	39880,9	16364,4
874	Dolviran N	219,5	3123,5	2747,1
875	Ginkgo biloba comp.	219,5	6687,4	20285,5
876	ISDN von ct	219,4	4910,4	10429,7
877	frenopect	219,2	1577,4	1462,1
878	Diclofenac Stada	218,8	2616,6	4553,8
879	Unilair	218,6	10372,5	13930,7
880	Zeel Tabl./Amp.	218,5	6878,0	7349,2
881	Quilonum	217,7	10147,4	10375,4
882	Vidisept	217,5	2571,8	12818,8
883	Tremarit	217,2	9425,5	2684,0
884	Propra-ratiopharm	216,8	5595,1	4389,4
885	Migrätan S	216,7	6680,4	4196,0
886	Penbeta Mega	216,5	2639,5	1435,5
887	Ludiomil	216,1	7582,4	6549,3
888	Panzytrat	215,8	33556,5	3517,8
889	Orthangin N	215,6	4964,0	8323,2
890	Hepathrombin-Gel/Salbe	215,4	2879,1	9350,8
891	Fluspi	215,1	7854,3	6135,1
892	oxa von ct	214,9	1356,6	2168,7
893	Flunitrazepam-ratiopharm	214,3	2060,6	4160,3
894	Triniton	214,2	10220,2	13760,6
895	Tonsiotren	214,2	2885,9	2855,4
896	Diuretikum Verla	213,7	4088,0	16666,0
897	Espumisan	213,6	4062,9	1258,0
898	Zyprexa	213,4	85510,5	6331,9
899	Neurium	213,3	31898,7	17291,7
900	Nitrangin Isis	213,0	2535,4	5123,4
	Summe	575252,9	23149537,0	20135689,2
	Kumulativer Anteil	71,31 %	64,80 %	74,33 %

53

Tabelle 53.9: Führende Arzneimittel 1998 nach Verordnungen (Fortsetzung)

Rang	Präparat	Verordnung in Tsd.	Umsatz in Tsd. DM	DDD in Tsd.
901	Karvea	212,9	34292,3	18368,3
902	Climopax	212,7	9828,5	16662,7
903	Dynorm	212,1	23348,2	19454,2
904	Amoxicillin AL	211,9	4877,1	2806,1
905	Duofilm	211,9	2730,0	6356,8
906	Aminophyllin OPW	211,8	7360,4	5290,3
907	Triamteren comp.-ratiopharm	211,7	4561,5	16649,8
908	Merigest	211,6	10310,1	16570,5
909	Dispatenol	211,6	2491,0	13009,4
910	Equilibrin	211,4	8933,5	12607,6
911	Ichtholan	211,3	3643,0	18912,8
912	Cordarex	210,5	60218,2	16689,3
913	PanOxyl	209,5	3808,6	12163,2
914	Chol-Kugeletten Neu	209,2	5243,2	4171,3
915	Talso	209,2	14672,7	21331,2
916	Isostenase	208,8	5720,7	9033,9
917	Lanzor	208,8	26224,2	4408,2
918	Dexa-Polyspectran N	208,4	3026,0	2873,9
919	Imurek	208,3	49775,8	9919,2
920	Fosamax	207,2	49531,4	15149,3
921	Candio-Hermal Creme etc.	207,1	3767,8	2504,1
922	HCT von ct	206,5	3103,5	15016,9
923	Volon A Kristallsusp.	206,5	7325,9	6452,6
924	Colchicum-Dispert	206,4	4803,2	3744,4
925	Venalot-Depot Drag.	206,4	13283,3	4169,1
926	Nitrangin compositum	206,2	4452,8	5741,3
927	BS-ratiopharm	206,0	2195,6	836,9
928	Psychotonin M/N/300	205,9	10311,5	11871,3
929	Terracortril Augensalbe/-Tr.	205,9	1726,2	2131,0
930	Remergil	205,8	38112,9	6849,2
931	Azumetop	205,4	8649,2	11006,4
932	Gynoflor	205,2	3582,9	945,9
933	Diclo-Puren	205,2	3190,4	5120,3
934	Magaldrat-ratiopharm	205,0	3900,4	1509,6
935	Furosemid AL	204,3	2876,2	15985,9
936	Spiropent	203,8	7350,6	5771,3
937	Calcium-Dura	203,4	6076,9	8465,9
938	Azupamil	203,3	6066,4	7063,6
939	Legalon	203,2	19864,5	3131,0
940	Predni-H-Tablinen	203,1	2850,3	10197,3
941	Corotrend	202,9	8614,7	9556,4
942	triazid von ct	202,5	3329,4	16087,4
943	Distraneurin	202,2	9112,7	1467,5
944	Lindofluid N	201,9	3538,9	17732,1
945	Vascal	201,8	26497,5	15135,2
946	Elmetacin	201,6	2123,3	1201,0
947	Uroxatral	200,5	20425,4	9288,7
948	AHP 200	200,5	13161,5	6735,7
949	Capto von ct	199,6	4291,4	9627,7
950	Sophtal-POS N	199,3	2091,3	14007,8
	Summe	**585581,4**	**237268100,0**	**206074700,8**
	Kumulativer Anteil	**72,59 %**	**66,42 %**	**76,07 %**

53

Tabelle 53.9: Führende Arzneimittel 1998 nach Verordnungen (Fortsetzung)

Rang	Präparat	Verordnung in Tsd.	Umsatz in Tsd. DM	DDD in Tsd.
951	Rivotril	199,3	8392,7	3804,8
952	Acenorm HCT	199,2	6727,5	18841,6
953	Tramadol Stada	199,0	7850,7	2748,9
954	Skinoren Creme	198,9	7628,3	3513,6
955	Aspisol	198,6	9406,1	595,9
956	Osyrol-Lasix Kaps.	198,3	16137,2	9367,8
957	Liprevil	197,7	37681,0	10125,3
958	Neuro-ratiopharm	197,6	3043,8	2041,4
959	Bepanthen Tabletten	197,5	2214,9	2597,4
960	Ibuprofen AL	197,3	3047,9	3359,0
961	Lymphomyosot	197,2	3631,4	7569,9
962	Bisomerck	197,2	10393,8	9525,6
963	Trigoa	196,8	5039,6	16164,2
964	Zineryt	196,7	7315,6	3648,3
965	Procto-Jellin	196,5	2748,5	1630,5
966	PVP Jod-ratiopharm	196,4	2275,9	1979,6
967	Gelonida NA Saft	196,2	2859,5	1333,3
968	Betadermic	196,2	3199,8	4822,8
969	Supertendin-Depot N	195,9	5566,8	8575,2
970	Hyperesa	195,9	6065,1	9102,3
971	Scheriproct	195,6	3918,3	2124,0
972	Monomycin	195,6	3673,3	833,4
973	Rheumon	195,6	3550,6	1991,6
974	Tannacomp	195,2	3495,6	939,7
975	Mastodynon N	194,8	5646,6	10502,6
976	Lamictal	194,5	63703,3	5549,9
977	Hametum Salbe	194,0	3212,6	3774,6
978	Sedariston Tropfen	193,9	4418,7	6148,5
979	Dolgit Drag.	193,2	5646,7	4580,4
980	Proculin	193,0	1368,1	12864,8
981	Bisobloc	192,4	10443,6	10319,2
982	Monoclair	191,9	10738,2	16110,6
983	Berlocombin	191,8	1788,5	1557,0
984	Diarrhoesan	191,5	2475,5	219,7
985	Vitamin-B-Kompl.N Lichtenst.	191,0	2904,3	5218,5
986	Concor plus	190,6	18007,5	15227,4
987	Ilon-Abszeß-Salbe	190,5	2092,9	5576,5
988	Lösferron	190,5	4449,7	3726,1
989	Karison	189,9	4761,3	6043,7
990	Ficortril Augensalbe	189,6	1618,4	1895,9
991	Clindahexal	189,5	9385,4	791,6
992	Effekton	189,2	3147,5	5759,0
993	Phenhydan	189,2	3590,6	8830,5
994	Makatussin Tropfen forte	189,2	2926,7	1760,4
995	Schmerz-Dolgit	188,9	2408,0	1503,1
996	Spasmo Gallo Sanol	188,9	8771,5	2502,6
997	TriamSalbe/Creme Lichtenst.	188,7	1946,9	3285,4
998	Arutimol	188,6	5588,8	16581,6
999	Cipramil	188,4	31802,8	10642,2
1000	Spilan	188,4	8489,8	9759,5
	Summe	595273,6	241140007,7	20905438,1
	Kumulativer Anteil	73,80 %	67,50 %	77,17 %

Tabelle 53.9: Führende Arzneimittel 1998 nach Verordnungen (Fortsetzung)

Rang	Präparat	Verordnung in Tsd.	Umsatz in Tsd. DM	DDD in Tsd.
1001	Ophtalmin	188,2	1725,3	15666,9
1002	Paveriwern	188,1	2195,3	2271,6
1003	Hypnorex	188,1	7915,3	8161,8
1004	Lindoxyl	188,0	1751,6	1620,3
1005	Natrilix	187,7	14286,4	14420,4
1006	Monolong	186,8	14632,2	15633,6
1007	Ibuphlogont	186,6	4141,6	3438,5
1008	Fluanxol depot	186,5	23928,8	5198,0
1009	Jenacard	186,4	5467,5	8404,9
1010	Combaren	186,4	10284,4	1901,5
1011	Beclomet-Nasal Orion	186,3	6885,3	5330,6
1012	Topisolon Salbe/Lotio	186,2	16099,8	4575,7
1013	Vit.B-Komplex forte-ratioph.	185,4	4712,1	4119,2
1014	Desitin Salbe/Salbenspray	184,9	2115,6	5216,0
1015	Tensiomin	184,8	4819,0	9623,0
1016	Ingelan Puder	184,7	2455,6	5976,6
1017	Hot Thermo	184,7	1391,3	7386,7
1018	Meto Tablinen	184,6	6886,5	9754,9
1019	Aerobin	184,5	6383,8	12350,5
1020	Betaisodona Mundantiseptikum	183,4	2947,3	1222,6
1021	Frisium	183,3	4408,5	4439,0
1022	Volmac	182,4	8464,9	7315,1
1023	Methergin	182,2	1639,5	2274,3
1024	Nomon mono	182,1	6360,0	7003,4
1025	Loceryl Creme/Nagellack	182,0	17729,6	4238,5
1026	Kanamycin-POS	181,9	1148,1	3310,9
1027	NAC Stada	181,9	2068,1	2484,7
1028	Cystinol	181,8	2596,8	1012,3
1029	Kamistad-Gel	181,7	1707,2	6056,3
1030	Expit	181,7	1224,4	1042,9
1031	InfectoBicillin	181,4	7695,7	1610,3
1032	Sovel	181,4	862,4	6321,1
1033	Dihydergot	181,3	5984,3	6449,4
1034	Triamhexal	181,3	3463,1	7403,1
1035	Linoladiol-H N Creme	181,1	3691,0	2665,7
1036	Thilo-Tears	180,8	3040,0	8459,8
1037	Vitaferro Kaps.	180,1	4805,2	5095,9
1038	Eryfer 100	179,9	6243,0	5922,9
1039	Meresa / -forte	179,8	12315,4	1542,8
1040	Ibutop Creme/Gel	179,3	3386,8	1741,9
1041	Contractubex Gel	179,2	6182,2	1780,0
1042	Azulfidine RA	178,9	27453,8	8782,1
1043	Tranquase	178,8	657,3	5654,1
1044	Finalgon-Salbe	178,7	1962,8	6719,4
1045	Furobeta	178,6	4219,4	20658,6
1046	Optalidon spezial NOC	178,2	5548,9	4277,2
1047	Skid	177,2	6144,2	2093,1
1048	Balneum Hermal	177,1	3975,0	11338,5
1049	Sulmycin mit Celestan-V	176,0	7083,2	2158,1
1050	Mictonorm	176,0	21747,5	5591,7
	Summe	604402,1	24438841,1	21203154,1
	Kumulativer Anteil	74,93 %	68,41 %	78,27 %

53

Tabelle 53.9: Führende Arzneimittel 1998 nach Verordnungen (Fortsetzung)

Rang	Präparat	Verordnung in Tsd.	Umsatz in Tsd. DM	DDD in Tsd.
1051	Zinnat	175,9	18576,8	1745,7
1052	Bronchocort/-mite	175,7	21151,0	13343,7
1053	Estradiol Jenapharm	175,6	4310,0	12919,1
1054	Globocef	175,0	11998,5	1196,2
1055	Felden	174,1	8416,3	6156,8
1056	Helmex	174,0	3959,9	212,9
1057	Biaxin HP	173,7	25878,3	2493,3
1058	Kamillan plus	173,0	2010,2	1388,5
1059	Systral Gel/Creme	172,9	1738,5	1382,2
1060	Mykundex Drag./Susp.	172,9	5173,0	1271,9
1061	Lacrimal O.K.	172,8	5964,6	9513,4
1062	Beclomet Orion	172,7	21568,5	10245,3
1063	Dulcolax	171,8	2007,4	2569,9
1064	Felden Top	171,5	2743,0	4212,7
1065	Claversal	171,1	34663,1	6694,8
1066	Coversum	171,0	17788,3	12265,0
1067	Nystaderm Mundgel etc.	170,8	5661,0	1530,8
1068	Gutron	170,0	10790,6	1064,2
1069	Dolo Arthrosenex N	170,0	1418,1	5005,0
1070	Ibubeta	169,9	3276,0	3535,0
1071	Hydergin	169,9	9531,0	9227,5
1072	Estriol Jenapharm Ovula	169,9	1963,6	6738,9
1073	Cholecysmon-Dragees	169,8	4149,5	7342,7
1074	Detrusitol	169,8	19540,4	4771,2
1075	Echinacea-ratioph. Tbl./Tr.	169,4	1243,8	2381,7
1076	Finlepsin	169,2	12342,9	5347,9
1077	X-Prep	169,2	2291,8	169,2
1078	Agnolyt	168,8	6031,6	13321,7
1079	Lipotalon Amp.	168,8	3117,7	655,5
1080	Coric	168,8	17656,7	12444,9
1081	Celestamine N	168,6	4437,7	1761,5
1082	Flammazine	168,3	4653,0	7971,9
1083	Nephral	168,3	3869,9	12992,4
1084	Neotri	168,3	11589,2	12178,2
1085	Volon A (antibiotikafrei)/N	167,9	2726,2	2329,6
1086	Venoplant	167,9	11283,9	7661,7
1087	Bromhexin Meuselbach	167,9	1283,9	2110,6
1088	Androcur	167,7	25787,2	3155,4
1089	Levomepromazin-neuraxpharm	167,6	6825,9	2323,8
1090	Mutaflor	167,6	12443,6	3467,1
1091	Ferrlecit Amp.	167,3	5368,0	523,0
1092	Solan M	167,2	2464,6	10054,2
1093	Amoxi Lichtenstein	166,9	4065,1	2329,1
1094	Fluctin	166,8	38593,6	9655,8
1095	Rentylin	166,7	9585,0	5989,7
1096	Panchelidon	166,4	7378,6	3427,1
1097	Iruxol	166,1	9998,4	8727,5
1098	Miniasal	166,0	902,9	16574,8
1099	Kytta Balsam f	165,8	3114,0	3653,4
1100	Carminativum-Hetterich N	165,5	2275,6	4990,2
	Summe	612895,1	248944449,8	21486178,6
	Kumulativer Anteil	75,98 %	69,69 %	79,32 %

Tabelle 53.9: Führende Arzneimittel 1998 nach Verordnungen (Fortsetzung)

Rang	Präparat	Verordnung in Tsd.	Umsatz in Tsd. DM	DDD in Tsd.
1101	Primolut-Nor	165,3	2713,1	5235,4
1102	Penicillin V Wolff	165,2	2422,9	966,6
1103	Asche Basis-Creme/Salbe	165,0	2393,6	7379,2
1104	Seroxat	164,9	35046,1	8647,9
1105	Lederlind Heilpaste	164,9	3478,1	2497,4
1106	durasoptin	164,8	5388,0	6049,6
1107	Glukovital	164,1	2081,7	9088,9
1108	Daktar Tabl./Mundgel	164,1	3003,3	439,5
1109	Lovelle	163,8	6715,4	13320,0
1110	TRI-Normin	163,8	24732,9	14389,7
1111	Remid	163,2	3475,6	9297,5
1112	Sinfrontal	163,2	2717,3	2933,9
1113	Aquaretic	163,0	3542,4	25339,4
1114	Solu-Decortin H	162,9	7750,2	4878,4
1115	Vermox	162,5	3515,9	796,2
1116	Dermatop Basis	162,4	2745,1	5834,3
1117	Penicillin V AL	162,3	1755,8	1360,1
1118	duradermal	162,3	2633,2	3981,6
1119	Haloperidol-ratiopharm	162,2	3372,2	3274,4
1120	Diclofenac Heumann Gel	162,2	1630,5	1437,0
1121	Ulcogant	162,2	6896,7	2110,0
1122	Budesonid-ratiopharm	162,1	11586,0	9709,9
1123	Psychotonin-sed.	161,8	5102,4	8941,9
1124	Differin	161,6	3641,2	5063,0
1125	Sanoxit/MT	161,6	2432,6	5090,6
1126	Normoglaucon	161,5	10279,0	11529,1
1127	L-Polamidon	161,5	10243,8	4931,3
1128	Magnesium Jenapharm	161,1	3767,8	4423,8
1129	Ospur D3	161,0	2260,4	30028,4
1130	Tramagit	160,9	6262,5	2171,4
1131	Adocor	160,8	6959,2	8081,7
1132	Mylepsinum	160,7	8359,9	4835,7
1133	Ovestin Tabl.	160,7	4409,5	4656,4
1134	Hydrocortison-Wolff	160,6	2050,2	2006,6
1135	Decaprednil	160,5	2786,5	8124,2
1136	Dexa-Phlogont I.	160,3	2553,2	651,2
1137	Digotab	160,2	1745,8	5397,4
1138	Braunovidon Salbe/Gaze	160,2	2512,8	2339,9
1139	Pangrol	160,2	15481,0	1999,2
1140	Conpin	160,0	8457,3	12955,8
1141	Dobica	159,7	9145,8	7976,0
1142	Ambroxol von ct	159,6	1395,4	1611,0
1143	Prostagutt mono	159,5	9301,9	15018,8
1144	Diacard Liquidum	159,5	4412,3	12018,2
1145	Quadropril	159,3	14320,9	12635,1
1146	Terramycin Augensalbe	159,3	641,9	796,6
1147	Diclo Dispers	159,0	1462,3	2236,6
1148	Cordichin	159,0	19814,5	7586,1
1149	Codeinum phosph. Berlin-Chem.	158,7	1176,9	483,5
1150	Captin	158,7	620,6	625,8
	Summe	620979,3	25195643,5	21809361,0
	Kumulativer Anteil	76,98 %	70,53 %	80,51 %

53

Tabelle 53.9: Führende Arzneimittel 1998 nach Verordnungen (Fortsetzung)

Rang	Präparat	Verordnung in Tsd.	Umsatz in Tsd. DM	DDD in Tsd.
1151	Omniflora N	157,8	5677,6	2666,3
1152	Ferro-Folsan Drag.	157,6	2793,2	2486,6
1153	HAES-steril	157,5	23799,5	959,9
1154	Favistan	157,4	3279,3	21217,1
1155	Sinuselect	157,3	2327,4	3619,7
1156	Pankreon	157,2	17985,6	2210,9
1157	Dorithricin	157,2	1478,4	605,9
1158	Heparin AL	156,7	1211,7	5121,7
1159	Doloreduct	156,7	589,2	802,8
1160	Ell-Cranell alpha	156,5	5078,8	5715,2
1161	TMS Tabletten/Kindersaft	156,3	1176,1	1009,4
1162	Mykofungin Vaginal	156,3	2966,0	829,1
1163	Normalip	156,1	22295,9	13606,8
1164	Amuno/Retard	156,0	3793,2	5625,8
1165	Pro-Symbioflor	155,6	3862,2	3524,6
1166	Halicar	155,2	3019,9	3886,9
1167	Panoral	155,1	8332,0	799,4
1168	Loftan	154,3	7062,5	6181,1
1169	Hismanal	154,2	7179,1	4685,0
1170	Kalium-Duriles	154,0	4249,3	3406,8
1171	Captopril AL	153,8	3180,1	8201,3
1172	Gynokadin	153,7	4101,8	10553,2
1173	Dynorm Plus	153,5	46333,2	12129,0
1174	Bufedil	153,1	10856,2	4362,3
1175	Kytta-Cor	152,9	4286,0	5482,2
1176	Capto Puren	152,6	4895,2	7983,2
1177	Dontisolon D	152,4	2099,2	3450,4
1178	Traumon	152,3	2166,2	1510,2
1179	Intal	152,2	11499,8	2788,5
1180	Thomapyrin	151,9	1062,8	798,8
1181	Meteozym	151,5	7339,0	3474,0
1182	Sedonium	151,5	5625,6	6088,7
1183	Otovowen	151,4	2333,4	3272,1
1184	Spondyvit	151,2	12431,3	25802,5
1185	Clont i.v./-400	151,1	3938,0	1201,6
1186	Helixor	150,8	12260,8	3676,8
1187	Basocin	150,5	4394,8	2620,7
1188	Temgesic	150,3	10308,4	895,1
1189	Iso Mack/Retard	150,1	5774,9	10138,7
1190	Atarax	150,0	4671,2	2346,5
1191	Spersadexolin	149,9	2919,1	3748,1
1192	Ambrolös	149,7	1353,7	1417,9
1193	Stillacor	149,6	1476,8	5043,0
1194	Irtan	149,5	5619,2	2048,3
1195	NAC von ct	149,4	1770,3	2335,6
1196	Voltaren ophtha	149,3	6812,1	4439,7
1197	Flotrin	149,2	12472,2	6884,6
1198	Ichthoseptal	149,2	4134,1	3325,8
1199	Tetrilin	149,0	1269,7	1823,6
1200	Corsodyl	148,9	2243,3	2872,9
	Summe	628634,5	25523428,8	22049037,1
	Kumulativer Anteil	77,93 %	71,45 %	81,40 %

Tabelle 53.9: Führende Arzneimittel 1998 nach Verordnungen (Fortsetzung)

Rang	Präparat	Verordnung in Tsd.	Umsatz in Tsd. DM	DDD in Tsd.
1201	Bronchoforton Saft/Tropfen	148,8	1953,1	868,2
1202	Ultracortenol	148,7	2456,0	2977,0
1203	Diclofenac Heumann	148,4	1602,7	3144,4
1204	molsidomin von ct	148,4	5403,7	10275,9
1205	Helarium Hypericum	147,8	5355,5	4447,0
1206	Ciatyl-Z	147,6	11700,0	4353,7
1207	Neo Tussan	147,6	1311,1	182,1
1208	Prednisolon Salbe LAW	147,6	2552,6	4984,3
1209	Metoprolol Heumann	147,5	5876,6	6791,5
1210	Fluanxol	147,5	4714,0	4574,4
1211	Dacrin	147,4	1235,6	4212,2
1212	Roaccutan	147,4	39677,9	4167,8
1213	Hepar SL	147,1	8310,4	3064,2
1214	Dominal	147,1	5456,8	1702,7
1215	Karil	147,1	23514,9	1219,1
1216	nife von ct	146,9	4334,3	6953,2
1217	Livocab Nasenspray	146,9	4422,5	1425,0
1218	Bambec	146,5	18890,8	5388,0
1219	Morphin Merck Amp.	146,2	7385,7	957,2
1220	Lyogen/Depot	146,2	14417,6	8519,7
1221	Protaxon	146,1	11115,4	4662,5
1222	Glibenclamid Heumann	146,0	2189,0	8619,7
1223	Benadryl Infant N	145,9	1651,8	864,6
1224	Lafol	145,8	2626,2	10747,7
1225	Nisita	145,7	1370,3	2071,5
1226	Radepur	145,5	3376,1	2075,7
1227	Thombran	145,4	8476,6	2080,1
1228	Kytta Thermopack	145,4	5583,2	145,4
1229	Treupel comp.	145,3	764,3	409,6
1230	Kollateral A+E Drag.	145,2	8308,5	5167,2
1231	Furadantin	145,1	2164,3	2094,4
1232	Menorest	145,1	6951,8	8705,8
1233	Dextro O.G.-T.	144,9	1460,5	144,9
1234	Anaesthesin Creme etc.	144,8	2244,4	7237,8
1235	Cromoglicin-ratioph.Augentr.	144,7	2229,9	2051,7
1236	diucomb	144,7	9725,1	9572,8
1237	Pyolysin-Salbe	144,5	1855,4	4912,1
1238	Tachmalcor	144,3	15440,0	2576,9
1239	Sanasepton	144,3	3485,0	936,7
1240	DHC Mundipharma	144,2	15347,6	2767,3
1241	Leioderm P-Creme	144,1	2483,9	1389,7
1242	Metoprolol Stada	144,1	5063,0	6286,1
1243	Depressan	144,0	7879,6	4800,8
1244	Texx	144,0	4338,0	6107,5
1245	Biperiden-neuraxpharm	144,0	3043,7	2899,4
1246	Piroxicam Stada	144,0	3799,5	2999,2
1247	Lorazepam-neuraxpharm	143,6	2043,5	3427,3
1248	Pirorheum	143,6	3821,4	3645,5
1249	Tambocor	143,3	24433,0	5979,6
1250	Hexetidin-ratiopharm	143,3	1137,3	955,3
	Summe	635924,5	25858408,8	22245579,6
	Kumulativer Anteil	78,84 %	72,39 %	82,12 %

53

Tabelle 53.9: Führende Arzneimittel 1998 nach Verordnungen (Fortsetzung)

Rang	Präparat	Verordnung in Tsd.	Umsatz in Tsd. DM	DDD in Tsd.
1251	Pravidel Tabl.	143,3	12295,0	4188,4
1252	Novoprotect	143,2	2898,6	4265,6
1253	B12-Steigerwald	143,0	1977,1	66548,2
1254	Hirudoid Gel/Salbe	142,9	3442,1	4690,5
1255	Hämatopan F	142,8	2131,8	3674,5
1256	Utrogest	142,5	5700,7	2714,8
1257	Ambril	141,7	1499,5	1583,4
1258	Huminsulin Basal	141,1	19943,0	7165,1
1259	Rhinopront Kaps.	141,0	1755,0	938,5
1260	Sulmycin Creme/Salbe	141,0	3069,0	1608,6
1261	Diclo-Puren Gel	140,8	1463,7	1267,9
1262	Berberil N	140,8	1044,5	8692,2
1263	Tensostad	140,8	3785,8	7899,9
1264	Ambene	140,7	3546,3	1203,5
1265	Pulmotin-N-Salbe	140,6	827,2	878,6
1266	Pilomann	140,5	2216,5	8153,4
1267	Troxerutin-ratiopharm	140,5	5593,5	3827,9
1268	Optalidon N	140,5	1262,9	2262,7
1269	Flunitrazepam-neuraxpharm	140,4	1352,6	2720,2
1270	galacordin	140,4	3571,9	3142,3
1271	Avamigran N	140,3	4345,0	1905,7
1272	Orphol	140,3	7472,4	7105,7
1273	Aciclostad Creme	140,2	1606,8	1069,6
1274	Pento-Puren	139,9	7077,8	5659,0
1275	Neogama	139,8	10401,8	1347,5
1276	Lactocur	139,7	3333,9	7935,4
1277	Dilanacin	139,5	2739,8	13947,3
1278	Tussoretard SN	139,3	1698,7	781,7
1279	Kompensan-S Liquid/Tabl.	138,9	3485,4	1540,6
1280	MCP-Isis	138,9	997,8	1022,6
1281	Antifungol Creme etc.	138,9	1416,2	2372,3
1282	Urion	138,8	14084,0	6559,1
1283	Clinofem	138,6	4291,7	6707,2
1284	Spironolacton-ratiopharm	138,4	9747,0	9286,1
1285	toxi-loges Tropfen	138,3	2791,2	7140,9
1286	Digostada	138,3	1190,5	4705,5
1287	Verapamil AL	138,1	3341,8	5132,5
1288	Gyno-Pevaryl	137,9	2802,3	510,3
1289	Zoloft	137,8	20995,5	6965,6
1290	Nitroxolin Chephasaar	137,7	6981,5	1180,6
1291	Dysmenalgit N	137,6	3263,8	1376,1
1292	Clin-Sanorania	137,6	6883,7	585,4
1293	Efflumidex	137,2	1949,3	2744,4
1294	Mericomb	137,2	5155,4	10746,8
1295	Lonarid NR/Codein	137,2	1158,0	430,0
1296	Belnif	137,1	15041,7	6503,9
1297	Kaoprompt-H	137,0	2437,9	73,8
1298	Fluor-Vigantoletten	137,0	1530,7	11579,0
1299	Folsan	136,9	5058,4	4550,5
1300	Bronchipret Filmtbl./TP	136,8	2211,6	1642,9
	Summe	642903,8	26093277,2	22516113,7
	Kumulativer Anteil	79,70 %	73,04 %	83,12 %

Tabelle 53.9: Führende Arzneimittel 1998 nach Verordnungen (Fortsetzung)

Rang	Präparat	Verordnung in Tsd.	Umsatz in Tsd. DM	DDD in Tsd.
1301	Venopyronum N forte/retard	136,7	9294,8	5384,0
1302	Chlormadinon Jenapharm	136,3	3495,6	3433,0
1303	Singulair	136,1	26300,1	6595,7
1304	Verabeta	136,0	4714,1	6555,5
1305	Aprical	135,7	6657,6	10082,9
1306	Neorecormon	135,6	106230,1	1362,4
1307	Thomasin	135,5	4363,0	3461,2
1308	Linola-Fett Ölbad	135,3	2392,2	2851,9
1309	Kabanimat	135,2	2540,2	5217,4
1310	Biofanal Drag./Susp.	135,2	6847,8	1405,4
1311	Bronchobest	135,0	1467,2	1675,3
1312	Toxi-Loges N	135,0	1472,3	1633,4
1313	Sedalipid	134,7	8778,7	4488,4
1314	Gelonasal	134,4	677,9	2003,9
1315	Allohexal	134,3	1924,1	6990,7
1316	Alphagan	134,2	9916,6	7136,4
1317	duravolten	134,1	2307,7	3803,7
1318	Trevilor	134,0	25988,5	5570,7
1319	Mucofalk	134,0	4436,9	4154,4
1320	Pholedrin-longo-Isis	133,9	5561,2	5530,1
1321	Panthogenat	133,8	1097,1	3991,3
1322	Fevarin	133,8	23150,6	5942,5
1323	Vidirakt S mit PVP	133,7	1644,6	9215,2
1324	Megalac Almasilat	133,6	2801,9	919,2
1325	Ivel	133,6	4187,9	5491,1
1326	Indo Top-ratiopharm	133,5	1217,0	721,7
1327	Doxycyclin AL	133,4	918,3	2087,2
1328	Broncho-Vaxom	133,4	9919,4	4528,8
1329	Ossin	133,1	2848,3	5748,2
1330	Eusaprim	132,4	1123,6	928,7
1331	Myospasmal	132,3	1776,8	1163,3
1332	Fenofibrat-ratiopharm	132,3	9552,8	10439,6
1333	Cerucal	132,2	3311,9	3801,8
1334	Turfa-BASF	132,2	2849,8	10056,5
1335	Ambroxol comp.-ratiopharm	132,1	1528,5	1443,8
1336	Elotrans Neu	132,0	1445,4	419,5
1337	Kelofibrase	131,9	3332,9	1064,2
1338	Maalox	131,9	5751,4	1240,4
1339	Proscar	131,7	30870,8	9917,1
1340	Berlinsulin H	131,7	21204,7	7592,2
1341	Acesal-Calcium	131,4	661,0	378,5
1342	Parkotil	131,3	38135,7	1698,3
1343	Gevilon	131,3	12126,4	6293,3
1344	Corangin Nitro	131,2	2227,9	5912,5
1345	Estramon	131,1	4651,3	8345,1
1346	Demetrin/Mono Demetrin	131,1	3274,7	2150,3
1347	Dolgit Diclo	131,0	1103,3	2423,0
1348	Eisendragees-ratiopharm	130,7	1985,4	2241,3
1349	Optipect N/Neo	130,5	1301,4	1247,7
1350	Captopril Pfleger	130,5	3188,2	6722,7
	Summe	649569,7	26527833,0	22729575,1
	Kumulativer Anteil	80,53 %	74,26 %	83,91 %

53

Tabelle 53.9: Führende Arzneimittel 1998 nach Verordnungen (Fortsetzung)

Rang	Präparat	Verordnung in Tsd.	Umsatz in Tsd. DM	DDD in Tsd.
1351	Faros	130,2	4982,8	4156,0
1352	Oxytetracyclin Augensalbe	129,8	1164,2	1854,1
1353	Ortoton	129,8	6751,9	1557,2
1354	Monobeta	129,7	5772,2	11638,4
1355	Oleo-Tüll	129,7	4127,5	2460,7
1356	Diazepam Desitin Rectiole	129,5	3628,5	514,9
1357	Ferrum Hausmann Sirup/Tr.	129,4	2271,5	2662,4
1358	Atenolol-Heumann	129,4	4714,0	6722,1
1359	Cordes BPO Gel	129,2	1757,5	3367,1
1360	Amoxi-Diolan	129,1	2868,9	1389,8
1361	Vitamin-B12-ratiopharm	128,9	1121,2	6083,4
1362	Hydrodexan Creme	128,9	4379,8	2750,0
1363	Ocuflur	128,7	5653,8	4084,7
1364	Tolvin	128,7	9224,2	3464,0
1365	Doxy Komb	128,6	1085,3	1159,7
1366	Allopurinol 300 Stada	128,4	3009,8	8638,4
1367	Ginkgo Stada	128,4	5985,8	2980,9
1368	Loperamid Stada	128,3	1324,3	458,0
1369	Nasan	128,0	602,5	2021,3
1370	Obsilazin	128,0	3169,0	3331,4
1371	Magnerot N	128,0	2237,5	3077,9
1372	tetrazep von ct	128,0	1730,1	1126,7
1373	Freka Drainjet NaCl	127,5	5873,3	1275,0
1374	Gen-H-B-Vax	127,4	17618,8	144,9
1375	Alpicort F	127,4	3071,2	2547,8
1376	Phlebodril Kaps.	127,1	4677,0	2990,4
1377	Teldane	127,1	4326,2	2742,0
1378	Hct-Isis	127,0	3716,7	7228,5
1379	Doxepin-ratiopharm	127,0	4295,8	3807,2
1380	Zinkoxidemulsion/Salbe LAW	126,9	1373,8	2589,0
1381	Ursofalk	126,8	18959,8	4114,5
1382	Reparil-Gel N	126,8	2445,6	4150,1
1383	Lymphozil K/E	126,7	1567,5	2239,6
1384	Rhinopront Saft	126,6	1208,9	422,0
1385	Alomide	126,6	1839,1	1911,7
1386	Tarka	126,4	19383,0	10066,5
1387	Noviform Augensalbe	126,4	1951,0	1579,8
1388	Timohexal	126,4	3165,5	9244,3
1389	Syntaris	126,2	3380,3	4222,2
1390	H-Tronin	125,8	20676,4	5041,8
1391	Sweatosan N	125,3	4516,9	4498,0
1392	Rocaltrol	125,0	22517,1	3336,2
1393	Ambrobeta	124,7	733,8	768,5
1394	Jellin-Neomycin	124,6	2705,8	2036,3
1395	Neuralgin	124,6	862,7	996,5
1396	Diligan	124,5	5240,2	3259,6
1397	Unizink	124,4	3374,4	5987,7
1398	Canephron N	124,4	3300,4	2347,8
1399	Perivar/-N forte	124,4	8207,1	5393,4
1400	Dexa-Siozwo N	124,1	1743,5	1772,6
	Summe	655934,6	26778127,1	22901788,5
	Kumulativer Anteil	81,32 %	74,96 %	84,54 %

53

Tabelle 53.9: Führende Arzneimittel 1998 nach Verordnungen (Fortsetzung)

Rang	Präparat	Verordnung in Tsd.	Umsatz in Tsd. DM	DDD in Tsd.
1401	Mg 5-Longoral	123,8	2897,7	4558,8
1402	Baldrian-Dispert/-Stark	123,7	2174,7	1718,3
1403	Nifuran	123,6	1711,6	407,5
1404	gyno Canesten	123,5	2183,8	654,8
1405	Tramadura	123,5	4088,5	1261,6
1406	Fenizolan	123,4	1318,5	740,5
1407	Clonid Ophtal	123,1	2490,4	13550,5
1408	Sinusitis Hevert N	122,9	2268,8	1254,5
1409	Polyspectran Augensalbe	122,8	1228,1	767,4
1410	Recessan	122,7	1367,8	4089,0
1411	Cotrimhexal	122,6	592,0	755,1
1412	Cordicant	122,5	6241,1	8171,2
1413	Ostochont Gel/Salbe	122,5	2845,2	3061,5
1414	Nystaderm Creme/Paste	122,4	2011,7	1555,1
1415	Ultralan-oral	122,3	9773,6	5770,0
1416	Gityl	122,2	1698,9	2492,2
1417	Paracetamol Heumann	122,1	359,6	430,4
1418	Lemocin CX Gurgellösung	122,1	1376,3	814,1
1419	Imap	122,0	7552,1	2424,7
1420	Nifedipin Heumann	121,9	4604,3	6597,6
1421	Diflucan/-Derm	121,7	42696,0	2357,1
1422	Elantan	121,7	10272,3	10961,4
1423	Pinimenthol S mild	121,6	1211,9	977,8
1424	Cinnarizin-ratiopharm	121,6	2165,1	5332,2
1425	traumanase/-forte Drag.	121,6	6887,3	650,7
1426	Perazin-neuraxpharm	121,3	6475,1	7106,5
1427	Cholagogum F	120,8	6707,8	3424,0
1428	Treloc	120,7	18441,3	11268,9
1429	Ossiplex retard	120,6	3821,2	3285,6
1430	Capto-ISIS plus	120,6	4292,5	12222,6
1431	Euphyllin N	120,3	5879,9	5306,6
1432	Diursan	120,3	2759,9	18475,6
1433	Cystinol akut	120,3	2459,5	1320,8
1434	duraprednisolon	120,1	1646,6	4460,1
1435	Symbioflor II	120,1	3056,3	3174,6
1436	Vitamin A-POS	119,9	922,9	1998,6
1437	Liponsäure-ratiopharm	119,8	10991,9	5606,8
1438	Lösnesium	119,8	3867,2	3431,1
1439	Verrucid	119,7	1561,0	2394,1
1440	ISDN AL	119,7	2753,5	6413,3
1441	Tramagetic	119,6	3717,3	1184,8
1442	Decentan	119,4	6414,3	1866,0
1443	Furosemid Stada	119,4	2311,5	8854,2
1444	Gripp-Heel	119,2	1080,1	1982,1
1445	Glysan	119,2	2125,6	815,0
1446	Komb-H-Insulin Hoechst	119,1	18166,3	6607,0
1447	Gabrilen	118,9	1675,6	2683,6
1448	Clivarin	118,9	11100,3	682,0
1449	Ospolot	118,9	3678,4	1186,2
1450	Aknefug simplex	118,5	1843,0	2275,9
	Summe	661993,5	27027893,5	23101168,4
	Kumulativer Anteil	82,07 %	75,66 %	85,28 %

53

Tabelle 53.9: Führende Arzneimittel 1998 nach Verordnungen (Fortsetzung)

Rang	Präparat	Verordnung in Tsd.	Umsatz in Tsd. DM	DDD in Tsd.
1451	Pholedrin liquid. Meuselbach	118,3	2974,2	3982,2
1452	Rewodina Schmerzgel	118,1	1182,9	1022,3
1453	Tilade	118,0	11259,7	4151,8
1454	Ibu-ratiopharm	117,8	1851,8	1541,5
1455	Triamgalen	117,8	1689,0	2294,5
1456	Balneum Hermal Plus	117,8	3010,9	4833,8
1457	Cafergot N	117,7	6308,2	2312,5
1458	MCP-Hexal	117,7	928,3	1478,1
1459	Modenol	117,7	7028,0	11039,0
1460	Bisoprolol von ct	117,6	5518,7	5583,5
1461	Spasuret	117,6	6437,2	1825,1
1462	Antares	117,5	6591,9	8763,6
1463	Unacid PD oral	117,5	7355,5	459,5
1464	Primosiston Tabl.	117,1	1920,4	1131,7
1465	Respicort	117,1	9911,4	7239,9
1466	Sinuforton Saft	117,0	1435,3	780,2
1467	Moronal Suspension	117,0	2521,1	299,6
1468	Solugastril	117,0	3965,3	1175,2
1469	dysto-loges	117,0	2187,7	3991,6
1470	Konakion	116,9	3101,5	1429,1
1471	Ginkopur	116,9	5581,8	3446,5
1472	Pilocarpin Ankerpharm	116,8	1544,1	7024,5
1473	Mykohaug C Creme	116,8	830,6	2024,0
1474	Coleb	116,7	13802,1	15217,1
1475	Cloderm	116,6	2413,7	4082,4
1476	Calcium Hexal	116,2	3729,5	4006,9
1477	Liniplant	116,0	1635,7	5321,1
1478	Colina	115,8	2420,9	668,6
1479	Vagi-Hex	115,7	2401,6	694,1
1480	clotrimazol v. ct Creme etc.	115,3	1080,6	2024,8
1481	Dexa-sine	115,3	2161,2	2241,8
1482	Dolo-Puren	115,1	2473,3	2061,0
1483	Engerix B	115,1	11961,5	118,5
1484	FSME-Immun	115,1	5555,8	115,1
1485	Diazepam Stada	115,0	681,8	5129,2
1486	Biciron	114,8	874,4	7651,6
1487	Mycinopred	114,8	1555,2	3279,3
1488	Heparin-POS	114,7	1147,4	3323,3
1489	Haloperidol-neuraxpharm	114,6	3411,2	3480,6
1490	Dopergin	114,5	18034,8	1661,8
1491	Urol mono	114,5	6180,2	1767,4
1492	Oculotect Gel/sine Tropfen	114,5	1819,0	5687,2
1493	Naramig	114,5	12997,1	644,4
1494	Zeel comp.	114,4	3535,1	3278,6
1495	Enzynorm forte	114,4	6146,2	3667,5
1496	Flexase	114,3	2532,5	2057,1
1497	Alpicort	114,3	1765,7	2285,7
1498	Cefavora	114,2	3723,2	5539,2
1499	Sedacur	114,2	2379,8	3259,3
1500	Tradelia	114,1	6516,0	8280,2
	Summe	667798,6	27245964,5	23276541,5
	Kumulativer Anteil	82,79 %	76,27 %	85,93 %

Tabelle 53.9: Führende Arzneimittel 1998 nach Verordnungen (Fortsetzung)

Rang	Präparat	Verordnung in Tsd.	Umsatz in Tsd. DM	DDD in Tsd.
1501	Maliasin	114,0	5183,7	2673,8
1502	Aquapred Augentropfen	113,8	978,2	5691,9
1503	Valocordin-Diazepam	113,8	509,2	2844,9
1504	Soventol Gel	113,7	1072,1	842,8
1505	Thyreocomb N	113,6	2826,5	10720,9
1506	Sormodren	113,6	6004,3	3796,4
1507	Triapten	113,5	3147,3	468,0
1508	Sermion	113,4	19216,4	9222,6
1509	Thermo Rheumon	113,3	2269,3	2060,8
1510	Arteoptic	113,3	3465,3	8415,3
1511	Cutanum	113,0	5937,7	9489,6
1512	Zoladex	112,9	102233,9	6265,3
1513	Nipolept	112,9	8621,8	4224,4
1514	Biomagnesin	112,7	2284,7	2230,5
1515	Codeinum phosph. Compr.	112,7	1215,3	514,5
1516	Lantarel	112,7	16116,7	13032,2
1517	Pandel	112,6	1977,7	1064,4
1518	Vaspit	112,5	1445,2	2601,1
1519	Prednison Dorsch	112,5	3272,4	6169,0
1520	Clonidin-ratiopharm	112,5	4171,9	3652,8
1521	Sic Ophtal	112,4	1049,2	6034,9
1522	Codicaps mono/N	112,3	1259,3	601,5
1523	Nubral	112,2	2808,6	6194,6
1524	Uro-Nebacetin N	111,9	8044,9	1119,4
1525	Phardol mono	111,4	777,3	2784,2
1526	Inderm	111,3	1979,1	2732,7
1527	Prosta Fink N	111,2	5862,7	5213,5
1528	Metformin-Basics	110,8	3097,8	3367,2
1529	Collomack	110,6	779,5	2212,6
1530	Ginkodilat	110,5	5086,9	2530,9
1531	Enantone	110,3	86467,4	4909,4
1532	Prednisolon Augensalbe	110,1	1438,0	1572,7
1533	BYK Metronidazol	109,9	2090,9	616,7
1534	Doss	109,8	15147,3	6747,8
1535	Gentamycin Salbe etc.medph.	109,6	1828,3	1337,9
1536	Lamisil Creme	109,4	2333,4	1094,4
1537	Nitroderm TTS	109,3	12220,5	8098,7
1538	Entocort	109,3	30211,9	2312,0
1539	Molevac	109,1	3827,7	104,6
1540	Imeson	108,9	933,4	2123,9
1541	Complamin	108,8	4425,5	2725,1
1542	Spasmo-Cibalgin S	108,8	2683,3	561,2
1543	Udrik	108,7	11226,1	7691,1
1544	DNCG Stada	108,7	5846,2	1664,6
1545	vera von ct	108,5	2580,8	3440,0
1546	Frubiase Calcium forte	108,2	4613,4	1976,3
1547	Betoptima	108,2	3077,8	7548,1
1548	Ranitidin Heumann	108,0	4440,0	4135,3
1549	Azudoxat comp.	108,0	1272,5	1171,3
1550	Bufexamac-ratiopharm	108,0	1546,2	2170,6
	Summe	673355,7	27666870,2	23467315,7
	Kumulativer Anteil	83,48 %	77,45 %	86,63 %

53

Tabelle 53.9: Führende Arzneimittel 1998 nach Verordnungen (Fortsetzung)

Rang	Präparat	Verordnung in Tsd.	Umsatz in Tsd. DM	DDD in Tsd.
1551	DCCK	107,9	6159,6	6122,8
1552	Theophyllin Stada	107,9	1890,5	5613,2
1553	Eryaknen	107,8	1697,0	1515,7
1554	Bisolvonat	107,7	4080,1	427,5
1555	Baclofen-ratiopharm	107,6	7400,7	2970,0
1556	Liskantin	107,6	4714,4	2358,6
1557	Loperamid Heumann	107,5	918,0	280,7
1558	Ciloxan	107,5	1320,6	2686,8
1559	Lederderm	107,3	5272,8	1607,7
1560	Budes	107,1	7571,5	6084,1
1561	Bronchospray Novo	106,9	2735,2	3751,7
1562	Posicor 50	106,5	13582,2	7614,1
1563	Udramil	106,3	15969,5	8281,8
1564	Raniprotect	106,3	4471,4	3936,7
1565	Anti-Phosphat	106,2	3930,8	1033,8
1566	Ranidura	106,2	3520,3	3249,4
1567	Travocort Creme	106,2	2821,2	1056,5
1568	Zaditen	106,1	4119,5	3436,8
1569	Terfenadin-ratiopharm	105,8	2606,4	2994,6
1570	Rani-Puren	105,7	5106,7	4252,0
1571	Estriol LAW	105,5	1498,0	20250,8
1572	Uro-Vaxom	105,4	12582,4	5124,8
1573	Azulfidine	105,4	15799,7	4848,0
1574	Convulex	105,3	8420,3	5935,5
1575	Prepacol	105,1	1185,1	105,1
1576	Dentinox N	105,0	996,9	2663,6
1577	Clotrimazol AL	104,9	659,4	1764,5
1578	Frubienzym	104,8	947,1	459,8
1579	Diclophlogont Gel	104,7	1042,2	920,6
1580	Siros	104,7	4083,7	209,4
1581	Candio-Hermal Drag./Susp.	104,5	2564,5	449,1
1582	Uvirgan mono	104,5	5791,9	3473,4
1583	Supracombin	104,2	808,5	827,9
1584	Azufibrat	104,1	6398,2	5229,7
1585	Motilium	104,1	6202,1	2067,6
1586	Bromazep	104,0	1106,1	2104,0
1587	Timpilo	103,8	10892,8	8019,9
1588	Paedisup K/S	103,6	666,0	517,8
1589	Otodolor	103,5	572,0	219,5
1590	Monuril	103,4	1955,7	103,4
1591	Bricanyl Aerosol	103,3	3266,1	4003,7
1592	Prosiston	103,3	1941,7	2066,7
1593	Tavegil Gel	103,3	1068,6	854,4
1594	Sanasthmyl	103,2	6651,0	2497,8
1595	Berniter Kopfhaut-Gel	103,2	3160,7	11272,9
1596	Aniflazym	103,0	3685,4	684,1
1597	Polyspectran HC	102,8	1713,4	407,7
1598	Mirfulan N	102,8	1634,5	5139,8
1599	Pilocarpol	102,6	1247,3	6008,2
1600	Klysma-Salinisch	102,6	1703,0	338,3
	Summe	678614,4	27877002,8	23635158,5
	Kumulativer Anteil	84,13 %	78,04 %	87,25 %

Tabelle 53.9: Führende Arzneimittel 1998 nach Verordnungen (Fortsetzung)

Rang	Präparat	Verordnung in Tsd.	Umsatz in Tsd. DM	DDD in Tsd.
1601	Uzara	102,6	1252,8	510,2
1602	ZUK Thermocreme	102,5	1080,4	5124,3
1603	Jodid-ratiopharm	102,4	1015,5	9681,8
1604	Capto-dura	102,2	3102,4	5012,9
1605	Prednihexal	102,2	978,0	875,1
1606	Haemiton Tabl.	102,1	4013,8	2694,5
1607	Cotrimoxazol AL	102,0	467,4	668,2
1608	Tofranil	102,0	3863,2	1897,1
1609	Alk/Depot	101,9	54175,9	21225,6
1610	Visken	101,9	6213,4	3563,6
1611	Doxysolvat	101,9	997,1	1018,7
1612	Nitrosorbon	101,7	3611,0	8523,4
1613	Klimaktoplant	101,7	3224,2	4551,9
1614	Olynth Salin	101,5	661,7	814,0
1615	Aristochol Konzentrat Gran.	101,4	1433,8	2061,4
1616	Plastufer	101,3	3289,4	3072,8
1617	Diurapid	101,1	3026,1	12616,8
1618	Cerate	101,1	13185,8	7406,3
1619	Pinimenthol/N	100,9	1455,7	1374,1
1620	Instillagel	100,9	4778,6	1833,6
1621	Loperamid von ct	100,8	827,7	355,3
1622	LentoNit	100,7	1639,4	12135,8
1623	Methotrexat medac	100,5	22707,2	10951,5
1624	Hamadin	100,4	1159,0	348,9
1625	Esprenit	100,4	2833,0	2288,1
1626	Cystium wern	100,4	1836,3	2662,1
1627	Reparil-Amp./Drag.	100,3	2874,5	1526,6
1628	Nifedipin AL	100,1	3010,3	5341,2
1629	Ozym	100,1	6656,5	890,3
1630	Pantederm Salbe	100,0	1089,0	2483,2
1631	Schnupfen Endrine	99,9	520,9	1654,3
1632	Exoderil Creme etc.	99,8	2643,4	3012,7
1633	Zerit	99,7	58484,0	2641,5
1634	Nystatin Lederle Creme etc.	99,7	2077,5	1477,9
1635	Osspulvit S	99,6	1775,6	1402,5
1636	Coric plus	99,5	14755,3	8089,4
1637	Isicom	99,4	7805,4	2179,0
1638	Bisoprolol Stada	99,2	5117,2	4924,8
1639	Sigacap	99,2	2652,6	4829,5
1640	Lanicor	99,2	1777,3	8845,4
1641	Spersallerg	99,1	1486,4	7926,1
1642	Terracortril Salbe etc.	98,7	2271,6	864,3
1643	Cernilton N	98,5	6035,7	4991,7
1644	Lido Posterine	98,4	2141,6	1314,5
1645	Azuglucon	98,2	1614,8	5532,7
1646	Dysurgal N	98,2	2832,7	2948,3
1647	Nystalocal	98,2	3133,7	921,0
1648	Doneurin	98,1	2797,6	2112,9
1649	Defluina peri	98,0	6773,2	1792,5
1650	Amoxillat	97,6	2669,7	1370,9
	Summe	683631,7	28162828,3	23837499,7
	Kumulativer Anteil	84,75 %	78,84 %	88,00 %

53

Tabelle 53.9: Führende Arzneimittel 1998 nach Verordnungen (Fortsetzung)

Rang	Präparat	Verordnung in Tsd.	Umsatz in Tsd. DM	DDD in Tsd.
1651	Surgam	97,5	5495,3	2660,7
1652	Mycospor Nagelset	97,5	4946,3	974,9
1653	Ila-Med M	97,4	1188,4	407,5
1654	Estrifam	97,2	3933,2	9474,8
1655	Metoprolol von ct	97,2	3449,7	4586,9
1656	Piracetam-neuraxpharm	97,1	5741,6	3585,2
1657	Dexa Biciron	97,1	1334,8	3235,1
1658	Doxy Wolff Mucol.	97,0	1101,4	1034,2
1659	Siozwo N	97,0	769,5	1385,6
1660	Rekawan	96,9	1587,7	1716,6
1661	Miroton	96,9	2684,2	2260,2
1662	Pyralvex	96,8	1322,1	3260,2
1663	Lomir	96,7	13110,2	7623,1
1664	Tetramdura	96,5	1984,5	1221,1
1665	Volon A Tinktur N	96,5	2383,8	1539,7
1666	Fortecortin Tabl.	96,5	20299,7	14931,6
1667	Corto-Tavegil Gel	96,3	1748,8	709,3
1668	Testoviron	96,2	7157,4	3492,3
1669	Timolol POS	96,2	2259,5	6910,2
1670	Sinophenin	96,2	1827,0	445,5
1671	Fem7	96,1	4435,5	7270,8
1672	Vagimid	96,1	1487,2	411,7
1673	Venalitan N	96,0	2530,8	4184,3
1674	Lipox	96,0	5633,6	5327,2
1675	Estrafemol	95,9	4127,3	7541,4
1676	Bronchicum plus	95,8	2275,6	649,1
1677	Diltiazem-ratiopharm	95,8	4911,4	3607,7
1678	Blemaren N	95,6	6823,1	2390,3
1679	Mobiforton	95,6	1813,7	1087,1
1680	Loperhoe	95,5	713,5	305,8
1681	Kollateral	95,3	5250,4	2829,7
1682	Nifeclair	95,3	3268,9	5147,9
1683	Doreperol N	95,3	1152,2	434,0
1684	Meprolol	95,1	3294,6	5210,3
1685	Antagonil	95,1	9317,4	2452,7
1686	NAC ABZ	95,1	984,5	1350,3
1687	Metavirulent	95,0	1730,4	3582,5
1688	Mykosert	94,8	1949,7	1363,6
1689	Sibelium	94,6	6808,2	6833,0
1690	Molsicor	94,6	3723,3	8384,6
1691	Nortrilen	94,6	3152,4	1935,1
1692	Parkopan	94,5	2592,8	2979,8
1693	Myfungar Vaginal	94,5	1613,5	661,5
1694	Cisday	94,5	6188,4	11118,7
1695	Nasicur	94,4	915,4	1715,8
1696	Triamteren HTC AL	94,3	1522,4	7486,8
1697	Solcoseryl	94,0	1063,2	1342,4
1698	Huminsulin Normal	94,0	12119,5	4330,0
1699	Duphaston	93,8	2893,0	3673,2
1700	Bisolvon	93,8	1255,5	1223,7
	Summe	688419,2	28352700,6	24015785,7
	Kumulativer Anteil	85,34 %	79,37 %	88,66 %

53

Tabelle 53.9: Führende Arzneimittel 1998 nach Verordnungen (Fortsetzung)

Rang	Präparat	Verordnung in Tsd.	Umsatz in Tsd. DM	DDD in Tsd.
1701	Sandocal D	93,6	7613,6	6323,9
1702	Epivir	93,6	50705,9	2766,3
1703	Cholagogum N Tropfen	93,6	3590,0	4899,1
1704	Erysec	93,5	5053,6	859,1
1705	Tromlipon	93,3	15492,4	7959,8
1706	Hydrocortison-POS N	93,3	913,0	582,9
1707	Lomaherpan	93,2	1333,8	1553,8
1708	Traumasept Wund-/Heils. etc.	93,2	848,7	684,3
1709	Procyclo	93,1	4460,1	7557,9
1710	Atenolol Stada	93,1	3320,7	4724,6
1711	Ginkgo Syxyl	93,0	2168,8	1895,2
1712	Zofran	93,0	34884,8	330,8
1713	Betasemid	92,9	12273,0	8250,5
1714	Campral	92,8	12269,0	1856,7
1715	Diclofenac-Wolff	92,8	1321,3	2306,7
1716	Döderlein Med	92,8	1729,5	927,8
1717	Cromohexal	92,7	4390,0	1158,0
1718	Progastrit	92,7	1762,3	1112,4
1719	durafenat	92,7	7116,5	7775,1
1720	Fluoxetin-ratiopharm	92,6	14935,4	4839,7
1721	Fungisan Creme	92,6	1468,2	3657,7
1722	Eufimenth Balsam N	92,5	1179,2	1708,5
1723	Aspirin	92,5	648,6	842,5
1724	Osmil	92,4	4081,5	7574,7
1725	Teneretic	92,4	10101,9	8475,9
1726	Neuro-Lichtenstein	92,3	1155,3	696,4
1727	Emla	92,1	3000,8	629,9
1728	Nivadil	92,0	13792,3	9374,0
1729	Micotar Mundgel	91,8	1195,4	211,3
1730	Befibrat	91,7	5549,2	4706,6
1731	Sedotussin plus Kaps.	91,4	1807,7	603,0
1732	Nitrendipin-Stada	91,2	1572,2	6404,9
1733	Salbulair Dosieraerosol	91,0	3105,4	2723,1
1734	Metobeta	91,0	2511,3	3853,2
1735	Remederm Widmer	90,9	2330,2	7188,9
1736	Indo-Phlogont	90,8	1874,7	2321,1
1737	Kivat	90,7	2857,9	2858,0
1738	Tetra-saar	90,7	1616,2	1010,7
1739	Eatan N	90,6	1066,1	3577,8
1740	Sigacalm	90,4	960,4	994,0
1741	Cefallone	90,4	3819,1	454,7
1742	Kamillosan Creme/Salbe/Bad	90,3	1676,5	1170,3
1743	Mykohaug	90,3	1066,7	480,5
1744	Mareen 50	90,2	3250,8	2545,4
1745	Syntestan	90,1	9415,3	3502,8
1746	Transbronchin	89,8	1728,9	800,5
1747	Thiamazol Henning	89,8	1601,7	5380,4
1748	Natriumfluorid 25 Baer	89,8	1242,9	2460,3
1749	Gonal	89,8	110905,5	1182,6
1750	stas Hustenlöser	89,7	702,0	628,6
	Summe	693012,0	28736166,8	24172168,2
	Kumulativer Anteil	85,91 %	80,44 %	89,23 %

53

Tabelle 53.9: Führende Arzneimittel 1998 nach Verordnungen (Fortsetzung)

Rang	Präparat	Verordnung in Tsd.	Umsatz in Tsd. DM	DDD in Tsd.
1751	Doxy comp. von ct	89,7	991,3	934,1
1752	Diltiuc	89,6	6215,7	3803,3
1753	Staphylex	89,6	5772,5	391,2
1754	Isodinit	89,6	2381,8	6441,1
1755	Piracetam von ct	89,4	3707,6	3557,2
1756	Salbutamol Trom	89,3	1439,2	569,4
1757	Lepinal/Lepinaletten	89,2	671,6	1929,1
1758	Doxy-Tablinen	89,2	563,3	1147,2
1759	ParacetaCod-ratiopharm	89,1	459,7	485,5
1760	Erythromycin Stada	89,1	1805,4	752,6
1761	Gingopret	89,1	3774,3	1768,1
1762	Orgametril	89,1	3384,6	4422,6
1763	Espa Tussin	88,8	901,8	934,6
1764	Azulon Kamillen-Puder/Creme	88,8	1178,1	1127,6
1765	Mykoderm	88,8	1081,2	674,5
1766	Triam Lichtenstein Amp.	88,7	1781,3	963,3
1767	Clindastad	88,6	4303,1	356,9
1768	Amadol TAD	88,6	1985,3	780,0
1769	Neuro Effekton B	88,5	2285,8	2450,3
1770	Borocarpin S	88,4	1355,8	6296,3
1771	Allergocrom Augentropfen	88,3	1183,7	1752,9
1772	Allergodil	88,3	2266,2	1590,8
1773	Konjunktival	88,3	1172,9	3903,2
1774	Metohexal comp.	88,3	4089,2	7534,2
1775	Cordes Beta	88,2	1987,0	2185,0
1776	Hepa-Merz Amp./Gran./Kautbl.	88,2	18537,9	2287,0
1777	Gladem	88,1	13047,9	4325,7
1778	Mono Praecimed	88,0	332,6	378,5
1779	Laceran Salbe	87,9	2035,8	4253,8
1780	Arbid N	87,9	750,0	253,3
1781	Procto-Kaban	87,7	1799,1	958,9
1782	PulmiDur	87,7	4667,7	5361,8
1783	Biso-Puren	87,5	4148,4	4228,1
1784	Atenolol von ct	87,4	2660,3	5197,6
1785	Asasantin	87,3	5666,6	2764,3
1786	Tamoxifen-ratiopharm	87,3	11227,9	8657,1
1787	Heparin Riker Salbe/Gel	87,3	1093,6	3492,0
1788	Cefa Wolff	87,3	3193,1	412,8
1789	Dequonal	86,9	978,2	765,3
1790	Ergocalm	86,9	1638,9	3106,6
1791	Doregrippin Tbl.	86,9	936,5	496,4
1792	Arubendol Salbutamol	86,7	2438,1	3252,0
1793	Allergopos N	86,7	710,6	3152,3
1794	Dexpanthenol Heumann	86,6	717,7	2604,7
1795	Aescorin N/forte	86,6	4230,7	4324,4
1796	Regepithel	86,5	789,9	1731,0
1797	Codicompren	86,5	978,0	440,7
1798	Allergovit	86,5	35917,7	7265,8
1799	Piracebral	86,4	3528,4	3313,6
1800	Vividrin Nasenspray	86,2	1210,9	646,8
	Summe	697413,6	28916142,0	24302589,4
	Kumulativer Anteil	86,46 %	80,94 %	89,71 %

53

Tabelle 53.9: Führende Arzneimittel 1998 nach Verordnungen (Fortsetzung)

Rang	Präparat	Verordnung in Tsd.	Umsatz in Tsd. DM	DDD in Tsd.
1801	Nizax	86,2	11893,6	3840,5
1802	A.T. 10	86,1	8765,9	3284,8
1803	Mestinon	86,1	6667,0	2422,9
1804	Uvalysat	86,1	1128,9	1020,7
1805	Proxen	86,1	7089,0	3998,6
1806	Frubilurgyl	86,0	878,5	247,0
1807	Kirim/-Gyn	85,9	5967,7	2557,2
1808	Vertigo-Neogama	85,9	3321,9	1296,2
1809	Panthenol-Augensalbe	85,6	455,8	1427,1
1810	Aknichthol N/-soft N	85,6	2782,4	1918,3
1811	Tardyferon-Fol Drag.	85,5	2296,6	4897,6
1812	Dexaflam Amp.	85,5	574,0	641,0
1813	Aknefug-oxid Gel	85,4	1012,1	1646,2
1814	Cerson Salbe/Creme	85,4	2437,9	3513,9
1815	P-Mega-Tablinen	85,3	987,8	576,8
1816	Dexa-Loscon mono	85,2	3260,1	1909,5
1817	Cellidrin	85,0	1875,1	5126,8
1818	Furacin-Sol	84,9	1320,2	609,9
1819	Infectomox	84,7	1915,8	895,7
1820	Epaq Dosieraerosol	84,6	2052,4	2792,5
1821	Polybion N	84,6	967,0	890,1
1822	Migralave N	84,6	2651,6	1709,0
1823	Myko Cordes Creme/Lösung	84,6	1121,9	1764,7
1824	Erybeta	84,5	1515,7	617,7
1825	Delgesic	84,4	1028,1	687,1
1826	Cromohexal Nasenspray	84,4	1180,6	729,3
1827	Dexa-Allvoran Amp.	84,3	748,1	610,4
1828	Fenint	84,2	16724,4	6312,9
1829	Emser Inh.-Lsg. Siem./Hexal	84,2	2666,2	921,9
1830	Aureomycin Salbe	84,2	1849,5	1403,6
1831	Cotrimstada	84,0	631,0	611,7
1832	Lactuflor	84,0	2405,1	4617,7
1833	Eve	83,8	3321,2	6733,2
1834	Duolip	83,8	10044,6	6804,5
1835	Ralofekt	83,8	3870,3	2244,9
1836	Allobeta	83,8	1333,8	5039,2
1837	Neurobion N	83,7	2202,0	1613,0
1838	Amoxicillin Stada	83,7	2428,2	1135,7
1839	Captoflux	83,6	2094,4	4685,9
1840	inimur	83,6	2608,3	526,0
1841	Nafti-ratiopharm	83,6	3682,8	3456,4
1842	Tamoxifen Hexal	83,5	11726,5	9144,1
1843	Trimipramin-neuraxpharm	83,5	2404,7	938,2
1844	Aciclovir-ratioph.Tabl./p.i.	83,5	6322,4	407,2
1845	Panthenol Jenapharm	83,4	1450,3	1610,6
1846	Protactyl	83,1	1679,7	516,0
1847	Lopresor	82,9	4823,2	3410,1
1848	Kochsalzlösung Eifelfango	82,8	1922,6	2476,9
1849	Gemzar	82,8	27603,0	229,8
1850	Chinosol Tabletten	82,7	819,3	956,6
	Summe	701638,5	29106651,2	244200016,9
	Kumulativer Anteil	86,98 %	81,48 %	90,15 %

53

Tabelle 53.9: Führende Arzneimittel 1998 nach Verordnungen (Fortsetzung)

Rang	Präparat	Verordnung in Tsd.	Umsatz in Tsd. DM	DDD in Tsd.
1851	Cotrimox-Wolff	82,7	736,5	564,4
1852	Triamcinolon Wolff	82,6	1175,4	1206,0
1853	Metoprolol AL	82,5	2370,9	3898,3
1854	Prostamed	82,4	1731,3	1497,5
1855	Veno SL	82,4	3451,0	2224,9
1856	DNCG Mundipharma	82,4	5519,0	1344,1
1857	Climarest plus	82,3	3314,2	4424,3
1858	Azutrimazol Creme	82,3	839,6	1511,6
1859	Nizoral Creme	82,3	1240,3	1073,6
1860	Acic Tbl.	82,1	6361,9	409,0
1861	Kohle-Compretten/Granulat	82,1	1110,8	146,1
1862	Dexamethason-Salbe LAW	82,1	2218,2	3150,3
1863	Beclorhinol	82,0	2531,4	2245,5
1864	Diprosalic Lösung/Salbe	81,7	5040,8	2200,3
1865	Heuschnupfenmittel DHU	81,7	2279,5	8719,7
1866	Kytta Femin	81,6	1592,2	4445,7
1867	Gestakadin	81,5	707,7	6212,3
1868	Soventol Hydrocortison	81,4	1128,5	1137,2
1869	Salbuhexal	81,3	1748,0	4049,8
1870	H2 Blocker-ratiopharm	81,2	3410,1	2426,6
1871	MinitranS	81,2	7476,7	5717,0
1872	Nifelat	81,1	3095,0	3923,1
1873	Carbium	81,1	5737,2	3310,7
1874	Nitro Mack	81,1	3058,4	4597,3
1875	Anusol	81,0	1389,8	1271,2
1876	Biofanal Vaginal	80,9	1367,7	587,1
1877	Vitamin B12 Jenapharm	80,9	1128,3	38166,7
1878	Byk Amoxicillin	80,8	2313,0	1130,9
1879	Deprilept	80,7	1948,5	2124,4
1880	Ideos	80,7	4036,8	3630,6
1881	Cephalexin-ratiopharm	80,6	3687,6	460,0
1882	Uvirgan N	80,3	2435,3	1089,2
1883	duralipon	80,2	13829,5	6152,3
1884	Nephrotrans	80,1	4074,5	1067,8
1885	Flosa	79,7	2550,1	1994,9
1886	Vitasprint B12	79,5	5923,5	2217,6
1887	Lacrigel	79,5	824,2	4386,4
1888	Medivitan N Neuro	79,4	2105,0	2104,9
1889	Vitreolent Plus	79,3	2684,0	12234,5
1890	Ampicillin-ratiopharm	79,3	2199,2	620,4
1891	Valdispert	79,2	1293,8	867,9
1892	Zolim	79,2	3906,6	2460,3
1893	Metypred	79,2	7349,7	4828,9
1894	Venoruton Emulgel	79,1	1181,6	3164,0
1895	Colina spezial	79,0	2192,0	609,7
1896	Simplotan Tabl.	78,9	2271,1	124,0
1897	Adenylocrat F	78,9	2361,0	3450,7
1898	Mundisal	78,9	781,4	1573,9
1899	Tramabeta	78,9	1736,4	658,5
1900	Amantadin-ratiopharm	78,8	3776,8	3634,0
	Summe	705676,5	29253873,4	24591062,9
	Kumulativer Anteil	87,48 %	81,89 %	90,78 %

53

Tabelle 53.9: Führende Arzneimittel 1998 nach Verordnungen (Fortsetzung)

Rang	Präparat	Verordnung in Tsd.	Umsatz in Tsd. DM	DDD in Tsd.
1901	Brasivil Paste	78,8	1581,3	3940,7
1902	Chlorothixen	78,7	1713,2	745,3
1903	Gingobeta	78,7	3516,7	1763,7
1904	Fumaderm	78,7	18629,3	2017,9
1905	Jomax	78,5	990,8	1327,1
1906	Tagonis	78,4	18169,2	4530,8
1907	Ranitidin AL	78,4	2859,2	2860,1
1908	Hydrocortison Hoechst Tbl.	78,4	9876,6	2571,4
1909	Nepresol	78,4	4203,1	2633,5
1910	Acemetacin Stada	78,3	2799,8	1981,9
1911	Polysept Salbe	78,2	750,9	676,6
1912	Diu Venostasin	78,2	4064,1	2019,9
1913	Kaliumiodid BC	78,2	1125,1	9843,4
1914	Bifinorma	78,1	2461,4	5358,1
1915	Allomaron	78,1	4817,7	6981,6
1916	Dreisafer	77,8	2073,1	2473,2
1917	Clavigrenin	77,8	2338,2	2615,9
1918	Colchysat Bürger	77,8	1409,0	1565,3
1919	Fondril	77,7	4812,3	4080,5
1920	Curatoderm	77,7	6345,0	2945,8
1921	Noctazepam	77,7	692,6	628,3
1922	Depo-Clinovir	77,5	3900,3	6965,2
1923	Milupa GES	77,4	575,1	154,8
1924	Dihydergot plus	77,4	3817,2	2063,8
1925	Sotabeta	77,3	3224,8	4669,9
1926	Echinacea-ratiopharm Liq.	77,2	1077,2	566,4
1927	Sulpirid von ct	77,2	3626,0	607,0
1928	Beriglobin	77,2	4189,4	77,2
1929	Oculosan N	77,1	1583,1	7537,7
1930	Haematopan	77,1	2039,1	1950,2
1931	Zinksalbe von ct	77,0	786,3	1898,1
1932	Obstinol	77,0	906,7	1377,9
1933	Hisfedin	76,9	1288,7	1334,2
1934	Metronidazol Artesan	76,8	964,1	326,3
1935	Pankreatin-ratiopharm	76,5	6668,0	816,0
1936	Beta-Lichtenstein	76,5	1124,5	1978,8
1937	Zalain	76,5	1648,9	1168,5
1938	UTK	76,4	5376,8	6994,6
1939	ISMN von ct	76,3	3352,2	5616,9
1940	Atenolol AL	76,2	2209,8	3599,9
1941	Monopur	76,2	3149,5	5666,1
1942	Aciclostad	76,2	6170,2	408,6
1943	Furanthril	76,1	1682,6	7426,2
1944	Pentofuryl	75,9	1340,8	334,1
1945	Budecort	75,6	5947,1	4275,0
1946	cinna von ct	75,6	1013,5	3220,4
1947	Magaldrat Heumann	75,5	1231,9	490,6
1948	Retacillin comp.	75,5	1368,7	559,7
1949	Nitrazepam Neurax	75,4	490,6	2163,3
1950	Kamillosan Mundspray N	75,3	972,0	2258,8
	Summe	709538,1	29420826,9	24731129,8
	Kumulativer Anteil	87,96 %	82,36 %	91,30 %

53

Tabelle 53.9: Führende Arzneimittel 1998 nach Verordnungen (Fortsetzung)

Rang	Präparat	Verordnung in Tsd.	Umsatz in Tsd. DM	DDD in Tsd.
1951	almag von ct Suspension	75,2	1788,5	788,3
1952	Partusisten	75,2	3410,9	767,7
1953	Prothyrid	75,1	2192,0	7328,9
1954	Linola-sept	75,1	714,6	1082,5
1955	Oestro Gynaedron M	75,1	820,5	10099,4
1956	Emser Salz Siemens Beutel	74,8	1565,1	1258,1
1957	Pernionin Teilbad	74,6	1523,3	537,6
1958	Tasmar	74,5	23845,0	2276,5
1959	Bronchodurat-N-Salbe	74,5	871,2	1238,9
1960	Delitex N	74,5	884,0	745,2
1961	ISMN STADA	74,5	3822,8	5940,7
1962	Heparin-ratiopharm comp.	74,4	1141,3	3513,7
1963	Dermestril	74,4	4471,1	5971,2
1964	Isla-Moos	74,4	593,3	492,3
1965	Herphonal	74,4	3428,2	1106,3
1966	Phenytoin AWD	74,1	1569,0	3935,8
1967	Prosta Fink forte	74,1	5291,2	5553,7
1968	Iso-Puren	74,1	2214,8	3274,4
1969	Isoptin RR plus	74,1	8530,0	6448,4
1970	Bactrim Roche	74,0	868,4	576,3
1971	Thrombocutan N	73,9	464,4	2947,7
1972	Imipramin-neuraxpharm	73,9	2845,8	1877,2
1973	Gabrilen Gel	73,8	886,4	671,1
1974	Beconase	73,8	2693,8	1845,6
1975	Kalitrans-Brausetabletten	73,7	1567,1	1647,1
1976	Levophta	73,6	2003,2	2452,3
1977	Spasmo-Solugastril	73,6	2750,2	906,2
1978	Ophtopur N	73,5	628,3	6479,0
1979	Daktar Creme etc.	73,4	1922,2	1366,2
1980	Predni-M-Tablinen	73,3	4270,0	3202,2
1981	Itrop	73,2	12027,3	1947,6
1982	Longtussin Duplex	73,2	1686,8	487,7
1983	Timosine	73,1	4669,1	7416,3
1984	DHE-ratiopharm	73,0	2107,0	3164,3
1985	Glucagen	73,0	4555,6	73,0
1986	Chibroxin	72,7	948,7	1817,3
1987	Temazep von ct	72,7	1081,3	1434,5
1988	Septacord	72,7	2088,8	1529,7
1989	Alimix	72,5	4853,8	996,5
1990	Gliben von ct	72,5	746,8	3780,5
1991	Cef Diolan	72,5	2700,9	363,6
1992	Novanox	72,4	626,9	2119,2
1993	Topsym/-F	72,3	2057,5	1700,0
1994	Gyno-Daktar	72,2	1537,9	608,3
1995	ergo sanol spezial N	72,2	2361,4	400,6
1996	Retrovir	72,0	35893,9	482,6
1997	Sirtal	71,9	7563,5	3491,4
1998	xylo von ct	71,8	317,1	1012,5
1999	Laubeel	71,7	1591,1	1826,0
2000	Aristoforat	71,7	2481,2	3698,1
	Summe	713215,1	29602300,0	24855810,4
	Kumulativer Anteil	88,42 %	82,87 %	91,76 %

53

Sachverzeichnis

Die Zahlen, denen ein R vorangestellt ist, geben den Verordnungsrang des betreffenden Präparates an. Damit besteht eine schnelle Zugriffsmöglichkeit zu den wichtigsten Verordnungsdaten über die Tabelle 53.9 (S. 745 ff), in der die Präparate nach ihrer Verordnungshäufigkeit sortiert abgedruckt sind. Alle übrigen Zahlen beziehen sich auf die Seiten des Arzneiverordnungs-Reports 1999.